JN278656

ORAL SURGERY

口腔外科学
第4版

監修・執筆

| 日本大学名誉教授 | 泉　廣次 |
| 日本大学名誉教授 | 工藤逸郎 |

編集・執筆

日本大学松戸歯学部教授	秋元芳明
日本大学歯学部教授	大木秀郎
日本大学松戸歯学部教授	近藤壽郎
明海大学歯学部教授	坂下英明
日本大学総合科学研究所教授	中村武夫
日本大学歯学部講師	三宅正彦

執　筆

日本大学松戸歯学部診療教授	加藤仁夫
明海大学歯学部教授	草間　薫
日本大学歯学部准教授	小池一喜
日本大学医学部准教授	小宮正道
明海大学歯学部講師	重松久夫
日本大学松戸歯学部教授	渋谷　鉱
明海大学歯学部准教授	鈴木正二
明海大学歯学部非常勤講師	鈴木　円
前明海大学歯学部助教	高橋裕子
日本大学松戸歯学部講師	田中茂男
日本大学歯学部講師	田中孝佳
明海大学歯学部講師	福田正勝
明海大学歯学部非常勤講師 公立福生病院口腔外科部長	馬越誠之

（50音順）

学建書院

第 4 版の序

　1984 年 9 月，本書の第 1 版が発行されてから 24 年余り，2000 年 3 月，第 3 版が発行されてから 8 年余りが経過した．

　本書は歯科大学学長会議における教授要綱を参考として編集を行ってきたが，今回の改訂もその方針は変わっていない．教授要綱は，1994 年に引き続き，2008 年 6 月，『平成 19(2007) 年改訂歯科医学教授要綱』が発行された．それには，「歯科医学生として教育されている，あるいは教育すべき内容を再度整理し，今後の歯科医師養成のための参考に資するとともに，国民に対して歯科医学教育の内容を明確化し，歯科医師の有する幅広い保健医療福祉担当者としての教育背景を明示することを目的に，今般歯科医学教授要綱を改訂することとした」と記載されている．

　本書の改訂にあたり，第 3 版を基本として，次のような方針のもと編集した．

- 上・下巻に分かれていたものを 1 冊にまとめ，『歯科医学教授要綱』を参考に，歯学生に必要な内容で構成した．
- 歯科医師国家試験出題基準を踏まえ，臨床実習を行う前に実施されている共用試験(CBT，OSCE)に対応できる内容とした．
- 歯原性の嚢胞や腫瘍は，2005 年 WHO 組織分類に対応した．
- 口腔外科手術法は図を多用し，さらに内容の充実をはかった．
- 臨床研修医にも基本的な口腔外科の参考書ともなり得ることを目的とした．

　今回，編集者，執筆者も大幅な入れ替えが行われた．新たに明海大学口腔外科の坂下英明教授，日本大学松戸歯学部口腔外科の近藤壽郎教授，秋元芳明教授，同歯科麻酔科の渋谷 鉱教授，日本大学歯学部口腔外科の大木秀郎教授，その他，新進気鋭の先生方に参加頂き，さらに充実した内容となったと自負している．いずれの先生も(社)日本口腔外科学会の専門医，指導医，日本歯科麻酔学会の専門医，指導医であり，本書の権威を一層高めるものと思われる．

　歯科大学学長・学部長会議の今回の改訂でも，それぞれの科目における方針や歴史的経緯などを重視し，全体を通じて言い回しや用語の統一は行っていないと記載されている．口腔外科も例外ではない．本書もこの方針によって編集しているので，言い回しや用語の統一が一致しない処所もあると思われるがご了解頂きたい．

　初版以来 25 年のあいだには定年を迎えられた先生，また遺憾ながら逝去された先生も居られる．それらの先生方のご功績を称え感謝申し上げるとともに，第 4 版の立ち上げにかかわりながら完成をみることなく御逝去された日本大学歯学部口腔外科の松本光彦教授に心からの哀悼の意を表すものである．

　最後に本書の改訂にあたり限りない御協力を頂いた学建書院の関係者に深く感謝の意を表する．

2008 年 10 月

泉　　廣次
工藤　逸郎

もくじ

口腔外科学の歴史……………………………………〈泉　廣次〉1
麻酔科学の歴史………………………………………………3

1　歯科医学総論

A　序　論……………………………………〈泉　廣次〉5
B　病因と病態……………………………〈中村武夫〉6

2　口腔外科的診断法

A　主要症候………………〈鈴木正二・高橋裕子・坂下英明〉21
　1　全身的症候……………………………………………21
　2　局所症候………………………………………………29
　3　成長・発達・老化に伴う主要徴候…………………34
B　医療面接と診察……………………………………35
　1　医療面接………………………………………………35
　2　診察の基本……………………………………………35
　3　全身の診察……………………………………………35
　4　局所の診察……………………………………………36
　5　年齢に応じた診察……………………………………37
　6　障害児・者の診察……………………………………38
　7　臨床判断の基本………………………………………38
C　検　査………………………………………………39
　1　検査の概要……………………………………………39
　2　検体検査………………………………………………39
　3　生体機能検査…………………………………………47
　4　顎・顔面領域のエックス線検査……………………52
　5　エックス線CT検査…………………………………52
　6　磁気共鳴画像検査（MRI）…………………………52
　7　核医学検査……………………………………………53
　8　超音波検査……………………………………………53
　9　IVR……………………………………………………53
　10　内視鏡検査……………………………………………53
　11　口腔検査………………………………………………53
　12　口腔機能検査…………………………………………53
　13　皮膚・感覚器機能検査………………………………54

3　先天異常と発育異常（奇形，変形）

A　異常の分類……………………………〈近藤壽郎〉57
　1　異常の原因……………………………………………57
　2　異常の発生形式………………………………………57
　3　異常の分類……………………………………………57
B　歯の発育障害による異常…………………………58
　1　歯数の異常……………………………………………58
　2　歯の形態の異常………………………………………60
　3　萌出の異常……………………………………………64
C　顎および関節の先天異常・発育異常と変形
　　　…………………………………〈坂下英明・福田正勝〉67
　1　顎　骨…………………………………………………67
　2　顎関節…………………………………………………74
　3　口腔顎顔面の先天異常………………………………75
　4　口唇裂・口蓋裂の診断………………………………79
　5　出生前から出生早期の指導および処置……………79
　6　口唇裂・口蓋裂の治療概論…………………………79
　7　顎変形症に対する治療………………………………86
　8　軟組織の異常…………………………………………87

4　損　傷

A　総　論……………………………〈田中茂男・秋元芳明〉91
　1　損傷の定義および分類………………………………91
　2　骨折の定義および分類………………………………91
　3　原　因…………………………………………………92
　4　症　状…………………………………………………92
　5　損傷の治癒……………………………………………93
　6　処　置…………………………………………………96
B　歯の外傷および歯槽突起骨折……………………97

もくじ

- 1　外傷性歯根膜炎 …………………………97
- 2　外傷性歯髄壊死 …………………………97
- 3　歯の脱臼 …………………………………97
- 4　歯の破折 …………………………………98
- 5　歯槽突起骨折（歯槽骨折）……………98

C　顎骨の外傷（顎骨骨折）……………………98
- 1　顎骨骨折の原因・頻度 …………………99
- 2　上顎骨骨折 ………………………………99
- 3　下顎骨骨折 ……………………………100
- 4　顎骨骨折の診断 ………………………102
- 5　顎骨骨折の処置 ………………………102
- 6　後療法（機能訓練）……………………105

D　頰骨骨折，頰骨弓骨折 …………………105
E　鼻骨骨折 …………………………………106
F　眼窩底骨折（眼窩吹き抜け骨折）………106
G　顔面および口腔軟組織損傷 ……………107
- 1　機械的損傷 ……………………………107
- 2　口腔軟組織の損傷 ……………………107
- 3　温度的損傷 ……………………………108
- 4　電気的損傷 ……………………………108
- 5　放射線損傷 ……………………………108
- 6　化学的損傷 ……………………………109

5　炎症性疾患および類似疾患

A　炎　　症 …………………………〈秋元芳明〉111
- 1　炎症の概念 ……………………………111
- 2　炎症の分類 ……………………………111
- 3　炎症の経過 ……………………………112
- 4　口腔領域の感染の特徴 ………………112

B　歯性の炎症（顎部の炎症）………………113
- 1　歯槽骨の炎症 …………………………113
- 2　歯冠周囲炎 ……………………………114
- 3　顎骨骨膜炎 ……………………………115
- 4　顎骨骨髄炎 ……………………………115
- 5　歯性上顎洞炎 …………………………117

C　顎骨周囲軟組織の炎症 …………………119
- 1　歯性扁桃周囲炎 ………………………119
- 2　所属リンパ節の炎症 …………………119
- 3　組織隙の炎症 …………………………120
- 4　口底の炎症 ……………………………122
- 5　頰部の炎症 ……………………………123

D　特異性炎 …………………………………123
- 1　顎放線菌症 ……………………………123
- 2　口腔結核 ………………………………124
- 3　口腔梅毒 ………………………………125

E　歯性全身感染症 …………………………127
F　炎症の治療 ………………………………129
- 1　消炎治療 ………………………………129
- 2　薬物療法 ………………………………129
- 3　治療前後の患者管理 …………………132

6　口腔粘膜疾患

A　口内炎および類似疾患 ……………〈近藤壽郎〉133
- 1　水疱を主徴とする疾患 ………………133
- 2　紅斑，びらんを主徴とする疾患 ……136
- 3　潰瘍を主徴とする疾患 ………………137
- 4　白斑を主徴とする疾患 ………………139
- 5　色素沈着を主徴とする疾患 …………141

B　歯肉炎および類似疾患 …………………141
- 1　フェニトイン歯肉増殖症 ……………141
- 2　歯肉線維腫症 …………………………141
- 3　Serres の上皮真珠 ……………………142

C　舌炎および類似疾患 ……………………142
- 1　化膿性舌炎 ……………………………142
- 2　黒　毛　舌 ……………………………142
- 3　地図状舌 ………………………………142
- 4　正中菱形舌炎 …………………………142
- 5　溝　　舌 ………………………………143

D　口唇炎および類似疾患 …………………143
- 1　肉芽腫性口唇炎 ………………………143
- 2　Melkersson-Rosenthal 症候群 ………143
- 3　口　角　炎 ……………………………143
- 4　接触性口唇炎 …………………………144

7 囊　胞

- A　囊胞の分類 〈田中孝佳〉145
- B　顎骨に発生する歯原性囊胞 146
  - 1　歯根囊胞 146
  - 2　(側方性)歯周囊胞，炎症性傍側囊胞 148
  - 3　含歯性囊胞(濾胞性歯囊胞) 148
  - 4　歯原性角化囊胞(原始性囊胞) 149
  - 5　腺性歯原性囊胞(唾液腺歯原性囊胞) 149
- C　顎骨に発生する非歯原性囊胞と類似疾患 149
  - 1　鼻口蓋管囊胞(切歯管囊胞) 149
  - 2　術後性上顎囊胞 150
  - 3　上顎洞の粘液囊胞 151
  - 4　単純性骨囊胞 151
  - 5　脈瘤性骨囊胞 152
  - 6　静止性骨空洞 152
- D　軟組織に発生する歯原性囊胞 153
  - 1　萌出囊胞 153
  - 2　歯肉囊胞 153
- E　軟組織に発生する非歯原性囊胞 153
  - 1　類皮囊胞および類表皮囊胞 153
  - 2　鼻歯槽囊胞 154
  - 3　鰓囊胞(側頸囊胞，リンパ上皮性囊胞) 155
  - 4　甲状舌管囊胞(正中頸囊胞) 155
  - 5　唾液腺貯留囊胞(粘液囊胞) 156

8 腫　瘍

- A　概念と分類 〈田中孝佳〉159
  - 1　定　義 159
  - 2　発生原因 159
  - 3　分　類 159
  - 4　形　態 159
  - 5　発　育 159
  - 6　転　移 159
  - 7　再　発 159
- B　歯原性腫瘍 160
  - 1　良性腫瘍 160
  - 2　悪性腫瘍 170
- C　非歯原性腫瘍 〈近藤壽郎〉171
  - 1　上皮性腫瘍 171
  - 2　非上皮性腫瘍 172
  - 3　悪性腫瘍 〈田中孝佳〉178
  - 4　非歯原性悪性腫瘍各論 186
- D　前癌病変 〈近藤壽郎〉194
  - 1　白板症 194
  - 2　紅板症 196
- E　腫瘍類似疾患 197
  - 1　エプーリス 197
  - 2　線維性骨異形成症 199
  - 3　組織球腫症 200

9 唾液腺疾患

- A　解　剖 〈重松久夫・草間　薫・坂下英明〉203
  - 1　大唾液腺 203
  - 2　小唾液腺 204
  - 3　唾液腺の神経支配 204
- B　先天異常および発育異常 204
  - 1　発育異常 204
  - 2　異所性唾液腺 204
  - 3　導管の異常 204
- C　分泌異常 205
- D　外　傷 205
- E　異　物 206
- F　炎　症 208
  - 1　唾液管炎 208
  - 2　唾液腺炎 208
  - 3　ウイルス性唾液腺炎 209
  - 4　特異性唾液腺炎 210
  - 5　壊死性唾液腺化生 210
  - 6　特殊な炎症性疾患 211
  - 7　その他の唾液腺疾患 212
- G　囊　胞 212
- H　腫　瘍 213
  - 1　上皮性良性腫瘍(腺腫) 213

10　顎関節疾患

- 2　上皮性悪性腫瘍（癌腫）……………………216

A　顎関節の構造と機能……………〈近藤壽郎〉221
- 1　顎関節の構造……………………………221

B　顎関節疾患……………………………………223
- 1　顎関節の先天障害，発育障害…………223
- 2　顎関節の炎症性病変……………………224
- 3　顎関節の腫瘍および腫瘍類似疾患……226
- 4　顎関節強直症……………………………227
- 5　顎関節症…………………………………228

11　神経疾患と心因性病態

A　口腔・顎・顔面に関係する神経の解剖と機能
　　　　　　　　　　　　〈馬越誠之・坂下英明〉231
- 1　三叉神経（第Ⅴ脳神経）…………………231
- 2　顔面神経（第Ⅶ脳神経）…………………231
- 3　舌咽神経（第Ⅸ脳神経）…………………232
- 4　舌下神経（第Ⅻ脳神経）…………………233

B　神経痛………………………………………233
- 1　三叉神経痛………………………………233
- 2　顔面神経痛………………………………235
- 3　舌咽神経痛………………………………236
- 4　非定型顔面痛……………………………236
- 5　反射性交感神経萎縮症…………………237
- 6　茎状突起過長症…………………………237

C　神経麻痺……………………………………238
- 1　三叉神経麻痺……………………………238
- 2　顔面神経麻痺……………………………238
- 3　舌咽神経麻痺……………………………241
- 4　舌下神経麻痺……………………………241

D　神経痙攣……………………………………242
- 1　三叉神経痙攣……………………………242
- 2　顔面神経痙攣……………………………242

E　心因性疾患（病態）………………〈小池一喜〉243
- 1　口腔領域に現れる心因性疾患…………244
- 2　心因性疾患の診断………………………244

- 3　心因性疾患の治療………………………245

12　血液疾患と出血性素因

A　赤血球系の変化を主徴とする疾患
　　　　　　　　　　　〈小宮正道・秋元芳明〉249
- 1　貧　　血…………………………………249
- 2　赤血球増多症（多血症）…………………252

B　白血球系の変化を主徴とする疾患…………252
- 1　無顆粒球症………………………………252
- 2　伝染性単核症……………………………253
- 3　白　血　病………………………………254

C　出血性素因を主徴とする疾患………………256
- 1　血小板の異常……………………………256
- 2　血液凝固因子の異常……………………257
- 3　血管および血管周囲の異常……………259
- 4　線溶系異常………………………………260

13　全身疾患と症候群

A　全身疾患による口腔症状……〈鈴木　円・坂下英明〉261
- 1　主要な徴候としてみられやすい疾患…261
- 2　初発症状として現れやすい疾患………262
- 3　部分症状として生じやすい病変………263
- 4　口腔症状をきたす免疫異常……………264

B　口腔に関連するおもな全身疾患……………265

C　代謝性疾患に起因した口腔症状と病変……266
- 1　ビタミンの代謝異常……………………266
- 2　ホルモンの代謝異常……………………266
- 3　糖質の代謝異常…………………………267
- 4　タンパク質の代謝異常…………………267
- 5　脂質の代謝異常…………………………267

D　口腔・顔面に関連した症候群および疾患……267
- 1　顎骨および歯に関連するもの…………267
- 2　口腔軟組織に関連するもの……………274
- 3　血液および血管系に関連するもの……277
- 4　皮膚・粘膜の色素沈着に関連するもの……278
- 5　唾液腺および口腔乾燥に関連するもの……281
- 6　代謝および内分泌に関連するもの……281

14 麻酔と全身管理

- A 全身状態の評価と患者管理 〈渋谷　鉱〉283
  - 1 患者管理の基本 283
  - 2 おもな疾患の評価 284
- B 全身麻酔法 290
  - 1 吸入麻酔法 290
  - 2 静脈麻酔法 292
  - 3 筋弛緩薬と拮抗薬 293
  - 4 麻酔前投薬 294
  - 5 気管麻酔 294
  - 6 麻酔導入法 295
  - 7 気管挿管 296
- C 精神鎮静法 297
  - 1 精神鎮静法の目的 297
  - 2 鎮静法の種類 298
  - 3 笑気吸入鎮静法の概念 298
  - 4 亜酸化窒素（笑気）の薬理学的作用 298
  - 5 笑気吸入鎮静法の適応と禁忌 298
  - 6 笑気吸入鎮静法の管理方法 298
  - 7 静脈内鎮静法 300
  - 8 静脈内鎮静法の管理方法 301
  - 9 笑気吸入鎮静法と静脈内鎮静法の比較 302
  - 10 鎮静法の合併症 302
  - 11 監視下麻酔（鎮静）管理 303
- D 局所麻酔法 303
  - 1 局所麻酔薬 303
  - 2 血管収縮薬 308
  - 3 表面麻酔法 309
  - 4 浸潤麻酔法 309
  - 5 伝達麻酔法 309
  - 6 局所麻酔薬による局所的偶発症 310
  - 7 局所麻酔による全身的偶発症 312
  - 8 全身疾患の急性増悪 314
  - 9 全身的偶発症発生の予防 314
- E 心肺蘇生法 314
  - 1 救命の連鎖 314
  - 2 一次救命処置 315
  - 3 二次救命処置 319
  - 4 二次救命処置で使用する器具 319
  - 5 基本的救急薬品 321
  - 6 輸液・輸血 321

15 口腔外科手術法

- A 手術の基本 〈三宅正彦・工藤逸郎〉323
  - 1 手術総論 323
  - 2 治療法 323
  - 3 その他の療法 331
- B 口腔外科手術の術式 332
  - 1 抜歯 〈近藤壽郎〉332
  - 2 口腔における小手術
    〈小宮正道・大木秀郎・中村武夫・加藤仁夫〉345
  - 3 顎の整形手術 〈坂下英明〉367
  - 4 口唇・口蓋裂の手術 372
  - 5 良性腫瘍の手術 〈近藤壽郎〉381
  - 6 悪性腫瘍の手術 〈大木秀郎〉382
  - 7 顎骨再建術 386
  - 8 口腔・顔面の再建術 387
  - 9 唾液腺の手術 〈坂下英明〉392
- C 顎補綴 395

参考文献 399
索引 403

口腔外科学の歴史

口腔外科の概念が確立されたのは，1878年である．フランスのJourdainが『口腔の疾病と本来の外科手術に関する論考』という著書を出版し，分科としての口腔外科を正当化したことによる．また，この領域の仕事は歯科医師によって行われるものとし，口腔外科は，一般外科よりも，それ以上に歯科医学と密に結びついたものとした．

18世紀後期までは口腔外科という名称はなかった．しかし，口腔外科手術は，きわめて古い時代から行われていた．

紀元前30〜20世紀の古代エジプトでは，医術の記録を，パピルスに象形文字で書いていた．パピルスには，発見者の名をつけたものが3つある．このうち紀元前17世紀のパピルス『エドウィンスミス外科 Edwin Smith. Sargical Papyrus』では，頭部の外科として取り扱い，顎関節の脱臼，顎の骨折，口唇と頬の損傷を論じている．

紀元前20世紀ころのエジプトでは，医師，祭司，魔法使いに分かれ，宗教と医術が結びつき，医師と祭司の職が1つになっていた．おもに，僧医が内科的治療を行い，療術者が外科的治療を行っていた．

紀元前25〜16世紀ころのギリシア時代のものとして，現在，アポロ神殿跡が残っている．その神殿に奉納された，鉛でつくった1組の抜歯鉗子「鉛製抜歯器」があったと伝えられ，歯抜き師の存在を指摘している．また，紀元前1250年に在世していたとされるAesculapiusは，抜歯を初めて伝えたとされている．Hippocratesは，むし歯になっているか，歯が弛んでいるときに抜くことをすすめている．

Aristotelesは抜歯鉗子の構造について説明している．その鉗子は2つの槓杆からなり，槓杆は互いに反対の方向に働き，鉗子の接点が槓杆の支点になるようにつくられている．その鉗子を使って歯を動かし，弛めてから指で抜くとたやすいといっている．

エトルリア人によってローマに歯科医療の技術が伝えられ，すでに紀元前5世紀には歯科医療が一般化されていた．ローマ人はギリシア人から医術の知識を得ており，おそらく内科医あるいは理髪外科医が歯の治療と抜歯を行い，金細工師とほかの職人が人工的につくった歯の修復物を供給したと考えられる．

アラビア医学の代表者として数人の内科医と外科医が歯について記している．そのなかで最も重要な人物である外科医Abulcasisは，著書『外科学』第3巻のなかで，14本1組の歯石を除去する器具，組織を保護するための管のついた焼灼器，歯科用ノコギリ，抜歯前に歯を弛緩させる器具，破折した歯根を除去するための挺子と抜歯鉗子を図説している．

日本では，仏教の伝来とともに医術が輸入された．文武天皇の701年（飛鳥時代）には大宝律令が定められ，そのなかに医療令がある．医事をつかさどる役所は典薬寮であり，医学教育はすべて国費で行われた．修業年限は医学の分科によって異なり，内科は7年，小児科と外科は5年，耳・目・口・歯を併せて一分科とし，4年と定められた．しかし実際には，不幸にもその一部しか行われず，大部分は空文に終わったのではないかと伝えられている．

12世紀まで，中世ヨーロッパでは医術は一般に聖職者によって行われ，修道院で医療が行われていた．これら修道院の医療から，のちに病院が生まれ，さらに医師を養成するための医学校ができた．紀元前5世紀ころから，理髪師が手先の器用さをいかして簡単な外科手術，抜歯などの歯科手術を行い，これを理髪外科医といっていた．

16世紀，歯科医療はおもに理髪外科医によって行われていたが，簡単な抜歯は，しばしばその使用人や無資格の歯科医術者が行っていた．フランスの外科医 Ambroise Pare は理髪師の徒弟から身を起こし，国王の侍医頭に任じられ，栄誉ある生涯をおくり，近代の外科学を確立した．

1575年（安土桃山時代）4月，パレー著作集（全集）の初版が出版され，1614年には8版を重ねた．全集の3版は1582年，ラテン語に訳され，ヨーロッパの各国語に翻訳された．やがて，日本に輸入され，江戸時代に楢林鎮山が蘭訳の外科学総論を翻訳し，紅夷外科宋伝を著した．エプーリス，下顎の骨折，下顎脱臼の整復法，歯痛，歯の弛緩，抜歯と歯の破壊に使用する器具，人工歯と口蓋栓子を適合させる方法などが記載されている．

イギリスの Charles Allen は，1685年（江戸時代），最初の英語の歯科医学書を出版した．このなかで歯の移植術をわかりやすく説明し，失われたヒトの歯の代わりに羊，山羊（ヤギ），狒々（ヒヒ）の歯を移植することを記している．

フランスの Pierre Fouchard は，1728年，『外科歯科医』を出版した．1746年，増補訂正された第2版が出版され，世紀が変わるまで歯科医育の有力な教科書となっていた．

ヨーロッパで進歩した歯科医療はアメリカ独立戦争のあいだにアメリカに伝えられ，本格的な医学校ができた．日本で

は，江戸時代の終わりにあたる．そのころの日本の医学は1000年の長い歴史をもつ漢方医学が主流であった．江戸時代の抜歯は，「歯抜きや」が行っていた．居合い抜きや，こま芸を見せ，歯を指でつまみ気合で抜くという，いわゆる「やし（香具師）」の仲間によって行われていた．

口科医は，糸を歯頸部に結紮して牽引し，抜去した．また，歯頸部の両側への刺鍼や，鎌で切る，あるいは歯落薬を塗布して揺るがせたのち，釘抜きに類似した鉗（はさみ）でつまんで抜去した．一勇斉国芳（1797～1861）の『きたいなめい医難病療治』では，鉗を使用し抜歯しているのがみられる．本間玄調の『瘍科秘録』（1837）には，「槽柄」という骨ノミと「木鎚」というマレット様の器具を図示し，それを使用しての抜歯法と，抜歯後の出血に対する圧迫止血法について記載されている．空洞石阪閲，杉生方策輯『内服同功』二編（1860）の付録の器機編には，「腎鉤」という抜歯鉗子と，それを使用しての「抜去患歯式」の2図が記載されている．

英医，合信 Hobson B.（1816～1873）著，三宅良斉翻刻『西医略論』（1858）に，直式と曲式の，今日のものと変わらない牙鉗図「抜歯鉗子」と，それを使用した抜歯の術式が図示されている．

1823年には，ドイツ人の Siebold が，今日と大差のない抜歯鉗子とエレベータを持参して来日した．

古医書のなかに落架風，落花風，落下頬，頬蹉，頬車蹉，脱頷などの病名をみることができる．いずれも急に起きた「あごはずれ」のことで，今日の顎関節脱臼のことである．顎関節脱臼の治療には，古くから多くの方法があった．その代表的な治療法として，Hippocrates 法がある．

日本では多紀安元，丹波元恵，準官刻『廣恵済急方』（1790）に，今日と同じ Hippocrates 法による整復法と下顎包帯法および注意とが記載されている．また，本間玄調著『瘍科秘録』の巻四之下には，今日と同じ Hippocrates 法があげられ，さらに整復困難な例では，和経湯や麻沸湯などの全身麻酔薬を使用している．三宅良斉翻刻『西医略論』中篇の巻之上では母指を使用しての Hippocrates 法を記載している．ほかに，指を口内に入れないで復する，すなわち槓杆法「牙床骨脱治法」として図解されている．

アメリカで，とくに口腔外科に専念した最も早い開業医は，おそらく Hullihen であろうとされている．Hullihen（1835）は，その業務を口腔と頭部の外科治療に限定し，また，口腔外科の概念をつくった．とくに，兎唇と口蓋裂の手術を開拓し，口腔外科手術の知識を発展させ，口腔外科の父とされている．

近代的な口腔外科学書を著したのは，アメリカの Garretson で，1866年，『口腔外科の本質とその歯科医学との関連について』の見解を発表し，歯科医学の名称を口腔外科に変えることを提案した．1869年，『口腔，顎とその隣接部の疾病に関する論考』を出版し，書名を Oral Surgery とした．これが口腔外科という名称を使用した世界最初のものである．しかし，本書に示されている内容をみると，Head and Neck Surgery（頭頸部外科）と名づけたほうが適切と思われる．

ドイツの Wassmund は，顎外科は外科の特殊な領域であるといい，次のように述べている．

「顎外科手術を行うには歯科医師と協力するべきで，このようにしてはじめて顎外科手術が非常に細かい点にまで注意が行き届いて完成される．また，顎の骨折には歯科的副子を装着することによって顎骨の変形を防ぎ，顎の機能としての咬合を調節する．それで顎外科を行う者は熟練した外科医であり，同時に経験のある歯科医でなければならない」

アメリカの歯科医学教育の一部門として口腔外科を設けたのは，1862年，Philadelphia Dental College の教員となった Garretson である．日本に，近代的な口腔外科書として紹介されたのは，Garretson 著，河田鱗也，大月亀太郎共譯『歯科全書』で，前編（1885），後編（1887），図解（1890）の3部からなる．

また，近代的術式で口腔外科手術が行われたのは，順天堂医院において，佐藤 進による．

1875年7月26日，Langenbeck 法を用いて粘膜剥離術と双茎粘膜骨膜弁による口蓋閉鎖術を行った．また，日本で最初に上顎骨切除術を行い，鋸を使用して，Langenbeck 法により行った．

日本で口腔外科の名称を最初に用いたのは，伊澤信平（1909）である．歯科医術開業試験委員在任中，試験科目に口腔外科を取り上げた．

1897年前後には，今日と大差のない口腔外科や麻酔科学の教育が行われていたと思われる．とくに，第一次世界大戦と第二次世界大戦の結果として，口腔外科手術は顔面と顎の戦傷から得た経験に基づいて著しく進歩した．外科と歯科が密接に結びつき，医師と歯科医師の協力によって，顎と顔面の損傷に，骨あるいは軟組織の移植，また顎補綴などが行われるようになった．

現在，口腔外科は，歯科大学，医科大学，数多くの官，公，私立の病院において教育，臨床が行われ，社団法人日本口腔外科学会において専門医ならびに指導医の認定が行われ，多数の専門医・指導医が活躍している．また，口腔外科が，歯科標榜科名として取り入れられている．

麻酔科学の歴史

古くから，整(正)骨家は，いわゆるしびれ薬を使用して脱臼や骨折の治療を行っていた．華岡青洲の麻沸散も，この整骨麻薬のある種からヒントを得たといわれている．高志鳳翼著『骨継療治重宝記』(1746)，全3巻，巻之下の「秘伝正骨科方剤類聚」のなかに，整骨麻薬は軽症の整復に用い，草烏散は重症で，しかも複雑骨折などの観血的手術に用いられる強い薬で，その副作用のため解麻薬(今日の覚醒剤)を使用したと記されている．整骨麻薬や草烏散は，草烏(トリカブト)が主剤である．草烏散は草烏頭(草うず)ともいい，アコニチン系のアルカロイドを含むもので，古くから漢方医により用いられていた．

古代から重要な鎮痛剤である阿片は，20種のアルカロイドを含み，モルヒネが主剤である．嵐山甫安葉(1687)の備忘録『繕生室医話』に，オップヨム(阿片)の草汁から煉薬をつくり，大豆の大きさを服用すれば睡眠するとある．また，この阿片硬膏を切るべしと思う箇所に塗布すれば，切っても痛みを覚えずとあり，この方法で麻酔を行ったものと考えられる．

嵐山より2年前，高嶺徳明(1689)により中国の補唇之療治医，黄会友より伝授した兎唇術秘方を使い行われている．この秘方は手術よりも服薬(麻酔薬)のことが述べられている．それは，中国古代の名医といわれる華陀が使用した麻沸湯(マンダラゲ，ソウズ，トリカブトなどを主薬とした)を煎じてのませ，麻酔状態にして，鋏で切り創を入れ，3か所でゆわえ，さらに膏薬を貼り，その上に包帯を巻く方法といわれている．

これより115年後，華岡青洲は，1804年10月13日，自家創案麻沸散「通仙散」(マンダラゲ，ソウズ，ビャクシ，トウキ，センキュウ)を用いて乳癌の手術を行っている．マンダラゲ(朝鮮アサガオ)はベラドンナ系アルカロイド「アトロピン，ヒオスチアミン，スコポラミン」が主剤である．

江戸時代の抜歯に使用した麻酔薬として，三谷大江著『外療秘薬考・全』一名『麻薬考』(1826)に，抜歯牙麻薬の記載がある．草烏頭(草ウズ)が主剤で，マンダラゲは方剤されていない．江戸末期，難波源蔵は，大蓼の煎じ液を絹糸に浸し，歯頸部に巻いて液が浸透するころ抜歯し，無痛化をはかった．

亜酸化窒素はイギリスの牧師 Joseph Priest (1776) によって合成された．ついで，イギリスの化学者 Humphrey Davy は，このガスを吸入すると，興奮期をすぎて痛みに対し感覚がなくなることをみつけた．1880年，自分の歯の抜去に際し，亜酸化窒素の麻酔作用を実験し，結果を報告している．結論として，亜酸化窒素は痛みを失わせるので，おそらく外科手術に役立ち利用されるだろうとしている．

また，麻酔吸入の初期は中枢を麻痺(抑制)し，「うっとりとした気分」を呈し，とくに，顔面筋麻痺により笑顔を呈することから笑気の名がつけられた．

1844年，歯科医師の Horace G Wells が笑気ガス麻酔の抜歯手術への応用の道を開いたが，公開手術に失敗した．のちに1863年，Colton が老婦人の抜歯に笑気ガス麻酔を用いて成功し，以来，歯科において用いられるようになった．

日本における笑気ガス麻酔の実施は，1891年4月，片山敦彦がアメリカから吸入器を購入して帰り，抜歯に用いたのが最初である．

なお，笑気吸入鎮静法は，デンマークの Ruben が，1956年ころから笑気の20～30％を酸素と混合し Nitrous Oxide Analgesia とよんだことに始まる．しかし，川上為次郎纂著『歯科薬治学』(1917)に，アナルゲジア のことが書かれていて，アナルゲジアの用語を使用した最初である．

1972年，日本歯科医師会における研修セミナーで，笑気アナルゲジアというよび方をやめて，笑気吸入鎮静法という用語が用いられるようになった．

エーテル麻酔も歯科と関係が深い．

1842年，Long が，初めて人間にエーテルの吸入麻酔を行い，頸部からの2つの腫瘤剔出に成功した．また，1846年9月末，歯科医の Morton が患者の抜歯に試み，無痛化に成功した．これがエーテル麻酔を抜歯に用いた最初である．

日本でのエーテル麻酔は高野長英訳，青地林宗校閲『居家備用』(1832)の『歯痛』に，「歯痛不止モノニ亜児阿片ヲ綿球ニ浸シ之ヲ某歯上ニ安シロヲ閉テ暫ク之ヲ含ムトキハ其痛総テ減ズ」とあるのが最初である．

エーテルの吸入麻酔についての記述は，杉田成卿纂述『済生備考』(1850)によるものが最初で，初めて麻酔という用語が使用された．河田鱗也，大月亀太郎共譯『歯科全書』にエーテル麻酔のほかに局所麻酔法としての Richardson 法が記載されている．エーテルの耳管内滴下による無痛抜歯法などもみられる．

1847年，イギリスにおいて，Simpsonが産科手術にクロロホルム麻酔を応用している．日本に紹介したのは，オランダ軍医Pompe（1857）が最初である．なお，1861年6月3日，伊東玄朴が脱疽の右足切断に際し，日本で最初にクロロホルムを使用した．一方，歯科方面では，Perkinsが，1874～1881年の在日期間に抜歯時にクロロホルム麻酔を行ったと伝えられている．また，1887年ころ，高山紀斉は，希望により，外人の抜歯に医師立会いのもとクロロホルム全身麻酔を施している．

　1847年，クロールエチル（エチルクロライド）が全身麻酔に用いられた．Carlsonが吸入による抜歯に成功している．

　1869年，ドイツの化学者Fischerによりトリクロールエチレン（トライレン）が発見された．

　1935年，Stkikerが，抜歯や小手術など300余例の患者にトリクロールエチレンを吸入し，優れた無痛効果を得たと発表している．

　日本においては，1950年ころからトリクロールエチレンをサイプレン式に吸入させて，無痛的に抜歯を行っている人々が少なくなかった．

　1956年，イギリスのSucklingによってフローセン（ハロタン）が合成された．Raventosの動物実験によって薬理作用が詳細に報告され，Johnstoneにより500人の患者について臨床的研究が行われ，優れた多くの臨床的特徴が明らかになった．現在，笑気ガスとともに最も優れた麻酔薬として確固たる地位を占めている．

　日本における歯科外来麻酔への応用は，1960年，池園らの発表が最初である．

　静脈麻酔は，1875年，Oreが抱水クロラールを静脈内に注射して麻酔に成功したのが最初である．しかし，あまり普及しなかった．1932年，Weesetがエピパンナトリウムを，1934年，Lundyがペントタールを紹介してから普及した．日本におけるエピパンナトリウムの歯科方面への応用は，1935年，中村平蔵らの発表が最初である．

　局所麻酔のコカインは，1860年，ドイツのNiemannがコカの葉からコカインの抽出に成功し，1884年，Kollerが目に対する局所麻痺作用を明らかにした．そして，アメリカのHallが歯科に応用している．

　日本では，1885年，伊野春毅が3名の抜歯に使用したのが最初である．

　コカインはモルヒネに代わって広く使用された．しかし，中毒や習慣性などの副作用があることから，コカイン代用の合成剤として，1904年にドイツのA. Einhornによりノボカイン（塩酸プロカイン）が合成された．

　歯科では，1905年，Brownにより，ついで1906年，渡辺により，1907年，血脇守之助により詳細が日本に紹介された．

　今日，最も多く使用されているリドカインは，1943年，LofgrenとLundgistにより合成された．日本では，1955年に輸入が許可され，6月に歯科用キシロカインとして発売された．

　このほか，シブカイン（1929），テトラカイン（1930），カルブカイン（1957），クロロプロカイン（1964），ブピバカイン（1966）などの優れた局所麻酔薬がある．

1 歯科医学総論

A 序論

(1) 概念

口腔外科学とは，歯，顎，口腔ならびに，それらの隣接組織に現れる先天性および後天性疾患について，原因，病理，症状，診断，処置，予後などを考究し，各種疾患の予防および治療に応用することを目的とする，歯科臨床学の一部門である．口腔外科における疾患治療の主体は外科学療法で，これを考究するのが口腔外科手術学である．口腔外科における手術は，外科侵襲が比較的小さい歯科外科と，外科的侵襲が比較的大きい顎外科または顎顔面外科とに分けられる．

口腔外科の理想は，外科を行わずに口腔の病変を治癒させることである．しかし，手術を行わなければならないこともあれば，手術が行えないこともある．手術療法は，やむを得ない最後の手段として行うべきで，最初の手段であってはならない．とくに，補綴治療を十分に考慮しないと口腔外科の特殊性が失われる．

(2) 医の倫理と遵守義務

歯科医療は，歯科医師と患者の心の交流によってはじめて完成される．患者は歯科医師を信頼し，歯科医師はその信頼に応え，互いに責任をもつことが歯科医療の第一義である．これには第三者の介入を許さない．

患者が歯科医師に診療を依頼し，歯科医師がこれを引き受けて診療をはじめると，患者と歯科医師の意思が合致し，診療という準委任（民法 656 条）契約が成り立つ．このときから患者と歯科医師の双方に権利と義務が発生する．しかし診療は，診察と治療に分けられる．すなわち，歯科医師法第 19 条では診察と治療が分離されて解釈されているので，患者に断りなしに治療を開始してはならない．患者には自己決定権があり，歯科医師は患者の同意を得る義務がある（インフォームドコンセント）．

すべての職業には，共通の倫理とそれぞれの職業に特有な倫理がある．歯科医業経営は営利の追求を目的としない公共的なものである．歯科医師は国民が要求する歯科医療に奉仕するために働き，公衆の歯科衛生を向上させる職務につき，それらに専念する知的専門職業人である．

そこで問題になるのは職業道徳である．医道，歯科医道は，一面あらゆる職業に共通する職業倫理をもっているが，その対象が人間であるという特殊性がある．

道徳とは，人間の行為の標準をいい，人の行うべき正しい筋道をいう．倫理は道徳の本質を論じるものである．自分が責任を自覚し，その感じた責任を実行に現すことが道徳の実践であり，この責任感に基づく行動が道徳的行為である．医道は，欧米の先進国では，義務論（道徳論）として歯科医師の責任という考え方であるが，日本では，道徳的な立場から，医は仁術であるとしている．

医の倫理は医の哲学であることから，教えられるものではなく，自ら求めなければならない．医は，学と術からなる．技術は人間が自然に働きかけるものであり，仁術とは，人間が人間に働きかけるものである．

仁は努力によって到達されるもので，人間の人間に対する愛情をいい，仁には「いつくしみ」「哀れみ」「恵み育てる」という意味が含まれている．それゆえ人間の愛情は，人間の相手をもつことによって成立する．その人間の善意は人間そのものの依頼から生まれる．しかし仁

● インフォームドコンセント ●

インフォームドコンセント informed consent とは，医療者（医師，歯科医師）が十分に情報を提供したうえで患者の同意（承諾）を得ることをいう．「熟知同意」「納得同意」「説明同意」「有識同意」「よく説明を受けたうえでの同意」「十分な情報を与えられたうえでの熟知承知」などと説明されるが，原語のまま使われることが多い．

インフォームドコンセントはアメリカにおいて確立された．その概念の基本になるのは患者の自己決定権である．自己決定権を尊重するために，患者に診療行為による侵襲を加える場合は，患者の同意を必要とし，その前提として，医師，歯科医師の説明義務を認めるという考え方である．

は，施すことではない．キリスト教の隣人愛，仏教の慈悲の心に通じる．仁を行うには，学問に対する広い知識が必要であり，学問をすることは真実の人間になることである．人の生命に携わる歯科医師（口腔外科医）は，そのことを肝に銘じておく必要がある．

B 病因と病態

(1) 疾病の自然経過

疾病

WHO（World Health Organization）は，健康について，「健康とは，完全に身体的，精神的，社会的に良好な状態をいい，単に病気や不具合がないというものではない」と定義している．この状態からの逸脱を，疾病，病気，疾患などと表現する．

疾病の概念はあいまいなものであり，どこまでを「正常」とし，どこまでを「異常」とするかの定義は困難なことが多い．一般には，疾病とは，1つまたはそれ以上の臓器の機能的および器質的障害のうち，日常生活に障害を与えるものをいうことが多い．

疾病の原因

疾病の原因には，異常な外来の障害因子である外因と，生体が疾病を発症させるのに都合のよい素地をもつ状態である内因とがある．外因には損傷，感染などが，内因には遺伝，年齢，体質などがある．

一般的に，外因と内因が複雑に関連し，炎症，腫瘍，中毒，循環障害，免疫異常，呼吸障害などを発症させる．原因は同じであるが，症状や検査所見が大きく異なることがあり，疾病の現れ方は多様である．

疾病の自然史

疾病に投薬，手術などの操作を加えなければ，それぞれ特有の自然経過をたどる．癌をはじめとする悪性疾患のように，多くは死に至るものから，ある種のウイルス感染のように免疫の獲得により自然治癒に至るものまで多様性をもっている．

たとえば，慢性骨髄性白血病の自然史は，ほとんど症状のない慢性期が3～5年程度あり，その後，急性白血病のような血液像を呈し，発熱や倦怠感などの臨床症状が現れ，急性転化を起こす．その後は各種の治療に反応しにくく，死の転帰をたどる．

疾病の病期と病型

ある疾病の自然経過のなかで，どのような病期や病型であるかを知ることは，疾病の診断や治療にきわめて重要である．

悪性腫瘍（癌）の病期分類は，TNM（Tumor, Lymph nodos, Mtastases：原発巣，リンパ節転移，遠隔転移）分類の組み合わせにより，病期をⅠ期，Ⅱ期，Ⅲ期およびⅣ期と分類し，治療方針の指標としている．

ウイルスに起因する肝炎は，原因である肝炎ウイルスにより，A型肝炎，B型肝炎，C型肝炎，D型肝炎およびE型肝炎の病型分類がある．

(2) 生活，職業，社会環境と疾病

われわれヒトを取り巻く環境，ライフスタイルの好ましくない変化や変革が，疾病発症の要因の1つとされる．具体的には，職場，学校，家庭など社会生活を営むうえでの精神的ストレス，地球的規模の気候・土壌の変化，

病原性他種生物の影響，環境汚染による公害，放射能汚染などが，健康および文化的な生活環境に被害を与える．

(3) 先天異常
原因と分類

先天性疾患と遺伝性疾患は混同されやすい．先天性疾患は，生まれつき疾患が現れているものをさす．原因は，胎生期の子宮内環境の異常に基づくもの(先天奇形)と，遺伝性素因によるもの(遺伝性疾患)とがある．

先天奇形を起こす胎生期の子宮内環境異常として，物理的要因(放射能，機械的因子，高温など)，化学的要因(サリドマイド，アルコール，抗腫瘍薬，有機水銀など)，感染症(風疹，単純疱疹，トキソプラズマなど)および生物学的要因(母体の糖尿病など)があげられる．

遺伝性疾患とは，疾病の発症に遺伝子の変化が関与しているものをさす．遺伝性疾患のなかには，成人になってから発症するものがあり，遺伝性疾患のすべてが先天性疾患とは限らない．

遺伝性疾患

生物がもっている外部の形態はもとより，内部構造やその働きなどの形質には，遺伝するものと遺伝しないものとがある．形質の遺伝に主役をはたすものは遺伝物質とよばれ，遺伝子と染色体がある．遺伝物質に異常がある場合，あるいは突然変異が起こると，先天異常が生じる．異常遺伝物質をもつ親からは，親と同様の先天異常が子孫に伝わる．

変異遺伝子による遺伝性疾患には，遺伝形式から常染色体優性遺伝病，常染色体劣性遺伝病および伴性劣性遺伝病がある．

■単一遺伝子病
染色体上の1つの遺伝子の変異が原因で起こる疾患を単一遺伝子病とよび，メンデルの法則に従って遺伝する．

■ミトコンドリア遺伝病(母性遺伝)
ミトコンドリアにも遺伝子が存在する．この異常により脳神経系や，心筋などに異常が現れる．

■多因子疾患
癌，高血圧症，糖尿病などは，複数の遺伝的因子にさまざまな環境因子が加わり発症すると考えられる．

染色体異常

染色体は遺伝子の担体である．染色体の数や構造の異常が原因で起こる疾患を総称して，染色体異常症とよぶ．

■トリソミー
通常1対であるべき染色体が1本余計にあり，計3本あるために生じる疾患で，Down症候群がある．

■モノソミー
1対あるべき染色体が1本欠如し，1本しかないために生じる疾患で，Turner症候群がある．

■欠　　失
染色体の一部が切断され，それを失ったもので，ネコ鳴き症候群がある．

■転　　座
染色体の一部が切れて，ほかの染色体に付着したもの，あるいは切れた部分が相互に入れ替わったもので，Patau症候群がある．

■イソ染色体
減数分裂のとき，染色体が縦に分裂せず横に分裂し，染色体の一方の腕同士が一緒になって，2本の染色体を生じたもの．

■モザイク
体細胞分裂時に染色体が分離せず，1固体が2種以上の染色体で構成されたもの．

先天異常の原因作用時期による分類

■遺伝子病(遺伝性疾患)
前述．

■配偶子病(染色体異常)
生殖細胞が減数分裂を経て配偶子になるまでの過程と，配偶子が受精して核の融合が起こる過程は，染色体にさまざま異変を起こしやすい時期である．この時期に起こったさまざまな染色体の異常による疾病を配偶子病という．染色体異常と同義に用いられる．

■胎芽病
胚芽期3か月の器官形成期に，催奇形性をもつ放射能，化学物質や感染などが原因となって，器官の無形成，形成不全などが発生する．この時期に起こったさまざまな

疾病を胎芽病という．サリドマイドによるアザラシ状奇形や，放射能による多くの奇形がある．
■胎児病
　器官形成後，胎盤をとおしての感染や，そのほかの異常刺激によって起こる胎児障害を総称して胎児病という．小さな子宮，子宮奇形など母体側の条件と，大きな胎児，胎位異常など胎児側の条件などが重なって起こる．近年，胎児性アルコール症候群が注目されている．

(4) 損　　傷
　外力によって生体に引き起こされた形態的・機能障害で，その結果生じた病的状態を創傷 wound という．外傷 trauma は一般に，損傷と同義語として用いられているが，手術，注射などの医療行為を目的とした操作を除いたものをいう．また，精神医学においては，心的外傷を，単に外傷とよぶことがある．

損傷の種類
■原因分類
　機械的損傷，化学的損傷，電気的損傷，温度的損傷，放射線損傷および病的損傷に分類される．
■機械力の種類による分類
　擦過創，切創，刺創，咬創，射創，手術創および抜歯創などに分類される．
■形状による分類
　皮膚，粘膜，筋肉などの軟組織損傷，骨，歯および関節などの硬組織損傷に分類される．
■発生機転による分類
　交通外傷，スポーツ外傷，戦傷および産業外傷などに分類される．
■受傷後の時間的経過による分類
　新鮮創と陳旧創に分類される．
■発生状況による分類
　急性損傷と慢性損傷に分類される．
■感染の有無による分類
　無菌創，非感染創および感染創に分類される．

損傷の原因
■物理的原因
　機械的損傷：外部からの鈍器や鋭利なナイフなどによるもの．交通事故，作業事故，殴打など．
　温度的損傷：高温による熱傷や寒冷による凍傷．
　電気的損傷：感電や落雷など高電圧のジュール熱による熱傷．
　放射線損傷：放射線被曝（エックス線，ラジウム，コバルト60など）によるもの．自然放射線によるものは少なく，多くは悪性腫瘍の放射線治療によって生じる．
■化学的原因
　酸，アルカリおよび腐食性を有する化学物質に接触したとき．
■そのほかの原因
　炎症，腫瘍，局所の血行障害などによる潰瘍形成，病的骨折などの病的損傷．

損傷の病態
■局所症状
　創傷部には，疼痛，出血，腫脹，発赤，発熱および機能障害がみられる．
■全身症状
　口腔外科領域の損傷は頭頸部領域損傷を伴うことが多く，意識喪失，呼吸困難，ショックなどを随伴することがある．全身症状は，損傷や外力の程度により大きく異なる．

損傷の治癒過程
　生体は，損傷を受けたとき，本来の生命力によりすみやかに反応し，修復しようとする．損傷の治癒は，損傷の種類に関係なく，次の過程で営まれる．
　炎症期：組織の障害，循環障害，滲出，組織の増殖．
　増殖期：肉芽組織の形成．
　瘢痕成熟期：瘢痕組織の再形成，上皮の再生．
　一方，骨組織では，骨芽細胞が肉芽組織を形成し，化骨形成，次いで正常な骨組織が形成される．損傷治療は，正常な治癒過程を促進することを目的としている．

一次(期)治癒と二次(期)治癒

■一次(期)治癒

創縁，創面が互いに密に接している場合にみられる．感染や異物のない手術創や切創などの，縫合創における治癒形式で，細い線状の瘢痕組織を残し，すみやかに治癒する．

■二次(期)治癒

創縁が互いに密着せず，創面の哆開や組織欠損，感染，壊死組織，異物などがある場合には，損傷は一次治癒せず，その部は肉芽組織にみたされ，創面は上皮化が遅延し，多量の瘢痕組織を残す二次治癒となる．

損傷治癒に影響する因子

■損傷治癒を阻害する全身的因子

高齢，貧血，脱水，低タンパク血症，糖尿病などの代謝障害，ビタミンC欠乏症などがあげられる．

■損傷治癒を阻害する局所的因子

異物や壊死組織，細菌感染，血行障害，創の安静障害，放射線照射などがあげられる．

(5) 物質代謝障害

変性

代謝障害により，細胞内や組織間に，生理的にはみられない物質が出現したり，生理的にみられる物質が多量に出現したり，また，異常な部位に現れる病態をいう．タンパク変性，脂肪変性，糖質変性，石灰変性など，出現する物質によって異なる．

壊死

生体の一部の細胞および組織の機能が失われた状態の局所の死をいう．感染，損傷，循環障害(血流減少)などが原因となる．化膿性炎で液状のものを膿といい，壊死におちいった骨を腐骨という．また，循環障害によるものを梗塞という．壊死巣は異物として，分解，吸収，排出，器質化される．

※アポトーシス

生体を構成する細胞死の一種で，個体をよりよい状態に保つために積極的に引き起こされる．プログラムされた細胞死とされる．

萎縮

正常な大きさに発育した細胞，組織，器官あるいは体の一部が，その容積を減じることをいう．飢餓萎縮や悪液質萎縮などの全身的萎縮と，圧迫萎縮，廃用萎縮，神経性萎縮などの局所的萎縮に分類される．

(6) 進行性病変

細胞の増殖

炎症や損傷などにより失われた組織の修復には，失われた細胞の増殖により補う必要がある．細胞は細胞分裂により増殖する．細胞分裂をコントロールしている機構を細胞周期とよび，細胞周期は4期に分類される．

S期：DNAの複製が行われる．S(synthesis)

M期：核分裂が行われる．M(mitosis)

G_1期：M期からS期まで．G(gap)

G_2期：S期からM期まで．

細胞周期は，周期的に変化するサイクリンという物質群と，cdk(cyclin-dependent kinase)というキナーゼ群によりコントロールされている．

肥大と過形成

■肥 大

組織，臓器が，本来の形状，構造を保持したまま容積を増す現象をいう．機能の負担に対処するため筋肉などが肥大する生理的肥大と，心筋症で起こる心筋肥大などの病的肥大とがある．

■過 形 成

同じ組織の大きさが増す現象で，組織を構成している細胞の過剰な増殖によって起こる．細胞増殖とアポトーシスのバランスの異常により過形成や萎縮が起こる．

再 生

細胞や組織が，生理的または病的に失われたとき，細胞の新生，増殖により補われることをいう．十分な再生により組織が完全に修復された状態を完全治癒，そうでない状態を不完全治癒という．

■生理的再生

消耗した細胞，組織が，完全にもとどおり補われることをいう．皮膚の表面はたえず脱落し補われ，また，子

宮粘膜は周期的に再生される．

■病的再生

炎症や損傷による病的欠損の再生をいう．個体，障害を受けた組織，欠損の大きさなどにより，必ずしも完全に補われるとはかぎらない．

化　　生

成熟，分化しきった細胞，組織が，ほかの性状をもった細胞，組織に変化することをいう．慢性の炎症，機械的刺激が原因となる．口腔粘膜扁平上皮の類皮化生，唾液腺の導管や腺房の扁平化生などがある．

異物処理

生体を構成する細胞，組織以外の無生物，微生物および生体を構成していた細胞や組織が，物理・化学的作用を受けて変性したものを総称して異物という．異物は，自己と非なるものと認識され，生体から排除される．

異物の性状，大きさ，全体量などにより，吸収，融解，貪食，器質化，被包あるいは分画などの機序により，生体は異物を処理，排除しようとする．

(7) 炎　　症

炎症は，生体に加えられたあらゆる病的刺激に対する生体の防御反応である．古典的な概念は，局所の発赤，腫脹，熱感，疼痛および機能障害などを特徴するものとしてとらえられてきた．この特徴は，現在でも炎症の基本概念としてあてはまる．

炎症の種類

炎症は次の3つに大別される．

物理的侵襲による炎症：機械的損傷や電気的損傷に代表される．

化学的侵襲による炎症：化学的損傷に代表される．

生物的侵襲による炎症：細菌，ウイルスなどの感染症や自己免疫反応に代表される．

炎症の原因

■物理的原因

損傷や，繰り返し加えられる機械的刺激，温熱や寒冷による刺激，放射線による刺激および体内異物や腐骨などの物質による刺激が原因となる．

■化学的原因

酸やアルカリなどの化学物質による刺激，細菌の毒素や，代謝障害により生じた有毒物質による刺激が原因となる．

■生物的原因

細菌，ウイルス，真菌および寄生虫など微生物の刺激，リウマトイド因子や抗核抗体などに代表される，自己抗体の刺激による自己免疫反応が原因となる．

炎症の病態

■局所症状

炎症の局所症状には，発赤，腫脹，熱感，疼痛および機能障害があり，5兆候としてあげられる．

発赤，熱感：毛細血管の拡張により生じる．

腫脹：血液成分の滲出と組織成分の増生より生じる．

疼痛：プロスタグランジンなどのケミカルメディエーターの刺激や，局所循環障害による浸透圧の変化などにより生じる．

機能障害：腫脹や疼痛などの二次的な運動障害として生じる．

■全身症状

炎症の全身症状には，発熱(体温上昇)，呼吸数の増加，脈拍数の増加，全身倦怠感，悪心，頭痛，食欲低下，衰弱などがある．重症な炎症では，痙攣，意識障害などがみられ，さらに進行すると死に至ることがある．

軽症な炎症では，全身症状は著明ではない．しかし，深部の炎症のように，局所症状がはっきり認められない場合でも，全身症状から炎症の存在が類推される場合がある．

臨床検査所見では，白血球数の増加，とくに，好中球の増加(核の左方移動)，赤沈亢進，CRPの高値などが認められる．しかし，重篤な炎症では白血球が減少し，播種性血管内凝固症候群 disseminated intravascular coagulation(DIC)を起こし，赤沈が遅延する．

急性炎症と慢性炎症

炎症の時間的経過により，急性炎症と慢性炎症に分類する．

■急性炎症

炎症の時間的経過がすみやかかつ激烈で，症状の始まりから極期まで数日であることが多い．通常，2～3週程度で治癒するが，場合によっては死亡するなど激しい転機をとるものがある．極期には，炎症の5兆候である発赤，腫脹，熱感，疼痛，機能障害がみられることが多い．

■慢性炎症

炎症の時間的経過が長期にわたり激しい症状を呈することは少なく，極期は明確ではない．必ずすべてに炎症の5兆候がみられるとは限らない．治癒には1か月以上の長期間を要し，組織の変性，硬化，増殖，線維化がみられることが多い．急性炎症から慢性炎症に及ぶものと，はじめから慢性炎症の経過をたどるものとがある．

慢性炎症と急性炎症の中間型を，亜急性炎とよぶことがある．

肉芽組織，肉芽腫

組織修復の過程で形成される血管や，線維組織に富んだ若い結合組織を肉芽組織という．炎症や損傷などの治癒過程で重要な役割をはたす．皮膚や粘膜の創面でみられ，小さな赤い顆粒状のやわらかい組織で，治癒とともに線維化，器質化がすすむ．肉芽組織に感染や異物などがみられると，創面からの膿性分泌物があり，接触により容易に出血する．

限局性に増殖性の肉芽組織が形成され，結節状の病変になっているものを肉芽腫とよぶ．

炎症の機序

炎症の発症から収束までの反応は次のように分けられる．

① 血管内系の変化と血流量の変化．
② 血管透過性の亢進と浸出液の形成．
③ 細胞成分の血管外への遊走による細胞性浸出物の形成．

これらはカスケード反応で，炎症はさまざまなケミカルメディエーターにより制御される．

ケミカルメディエーター

炎症反応に関与する細胞やそれらの機能は，基本的にすべて化学伝達物質により制御されている．炎症反応を

表1-1 炎症のケミカルメディエーター

1　血管内径を変化させ，血管透過性を亢進させるもの
1) 血管作動性アミン………ヒスタミン，セロトニン
2) 補体分解産物…………C3a，C5a
3) キニン類………………ブラジキニン
4) アラキドン酸代謝物………プロスタグランジン，ロイコトリエン
5) 血小板活性因子
6) 血管内皮細胞増殖因子
7) 線維素溶解系…………プラスチン
2　白血球遊走の促進と活性化させるもの
1) 補体分解産物…………C5a
2) ロイコトリエンB4
3) 細菌由来ペプチド
3　細胞傷害作用をもつもの
1) 好中球，単球，マクロファージのリゾチーム酵素
2) フリーラジカル
3) 炎症性サイトカイン
①発熱にかかわるもの………IL-1，TNF-α，プロスタグランジン
②疼痛にかかわるもの………プロスタグランジン，ブラジキニン，セロトニン

コントロールしている物質をケミカルメディエーター(**表1-1**)とよぶ．これらは，細胞内にあらかじめ貯蔵されているものと，炎症反応の結果，新たに合成されるものとがある．

(8) 感　染

病原性微生物が生体に侵入し，細胞，組織，臓器を傷害することを感染という．病原性微生物が生体に存在することと疾病発症とは必ずしも関係はない．正常の口腔，鼻腔，消化管などには多数の微生物が存在しているが，感染とはいわない．微生物が生体組織内に侵入し，宿主が形態的または生理的に傷害を受けたときに，感染が成立する．感染の発症は，生体と病原性微生物の複雑な関係に規定される．さらに，抗菌薬などの使用により宿主，細菌，薬物の相互関係にも規定される．

感染成立

■病原性微生物

感染の原因である病原性微生物として，細菌，真菌，

表 1-2　感染の成立に必要な 6 つの因子

1	病原体の存在
2	病原性（病原体の感染力）
3	菌量
4	感染経路
5	侵入部位
6	宿主の感受性・抵抗力

ウイルス，トレポネーマ，リケッチア，クラミジア，原虫，寄生虫などがあげられる．近年，感染性タンパク質（プリオン）が注目され，これにはクロイツフェルト・ヤコブ病がある．

■感染と発症

感染の成立（発症）には，表 1-2 に示した 6 つの要因が必要である．

■感染経路

接触感染：直接，間接に，保菌者間を微生物が移動する感染をいう．性感染，MRSA（メチシリン耐性黄色ブドウ球菌），疥癬など．

飛沫感染：咳，くしゃみなどで飛び散る飛沫を介する感染をいう．百日咳菌，インフルエンザウイルス，風疹ウイルスなど．

空気感染：飛沫核による感染をいう．結核菌，麻疹ウイルス，水痘ウイルス．

一般媒介物感染：汚染された食物，水，薬物などにより伝播される感染をいう．食中毒，コレラ，A 型肝炎ウイルスなど．

節足動物媒介感染：ハエ，ノミ，ダニ，蚊の媒介による感染をいう．日本脳炎，マラリア，デング熱，フィラリアなど．

経皮感染：病原体が皮膚を通過して感染する．鉤虫，住血吸虫，レプトスピラなど．

輸血や医療事故による感染：輸血や体液，血液で汚染された医療器具の切傷事故による感染をいう．B 型・C 型肝炎ウイルス（HBV，HCV），ヒト免疫不全ウイルス（HIV）など．

母子感染：病原体が胎盤や産道，あるいは母乳を経由しての感染．HBV，HIV，風疹ウイルス，梅毒トレポネーマなど．

■感染症の種類

・細菌感染症，真菌感染症，ウイルス感染症など，病原性微生物の種類によるもの．
・感染経路によるもの（前項）．
・急性感染症，慢性感染症，潜伏感染症，遷延感染症，持続感染症など，時間的要因によるもの．
・常在する微生物による内因性感染症，接触感染や飛沫感染などによる外因性感染症．
・院内感染，医療従事者が職務に伴う業務（職務）感染，実験室で病原性微生物を取り扱う際の実験室感染．
・交通や経済活動の活発化により，本来日本ではみられなかった感染症が輸入された輸入感染症，最近出現した新興感染症．かつて存在した感染症で，公衆衛生上問題にならなかったが，最近再び増加してきた再興感染症．
・人畜共通感染症．

感染の成立にかかわる因子

■宿主の感受性

感染症の成立には，病原性微生物の病原性の強さとともに，宿主側の感受性が深くかかわる．とくに，感染防御因子である免疫機構の異常や，糖尿病，腎不全，栄養異常などが宿主側にあると，感染症が成立しやすくなる．

■日和見感染症

抗癌剤療法，免疫抑制療法，放射線療法あるいは AIDS など免疫状態が低下した易感染性宿主では，ふだん感染力をもたない常在菌などの弱毒病原体に感染しやすい．日和見感染症では感染しやすい病原体が限られ，緑膿菌，腸内細菌，カンジダ，アスペルギルス，単純疱疹ウイルスなどである．

顎口腔領域の感染症は，ほとんどが日和見感染症といってよく，代表的なものとして *Candida albicans* による口内炎がある．

■免疫不全（後述）

■病原体の病原性

病原体の病原性は，感染症の重症度や慢性化の程度を決定し，感染症治療の要点となっている．病原性は，病

原体の侵襲性，細胞傷害性，増殖性および病原体量に依存している．

微生物の外毒素 exotoxin や内毒素 endotoxin 産生は，全身病態と関連している．一般に，新興感染症は病原性が高く，人類と長く接触していた微生物の病原性は低い．

■菌交代現象

感染症治療のために抗菌薬を投与すると，感受性のある常在菌が消失し，それに代わって非感受性の病原菌あるいは耐性菌が繁殖する．これを菌交代現象とよび，その結果発生した感染症を菌交代症とよぶ．生体の抵抗力の低下と，生体に加えられた治療が菌交代症を誘発することが多い．

■ウイルスキャリア

病原性のあるウイルスを体内に所持（持続的感染）しながら，症状が現れない健康な状態をいい，ヒトへの感染源となりうる．HBV，HCV，HIV，ポリオウイルス，帯状疱疹ウイルスなどがある．

防御反応

生体が，外来の異物あるいは変性自己成分などを，自己にとって非自己（抗原）と認識したものを排除する防御機構を免疫という．

生体の防御機構は，病原体の侵入に際し，第1段階として非特異的感染防御機構が働き，次いで特異的感染防御機構が作用し，感染防御の壁を厚くする．

非特異的感染防御機構や抗原に対し，免疫されずに抗体を保有している状態を自然免疫とよび，生後，生体がなんらかの過程で獲得した免疫を獲得免疫とよぶ．

■非特異的感染防御機構
・病原体侵入の物理的障壁である皮膚，粘膜上皮．
・気管支や鼻腔の線毛上皮の線毛運動による排出機構．
・分泌液中のリゾチームやラクトフェリンなどの抗菌性タンパク質．
・好中球，マクロファージの貪食作用．

■特異的感染防御機構

抗原に対して特異的免疫反応が成立し，感染防御機能を発揮する．さらに，粘膜免疫が病原体侵入を防ぐ．感染防御の視点から液性免疫と細胞性免疫に分ける．

■アレルギー

生体の恒常性は免疫により保たれている．しかし，免疫の成立が生体に傷害的に作用する場合，この反応をアレルギーとよぶ．

アレルギーには次の5つの型がある．

Ⅰ型アレルギー（アナフィラキシー型）：肥満細胞や好塩基細胞表面の IgE 抗体に抗原が結合すると，細胞が破壊され，細胞表面から各種活性アミン（ヒスタミン，セロトニンなど）が遊離し，即時型アレルギーを引き起こす．

喘息，アレルギー性鼻炎，薬物や食物によるアレルギー，ペニシリンショックなどがある．

Ⅱ型アレルギー（細胞傷害型）：IgG，IgM に細胞や組織中の抗原が結合し，さらに，補体が活性化され，好中球やキラー細胞が作用し，細胞表面を傷害する．

不適合輸血，自己免疫性溶血性貧血，橋本病などがある．

Ⅲ型アレルギー（免疫複合体型）：遊離の抗原と抗体が反応し形成された抗原抗体複合体が血管内皮や腎糸球体などの基底膜に沈着し，補体とそれを排除しようとする好中球マクロファージの顆粒酵素によって傷害される．

糸球体腎炎，慢性関節リウマチ，アルサス現象などがある．

Ⅳ型アレルギー（細胞性免疫にもとづく遅延型）：活性化されたT細胞から産生された，さまざまなサイトカインが引き金となり，血管の透過性が亢進し，炎症が起こる．ツベルクリン反応，接触性皮膚炎，移植臓器に対する拒否反応などがある．

Ⅴ型アレルギー（刺激型）：抗体がある種のレセプターに結合し，本来結合する物質と同様に反応して細胞を刺激する．バセドウ病（甲状腺機能亢進症）が代表である．

(9) 免疫異常

免疫不全

免疫系になんらかの大きな障害があって，生体防御に不全を起こしている状態をいう．先天的に免疫不全が生じる先天性（原発性）免疫不全と，なんらかの外因や疾患により誘発される後天的（二次的）免疫不全とがある．免

疫不全は，免疫担当細胞の機能異常のみならず，食細胞の異常，補体系の異常によっても発症する．先天性(原発性)免疫不全には，伴性無ガンマグロブリン血症，好中球減少症，慢性肉芽腫症などがある．後天的免疫不全には，HIV 感染による後天性免疫不全症候群 acquired immunodeficiency syndrome(AIDS)，麻疹などがある．免疫不全は易感染性，とくに，日和見感染を含む重篤な感染症を発症し，悪性腫瘍，アレルギー疾患などの合併症も多い．

自己免疫

自己構成成分に対する免疫応答を自己免疫という．免疫担当細胞になんらかの異常をきたし，自己と非自己の区別がつかなくなり，さまざまな病的障害を生じる現象を自己免疫病とよぶ．これには，関節リウマチ，尋常性天疱瘡，Sjögren 症候群などがある．しかし，アレルギーと重なり合う部分があり，厳密に区別できないものがある．

(10) 全身感染

化膿巣から血中へ化膿菌が侵入し，増殖するために起こる重症全身感染症を敗血症とよび，重篤な全身症状を伴わず，血中に一過性に菌が検出される状態を菌血症とよぶ．

敗血症では，高熱，悪心，嘔吐，意識障害などがみられる．ときに細菌性ショックがあり，播種性血管内凝固症候群(DIC)を合併することがある．全身的な基礎疾患をもつ患者や，頸部郭清手術を伴った口腔癌手術などでは，術後合併症の敗血症に留意する．また，歯性感染症からの敗血症進展例も多数報告されている．

抜歯，歯肉切除などの観血処置や，スケーリング直後に口腔内常在菌が手術創から侵入し，一過性の菌血症になることがある．心内膜炎や心臓弁膜症患者などの観血処置では，菌血症よる細菌性心内膜炎の発症予防に留意する．

(11) 腫　瘍

腫瘍とは，身体の組織または細胞が自立性をもって過剰に増大した新生物と定義されている．

表 1-3　良性腫瘍と悪性腫瘍の特長

		良性腫瘍	悪性腫瘍
臨床所見	発育様式	膨張性	浸潤性
	発育速度	遅い	速い
	境　界	明瞭	不明瞭
	潰瘍形成	少ない	多い
	所属リンパ節転移	なし	多い
	遠隔転移	なし	多い
	再　発	少ない	多い
	全身への影響	なし	大きい(悪液質)
病理所見	分化度	高分化	低分化から高分化まで
	異型性	軽度	高度
	細胞の配列	規則的	多型，不規則，大小不同
	核の大きさ	正常	大きく，染色性に富む
	核分裂	少ない	多い

生体には多種多様の腫瘍がみられ，分類は腫瘍の性質を知り，的確な診断，治療を行うための重要な要件である．腫瘍は，臨床的に次のように分類される．

予後の結果から：悪性腫瘍，良性腫瘍(表 1-3)．

発生部位から：口腔癌(舌癌，歯肉癌など)，胃癌，肺癌など．

発生母地から：上皮性腫瘍，非上皮性腫瘍．

さらに，WHO による組織学的分類などがある．

口腔外科領域では，腫瘍の発生由来から，歯原性腫瘍と非歯原性腫瘍とに分類する．

また，真の腫瘍性疾患と臨床上鑑別が必要な腫瘍類似疾患とがある．

悪性腫瘍の疫学

日本の 2010 年癌患者推定値は約 58 万人，全部位に占める口腔癌の割合は約 1％とされている．

口腔癌の発生率は，世界の地域，人種，民族などによって異なり，日本は人口 10 万人当たり 1〜2 名である．口腔癌の 90％以上が 45 歳以上に起こり，男性は女性の 2 倍以上の罹患率といわれる．

生存率とは，癌と診断されてから，各種治療でどれくらい生命を救えるかを示す指標であり，5 年相対生存率はすべての癌で約 49％，口腔・咽頭領域では約 51％と

されている．

すべての癌の死亡率(1年間に人口10万人当たり)の平均は男性313.4，女性197.1で，多くの部位で男性が女性より死亡率が高く，とくに，口腔・咽頭領域では，男性は女性の2倍以上である．

病　因

腫瘍の病因は多様である．1つの原因で解明することは不可能で，多くの因子が複合して起こると考えられている．腫瘍の発生には，イニシエーションとプロモーションという過程が必要とされ，多くの内因，外因がこの過程に関与している．

内因には，胎生期から腫瘍になる胚芽が存在するという迷芽説と，腫瘍の発生しやすい腫瘍素因の遺伝の可能性があるとする遺伝説とがある．

外因には，発癌性のある化学物質，紫外線や放射線などの物理・化学的刺激による刺激説と，HBV，HCV，EBウイルスおよびパピローマウイルスなどのウイルス説とがある．口腔癌では，喫煙，アルコール飲料が誘因として注目されている．

今後，遺伝子レベルでの発癌機構の解明が待たれ，癌の予防法および治療法の発達が期待される．悪性腫瘍に比較し，良性腫瘍の病因の解明はすすんでいない．

悪性腫瘍と免疫

ヒト癌において，微生物と同様に，癌細胞が宿主に対して免疫応答を行っていることが示唆されている．さまざまな抗体を用いた癌の免疫診断が行われ，かなり正確に原発巣を推定できる．癌の免疫療法として，さまざまな免疫亢進剤が用いられているが，一部の癌を除き，現在のところ十分な効果が得られていない．

病態と病理

■病　態

腫瘍の発育，増殖によって引き起こされる局所および全身の病態はさまざまで複雑である．また，悪性腫瘍と良性腫瘍によって，全身と局所の病態や全身への影響が大きく異なる．

形態：腫瘍は一般に結節状の腫瘤を形成し，球状，半球状，ポリープ状，疣状，乳頭状，カリフラワー状，噴火口状，嚢状などさまざまである．一般に，かたさは，悪性腫瘍ではかたく，良性腫瘍ではやわらかい．良性腫瘍は通常被膜に包まれているが，一概にはいえないことがある．悪性腫瘍のうち癌腫は潰瘍を形成するものが多く，噴火口状，カリフラワー状を呈する．

発育：良性腫瘍の発育は緩慢，膨張的で，周囲との境界は明瞭で，周囲組織を圧迫するように増殖する．一方，悪性腫瘍の発育速度は速く，浸潤性で，周囲との境界は不明瞭である．

転移：腫瘍細胞が，血行性あるいはリンパ行性に，原発病巣よりはなれた部位に，原発病巣と同じ組織像を有する病変を形成し，増殖することを転移という．一般に，良性腫瘍は遠隔転移しないが，悪性腫瘍は転移するのが特徴であり，予後診断の重要なポイントとなる．

再発：局所的には，腫瘍を取り残さず完全に切除，摘出すれば再発はない．しかし，悪性腫瘍の場合は，周囲へ連続的に浸潤している組織の取り残し，リンパ節の郭清が完全でないと再発する．臨床上，悪性腫瘍の治療成績は，治療後再発がなく，5年経過したものを治癒としている．良性腫瘍でも，切除の際，腫瘍組織が残存すれば再発する．

全身への影響：末期癌患者では摂食障害による低栄養状態，疼痛による不眠・精神状態不安などが全身に影響を及ぼす．腫瘍組織による栄養分奪取や代謝障害のため十分な栄養，カロリーが得られず，また，全身への転移のため，体重減少，全身衰弱，貧血，脱水などを起こし，悪液質 cachexia とよばれる状態になる．

そのほか，癌治療(癌化学療法，放射線治療など)に伴う全身への影響も考慮しなければならない．

■腫瘍の病理

腫瘍は，腫瘍に特有な細胞である実質と，支持組織である間質より構成される．

良性腫瘍は，腫瘍組織の細胞異型性は軽度で，分化度は高く，核分裂像は少なく，細胞配列規則性はととのっている．一方，悪性腫瘍は，腫瘍組織の細胞異型性は高度で，分化度は低く，核分裂像は多く，細胞配列規則性は不整である．

付）嚢　胞

　上皮細胞により裏装された線維性結合組織の薄い袋の中に，流動体ないし半流動体を入れ，閉鎖された状態で組織内に病的に存在するものをいう．顎口腔領域にみられる嚢胞は発生頻度も高く，多種多様である．

(12) 循環障害

　生体になんらかの病的刺激や傷害が加わると，血圧の異常，血流量の増加・減少，血管の拡張・狭窄・閉塞，血管透過性の亢進・低下，血液の血管外漏出（出血），血行停止などが生じる．

血行障害

■虚　血

　臓器や組織への循環血液量が減少した状態をいう．原因として，血管周囲の異物や腫瘍により血管が圧迫されたもの，血栓などで閉鎖したもの，神経が原因で血管が収縮したものがある．

■充　血

　臓器内の血流量が増加した状態をいい，動脈系からの血液供給が増加して起こる．原因として，血管壁の麻痺による血管拡張，血管神経の異常興奮，臓器機能亢進などがある．

■うっ血

　静脈血の流出が妨げられて，組織内に静脈血が増加している状態をいう．原因として，外部からの圧迫や内部の血栓などによる静脈の血流障害，血管神経の異常，心不全などがある．

■出　血

　血管壁の破綻により血液が血管外へ出た状態をいう．大血管の破綻の原因は，外傷，粥状変化，炎症や腫瘍によるものが多い（破綻性出血）．小血管からの出血の原因には，出血性素因，高血圧性などがある（濾出性出血）．

　出血は，破綻した血管や組織により，動脈性出血，静脈性出血，毛細血管性出血，実質性出血に分類する．

　出血により全血液量の10〜15％を急激に失うと生命の危険を招くが，少量，長期間の出血は影響が少ないことが多い．口腔内で多量に出血すると凝血が口腔内をみたし，嚥下や会話に支障をきたす．また，気道内に入り，窒息や嚥下性肺炎の原因となる．

■血流途絶

　血管の異常収縮，塞栓，血液の異常などにより，血行が途絶することがある．動脈が途絶すると梗塞や壊死が生じるが，静脈では側副路により障害は少ない．

血栓症，塞栓症，梗塞

　血管内または心臓内に凝血が形成されると血栓症になる．この凝血を血栓とよび，さまざまな病的状態を示す．血管内の凝血（血栓）や異物（細菌，脂肪，細胞，空気，ガスなど）が血管を塞いだ状態を塞栓症とよび，凝血や異物の塊を塞栓という．塞栓症の結果，組織に限局性壊死が生じると梗塞を生じる．この病態を梗塞症という．

リンパ流障害

　水腫（浮腫）は，毛細管圧の変化，毛細管透過性亢進，血漿膠質浸透圧減少，組織圧低下，リンパうっ滞などの末梢血管因子，腎のNa，水貯留，および腎疾患，心臓疾患，肝疾患などが原因で生じる．臨床的には，体重の増加，顔のむくみ，下肢の腫脹，腹囲の増加として認められ，指で圧迫すると陥凹をつくる．

　リンパ漏は，外傷，腫瘍などにより，リンパ管が損傷したもの．口腔外科領域では，頸部郭清術時の胸管の損傷，頸部リンパ節転移巣の浸潤によるものがある．

ショック

　ショックとは，全身の血液循環が障害をうけて減少し，これが長引き，さまざまな臓器，組織の循環が障害されて起こる病的状態をいう．ショック状態では，組織の代謝に必要な血液の供給（酸素）が不十分となる．

　ショックは，原因によって，循環血液減少性ショック，心（臓）原性ショック，神経性ショック，敗血症性ショックおよびアナフィラキシーショックなどに分類される．

　臨床的には，血圧の低下，顔面蒼白，四肢の冷感，微弱な脈，心拍数と呼吸数の増加などがみられる．

血圧異常

　血圧とは，動脈の圧力をいい，心臓の収縮時の血圧を収縮期血圧（最高血圧），心臓の拡張期の血圧を拡張期血圧（最低血圧）とよぶ．一般に，上腕動脈圧をさす．成人

の正常血圧は，収縮期血圧 130 mmHg 以下，かつ拡張期血圧 85 mmHg 以下とされている．血圧は，性別，年齢，体位および情緒面などにより変動する．

高血圧とは，収縮期血圧 140 mmHg 以上，または拡張期血圧 90 mmHg 以上を示す軽度高血圧以上をさす．高血圧による臓器障害は心臓，脳，腎臓，血管，眼底などに現れ，ほかの危険因子とともに QOL（Quality of Life）の低下，生命予後に影響を及ぼす．

低血圧は一般に，収縮期血圧 100 mmHg 以下の，血圧が常に低い状態をさす．急に立ち上がったとき，眼前暗黒，失神などが起こる起立性低血圧がある．

(13) 呼吸障害

呼吸数

正常成人の呼吸数は 14～20/分で，これよりも増加した場合を頻呼吸とよび，少なくなった場合を徐呼吸とよぶ．頻呼吸は心不全，肺炎，発熱時などでみられ，徐呼吸は気管支の閉塞，脳内圧亢進などでみられる．

呼吸困難

呼吸運動が不快な努力をもって行われる場合を，呼吸困難という．正常運動時でも呼吸困難がみられるので，必ずしも特定の疾患を示すとはかぎらない．

原因別では，肺性呼吸困難，心臓性呼吸困難，閉塞性呼吸困難，血液性呼吸困難，神経性呼吸困難，運動時呼吸困難に分類する．

無呼吸

呼吸運動が一過性に中断したものを無呼吸といい，睡眠時無呼吸症候群がある．

過換気

代謝の要求以上に換気が行われることを過換気といい，呼吸数，大きさが異常に増大する．糖尿病性昏睡，激しい運動や精神感動のあとにみられる．

周期性呼吸

速く深い呼吸をいくつか行ったあとに，次第に浅くなって，ついに無呼吸となり，ふたたび大きく速くなり，これらを繰り返すものを周期性呼吸という．チェーン・ストークスの呼吸に代表される．

(14) 臓器不全

呼吸器，肝臓，心臓，腎臓などの細胞，組織が障害を受け，機能が著しく低下した状態を，臓器不全という．手術，外傷，感染およびショックなどにより，複数の臓器が，同時または連続的に障害を受けた状態を，多臓器不全（症候群）という．

(15) 内分泌，代謝，栄養の障害

ホルモン異常

ある臓器（細胞）から分泌され，血中を輸送され，他臓器（細胞）の機能を亢進，抑制する微量の化学物質を，ホルモンという．ホルモン産生臓器は，視床下部，下垂体，甲状腺，上皮小体，副腎皮質・髄質，膵臓，卵巣，精巣，胎盤などである．ホルモンが必要以上に分泌され，固有の臨床症状を示すホルモン過剰症と，ホルモンの欠乏により症状を示すホルモン欠乏症とがある．

水・電解質代謝異常

生体の全体水分量は体重の約 60％を占める．水分の排水過剰を脱水とよび，過剰摂取を浮腫とよぶ．

脱水は，次の 3 つに分類される．
① 大出血などにより，水分とナトリウムが同時に失われた等張性脱水．
② 発汗，尿崩症，糖尿病などにより，水分の欠乏がナトリウムの欠乏よりも大きい高張性脱水．
③ 嘔吐，下痢，腎不全などにより，ナトリウムの欠乏が水分の欠乏より大きい低張性脱水．

酸塩基平衡異常

呼吸障害による CO_2 の蓄積，代謝障害による乳酸やリン酸の蓄積などにより，血液の pH が低下（酸性側）した状態のアシドーシスと，過呼吸による CO_2 の過剰排泄，低カリウム血症などにより，血液の pH が上昇（アルカリ側）した状態のアルカローシスとがある．

栄養素の欠乏と過剰

生体のエネルギー源となる栄養素には，タンパク質，脂質，糖質がある．これらが不足した状態を低栄養といい，その結果生じた病的状態を栄養失調とよび，体重が減少する．脂肪組織が過剰に蓄積した状態を肥満とよぶ．

ビタミンの欠乏と過剰

ビタミンは，生体が正常な機能を営むために不可欠な物質で，生体内ではつくられず，外部より補給する必要がある．欠乏により重篤な障害をきたす．ビタミン過剰症は脂溶性ビタミン A，D，K にみられる．

必須元素，微量成分の欠乏と過剰

生体内には多くの無機物（必須元素，微量元素）が存在する．正常な機能を営むためには不可欠であるが，生体内ではつくられず，外部から補給する必要がある．Ca のように多量に存在するものから，Cu や Zn など微量に存在するものまである．欠乏や過剰により重篤な障害をきたす．

(16) 放射線の影響

放射線の被曝により生体細胞の DNA は障害を受ける．放射線に対する感受性は細胞によって異なる．活発に分裂している細胞ほど影響を受けやすく，造血器，生殖腺，皮膚，目，胎児などは感受性が高い．

身体的影響は，被曝した個人に影響が現れる．体細胞への被曝により，血液の変化，皮膚の変化，目の変化，発癌などがある．遺伝的影響は，生殖細胞の被曝によるもので，子孫の遺伝子突然変異や染色体異常がある．

被曝後早期に現れる影響を早期影響とよび，悪心，嘔吐，全身倦怠，放射線性皮膚炎などがある．被曝後長い潜伏期間を経たのちに現れるものを晩期影響とよび，発癌，催奇形性，白血病の発生，寿命の短縮，胎児への影響などがある．

被曝線量は障害の発生確率に関係する．これによる影響を確率的影響とよび，被曝者本人に発生する癌，白血病，遺伝子異常による子孫の遺伝障害などをいう．おもに細胞死による機能低下により生体の機能が影響を受けることを確定的影響といい，体内器官の障害，皮膚の障害，目の障害，胎児の障害などがある．

(17) 中　毒

環境中の有害な物質（薬物，化学物質，細菌毒素など）が生体内に取り込まれ，健康に好ましくない影響を与え，正常な生体機能が阻害された状態をいう．

中毒は，その経過から急性中毒と慢性中毒とに大別される．急性中毒には，薬物の過剰投与，動植物に起源を有する自然毒中毒，微生物やカビの毒素，細菌感染症による中毒，熱や光線，放射線などの物理的要因による中毒などがある．慢性中毒は，薬物の長期連用，環境汚染物質，嗜好品の持続的使用，蓄積作用のある物質などが要因となる．中毒疹，肝障害，腎障害，神経障害，造血臓器障害を引き起こす．

(18) ストレス

生体に加えられた，なんらかの刺激（ストレッサー）によって生体に生じたひずみと，それをもとに戻そうとする防御反応をいう．生体は，刺激の種類に応じた特異的反応と，刺激の種類とは無関係な非特異的生体反応（ストレス）を起こす．

各種緊張によって生じたことが，家庭，学校，職場などでの人間関係，怒り，不安，寒冷，熱暑，感染，炎症，外傷，酸素欠乏などの精神的，物理的，化学的な刺激は，すべてストレスの要因となりうる．

ストレスに対し，生体はさまざまな調節を行う．これを適応という．この適応の調節が不十分であるとき，心身にさまざまな障害が現れる．

(19) 性行為感染

あらゆる性行為によって，ヒトからヒトへ感染する感染症を性行為感染症 sexually transmitted disease（STD）という．梅毒，淋疾，軟性下疳，鼠径リンパ肉芽腫のいわゆる性病，カンジダなどの真菌感染症，トリコモナス，毛じらみ症，疥癬などの寄生虫・原虫感染症，ヒト乳頭腫ウイルス，HIV，HBV，HCV などのウイルス感染症をさす．

(20) 院内感染

病院における患者が，原疾患とは異なる感染症に罹患すること，もしくは，医療従事者が病院内において感染症に罹患することを院内感染という．院内感染には，患

者または職員から直接あるいは器物などを介して感染する交叉感染と，抵抗力の弱い固体が自己の常在菌に自己感染する内因感染とがある．院内感染の防止には，病院が「感染症の巣」で汚染された環境あることを認識し，すべての患者の血液，膿，創，便，尿およびこれらで汚染されたものなどが感染源になりうるとし，院内感染防止対策の基本である完全感染防御法（ユニバーサル・プレコーション）を実施する．

(21) 医原病

現在考えられている最も広い定義は「診断ならびに治療の目的で，医師，歯科医師が行った行為により，患者にみられたすべての好ましくない結果をいう」というものである．歯科医師，医師が十分な注意と正しい対応をしても起こりうる障害をいい，医療事故（インシデント，アクシデント）は含まない．

(22) 死

生物の生命活動が終止することを死という．しかし，医学的に厳密に定義することはきわめてむずかしい．一般に，脳，心臓，肺の機能が停止した場合をいい，諸反射の停止（瞳孔の対光反射の消失），心拍数の不可逆的停止，呼吸の不可逆的停止を確認する．しかし，医療技術の発達により，脳の機能が完全に不可逆的障害を受けていても，人工呼吸器により循環と呼吸が保たれた状態が出現し（脳死），脳死をヒトの死と認めるべきか問題となっている．

死の判定

心拍停止が起こり，生命維持に必要な臓器に酸素の供給が不可逆的に絶たれた状態を，心臓死という．

臓器移植を前提とした脳死の判定基準は，深い昏睡，瞳孔固定，脳幹反射の消失，平坦脳波，自発呼吸の消失の5項目で，補助項目として聴性脳幹誘発反応の消失確認につとめることが求められる．2名以上の医師で判定を行い，6時間後にも同様であることを確認する．

臓器の死

生体の一部が不可逆的に酸素の供給を絶たれ，細胞の機能が維持できなくなると，細胞，組織，臓器が大きな障害を受け，細胞死，組織の死（壊死），臓器の死に陥る．臓器によっては，臓器の死が全体の死につながることがある．全体の死が起こると，順次臓器の死が起こる．

死後変化

早期死体変化：体温低下，乾燥，死後強直，死斑など．
晩期死体変化：体内の酵素による自己消化（自己融解），体内細菌や体外細菌による腐敗など．

腐敗の前に高度な乾燥が起こると，ミイラ化する．水分の多い空気が遮断された状態では，死体はワックス様となり屍蝋化する．腐朽により軟組織が完全に分解し，硬組織だけが残った死体は，白骨化する．硬組織である骨や歯は，最終的には微生物と環境によって微小な構造物に分解される．

2 口腔外科的診断法

A 主要症候

1 全身的症候

(1) 一般的症候

発　熱

　体温は，視床下部にある体温調節中枢により一定に保たれている．しかし，さまざまな病的な原因でこの体温調節中枢に異常をきたすと，体温の異常，すなわち，発熱がみられる．また，個人差および日内変動がかなり大きく，測定方法，測定部位によっても差があるが，体温計による腋下温で，おおよそ37℃以下を平熱とする．日差は1℃以内が正常範囲である．

■発熱の程度
　微熱　　：37.0〜37.9℃
　中等度熱：38.0〜38.9℃
　高熱　　：39.0℃以上

■熱　型
　稽留熱：1日中の体温の差が1℃以内の，高熱が持続するもの(大葉性肺炎の極期)．
　弛張熱：1日中の体温の差が1℃以上の高熱．ただし，その最低値は正常値より上にあるもの(さまざまな化膿性疾患)．
　間歇熱：1日中の体温の差が大きく，無熱期と有熱期が交替するもので，発熱の時期が短いもの(マラリア)．
　原因不明の発熱 fever unknown origin(FUO)：病院に入院後，2週間以上にわたって発熱の原因が確定できない場合．

全身倦怠

　全身が疲れてだるいことから，だるい，無気力，気分がすぐれない，などの表現で患者が訴えることが多い(慢性肝炎，慢性腎炎，貧血，糖尿病などの代謝障害，悪性腫瘍，神経症や精神神経系疾患)．

食欲異常

　量的異常：量的異常には，食欲の亢進と不振がある．通常，臨床的に観察される食欲異常は食欲不振である．食欲不振は多くの疾患で認められる主要な症状であり，ことに腹部疾患では，多少ともに食欲不振を訴えることが多い．
　ほかに，急性感染症，そのほかの熱性疾患，悪液質，心不全，腎機能不全，重症貧血，ビタミン欠乏症，神経系疾患および，いわゆる神経性食欲不振症などがあげられる．
　脳障害や糖尿病などでは食欲が亢進する．
　質的異常：質的異常とは，通常食物としないものへの食欲を示す状態をいい，異食症(異味症)とよばれる．寄生虫疾患，妊娠，精神異常などでみられる．

悪心，嘔吐

　悪心：胸がむかむかして，吐き気がすることで，嘔吐に先立ってみられるもの．
　嘔吐：腹壁筋と横隔膜の反射的収縮によって胃の内容物を口腔より吐き出す現象．原因には，暴飲・暴食，さまざまな薬物による急性胃炎などの消化器系疾患，他臓器の疾患から反射的に起こるもの，さらに，中枢性起源のものがある．

体　重

■体重減少
　るいそう：皮下脂肪の減少により徐々に，あるいは急

激にやせていく状態で，標準体重の20％以上低下したものを，るいそうとよぶ．やせている状態自体よりも，体重が減少したという事実に臨床的な意義が深い．

体質的なやせ：何ら器質的な疾患もなく，やせている．

減少の原因

　外因性：食物の偏り，質量などによる食事性のもの，消化管疾患，精神的，高熱などによる食欲不振によるもの，妊婦，重労働，悪性腫瘍，消耗性疾患によるエネルギー消費の増加．

　内因性：胃切除，無酸症，悪性貧血，下痢などの吸収障害によるもの，下垂体機能低下，Addison病，糖尿病，甲状腺機能亢進による内分泌障害，火傷，授乳，タンパク漏出性腸炎などによる排泄，喪失過剰，アルコール，アヘン，ニコチン，やせ薬による薬物中毒．

■**体重増加**

肥満：体重が標準体重の20％以上に増加するもの．

　単純性肥満：普通にみられる肥満で，均整がとれている．

　症候性肥満：インスリン過剰性，副腎皮質機能亢進によるCushing症候群などの内分泌性疾患，周期的に嗜眠と食欲亢進を主徴とするKleine-Levin症候群などの視床下部性疾患，そのほか，グリコーゲン貯蔵症のvon Gierke病などがある．

発育異常（成長異常）

身体あるいはその一部の成長，発育が，遅延もしくは促進しているものをいう．

巨人症：標準より過大なものをいい，下垂体機能亢進などにより起こる．

小人症：標準より過少なものをいい，クレチン病などにより起こる．

性的発育異常：性染色体異常で起こる．Turner症候群，Klinefelter症候群で性的異常がみられる．

浮腫

身体の組織間隙に，細胞外液が多量に貯留した状態で，皮下組織ではむくみを呈する．

■**全身的な浮腫**

心性浮腫：うっ血性心不全患者では，肺浮腫とともに末梢浮腫をみることが多い．心拍出量の低下から腎血流量が低下し，その結果，交感神経などの亢進，レニン高値がみられる．GFRの低下，尿細管の水・ナトリウム再吸収の亢進，そのために循環血液量が増加して，浮腫が形成される．

腎性浮腫：ネフローゼ症候群では，大量のタンパク尿から低タンパク血症が起こる．その結果，血漿の膠質浸透圧が低下し，溶媒である水分が血管内組織間質へと移動する．

　そして，循環血漿量が低下するため，腎臓でのナトリウムと水の排泄が減少し，組織間液の増大が加速される．

肝性浮腫：肝硬変などで，肝臓でのアルブミン合成が低下し，血漿の膠質浸透圧が低下することにより生じる．ネフローゼ症候群の際と同様に，腎臓でのナトリウムと水の再吸収が亢進して浮腫が生じる．

■**局所的な浮腫**

Quincke浮腫：皮膚の一部に限局し，発作的に浮腫，腫脹，発赤，圧痛などを生じる．血管神経性機能障害の1つと考えられる．

口　渇

脱水状態時に口渇感として訴える状態をいう．唾液分泌量の減少により口腔が高度に乾燥している状態を，口腔乾燥症という．原因には，糖尿病，尿崩症，浮腫貯留期などがある．

意識障害

脳卒中，てんかんなど，各種脳疾患にみられる．

失神：一時的な脳の血流障害による，短時間で一過性の意識消失をいう．原因には，起立性低血圧，房室ブロックやAdams-Stokes症候群，過換気症候群，大出血による貧血などがある．

傾眠：軽い刺激に応じるが，すぐに眠るような状態．

昏迷：かなり強い刺激に，やっと少し反応する状態．

昏睡：完全な意識消失に陥り，外的刺激にまったく反応を示さない状態．そして括約筋の弛緩が認められる．

譫（せん）妄：軽度ないし中等度の意識混濁があり，譫

表 2-1 新しいショックの分類と主要原因

血液分布異常性ショック	感染性ショック アナフィラキシーショック 神経原性ショック
循環血液量減少性ショック	出血性ショック 体液喪失性ショック
心原性ショック	心筋性：心筋梗塞， 　　　　　拡張型心筋症など 機械性：弁膜症，不整脈など
心外閉塞・拘束性ショック	心タンポナーデ 収縮性心膜炎 重症肺塞栓症 緊張性気胸

(相川直樹：日本救急医学会 監：標準救急医学 第 3 版，医学書院，p185，表 9-1，2001 より改変)

言(うわごと)を言いながら身体を無意識に動かしている状態．

TIA transient ischemic attack：一過性脳虚血発作は，小塞栓による脳循環の一過性中断で生じると考えられる．発作は短く，30 分以内が多く，少なくとも 24 時間以内に完全に回復するが，再発しやすい．半側感覚障害，片麻痺，失語，めまい，視力障害などを示す．

ショック

急性全身性循環障害で，主要臓器や細胞の機能を維持するのに十分な酸素と栄養素を供給するための血液循環が得られない結果発生する，さまざまな異常を伴った状態である．

■ショックの分類(表 2-1)．

ショックは，従来その原因により，循環血液量減少性ショック，心原性ショック，感染性ショック，神経(原)性ショック，アナフィラキシーショックの 5 つに分類されてきた．

しかし，循環障害の要因からショックを分類したほうが，その治療法を考えるに合理的なため，最近では新しい分類が用いられるようになってきている．

■ショックの病態

血液循環は，心臓，血液，血管の 3 要素により構成され，このいずれかの異常，あるいは異常の組み合わせによりショックが発生する．心臓のポンプ作用の障害は心原性ショック，血液量の減少は循環血液量減少性ショック，血管拡張は感染性ショック，神経(原)性ショック，アナフィラキシーショックのおもな発生原因となる．

血圧低下は，すべてのショックにおいてみられるが，心拍出量については，感染性ショックの初期 hyperdynamic state に例外的に増加する．

痙攣，麻痺

■痙　　攣

痙攣は，多数の骨格筋が不随意性に同時に収縮することをいい，運動神経の刺激状態で，中枢性または末梢性に出現する．原因には，てんかん発作，脳腫瘍，脳血管障害，脳感染症，脳浮腫，中毒，熱性疾患，ヒステリーなどがある．

強直性痙攣：おもに，伸筋が激しく，そして，持続性に強縮状態になり，筋が硬直すること．全身に強直性痙攣が起こる場合をテタヌス tetanus という．

間代性痙攣：拮抗筋同士の収縮が交互に起こる．すなわち，筋収縮と弛緩とが相ついで反復し，筋肉は，全体として連続的な痙攣をきたすもの．

■麻　　痺

運動麻痺：運動麻痺の診断では，麻痺の型，その障害部位の推定，付随するほかの状態を知ることが大切である．大脳皮質運動野から脊髄を経て，末梢の神経筋接合部にいたる経路のいずれかに障害があって起こる．脊髄の障害は，中枢に近いほど症状は広範である．歯科領域では，顔面神経の障害による顔面神経麻痺がみられる．

　麻痺の程度

　完全麻痺 paralysis：随意運動がまったく不能である．

　不全麻痺 paresis：ある程度は随意運動ができる．

　　痙性麻痺：筋緊張および腱反射の亢進を伴う麻痺．

　　弛緩性麻痺：筋緊張および腱反射の減弱ないし消失を伴うもの．

　　その他：麻痺をきたした部位によって，単麻痺，片麻痺，対麻痺，両麻痺など．

知覚麻痺：末梢の感覚受容器からの情報が中枢に達しない状態．神経が腫瘍，炎症，循環障害などに陥った結果として起こる．

　　末梢性：末梢神経障害時に，その分布領域に限局して知覚消失がみられるもので，上頸部神経，三叉神経，舌咽神経などの障害時にみられる．

　　多発性：多発性神経炎は，四肢末端部に知覚消失がみられるもので，手袋，靴下状知覚障害がある．

　　その他：脊髄性，大脳皮質性，視床性，脳幹性がある．

呼吸困難

呼吸困難と息切れは，ほぼ同義語として使われており，呼吸に際して感じる窒息感，空気飢餓感，胸部緊張感などの不快感，つまり患者の自覚する広義の息苦しさを意味している．安静時にも自覚する息苦しさは安静時呼吸困難，運動して初めて感じる息苦しさは労作時呼吸困難といわれる．

呼吸困難は呼吸疾患のみでなく，心疾患や脳・神経・筋疾患，代謝異常，血液疾患など，さまざまな場合にみられる．しかし，臨床の場では，呼吸器疾患が最も多く，次いで心疾患である（**表 2-2**）．

頭痛，頭重感

頭痛：頭部に感じる疼痛を総称していうが，本来の頭痛は頭蓋内の疼痛のことで，三叉神経痛など顔面や頭部表面の局所痛は除外すべきである．しかし，主訴としての頭痛は区別されていないことが多い．

診断上必要なことは，部位，程度，性状，随伴症状（めまい，耳鳴りなど）を聴取することである．

頭重感：疼痛ほどではないが，頭が重く感じる状態をいい，高血圧，低血圧，心不全，肩こり，睡眠不足，排尿不足など，潜在性の脳浮腫に由来することが多い．

胸痛，動悸

胸痛：胸痛をきたす病態は多くあるが，原疾患の重篤性，緊急性および頻度の点から，心臓由来の胸痛が中心となり，それとの鑑別というかたちで整理されている．

動悸：心臓の鼓動がふだんより激しくなったり，リズムが乱れたりすることで，胸がどきどきすると訴える．

表 2-2　呼吸困難の原因と病態

原因	病態
肺性呼吸困難 （閉塞性呼吸困難）	多くは慢性，労作時呼吸困難 閉塞性換気障害や拘束性換気障害を呈する多くのび漫性肺疾患でみられる 気管支喘息は発作性で，真夜中から朝方に多い 自然気胸，肺塞栓症では突発性で，安静時呼吸困難である 上気道の狭窄（異物，腫瘍，結核，ジフテリア，水腫，その他）が原因で，吸気性呼吸困難が多く，狭窄部に喘鳴を聞くことがある
心性呼吸困難	慢性，労作時呼吸困難が多い 起坐呼吸，心臓喘息がみられる 肺静脈圧上昇 就寝直後にみられる
心因性呼吸困難	突発性で，不安，興奮など心因性の原因で起こる 安静時呼吸困難 過換気症候群 ため息
脳・神経・筋性 呼吸困難	呼吸中枢の異常，神経・筋疾患による多くは慢性，持続性 脳圧亢進，急性灰白髄炎，重症筋無力症など
代謝性呼吸困難	糖尿病や尿毒症などアシドーシスによるもので，異常呼吸がみられる 甲状腺中毒症
血液性（貧血性） 呼吸困難	貧血，異常血色素症，真性赤血球増多症，異常タンパク血症
生理学的呼吸困難	運動時，高地，妊娠

（近藤有好：呼吸異常，柴田　昭，高久史麿　監：内科診断学　第 1 版，西村書店，p.264，1994）

腹痛，腹部膨満

腹痛：発生器別に内臓痛，体性痛，関連痛に大別される．

腹部膨満

　　腹壁皮下の著しい脂肪沈着：著しい肥満においてみられる．

　　腹腔内の液体の貯留：この貯留を腹水という．心

不全，ネフローゼ症候群などによる全身の水腫の一部，肝硬変，悪性腫瘍などによる腹膜の病変による．

　腸管内あるいは腹腔内のガスの貯留：全体に著しい膨満を認めることは少ない．

　腹腔内臓器の腫瘤：腫瘤は，かなりの大きさに達しても，局在性の膨満にとどまることが普通であるが，腹部全体に膨満するものとして，巨大卵巣囊腫，骨髄性白血病の巨脾，妊娠子宮などがある．

腰背部痛

腰部に感じる痛み．原因には，脊椎の疾患や外傷，椎間板の異常，妊娠や婦人科的疾患，泌尿器系疾患，神経疾患，筋疾患などがある．

慢性膵炎および膵癌では，腹痛よりも，むしろ腰痛または背部痛を強く訴えることがある．これは膵臓の解剖学的な位置からの後腹膜への影響の大きいことからうなずける．

(2) 呼吸器・循環器症候

咳嗽，喀痰

咳嗽：咳は，元来は生体の防御機転の一端を担うもので，気道を清掃する働きがあるが，気道の刺激のみによって排出すべき痰がないのに不必要な咳が起こり，また，分泌物があっても必要以上に反射が強いと，気道の虚脱をとおして気道を傷害することがある．この場合には，有害な病的過程となる．

　湿性咳：痰を伴う咳．
　乾性咳：痰を伴わない咳．
　咳嗽反射 coughing-reflex：咽喉，咽頭，気管，気管支の粘膜から求心性刺激が起こり，迷走神経を経て延髄に達し，吸息，呼息中枢に衝動を送る．
　喀痰：痰は，口腔，咽頭，鼻腔，気道などの粘膜の分泌物，滲出物，細菌，塵埃などの混合したものであり，正常人でも気道分泌物として少量喀出されている．気道系の急性・慢性の炎症を原因として，痰の産生が増加した場合に最も多くみられる．

　痰は，呼吸器疾患の診断上重要な検査物である．

表 2-3　呼吸の種類

頻呼吸	呼吸数が正常よりも多い 呼吸の深さは正常と変わらないか，浅い
徐呼吸	呼吸数が正常よりも少ない 呼吸の深さは正常と変わらない
過呼吸	呼吸の深さが増す 数は増加，減少，正常いずれもある
過換気	呼吸数と深さの双方が増す
クスマウル (Kussmaule)呼吸	呼吸数と深さの双方が増している 糖尿病性アシドーシス，尿毒症でみられる
チェーン・ストークス (Cheyne-Stokes)呼吸	呼吸期と無呼吸期が交互に繰り返される 重症の心疾患，腎疾患，脳疾患，薬物中毒でみられる
ビオー(Biot)呼吸	規則性のまったくない呼吸 脳腫瘍，髄膜炎，脳外傷でみられる
起座呼吸	呼吸困難のため仰臥位になれず，座位により努力呼吸をしている状態 うっ血性心不全，気管支喘息発作でみられる

（丹羽　均 ほか：臨床歯科麻酔学 第3版，永末書店，p.48, 2005）

血痰，喀血

血痰：気道の出血により喀痰中に血液が混入する場合で，原因には，激しい咳，咽頭・扁桃・気管・気管支の炎症，気管支拡張症，肺炎，肺結核，肺腫瘍などがある．

喀血：下気道から肺までの気道から出血した血液が，口から大量に排出された場合で，多くは咳嗽とともに，鮮紅色の凝固しにくい中性～アルカリ性の血液である．原因には，気管支拡張症，肺結核，肺癌，肺化膿症などがある．口腔，咽頭部などの上気道からの出血，上部消化管からの吐血との鑑別が必要となる．

　粘性痰：無色透明，薄く，力を加えると弾力性を示す．
　膿性痰：痰黄褐色，不透明，一般に粘性痰よりも粘稠で，弾力性に乏しい．感染症の存在を示すものである．

呼吸の異常

　呼吸数(表 2-3)：さまざまな疾患で呼吸数の異常が生じ

る．安静時の成人の呼吸数は1分間に12～18回で，25回までは正常とされる．呼吸時間は呼気時間の約1/2であり閉塞性肺疾患では呼気時間の延長がみられる．

呼吸の深さは1回換気量を示し，成人では約500 ml である．

肺胞換気量の異常

　　過換気症候群：発作性の過呼吸と呼吸困難，テタニー様症状，意識障害，動悸など，多彩な症状を呈する症候群で，動脈血の CO_2 分圧は低下している．

　　低換気症候群：肺胞換気の減少をきたす疾患で，症状はチアノーゼ，頭痛，傾眠，肺高血圧ないし右心不全の所見があり，自発的過換気によって以上の症状が消失するのが特徴である．

体位異常性呼吸

　　起座呼吸：安静時，仰臥位をとると呼吸困難が強く，座位で軽減される呼吸．原因には，高血圧，心筋梗塞などがある．

　　片側臥呼吸：一定の体位以外では呼吸困難となるので，患側を下に，健側を上にして側臥する．原因には，高度の気胸などがある．

脈拍の異常

■数の異常

頻脈：脈拍数が異常に増加し，1分間に100以上になった場合をいい，心臓衰弱ないし虚脱の場合には，つねに頻脈をきたす．

　　生理的なもの：年齢により変動するが，成人では1分間の脈拍数は60～80，平均70であり，幼若なほうが老人より多く，新生児130～140，5～6歳の小児は100前後である．

　　性差では女性が5～10多く，日差では夕方に，また，運動，食後，興奮などで頻脈になる．

　　洞性頻脈：洞結節の刺激生成頻度が毎分100以上のときの脈拍で，熱性疾患においては，発熱時体温が1℃上昇するごとに脈拍数が10～20増加する．ほかに，ショックなどの循環不全がある．

　　発作性頻脈：突然脈拍が1分間200以上となり，数分～数時間，あるいは何日もつづいたあと，突然回復する頻脈のことで，ジギタリス中毒のときにみられる．

　　異所性頻脈：刺激生成が，洞結節以外の部位から発生して頻脈を起こしたもの．

徐脈（徐拍）：脈拍数が異常に減少し，1分間に50～60以下になった場合．

　　生理的なもの：睡眠中，早朝，呼気時，体質的，迷走神経緊張時にみられる．

　　洞性徐脈：脳圧亢進，甲状腺機能低下時，栄養失調，ジギタリス中毒，黄疸，ショックのときに起こる．

　　心ブロック：心臓内の刺激伝導が，機械的，器質的，薬物的に障害されること．

■調律の異常

正常の律動を呈するものを整脈という．これに反し，周期の不規則な脈拍を不整脈といい，不整脈にはさまざまな種類がある．

洞性不整脈：洞からの刺激発生のリズムが不整になるもので，迷走神経の興奮の程度が経時的に変化して生じ，徐脈が起こって心拍が不整になる．熱性疾患などでみられる．

期外収縮（早期収縮）：次に心臓が収縮すべき時期より早期に収縮する場合で，基礎脈拍はおおむね整脈であるが，脈拍触診中，ときどき脈が触れにくいことがあるのがこの症候であり，脈拍の結滞といわれるものの大部分はこの期外収縮である．原因は，冠動脈硬化症が最も多い．

心房細動：心房収縮が非常に頻数（1分間に400～600）かつ不規則である．

心房粗動：心房が1分間に200～400の頻度で，規則正しく収縮する．

心室細動：心室が1つの有機体として収縮しない（1分間に300～600）もので，致命的な不整脈である．

心室粗動：心室が1分間に170～300回収縮する．

血圧の異常

高血圧の既往がなくても，有病者であれば必ず術前に測定する．術中に血圧が上昇する原因として精神的緊張，不安，疼痛による内因性カテコラミンの過剰分泌などが

ある．局所麻酔薬に含まれるアドレナリンによる外因性カテコラミンの影響は少なく，注射後5分以内といわれている．

高血圧脳症は，過度の血圧上昇により脳内圧が上昇し，嘔気，頭痛などを生じ，放置すると，脳出血，うっ血性心不全などの原因となる．

精神鎮静法(笑気吸入鎮静法，静脈内鎮静法)の併用により内因性カテコラミンの分泌を抑制することが大切である．通常，NYHA分類Ⅱ度(p.286参照)までは，アドレナリン20μgまで使用可能であるが，術前から術後まで5分間隔で血圧・脈拍測定が必要である．

(3) 消化器症候

いわゆる消化器症状として最もよく訴えられる自覚症状には，腹痛，食欲不振，悪心，嘔吐，下痢，便秘，吐血，下血，腹部膨満感，黄疸などがある．

消化器症状は消化器の疾患に特有なものでなく，むしろほかの臓器の疾患や，全身疾患に伴ってよく訴えられることが多いという点に注意する必要がある．

便通異常

健常人の排便回数は1日1回のことが最も多い．1日の排便量は約150g(80〜200g)で，75％は水分である．

便通異常は，下痢，便秘，両者が交互に出現する交替性便通異常に大別される．下痢は，糞便中の水分量が増加し，液状の糞便を排出することをいう．糞便の水分量として200mL/日以上，糞便の重量として200g/日以上が下痢と定義されている．

一方，便秘は，排便回数の減少，1回の排便量が少ない(35g以下)あるいは，かたい糞便を排出する場合をいう．

■ 下　痢

下痢は，次のように分類される．

成因から：感染性(細菌，真菌，ウイルス，原虫，寄生虫など)，胃性，小腸性，大腸性，膵臓性，肝・胆道性，全身疾患によるもの，その他(原因不明，毒物，中毒，アレルギー，虚血など)．

糞便の性状，量から：水様性，脂肪性，粘液便性，少量便性．

病態生理から：浸透圧性，分泌性，腸粘膜障害性，腸運動異常性．

浸透圧性と分泌性との鑑別は，絶飲食および薬物の中止により下痢の改善が得られれば，浸透圧性である可能性が高い．

■ 便　秘

便秘は，次のように分類される．

成因から：管内性・管外性の閉塞・狭窄による便秘，腸管の弛緩による弛緩性便秘，腸管の痙攣による痙攣性便秘，全身性によるもの．

糞便の性状から：便柱の太い硬便と兎糞状の便に分けられる．前者は弛緩性便秘に，後者は痙攣性便秘に多い．

器質的原因疾患の有無から：器質的と機能的に分けられる．後者はさらに，弛緩性，直腸性，痙攣性に分けられる．

(4) 造血・リンパ組織の症候

貧　血

一定容量血液中に含まれる血色素量が正常範囲を超えて低下した状態をいう．

出血傾向

出血を生じやすい状態を総称して出血性素因という．血管の異常，血管外壁の異常，血管内の異常に分けられる．

免疫異常

免疫能力の低下により日和見感染などを起こしやすい状態をいう．とくに，白血球数の低下により生じる．

リンパ節の異常

炎症，腫瘍などによりリンパ節は腫脹する．リンパ節の可動性，圧痛などを観察する．超音波エコーが有用である．

(5) 腎・泌尿器・生殖器症候

排尿回数

正常な成人では，排尿回数は1日平均4〜6回，尿量1,000〜1,500mLであるが，体格，水分摂取量，労働ない

し運動量，季節などにより大きく変動する．

頻尿：尿量の増加を伴わず，排尿回数のみが多くなった場合をいい，代表的疾患として，ホルモンの異常により生じる糖尿病と尿崩症がある．ほかに，腎盂炎，膀胱炎，尿路結石などがみられる．

排尿困難（排尿障害）：尿生成は正常で，膀胱に尿はあるが，それが円滑に排出できない状態をいう．

　神経性排尿困難：排尿に関与している腰髄・仙髄のほか，大脳の神経異常による．

　機械的排尿困難：前立腺肥大症，膀胱炎および尿路結石による尿路の通過障害による．

尿量の異常

多尿：尿量が増加し，1日2ℓ以上をいう．原因には，水分摂取多量時，尿崩症，浮腫，腹水，胸水などがある．

乏尿：尿量が減少し，1日400 mℓ以下をいう．浮腫があると乏尿となる．原因には，うっ血性心不全，急性腎炎，ネフローゼ症候群，肝硬変，貧血，栄養失調などがある．

無尿：腎臓で尿の生成が行われない結果，尿の排泄をみないものをいう．原因には，急性腎不全，薬物中毒，ショック，心不全，大量発汗，下痢などがある．

尿閉：尿は腎臓で生成され，膀胱内にあるが，下部尿道の通過障害によって尿が膀胱内に充満し，尿意があるのに排尿ができない状態をいう．

　一般に，男性高齢者に多く，原因には，前立腺肥大症，前立腺癌，尿道狭窄などがある．

尿の外観の異常

　病的な変化として，ふだんでは感じなかった不快な臭いを尿路感染症の初期に感じることが多い．同時に排尿直後より尿の混濁が認められる．

血尿：腎臓あるいは尿路からの出血による混濁で，色調は血液凝塊を含んで鮮血色より黒っぽい色から紅茶の濃い色までさまざまである．原因には，急性ないし慢性糸球体腎炎，腎尿路結石，特発性腎出血，出血性膀胱炎などがある．

ヘモグロビン尿（血色素尿）：大量の赤血球が崩壊してできたヘモグロビンが，肝臓および脾臓で処理できず，血中に高くなり，腎糸球体をとおして尿に排泄され，尿中に多量のヘモグロビンを含む病的状態（急性・慢性ヘモグロビン尿症）をいう．原因には，不適合輸血，溶血性貧血，播種性血管内凝固症候群（DIC），重症火傷後，夜間発作性ヘモグロビン尿症などがある．

膿尿・細菌尿：尿路の化膿性炎症のための白血球増加による混濁．

乳び尿：尿中の脂肪滴の増加による混濁．

ポルフィリン尿：赤ぶどう酒様の尿で，ポルフィリン尿症にみられる．

その他：レンガ色をした混濁尿は，大部分が尿酸塩折出による．黒褐色尿ではアルカプトン尿症，暗褐色のメラニン尿は全身転移性の悪性黒色腫のときにみられる．

月経異常・性器出血

　周期の長さや，出血持続時間の長さ，出血量の減少などが正常月経の範囲外へ逸脱したものをすべて含む．

(6) 神経・感覚器・運動器の症候

めまい：自分の体と周囲の物体との空間的な関係を異常に感じることである．

聴力障害：第Ⅷ脳神経障害により生じる．発音性難聴と伝音声難聴とがある．

視力障害：光感覚の局在の能力，すなわち光刺激の空間上の位置を見分ける能力の低下をいう．

嗅覚異常：嗅覚異常には減退と過敏がある．減退は，臭素が嗅裂に到達していないための呼吸性嗅覚減退と，嗅粘膜の神経末端の障害による本態性嗅覚減退とがある．

味覚障害：苦味に対するしきい値が高い状態をいう．血清亜鉛の低下も一因となる．

運動失調：共調運動の障害のため複雑な運動が合目的に円滑に遂行できない状態をいう．

神経痛：神経痛は神経炎と異なり，発痛は発作性，反復性に一定神経支配領域に生じ，間歇期には疼痛がないのが特徴的である．

関節痛：関節頭の運動により疼痛を生じる状態をいう．炎症性，腫瘍性がある．

(7) 心理・精神機能症候

知能障害：知能の早期障害を精薄といい，成長後の障害を痴呆という．

記憶障害：物忘れが主要な症状で，記銘力や短期記憶が障害される．

感情障害：情動のコントロールがまったくできない状態をいう．

幻覚：真性幻覚では存在しない対象の知覚の性質を備えている．偽幻覚では本来は表象であるものの知覚に近く，ありありと現れ自己の意思が自由にならない状態をいう．

睡眠障害：夜驚，悪夢，不眠など発症し，精神的ストレス，年齢により症状が異なる．

不定愁訴：器質的疾患をもたず，一定の主訴でない．自律神経失調症の概念に含まれる．

2 局所症候

(1) 一般的主要症候

疼 痛

疼痛とは，生体のどこかに有害な刺激（侵害刺激）が加えられて，脳で痛みとして感じる不快な感覚で，病変に対する警鐘である．痛みを感じたら必ずどこかにその原因となる侵害刺激が存在している．疼痛は単一な病気ではなく，さまざまな原因が絡み合った複雑な症状で，本来，侵害刺激から逃れようとする防御反応の1つである（痛の表現，性質については p.55 参照）．

■**器質性疼痛**

身体的病変による痛み

表在痛：皮膚や粘膜に刺激が加わって生じる痛みをいう．表在痛では第1痛と第2痛の2種類の疼痛を感じるが，これを二重痛覚反応という．一般に，粘膜は痛みに対する感受性が高く，きわめて軽い刺激にも敏感で，ことに口腔領域の痛みは耐えがたい（とくに歯痛）．

第1痛：刺激が加わるとただちに感じ，刺激の加わっている部位を明確に知ることができる，刺すような鋭い痛みをいう．

第2痛：刺激が加わってから，しばらくして刺激されている部位の境界があまり明確でない，持続性のうずくような鈍い痛みをいう．

深部痛：皮膚や粘膜より深い部位で，痛みに敏感な組織，すなわち骨膜，腱，関節，靱帯，筋膜，血管や内臓の刺激で起こる痛みをいう．これは局在性の乏しいび漫性のうずくような痛みで不快なものであり，嘔吐，発汗，徐脈，血管拡張，血圧下降などの自律神経反射を伴う．

体性深部痛：骨膜，腱，関節，靱帯，筋膜などの皮下組織に由来するもので，鈍いゆっくりとした痛みを感じる．

内臓痛：内臓から発生するもので，単に痛みというより，むしろ不安，恐怖，ときに吐き気など，一般に不快感を伴う．

関連痛：内臓痛は局在性が悪く，遠隔の体表に痛みまたは知覚過敏を起こす．この体表の異常痛を関連痛という．内臓では痛みの原因となった内臓の求心性神経と脊髄での同じ高さの皮膚節に関連痛が生じる．この皮膚節を Head 帯とよぶ．歯あるいは歯周組織からの疼痛も，原因部位よりはるか遠隔の顔面，頭部あるいは頚部に関連痛を生じることがある．

カウザルギー causalgia：末梢神経損傷後に起こる激烈な持続的自発痛である．焼くような灼熱痛で，神経痛と誤認されることがある．

心因性疼痛：末梢からの痛み刺激がなく，原因となるような器質的変化の認められない痛みをいう．神経症の症状の1つとしてしばしば痛みを訴え，患者自身は本当にその部位に原因があって痛みが起こると思い込んでいることが多い．痛みは自発性，浅在性で限局性に起こり，持続性の軽いものである．

口腔・顔面領域の痛み：外来患者の多くは痛みを主訴として来院するが，約半数は歯痛，あとの半数は顎関節症，神経痛，心因性疼痛などである．

歯痛：齲蝕から炎症が起こり，歯髄に非可逆性の変化を起こし歯痛を訴える．ほかに歯周炎，咬耗，

摩耗あるいは不適な咬合状態の補綴物，修復物の存在による歯への負担などに起因して生じる．

顎関節症における疼痛：疼痛は，顎関節症の主症状のなかでは，関節雑音，開口障害よりも頻度が高い．顎関節症を含めて関節痛全般をみると，関節部の疼痛は深部痛に入る．症状は一般的に，痛覚は鈍く，局在性に乏しく，近傍部位に投射して関連痛となって表現され，しばしば筋緊張を伴う．原因としては，外傷，感染，圧迫，非感染炎症，筋緊張などがある．

神経痛：真性(特発性)三叉神経痛の痛みは誘発性，深在性で，電撃様の激痛が放散性に罹患枝の支配領域に起こる．痛みの発作は間歇的で，間隔はいろいろである．

仮性(症候性)三叉神経痛は器質的で口腔の疾患が原因で起こる．

心因性疼痛：舌痛症などがある(心因性疾患 p.243 参照)．

腫脹・腫瘤

部位，色調，大きさ，境界，形状，硬結，硬度は p.55 参照．

■ 腫　脹

腫瘍または炎症などが原因で，充血，液状物増加などにより身体の一部が腫れる限局性腫脹をさす．原因としては，炎症，腫瘍，嚢胞，埋伏歯，気腫，限局性浮腫，うっ血，動脈瘤，肥大，増殖あるいは出血などがある．

① 急性の経過をとり，途中腫脹の消長が認められるのは炎症で，腫脹はやわらかく，化膿すると波動を触れる．
② 慢性の経過をとり，持続的，かつ非可逆性の腫脹は腫瘍と考える．急速に増大する場合は悪性腫瘍の可能性が強く，多様なかたさを呈する．
③ 顎骨内の嚢胞は，大きくなると骨を膨隆させ骨様硬を触れ，骨が吸収消失すると羊皮紙様を呈する．

■ 腫　瘤

隆起性病変を現す言葉で，腫脹より限局した感じが強い．炎症性，腫瘍性，嚢胞性などがある．

発赤，熱感

■ 発　赤

発赤は充血によって起こる．すなわち皮膚の細小血管の一時的な拡張と充血によって生じる潮紅で，ガラス圧で消退する．

① 動脈性または炎症性の潮紅では，鮮紅色を呈して暖かい．
② 静脈性の場合は青赤色で，冷たく触れる．
③ 炎症性の発赤で，境界のはっきりしている場合を紅斑という．
④ 米粒大くらいの小さなものを，ばら疹，丘疹という．
⑤ 膿疱やアフタの周囲にある発赤を紅暈という．

■ 熱　感

血管の拡張によって体温の放散が強くなるために発現するもの．すなわちさまざまな病的原因で体温中枢の機能に変調が起こり，普通の体温以上の温度レベルで体熱の生産と放散が行われているときに感じる感覚をいう．

炎症の 4 主徴(熱感，発赤，腫脹，疼痛)の 1 つであり，局所の炎症でもその部位に発熱を伴う．しかし熱感は知覚神経を介して感じるため，皮膚に影響のある局所の場合のみ熱感が感じられ，内臓などの温度を感知する知覚神経の分布のないところでの炎症には熱感はない．

出　血

血液が血管の外に出ること．出血が全血量の 25％以内なら重篤な症状はさけられるが，大量出血が急速に起こるとショック状態となり，少量でも遷延性の出血では貧血をきたす．口腔領域ではさまざまな血液疾患などにより出血傾向が認められる．口腔内で多量に出血すると凝血が口腔内をみたし，嚥下や会話に支障をきたす．また気道内に入り窒息や誤嚥性肺炎の原因となる．

■ 破綻性出血

① 外傷によって起こるものが一番多い．
② 血管壁の抵抗性減弱に血圧亢進が加わり，破綻をきたすもの．
③ 血管周囲組織の破壊が血管に波及し，血管壁を侵触するもの．

■漏出性出血
　血管壁の解剖学的小孔が拡張し出血を起こす．原因としては薬物中毒，黄疸，子癇，出血性素因などがある．

痙攣・麻痺
■三叉神経痙攣（咀嚼筋痙攣）
　三叉神経の運動枝または核が刺激され，咀嚼筋に痙攣を起こし牙関緊急の状態となったもの．
　強直性痙攣：咬筋，側頭筋の収縮が強く，強度の開口障害を起こす．
　間代性痙攣：三叉神経の発作に関連し，強度の疲労や精神的興奮の場合に下顎の急激な上下運動と歯ぎしりを起こすもの．

■顔面神経痙攣
　顔面神経領域に不随意的に起こる筋の痙攣で，多くは片側性にみられ，間代性痙攣である．
　顔面チック：心因的要素が関与して，合目的な表情運動が習慣性または病的動作に移行して，いわゆる「癖」となって発症するもの．
　顔筋痙攣：心因的要素に無関係で筋の収縮と疼痛を伴うもの．

■麻　　痺
　運動麻痺：口腔領域では顔面神経の障害による顔面神経麻痺があり，ほかに舌下神経麻痺がある．
　知覚神経：口腔領域では歯，歯肉，舌，頰粘膜と顔面皮膚の知覚脱失を生じる三叉神経麻痺があり，ほかに舌咽神経麻痺などがある．

嚥下障害
　口腔で形成された食塊，水，唾液，造影剤などが口腔から咽頭，食道を経て胃に達する一連の運動過程を嚥下といい，第一相から第三相までの3相に分けられ，この相のいずれかに障害が起こった結果，嚥下障害が生じる．
　第一相口腔期（随意相）：口腔から咽頭に送られる時期をいい，先天性の奇形，腫瘍，下顎骨の切除による閉口筋の機能不全などの，口腔，咽頭の病変による障害で，咀嚼，食塊形成およびその輸送が困難となる場合．
　第二相咽頭期（不随意相）：食塊が咽頭に達し，反射的に口腔，鼻腔および咽頭腔が閉鎖される時期をいい，中枢性または末梢性に咽頭支配神経が障害された場合で，食塊などが鼻腔に逆流してくしゃみを生じたり，気管内に誤飲して咳を起こしたりする．この原因としては，咽頭の炎症，腫瘍，進行性麻痺，脳出血，脳軟化，延髄腫瘍，破傷風，ジフテリア後麻痺などがある．
　第三相食道期（不随意相）：食塊が食道から胃内へ送られる時期をいい，食道の腫瘍，炎症，瘢痕，外部からの圧迫，ヒステリーなどにより通過障害をきたした場合で，食塊の反芻，食道性逆流などを起こす．

発音障害
　言語音の産生には，呼吸器管，喉頭，咽頭，口蓋，口唇，舌などがかかわっており，これらのいずれかに器質的な障害があれば発音障害の原因となりうる．器質的障害としては，唇裂，口蓋裂，舌小帯短縮症，咬合異常，歯列不正，歯の欠損などがある．

■呼吸運動障害
　発声に必要な呼吸運動は，胸部と横隔膜および腹部の筋群によって行われるが，これらの筋群の障害，肺結核や肺癌などの肺疾患により肺の動きが落ちて発声エネルギーが減弱したときに発音障害が起こる．

■発声器官の機能不全
　喉頭の括約筋の痙攣性運動，弾性欠如などや声帯の機能障害によって起こる．

■口腔を中心とした領域の障害
　共鳴腔の異常：鼻腔と口腔は共鳴腔として作用する．
　　鼻腔・口腔遮断不全
　　① 形態の異常によるもので，原因には，唇顎裂，上顎欠損症などがある．
　　② 機能異常によるもので，原因には，軟口蓋・咽頭部運動神経麻痺，軟口蓋瘢痕形成などがある．
　　③ 形態と機能の異常によるもので，原因には，口蓋裂，先天性鼻咽腔閉鎖機能不全などがある．
　　口腔共鳴の異常：下顎運動や舌の動きによって口腔容積を随時調節して口腔に共鳴腔をつくる．異常の原因には，副腔形成，顎関節強直症などがある．
　　構音障害：口腔での調音器官としては，口唇，歯，口蓋，咽頭，舌，下顎などが関与するが，これらに障害が

起こると，ことばを正確・明瞭に発音できない状態になる．

① 形態の異常によるもので，原因には，顎骨変形症，歯槽突起部欠損症，咬合異常，歯列不正，歯の欠損などがある．

② 機能の異常によるもので，原因には，舌・口唇運動神経麻痺などがある．

③ 形態と機能の異常によるもので，原因には，舌強直症，舌・口唇変形症，下顎欠損症などがある．

流涎（りゅうぜん）

口腔内に分泌された唾液が，いわゆる涎（よだれ）として口腔外に流出する状態をいう．流涎症，流唾症，よだれ症とよばれ，流涎により口角炎や口周囲の皮膚湿疹をきたしやすい．

真性流涎：唾液分泌の過剰によって起こる．唾液分泌が異常に増加する原因には，口腔粘膜の刺激，薬物中毒，重金属中毒，精神的刺激などがある．

仮性流涎：咽頭や喉頭の急性炎症，神経麻痺，顎切除，舌切除，下顎骨骨折などにより唾液の嚥下が障害されたときに起こる．

口腔乾燥

唾液分泌量の減少によって口腔が高度に乾燥する状態をいう．症状は口腔咽頭の単なる乾燥感から灼熱感，疼痛しきい値の低下，口腔粘膜の出血，易感染性，発赤，びらん，潰瘍形成または萎縮をきたし，ほかに齲蝕を多発，義歯の保持困難，会話・摂食・嚥下困難，味覚異常などが起こる．

■口腔乾燥のおもな要因

全身的要因

① 脱水，尿崩症，浮腫，大出血などの体液・電解質異常．

② 糖尿病などの代謝異常．

③ 甲状腺機能亢進症，性ホルモン失調症などの内分泌異常．

④ 鉄欠乏性貧血，悪性貧血などの貧血・血液疾患．

⑤ ビタミンAおよびビタミンB群の著しい欠乏による栄養障害．

局所的要因

唾液腺要因：唾液腺を直接おかす原因をいい，腺因性ともいう．

① 外傷や唾液腺の摘出などの先天性および後天性の唾液腺欠損・損傷．

② 放射線唾液腺炎，Sjögren（シェーグレン）症候群，Mikulicz（ミクリッツ）病，慢性唾液腺炎などの唾液腺の炎症，変性萎縮を伴う疾患．

③ 唾石症などの唾液腺管の通過障害を起こす疾病．

④ 老人性萎縮などの加齢による唾液腺の萎縮および分泌機能の低下．

その他：口内炎，白板症などの口腔粘膜疾患．

神経要因

① 延髄疾患，脳腫瘍，脳炎，顔面神経・舌咽神経障害，自律神経失調症，亜鉛中毒などの分泌神経障害．

② 習慣的な不安や恐怖，精神的興奮など精神的（心因性）要因．

③ 向精神薬，降圧薬などの薬物によるもの．

口臭

周囲の人に不快感を抱かせるような口腔および呼気の悪臭をいう．

呼気中に含まれる口臭成分を口臭と感じるが，多分にその人の主観が働く．口臭物質は，口腔内の微生物によりタンパク性基質が分解されて生じる．

生理的口臭：起床時，空腹時，緊張時，月経時，食物性などの口臭があり，これらは生体の代謝や分泌物の質や量の変化によって起こる．

飲食物，嗜好物による口臭：飲酒，喫煙，ニンニクなどを摂取すると，これらの物質が消化吸収されて血中に移行し，肺のガス交換により口臭として出現する．

心因性（精神的）口臭：真の口臭ではなく，本人のみが感じる口臭で，ストレスあるいは精神的，肉体的に不安定な思春期，更年期などに多い．

病的口臭：各種疾患の一症状として現れる口臭をいう．

口腔局所疾患に起因する口臭

① 口腔の清掃不良：齲蝕や歯肉疾患を有する人が，口腔の清掃不良のため，プラークや食物残

渣が口腔内に残っていることが原因となる．
② 慢性辺縁性歯周炎：歯周ポケット内に増殖した細菌（とくに嫌気性菌）の働きによって内壁の潰瘍面からの出血・排膿などの滲出物からタンパク分解物や細菌産生物ができて，揮発性硫化物を含む各種悪臭物質が発生する．
③ 口腔軟組織の炎症：特殊な歯肉炎や潰瘍，とくに急性壊死性潰瘍性歯肉炎などに罹患し，口腔の清掃ができない場合に強い口臭が起こる．
④ 舌苔：全身疾患などにより高熱を発し，脱水状態になると口腔内の自浄作用が低下し，舌苔が多くなり舌苔の分解産物が口臭をつくる（舌苔は舌の剝離上皮，白血球，各種細菌からなる）．
⑤ その他：口腔腫瘍，不良補綴物，修復物なども口臭の原因となる．

口腔領域以外の疾患に起因する口臭：鼻咽腔疾患，呼吸器疾患，消化器疾患，糖尿病，尿毒症，肝臓疾患，血液疾患などが原因で口臭が起こる．

(2) 皮膚・口腔粘膜の症状

潰瘍の表現，鑑別は p.56 参照．

皮膚・粘膜の色調の変化

■色調の変化

蒼白色：貧血，精神緊張などにより，血色素量の減少が原因で起こる．

白色：先天性の皮膚色素欠如で，メラニン色素が欠乏あるいは欠如する白子にみられる．

潮紅：精神緊張，炎症，発熱などにより血液の流れが増大して起こる．

暗紫赤色：肺機能障害などにより還元ヘモグロビンが増加して起こる．

黄色：高ビリルビン血症すなわち血中にビリルビンの増加した状態をいい，一般に黄疸とよばれる．

■色素沈着

メラニン：上皮基底細胞層に散在するメラノサイトで生合成され，付近の基底細胞の細胞質内に顆粒状の褐色色素として沈着する．メラノサイト刺激ホルモンにより産生は促進される．日光，代謝障害，内分泌疾患，中毒，妊娠，悪性黒色腫などにみられる．

黄色物質

① ビリルビンによる皮膚，粘膜の黄染は黄疸のときにみられる．
② コレステロールが皮膚に沈着する黄色腫がある．
③ カロチンが血中に増加したカロチン血症であり，皮膚などが黄色を呈する．カロチンはカロチノイドに属する色素である．
④ ヘモグロビンや金属類でも色素沈着がみられる．

発　疹

皮膚に生じた病変を皮疹という．口腔そのほかの粘膜に生じた病変を，粘膜疹または内疹という．両者とも原発疹と続発疹がある．

■原発疹

紅斑：真皮上層毛細血管の拡張・充血による赤い斑点をいい，猩紅熱，泉熱などのときにみられる．

紫斑：皮膚組織内の出血によって生じる紫色の点状，斑状の斑点をいい，紫斑病などのときにみられる．

色素斑：色素の増加により，青～黒色の斑点で，神経線維腫症などのときにみられる．

丘疹：限局性で扁平に隆起した充実性病変で，半球状を呈し，大きさはエンドウ大までで結節より小さく，痤瘡などのときにみられる．

結節：エンドウ大以上の大きさの隆起物で，小児ストロフルス，サルコイドーシスなどのときにみられる．

瘤腫：くるみ大以上の増殖傾向をもつ腫脹をいい，悪性黒色腫などのときにみられる．

小水疱：皮膚や粘膜の上皮内にできる漿液を含む貯留空洞をいい，水痘などのときにみられる．

水疱：小水疱より大きく，上皮直下にも生じるもので，帯状疱疹などのときにみられる．

膿疱：小水疱や水疱が化膿して内容が膿汁になったもので，敗血症などのときにみられる．

蕁麻疹：突然皮膚がかゆくなって真皮上層に漿液の滲出した紅色の隆起物をいう．薬疹などのときにみられる．

■続発疹

表皮剝脱：鈍体が皮膚に作用して表皮が剝離し真皮が露出した浅在性の狭い組織欠損をいい，圧迫性と擦過性がある．

びらん：皮膚，粘膜の表皮が欠損した状態をいい，潰瘍より浅い欠損で治療後に瘢痕を残さない．

潰瘍：皮膚では真皮以下の組織欠損，粘膜では粘膜固有層より深部に及ぶ組織欠損をいう．

亀裂：表皮から真皮に達する線条断裂をいう．

痂皮：びらん面などから排出した液が表面を被覆し乾燥したものをいい，血痂，鱗層痂などがある．

鱗屑：皮膚角質層の上層が大小の薄板となって剝離，または剝離しつつある角質片をいう．

瘢痕：組織の欠損部が大きいときなど，周囲組織から肉芽組織が形成され，本来の組織と異なる白色でかたい線維性結合組織によって欠損部を埋めた状態をいう．

胼胝：角質層が限局性に厚く固く増殖したもので，たこ，うおのめなどとよばれている．

膿瘍：限局性の化膿性炎により局所の組織が融解し，真皮や皮下中の炎症巣内部が膿汁でみたされた状態をいい，波動の触知と自壊による排膿がある．

萎縮：いちど正常の大きさに発育した組織や臓器の容積が縮減したものをいい，萎縮性舌炎などがある．

(3) 顔貌の異常

顔貌は精神状態を表すばかりでなく，全身状態をよく反映する．また，口腔外科的病変が，顔面に徴候を表すことも少なくない．

顔貌の変化

- 苦悶状顔貌：疼痛性疾患時など．
- 無欲状顔貌：高熱や意識障害時など．
- ヒポクラテス顔貌：癌性悪液質など．
- 満月様顔貌：Cushing 症候群，副腎皮質ステロイド長期服用患者など．
- 三日月様顔貌：先端巨大症 acromegaly など．
- 皿状顔貌：中顔面発育不全症 midfacial deficiency など．
- 鳥貌：Pierre Robin 症候群 Robin sequence など．
- 仮面様顔貌：Perkinson 症候群など．
- 皺壁の消失（顔面非対称）：前額のしわが認められる場合．中枢性顔面神経麻痺．
- 痙笑：破傷風時．

顔面皮膚の変化

- 蒼白：貧血時など．
- 紅潮：高熱時など．
- チアノーゼ：先天性心疾患，心肺機能不全，喘息発作時など．
- 蝶形紅斑：全身性エリテマトーデス．
- 黄疸(黄色)：肝障害．
- 浮腫：ネフローゼ，クインケ浮腫など．

眼

- 眼球突出：甲状腺機能亢進症など．
- 眼球陥凹：脱水症，消耗性疾患など．
- 眼球結膜の黄疸：肝障害など．
- 眼瞼結膜の蒼白：貧血．
- 眼瞼下垂：筋無力症．
- 麻痺性兎眼：Hunt 症候群など．

3 成長・発達・老化に伴う主要徴候

(1) 小児の注意すべき徴候

すべての臓器が発達段階であり，そのため解剖，生理，薬理，精神の各方面で成人とは異なり，しかも成長に伴って変化する．新生児と乳児は成人との相違が著しい．

(2) 高齢者の注意すべき徴候

加齢による各臓器の予備力の低下に加えて，全身疾患を合併している割合も若年者にくらべて高いので，全身状態の評価がきわめて重要である．

B　医療面接と診察

1　医療面接

(1) 意義と目的
　医療面接とは，患者との良好なコミュニケーションをはかりながら，患者とともに，患者の問題点について考えていく手法である．
　目的を次に示す．
① 良好な患者－医療関係者関係を構築して，これを維持する．
② 患者の疾患に関する情報を収集し，評価する．
③ 患者を教育し，動機づけて，治癒への協力関係を確立する．

(2) 面　接
① 挨拶．
② 身だしなみ．
③ 約束時間の厳守．
④ 患者に視線を向ける．
⑤ 共感的な態度を示す．
⑥ 対人空間を適切にとる．

(3) 病歴聴取
　①発症の日時，②発症の部位，③発症の状況，④症状の性質，程度，持続時間，⑤現在までの経過，⑥既往歴について聴取する．

(4) セカンドオピニオン
　第二者に疾患の評価・診断を受けさせる．

2　診察の基本

(1) 診察の心得
　知り得た情報は患者自身に返却させる．しかし，個人情報保護のため，プライバシーの保護に十分注意する．
　また，服用薬が多い際，内科的診療情報が不明なときは，受診の医療機関へ情報を提出させる．

(2) 診察の順序
　①主訴（患者の期待）の聴取，②年齢・性別の確認，③心理的状態の把握，④健康状態の把握，⑤口腔内状態の診察の順に行う．

(3) 診察時の患者の体位
　歯科医師と患者との着座の位置は，一般的には90度の位置関係が好ましいとされている．

(4) 診察の記録
　患者中心主義として問題志向型システム problem oriented system を用いて診察録を作製する．問題リストの抽出と，これに対する治療プランを計画する．
　これに加えて病態写真（口腔内・外），模型，画像検査，臨床検査が加えられる．

3　全身の診察

(1) 顔貌と顔色
　患者が予診室または診療室に入ってくる際の全身状態，すなわち，歩き方，表情などから診察が始まる．
　顔貌の観察は重要である．一般的な表現としては，正常，苦悶状，無表情，不安状，浮腫状，麻痺状，仮面状，および左右対称性などが用いられる．
　疾患に特有な顔貌も知られている．Cushing（クッシング）症候群における頰の赤い満月様顔貌，僧帽弁狭窄症における頰の紅潮，口唇のチアノーゼを特徴とする僧帽弁顔貌，顎変形症による顎の前突，中顔面の陥没，死戦期のヒポクラテス顔貌，ネフローゼ症候群の浮腫，Basedow（バセドウ）病の眼球突出などがある．
　顔色では，正常，蒼白，チアノーゼ，貧血様，黄疸，紅潮などの表現を用いる．

(2) 精神状態
　意識状態，知能，感情状態，疎通性をみる．

(3) 発声と会話

発音障害，開放性鼻声があるかをみる．
舌小帯癒着などでは会話障害がある．

(4) 体格と体型

体格は大きい，強壮な，中等度の，小さい，弱々しいなどを記載する．体重は，疾患の回復の指標となるので，入院患者では定期的に測定する．

(5) 栄　養

肥満，良好，中等度，やせ，悪液質など．

(6) バイタルサイン　vital signs

脈拍 pulse：脈拍数により頻脈，徐脈を，律動が整か不整か，緊張度がよい，あるいは弱い，硬化程度の有無．
血圧 blood pressure：最高血圧，最低血圧を測定し，全身疾患の関係，手術の適否，局所麻酔薬の選択などに用いる．
呼吸 respiration：呼吸の観察は，呼吸数，リズム，深さについて，胸部運動の視診，触診を中心に行われる．
体温 temperature：体温の上昇や脈拍の頻数は，炎症の症状，脱水の状態などの評価に重要である．とくに，その経過と推移を知るうえで必要なので，体温計を用いて測定する．体温が急激に上昇すると，悪寒や悪寒・戦慄が生じる．
意識 consciousness：患者がどのような心の状態か，顔をよくみて判断する．

(7) 姿勢と歩行

脊柱の変化，特殊な歩行に注意し，座位の場合，前屈位をとると楽になることがあるのは，重症の心臓疾患患者の代償不全にみられ，起座呼吸という．

(8) 皮膚，粘膜，爪

色：蒼白，チアノーゼ，黄疸様など．
乾湿度：正常な皮膚は，しっとりと湿潤しているが，全身の衰弱があると，乾燥してざらざらした感を呈する．口渇は，全身状態とのつながりを知るうえで重要である．
爪：形態の異常，圧迫したときの血行回復の度合いをみる．
その他：出血斑，発疹，色素沈着，浮腫，水疱の有無．

(9) リンパ節

腫脹の有無，腫脹のかたさや大きさと数，可動性，圧痛を総合的にみる．

4　局所の診察

(1) 視　診

病巣の所在部位の記載がいちばん重要である．

顔　面

顔色，変形，対称性，腫脹，色素沈着，口唇の色などの異常の有無について記録する．

口　腔

歯：齲蝕の状態，歯の色・形態および歯列，欠損の状態，咬合状態についての異常の有無などをみる．
歯肉，口蓋，口底，頰粘膜の粘膜組織：びらん・潰瘍の有無，色の変化，腫脹の状態，瘻孔の有無をみる．
舌：形，色，厚さ，大きさ，腫脹の状態について精査し，舌乳頭が萎縮しているか，平滑舌であるか，運動（発音，嚥下，前方突出）による異常，また，舌苔の状態は白色，灰白色，褐色であるかなど．
口蓋垂，口蓋扁桃：口蓋垂形態の異常の有無，口蓋扁桃の色，腫脹をみる．
口臭 fetid odor：一般に，口腔では生理的臭気があるが，齲蝕，炎症，血液疾患，消化器疾患，飲食物など，さまざまな原因により強くなり，診断の1つの指標になる．
言語：問診を行っているあいだに，発音障害，口咽頭の炎症，腫瘍の存在による嗄声に気づく．

(2) 触　診

口腔外の診査

頭部，顔面，頸部：左右の非対称性の有無と腫脹のかたさ，境界の明瞭度，熱感，波動の有無，瘻孔の存在とその方向，深さについて精査する．

頸部の触診は，患者を座位にして頭部を反対側に傾け，後頭部を前方突出させ，前方三角が弛緩したところで，後方三角部の触診が容易となる．

顎部：顎骨の対称性，腫脹および疼痛の有無，顎関節部の開口時雑音の有無，顎運動をさせ，検者の左右示指頭を被検者の外耳道に挿入して行い，耳前部に第3指，第4指の指頭尖をそろえて触知し，開口状態と開口時の偏位を精査する．

開口度を，上下顎中切歯間（左右どちらか記載をすること）において距離を測定し，記載する．正常では4cm前後，3～4横指であるが，指では個人差があり，不安定となるため，ノギスで計測する．

リンパ節：顎下，オトガイ下，頸部，鎖骨上窩リンパ節などを触診し，その大きさ，可動性の有無，硬度の状態，圧痛の有無について精査する．

顎下リンパ節の触診には，患者の頭部を前屈させて筋の緊張をなくし，右手の第2指，第3指で，軽く皮膚を圧迫しながら移動し，触診する．

また，顎下腺とともに口腔内外より双指診を行い，腫脹の状態を確認することも有効である．

口腔内の診査

歯：探針などを用いてその状態を確認のうえ，次いでエアーシリンジによる冷気あるいは冷水による反応をみる．歯髄電気診断によって歯髄診断を行う．また，手指，ピンセットを用いて歯の動揺度を，打診により音と疼痛（打診痛）の状態をよく把握し，記載する．

歯肉：歯肉溝の深さ，歯肉における腫脹部のかたさ，境界，熱感，波動を触診し，瘻孔の有無を確認する．

顎骨：腫脹部，骨壁のかたさ，波動の有無，瘻孔の存在を確認する．

舌：舌尖部を，ガーゼを用いて母指と示指で把持し，軽く前方に牽引して，腫脹・潰瘍のかたさ，境界，熱感，波動を，表面，側面，背面からよく精査する．

口唇および頰粘膜：頰粘膜，口唇の腫脹では，外部皮膚からの双手診（双指診）によりかたさ，境界，熱感，波動を触診することで，組織内腫瘤を発見することがある．

口蓋：腫脹の部位によりある程度は疾患を判断することができるが，触診でかたさ，波動をみることにより，膿瘍，囊胞と腫瘍などの鑑別が重要となる．

口底：腫脹のかたさ，波動により，唾石，囊胞，腫瘍であるかを確認するが，双手診を行うとよい．

この際，患者の頭部を軽く前屈させ，下顎を軽く引かせて筋緊張をとり，診査する．

口峡・咽頭部：扁桃腺の状態，ワルダイエル咽頭輪．

唾液の分泌：唾液腺を圧迫して唾液流出の程度，粘稠性，膿汁の有無を確認する．

5 年齢に応じた診察

(1) 小児の診察

小児は単に成人を小さくしたものではない．代謝や内分泌，免疫，運動機能など，いずれも大人とは大きく異なる．

新生児期4週未満，乳児期1歳未満，幼児期1～6歳，学童期6～13歳，思春期13～15歳に区分される．

小児の場合，患児は心身の発達が未熟で，保護者，とくに母親に依存している場合が多いため，患児はもちろんのこと，母親とのコミュニケーションをはかりながら信頼関係を築く必要がある．

歯科には，さまざまな疾患に罹患している患児が来院する．小児医学の進歩により，過去においては重篤化したような全身疾患を有する場合であっても，生活を送ることができるようになった．また，現代の社会状況を反映して精神的な疾患やアレルギーを有する小児も増えている．こうした疾患を有する患児の治療は，危険を伴うことが多く，そのためにも正確に診療・診断する力を養うことはきわめて重要である．

診療にあたっては，歯科医師は患児の特徴を把握し，情報を整理しなくてはならない．具体的には，患児と保護者に医療面接を行って，現病歴や既往歴，服用薬などについてたずね，視診・触診による検査・診断を経て治療方針を決定する．

(2) 成人の診察

成人とは18歳からをいい，小児や高齢者と比較し，患

者本人とのコミュニケーションがとりやすい年齢である．

健常な成人の場合，問診は患者本人から行う．近年，医療費の節約などのため，侵襲が少ない手術では，手術部位以外に問題のない健康な患者では，検査を省かざるを得ない傾向にあるため，十分な問診が重要となる．

また，問診だけでなく，視診などによる身体所見などのチェック，バイタルサインのチェックが大切である．

(3) 高齢者の診察

高齢者とは，65歳以上をいうが，実際は暦年齢と生物学的年齢が一致しない場合がある．加齢によりさまざまな生理機能が低下しており，また，各種の全身疾患を合併していることも多いため，既往歴や現在の全身状態の聴取を注意深く行うことが重要である．

常用薬物がある場合は，もれのないようチェックし，記載することが大切である．また，患者本人の自覚症状などがなく，高血圧や糖尿病が潜伏していることが多いため，問診だけでなく，バイタルサインのチェックが必要となる場合もある．

6 障害児・者の診察

(1) 障害児の診察

障害児は，同年齢の健常児にくらべ，通常の歯科治療への適応が困難であることが多い．その理由として，知的障害や精神発達遅滞があるため治療の意義が理解できず，強い不安や恐怖心を抱いてしまうこと，あるいは理解できるものの身体的な障害のため治療に適した姿勢や開口が困難であることなどがあげられる．

一般に，障害児に共通する歯科治療上の問題点や困難性として，次の4点があげられる．

治療に対する理解と適応性の不足または欠如：知的発達に障害があり，歯科治療や口腔清掃などについてよく理解することがむずかしい場合には，実際の治療や口腔清掃への適応が困難なことが多い．

コミュニケーションの困難：視覚や聴覚などの情報を受け取る感覚器の障害や，ことばを伝達するために必要な器官に傷害がある場合には，コミュニケーションが困難なことが多い．

運動・姿勢の制御の困難性：脳性麻痺，筋ジストロフィーなどの疾患では，四肢や体幹の運動に障害があるため，歯科治療に際して適切な姿勢をとることがむずかしい場合がある．極度の手足の緊張やくいしばりがみられる場合には，歯科治療はいっそう困難となる．

医学管理の問題：呼吸器系の疾患や，先天性心疾患などの循環器系の疾患がある場合，歯科治療によりそれらの疾患を悪化させたり，体調の急激な変化を生じることがある．脳血管系，内分泌系，代謝系，免疫系，血液系の疾患についても，疾患の特性を十分に理解したうえで歯科処置を行う必要がある．

(2) 障害者の診察

障害者とは，「身体障害，精神的薄弱または精神障害があるため，長期にわたり日常生活または社会生活に相当制限を受ける者」と障害者基本法により規定されている．神経筋肉疾患，先天性疾患，精神疾患など疾患の範囲は広い．通常の歯科治療が行える場合でも，全身麻酔が選択されることも多い．

問診，診療が困難であり，多くは保護者からの問診が主体となる．保護者からの情報が少ない場合，施設やかかりつけ医への情報依頼も必要となる．多剤を長期間服用している場合があるため，常備薬の確認が大切である．

また，内部疾患が潜在していることが多く，循環器，内分泌系，呼吸器系などに障害がある場合があるため，注意が必要である．

これらのことより，患児の十分な把握をするため，問診，視診を的確に行うことが重要である．

7 臨床判断の基本

(1) 根拠（エビデンス）に基づいた医療（EBM）

EBM（evidence-based medicine）とは，個々の患者のケアについての意志決定の場で，現在ある最良の治療を根拠に基づき，患者ケアに慎重に応用することである．

EBMの手順は，①臨床上の問題点の明確化，②文献の検索，③文献の批判的吟味，④患者への適用である．

クリニカルパス clinical path は，医療内容の標準化（効率化，平均化，適正化）やチーム医療の普及を目的とする．医療の質を保証し，医療資源の効率化をはかるためのものである．患者用パスは，インフォームドコンセントを得ることを主目的としている．

(2) 臨床疫学的判断

これまでに報告されている患者のデータのうち，眼前の患者の特性（年齢，性別，症候など）と同じか，または非常に類似した特性を有するかどうかについて，過去の患者について得られているデータを参考にして，何％くらいの可能性で，どのような疾患にあてはまるかなどを推理する思考法である．

(3) 基準値

臨床検査は，性差，年齢，習慣，環境により検査値が変動することがある．

1つの指標として正常範囲があるが，検査結果のみにこだわることなく患者の臨床所見を再確認すべきである．

(4) 有効性と効率性

診断をするためには臨床検査は必要不可欠であるが，リスクの高い検査を多く行い，費用負担が多くなることは最も慎まなければならない．患者身体へのリスクが少なく，必要最小限の検査で診断されなければならない．

(5) 臨床試験・治験と倫理性

臨床試験・治験は医学の発展のために必須のもので，とくに新薬の治験，遺伝子治療，臓器移植などの実験的性格の強い研究ではインフォームドコンセントが重要となる．ヘルシンキ宣言で「人を対象とする医学生物学的研究に携わる医師に対する勧告」で医師への倫理性を謳っている．

治験を行う製薬会社，病院，医師は「薬事法」と「医薬品の臨床試験の実施の基準に関する省令」good clinical practice（GCP）という国際的な規則を順守しなければならない．

C 検 査

1 検査の概要

患者の臨床所見，既往歴などから必要な臨床検査を行う．また，重症度評価のために，詳細な検査が行われることもある．代表的な検査項目を次に示す．

- 画像検査（エックス線検査，MRI，CT，超音波エコー，核医学）
- 血液学的検査
- 血清学的検査
- 免疫学的検査
- 呼吸機能検査
- 心電図検査
- 尿・便検査
- 細菌検査
- 病理組織学的検査（生検，細胞診）

検査項目により容易に診断可能な疾患もあれば，専門医に対診する必要がある疾患もある．

最も大切なのは，患者の臨床所見であることを忘れてはいけない．

2 検体検査

(1) 一般臨床検査
尿

血液中の老廃物や余分な成分が，腎臓を循環するうちに尿として体外に排泄される．この際，尿は腎臓で濃縮され，異常な物質に対する腎排出しきいが一般に低いので，体液中の正常成分の増加あるいは異常成分の存在を早く，しかも敏感に検出することができる．

これらのことから，尿検査では腎臓および尿路の疾患にとどまらず，各種疾患や心臓，肝臓，内分泌腺などの各諸臓器の機能を知ることができるので，診断上非常に重要なものの1つである．

■採尿法ならびに保存

蓄尿は，1日の全尿を集めて，その一部を検査するために行う．通常，午前8時に排尿させておき，その後翌日の午前8時までの24時間の尿を全部集める．

■尿の一般検査

尿量と回数：通常1日の尿量は，健康な成人で1,000〜1,500 ml であるが，体格，水分摂取量，運動，季節などの発汗の程度により大きく変動する．2,000 ml 以上を多尿，400〜500 ml を乏尿とよび，さらに，1日100 ml 以下になったときが無尿で，腎臓での尿産生が著しく障害されていることを意味する．一方，腎機能障害がなくて尿排泄が停止している場合に，尿閉で不随意に排尿の行われるものを尿失禁とよぶ．

排尿の回数は，通常1日4〜6回で，朝覚醒時から就寝前までにみられ，夜間睡眠中は排尿のため目覚めることがないのが普通である．回数で1日2回以下，または10回以上は病的である．尿量の増加がなく排尿回数が増加するものを頻尿とよび，尿量と排尿回数が夜間に多いものを，それぞれ夜間多尿，夜間頻尿とよぶ．

また，女性は，男性より排尿回数が多い傾向がある．

多尿：代表的な疾患として，ホルモンの異常により生じる糖尿病と尿崩症がある．腎臓より多量の尿が排泄されるため激しい口渇を訴え，多量に水分を摂取する．ほかに，萎縮腎，腎盂炎，浮腫などの吸収期，脳腫瘍などの神経性疾患．

乏尿：急性腎炎，ネフローゼ，心不全，急性熱性疾患，高度の嘔吐，発汗，下痢，浮腫などの貯留期．

無尿：腎炎，ネフローゼなどの重症の場合．不適合輸血など．

頻尿：膀胱炎，前立腺炎，尿道炎，神経炎．

尿閉：前立腺肥大，膀胱腫瘍または結石，輸尿管屈曲など．

尿の色調：通常，淡黄色ないし淡黄褐色（濃いコハク色）である．過労，発汗，水分制限などでは濃くなり，たくさんの水分をとると，尿量が多く薄くなる．

尿量が少ないのに色調が淡調なときは腎機能不全が考えられるように，さまざまな原因で色調が変化する．

尿の臭気：排尿直後の尿は芳香性の臭気を発する．空気中に長く放置すると，細菌の作用で尿素が分解して，アンモニアによる特徴的な刺激臭を発する．

膀胱炎の場合は，排尿直後よりアンモニア臭を発し，アセトン臭では糖尿病を疑う必要がある．

尿のpH：健常人の新鮮尿は，pH5.0〜7.5の範囲で変動する．pH6.5以上をアルカリ尿とよぶ．

睡眠中は呼吸性アシドーシスの状態になっているので，早朝第一尿は強い酸性を示す．

尿の比重：通常，1.002〜1.030である．多尿のときは下降し1.005となり，乏尿のときは1.035と上昇する．

腎機能障害があると希釈力と濃縮力が低下し，尿崩症では低比重となり，糖尿病，熱性疾患，下痢，嘔吐などによる水分喪失では高比重となる．

尿の清濁：正常な尿は放尿直後は澄明であるが，正常でも諸種の塩類が沈殿して混濁が起こることがある．

排尿直後からの混濁の多くは病的で，血球，上皮細胞，粘液，脂肪は細菌により生じる．

■尿の生化学的検査

タンパク質：尿タンパク反応が陽性の場合をタンパク尿という．健康な人では1日10〜20 mg/dl の排泄がみられるが，通常の検査ではタンパクは認めない．しかし，過激な運動，精神的なストレス，多量の肉食，熱い湯への入浴後，月経前は，一過性に出現することがある．

検査は一般に，定性と定量試験があるが，定性は簡単にできるので，必ず行うとよい．

タンパク尿の分類を**表 2-4** に示す．

糖：尿中に移行する糖は，おもにブドウ糖で，通常，健康な人では尿中に20〜30 mg/dl の糖が存在する．通常の定性，定量の検査法では認められないが，尿中にブドウ糖を認めたとき糖尿として異常とみなす．

これは，糖尿病の診断に多く使用するが，最終決定は血糖値を参考にして行う．手術の適応の目安として重要である．

ケトン体（アセトン体）：ケトン体はアセト酢酸，β-ヒドロキシ酢酸，アセトンの総称で，おもに，肝臓で脂肪酸の酸化によりアセチルCoAを経て生成される．正常人

表 2-4 タンパク尿の分類

	溢出性	糸球体性	尿細管性	尿細管分泌性	尿路性
定義	血中に出現した異常タンパクが尿中に排出されたもの	糸球体係蹄壁タンパク透過性が亢進して尿中に排出されたもの	近位尿細管での再吸収低下により尿中に出現したもの	遠位尿細管細胞から分泌されたもの	腎盂〜尿道にいたる尿路粘膜から分泌されたタンパク成分
タンパクの性格	異常な免疫グロブリンフラグメントなど	血漿タンパク成分	血中の低分子タンパク	—	糖タンパク
量	微量〜大量	微量〜大量	微量(多くても 2 g/日以下)	60 mg/日	微量
日常的測定対象	Bence Jones タンパク	アルブミン, グロブリンなどの血漿タンパク	$β_2$ミクログロブリン レチノール結合タンパク	Tamm-Horsfall ムコタンパク	—
関連する疾患	骨髄腫	糸球体腎炎 ネフローゼ症候群など	Fanconi 症候群 尿細管壊死	—	尿路疾患 膀胱炎 前立腺炎

(大澤源吾:検尿, 柴田 昭, 高久史麿 監:内科診断学, 西村書店, p.954, 1994)

ではアセトンは呼気中に排泄され,血中に存在しない.ケトン体は正常尿中にアセトンとして 1 日 40〜50 mg くらい排泄されるが,通常の検査では証明されない.

しかし,ケトン体が生じる場合は,飢餓のように糖質供給の不十分のときや,糖尿病のように組織におけるブドウ糖の酸化が低下するとき,また,炎症などの消耗性疾患のように,タンパク分解の旺盛なときに体内に貯留して,アシドーシスの原因となる.

ビリルビン:通常,尿中に胆汁色素は存在しない.老化赤血球の破壊によって生じる血色素が細網内皮系でつくられ,間接ビリルビンとなり,これが肝臓でグルクロン酸と抱合して直接ビリルビンとなり,胆道を経て十二指腸に排泄される.この直接ビリルビンが血中に停滞して 2.0〜3.0 mg/d*l* になると尿中に排泄される.

そして,尿中のビリルビンが 0.5 mg/d*l* 以上あるときに陽性で,胆道疾患,閉塞性黄疸,肝細胞性黄疸のときにみられるが,溶血性黄疸においては,間接ビリルビンは腎臓を経由しないので陰性となる.

ウロビリン,ウロビリノーゲン:ウロビリノーゲンは,腸管内でビリルビンから細菌の還元作用によって生成される.通常,0.05〜2.5 mg/d*l* であるが,日中の変動が大きく,尿の pH に影響されやすい.アルカリ尿で多く,酸性尿では少ない.

増加
　血球崩壊が盛んなとき:溶血性黄疸.
　肝機能障害:肝疾患,熱性疾患,循環不全.
　便秘のとき(軽度).
減少あるいは欠如
　ウロビリノーゲン陰性:病的である.
　胆道閉塞,肝性黄疸の極期は欠如する.

血色素:血中で赤血球が崩壊し,血色素が放出され,尿中に排泄されたときで,透明,鮮紅色あるいは暗褐色を呈し,発作性血色素尿,中毒,火傷,異型輸血のときにみられる.

ポルフィリン体:尿中に大量に排泄されるときは,ズルホナールでの薬物中毒,肝臓障害,血液破壊,先天的原因による疾患を疑う.

■尿の形態学的検査(顕微鏡検査)

尿の沈渣:尿を沈渣して,無機塩類,脂肪およびコレステリンなどの有機物,赤血球,白血球,上皮細胞,細菌,結晶物質などの成分を調べる.

腎臓疾患,膀胱・尿道の病変の程度を診断するうえで重要なものである.

試験穿刺

膿瘍,囊胞など病巣の内容物を検索する目的で行う.この際,膿瘍の経過,深さの確認,囊胞の内容液の性状,

膿汁の有無，性状を見極め，内容液の細菌検査を行い，細菌の種類を知るとともに，抗生物質の感受性テストを行う．使用する針は，通常直径 1/2～1 mm（14～18G）のものを用いる．穿刺部位の皮膚・粘膜の消毒を十分行い，表在菌の混入を防ぐ．

(2) 血液学検査

血液検査は，血液成分の増減，異常の有無などから，全身状態，疾患の有無，評価をするうえで重要な意義をもっている．

採血は，静脈血からの採取が一般的で，採血した材料はただちに検査することを原則としている．

赤血球数（RBC）

減少（貧血）と，増加（赤血球増多症・多血症）とに分けられる．

正常値：男性 450～610×10⁴/μl
　　　　女性 380～530×10⁴/μl

増加：赤血球増多症；脱水，ショック，内分泌障害に基づく疾患，高地常在者，心疾患などにみられる．

減少：貧血；小赤血球で鉄欠乏性貧血，大小不同および大赤血球で巨赤芽球性貧血，変形赤血球で転移癌，有核赤血球で悪性貧血，急性白血病，癌の骨髄転移を疑うことができる．

赤血球容積（Ht）

血液を遠心機にかけると有形成分が層をなして沈殿する．このなかの赤血球層が血液中に占める容積を百分率で表したもので，ヘマトクリット値（Ht）とよぶ．

正常値：男性 40～54％
　　　　女性 35～47％

血色素量（Hb）

赤血球に含まれている，色素タンパク質ヘモグロビンの定量をいう．貧血あるいは赤血球増多症の程度を知ることができる．

正常値：男性 13～17 g/dl
　　　　女性 11～16 g/dl

色素指数

正常赤血球の含有する平均血色素量を 1 とし，これを

表 2-5　Wintrobe の赤血球平均恒数

	正常値	計算式
平均赤血球容積（MCV）	男性 86.4～100.7 μl 女性 82.0～98.7	$\frac{Ht}{RBC} \times 10$
平均赤血球血色素量（MCH）	男性 27.9～33.9 pg 女性 26.1～32.4	$\frac{Hb}{RBC} \times 10$
平均赤血球血色素濃度（MCHC）	男性 31.6～34.8％ 女性 30.8～34.3	$\frac{MCH}{MCV} = \frac{Hb}{Ht} \times 100$

標準にして，病的状態における個々の赤血球の平均色素量（Hb/R）を比較して指数で表したもので，ザーリー値と重量単位とがある．正常値より小さい値のとき低色素性といい，鉄欠乏性貧血でみられる．正常範囲内にある値を正色素性といい，急性出血，悪性腫瘍でみられる．大きい値のときを高色素性といい，悪性貧血でみられる．

Wintrobe

平均赤血球容積，平均赤血球色素量，ならびに平均赤血球血色素濃度を表 2-5 に示した．

白血球数（WBC）

正常値：男性 3,400～9,000/μl
　　　　女性 3,500～8,600/μl

成人で，3,000 以下は白血球減少症，11,000 以上は白血球増多症といっている．白血球減少の場合は，好中球減少であることがほとんどであるが，白血球増加の場合は，好中球増多，単球増多，好酸球増多，リンパ球増多などがある．

増加：急性感染症，炎症性疾患，急性出血・溶血，白血病など．

減少：再生不良性貧血，顆粒球減少症，非白血性白血病，敗血症などの重症感染症，肝硬変，全身性エリテマトーデス，抗腫瘍薬の投与の場合に起こる．

血液塗抹標本

白血球百分比：正常血液には，好中球，好酸球，好塩基球，単球，リンパ球がみられる．好中球，好酸球，好塩基球は原形質に多数の顆粒をもち，また，核の多形性があるので，顆粒球あるいは分節核（多形核）ともよばれている．

表 2-6 各種白血球の反応性の増加または減少

	正常値(%)	増　　加	減　　少
好中球	男性 34〜68 女性 32〜72	急性感染症，炎症性疾患，中毒，尿毒症，糖尿病性昏睡，骨髄性白血病，類白血病反応，急性出血，悪性腫瘍，内分泌疾患，ワクチンの注射など．	敗血症などの重症感染症，ウイルス疾患，腸チフス，マラリア，顆粒球減少症，悪性貧血，Banti 症候群，栄養不良，放射線障害など．
好酸球	男性 0〜6 女性 0〜5	寄生虫疾患，蕁麻疹および Quincke(クインケ) 浮腫などのアレルギーおよび皮膚疾患，慢性好酸球性白血病，Hodgkin(ホジキン)病，急性感染症の回復期，放射線治療後，水銀，ストレプトマイシンなどの薬物など．	重症な急性感染症の初期，急性中毒，尿毒症，悪性貧血，再生不良性貧血，Cushing(クッシング)病などの内分泌疾患およびホルモン投与，Banti(バンティ)症候群など．
好塩基球	男性 0〜2 女性 0〜2	急性感染症の治癒期，慢性骨髄性白血病，悪性腫瘍などにみられるが，数があまりにも少ないので，診断上の意義が少ない．	
単球	男性 0〜8 女性 0〜9	発疹性の急性感染症，慢性感染症，とくに，結核の場合の増加は経過が悪い．単球白血病，悪性腫瘍，肝硬変症，Hodgkin 病など．	
リンパ球	男性 22〜55 女性 18〜5	急性感染症の回復期，腺熱，結核，梅毒などの慢性感染症，ウイルス感染症，アレルギー性疾患，リンパ性白血病，胸腺リンパ体質，壊血病，Basedow 病，Addison(アジソン)病など．	急性感染症の初期，リンパ肉芽腫症(Hodgkin 病)，全身性エリテマトーデス(SLE)，AIDS，細網肉腫などのリンパ組織疾患，顆粒球減少症，放射線および中毒性の障害．

単球，リンパ球は，核はほぼ円形で，特殊な顆粒を伴わないので，単核とよばれている．

各種白血球の反応性の増加または減少：表 2-6 に各種白血球の反応性の増加または減少について示した．

核形移動：末梢白血球は，その大部分をしめる好中球がいかに骨髄内にその成熟がすすめられ，いかに末梢に遊出されるかによって組成される．

白血球成熟段階を，未熟なものを左方に配列する慣例から，未熟なものが正常にくらべて，より多いときには左方移動といい，逆の場合を右方移動と称している．

　白血球数増加と好中球左方移動：最も一般的によくみられる感染症，急性出血，中毒などで認められる．

　白血球数増加と好中球右方移動：胎児性赤芽球症，先天性 pelger(ペルゲル) の核異常などがあげられる．

　白血球数減少と好中球右方移動：悪性腫瘍，顆粒球減少症，重症感染症，中毒，アレルギーで認められる．

　白血球数減少と好中球左方移動：放射線骨髄障害，重症感染症で認められる．

血小板数

血小板の寿命は 10 日前後で，粘着性を有し，凝集しやすく，止血に関与する．年齢，性などに差はないが，血小板数が 8 万以下になると，なんらかの誘因により容易に出血し，3 万以下になると自然出血を起こす．

　増加：鉄欠乏性貧血，悪性腫瘍，炎症性疾患など．

　減少

　　血小板産生低下：再生不良性貧血，急性白血病，薬物性骨髄抑制など．

　　血小板破壊亢進：特発性血小板減少性紫斑病，肝硬変症，播種性血管内凝固症候群(DIC)，全身性エリテマトーデス(SLE)など．

網状赤血球

網状顆粒質はリボ核酸(RNA)の残遺物(ミクロソーム)といわれ，この顆粒を有する細胞が網状赤血球である．この増減は造血機能の状態を現す．

増加：溶血性貧血，出血など．
減少：再生不良性貧血，慢性腎不全，甲状腺機能低下など．

白血球ペルオキシダーゼ反応

本反応は幼若白血球の鑑別に用いられる．顆粒球系細胞は細胞質内に陽性顆粒がみられ，リンパ球系細胞にはみられないので，急性白血病の鑑別や不明細胞の診断に用いられる．

陽性の白血球は骨髄性のものと考えられ，好中球，好酸球は陽性に出る．急性白血病の場合に出現する芽球の鑑別は，ペルオキシダーゼ反応では不可能なことが多い．リンパ球，形質細胞，赤芽球，細網細胞は陰性である．

止血機能検査

出血時間と血液凝固時間：今日，出血時間は定量性，再現性に乏しく，とくに，異常出血の予測における有用性については否定的な見解が多い．また，凝固時間も検査者の技量により一定性がなく，PT，APTT が頻用されるようになっている．

毛細血管抵抗試験：血小板が減少しているときに毛細血管抵抗の減弱を認める．この検査法に，Rumpel-Leede 法の陽圧法と陰圧法があり，両者とも，出血点あるいは出血斑の個数で判定している．Rumpel-Leede 現象ともいわれている．

血小板機能検査（血小板停滞率，血小板凝集能）：血小板停滞率は基準範囲が広く，また，再現性もよくないために，血小板機能異常症の診断に必須とは考えられない．血小板凝集能は，血小板血栓形成において最も重要な検査である．

プロトロンビン時間（PT）：血液凝固第 1 相の外因子機序および第 2 相における，異常に対するスクリーニングテストとして用いられる．おもに，肝臓障害，閉塞性黄疸などの診断に必要である．

活性化部分トロンボプラスチン時間（APTT）：血漿中の内因系凝固機転を総合的に反映する凝固検査で，PT と組み合わせて実施することにより，凝固因子異常の一時スクリーニング検査として汎用されている．

トロンボテスト（TT）とヘパプラスチンテスト（HPT）：トロンボテストとヘパプラスチンテストは血液凝固第 II・VII・X 因子の異常を反映する検査である．

抗凝固療法施行時（ワーファリン投与時など），ビタミン K 欠乏疾患，肝硬変，播種性血管内凝固症候群（DIC）などで異常値を示す．

近年，PT・INR（prothorombin time・international normalized ratio）が用いられ，通常 PT・INR2.5 以下（TT 値 12％相当）であれば，抗凝固剤の服用を中止せず抜歯が行われる．

フィブリン/フィブリノゲン分解産物（FDP）：フィブリンまたはフィブリノゲンが，線溶現象によりプラスミンで分解された産物の総称である．FDP の増加は，一次線溶（フィブリノゲン分解）または二次線溶（フィブリン分解）の亢進を示す．

DIC では，微小血栓の形成を，溶解により二次線溶が亢進し，FDP が増加する．

赤血球沈降速度（赤沈；血沈）：血漿中の赤血球が重力に従って自然に沈降する速度を測る検査である．血漿タンパク質の組成の変化や電解質と赤血球の統合的な物理反応の結果が，間接的に反映する非特異反応である．現在，補助的検査項目となっている．

基準値　　　：男性 15 mm/h 以下
　　　　　　　女性 20 mm/h 以下
軽度の促進　：1 時間 20 mm まで
中等度の促進：1 時間 21〜50 mm
強度の促進　：1 時間 51 mm 以上

促進：結核，悪性腫瘍，急性感染症，重症の貧血，心筋梗塞，膠原病，低タンパク血症などがある．

全血および血漿の比重：全血および血漿の比重から，血漿タンパク濃度，血色素濃度，ヘマトクリットを同時に測定することができる．成人において血漿タンパクを 1 g/dl 増やすためには，プラスマネートで 1,000 ml，血液で 2,000 ml を必要とする．外科における手術可能な下限は，血漿比重 1.024，血漿タンパク 6 g/dl であるといわれ，注意が必要である．

血液型

ABO，MN，P，Rh，Lutheran，Kell，Lemis など多く

表2-7 ABO式血液型凝集関係図

血液型		O	A	B	AB
血清凝集素 \ 血液凝集原		−	A	B	A+B
O	抗A・抗B (α+β)	−	+	+	+
A	抗B (α)	−	−	+	+
B	抗A (β)	−	+	−	+
AB	なし (−)	−	−	−	−

(泉 廣次 ほか:口腔外科学 第3版, 学建書院, p.46, 2000)

表2-8 薬物アレルギーの分類と診断法

反応型	検査方法
I〜Ⅳ共通	drug lymphocyte stimulating test (DLST)
I	皮膚反応 (Pirquet test・皮内反応・Prausnitz-Küstner 反応) 粘膜反応 好塩基球脱顆粒試験 ヒスタミン遊離反応 radioallergosorbent test (RAST)
Ⅱ	貧血:薬物依存性赤血球凝集(溶解)反応, 　　　薬物依存性抗グロブリン試験 血小板減少症:血小板凝集反応・補体結合反応・ 　　　血餅退縮阻止試験 　　　血小板第3因子遊離試験 顆粒球減少症:白血球凝集(溶解)反応 mixed antiglobulin test
Ⅲ	Arthus型皮膚反応, 沈降反応 赤血球・血小板を用いた薬物依存症抗補体, antiglobulin test
Ⅳ	遅延型皮膚反応 patch test macrophage migration inhibition test

(日本口腔外科学会誌, 22:183-189より一部改変)

の種類がある.また,1つの型のなかに亜型を有するものがみられる.現在,臨床的にはABO式とRh式血液型が,診断上重要として多く使用されている.

ABO式血液型:ヒト赤血球にAおよびBの2種類の凝集原が,血清中に正常に存在する抗A,抗Bの2種類の凝集素がある.これらを互いに組み合わせ凝集反応の有無を調べることにより,ヒトの血液がA,B,AB,Oの4型で判定できる(**表2-7**).輸血,習慣性流死産,新生児溶血性疾患の検討,親子鑑別,個人鑑別に大切なものである.

Rh式血液型:ABO式血液型に適合しているのに,原因が考えられない輸血副作用が起こることがある.アカゲザルの赤血球に対する抗血清で凝集するヒト血液をRh陽性,凝血しないヒト血液をRh陰性とよんだことに始まり,現在,臨床上で重要である.Rh型はABO型と異なり,血清中に正常抗体をもたないので,Rh陽性の血液をRh陰性の人に輸血すると,Rh陰性の人は免疫されRh抗体をつくり,つぎの輸血の際にRh陽性の血液を輸血すると,重篤な副作用が起こる.

血液交差適合試験:ABO式の血液型で同型と認められても,輸血のときに偶発的事故を起こすことがある.これに対する安全をはかるために,副作用の原因となる受血者と給血者の異常な抗体の存在を検索するため,および両者の血液型の判定違いがあるかを調べるために行う.

患者血清と供血者血球の反応をみる「主試験」が義務づけられているが,逆に患者血球と供血者血清の反応をみる「副試験」は義務づけられていない.血漿成分製剤および赤血球をほとんど含まない血小板製剤の輸血に際しては,交差適合試験は省略してもよい.

輸血は,合併症の既往,頻回の輸血歴などでは,必ずCoombs(クームス)試験まで行われている.現在では成分輸血が行われ,移植片対宿主病(GVHD:graft versus host disease)の問題から,輸血前に放射線照射が行われている.

(3) 生化学検査

糖,タンパク,含窒素成分,脂質,生体色素,酵素,電解質,重金属,微量元素,ビタミン,ホルモンなどについて検査する.

(4) 免疫学的検査

アレルギー型分類と関与物質,検査法を**表2-8**に示す.

(5) 微生物学検査

顕微鏡検査

微生物の検査では，塗抹標本の鏡検が最初の手がかりになる．この場合，新鮮な臨床材料を使用する．観察は，無染色と染色標本法で行う．

染色法には，単染色，グラム染色，ときに特殊染色を行い，鏡検にて判定する．鏡検所見で菌が検出されるためには，検査材料 1 ml 中に $10^{5～6}$ 個の菌が必要である．

培養試験(検査)

検査材料から分離培養を行い，微生物の同定を行い，菌種を決定する必要がある．この培養は，多くの場合，次のときに行う．

① 塗抹染色標本で菌が検出されない場合．
② 検査材料の少ない場合．
③ 好気性菌，嫌気性菌を見定める必要がある場合．

薬剤感受性検査

薬物耐性菌の増加と菌交代症が最近問題とされており，適正な化学療法を行うために，化学療法の開始時や，その途中に原因菌の薬物耐性を検査し，正しい適切な抗菌薬を選ぶ必要がある．

■**方　　法**

臨床検査室で行う感受性検査は，ディスク法とマイクロブレイド法に大別できる．

ディスク法：菌を塗抹した寒天培地上にペーパーディスクをおく方法である．ディスクには一定量の抗菌薬が含まれているので，一晩培養すると，薬物は寒天の中を拡散し，ディスクを中心に一定の濃度勾配をつくる．このため，菌の感受性に応じて発育阻止円が形成される．

マイクロブレイド法：マイクロブレイドの穴に抗菌薬の倍数希釈系列がつくられており，これに菌液を接種して菌の発育を抑制する．最少発育阻止濃度(MIC)を求める方法である．

■**判　　定**

感受性の程度は，「きわめて感受性(3+)」，「かなり感受性(2+)」，「やや感受性(+)」，「耐性あり(−)」の4段階に分けられるが，前2者の薬物のなかから選び，投与する．

表 2-9　検査結果の判定

クラス分類	3段階分類	判定内容
クラスⅠ	陰性	「良性」を推定する
クラスⅡ		
クラスⅢ	偽陽性	良性，悪性の判別が困難
クラスⅣ	陽性	「悪性」を推定する
クラスⅤ		

(日本医師会 編，坂本穆彦：最新臨床検査のABC 第1版，医学書院，p-S385，2007より一部改変)

(6) 病理組織検査(組織診)

生検 biopsy は，腫瘤や腫瘍などの確定診断をする目的で行う．目的部分周囲の正常な部位を含めて病巣の一部を，メスまたは特殊な套管針にて試験切片を採取する．ついで，10%ホルマリンに入れ固定する．

通法に従い組織標本を作製し，染色後鏡検して組織学的検索を行う．組織構造，周囲との関係，とくに，癌細胞の侵襲態度を知ることができ，病理組織学的診断がつけられる．

(7) 細胞診(剥離細胞学的診断)

Papanicolaou と Treunt Ayer らが，子宮癌の診断に価値あるものと発表して以来，Papanicolaou(パパニコロー) 法として，口腔内粘膜や各種穿刺液中の癌細胞の診断に広く応用されている．

■**方　　法**

病巣表面を鈍的に剥離子あるいは綿球にて擦過し，スライドガラスまたはプレパラートに塗抹する．次に，エタノールとエーテルを等量混合した液に約1時間固定し，Papanicolaou 染色を行う．

ほかに，メタノールに3分間固定し，Giemsa(ギムザ) 染色を行う方法もある．最近では，固定用スプレー液をプレパラート上の検体に噴霧し，固定している．

■**判　　定**

日本では，細胞診の検査結果は，クラス分類により報告されている(表 2-9)．剥離細胞診におけるクラス分類は診断ではなく，どのような疾患である可能性があるかを示すにすぎず，補助的診断と位置づけられている．

図 2-1　肺気量分画

単容量 volume		複容量 capacity	
1回換気量（Tv）	500 ml	肺活量（VC）	4,100 ml
予備吸気量（IRV）	2,700 ml	最大吸気量（IC）	3,200 ml
予備呼気量（ERV）	900 ml	機能的残気量（FRC）	2,400 ml
残気量（RV）	1,500 ml	全肺気量（TLC）	5,600 ml

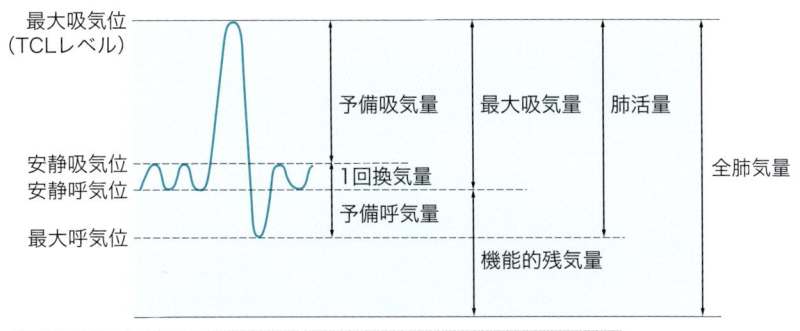

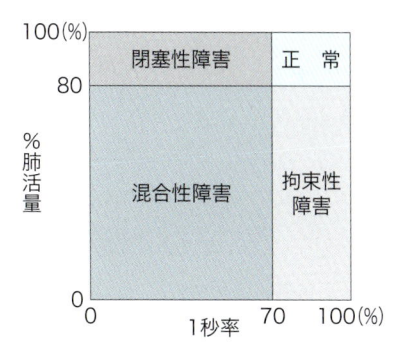

図 2-2　閉塞性換気障害と拘束性換気障害

表 2-10　胸部エックス線写真で注意すべき部位

・胸部の大きさ，形態
・心陰影の大きさ
・肋骨の形態，間隔
・肺野の明るさ（肺気腫，肺囊胞，気胸で明るさが増す）
・肺野の異常陰影（肺炎，肺うっ血，無気肺，肺線維症，胸水貯留）
・肺門陰影（肺うっ血で陰影拡大）
・気管の太さ，偏位，圧迫，狭窄
・横隔膜の位置，左右差（横隔神経麻痺，癒着で左右差がみられる）

（丹羽　均 ほか：臨床歯科麻酔学 第3版，永末書店，p.50，2005）

(8) 染色体・遺伝子検査

先天性疾患や血液疾患の確定診断，鑑別診断に用いられる．

3　生体機能検査

(1) 呼吸機能検査

胸部エックス線写真

肺野異常だけでなく，心陰影，胸膜，横隔膜，胸郭，肋骨，軟部組織の形態にも注意する．
心陰影の大きさ（心胸郭係数）が 50％以上であれば心肥大があり，心不全などを考慮する（**表 2-10**）．

スパイロメトリー

肺から呼出あるいは吸入される換気量を時間軸に表すと，肺気量の分画を表すことができる．4つの volume（予備吸気量 IRV，1回換気量 VT，予備呼気量 ERV，残気量 RV）と，その volume の組み合わせからなる．
4つの capacity（全肺気量 TLC，機能的残気量 FRC，肺活量 VC，最大吸気量 IC）がある．このうちスパイロメータによって測定されるのは，VC とその分画である．
このなかで予備肺活量に対する実測肺活量である％VC（％肺活量）が 80％以下を，拘束性換気障害という．
FEV1.0％（1秒率）：最大吸気位から一気に呼出したときの，最初の1秒間に呼出された量が1秒量で，1秒量を努力性肺活量に比する比率で表したものが FEV1.0％（1秒率）である．1秒率 70％以下を，閉塞性換気障害という（**図 2-1, 2**）．

動脈血ガス分析

動脈血ガス分析で直接測定するのは，pH，酸素分圧（PaO_2）炭酸ガス分圧（$PaCO_2$）の3指標である．血漿重炭酸イオン（HCO_3^-）や塩基過剰は計算で求める．
検体は，動脈（橈骨動脈，上腕動脈）を穿刺し，凝固を防ぐために，少量のヘパリンを入れた注射器で，できるだけすばやく空気に曝さないで採取する．検査値により酸塩基平衡障害のパターンが分類されている（**図 2-3**）．

```
                    7.350        7.400        7.450
                ┌─────────────┬──────────┬─────────────┐
                │   pH↓       │          │    pH↑      │
                │ (アシデミア)  │          │(アルカレミア) │
                └─────────────┴──────────┴─────────────┘
```

```
    ┌─────────┐  ┌─────────┐         ┌─────────┐  ┌─────────┐
    │ PaCO₂ ↑ │  │ HCO₃⁻ ↓ │         │ PaCO₂ ↓ │  │ HCO₃⁻ ↑ │
    │(呼吸性  │  │(代謝性  │         │(呼吸性  │  │(代謝性  │
    │アシドー  │  │アシドー  │         │アルカロ  │  │アルカロ  │
    │シス)    │  │シス)    │         │ーシス)  │  │ーシス)  │
    └─────────┘  └─────────┘         └─────────┘  └─────────┘

    ┌─────────┐  ┌─────────┐         ┌─────────┐  ┌─────────┐
    │ HCO₃⁻ ↑ │  │ PaCO₂ ↓ │         │ HCO₃⁻ ↓ │  │ PaCO₂ ↑ │
    │(腎の代償)│  │(呼吸の  │         │(腎の代償)│  │(呼吸の  │
    │         │  │ 代償)   │         │         │  │ 代償)   │
    └─────────┘  └─────────┘         └─────────┘  └─────────┘
```

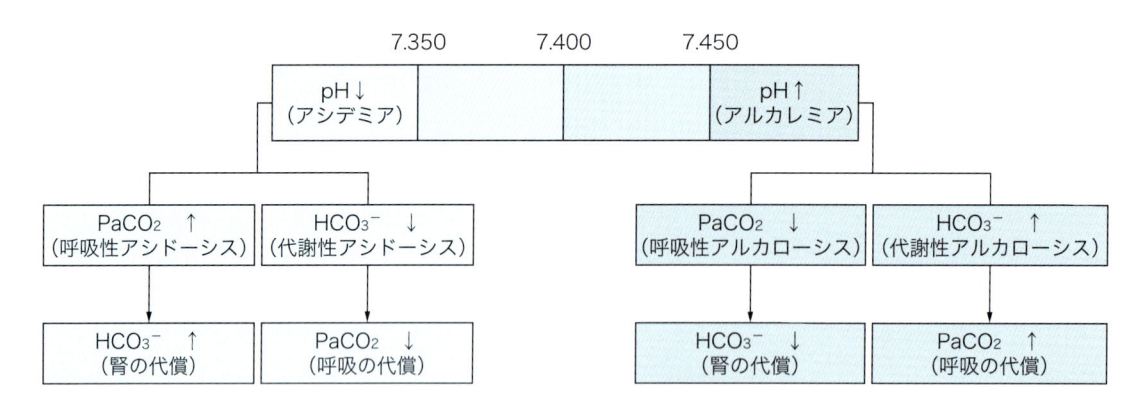

図2-3 酸塩基平衡障害のパターン

動脈血pHからアシデミアかアルカレミアかを判断する。次に、その異常がPaCO₂の変化によるものか、HCO₃⁻の変化によるものかを判定する。原因となる疾患は「PaCO₂」「HCO₃⁻」参照

（日本医師会 編、東條尚子：最新臨床検査のABC 第1版、医学書院、p-S214、2007）

(2) 循環機能検査

血圧・脈拍測定

動脈血圧は、心拍出量、末梢血管抵抗により決まる。これは、心拍数、循環血液量、心筋収縮力、そのほか、神経内分泌調節などのさまざまな因子により決定する。

通常行われている間接法による動脈圧測定は、血管壁に周囲から外圧を加えて側圧を測るものである。聴診器を用いた聴診法で測定される（血圧の診断基準は、p.287、**表14-8** 参照）。

血圧測定時、必ず脈拍数を数える。1分間の脈拍数を数えるが、通常は15秒または20秒数えて、4倍または3倍する。正常は60〜80/分程度、小児では100前後のことが多い。成人の場合、1分間100回以上を頻脈、60回以下を徐脈という（**表2-11**）。

RPP　rate pressure product

心筋酸素消費量の簡便な式として、RPP（収縮期血圧×脈拍数）が用いられている。周術期管理上12,000以下を保ち、心筋虚血性心疾患のある患者では、虚血を起こさないように注意する。

心電図（図2-4, 5）

心筋の電気的活動の変化を体表の電極で記録したものが心電図で、正常な基本波形はP〜U波からなる。

診断目的のための心電図検査では、12誘導心電図が用いられる。術中、術後のモニターには、II誘導が頻用さ

表2-11 脈拍数異常を起こすおもな原因

頻脈	痛み、発熱、精神的緊張、興奮、出血、アナフィラキシーショック 甲状腺機能亢進症、低酸素血症初期、薬物（β刺激薬）
徐脈	神経性ショック、甲状腺機能低下症、頭蓋内圧亢進 低酸素血症末期、薬物（β遮断薬、Ca拮抗薬）
不整脈	血圧上昇、精神的緊張、興奮、心房細動、心筋梗塞、心不全 電解質異常、甲状腺機能亢進症、低酸素血症、高炭酸ガス血症

（丹羽 均 ほか：臨床歯科麻酔学 第3版、永末書店、p.48、2005）

れる。

心電図の所見から、次のことがわかる。
① 心房肥大・心室肥大
② 心房性不整脈：心房性期外収縮、心房細動など。
③ 心室性不整脈：心室性期外収縮、心室性頻拍、心室細動など。
④ 房室伝導障害：房室ブロック。
⑤ 心室内伝導障害：右脚ブロック、左脚ブロック。
⑥ 心筋虚血：狭心症、心筋梗塞。
⑦ 興奮伝導促進：WPW症候群、LGL症候群。
⑧ 電解質異常：K^+とCa^{2+}のみ。
⑨ 薬物の影響：ジギタリス、キニジン。

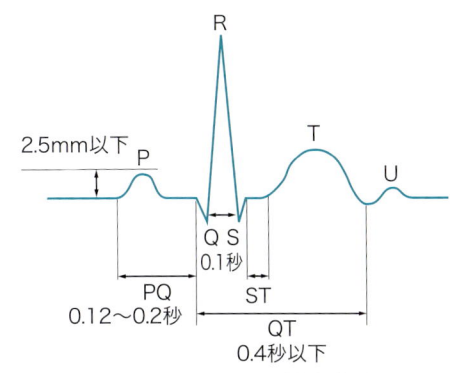

図2-4 心電図の基本波形

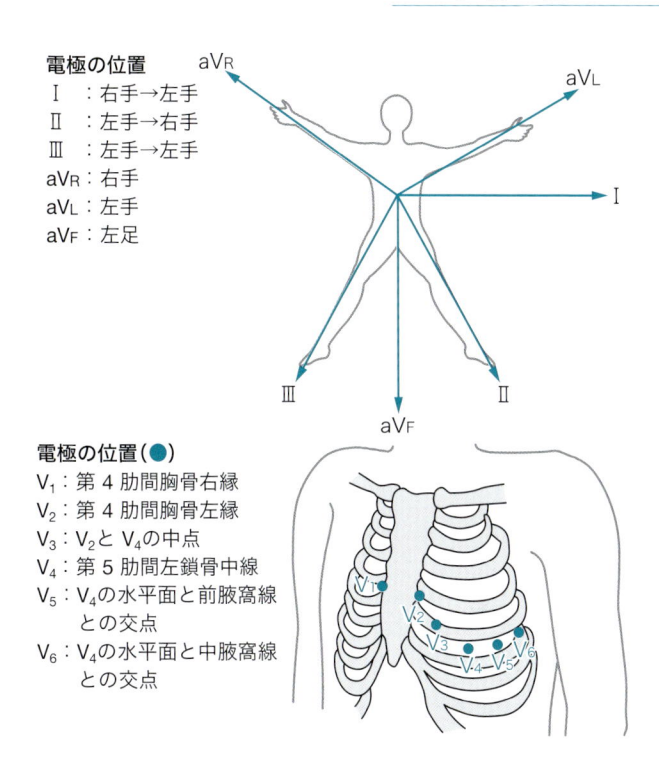

図2-5 肢誘導と胸部誘導

(3) 肝機能検査

肝臓は，複雑な機能をもつ臓器であり，肝疾患では，これらの機能にもさまざまな変化がみられるので，多くの肝機能検査が考案されている．

肝障害があっても，必ずしも肝機能の低下をきたすとはかぎらない．また，肝機能検査法はほかの検査法とは異なり，必ずしも肝機能を反映する検査法だけでなく，肝臓の病態を反映する検査法も含まれている．

したがって，いくつかの肝機能検査法を組み合わせて行う必要がある．

AST(GOT)，ALT(GTP)：aspartate aminotransferase (AST)は以前 GOT とよばれていた．また，alanine aminotransferase(ALT)は従来，GPT とよばれていた．

AST・ALT を含む臓器・組織が障害されたことにより，細胞から血中に流出 AST・ALT が増加し，血清中 AST・ALT 酵素活性が上昇する(表 2-12)．

LDH：乳酸脱水素酵素が含まれている臓器・組織の細胞が障害されて，血清 LDH 活性が上昇する場合と，LDH を含む脆弱性のある細胞が増加して，血中への流出が増加する場合とがある．

障害された臓器・組織を同定するために，アイソザイム isozyme の電気泳動パターンで解析する．

γ-GT：γ-GT(γ-glutamyl transferase)はγ-GTP とよばれていた．個人差の大きな酵素であり，年齢や性別，飲酒ならびに薬物服用などが大きく影響する．

禁酒により急速に低下し，禁酒2週間後には禁酒前値の 1/2 に低下する．

ChE cholinesterase：神経・筋接合部の神経伝達に関与する，真性コリンエステラーゼとは別の酵素である．肝臓で生成される糖タンパクで，アルブミンときわめて類似した血中動態を示す．

ALP alkaline phosphatase：肝臓，胆管系，骨，甲状腺，脂質，小腸，腎臓などに分布している．ALP が高値を示しているとき，アイソザイムが有効となる．

血清アミラーゼ：血清アミラーゼは，膵型(P型)アミラーゼと唾液腺型(S型)アミラーゼに分けられ，電気泳動法により測定できる．

CK creatinine kinase：CPK(creatinine phospho kinase)ともよび，筋収縮にかかわるエネルギー代謝反応の酵素である．骨格筋，心筋，平滑筋，脳などに高濃度に存在している．CK は大部分が細胞質中に存在するため，筋組織障害の早期(数時間)から血中レベルが上昇する．

急性心筋梗塞では初期診断に有用である．

術前検査では悪性過高熱症のスクリーニングとして行

表 2-12　AST, ALT が上昇する疾患・病態

AST および ALT	肝疾患	ウイルス性急性肝炎(A型, B型, C型, アデノウイルス, サイトメガロウイルス, Epstein-Barr ウイルス) ウイルス性慢性肝炎(B型, C型)・肝硬変 薬物性肝障害, アルコール性肝障害 自己免疫性肝炎, 原発性胆汁性肝硬変, 原発性硬化性胆管炎 代謝性肝障害(脂肪肝, ヘモクロマトーシス, Wilson 病, 糖原病, アミロイドーシス) 循環障害(うっ血肝, 虚血性肝炎, ショック肝) 原発性肝癌, 転移性肝癌
	胆道・膵臓疾患 (閉塞性黄疸)	胆石・胆囊炎, 胆囊癌, 総胆管結石, 胆管癌, 胆管炎 急性膵炎, 慢性膵炎, 膵癌
	その他	敗血症
おもに AST	心疾患	心筋梗塞, 心筋炎
	筋疾患	多発性筋炎, 筋ジストロフィー
	その他	肺梗塞, 腎梗塞, 溶血性疾患

(日本医師会 編, 佐藤千史:最新臨床検査の ABC 第1版, 医学書院, p-S107, 2007 より一部改変)

表 2-13　血中 CK 値異常を来す疾患

異常高値	心疾患	急性心筋梗塞, 心筋炎, 心膜炎
	骨格筋疾患	外傷・熱傷・動脈閉塞による骨格の損傷, 筋ジストロフィー, 多発性筋炎, アルコール性ミオパチー, 周期性四肢麻痺発作, 低カリウム血症性ミオパチー
	神経筋疾患	運動ニューロン疾患, 重症筋無力症, てんかん
	内分泌疾患	甲状腺機能低下症, 副甲状腺機能低下症, アクロメガリー
	薬物	アルコール, β-ブロッカー, スタチン系高脂血症治療薬, フィブラート系高脂血症治療薬
	その他	激しい運動後, 悪性高体温(サクシニルコリン全身麻酔など), 凍傷, ショック, 悪性腫瘍, 脳血管障害急性期, 頭部外傷, 筋肉注射, 電気的除細動
異常低値		甲状腺機能亢進症, 全身性エリテマトーデス, 関節リウマチ, Sjögren 症候群, ステロイド治療, 長期臥床, 妊娠

(日本医師会 編, 青柳昭彦:最新臨床検査の ABC 第1版, 医学書院, p-S135, 2007 より一部改変)

われている(表 2-13).

血清ビリルビン:ビリルビンは,抱合型(直接型)および非抱合型(間接型)が存在し,非抱合型は遊離ビリルビンそのものである.血清総ビリルビン値が 2〜3 mg/d*l* を超えると,皮膚や眼球結膜が黄染し,黄疸として認識されるようになる(表 2-14).

血清タンパクとその分画:血清総タンパクは,初期診察における基本的検査の1つであり,おもに,スクリーニング目的で行われるが,浮腫,胸水,栄養障害,肝疾患,ネフローゼ症候群などで濃度低下,慢性感染症や膠原病などで濃度上昇,骨髄腫など分画異常が疑われる場合には必須な検査である.

総タンパクが減少した場合を低タンパク血症,増加した場合を高タンパク血症とよぶ.総タンパクの正常値は 6.5〜8.0 g/d*l* である(表 2-15, 16).

(4) 内分泌・代謝機能検査

生体内には多くの内分泌腺があり,多数のホルモンを分泌する.生体の機能の面からそれぞれのホルモンの分泌状態を検査する方法である.

表 2-14 異常値を示す疾患

非抱合型(間接型)優位の高ビリルビン血症	ビリルビン産生過剰	・溶血性 ・早期ビリルビン増加(原発性・続発性シャント高ビリルビン血症)
	ビリルビン抱合障害	Gilbert症候群, Crigler-Najjar症候群(Ⅰ型, Ⅱ型) Lucey-Driscoll症候群, 新生児黄疸
抱合型(直接型)優位の高ビリルビン血症	肝ビリルビン排泄異常	Dubin-Johnson症候群, Rotor症候群
	肝細胞障害 (摂取, 抱合, 排泄異常, 胆汁うっ滞)	肝炎(ウイルス性, アルコール性, 自己免疫性, 薬物性) 肝硬変, 肝癌, 寄生虫性肝障害, 感染性肝障害
	胆汁排泄障害	・肝内胆汁うっ滞 　急性:ウイルス性, 薬物性 　慢性:原発性胆汁性肝硬変, 原発性硬化性胆管炎, 　　　　慢性薬物起因性 　反復性:良性反復性, 妊娠性反復性 ・肝外胆汁うっ滞(閉塞性黄疸) 　胆石症, 癌, 炎症, 周囲からの圧排など
	その他(敗血症など)	

(日本医師会 編, 滝川 一:最新臨床検査のABC 第1版, 医学書院, p-S197, 2007 より一部改変)

表 2-15 血清総タンパク濃度の異常を来す疾患・病態

	病態	疾患
低タンパク血症	タンパク素材の不足	低栄養, 吸収不良症候群
	タンパク合成障害	重症肝機能障害(劇症肝炎など), γ-グロブリン低下を伴う免疫不全症
	タンパクの体外喪失	ネフローゼ症候群, タンパク漏出性胃腸症
	タンパクの異化亢進	胸水, 腹水(心不全, 炎症など)
	タンパクの体腔内への漏出	悪性腫瘍, 慢性炎症などの消耗性疾患
	血液の希釈	妊娠, 過剰輸液
高タンパク血症	γ-グロブリン産生亢進 (多クローン性)	慢性感染症(ウイルス性肝炎, 結核など), 膠原病(とくにSjögren症候群)
	γ-グロブリン産生亢進 (単クローン性)	骨髄腫, 原発性マクログロブリン血症, 本態性Mタンパク血症
	血液の濃縮	脱水

(日本医師会 編, 桑名正隆:最新臨床検査のABC 第1版, 医学書院, p-S143, 2007)

表 2-16 血清タンパク分画異常のパターンと病態

病態パターン	総タンパク濃度	アルブミン	α_1	α_2	β	γ
タンパク不足	↓↓	↓↓	↑	↑	↓	↓
ネフローゼ	↓↓	↓↓	↑	↑↑		V
急性炎症・ストレス		↓	↑	↑		
慢性炎症	↓	↓	↑	↑		↑
肝硬変	V	↓↓		↓	↑*1	↑*1
タンパク欠乏症						
アルブミン欠乏症	↓↓	↓↓				
α_1分画欠乏症			↓↓			
γ分画欠乏症	↓					↓↓
Mタンパク血症	↑					↑*2

V:増加あるいは正常, 減少の場合があり一定しない
*1 β-γ bridging　*2 M-peak
(日本医師会 編, 桑名正隆:最新臨床検査のABC 第1版, 医学書院, p-S144, 2007 より一部改変)

(5) 基礎代謝検査

甲状腺ホルモンの減少または過剰は, 熱産生の30〜40%の部分に影響を与えるといわれ, この熱産生に必要な酸素消費量から正常人と比較した検査である.

(6) 腎機能検査

腎機能検査法は, 腎機能障害を表し, 腎疾患の診療に

きわめて有用なものとなっている．腎疾患の診断にあたっては，尿検査を初めとする，さまざまな検査，現症，既往歴などを十分把握して行うべきである．

　BUN：血清尿素窒素の異常は，腎臓からの排出異常，すなわち，腎機能障害を反映する．

　　　高値：腎機能低下（急性腎不全，慢性腎不全），異化もしくは亢進（高タンパク食，消化管出血），組織の異化亢進（発熱，感染，組織壊死など）．

　クレアチニン：腎機能の指標として用いられる．糸球体濾過率の低下（急性腎不全，慢性腎不全），体液量の変化（脱水），筋疾患（筋ジストロフィー）で異常値を示す．

　24 時間クレアチニンクリアランス：糸球体濾過率を測定するもので，24 時間蓄尿による評価法である．最も実用性が高い．

4　顎・顔面領域のエックス線検査

(1) パノラマエックス線撮影

上下顎の歯，顎骨について総覧的なエックス線画像を得ることができる．

(2) エックス線単純撮影

線源，被写体，フィルムが動かず，基本的に直線的位置関係にあるエックス線写真撮影の基本である．

　後頭前頭方向撮影法：頭蓋の後方から前頭に向かってエックス線を入射する撮影法である．上顎骨外側部や下顎枝の病変，上顎洞，鼻腔，眼窩などの観察に適する．

　側方向撮影法：正中矢状面をフィルムと平行にする．副鼻腔や硬口蓋，鼻咽頭の軟組織の観察に用いられる．

　軸方向撮影法：中心線の方向によりオトガイ下頭頂方向撮影法と頭頂オトガイ方向撮影法とがある．頬骨弓骨折と卵円孔の観察に用いられる．

　Waters 撮影法（ウォーターズ）：フランクフルト平面とフィルム面との角度が 45 度になるようにする．正中矢状面はフィルムに垂直にする．上顎洞とほかの副鼻腔，眼窩，正円孔，頬骨弓，下顎骨筋突起などの観察に用いる．

　顎関節撮影法：顎関節疾患が疑われる場合や経過観察に用いられる．顎関節は頭蓋底部の側方に位置するため，エックス線撮影の際，周囲との骨の重なりがさけられない．

(3) エックス線断層撮影

被写体を立体的に把握しやすい利点があるが，像の鮮明さは単純エックス線にくらべて格段に劣り，比較的大きな骨変化でないと観察が困難な場合が多い．

最近では CT，MRI が頻用されている．

(4) 造影撮影

造影剤を臓器に注入してエックス線撮影を行う．これを造影検査という．造影剤の注入は臓器のエックス線不透過を高める目的で行われるので，通常ヨウ素やバリウムが用いられる．

ヨード過敏症の既往歴のある患者，重篤な甲状腺疾患のある患者では，造影剤の投与は禁忌である．

　唾液腺造影法：顎下腺，耳下腺の炎症性疾患・腫瘍性疾患の診断に有用である．ただし，急性炎症では造影は禁忌である．

　顎関節腔造影法：上下の顎関節腔内へ造影剤を注入し，関節円板の外形を描出する．

　咽頭造影法：摂食・嚥下機能を評価する検査の 1 つである．嚥下造影法，ビデオ嚥下造影法の用語もあり，一般的には videofluorography を略して VF 検査とよばれている．

　血管造影法：血管腫などの血管性病変の診断や悪性腫瘍に対する抗腫瘍薬の動脈内注入診療に用いられる．

5　エックス線 CT 検査

CT（computed tomography）エックス線写真は，最近では，人体のエックス線透過性に関する分布が，デジタルデータとして三次元的に得られることから，立体的に病変を把握することができるようになった．

6　磁気共鳴画像検査（MRI）

磁気共鳴画像検査 magnetic resonance imaging（MRI）は，エックス線と異なり，放射線を使わずにエックス線 CT

のように鮮明な断層画像を得ることができる．

MRI画像のコントラストに影響を与える要素は，プロトン密度であり，エネルギーの緩和時間T1と位相の緩和時間T2強調画像では，水分の含有量の多い組織は白く描出される．

7 核医学検査

骨シンチグラムは，テクネシウム(^{99m}Tc)を用いて悪性腫瘍の骨転移巣の描出に用いられる．骨転移への放射線治療や化学療法の治療効果の判定にも有用である．

急性骨髄炎では，エックス線写真で所見が現れる前に，骨シンチグラム像で陽性像を示す．

腫瘍シンチグラムは，悪性腫瘍の特性を利用して，ガリウム(^{67}Ga)を用いた検査である．^{67}Gaが集積像を示した場合は，ほぼ病変が存在すると考えられるが，悪性腫瘍のみならず良性腫瘍や炎症でも集積するので，質的読影には注意を要する．しかも，腫瘍の種類によっては，大きくても描出しないこともあるので，強く悪性腫瘍を疑う場合は，ほかの検査を併用する．

PET (positron emission tomography)は，正常細胞より3〜8倍も多くブドウ糖を摂取する悪性腫瘍細胞の特性を利用した検査法である．

もともと，ブドウ糖の代謝が盛んな脳や心臓，排尿路（腎臓，膀胱，尿管）に集積して，診断が困難な場合がある．とくに，重度の糖尿病でも，同様に病変描出が困難である．

8 超音波検査

本検査の特徴として，非侵襲検査である，放射線被曝がない，臓器の動きを動画像観察できる，軟部組織の描出に優れる，任意の断層面を得ることができるなどがあげられる．妊婦にも使用できる．しかし，肥満体では，反射や散乱などにより，深部臓器の観察が不十分になることがある．

9 IVR　interventional radiology

低侵襲性治療は従来の外科的治療と比較して患者の身体的負担が少なく，術後の体力の回復が早く，早期退院が可能となる．

従来，診断目的の検査であったエックス線写真や各種の造影検査，CT，MRI，超音波エコー検査を治療に応用したIVRとよばれ，低侵襲性治療の1つとされている．

10 内視鏡検査

(1) 特徴と臨床的役割

内視鏡検査では，病変を形態学的に直接観察できるばかりでなく，粘膜の色調変化，随伴病変をもとらえることが可能であり，さらに生検を実施することにより，観察された病変部の組織学的変化をも知り得ることができる．通常，観察と同時に写真撮影を行い，所見を記録するとともに，客観的かつ詳細な所見読影に用いられる．

(2) 顎関節腔検査

針状硬性鏡が用いられ，耳前部ないし耳珠内側から穿刺し，外套管より生理食塩水を関節腔に注入し，拡大してから観察する．

(3) 鼻腔・副鼻腔検査

硬状内視鏡が用いられ，自然孔部分の診断が中心である．近年，内視鏡を用いた手術が行われるようになった．

(4) 鼻咽腔検査

軟状内視鏡が用いられ，外鼻孔から下鼻道の表粘膜を行い，後鼻孔まで観察する．

11 口腔検査

(1) 歯の検査

視診で，歯数，歯の形態や色，補綴物・充填物の有無，齲蝕の有無，打診（水平，垂直）で歯根周囲組織の状態，歯の動揺で植立状態を診査する．

(2) 歯髄の検査

視診で歯の色を診査，温度診で歯髄疾患を診断し，電気診で歯髄の失活（生死）を判定する．

(3) 歯周組織の検査

視診で口腔清掃状態(歯石, プラークの付着), 歯肉の状態(発赤, 腫脹)を診査し, 歯の動揺度診査により歯周組織破壊の進行度を把握する. また, ポケット検査で歯周病の診断, エックス線写真で歯槽骨の状態を診査する.

(4) 舌・口腔粘膜の検査

視診にて色調, 形態, 可動性を診査し, 小帯の付着状態, 粘膜の湿潤状態を観察する.

触診では, 硬軟度, 腫脹の有無, 表面性状を診査する.

(5) 歯列・咬合の検査

歯の萌出状態, 歯列弓の形態, 歯列空隙の有無, 上下歯列弓の位置関係を診査する. 模型や咬合紙を用いて咬合状態を観察する.

(6) 唾液・唾液腺の検査

唾液の流出量, 粘稠度, pH を検査する. ガム試験により流出量を測定する.

唾液腺部の腫脹, 圧痛, 硬化状態を触診する. 唾液腺造影エックス線検査, 唾液腺シンチグラムが画像検査として行われる.

12 口腔機能検査

(1) 咀嚼機能

咬合力, 咀嚼による食品の粉砕度(篩分法), 咀嚼試料の内容物の流出量などを測定し, 評価する.

(2) 下顎運動

開口量, 開閉口時の疼痛, 顎位の偏位, クリック音, クレピタス音の有無, 下顎張反射, 開閉口反射の有無を診査する.

(3) 舌運動

舌を突出させ, その偏位状態から舌下神系の支配領域(内舌筋, 外舌筋, オトガイ舌筋)の運動を審査する.

(4) 嚥下運動

嚥下に関与する筋の筋電図, 嚥下圧の測定, VTR 咽頭食道透視法検査により嚥下機能を検査・評価する.

(5) 言語機能

構音機能や鼻咽腔閉鎖機能を検査することにより言語機能を評価する.

(6) 鼻咽腔閉鎖機能

口腔鼻腔の呼気流量や圧力などを測定し, 内視鏡による鼻咽腔閉鎖運動の観察, また, 筋電図による鼻咽腔閉鎖関連筋の活動状態を分析する.

13 皮膚・感覚器機能検査

(1) 皮膚検査

皮内検査:アレルギー検査で, 薬剤を皮内に注射し, 皮膚の発赤, 小疱形成などで評価する. ツベルクリン反応など.

貼付試験:接触性皮膚炎の原因をなす接触アレルゲンを検出, 確認するための検査. 48 時間後に判定する.

(2) 感覚器検査

視器・視器能検査:眼圧の平均値は 10〜20 mmHg で, 緑内障では高値となる.

視力は光感覚の局在の能力, すなわち光刺激の空間上の位置を見分ける能力をいう. 色覚は, 光の波長の違いによる光の感覚の質的差異をいう.

聴覚・平衡機能検査:聴覚とは, 空気の疎密度, すなわち音波に対して生じる感覚である. 平衡感覚は内耳の前庭器官の刺激に基づく感覚である. 障害されるとめまい・平衡感覚障害を生じる.

味覚検査:味覚の域や強さは刺激部位によるだけでなく, 刺激物質の種類, 濃度, 温度, 刺激時間, 刺激面積により異なる.

皮膚感覚:手術, 局所麻酔による知覚神経障害のときに二点識別検査などが行われる. 定期的に再検査, 継時的変化を審査する.

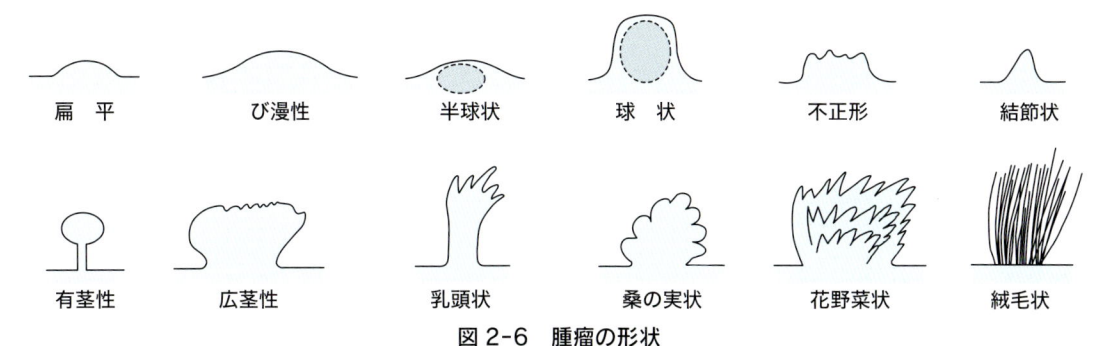

扁平　　び漫性　　半球状　　球状　　不正形　　結節状

有茎性　　広茎性　　乳頭状　　桑の実状　　花野菜状　　絨毛状

図2-6　腫瘤の形状
（泉　廣次 ほか：口腔外科学 第3版，学建書院，p.37，2000）

付1）腫脹および腫瘤の表現法

腫脹は，大きさ，範囲，性状，境界の明瞭度を診査するが，いろいろな表現法がある．

部位：解剖学的部位命名法に従って，右側顎下三角などと記載する．

色調：皮膚の着色は指圧で消失しないが，充血による発赤や，血管腫などは，指圧により退色し消失する．色は赤色，紅色，黄色，黄白色，白色，灰白色，灰色，黒色，黒褐色，赤褐色，褐色，緑色，青色などと表現する．

皮下出血は，初め赤紫色を呈するが，しだいに青色，黄色に変化し，消失していく．

発赤が高度の場合は鮮紅色，軽度の場合は淡紅色であり，表在性炎症では鮮紅色が多い．

大きさ：大きさを表現するには，計測により縦×横×高さをcmで表すのが一般的であるが，境界不明瞭なもの，また，目測によりある一定の大きさを，具体的に物体を例にあげて表現するのも便利である．使用されている表現を表2-17に示す．

境界：明瞭，不明瞭で表すが，境界の明瞭なものを限局性とよび，良性腫瘍や囊胞にみられ，不明瞭なものはび漫性とよばれ，悪性腫瘍にみられる．

形状（図2-6）：扁平，平坦，び漫性，限局性，円錐状，半球状，球状，結節状，有茎性，広茎性，ポリープ状，乳頭状，桑の実状，花野菜状，絨毛状，潰瘍状など，さまざまな形容が用いられている（図2-6）．

また，平面的なものとしては，円形，卵円形，楕円形，紡錘形，半月形，菱形，三角形，四角形，洋梨形，ひょうたん形，心臓形（ハート型），腎臓形，不正形，綿状，蔓状，地図状などの形容が用いられている．

表面の性状：皮下，粘膜に存在する腫瘍などを表現するときに，平滑，粗大結節状，凹凸不整，分葉状，有溝状，乳頭状，顆粒状，小結節状，大結節状，表面粗糙などが用いられている．

硬結，硬度：一般に，炎症性浸潤のときに，硬結，腫瘍性には硬度を使用する．表現法として，軟，弾性軟，弾性硬，軟骨様硬，骨様硬，板状硬，石様硬などがある．

また，圧縮性，整復性，波動，仮性（偽）波動，波状運動，羊皮紙音，捻髪音などがある．

一般に，軟組織囊胞では弾性軟で波動を触れ，骨囊胞では菲薄な骨組織のときに羊皮紙音として触れる．内容物が液状であれば波動，充実性であれば弾性硬となる．

疼痛：微痛，激痛，鈍痛，灼熱痛，放散痛，拍動痛，

表2-17　大きさに使用されている表現

球状	〜0.2 cm：粟粒大 〜0.4 cm：米粒大・帽針頭大 〜0.5 cm：小豆大 〜0.7 cm：豌豆大 1〜2 cm：そら豆大 〜2 cm：さくらんぼ大 3〜5 cm：クルミ大 3〜4 cm：鳩卵大	4〜6 cm：鶏卵大 5〜7 cm：鶩卵大 手拳大 小児頭大 小指頭大 示指頭大 母指頭大 など．
扁平	1円アルミ貨大，10円硬貨大，手掌大，爪大，2〜3横指大など．	
棒状	小指大，示指大，母指大など．	

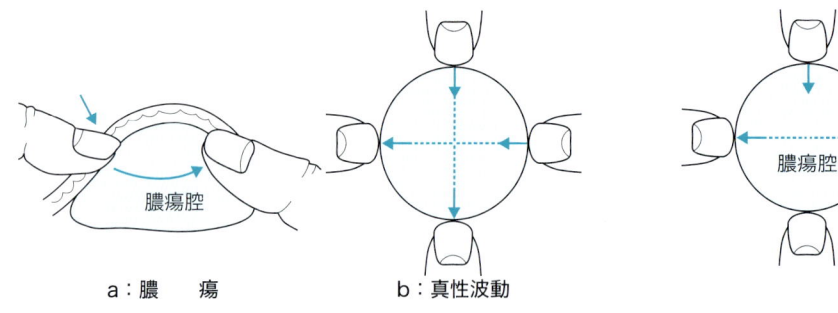

図 2-7　波動の触知

a：膿瘍
b：真性波動

図 2-8　仮性波動

刺すような疼痛，切刺様疼痛，裂くような痛み，牽引性，えぐるような痛み，疝痛などがある．

時間的には，間歇性，発作性，持続性の表現を用いる．

疼痛の感受性には患者の個人差があり，自発痛と圧痛の区別が混同されて表現されることがあるので，注意が必要である．また，どのような薬物を服用していたか，いつ服用したか確認する．

熱感：とくに，局所熱は，急性炎症の重要な症状で，手掌を患部に当て，必ず同一の手で患部と健康部を交互に検査して温度を概測する．

可動性：一般に，炎症性または悪性腫瘍は浸潤性で，周囲の皮膚，軟組織の基底と癒着している傾向があり，良性腫瘍は境界明瞭で，とくに，皮膚との癒着はない．

骨との癒着ではまったく動かず，筋肉との癒着では，筋肉と直角に交わる方向には動かないが，長軸と平行の方向には動くので注意する．

波動は，囊胞，膿瘍のように内容液が存在するときに感じる．波動は，両手指頭を腫脹部に当て一方を固定し，他方で 2～3 回軽くつついてみると，内容液があれば波動が固定した指頭に感じられる（図 2-7）．

仮性（偽）波動（図 2-8）とは，波動のように触れながらも液体の貯留のないものをいう．

付 2）潰瘍の診査と鑑別

潰瘍 ulcer は，皮膚表面または粘膜表面上の病巣で，表層の組織欠損により生じ，通常炎症を伴う．口腔粘膜では粘膜筋板に達していないものがびらん erosion，達しているものが潰瘍とされている．

物理的・化学的外傷などの局所性原因や，局所・全身性疾患の結果として原発性，続発性に形成され，有痛性と無痛性がある．

形状，表面の性状は前記の事項を参考にするが，辺縁，深さの表現に，穿掘性，外翻性，隆起性，鋸歯状，堤防状，噴火口状などがある．底面に対しては豚脂様，出血性，分泌性などという．

3 先天異常と発育異常（奇形，変形）

A 異常の分類

生下時に存在する身体構造の欠陥を先天異常 congenital anomaly（奇形 malformation）という．異常の原因や要因が出生前より存在していても出生時には異常は出現せず，生後ある期間を経過したのちに異常が明らかとなるものを発育異常 developmental anomaly とよぶ．また，出生後より現れる異常という概念から後天異常 aquired anomaly という用語も用いられる．

顎骨の発育異常は，思春期のころに目だってくる場合がある．これが後天的要因によるものか先天的要因によるものかは区別がつけにくく，たんに変形症とよぶ場合もある．

1 異常の原因

遺伝的要因（内因）と環境的要因（外因）による多因子疾患である．

2 異常の発生形式

器官の過剰形成，抑制形成，融合および癒着，融合の障害，欠損，分裂，位置異常，残遺などがある．

3 異常の分類

(1) 歯の発育異常

歯の発育障害による異常を，表 3-1 に示した．

表 3-1 歯の発育障害による異常

歯数の異常	歯数の不足（欠如）	無歯症
	歯数の過剰	過剰歯
歯の形態の異常	歯の全体の異常	巨大歯 円錐歯（栓状歯） 矮小歯 痕跡歯 癒着歯および融合歯 エナメル小滴
	歯冠の異常	先天梅毒によるもの： Hutchinson 歯／Fournier 歯（Moon 歯：桑実状臼歯）
		エナメル質形成不全によるもの： 遺伝的エナメル質形成不全／斑状歯／Turner 歯
		象牙質形成不全によるもの： 遺伝性乳白象牙質
		着色および変色によるもの
	歯根の異常	長根歯 短根歯 殻状歯 彎曲歯根 捻転歯根 プリズム状歯根 歯根離開 過剰歯根
	萌出の異常	萌出時期の異常： 乳歯の早期萌出／乳歯の萌出遅延／永久歯の晩期萌出
		萌出時の異常： 乳歯の萌出時の異常（いわゆる生歯病）／永久歯の萌出時の異常　下顎の智歯難生症　褥瘡性潰瘍
		萌出位置および方向の異常： 埋伏歯／転位歯／傾斜歯および捻転歯

表 3-2　顎および顎関節の異常

顎骨の異常	無顎症 上顎前突 大上顎症 小上顎症 小下顎症（下顎後退症） 下顎前突症 大顎症（巨顎症） 非対称性変形······顔面半側肥大症 　　　　　　　　　　顔面半側萎縮症 疾患，手術による後遺症としての変形
顎関節の異常	下顎関節突起欠損 下顎関節突起発育不全 下顎関節突起肥大

表 3-3　顎，顔面の裂

唇，顎，口蓋裂	口唇裂	片側性：完全口唇裂／不完全口唇裂 両側性：完全口唇裂／不完全口唇裂
	顎裂	
	口蓋裂	完全口蓋裂 軟口蓋裂 口蓋垂裂
顔裂	横顔裂 斜顔裂 正中上唇裂 正中下唇裂	

表 3-4　口唇，舌および口腔粘膜の異常

口唇の異常	巨唇 二重唇 先天性下口唇瘻 先天性口角瘻	
舌の異常	無舌症および小舌症 舌裂および分葉舌 巨舌症 溝状舌 正中菱形舌炎	
口腔粘膜とその他の異常	小帯の異常	上唇小帯の異常 舌小帯の異常 下唇小帯および頰小帯異常
	Fordyce 顆粒（斑） 上皮真珠（セルレス上皮真珠）	

（2）顎および関節の奇形

顎および顎関節の異常を，表 3-2 に示した．

（3）顎，顔面の裂奇形

顎，顔面の裂を，表 3-3 に示した．

（4）口唇，舌および口腔粘膜の異常

口唇，舌および口腔粘膜の異常を，表 3-4 に示した．

B　歯の発育障害による異常

歯の発育過程は，成長期，石灰化期，萌出期を経て，咬耗期となる．しかし，これらの時期にさまざまな要因が関与して異常が発生し，先天的あるいは後天的に形成不全または過形成が出現し，歯数，構造，形態，かたさ，萌出，咬耗の異常がみられる．

1　歯数の異常

歯胚発育の開始期における障害は，歯数の異常という形で出現する．これには，数が多い場合と不足している場合の 2 つがあるが，歯数の異常を決定するためには，萌出している正常な歯の数だけをみるのではなく，エックス線写真により埋伏歯の存在の有無，また，抜歯の既往歴の有無を正確に把握する必要がある．

（1）歯数の不足（欠如）（欠如歯）

　decrease in number of the tooth, missing tooth

　先天的に歯の数が足りないものを歯数の不足といい，歯胚の形成がまったく行われなかったか，あるいは歯胚が形成されても増殖が抑制されたために起こると考えられている．不足の状態は次のように分類される．

無歯症 anodontia

部分的無歯症 partial anodontia または**部分的欠如** hypodontia：少数の歯が不足している場合．

完全無歯症 total anodontia：すべての歯が欠如している場合．

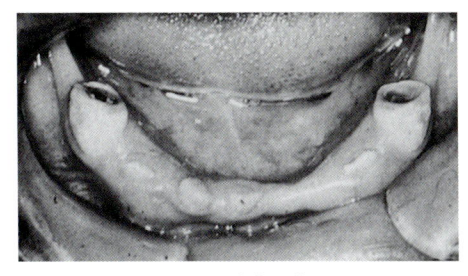

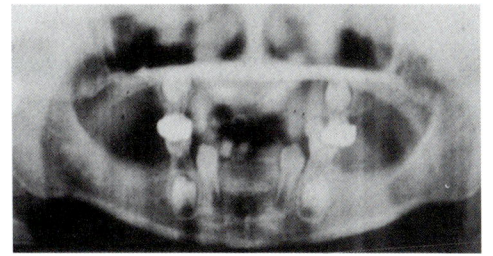

a：口腔内写真　　　　　　　　b：パノラマエックス線写真
図 3-1　家族性に出現した多数歯の先天性欠如症

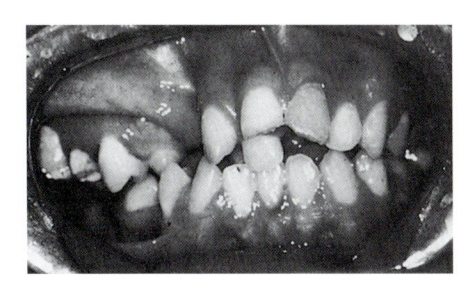

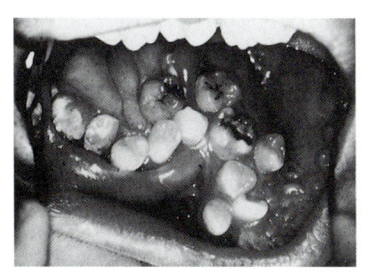

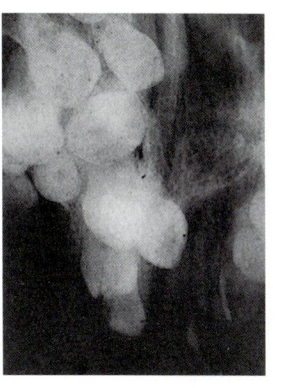

a：永久歯群に出現した過剰歯　　b：歯列が二重に形成されている　　c：エックス線写真
図 3-2　二重形成

■ 原　因

動物実験や双生児および家系調査によると，大部分のものは遺伝的に決定されるという．また，既往歴として母親の高度の栄養障害，乳児期の高度の下痢症，栄養失調，風疹があげられ，顎炎，放射線治療の経過，唇・顎・口蓋裂の患者，外胚葉性発育不全症などの全身症候群があげられる．

■ 症　状

出現頻度は，過剰の場合より多少高いといわれる．一般に，乳歯列での歯の欠如は永久歯より少ないが，まれではない．永久歯は乳歯より多く，永久歯列で 3～6％ とされている（図 3-1）．少数歯の不足は，乳歯群で側切歯が最も多く，永久歯では第三大臼歯（智歯）が最も多く 10～30％ とされている．次いで側切歯，第二小臼歯が多い．唇，顎，口蓋裂の患者では，側切歯の欠如がみられる．

(2) 歯数の過剰

過剰歯 supernumerary tooth の出現頻度は，乳歯群では低い．乳歯群にみられる二重形成は遺伝的原因によって決定される．

永久歯の過剰は 2～3％ で，乳歯では 0.3％ である．乳歯群に過剰歯をもち，しかも永久歯群にも現れたものは 30％ であると報告された例もあるが，乳歯群にみられる二重形成は遺伝的に決定され，永久歯に引き継がれることが多いといわれている（図 3-2）．

上顎前歯部での発現が 49.2％ で最も多く，上顎の大臼歯が 37.8％，上下顎とも犬歯部が 0.2～0.4％ で最も少ない．上顎前歯部では，過剰歯が萌出していることもあるが，多くの症例では，両側の中切歯の歯根の内側に 1 個または 2 個の過剰埋伏歯として存在する（図 3-3）．

過剰埋伏歯の位置は，歯根よりも口蓋側で倒立していることがある（逆生，図 3-4, 5）．

小臼歯部ではほとんど正常の小臼歯に近い過剰歯が萌出していることがあり，歯列内にあるとき第三小臼歯とよばれている．大臼歯部では下顎より上顎に多く，臼旁歯 paramolar あるいは臼後歯 distomolar として現れる．

過剰歯があっても自覚的な苦痛はない．

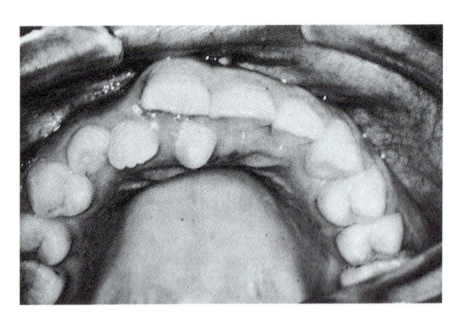

図 3-3　上顎切歯部の萌出過剰歯：歯冠は円錐形

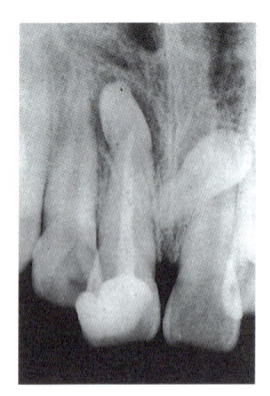

図 3-4　過剰埋伏歯
口蓋側で倒立している．

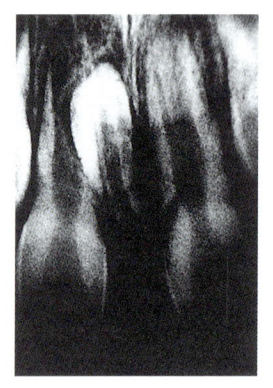

図 3-5　上顎切歯部の逆生過剰埋伏歯

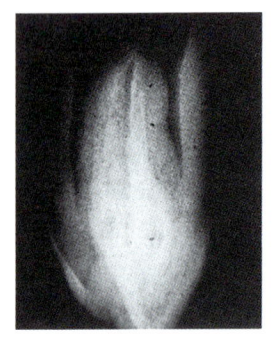

図 3-6　陥入歯（歯内歯）

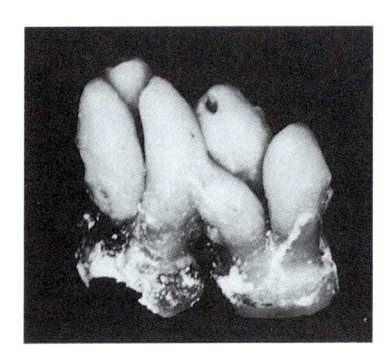

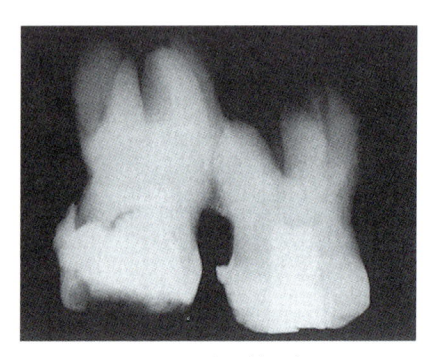

a：摘出物肉眼所見　　b：エックス線写真
図 3-7　癒 着 歯

■処　置

継発症の原因となる場合は抜歯する．

② 歯の形態の異常

　歯胚の形成に障害があると，エナメル質，象牙質の構造に異常が起こる．また，歯の大きさと歯冠の形態が決定される時期に障害が起こると，歯の形態と大きさの異常となって現れてくる．

(1) 歯全体の異常

巨 大 歯　giant tooth, macrodontia

　異常に大きく形成された歯をいい，まれに中切歯にみられることがある．萌出していることもあるが，多くは骨中に埋伏している．いずれにしても歯列不正の原因となることが多く，抜歯の対象となる．

円 錐 歯　conical tooth

　歯冠が円錐状を呈するもので，全体的に歯は小さいものが多く，先天的に異形成のあるときにしばしばみられ，常染色体優性遺伝と考えられる．

　一般に，上顎側切歯に多く，次いで第三大臼歯（智歯），過剰歯などにみられる．

陥入歯（歯内歯）　dens invaginations（dens in dente）

　陥入歯は，歯が石灰化する前に，歯冠部の一部が表層のエナメル質とともに歯髄腔内に深く陥入している異常歯をいい，重積歯ともよばれる．エックス線写真で1本の歯の歯髄腔に，ほかの1本が入っているようにみえる．根端孔が2個以上あるのが特徴である（図 3-6）．

矮 小 歯　microdont, dwarfed tooth

　異常に小さい歯で，過剰歯に多くみられる．上顎の第三大臼歯（智歯）にみられることがある．多くは遺伝性のものとされている．ときに集合歯牙腫を構成しているこ

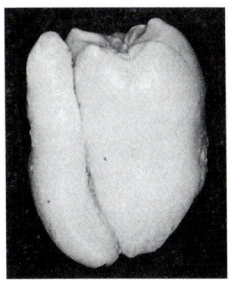

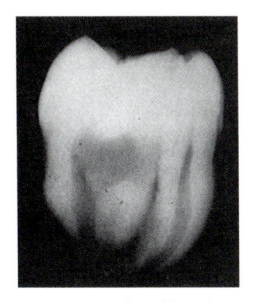

a：摘出物肉眼所見　　b：エックス線写真
図3-8　双生歯

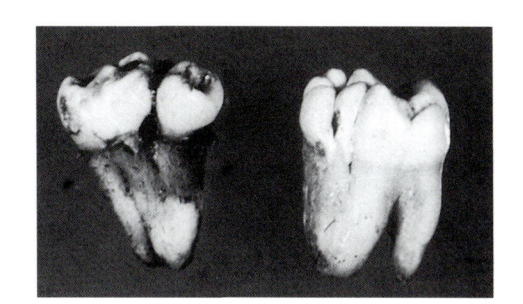

図3-9　融合歯

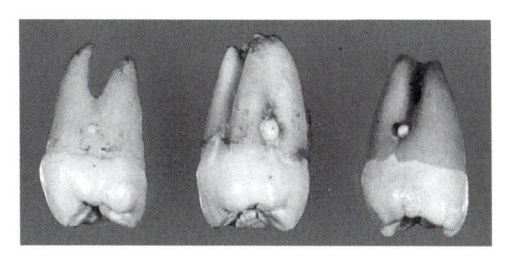

図3-10　エナメル滴

ともある．

癒着歯および融合歯　concrescent teeth, fused teeth

2個以上の歯が互いに結合したものをいう．セメント質だけで結合しているものを癒着歯（図3-7）といい，象牙質とエナメル質あるいは象牙質とセメント質によって結合しているものを融合歯という．また，正常歯と過剰歯の癒着または融合したものを双生歯 geminated tooth（図3-8）という．癒着は，歯根が完成した2個以上の歯が，顎骨内で互いに密接しているときに，セメントの増殖によって起こる．融合は，1個の歯胚が不完全分裂する場合と，2個の歯胚が早期に結合する場合とがある（図3-9）．

発現頻度については，癒着歯は，乳歯群ではほとんどみられず，永久歯群でも比較的少ない．融合歯は，乳歯群で下顎の前歯に多く出現し，永久歯群では上下顎の前歯部に多く，小臼歯部には少ない．双生歯は，まれに上顎前歯部と大臼歯部にみられる．

癒着歯および融合歯は，萌出している場合と，顎骨内に埋伏している場合とがある．

エナメル滴　enamel droplet

複根歯の根分岐部または歯頸部に発生する，半球状または球状の形をした突起物で，外面はエナメル質でおおわれ，中層は象牙質で形成されているものが最も多い（図3-10）．大きさによっても異なるが，正常歯に癒合したと考えられている説と，歯の発育中にエナメル質が突出したものであるという説がある．

エナメル滴の存在は，歯頸部に炎症を起こしやすいので，注意が必要である．

(2) 歯冠の異常

先天梅毒による歯冠の異常

■Hutchinson歯（ハッチンソン）　Hutchinson tooth

Hutchinson（1857）は，先天梅毒の3徴候として，Hutchinson歯，内耳性難聴（迷路性聾），実質性角膜炎をあげている．

母体の梅毒スピロヘータ感染が経胎盤的に歯胚に障害を与えるため，歯冠が変形をきたす．出現頻度は，先天梅毒の30％内外にみられる．

臨床的所見としては，歯冠が樽状を呈するものが多く，上下顎の前歯の切端中央に，半月状の浅い切れこみがみられるのが特徴である．

■Fournier歯（フールニエ）　Fournier tooth

Moon歯 Moon tooth，桑実状臼歯 mulberry molar，蕾状臼歯 bud molar ともいわれる．おもに，第一大臼歯，第二乳臼歯に現れ，咬頭の萎縮と歯冠の発育不全を呈するものをいう．

先天梅毒に起因することが多いが，Hutchinson歯より発現頻度は低い．

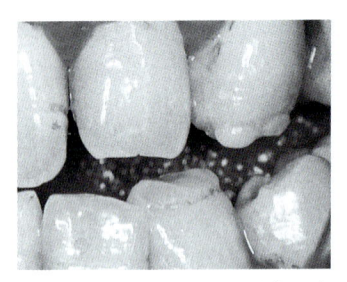

図 3-11　エナメル質形成不全による歯冠の異常

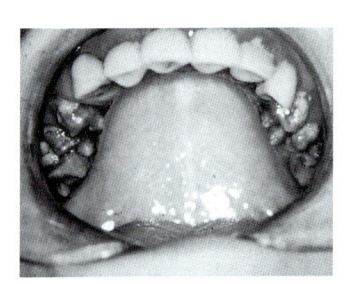

図 3-12　褐色歯

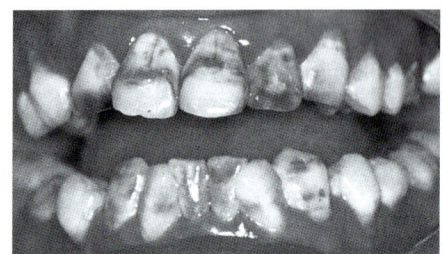

図 3-13　斑状歯

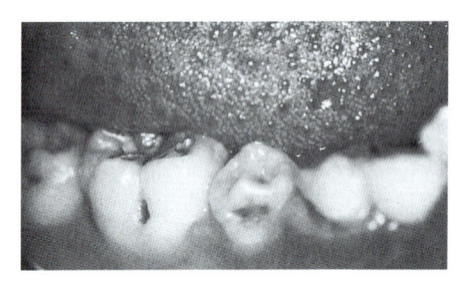

図 3-14　Turner 歯

エナメル質形成不全による歯冠の異常（図 3-11）

■ **エナメル質形成不全症**　amelogenesis imperfecta

　遺伝的因子によってエナメル質の形成が障害されて起こる疾患で，まれなものである．多くは常染色体優性遺伝によって起こるといわれるが，伴性優性遺伝するものもあると報告されている．本疾患は一般的に，形成不全型と石灰化不全型とに大別される．

　低形成型：エナメル質が非常に薄くしか形成されず，褐色の象牙質が透けてみえる．歯冠の色が褐色にみえるため，褐色歯 brown tooth といわれる（図 3-12）．

　一般に，乳歯も永久歯も侵される．エナメル質は薄いが，かたく，表面は小窩状ないし顆粒状，ざらついたしわ状を呈するが，咬耗をきたしやすい．

　石灰化不全型：エナメルの基質は形成されるが，石灰化が障害され，エナメル質の低石灰化を起こす．エナメル質は水分が多く，無機質が少ないので，萌出時に白色ないし麦わら色を呈するが，しだいに飲食物からの色素を吸収して褐色となる．歯冠部は咬耗しやすく，歯頸部まで摩滅し，象牙質露出部は，とくに濃く着色する．乳歯，永久歯ともにおかされる．

■ **斑状歯**　mottled teeth

　斑状歯は，石灰化中のエナメル質が，飲料水中のフッ素に敏感に反応し，エナメル芽細胞に障害を与えた結果生じるものである．この反応は，石灰化に関与するアルカリホスファターゼ系の酵素が障害されて起こるともいわれている．特定の斑状歯地帯に集団的に出現する．

　永久歯に多く，乳歯には少ない．障害された歯冠の表面は一般に，斑点状，糸状，縞状に白濁がみられ，著明になると表面全体が白色の素焼様となる．また，変化が強くなると実質欠損を伴うことがある．萌出後に飲料水中あるいは食物中の鉄，マグネシウムなどの金属類が発育不全の部分に侵入し，着色ができ，褐色を呈する（図 3-13）．

■ **Turner 歯**　Turner tooth

　乳歯の根尖性歯周炎などのために，永久歯の原基に障害を起こし，発育不全が起こったものを Turner 歯という．これは後天的局所的原因により 1～2 歯を侵し，歯面全体ではなく限局して起こり，脱灰した部分は斑点状を呈する（図 3-14）．

象牙質形成不全による歯冠の異常

■ **遺伝性象牙質形成不全症**

　dentinogenesis imperfecta hereditaria

　歯の異常のなかで最も遺伝性がはっきりと証明されている．常染色体優性遺伝による．

　象牙質の形成異常により光が独特に屈折するため，直射光線で灰色から赤褐色にみえ，透過光線では乳光色を呈する．歯冠部は正常な大きさであるが，歯髄腔，根管は全部あるいは部分的に欠如しているので，歯冠の咬耗

が激しく，短期間に歯冠が摩滅消失する．

着色および変色による歯冠の異常

■テトラサイクリンによる着色

長期間にわたるテトラサイクリン投与の治療を受けた時期が，歯の形成期にあたった場合，エナメル質と象牙質にテトラサイクリンが沈着して，黄赤色を呈することがある．妊婦の場合は，胎盤をとおして，生まれた子どもの歯に着色がみられる．

同じ系統の抗生物質であるミノサイクリンでは着色しない．

■ビリルビンの沈着

重症な新生児黄疸に罹患すると，血中に増加したビリルビン bilirubin が形成途上のエナメル質および象牙質に沈着して緑色調を呈する．着色の強さはいろいろであるが，6～7歳ころまでに自然に退色する．

■新生児メレナにみられる着色

乳幼児の消化管からの出血の結果，吐血，下血を起こす新生児メレナに罹患した乳幼児では，乳歯歯冠の歯頸部に近い部分に青い着色がみられる．

■ヘマトポルフィリン尿症による着色

ヘマトポルフィリン hematoporphyrin 尿症あるいはポルフィリン porphyrin 尿症の場合に，ポルフィリンが形成途上の象牙質かセメント質に沈着して，ピンクまたは暗赤色を呈することがある．しかし，エナメル質には着色しない．

■紅変歯

ライ患者のライ菌が，歯髄内で増殖したため歯髄壊死をきたすのが原因である．歯髄出血は，最初はピンク色で，そのあと，黄褐色から赤褐色に変わってくる．

(3) 歯根の異常

短根歯　short rooted tooth

歯根が短いものである．上顎の中切歯と第二小臼歯，下顎の中切歯と智歯にみられ，骨植が弱く，比較的早期に動揺して抜歯の対象となることがある．歯根が極端に短いものを臨床的に無根歯とよび，このなかには常染色体優性遺伝によるものもある．また，象牙質異形成症に

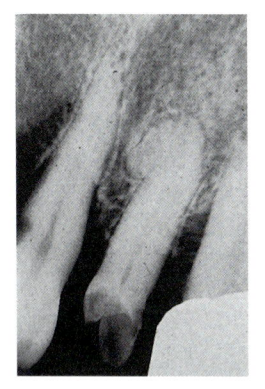

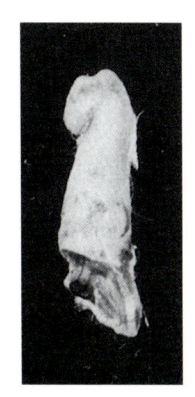

a：デンタルエックス線写真　　b：摘出物肉眼所見
図3-15　彎曲歯根

よるものもある．

殻状歯　shell tooth

エックス線写真で，歯根が短いか，あるいは認められないものが多く，エナメル質は正常であるが，歯髄腔が著しく大きいので，象牙質が極度に薄く，エナメル質と象牙質の薄い殻からできているようにみえる．歯冠の色は正常であるが，のちに黒っぽくなることがある．原因は不明であるが，象牙質形成不全症の1型ともいわれている．

彎曲歯根　curved root

歯根の彎曲が高度なもので，歯根尖近くで強く屈曲（図3-15）しているので抜歯困難の原因となり，よく破折することがある．とくに，埋伏上顎中切歯では，歯根部でつり針のように彎曲している場合が多い．

プリズム状歯根　prismshaped root

複根歯の歯根の上部が融合して根尖部が椀状を示し（図3-16），その根尖の部分だけが分かれているもので，上顎の大臼歯にみられ，抜歯困難の原因となる．

歯根離開　divergent root

複根歯の各歯根の軸方向が根尖のほうで開いているもので，上下顎第一乳臼歯，第一大臼歯によくみられ，抜歯困難の原因となる．

過剰歯根（副根）　additional root（accessory root）

解剖学的な歯根と関係がなく生じた過剰な根をいう．永久歯群に多く，乳歯群に少ない．永久歯では大臼歯，

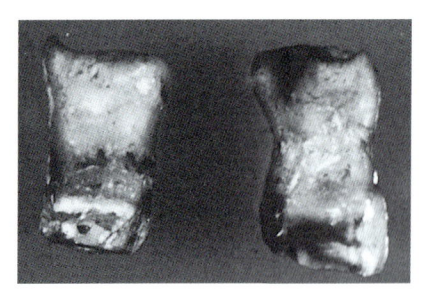

図3-16　プリズム状歯根

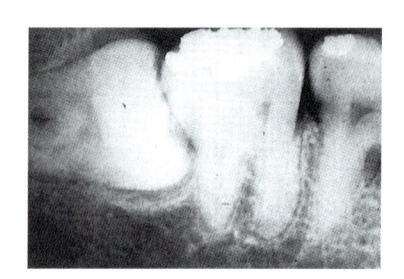

図3-17　水平智歯

小臼歯，単根歯のいずれにもみられるが，乳歯では乳臼歯，下顎の乳犬歯にみられる．

3 萌出の異常　anomaly of eruption

(1) 萌出時期の異常　anomaly of eruption period

乳歯の早期萌出　premature eruption of deciduous tooth

乳歯が生後2〜3か月に早期に萌出することがある．新生児または1か月以内に歯の萌出がみられる場合，先天性歯 congenital tooth とよぶ．

出産時すでに萌出する歯を出産歯 natal tooth，出産後1か月以内に萌出してくるものを新生歯 meonatal tooth という．

先天歯は，発育のわるい乳児に多くみられ，大半は下顎の中切歯部に出現する．先天歯は乳中切歯と前乳歯（過剰歯）の場合がある．

■先天歯の存在による障害
① 授乳の際に，母親の乳頭を傷つけて乳腺炎を引き起こす．
② 先天歯周囲の歯肉炎を起こす．
③ 乳児舌下面あるいは舌小帯がこすれ，潰瘍と哺乳障害を起こす．この潰瘍または肉芽腫をRiga-Fede病（リガ・フェーデ）とよんでいる．

乳歯の萌出遅延　delayed eruption of deciduous tooth

生後12か月以上たっても乳歯が1本も萌出しない場合をいい，全身の栄養障害，カルシウム代謝障害，クレチン病，内分泌の機能異常，ある種の遺伝性疾患などに関係があるといわれる．また，しばしばDown症候群に伴って起こり，先天梅毒でも萌出が遅れる．

永久歯の晩期萌出　delayed eruption of permanent tooth

歯の萌出が，なんらかの原因で遅延していたものが，中年以後に萌出したとき，これを晩期萌出という．

原因には，鎖骨頭蓋異骨症，ビタミン欠乏によるくる病，内分泌障害によるクレチン病，下垂体前葉の機能障害，先天梅毒などの全身疾患あるいは歯の形成不全，歯胚の位置・方向の異常，乳歯の早期萌出，小さな濾胞性歯嚢胞などの局所的原因がある．乳歯の脱落遅延を受けない第一大臼歯が基準になるが，9〜10歳ころ萌出が始まることもまれではない．

これには，真性と仮性の晩期萌出がある．通常，後者が多く，完全埋伏の状態が周囲の歯槽骨の吸収で露出してきたもので，慢性炎症を起こしていることが多く，ときに急性炎症を起こし顎骨炎に移行するので，注意が必要である．

臨床的には，エックス線診査で歯数の確認を行い，ときに開窓術あるいは歯の牽引を行う場合もある．

永久歯の萌出時の異常

■下顎の智歯難生症

difficult dentition of lower wisdom tooth

永久歯の萌出時の障害で最も多くみられるのは下顎の智歯難生である．下顎智歯では，歯胚が下顎骨の体部と上行枝との移行部にあるので，萌出する際に，十分な間隙がなく，萌出方向の異常により萌出不能となり，歯冠の一部が骨と歯肉粘膜にて被覆され，半埋伏の状態となる．これを下顎の智歯難生症といっている．

多くは前方傾斜で，高度のものを水平智歯とよんでいる（図3-17）．第二大臼歯遠心面の歯肉嚢から智歯歯冠に深い盲嚢が連続しているので不潔になりやすく，しば

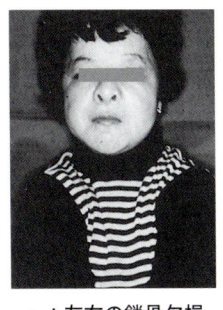

a：左右の鎖骨欠損
両肩を胸の前で合わせられる．

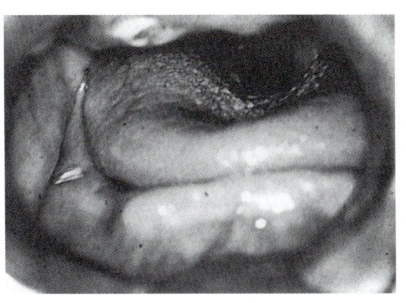

b：口腔内写真
歯の萌出がみられない．

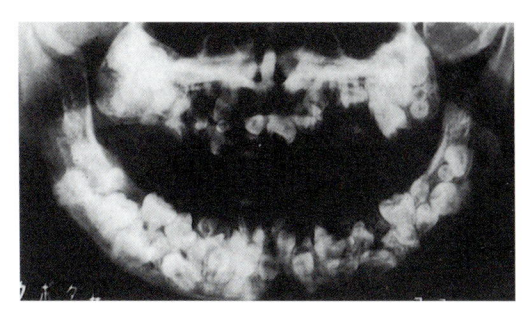

c：多数歯の埋伏

図 3-18　鎖骨頭蓋異骨症

しば感染により歯冠周囲炎を起こす．これを，下顎智歯周囲炎とよんでいる．

(2) 萌出位置および方向の異常

埋伏歯　impacted tooth

発育を完了した歯が，一定の萌出時期をすぎても顎骨内部あるいは粘膜下にとどまっている状態を，埋伏歯という．また，歯冠の一部だけが口腔に萌出したままでとどまっている場合を，半埋伏歯とよんでいる．

■局所的原因

① 歯胚の位置が，正常な萌出部位から離れている場合．
② 萌出方向が異常な場合．
③ 大きな歯冠あるいは彎曲の著明な歯根をもつ歯．
④ 歯の形成不全．
⑤ 含歯性囊胞あるいは歯牙腫の存在．
⑥ 乳歯の早期抜去，あるいは脱落に伴う萌出スペースの不足．
⑦ 顎骨の発育不全による萌出スペースの不足．
⑧ 被覆粘膜の肥厚ないし骨の硬化，あるいは顎骨との癒着．
⑨ 外傷による場合．

■全身的原因

多数歯の埋伏は，全身的原因によることが多い．

・クル病
・先天梅毒
・クレチン病
・小児性粘液水腫
・Down 症候群
・鎖骨頭蓋異骨症（図 3-18）
・外胚葉異形成症
・内分泌障害
・遺伝（浸透度の高い常染色体優性遺伝）

■症　状

歯の埋伏は，乳歯群に少なく，永久歯群に多い．永久歯のなかでは下顎の智歯に最も多く好発し，次いで，上顎の犬歯，中切歯，側切歯および上下顎の第二小臼歯などである．また，過剰歯が埋伏していることも多く，好発部位は上顎切歯部口蓋側である．

一般に，自覚症状はまったくない．粘膜下あるいは歯槽突起の近くに存在するときは，触診で骨様のかたい膨隆を粘膜下に触れる．通常，エックス線写真で発見されることが多い．

埋伏歯が存在すると，さまざまな原因で継発症が発生する．

■継発症

① 埋伏歯のために正常な歯の萌出が阻害され，さまざまな方向へ転位や歯間離開などの歯列不正が起こることがある．また，食物が停滞し，隣在歯は齲蝕に罹患しやすい．上顎前歯の埋伏過剰による中切歯の正中離開はその好例である（図 3-19）．
② 埋伏歯の歯冠が，隣在する歯根と接触していると，その部分に歯根吸収が起こる（図 3-20）．隣在歯の弛

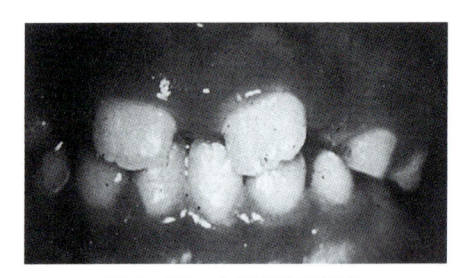

図 3-19　上顎前歯部埋伏
過剰歯による中切歯の正中離開．

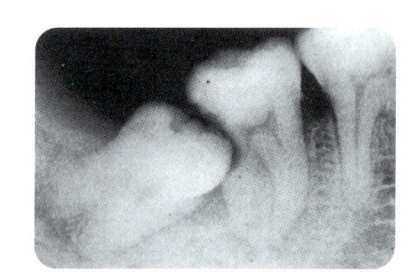

図 3-20　水平埋伏智歯による第二大臼歯の歯根吸収

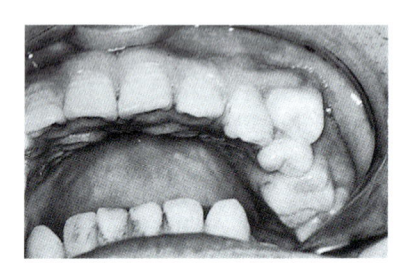

図 3-21　上顎小臼歯の唇側転位

緩動揺，上行性歯髄炎が起こり，またはその部位に根尖性歯周炎が起こると，根管治療では治癒しがたい症例が多い．
③ 埋伏歯が神経枝を圧迫して三叉神経痛様疼痛が起こることがある．この場合の疼痛は，埋伏歯を抜去することにより消失する．
④ 含歯性囊胞を形成する原因となる．
⑤ 粘膜下に埋伏歯が存在する場合に，それを放置して床義歯を装着すると，その部分の粘膜が両方から刺激されて，褥瘡性潰瘍を生じる．
⑥ 埋伏歯がある部分に滲出性骨炎が起こると，埋伏歯は異物となり，炎症の治癒が遅延する．

■処　置

継発症を伴う場合あるいは障害の強いときは，埋伏歯を抜去する．症例によっては，埋伏歯を歯列内に誘導する矯正治療が適用される．

転位歯　malpositioned tooth

正常に萌出する歯は，歯列内のそれぞれ定まった位置に萌出するが，歯が正常と違った部位に存在している状態を，転位歯とよぶ．

■種　類

唇側転位および頰側転位 labioversion and buccoversion（図 3-21）：転位が歯列より外側にみられる場合で，前歯に多い．

舌側転位 linguoversion：転位歯が歯列よりも内側にみられる場合で，下顎小臼歯によくみられる．

近心転位および遠心転位 mesioversion and distoversion：歯が欠如している場合に，その隣在歯にみられる歯列内転位である．

高位 supraversion：歯が欠如している場合に，対合歯が咬合線を越えて挺出している状態である．

低位 infraversion：歯が萌出不全または半埋伏の状態にある場合である．

移転（移転歯） transposition（transposed tooth）：ほかの歯と位置が入れ替わって萌出している状態である．上顎の犬歯と第一小臼歯の交換，側切歯と犬歯の交換などがみられる．多くは片側性であるが，ときに対称性にみられることがある．

正中離開 median diastema：左右の中切歯の間に間隙がみられる．過剰埋伏歯が原因になっていることがある．

叢生 crowding：数歯にわたってジグザグに萌出し，唇側転位と舌側転位が混在した歯列不正である．

■原　因

・乳歯の晩期残存．
・萌出すべき場所の空隙消失．
・顎骨の発育不全．
・唇顎口蓋裂（図 3-22）．
・顎骨の囊胞，腫瘍の圧迫．
・埋伏歯の圧迫．

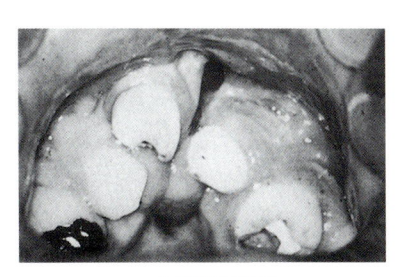

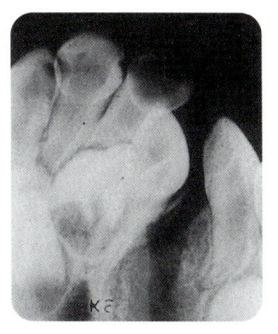

a：口腔内写真　　b：エックス線写真
図 3-22　唇顎口蓋裂が原因の転位歯

■症　状
　転位歯は，乳歯群では少なく，永久歯群ではかなり多くみられる．齲蝕などにかからないかぎり転位歯自体には自覚症状はない．しかし，これが原因で継発症が起こる．

■継発症
・歯列の不正や顔貌の変化を起こす．
・隣在歯の齲蝕，吸収，歯髄炎，歯膜炎，また，顎骨の炎症を起こす．
・褥瘡性潰瘍を形成する．
・転位歯周囲の炎症．
・発音障害．
・咀嚼障害．
・きわめてまれに鼻腔内に歯が転位萌出し，鼻炎を起こす．

■処　置
　歯の転位は，矯正科で正常な位置に移動されるが，高度のものは抜歯の対象になる．

傾斜歯，捻転歯　inclined tooth, rotated tooth
　歯が異常傾斜したものを傾斜歯とよび，歯軸を中心に回転したものを捻転歯とよぶ．

■種　類
　唇側傾斜および頬側傾斜 labial tipping and buccal tipping：歯が歯列の外側に向かって傾斜している場合．
　舌側傾斜 lingual tipping：歯が歯列の内側に向かって傾斜している場合．

　逆生 inversion：正常とはまったく逆の方向に歯が萌出した場合で，上顎の中切歯あるいは側切歯，過剰埋伏歯が鼻腔底に萌出することがある．
　捻転 tooth rotation：歯の長軸を中心に歯が回転している場合．
　傾斜歯，捻転歯は，齲蝕や歯周炎に罹患しやすい．

■処　置
　転位歯に準じる．

C　顎および関節の先天異常・発育異常と変形

1　顎　骨

malformations and deformities of jaws

　顎骨の先天異常・発育異常と変形は，先天性の原因，発育障害および後天性の原因により起こる．上下顎骨の形態異常は，顎運動異常や咬合異常による咀嚼障害や言語障害とともに，審美障害と心理的障害などをもたらす．

(1) 顎顔面の骨の発生

　顔面の原形は，胎生第4～12週にかけて，頭側の前頭鼻突起と左右両側の第一鰓弓由来の上顎突起と下顎突起により，口窩を中心に形成される．
　各突起は，外側は外胚葉組織で皮膚となり，内側は内胚葉組織で粘膜となり，その中間は中胚葉組織で結合組織，筋肉，骨，血管が発生する．
　顎顔面の骨は，上顎突起内に膜内骨化により上顎骨，口蓋骨，頬骨，側頭骨の一部が形成される．下顎突起ではMeckel軟骨（メッケル）の外側に，膜内骨化により下顎骨の体部と下顎枝部が形成され，のちに二次軟骨が下顎頭部，筋突起部，オトガイ部に形成され，軟骨内骨化により下顎骨の成長発育に大きな影響を与える．
　なお，耳小骨のキヌタ骨とツチ骨はMeckel軟骨より，アブミ骨はReichert軟骨（ライヘルト）より形成され，側頭骨の岩様部に取り込まれ，中耳を形成する．

舌骨は，第二鰓弓と第三鰓弓の軟骨より形成される．
これらの顔面頭蓋を構成する骨は，脳頭蓋を構成する頭蓋冠と頭蓋底の骨とともに頭部を構成する．前頭骨，頭頂骨，後頭骨は，膜内骨化により形成され，それぞれ骨縫合により頭蓋冠を形成する．

頭蓋底を構成する側頭骨，蝶形骨，篩骨や鼻腔を構成する鋤骨，鼻骨，涙骨，下鼻甲介は軟骨頭蓋を形成し，その後，軟骨内骨化により頭蓋底の骨が形成される．

胎生第7週で，Meckel軟骨の背側端に形成されるキヌタ骨とツチ骨との間に，一次的な顎関節が形成される．胎生第10週以降に，下顎骨の背側端に下顎頭軟骨が形成され，軟骨内骨化をしながら，側頭骨との間に二次的に顎関節を形成する．

(2) 顎顔面の変形の原因

原因には，先天性あるいは遺伝性に生じる先天異常，出生後の顎顔面の発育成長に障害をきたした変形症，顎顔面領域のさまざまな疾患や手術による後遺症としての変形症がある．

■**奇形症候群とは**

先天異常は，単発性や多発性に生じ，身体各部に奇形を伴うものを奇形症候群という．

成因は，遺伝的要因，環境的要因，遺伝的要因と環境的要因の複合によると考えられている．遺伝的要因には，突然変異により病の遺伝子が生じて発病または遺伝する遺伝子病と，配偶子(精子，卵子)が減数分裂により，半数の23個の染色体となり，受精による核の融合でふたたび46個の染色体となるが，この過程で染色体の数や構造の異常により先天異常が生じる配偶子病がある．

遺伝子病は，遺伝様式により優性遺伝，劣性遺伝，常染色体遺伝，性染色体遺伝に分類される．Treacher-Collins症候群やCrouzon症候群などは常染色体優性遺伝の傾向を示し，Apert症候群，軟骨・外胚葉異形成症は常染色体劣性遺伝，口腔・顔面・指趾症候群，先天性外胚葉異形成症などは伴性劣性遺伝の傾向を示す．

下顎前突症は，家族的傾向や突然変異による場合がある．染色体異常による配偶子病では，No. 21染色体のtri-somyによるDown症候群，No. 5染色体の短腕部の部分欠失による猫泣き症候群，性染色体異常によるTurner症候群やKlinefelter症候群などがあげられる．

環境的要因が奇形発生の重大な原因となる場合がある．妊娠3か月間は胎芽期で，器官形成の重要な時期でさまざまな有害因子により先天異常が発生しやすい臨界期とよばれ，この期間に発生する先天異常を胎芽病という．妊娠3か月より出産までの期間は胎児期で，この器官発育期にさまざまな原因による障害を胎児病という．

また，分娩時の低酸素状態や機械的外力によって起こる出生児の器質的障害を分娩病とよび，先天異常に含める場合がある．

先天異常は，原因不明の場合が多いが，在胎中に催奇形性要因や胎位や胎盤の異常，臍帯異常，羊水過多症などの子宮内環境の異常と遺伝的要因の相互作用により先天異常が生じると考えられる場合がある．

口唇裂・口蓋裂などは，遺伝的要因と環境的要因の相互作用が一定のしきい値を超えると先天異常が発生するとされる多因子遺伝のしきい値説で説明されることが多い．

■**出生後の顎顔面の発育成長に障害をきたす原因**

遺伝的要因による場合と後天的原因による場合とがあるが，その原因を判別できない場合がある．

乳幼児期は顎顔面の発育成長が旺盛な時期で，この時期に，極度の栄養障害やくる病などのビタミン欠乏症，およびクレチン病などの内分泌異常により，顎顔面骨の発育不全をみる．

また，扁桃・アデノイドの肥大による口呼吸，異常嚥下癖・指しゃぶりなどの異常習癖，多数歯欠損による不正咬合での歯列不正や咬合異常が原因で，顎変形症を生じる．

■**さまざまな疾患や手術による後遺症**

顎顔面の変形症をきたす．顎関節部の外傷は，関節突起の発育障害や顎関節強直症の原因となり，小下顎症や非対称顎を呈する．顎関節のリウマチ性変形，関節頭の腫瘍や炎症により下顎骨の変形をきたす．

顔面軟組織の損傷や顔面神経麻痺，血管腫などで顔面

変形症を生じる．顎骨の骨髄炎による骨壊死や外傷による変形治癒，良性悪性腫瘍，囊胞性疾患，骨形成異常疾患により変形症を呈する．

青年期の下垂体機能亢進症により末端肥大症を呈する．唇顎口蓋裂の手術後の上顎発育抑制や顎骨手術の後遺症の変形症がある．

表 3-5 代表的な顎変形症

1. 上顎劣成長（小上顎症）
2. 上顎前突症
3. 下顎前突症
4. 下顎劣成長（小下顎症）
5. 上下顎前突症
6. 開咬症
7. 下顎非対称（顔面非対称）
8. オトガイ劣成長（小オトガイ症）

(3) 顎顔面変形症の診断

顎顔面の形態異常の診断は，視診，触診などにより比較的容易に病態を把握できるが，客観性のある診査を得ることが重要である．

顔貌の正面観で，左右の対称性や上・中・下の顔面比率，側面観での上下顎の突出観や陥凹観などを診査する．

変形の原因が，硬組織か軟組織にあるか診査する．客観的評価法として頭部エックス線規格写真分析やプロフィログラムにて評価する．必要に応じてCT検査で三次元的に硬組織と軟組織の構造を把握する．

機能検査として，顔面表情，顎運動，発音，嚥下，呼吸など障害の有無，程度を診査する．

口腔の診査では，歯の欠損，歯列の状態，咬合状態，舌など口腔軟組織の状態の診査を行う．顎関節の診査で，顎運動の状態や顎関節部の形態診査も必要となる．

患者の心理的障害の有無の検査は，治療に際しても，治療後にも，影響を及ぼすので，必要に応じて心理テストを行う．

変形症の原因の究明は，治療方針に重要である．先天性の原因が疑われる場合，合併奇形の詳細な診査，既知先天異常との鑑別診断に必要な諸検査，遺伝性疾患に関する家系図，遺伝・染色体検査などが必要である．

環境因子となる母体の妊娠中の異常に関する問診も必要となる．

発育障害が疑われる場合は，先天性原因の検査と乳幼児期の栄養障害，内分泌障害などの既往歴の有無が関与する．遅発性の変形症では，さまざまな骨系統疾患や内分泌疾患の検査を行う．

顎骨疾患などの後遺症が疑われる場合は，病理組織検査などによる診断が必要となり，損傷などによる変形治癒や手術の後遺症では，その原因や処置の詳細な問診が必要となる．

(4) 顎顔面変形症の分類

先天性の顎顔面形態異常

■組織・器官の無発生・無形成による欠損

無顎症，無舌症，下顎関節突起欠損など．

■顎顔面形成時の癒合不全による破裂

横顔裂，斜顔裂，唇顎口蓋裂など．

■組織・器官の形成異常　dysplasia

劣形成 hypoplasia による萎縮（矮小）

中顔面の劣形成：軟骨異栄養症，Apert症候群，鎖骨頭蓋異骨症，Crouzon症候群，Goldenhar（ゴールデンハル）症候群，唇顎口蓋裂など．

下顎の劣形成：Pierre Robin（ピエール・ロバン）症候群，Treacher-Collins症候群，Goldenhar症候群，Möbius（メビウス）症候群など．

過形成による肥大

下顎の過形成：基底細胞母斑症候群，片側顔面肥大症など．

劣形成と過形成による非対称

片側顔面肥大症，Goldenhar症候群など．

上下顎骨の骨格性発育異常による分類
（顎変形症の分類）

代表的な顎変形症を**表 3-5**に示した．

不正咬合についてはAngleの分類があり，Ⅰ級は正常咬合，Ⅱ級は下顎遠心咬合，Ⅲ級は下顎近心咬合に分類される．

(5) 顎顔面変形症の治療

顎顔面の形態異常は，摂食，咀嚼，発音などの口腔諸機能を障害し，二次的に心理的障害をもたらし，社会適応性に影響を与える．口腔外科領域では，顔貌の審美的改善とともに，咬合の改善，言語障害，顎機能障害の改善が重要である．

唇顎口蓋裂などの先天異常では，哺乳障害や鼻咽腔閉鎖不全による構音障害などの機能障害の改善のため，早期に形成手術を行わなければならない．発育障害による変形症では，顎発育が終了してから，軟組織や骨組織の形成手術を行うのが一般的である．疾患や治療後の後遺症としての変形症には，原疾患の治療後に再建手術を行い，変形治癒には修正手術を行う．

顎変形症による審美障害と咬合異常の改善を目的とする外科的治療を，顎矯正外科という．手術法の基本は，上下顎骨の骨体部または歯を含めた歯槽突起部を骨切り術にて遊離し，骨切除や骨移植を行い，移動固定して咬合改善と顔貌の改善をはかる．手術実施の時期は，顎骨成長の完了後に行うことが重要である．

理想的な咬合を術後に得るために，術前術後の歯科矯正治療が必要となる．術後に移動した骨の後戻り防止には，適切な手術法（表3-6）の選択，術前矯正治療の実施，移動骨の固定が重要である．

顎顔面の実質欠損による審美的および機能的改善のために，顔面補綴や顎補綴による人工補綴物を装着する場合もある．

顎関節の形態異常により非対称顔貌，顎運動障害，咬合異常をもたらす．下顎関節突起の欠損や劣形成には，骨移植や人工関節頭の置換術，過形成には切除術と癒着防止のための中間挿入物により，顎関節形成を行う．

顎関節強直症は，切除術と再癒着防止の中間挿入物，または人工関節の置換による顎関節授動術が行われる．

無顎症　agnathia

下顎が欠如している状態で，先天性奇形にみられ，下顎を形成する原基の無形成に基づく．まれな奇形で，下顎全体が欠落し，前頸部に両耳が形成されていて致死的状態である．片側の下顎骨の欠如は半顎症という．

表3-6 顎変形症の手術法

```
1．下顎に対して行う手術
  下顎枝矢状分割術 ─┬①Obwegeser法
                    └②Obwegeser-Dal Pont法
  下顎枝水平骨切り術（Kostecka法）
  下顎枝垂直骨切り術 ─┬①口外法（EVRO）：Robinson法
                      └②口内法（IVRO）
  下顎骨体部骨切り術（一部短縮術）
                    2回法：Dingman法
  下顎前歯歯槽骨切り術
  Köle法（下顎骨体一部短縮術＋骨移植）
  下顎（骨）全歯槽骨切り術
  下顎枝逆L字骨切り術（Trauner法）
  オトガイ形成術
2．上顎に対して行う手術
  Le Fort型骨切り術 ─┬①Le FortⅠ型骨切り術
                      ├②Le FortⅡ型骨切り術
                      └③Le FortⅢ型骨切り術
  前歯部歯槽骨切り術 ─┬①Wassumund-Wunderer法
                      │  （up-fractur法）
                      └②Bell法（down-fractur法）
  臼歯部歯槽骨切り術：Schuchardt法
  オンレーグラフト
```

上顎前突症　maxillary protrusion

上顎が下顎よりも異常に前方突出した状態をいう．これには，上顎骨全体が下顎骨よりも異常に前方位に形成された骨格性の上顎前突症と，上顎骨体部は正常位にあるが，歯や歯槽突起部の前方突出による歯槽骨性の上顎前突とがある．

■原　因

多くの場合，先天性の要因で家族性に出現するが，遺伝様式については不明な点が多い．後天性の要因として，乳幼児期の指しゃぶり，吸咬唇癖などの口腔習癖やアデノイド肥大による口呼吸が長期間つづいた場合，上顎前突を生じることがある．

■症　状

上顎前歯部の歯槽突起部の突出（歯槽骨性）と上顎骨全体の前方突出（骨格性）とがあるが，前者のほうが後者よりもはるかに多い．

歯と歯槽突起の突出が著しい場合，上口唇は前歯を被

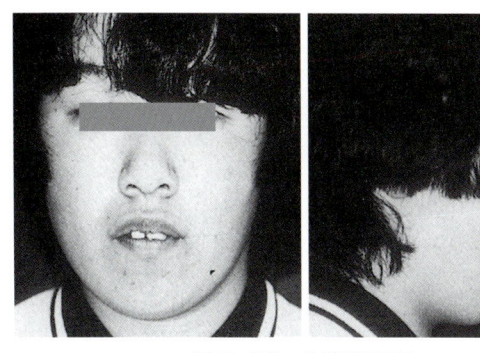

図3-23 上顎前突症

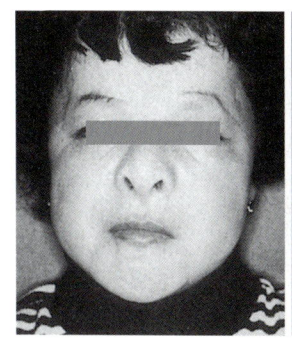

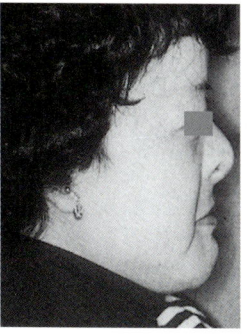

図3-24 小上顎症（鎖骨頭蓋異骨症）

覆できず，咬合も過度のoverjetとoverbiteを示す．一般に，AngleⅡ級1類の咬合異常である（図3-23）．

■処　置

乳幼児の指しゃぶりなどの口腔習癖の防止により，上顎前突の予防になる．成長発育期の発症では，歯科矯正治療により改善をみることが多い．

成人では，小臼歯の便宜抜歯により歯科矯正治療を行ったり，著しい変形と咬合異常がある場合は，上顎前歯部歯槽骨切り術（Wassmund法，Wassmund-Wunderer法）による後方移動（p.370，図15-72，73参照）や，上顎骨全体を後方移動させるLe FortⅠ型骨切り術を行う．

上顎前歯の歯間開離を伴ったものは，歯と歯槽骨を一体にした骨切り術により歯間を狭め，後方移動する方法や，皮質骨切り術と歯科矯正治療を組み合わせる方法がある．

大上顎症　maxillary macrognathia

上顎骨が，ほかの顔面骨にくらべて著しく肥大した状態を示す．原因は，先天的要因による過剰発育によるが，本態は不明である．後天性のものは，小児期に発病する線維性骨異形成症や変形性骨炎（Paget病）などでみられる．症状の著しい顔貌を，骨性獅面症とよんでいる．

処置は，上顎骨の膨隆部の削除など，顎骨形成術を適応する．

小上顎症　maxillary micrognathia

上顎骨の発育抑制による矮小の状態をいい，下顎との前後関係は，後退した状態から，上顎後退症とほぼ同義語である．

■原　因

先天性の原因では，鎖骨頭蓋異骨症（図3-24），頭蓋顔面異骨症（Crouzon病），尖頭合指症（Apert症候群），軟骨無形成症（Parrot症候群），Goldenhar症候群，唇顎口蓋裂などの先天性骨系統疾患の一分症としてみられる．

後天性骨系統疾患では，乳幼児期のクレチン病やくる病による顎骨形成不全がみられる．

そのほか，後天性では，乳幼児期の顔面外傷，感染症，放射線被曝，鼻呼吸の不全による口呼吸，唇顎口蓋裂手術後の上顎骨発育不全などがある．

■症　状

顔面中央部が陥凹して皿状顔貌を呈し，偽性下顎前突症によるAngleⅢ級の咬合異常を伴う．

■処　置

小児期では，上顎歯列弓の前方側方の拡大を歯科矯正治療で行う．上顎骨の前方移動にはLe FortⅠ型骨切り術を行う．歯列弓の側方拡大には，臼歯部歯槽骨切り術や皮質骨切り術を適応する．

小下顎症，小オトガイ症，下顎後退症
micromandible, microgenia, mandibular retrognathism

小下顎症は，下顎骨の劣成長により全体に矮小化された状態，小オトガイ症は，オトガイ隆起の劣成長により突出していない状態，下顎後退症は上顎に対して後退した状態をさす．

■原　因

先天性小下顎症はPierre Robin症候群，Treacher-Collins症候群，Goldenhar症候群，Möbius症候群などの

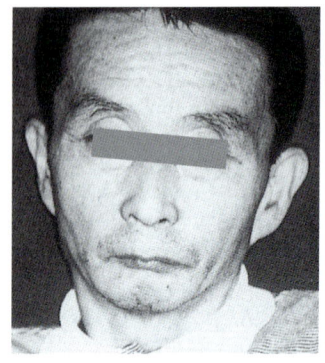

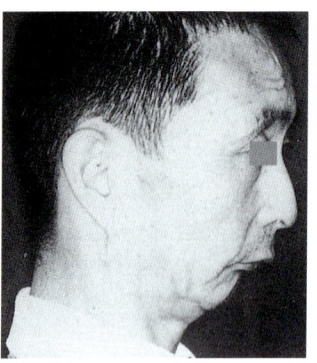

図 3-25　小下顎症（顎関節強直症）

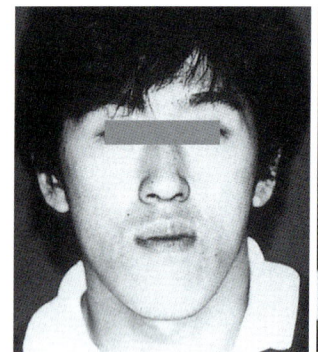

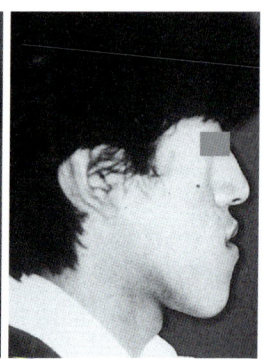

図 3-26　下顎前突症

一分症としてみられる．

　後天性の原因では，分娩時や幼小児期の顎関節部の外傷による顎関節強直症（図 3-25）や下顎骨骨髄炎，リウマチ性顎関節炎，関節突起骨折などにより下顎骨の成長が障害されて小下顎症となる．

　原因により，片側性や両側性の変形がある．小オトガイ症は，小下顎症に随伴することが多い．

■症　状

　小下顎症，下顎後退症，小オトガイ症は，一般に鳥貌を呈し，下唇は上唇より著しく後退する．下顎歯列弓は上顎にくらべると小さく，後方位にあるため Angle Ⅱ級1 類の咬合不正をみる．

　前歯部では，過度の overjet と overbite を呈する．一般に，下顎枝は短縮され，角前切痕が著しくなる．片側性変形では，顔貌非対称で，下顎正中の患側偏位を示す．

■処　置

　下顎骨体部の前方移動には，下顎枝矢状分割法（Obwegeser 法）オッベゲーザが現在一般に行われているが，そのほか，下顎枝での垂直，弓状，逆 L 型などの骨切り術と，骨移植による方法とがある．

　骨体部の階段状や L 型の骨切り術と骨移植による手術法が行われる．下顎前歯部での下顎前歯部歯槽骨の骨切り術に骨移植を行う手術法，小オトガイ症には，オトガイ下縁の骨切り術による前方移動術や，オトガイ部に骨や軟骨，人工骨などを移植するオトガイ形成術が行われる．

下顎前突症　mandibular prognathism

　下顎骨が，過成長により上顎より異常に前方突出した状態をいう．下顎前突の原因が，下顎骨の過成長による場合を真性下顎前突症といい，上顎骨の劣成長による場合を仮性下顎前突症という．

■原　因

　先天性や発育性の下顎前突症は，特発性や家族性の遺伝によりみられる．まれに Aarskog アールスコグ症候群などの先天性奇形症候群に合併症としてみられる．

　基底細胞母斑症候群や先天性片側肥大症で下顎前突症を呈することがある．

　後天性の下垂体機能亢進症による末端肥大症により下顎前突症を呈する．クレチン病，巨舌症，口呼吸などは，下顎骨の成長を助長する場合がある．

　偽性下顎前突症は小上顎症でみられる．

■症　状

　真性の場合は，顎骨発育期の 10 歳代に発症し，性差はない．顔貌の正貌は面長な感じで，側貌は三日月状顔貌を呈する（図 3-26）．

　咬合状態は，前歯部では反対咬合や，ときに開咬症を呈し，臼歯部は Angle Ⅲ級の咬合異常をみる．一部症例では巨舌症を有している場合がある．

　下顎前突症の重症例では，前歯部の反対咬合や開咬症による構音障害（歯茎音，口唇音），巨舌症による発音障害，不正咬合による咀嚼障害，顔面変形症による審美障害や心理障害などがみられる．

■処　置

　比較的低年齢や成人の軽症例では，歯科矯正治療を行う．重症例では，顎骨発育完了後に咬合異常と顎変形症を改善する外科的矯正手術の適応となる．下顎骨体部の後方移動には，下顎枝矢状分割術（Obwegeser 法，p.370，図 15-70 参照），下顎骨体部骨切り術（Dingman 法，p.368，図 15-65 参照），下顎枝斜断法（Hinds 法）などの術式がある．前歯部の後方移動には下顎前歯部歯槽骨切り術（Köle 法，p.368，図 15-66 参照）が用いられている．

大顎症（巨顎症）　macrognathia

　上顎骨や下顎骨が著しく過剰発達した状態をいう．多くは後天性原因により発症する．後天性の骨系統疾患である線維性異形症や変形性骨炎，内分泌疾患の下垂体機能亢進症などにより発症する．

　上下顎に発症した場合は，顔貌より骨性獅面症を呈する．下顎骨に発症した場合は，大下顎症とよばれる重症な下顎前突症となり，同義語となる．

非対称性変形　asymmetric deformity

　顎顔面の片側の硬組織や軟組織の過成長や劣成長，または発育障害により非対称顔貌を呈する．上下顎の発育障害による左右非対称を呈する場合には，非対称顎という．

■原　因

　先天性や後天性の左右不調和な骨組織や軟組織の発育成長の障害により起こる．顔面全体の左右非対称は，顔面半側肥大と顔面半側萎縮に分類される．先天性の原因は，顎顔面の奇形で，多くは左右非対称を呈する．とくに，下顎骨の異常による場合が多い．

　非対称顎は，片側性の発育障害による各種顎変形症や，幼小児期の顎関節部の外傷・炎症，感染症による後遺症，不正咬合，悪習癖，片側性咀嚼などが原因となる．

　先天性の顔面非対称をきたすものとしては，片側顔面肥大症や，血管腫が先天性に片側顔面と脳血管に多発する Sturge-Weber 症候群などが片側性の肥大を呈し，片側性の萎縮は鰓弓症候群の1つで Goldenhar 症候群による片側性顔面萎縮や，Parry-Romberg 症候群の進行性顔面半側萎縮などで片側性萎縮を呈する．

　また，下顎骨関節突起の先天性および発育異常による片側性異常により，顎顔面の非対称を呈する．

　顔面半側肥大症：本症は，まれな身体半側の先天性発育異常で，組織の過形成による形態異常である．病変は，全身や指趾末端，胸骨や顔面にみられるが，本症の 50％ は，各部の合併がみられる．

　口腔所見では，患側の舌，歯，口蓋垂，歯肉や上下顎骨の肥大を認める．上下顎の肥大により，非対称顎で片側性の大顎症や，顎前突症による咬合異常がみられる．

　なお，Sturge-Weber 症候群は，先天性の多発性血管腫が，顔面の三叉神経支配領域と脳血管で片側性に発生し，脳神経障害を随伴する．

　Klippel-Trenaunay-Weber 症候群は，皮膚や骨に，血管腫や静脈瘤が片側性に発生し，四肢肥大を特徴とする血管・骨過形成症候群である．

　顔面半側萎縮症　facial hemiatrophy：本症は，徐々に進行する顔面半側萎縮と，三叉神経痛や対側性 Jackson 型てんかんを特徴とする疾患で，別名 Parry-Romberg 症候群または進行性顔面半側萎縮症という．

　本症のほとんどが散発性で，まれである．原因は不明であるが，頸部交感神経の栄養障害によると推測されている．

　片側性顔面萎縮を呈する異常は Goldenhar 症候群で，片側性の下顎劣形成，頬骨劣形成や裂奇形などにより，非対称性劣形成を呈する．

　処置は，病変の進行停止後に，外科的矯正手術を適応する．

疾患，手術による後遺症としての変形症

　後天性の顎顔面変形症をもたらす原因は，全身的疾患や局所的疾患により，軟組織や硬組織またはその双方に変形が生じる．それらの原因により顎顔面の成長発育が障害され，変形をもたらすものを，発育性変形症という．

　また，腫瘍，損傷，炎症などの疾患の後遺症による変形症を，症候性変形症という．

■疾患による後遺症としての変形症

　顔面皮膚や口腔粘膜の熱傷，電気傷，放射線傷などの損傷により，創傷治癒後にみられる，瘢痕による瘢痕拘

縮や癒着で，顎顔面の変形や運動障害が生じる．

受傷時期が，顎顔面の成長発育の旺盛な乳幼児期の場合，軟組織の瘢痕拘縮により，骨組織の発育が抑制される．顎顔面骨折の変形治癒の結果は，形態・機能異常をもたらすことがある．

顎顔面骨の骨髄炎は，骨組織の壊死消失や腐骨形成・分離により骨の変形が生じる．とくに，顎発育期の骨髄炎は，成長発育に障害をもたらす．

顎関節部の損傷や炎症により，顎関節強直症や下顎骨の発育が抑制され，小下顎症や非対称顎の原因となる．

顔面口腔領域は，血管腫やリンパ管腫が硬軟組織に発生するが，舌に発生した場合，巨舌症を呈し，下顎骨の成長に影響を及ぼすことがある．骨腫や軟骨腫が下顎頭に発生すると，下顎骨の非対称や伸長化を呈する．顎骨に多発する歯原性腫瘍や囊胞により，緩徐な骨の膨隆を呈する．

処置は，原因となる疾患の治療が基本となる．腫瘍や囊胞の摘出手術により，大きな欠損が生じる場合は，皮膚移植や骨移植による再建手術が行われる．咬合異常を伴う顎変形症は，外科的矯正手術が適応となる．

■**手術による後遺症としての変形症**

顎顔面領域の奇形には，乳幼児期に外科的手術が行われるのが一般的である．唇裂・口蓋裂や顔面裂の裂奇形は，形態異常や機能障害の早期改善の目的で，破裂部の閉鎖手術を施行する結果，閉鎖部の瘢痕拘縮により，周囲組織や骨組織の成長発育が阻害されることが多い．

このような早期手術による変形症の修正手術は，顎顔面の成長発育が終了した時期に行うのが一般的である．咬合異常を伴う顎骨変形には，歯科矯正治療や補綴処置と外科的矯正手術により，顎顔面変形と咬合異常の改善を得る．

悪性腫瘍，良性腫瘍，顎顔面の骨髄炎や顎囊胞などで，軟組織や骨組織の欠損を伴う手術により変形を残すことが多いが，現在は再建手術により形態・機能の回復がなされている．

変形症を残している場合は，形成外科的手術や外科的矯正手術を適応する．顔面欠損の広範囲症例には顔面補綴，上顎骨欠損には顎補綴により，欠損部の形態および機能の改善をはかる．

2　顎関節

顎関節の形態異常は，片側性と両側性とがあり，多くは下顎骨関節突起の異常に由来する．先天性や発育異常による無形成，劣形成，過形成が原因となる．

後天性の原因として，出産時外傷や顎関節部の成長発育期の外傷・感染症・炎症・内分泌異常などがある．いずれの場合も，下顎骨の成長発育に影響を与え，変形症や咬合異常を生じる．これらの障害は，発症時期が早いほど著明となる．

(1) 下顎関節突起欠損

agenesis (missing) of mandibular condyle

先天性と後天性の原因により，下顎頭を含む関節突起の欠損した状態をいい，欠損は片側性と両側性とがある．

■**原　因**

先天性では，第一・第二鰓弓症候群など，先天異常の一分症として発症する．後天性の場合は，関節突起部の腫瘍による摘出手術や，下顎骨骨髄炎による消失などが原因となる．

■**症　状**

先天性の関節突起無形成を伴う異常では，片側性や両側性があり，片側性の欠如は Goldenhar 症候群などでみられ，顔貌は非対称で，正中は患側に偏位し，咬合異常を伴う．

Treacher-Collins 症候群では，両側性に欠如がみられることがあり，下顎骨の劣形成による下顎後退症による鳥貌を呈する．後天性の後遺症による欠損でも同様の症状がみられる．

■**処　置**

下顎関節突起の欠損には，骨軟骨移植や人工関節頭置換による顎関節形成術を行う．咬合異常を伴う顎変形症には，上下顎の外科的矯正手術を要する．

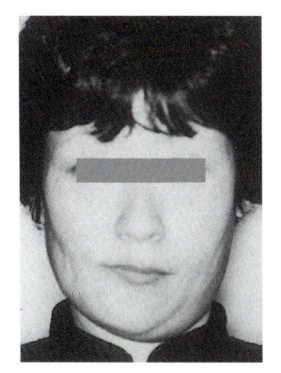

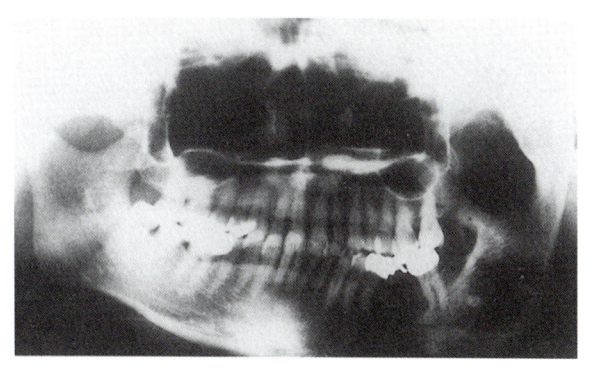

a：顔貌写真　　b：パノラマエックス線写真

図 3-27　下顎関節突起肥大

(2) 下顎関節突起発育不全　hypoplasia of mandibular condyle

関節突起の劣形成や成長発育不全の状態をいい，先天性や後天性の原因により，片側性や両側性のものがある．

■ 原　因

先天性では，第一・第二鰓弓症候群や Pierre Robin 症候群などの一分症として，または単独にみられる．

後天性では，顎関節部の成長発育期に，出産時外傷，感染症，炎症，放射線被曝，外科手術，内分泌障害，栄養障害などが原因で，片側性や両側性に発育不全をきたす．

■ 症　状

両側性の発育不全から，小下顎症による鳥貌と下顎後退による咬合異常を呈する．関節突起の発育不全は，下顎枝の短縮や著明な角前切痕となる．片側性では下顎骨の非対称を呈し，下顎後退や交叉咬合による咬合異常を伴う．

■ 処　置

関節突起の変形には，関節形成術や下顎枝の短縮に骨移植による延長を要する．咬合異常には，外科的矯正手術により改善をはかる．

(3) 下顎関節突起肥大　hyperplasia of mandibular condyle

関節突起が発育異常によって肥大した状態をいう．多くは下顎頭の過剰発育による．

■ 原　因

関節突起の成長発育期に，内分泌異常による過剰発育，顎関節部への炎症や外傷による刺激，腫瘍による肥大が原因となる．

■ 症　状

片側性の肥大が多く，顔貌は非対称となり，下顎骨の患側は伸長し，健側に偏位する．下顎骨の変形により咬合異常や顎運動異常をみる（図 3-27）．

■ 処　置

関節突起の著しい肥大では，下顎頭切除術により下顎枝の短縮を行う．下顎骨の非対称や咬合異常には，外科的矯正手術を適応する．

3　口腔顎顔面の先天異常

口腔顎顔面は，前頭突起，両側の上顎突起，および下顎突起の5つの突起の癒合により形成される．胎生期において，何らかの原因により，これらの突起の発育または相互の癒合が障害された場合に，各種の先天異常が生じる．通常，裂奇形とよばれるが，本質は欠損奇形であるとの認識が一般的である．

(1) 口腔顎顔面の発生

これら5つの突起に囲まれて形成された口窩は，咽頭膜により鰓腸と境されているが，胎齢3週の時点で，この咽頭膜は破裂消失して，原始口腔が形成される．

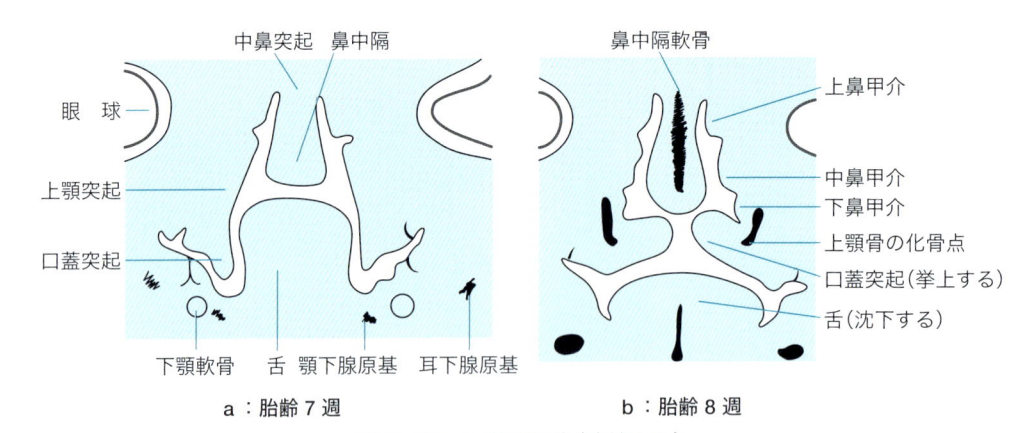

図3-28 口蓋の発生（津崎より）

a：胎齢7週／b：胎齢8週

（野間弘康，瀬戸晥一 編，夏目長門 著：標準口腔外科学，医学書院，p.41，図2-5, 6, 2004）

胎齢4週（体長約3.5mm）の時点で，前頭突起の下外方に外胚葉組織の肥厚により左右一対の鼻板が形成される．この鼻板は胎齢5週になり，中胚葉組織の増殖により辺縁が隆起し，中央部は陥凹して鼻窩を形成する．

胎齢5.5週ころ，鼻窩の内外側の隆起から，それぞれ内側および外側鼻突起が形成される．胎齢6週にいたると，正中および下方に向けて発育した内側鼻突起は，正中部で癒合して，外鼻の中央部分を形成する．また，この時点で左右の下顎突起は正中線上で癒合し，下唇と下顎骨が形成される．

胎齢7週に入ると，内側鼻突起の下方発育，癒合により生じた球状突起から上唇の人中部，鼻橋，鼻尖，鼻中隔軟骨，顎間骨などが形成され，さらに，外側鼻突起，上顎突起，下顎突起などの相互の癒合がすすみ，胎齢8週（体長約28mm）で，各突起の癒合はほぼ完了する（図3-28）．

一方，口蓋および歯槽部の形成は，内側鼻突起の先端である球状突起により，胎齢約7週で，一次口蓋として歯槽部および口蓋の前方部分が形成される．口蓋の後方部分，すなわち二次口蓋の形成は，胎齢7週では，舌の両側に垂直位に存在する口蓋突起が，胎齢8週にいたり，その方向を水平方向に変換して互いに接近し，9週ころより前方部分から相互の癒合が開始され，胎齢12週（体長約75mm）で完了する（図3-29）．

以上のように，各種の突起の発育癒合により口腔顎顔面は形成されるが，その過程で，何らかの原因により，これが障害されると各種の先天異常が発生する（組織癒合不全説）．

しかし，この説では，正中裂やSimonart帯 Simonart bands（鼻腔底から口唇裂上端に存在する筋組織の存在しない索状構造物）の存在が説明できない．そこで，胎生期の中顔面には，前述のような突起は存在せず，その突起間に相当する部位では，外胚葉は連続し，ただ中胚葉の欠如した溝として認められ，何らかの原因により，この中胚葉相互間の欠損が残存した場合に先天異常が発生するという説が提唱され，現在はこの説が支持されている（中胚葉欠損説，図3-30）．

なお，舌の発生は，胎齢4週で一対の外側舌隆起と1つの正中隆起（無対舌結節）が出現し，これらが互いに癒合・発育して，舌の前方2/3（舌体）が形成される．また，舌の後方1/3（舌根）は，第2，第3および第4咽頭弓の一部から形成される．

(2) 口腔顎顔面における先天異常の成因

成因は，遺伝的要因（内因）と環境的要因（外因）に大別される．これらの各要因が単一に働くことは少なく，いくつかの要因がからみ合って奇形が生じるものと考えられる（多因子しきい説）．

遺伝的要因（内因）

口唇裂・口蓋裂の発生に，遺伝的な要因が重要な役割

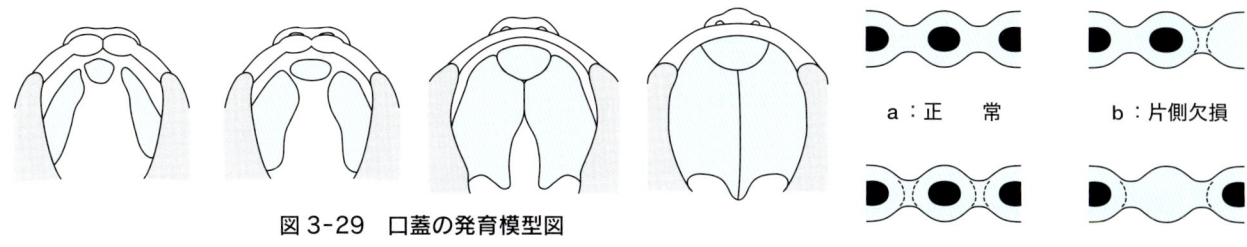

図 3-29　口蓋の発育模型図
口蓋各部の癒合が前方から後方に段階的にすすむ．

a：正　常　　　b：片側欠損
c：両側欠損　　d：正中裂

図 3-30　中胚葉(塊)欠損説

を演じていることは否定できないものの，一方，これを立証することも困難である．しかし，本疾患が遺伝性であることを疑わせる事実も多い．すなわち多発家系があること，家族歴陽性が約 30〜50％と高いこと，親が唇裂の場合に子は約 4％，または唇顎口蓋裂の場合には子どもは 15％で同様な先天異常をもつこと，さらに，唇顎口蓋裂では同胞発生率 2.3％で，家族内発生率 8〜18％であることなどがあげられる．

また，下口唇瘻を合併する唇顎口蓋裂を生じる，常染色体優性遺伝性疾患 van der Woude（フォン・デル・ワーデ）症候群が存在する．

環境的要因（外因）

妊娠初期すなわち 12 週ころまでに，母体にいろいろな環境的要因が作用すると，各種の先天異常が生じる．

環境的要因としては，放射線被曝，サリドマイド，ジフェニールヒダントイン，抗腫瘍薬，副腎皮質ステロイドなどがあげられる．

また，各種の感染症（風疹ウイルスやトキソプラズマ感染症）がある．そのほか，母体に加えられた外傷，精神的ストレス，糖尿病などの罹患も要因となる．しかし，個々の症例では原因が不明なことも多い．

(3) 合併奇形

口唇裂・口蓋裂患者では，そのほかの部位にも先天異常を伴っていることがある．その頻度は 10〜30％であり，生後 1 年以内の死亡率は高いが，その後は健常児と同じになる．また，口蓋裂児に合併症が多い．

合併奇形としては，上肢短小，手関節背屈，鉤足，内反足，合指趾，欠指趾，多指趾，指趾変形などの指趾奇形が多く，そのほか先天性股関節脱臼，小頭症，頸椎異常，外耳奇形，小帯異常，下口唇瘻，停留睾丸，ヘルニア，鎖肛などがある．

また，内臓奇形では心奇形をみる例が多く，心内膜欠損，心室心房中隔欠損，動脈管の残存などがある．

(4) 生じる障害

口唇裂では，口唇裂特有の顔貌である唇裂鼻を主として，審美障害や哺乳障害が生じる．口蓋裂では哺乳障害，発音（構音）障害が生じ，中耳炎が好発し，気管支炎，肺炎などの呼吸器疾患を継発しやすい．

また，顎裂付近の歯に，転位，傾斜，欠損などの異常と歯列不正が生じる．口蓋裂の術後には，上顎骨劣成長（顎発育障害）による仮性下顎前突をきたし，反対咬合を示すことが多い．また，鼻咽腔閉鎖（機能）不全による開鼻音や発音障害がみられることもある．とくに唇顎口蓋裂（とくに両側性）では，これらの障害が著明となる．

また，家族の精神的な動揺も大きく，母親に guilty syndrome が生じやすい．このケアも臨床上きわめて重要である．

(5) 口唇裂・口蓋裂の分類

口唇裂・口蓋裂の分類には，さまざまなものがあるが，1967 年の国際分類（Kernahan と Stark の分類の修正，図 3-31）が使用されることが多い．しかし，従来の分類や Koch の分類にも捨てがたい魅力がある．

実際には，破裂の形態により完全と不完全とに分類される．さらに，片側性（左側・右側）と両側性とに分類さ

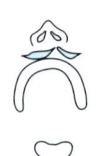

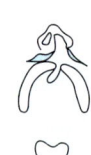

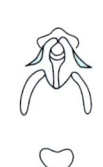

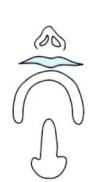

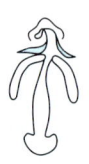

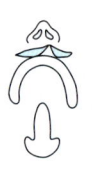

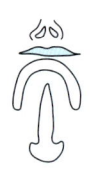

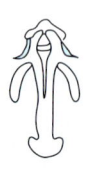

図 3-31　唇裂・口蓋裂の分類（Kernahan ら）

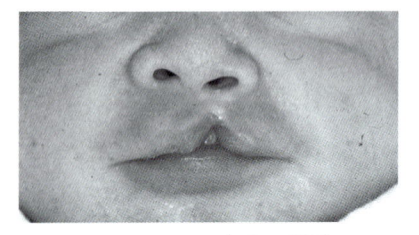

a：片側性不完全唇裂　b：片側性完全唇裂・顎裂　c：両側性唇裂・顎裂　d：軟口蓋裂　e：硬軟口蓋裂　f：片側性不完全唇裂・口蓋裂　g：片側性完全唇裂・口蓋裂　h：両側性完全唇裂・口蓋裂

図 3-32　不完全口唇裂

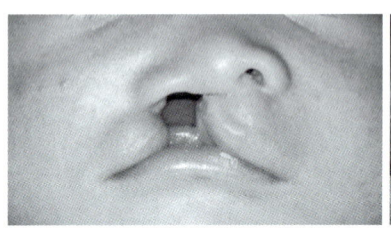

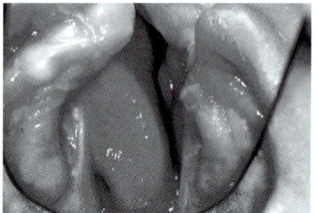

図 3-33　片側性唇顎口蓋裂

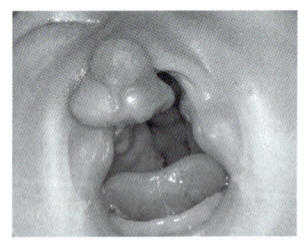

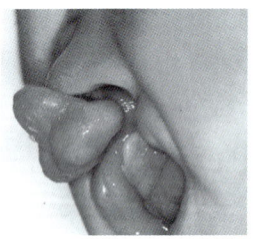

図 3-34　両側性唇顎口蓋裂

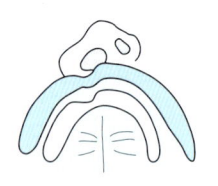

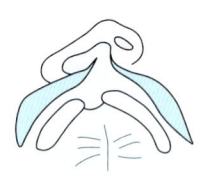

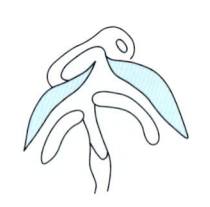

1 型：不完全歯槽裂　　2 型：完全歯槽裂　　3 型：完全歯槽裂口蓋裂

図 3-35　顎裂の形態分類

れる．これらは口唇裂・口蓋裂・(口)唇顎口蓋裂とともに使用する．

さらに，完全口唇裂では，顎裂を伴うものと伴わないものとがあり，(口)唇顎裂と呼称され，硬軟口蓋裂（完全口蓋裂），軟口蓋裂，口蓋垂裂，粘膜下口蓋裂の名称も使用される（図 3-32〜34）．

顎裂（歯槽裂または歯槽突起裂）は，次の 3 型に分類される（図 3-35）．

1 型：不完全歯槽裂
　　　歯槽骨の骨性連続はあるが，陥凹がある．
2 型：完全歯槽裂
　　　歯槽骨の骨性連続はないが，口蓋裂はない．
3 型：完全歯槽裂口蓋裂
　　　歯槽骨の骨性連続はなく，口蓋裂がある．

(6) 発生頻度

口唇裂・口蓋裂を合計して，日本では新生児約 500 人に 1 人，すなわち 0.2％程度であるが，人工中絶胚では 0.43％，自然流産胎芽および胎児では 1.88％と，その割合が高くなる．

(7) 性別および型別頻度

日本では，口唇裂は，男女同数かやや男性に多く，唇顎口蓋裂は男性に，口蓋裂は女性に多い．また，片側性

表 3-7 裂型別発生頻度

	総数(%)	性別	
口唇裂	54 (17.6)	男 36	女 18
唇顎口蓋裂	123 (40.2)	男 91	女 33
口蓋裂	125 (40.8)	男 61	女 64
口蓋麻痺	4 (1.4)	男 3	女 1

(口唇裂で4倍，口蓋裂で3倍)が多く，左側，完全裂が多い(表 3-7)．

4 口唇裂・口蓋裂の診断

出生前診断は，羊水による遺伝性疾患の診断や，超音波断層診断による出生前診断が可能となった．とくに，中間顎突出の著しい両側性口唇裂や唇顎口蓋裂では，診断は比較的容易である．

5 出生前から出生早期の指導および処置

出生前診断の進歩により，妊婦指導の重要性は増大している．

出生後には哺乳指導などの育児ケアも重要であり，とくに，術前には哺乳床(Hotz床)による哺乳改善を行い，さらに，改良型 Hotz 床での鼻孔矯正や McNeil 装置による顎誘導などを行う．また，テープ貼布や口唇マッサージなどによる破裂縁を近づける工夫も行われる．

このような処置の効果を疑問視する考え方もあるが，母子の関係確立に効果が大きいとの意見もある．

6 口唇裂・口蓋裂の治療概論

口唇裂・口蓋裂の障害は多様かつ広い範囲であるため，治療は成人にいたるまで長期間にわたる．このため，歯科医師(口腔外科，矯正歯科，小児歯科，補綴科など)，形成外科医，耳鼻科医，小児科医，産婦人科医，麻酔医，臨床遺伝医，心理学者，看護師，言語治療士，ソーシャルワーカーなどの専門家が協力して，チーム医療を総合(一貫)治療として行う必要がある．

多くの医療者が関与するチーム内では，treatment goal の確立が必要であり，この点で歯科医師のはたす役割は大きく，重要である．

とくに，手術回数が多くなる poly surgery の問題も，解決すべき問題点としてあげられる．

外表奇形である口唇裂・口蓋裂治療の基本は手術である．3N，すなわち normal function, normal growth, normal appearance を目標とするが，手術単独では，その効果にも限界がある．

(1) 口唇裂　cleft lip
口唇裂治療の歴史

口唇裂の手術は古い時代から行われてきており，記載は認められないが，1世紀のローマでは，手術がすでに行われていたと推定されている．

以後は，詳細は不明ではあるが，4世紀には中国で破裂縁切開と縫合が記載され，6～7世紀にはインドで焼灼法が行われたと推測されている．

その後，10世紀には英国で片側口唇裂手術が行われ，破裂縁切開と縫合，および使用する軟膏が記載されている．

その後，最初の正確な記載は14世紀に Yperman により行われたが，16世紀の Paré もほぼ同様な方法であった．19世紀にいたるまで，創は焼灼や剪刀による切断で形成され，一部では縫合も行われたが，縫縮はおもにピンによる挿入固定であった．

しかし，すでに1838年 Velpeau は，披裂縁が切除され，創面がよく接合し，治癒過程で創部の接触が十分に維持されていることが口唇裂手術の基本であると看破している．19世紀中ころより，披裂縁の単純切除から各種の切開を加える改良が加えられた．

Rose(1879)や Thompson は，比較的大きい弧状切開と創の二層性閉鎖をし，これらの方法は直線状切開法(直線法，直線縫合法)とよばれる．とくに，Thompson(1912)は，立体的で自然な口唇，人中からキューピッドボウの形成を目指した．このため，これは Rose-Thompson の原理とよばれる．

直線法は，その長所として，手術が簡単，組織切除量が少ないなどがあるが，外鼻変形の残遺，術後の瘢痕拘

縮が大きいなどの欠点があり，現在はほとんど用いられない．

1950年代から60年代初頭は，側方唇を正中唇に移動する工夫がなされ，弁状切開法であるLe Mesurier(1947, 1948)の四角弁法や，Tennison(1952)の三角弁法が流行した．こられはキューピッドボウを保存する方法である．三角弁法はさらに改良され，Randall法(1959)やCronin法(1966)が発表された．現在，三角弁法はTennison-Randall法とされ，根強い愛用者も多い．

また，zig-zag法または二重三角弁法であるSkoog法(1958)も発表されている．四角弁法はHagedorn(1892)によって報告はされていたが，実用化はLe Mesurier(1947)やSteffensen(1947)まで遅れた．これらは正中に弁を挿入するものであり，改良され人中稜の位置に挿入するWang法(1960)となったが，現在では使用する者は少ない．

最近では，三角弁法も四角弁法も1種のZ形成術と解釈される．

1955年，Millardは正中唇の上部に側方唇を移動し，正中唇を下方回転する方法を発表した．これは回転伸展法とよばれ，正中上方三角弁法であるGiralde法(1869)の変法とも，1種の上方Z形成術とも解釈される．

Millard法は瘢痕が人中稜に一致し，キューピッドボウもよく保存され，鼻孔が締め付けやすい．しかし，完全口唇裂では，キューピッドボウが下げ足りなくなることが多いため，Millard変法(Millard法＋小三角弁法)が最近の主流である．

さらに，Millard変法のc-flapを小さな三角弁とし，その人中稜におけるカーブを直線状にすると，「直線＋2つの小三角弁法」となる．この際，白唇部の三角弁を小さくし，鼻限に小さな三角弁を用いると考えればTennison-Randall法の変法ともいえる．このため，このような設計によるものはTennison-Randall-Millard法とも，混合法ともよばれる．

現在，片側性唇裂の初回修正については，唇裂鼻の問題を除いてほぼ解決しつつあると考えられている．しかし，依然として，両側性口唇裂の手術は最もむずかしい手術手技の1つである．

手術時期

生後2〜6か月ころに行われる．通常は生後10週目以後，体重10ポンド(約4500g)以上，ヘモグロビン10g/dl以上，白血球10,000以下をみたすのが好ましいという「the rule of tens(over ten rule)」の概念に基づいて行う．

日本では，生後3か月(または体重6kg以上，5kgとする意見もある)〜6か月ころや，生後10〜12週が適期とする意見が多い．著者らは，通常3か月目で，体重が6kg前後で手術を施行している．この期間では体重が生下時の約2倍となり，体もしっかりし，口唇も大きくなり，手術も行いやすい．

以前より，新生児手術(生後1〜2週以内)については，瘢痕がきれいであるとの理由で推薦する意見もあるが，瘢痕については確たる証拠はない．さらに，①母体よりの早期免疫や副腎皮質ホルモンがある，②早期に正常哺乳が可能となる，③気道感染が少なくなる，④親の心理的な影響が軽減されるなどの理由をあげる者もいる．最近の周術期管理の発達により，以前よりは実施する施設が増加してきた．

Randallは，生後10日以内に局所麻酔下に手術し，以後は血色素量が低下するため6週まで行わないとし，Starkは，生後3か月と比較して，口唇の大きさにはさほどの差はないとの理由で，生後48時間以内での手術を勧めている．

片側性口唇裂

■初回手術の目標

左右対称で自然にみえる機能的な赤唇と白唇および外鼻を形成すること．

■片側性口唇裂における変形

披裂側の外鼻は口唇とともに上顎歯槽突起の破裂端に集中して付着しており，著しい偏位と変形が生じる．

■修正が必要な項目

片側性口唇裂における，次のような変形を修正することが手術の要点である．

・大鼻翼軟骨の偏位による鼻尖の歪みと天蓋の下方偏位．
・内側脚と外側脚とのなす角度の鈍角化．

- 大鼻翼軟骨と外側鼻軟骨の最下端との重なり結合の欠如．
- 鼻孔縁の歪み．
- 鼻唇溝(鼻翼顔面溝)の消失．
- 鼻翼基部の外方偏位．
- 鼻柱の偏位(斜鼻と鼻中隔彎曲)．
- 内側脚の下後方偏位．
- 鼻孔底の開大．

■手 術 法

歴史的には，数え切れない方法がある(p.373, 図15-79参照)．ある意味では，それだけ満足する結果を得るためにいかに苦心したかを示している．直線縫合法や四角弁法(方形弁法)など最近は用いられない方法を知ることは，どのような問題点を解決しようとしたか，どこが解決できなかったかを知る手がかりとなる．しかし，ここでは，現在おもに使用されている方法と，いくつかの歴史的方法について記載する．

三角弁法(下方三角弁法)にはTennison法(テニソン)(Stencil法，型板法)，Randall法(ランダル)，Cronin法(クローニン)がある．回転伸展法(Rotation advancement法)はMillard法(ミラード)(Millard変法：Millard＋小三角弁法)である．Millard法は計測的ではなく「a cut as you go」approachとよばれるが，計測的に本法を行う方法もある．

これらの白唇部の弁状切開に加えて，鼻腔底形成，外鼻形成，赤唇形成を施す．

■lip adhesion(口唇癒着術)

披裂の広い完全裂の症例に対して，一部を縫合し，不完全裂の状態にしてから，改めて二次的に手術を行う．かえって修正手術がやりにくくなるとの指摘もある．

■口輪筋再建

片側性口唇裂の口輪筋線維は，鼻柱基部と鼻翼基部へとそれぞれの披裂縁に平行して走行している．手術では，口輪筋の正しい方向への再編成が必要である．

口輪筋の再編成が不十分な場合には，口輪筋と密接に関連する顔面牽引筋群の作用により不自然な側方挙上を起こし，口唇の歪みを生じ，運動時(とくに口笛時)に手術創痕が目立ちやすくなる．

口輪筋再建は，人中形成をもある程度はかねる．

術式には，Santos法(サントス)，Fara法(ファラ)，Randall法(ランダル)，Nicolau法(ニコール)，Kernahan法(ケルナハン)などがある．Santos法は三角弁法に併用されることが多い．

両側性口唇裂

■両側性口唇裂の特徴

① 中間唇が小さいため両側性口唇裂術後変形whistling deformity(口笛状変形)が生じやすい，
② 中間顎が突出している，
③ 鼻柱が短い，

などがあげられる．

■治療の要点

① 中間唇の赤唇が薄いので，両側の赤唇の余剰部にて，これを補って厚くする．
② 一度の手術で満足が得られる場合は少なく，多くの場合は修正手術を余儀なくされる．このため，組織をできるだけ温存し，瘢痕は単純にする．
③ 中間唇や中間骨は術後，予想以上に大きく成長することが知られており，いかに小さくとも，決して切除してはならない．

■一期的手術(両側同時手術)と二期的手術

初回手術は，両側同時に行う一期的手術と，片側ずつ一定期間をおいて行う二期的手術とに分けられる．

■手術時期

一期的手術：生後4〜6か月ころ(または3〜6か月)に，両側同時に手術する．

二期的手術：1回目を生後2〜3か月ころに，2回目を生後4〜6か月ころ(または初回の3〜4か月後)に施行する．左右裂型が異なっている場合に行うことが多く，この際には，裂の広い方を先行する．

■手 術 法

一期的手術：Manchester法(マンチェスター)，De Haan法(デハン)，Mulliken法(ミルケン)などの方法と，直線縫合法(Veau法，Barkeley法(ボー)(バックレイ))，三角弁法(Tennison-Randall法，Cronin法やSkoog法)，四角弁法やMillard法を両側同時に行う方法がある．

Cronin法には，両側性口唇裂のために考案されたものと，片側性口唇裂のための方法を両側に行うものとがあ

中間唇の血流を損なわないために，片側性口唇裂の場合や二期的手術の場合より弁の大きさを小さくして，血流を保つように工夫する．

二期的手術：三角弁法（Tennison-Randall 法，Cronin 法や Skoog 法），四角弁法や Millard 法などの弁状切開を両側に別々に行う．

近年は，一期的手術を行う傾向にある．

(2) 口 蓋 裂　cleft palate

口蓋裂治療の歴史

鼻咽腔閉鎖機能の獲得と，できるだけ顎発育に影響を及ぼさないことの両立を目指して，多くの方法が開発されてきた．

口唇裂の手術は古い時代から行われたのに対して，口蓋裂手術はその困難さから 19 世紀までは成功しなかった．とくに 15～16 世紀では，梅毒性口蓋穿孔と口蓋裂との区別が困難であった．16 世紀の Pare は栓塞子で閉鎖し，Houllier は絹糸による閉鎖術を行ったが，梅毒性口蓋穿孔であったとされている．18 世紀のフランスでは Fauchard が口蓋欠損を栓塞子で閉鎖し，Le Monnier（1976）は焼灼と縫合により口蓋裂の閉鎖に成功している．また，Eustache（1779）は軟口蓋裂の閉鎖を行った．

1816 年，ベルリンで von Graefe が，1819 年，パリで Roux が軟口蓋の正中縫合による閉鎖に成功した．しかし，このような単純閉鎖法は創が哆開しやすく，失敗することが多かった．

以降，次のようなさまざまな工夫が加えられ，現在にいたっている．

Dieffenbach（1826），Warren（1843）：軟口蓋前方から硬口蓋後方にかけて両側に側方減張切開を加え，硬口蓋を粘膜弁にて閉鎖した．

Langenbeck（1862）：両側の硬口蓋に側方減張切開を加え，粘膜骨膜弁を作成し，裂を閉鎖した（双脚弁法：双脚粘膜骨膜弁法）．この方法により，従来は不可能であった硬口蓋部の閉鎖が可能となり，画期的な手術となった．口蓋裂閉鎖の成功率は著しく高まったが，前方部で硬口蓋は移動せず，軟口蓋の後方移動や口蓋裂筋の筋輪再建は行われない状態であった．

Ganzer（1920）：硬口蓋の粘膜口蓋弁を V-Y 形成し，口蓋を後方へ約 1.5 cm 移動し，鼻咽腔を狭小化させた（V-Y 法または 3 弁法）．

Limberg（1927）：口蓋の後方移動を妨げる大口蓋孔後縁の骨削を行った．

Wardrill（1937）：硬口蓋の粘膜口蓋弁を V-W 形成した（V-W 法または 4 弁法）．

Cronin（1957）：硬口蓋の鼻腔側に減張切開を加えるために特殊な専用メスを開発し，経鼻腔的に鼻腔粘膜を切開した．

Edgerton（1962）：大口蓋神経血管束と口蓋の粘膜骨膜弁の間に切開を加え，口蓋のより大きい後方移動を可能にした（Edgerton の切開）．

以上，さまざまな工夫の加えられてきた口蓋弁後方移動術は完成の域に達した．

術前管理

Hotz 床（p.375，図 15-84 参照）は哺乳の改善ばかりでなく，舌の口蓋裂隙部への侵入を阻止することにより舌の位置を正常化して顎口腔機能を改善するとともに，正中側への口蓋の成長抑制を排除して，口蓋の発育を誘導することが目的である．

患児の Hotz 床の受け入れは，生後 1 か月以内が良好だが，初診時に生後 1 か月以上経過した患児にも，とくに問題なく装着させているとの報告もある．

Hotz 床を用いると吸啜力が強くなり，哺乳にかかる時間が減少したり，哺乳量が順調に増加するなど，哺乳の面で改善を認める．

装着後 1 週間くらいから，床内面の発育誘導面削除を開始し，破裂幅の狭小化のため口蓋破裂縁部の削除を行い，顎発育誘導を行う．口蓋形成術の時期まで約 1 か月に 1 回定期的に診察し，顎発育を促すよう Hotz 床を調整し継続使用するが，継続使用した症例は顎発育が良好である．

おおむね生後 3 か月から 1 歳半ころの時期には Hotz 床の管理，離乳食の指導，言語発達のチェック，齲蝕予防，

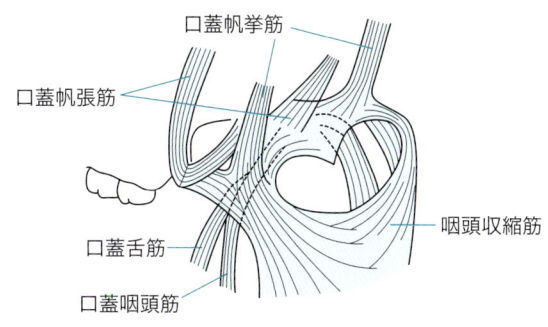

図 3-36　口蓋および咽頭の筋肉（健常者）

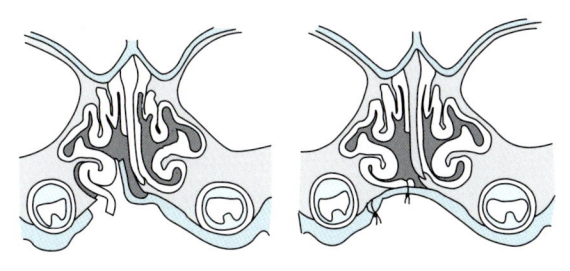

図 3-37　Campbell の硬口蓋閉鎖

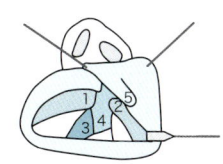

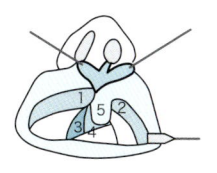

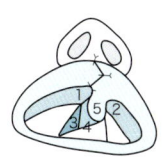

図 3-38　Burian 弁（1964）

中耳炎の検査などが，おもな指導および管理目標となる．

口蓋形成術
詳細は 15 章（p.375）参照．

付 1）先天性鼻咽腔閉鎖機能不全症
　口蓋裂がなく，見かけ上は健常な口蓋（図 3-36）だが，会話時に軟口蓋が挙上して鼻咽腔が閉鎖できない状態（鼻咽腔閉鎖機能不全）である．軟口蓋自体の運動性が悪い場合や，相対的に咽頭の奥行きが深い場合，短い軟口蓋 short palate で生じる．口蓋の見かけは正常なので，生下時の診断は困難で，就学前や学童期ころになって言語障害にて受診することが多い．口蓋裂とほぼ同様の検査・治療を行う．

付 2）Pierre Robin 症候群
　13 章（p.270）参照．

（3）顎裂部骨移植術
顎裂再建の歴史的変遷
　現在は二次骨移植が標準的治療法となっているが，歴史的変遷をみると軟組織のみによる再建と硬軟両組織の再建とに大別できる．
　① 粘膜骨膜弁による単層閉鎖術．
　② 粘膜骨膜弁による二層性閉鎖術．
　③ 一次骨移植術．
　④ 骨膜形成術．
　⑤ 二次骨移植術．
　粘膜骨膜弁による単層閉鎖術は，顎発育抑制が最も少なく，現在でも基本術式として位置する．
　Veau（1931）：鼻中隔弁で顎裂を，破裂側の硬口蓋粘膜骨膜弁で硬口蓋閉鎖を行った．
　Pichler（1948）：鼻中隔弁で硬口蓋閉鎖を行い，Campbell は，両側鼻前庭切開で顎裂を鼻中隔弁で硬口蓋閉鎖を行った（Campbell-Pichler 法）．
　Axhausen（1938）：両側鼻前庭切開で顎裂を閉鎖し，両側の口腔前庭円蓋切開にて唇裂縁の移動を容易にした．
　粘膜骨膜弁による二層性閉鎖術は，2 か所で広範囲な剝離を行うため侵襲が大きく，現在は使用されない．
　Wassmund（1939）：鼻中隔弁と外側鼻腔壁から，下鼻甲介を含んだ弁により二層性に顎裂と硬口蓋前方を閉鎖した．
　Campbell：両側鼻前庭切開と口蓋裂部の破裂縁の反転弁で顎裂を，鼻中隔弁で硬口蓋閉鎖を二層性に行った（図 3-37）．
　Schmid（1954）：一次骨移植術 primary bone grafting を，口唇裂初回修正時に Campbell の方法にて併用した．以来，一次骨移植術は 10 年ほど流行するが，1960 年後半から 1970 年初期にかけて顎発育抑制の弊害が報告された．
　Burian（1964）：鼻中隔弁と口腔前庭からの有茎弁下弁により二層性に顎裂と硬口蓋前方を閉鎖した（図 3-38）．
　Skoog（1965）：片側性唇裂初回手術に zigzag 法を用いるとともに，破裂側上顎骨膜を有茎弁として顎裂部に移行

し，これを boneless bone graft とした．

Boyne（1972）：混合歯列期に顎裂部に骨移植し，移植骨内に歯を移動する骨移植術を報告し，初回手術と同時に行われるわけではないため二次骨移植術 secondary bone grafting（SBG）とよんだ．

目　的
顎裂部骨移植の目的を次に示す．
① 顎裂隣在歯に骨の支持を提供し，歯の移動を可能にする．
② 顎裂部に歯が萌出するための基盤となる骨を提供する．
③ 上顎骨の連続した歯槽堤を形成する．
④ 上顎骨のセグメントを安定させる．
⑤ 鼻口腔瘻を閉鎖する．
⑥ 鼻翼基部の骨支持により顔面の対称性を修復し，顔貌を改善する．

時　期
次の時期に分けることが多い．
① 側切歯萌出前の5〜6歳．
② 犬歯萌出前の9〜11歳．
③ 思春期．

患児の体格や，顎裂の骨欠損の形態，口腔内の状況を考慮して手術時期を決定するが，上顎骨の成長抑制防止のため，7〜11歳ころまでの時期を選択することが多い．

軟組織閉鎖（顎裂閉鎖）との関係
裂型，裂幅，年齢により，顎裂の軟組織閉鎖とともに一期的に骨移植する場合，二期的に行う場合，骨延長法を併用する場合などがある．ほとんどの症例で一期的骨移植が適応となるが，両側性顎裂，とくに，顎間骨の骨切りが必要な場合，また，片側顎裂であっても顎裂幅が大きい場合や年齢の高い場合には，移植骨の一部に循環障害を生じ，壊死が起こる可能性があるため，二期的骨移植術が適応となる．

移植材料
新鮮自家腸骨海綿骨細片が多用される．しかし，永久歯列期に施行される顎裂骨移植は，歯列矯正後のアーチの固定やインプラント植立を目的に行う．この場合は，海綿骨細片ではなくブロック骨を用いる．

下鼻甲介切除術
良好な骨移植の生着結果を得るには，十分な広さの移植床を作製することと，十分な量の骨を移植することが最も大切である．このため，移植床を作製する際に，肥大した下鼻甲介が障害となる場合には，下鼻甲介切除術を併用する．十分な広さを有する移植床を作製するために，下鼻甲介を原則的に切除するとする者もいるが，大部分では切除は必要ない．

（4）口唇・外鼻の二次修正手術
口唇裂初回手術法の進歩により治療成績は著しく向上した．しかし，口唇裂の重症度，手術法の種類，顎顔面の成長発育状態，さらに，技術的巧拙などによっては二次修正手術が必要となる．

変形が著しいときは，幼稚園入園前の4歳ころと小学校へ入学前の6歳ころがよい．変形が軽ければ，思春期で自己の顔にとくに強い関心をもつまで手術を待ち，外鼻の変形は顔の発達がほぼ終了する14〜18歳に行うとする意見がある．その一方で，鼻中隔軟骨の成長が6〜10歳で最も活発であることから，10〜12歳時の形成を推奨する意見もある．

（5）口蓋裂の二次治療
初回手術後も，数％の症例に十分な鼻咽腔閉鎖機能が獲得できない場合がある．

鼻咽腔閉鎖不全のある場合の対処
■発音補助装置装着
口蓋形成術後，言語訓練と平行して発音補助装置（スピーチエイドやパラタルリフト）を用いる（図3-39）．術後に鼻口腔瘻が存在する場合は，まず閉鎖床を装着させる．閉鎖床の装着にても改善がみられない場合や，鼻口腔瘻がない場合は，パラタルリフトを装着して，鼻咽腔閉鎖機能の賦活をはかる．すなわちパラタルリフトの適応としては，長さは十分であるが，動きの悪い軟口蓋である．パラタルリフトのみでは鼻咽腔閉鎖機能の改善がみられない場合は，スピーチエイドに変更し，鼻咽腔の狭小化

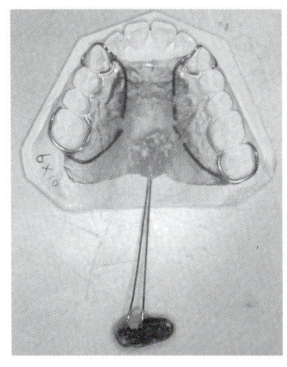

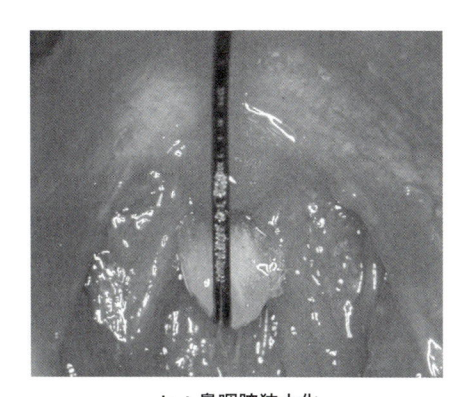

a：装置の全体像　　　b：鼻咽腔狭小化　　　c：装置の装着所見

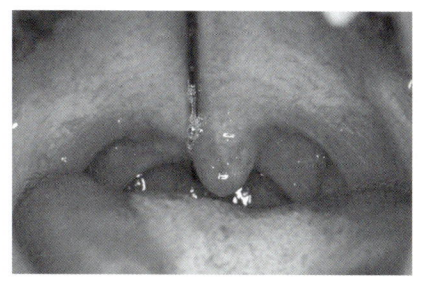

図3-39　スピーチエイド

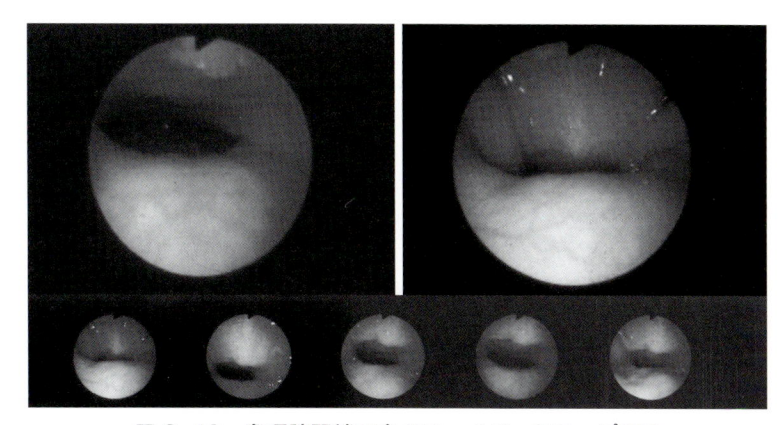

図3-40　鼻咽腔閉鎖不全のファイバースコープ所見

をはかる．

製作にあたっては，頭部エックス線規格写真や鼻咽腔ファイバースコープ検査を併用する（図3-40）．鼻咽腔閉鎖不全が軽度な場合は，言語訓練によって改善がみられ装置が除去できる場合も多い．

撤去すると良好な機能が得られない場合には，二次手術（15章，p.377参照）が必要となる．

口蓋部残遺孔（鼻口腔瘻）への対処

口蓋形成術後に残遺した瘻孔（鼻口腔瘻）は，切歯孔を境に前方と後方に区分される．瘻孔周囲の口蓋粘膜が瘢痕組織であることが多い．

瘻孔の部位や大きさにより，食物残渣（瘻孔部の貯留），食物の鼻腔への漏出，構音障害などの障害の程度は異なる．

障害の程度により，処置の必要性や時期および処置法が異なる．すなわち，若年者では，まずは保存的に床装置（閉床）を用いる．成長により瘻孔自体が狭小化する場合もあるので，成長発育を考慮し，再評価後に処置方針を決定する．

外科的閉鎖に関する基本的な考え方として，次のことがあげられる．

① 切歯孔の前方にある瘻孔は顎裂部への骨移植時に閉鎖可能である．
② 切歯孔の後方にある瘻孔では，鼻腔側と口腔側との二層の組織での閉鎖が基本となる．

しかも，可能な限り各層の縫合線が重ならないこと，口腔側の縫合線は骨の裏打ちのある位置に置く，などを考えて設計する．いずれにしても，残遺孔周囲の組織は

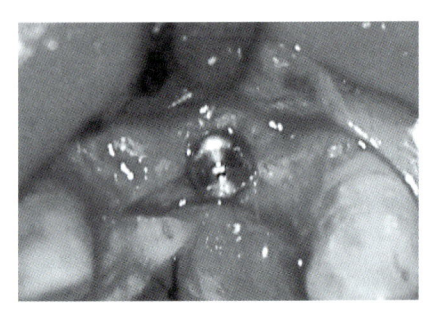

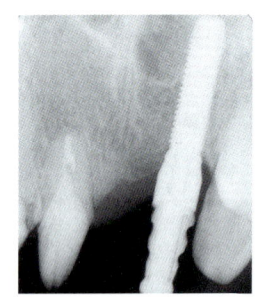

a：インプラント埋入　　b：術後エックス線所見　　c：最終補綴

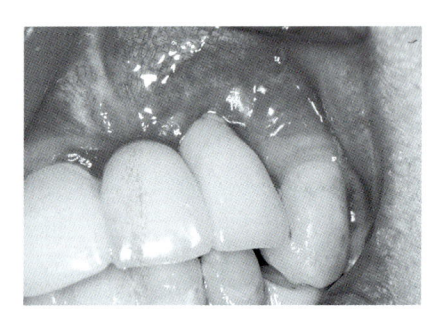

図3-41　顎裂骨移植部へのインプラント

粘膜骨膜弁ではなく瘢痕弁となり，血流が不良であることに注意が必要である．とくに，裏打ちに用いる hinge flap にその傾向が強い．

(6) 矯正歯科による咬合管理

口唇裂・口蓋裂児では，破裂側の側切歯が欠損していることが多い．また，口蓋形成術によって上顎の成長が抑制される．近年は，手術による影響を最小限にするために，手術方法にさまざまな工夫がなされているものの，術後に矯正歯科医による咬合や上下顎の成長をコントロールする必要がある．

(7) 言語聴覚士による言語管理

口蓋形成術後は，言語聴覚士による言語評価，言語発達のチェックが必須である．口蓋形成術後にみられる言語障害には，開鼻声のような鼻咽腔閉鎖機能不全症のほかに，口蓋化構音，側音化構音などのさまざまな口蓋裂に特有な構音障害が現れるため，早期に言語聴覚士による構音障害のチェックと適切な言語訓練が必要である．

(8) 耳鼻咽喉科による管理

口蓋裂児では，浸出性中耳炎を合併する場合が多いので，耳鼻咽喉科医によるスクリーニング検査を行う．また，必要な場合には，口蓋形成術と同時に耳鼻咽喉科医による鼓膜切開・チューブ留置術などを施行する．

(9) 小児歯科による管理

口蓋裂児では，発音補助装置や矯正装置の装着が必要となる場合が多く，乳歯や永久歯が齲蝕になると，装置の装着に制限が加わることが多い．

したがって，小児歯科医による口腔環境の管理と，患児のみならず母親の口腔衛生管理についての指導も行う．

(10) 顎裂骨移植部へのインプラント（図3-41）

近年，隣在歯を支台歯としたブリッジによる顎裂部の歯の欠損の修復に代わり，デンタルインプラントを用いた歯列の再建が行われるようになってきた．従来のブリッジにくらべ，隣在歯の切削が不要であることや，審美的に優れるという利点がある反面，複数の手術が必要であるという欠点がある．

7　顎変形症に対する治療

顎顔面の異常は，その原因の存在する部位で修正すべきではあるが，上顎骨の劣成長による仮性下顎前突に対しては，従来は過成長のない下顎骨を下顎枝矢状分割術にて後方移動し，側貌の改善のみを得ることも多かった．

この理由として，以前の手術の瘢痕による上顎骨の前方移動の困難さや後戻り，また，骨切りされた上顎骨の血流不全の可能性があげられていた．

しかし最近では，口腔前庭の横切開以外の縦切開や歯頸部切開による Le Fort I 型骨切り術（p.372, 図15-76 参照），および軟口蓋位置を変えない全上顎骨前方移動術なども報告されている．また，通法では，Le Fort I 型骨切

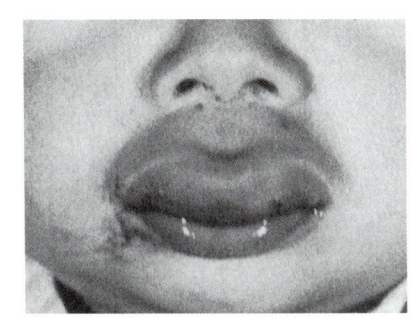

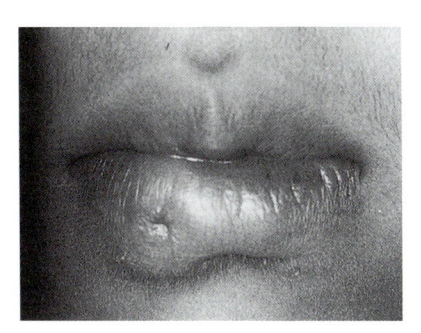

図 3-42　血管腫による巨唇　　　図 3-43　先天性下口唇瘻　　　図 3-44　Fordyce 斑

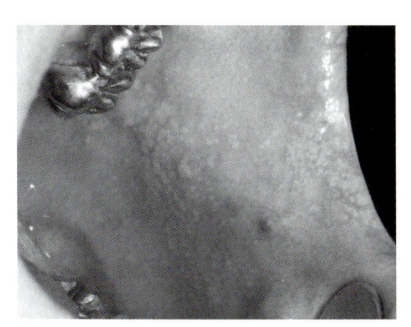

り術では翼突上顎縫合を分離するが，専用の bone separator を使用して翼突上顎縫合を分離しない方法での Le Fort I 型骨切り術の安全性が報告されており，著者らも本法を行っている．

　Le Fort I 型の全上顎前方移動術を施行する場合で，顎裂が残存している場合には，通常，あらかじめ顎裂部骨移植術を施行し，上顎を one-piece としてから骨切り術を行うが，Le Fort I 型骨切り術，顎裂部骨移植および鼻口蓋瘻孔閉鎖術を同時に行う three in one approach の報告もある．

　上顎骨劣成長の著しい場合には，Le Fort I 型の全上顎前方移動術と下顎枝矢状分割術を主とする下顎後退術を組み合わせた上下顎同時全移動術を行う．しかし，最近さまざまな仮骨延長器が開発されており，上顎骨劣成長の著しい場合にも Le Fort I 型上顎骨切り術による上顎骨延長術が単独で行われる．著者らは口外法であると欠点もあるが，固定が強固でかつ三次元的に誘導が可能な RED II system を使用して良好な結果を得ている．

　これら硬組織の位置関係の修正は，軟組織の修正（最終的な唇裂や唇裂鼻修正，Abbe 皮弁など）や，咽頭弁移植術に先立って行うことが原則である．

8　軟組織の異常

(1) 口唇・頬部の異常

巨　唇　macrocheilia

　先天的な口唇組織の過剰な発育のため正常より大きな口唇をみる例があるが，多くは血管腫，リンパ管腫などの腫瘍の増殖による（図 3-42）．赤唇部に横切開を加え，余剰部分を楔状に切除する．

二 重 唇　double lip

　口唇の過剰粘膜組織が，談話時などにひだ状にみられるもので，安静時にはほとんどみられないが，審美的訴えがあれば外科的に切除する．

先天性下口唇瘻　congenital fistula of lower lip

　下唇の正中をはさんで両側性に，あるいは片側性にみられる瘻孔で，その周囲は口唇粘膜面よりわずかに隆起している．瘻管の長さはさまざまで，口唇腺が付随して瘻孔より唾液の排出をみる例がある（図 3-43）．

　本疾患は唇顎口蓋裂に合併することが多い．成因は，胎生期の唇小窩の遺残ないし腺組織の形成異常によるとの説がある．瘻孔周囲に縦長の紡錘形切開を加えて摘出するが，これに付随する腺組織があれば同時に摘出する．

先天性口角瘻　congenital fistula of lip commissure

　口角赤唇部にみられる小瘻孔で，その瘻管の長さはさまざまであり，両側性または片側性にみられ，唾液の排出をみる例とみない例とがある．瘻は上顎突起と下顎突起の癒合不全により生じると考えられる．下口唇瘻にくらべて外観上醜状を呈することはほとんどないが，障害があれば摘出する．

Fordyce 斑　Fordyce's spot

　皮脂腺の迷入により生じるもので，Fordyce により初めて報告されたことから，この名がある．口唇，頬，口蓋粘膜に，粟粒大で黄褐色の周囲の粘膜面から，わずかに隆起した斑点として認められ，下顎臼歯部に近接した頬粘膜に好発する（図 3-44）．経過観察のみでよい．

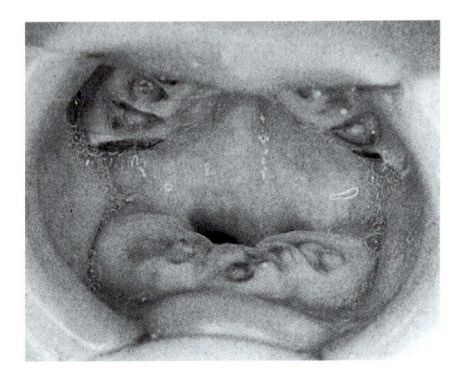

図3-45　無舌症

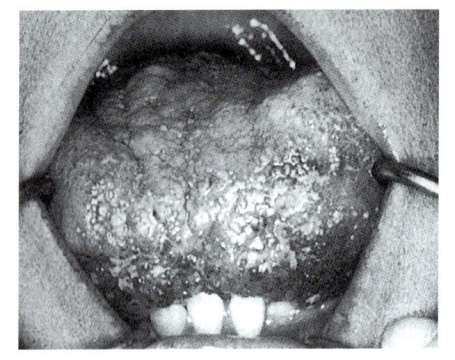

図3-46　リンパ管腫による巨舌

(2) 舌・口底の異常

無舌症，小舌症　aglossia, microglossia

舌の発生過程で何らかの異常が生じた場合，無舌症あるいは小舌症をみる．

いずれもきわめてまれな疾患で，発音および嚥下などが障害されるが，とくに，無舌症では，気管内への誤嚥などをきたすことが多く，誤嚥性肺炎を継発して早期に死亡する例がある（図3-45）．

舌裂，分葉舌　cleft tongue, lobulated tongue

舌裂は，舌尖正中部に破裂をみるもので，外側舌結節の癒合不全により生じるといわれ，下顎正中裂に合併してみられる例が多い．また，分葉舌は，舌の辺縁部に数条の破裂をみるため，舌が分葉状を呈している．破裂縁に創面を形成して縫合する．

巨舌症　macroglossia

先天的には，舌筋線維の肥大により生じるが，二次的には，血管腫，リンパ管腫，神経線維腫などの腫瘍病変により，また，下垂体機能亢進症，原発性類デンプン症，クレチン病，Down症候群の際に認められ，大きなものでは舌が口腔外に突出し，口裂の閉鎖が不能となる（図3-46）．筋性の肥大による巨舌症で，開咬や下顎前突の原因をなしているものでは，舌正中部を中心に，V字形に切除，縫縮する．

溝状舌　furrowed tongue

舌背部に多数の溝をみる奇形で，先天異常の1種であるが，二次的に舌の慢性炎症，ビタミンB群の欠乏の際に生じることもある．味覚障害などはないが，溝の中に食物の停滞をきたし，口臭の出現や軽度の炎症をみることがある．このような例では，含嗽剤の投与などにより溝内の清掃の徹底をはかる．

正中菱形舌炎　median rhomboid glossitis

舌発生時にみられる中央舌結節の遺残したもので，舌背正中溝後方で，有郭乳頭の前方に，前後にやや長い菱形または類円形の乳頭欠損部としてみられ，その部分は平滑で，周囲よりやや陥凹しているものと，結節状ないし顆粒状に隆起しているものとがある．自覚症状はないが，感染により潰瘍形成をみることがあり，疼痛を訴える（図3-47）．その際は，含嗽剤の投与や抗菌薬の軟膏塗布などを行う．

舌甲状腺，異所性甲状腺　lingual thyroid, ectopic thyroid

甲状腺は胎生期に舌盲孔部から本来の位置に下降するが，これが何らかの原因で障害され舌に残存したもので，舌盲孔部に半球状の隆起としてみられる（図3-48）．

大きなものでは嚥下障害などをきたすため，摘出手術の対象となるが，正常な位置などに機能を代償する甲状腺が存在しない場合があるため，摘出する際には注意を要する．また，甲状腺が正常位にない場合には血管付きで甲状腺を頸部に移行する．

(3) 歯肉・口蓋の異常

上皮真珠　epithelial pearl

新生児の歯槽部にみられる乳白色の，硬固な米粒大か

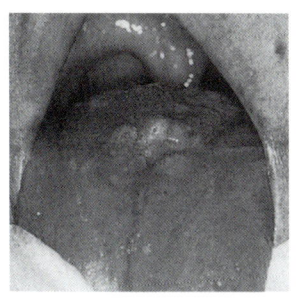

図 3-47　正中菱形舌炎
潰瘍形成がみられる．

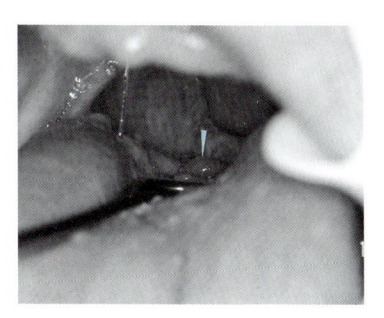

図 3-48　舌甲状腺

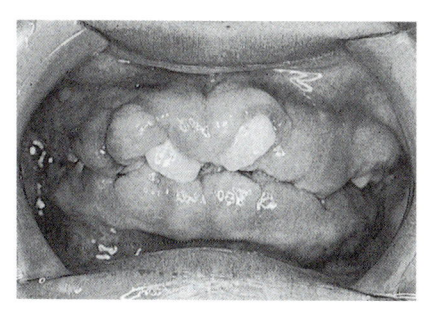

図 3-49　歯肉象皮症

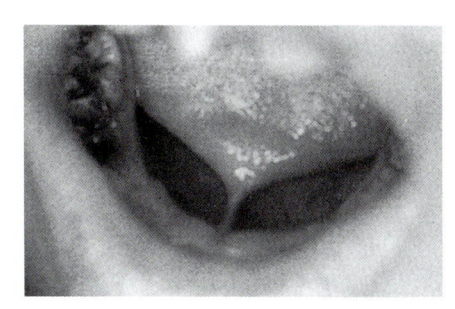

図 3-50　舌小帯の異常

ら小豆大の腫瘤で，歯堤の遺残したものであるとされている．自然に消失する．

歯肉線維腫症，歯肉象皮病
gingival fibromatosis, gingival elephantiasis

　全顎にわたり歯肉の線維性増殖をきたす疾患で，歯肉線維腫症ともよばれ，遺伝性あるいは特発性に発現する．肥大した歯肉は正常歯肉よりもやや白色を呈し，弾性硬で炎症症状を欠く（図 3-49）．肥大歯肉が歯冠のほぼ全体を被覆し，咀嚼障害をきたすことが多い．また，審美的な面からも歯肉切除を必要とする例が多い．

(4) 小帯の異常

上唇小帯の異常

　通常，上唇小帯の歯槽部への付着は，出生直後は歯槽頂付近にあるが，歯槽の高径増大とともに相対的に上方に位置する．しかし，歯槽頂あるいはこれを越えて切歯乳頭付近に付着している例では，上顎中切歯の離開（正中離開）をみる（p.357，図 15-52）．歯科矯正治療に先立ち，小帯の切離・形成術を行う．

舌小帯の異常

　舌小帯の舌下面への付着部位が舌尖部付近にまで達し，かつ強靭で索状瘢痕状を呈する場合，舌の前方および口蓋方向への運動が制限されて発音障害をきたす（図 3-50）．小帯の切離・形成術を行う．

下唇および頰小帯の異常

　これらの小帯の異常はほとんど障害をきたすことはないが，無歯顎患者にあってはその付着部位が顎堤頂付近にあると総義歯の安定を欠くため，小帯形成術の適応となる．

4 損傷

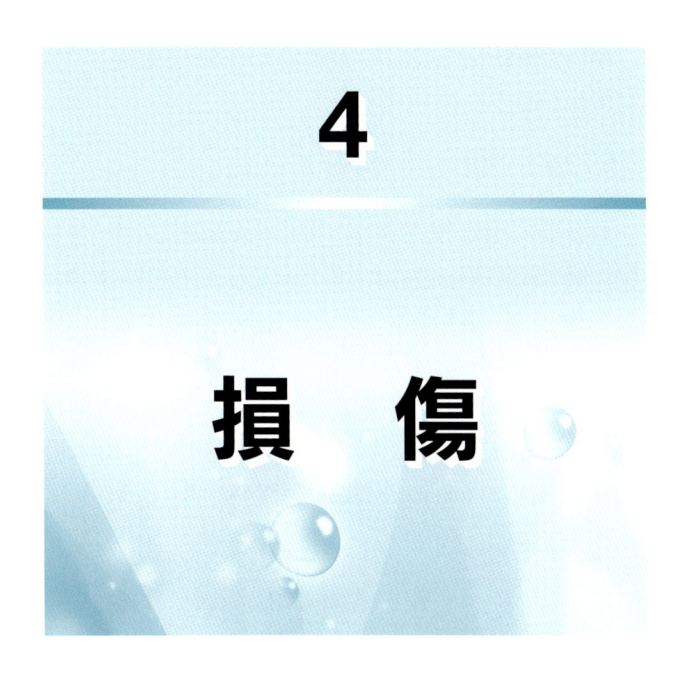

A 総論

1 損傷の定義および分類

損傷 injury とは，後天的に組織の生理的連絡が断たれた状態をいう．その結果生じた病的状態を，創傷 wound とよぶ．損傷のなかで，手術，注射などの医療行為を目的とした操作を除いたものを一般に，外傷 trauma という．

損傷は，外力によって生じる外因性損傷（外傷 traumatic injury）と，内因性病的変化に起因する病的損傷 pathologic injury とに分けられる．単に損傷というときは外傷を意味する．

(1) 外力の種類による分類

機械的損傷 mechanical injury：交通事故，転倒，けんか，スポーツ時の事故などによる機械的な力による組織損傷で，一般に，機械的損傷を外傷 trauma という．

損傷部位と外界との関連性により，開放性損傷 open injury と閉鎖性損傷 closed injury とに分類される．

物理的損傷 physical injury：温冷熱，放射線，電気などによる損傷で，温度的損傷 thermal injury（熱傷 thermal burn，凍傷 frostbite，放射線損傷 irradiation injury，電気的損傷 electric injury）などをいう．

化学的損傷 chemical injury：強酸，強アルカリ，毒ガス，重金属などの化学薬品による損傷をいう．

病的損傷（内因性損傷）は，胃潰瘍による胃壁穿孔，脳出血による脳損傷などをいう．

(2) 発生機序による分類

擦過傷 scrapping：皮膚に平面的な外力が加わった結果，皮膚表面が剝奪したもの．

挫創 contusion：打撲，圧砕などにより，組織の挫滅や破壊を伴ったもの．創縁は不規則である．

裂創 lacerated wound：組織が伸展牽引されて，離断した損傷をいう．

切創 incised wound：刃物などの鋭利なものによる損傷で，創縁の挫滅がないもの．

割創 cut wound：鈍器などにより叩き割られた損傷で，切創にくらべ，創縁の挫滅は多い．

刺創 puncture wound：割り箸，竹串，針など，棒状のもので刺されて生じた損傷をいう．

2 骨折の定義および分類

骨折 fracture とは，外力により骨組織の連続性を断たれた状態をいう．

骨折の分類を次にあげる．

(1) 受傷部位による分類

上顎骨骨折，下顎骨骨折，歯槽骨骨折，頰骨骨折など．

(2) 原因による分類

外傷性骨折 traumatic fracture：外力により生じたもの．

病的骨折 pathologic fracture：骨内病変により生じたもの．

疲労骨折 fatigue fracture：通常は骨折を起こさない程度の負荷が繰り返し加わった場合に生じる骨折．スポーツの過度の練習による発症が大多数である．

(3) 骨折断端の関係による分類

不完全骨折 incomplete fracture：骨折線が全層に及ばず，断端間の連続性が保たれているもの．

　若木骨折 green-stick fracture：若木を折るときのように，弾力性に富むため折れにくい場合で，幼児の下顎骨折などにみられる．

　亀裂骨折 fissure fracture：骨折断端が離断しているが，裂隙形成にとどまるもの．

完全骨折 complete fracture：骨折線が骨の全層に及んで，断端間の連続性が断たれているもの．

(4) 骨折部と外界との関係による分類

開放性骨折 open fracture（複雑骨折 compound fracture）：被覆軟組織の損傷を伴い，骨折部が外界と交通しているもの．

閉鎖性骨折 closed fracture（単純骨折 simple fracture）：被覆軟組織の損傷がなく，骨折部が外界と交通していないもの．

(5) 骨折の発生機序あるいは外力の作用部位による分類

直達骨折 direct fracture：外力が直接作用した部位に生じるもの．

介達骨折 indirect fracture：外力が作用した部位より遠隔部に生じるもの．下顎骨関節突起に多い．

(6) 骨折線の数による分類

単独骨折 simple fracture

重複骨折 double fracture：二重骨折，三重骨折など．

(7) 骨折の形態による分類

線上骨折 linear fracture，横骨折 transverse fracture，縦骨折 longitudinal fracture，粉砕骨折 comminuted fracture など．

(8) 骨折受傷後の時間的経過による分類

新鮮骨折 new fracture：おもに受傷後 2 週間以内のもので，骨折治癒機転が進行していないもの．

陳旧性骨折 old fracture：受傷後 1 か月以上経過し，治癒機転が進行しているもの．

3　原　　因

　口腔顎顔面領域の損傷は，交通事故損傷，スポーツ損傷，他為損傷（第三者による殴打など），自為損傷（転倒が最も多い）など機械的損傷によるものが多い．

　一方，口腔内に特有な損傷としては，咬傷 bite wound，義歯などによる褥瘡性潰瘍 decubital ulcer（外傷性潰瘍 traumatic ulcer），および咬合運動による歯周組織の咬合性外傷 occlusal trauma や顎関節損傷があげられる．

4　症　　状

(1) 出　　血　bleeding, hemorrhage

　開放性損傷では，出血は必発症状である．出血の程度は，損傷を受けた血管の太さ，種類および数により異なり，受傷部位，損傷の程度によっても大きな差がみられる．閉鎖性損傷では，組織内への出血による皮下溢血・血腫形成がみられる．

　口腔顎顔面領域は血管にとむ．しかも血管が浅層にあり，顎骨や頭蓋骨の直上にあることから，容易に血管性が損傷を受け，出血量も多い．

　出血は，破綻した血管や組織により動脈性出血 arterial hemorrhage，静脈性出血 venous hemorrhage，毛細血管性出血 capillary bleeding，および実質性出血 parenchymatous bleeding に分類される．動脈性出血は動脈の破綻によるもので，鮮紅色の血液が拍動性に噴出し，短時間に多量の出血をみる．完全な止血を行わないと自然止血はほとんどない．口腔顎顔面領域で損傷を受けやすい動脈としては，顔面動脈，浅側頭動脈および舌動脈などがあげられる．

　静脈性出血は暗赤色の血液が持続性に湧出する．小静脈では圧迫などにより止血するが，頸静脈や顔面静脈などの大静脈の損傷による出血では，ときに空気塞栓 air embolism を起こすおそれがある．毛細血管性出血は毛細血管や小細な血管からの出血で，出血の色は動脈性出血と静脈性出血の中間を示す．出血量は少なく，点状，斑

状に出血する．実質性出血は毛細血管性出血と同様な症状を示し，唾液腺，骨髄などからの出血の際にみられる．

(2) 疼　　痛　pain

損傷を受けた部位は疼痛を伴うことが多い．疼痛の程度は，損傷の種類，程度，部位または個人差によって大きく異なる．

疼痛の程度は，受傷部位の知覚神経分布の粗密によって異なり，口唇，舌などでは強い疼痛を感じる．

(3) その他の局所症状

受傷部は，防御反応として炎症症状が現れ，出血，疼痛のみならず，受傷部の発赤 redness，腫脹 swelling，発熱 fever を伴う．また，感染により症状が増強される．

(4) 全身症状

広範囲に損傷を受けた場合などには，ショック shock と，全身的な感染 infection，および塞栓などの重篤な全身症状を示す．

ショックには，不安，恐怖，疼痛などによる一次性ショック primary shock と，大量出血による失血性ショック hypovolemic shock などの二次性ショック secondary shock とがある．

開放性損傷や汚染された創は細菌感染をまぬがれないが，必ずしも発症するとは限らない．口腔領域の損傷に伴う感染は，ブドウ球菌やレンサ球菌によるものが多く，そのほかの細菌との混合感染もみられる．損傷時に注意すべき感染症としては，ガス壊疽菌や破傷風菌によるものがある．

5　損傷の治癒

(1) 軟組織の治癒

第一期(次)治癒 primary healing：手術創のように，創縁が密接し，無菌的あるいはこれに近い状態で，創面に異物や大きな血腫がなく，創面に挫滅のない状態で癒合するものは，第一期治癒を営み，早期にわずかな線状の瘢痕 scar を残して治癒する．

第二期(次)治癒 secondary healing：上皮欠損が大きく，創面の接着がなく，創に感染または壊死組織が存在すると，創は第二期治癒を営み，創の治癒は遷延し，瘢痕形成が著しくなる．

第三期(次)治癒 tertiary healing：創に汚染が考えられる場合，または異物や挫滅壊死組織のデブリードマン debridement*が困難なときは，開放創のまま数日間放置し，創縁に健常肉芽ができてから閉鎖する．癒合部の瘢痕形成は，第一期治癒と第二期治癒の中間に位置すると考えるとよい．

(2) 創傷の治癒過程(真皮の修復)

真皮の修復過程は第一相から第三相に分かれる．各相はさまざまな要因によりオーバーラップしながら進行する(図 4-1)．

第一相(止血・炎症相，滲出相，破壊相，器質相，異化相，遅滞相)：受傷直後から 2～3 日間の炎症反応を主徴とする時期である．

損傷により破綻した血管から血小板が細胞外マトリックス(コラーゲンなど)に接触し，血小板凝集，脱顆粒を起点とする止血カスケードが活性化される．血小板α顆粒から platelet-derived growth factor(PDGF)，transforming growth factor-β(TGF-β)などの成長因子や，platelet activating factor(PAF)，フィブロネクチン，セロトニンなどのケミカルメディエーターが放出され，炎症反応が開始される．毛細血管の透過性の亢進により血漿成分が組織中へ滲出され，創面が露出している場合は，滲出した血漿成分やリンパ球により，創面がただちに被覆され，痂皮が形成される．

24～48 時間後に，血管透過性の亢進，エイコノサイドや走化性因子(補体，interleukin-1(IL-1)，tumor necrosis factor-α(TNF-α)，TGF-β，血小板第 4 因子)の創腔内への遊離，さらに創腔内細菌の存在が走化性因子となっ

---

*デブリードマン：挫滅した組織や，血行障害により壊死に陥る可能性の大きな創縁などを切除する方法．

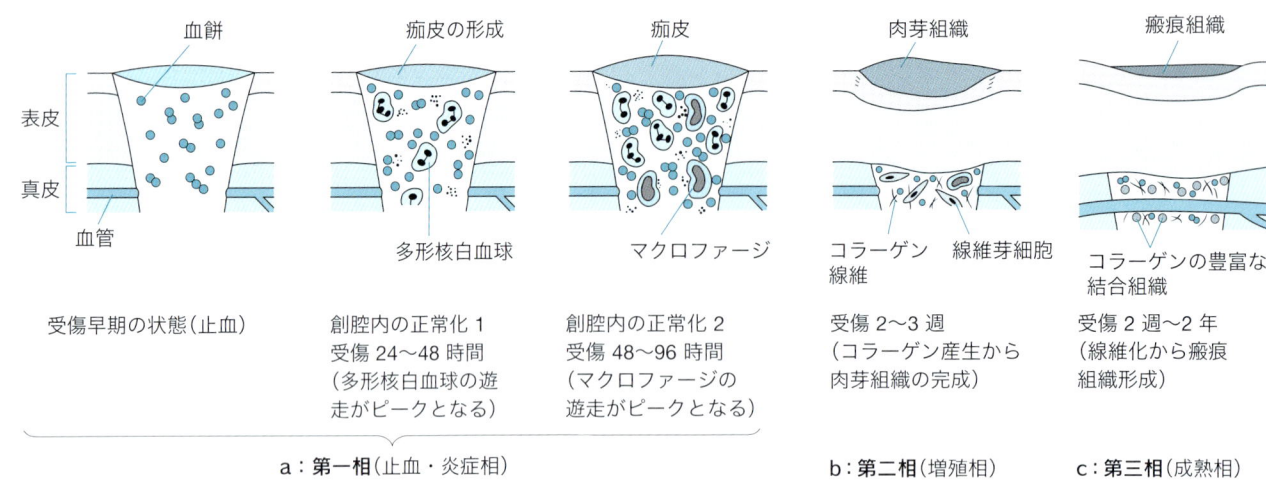

図 4-1　創傷治癒：真皮治癒

a：第一相（止血・炎症相）
- 受傷早期の状態（止血）
- 創腔内の正常化 1　受傷 24〜48 時間（多形核白血球の遊走がピークとなる）
- 創腔内の正常化 2　受傷 48〜96 時間（マクロファージの遊走がピークとなる）

b：第二相（増殖相）
- 受傷 2〜3 週（コラーゲン産生から肉芽組織の完成）

c：第三相（成熟相）
- 受傷 2 週〜2 年（線維化から瘢痕組織形成）

て多形核白血球（好中球）の遊走がピークとなる．多形核白血球は創腔内の細菌を貪食し，コラゲナーゼなどのタンパク分解酵素を遊離して，異物となった変性コラーゲンなどの壊死物質を排除する．また，多形核白血球は TNF-α を遊離して，血管新生とコラーゲン産生の基礎条件を整える．

48〜96 時間後にマクロファージの遊走がピークとなる．マクロファージは，異物，壊死物質を貪食し，細菌を排除する．これら創腔内清浄化作用にくわえてサイトカイン，成長因子，接着分子を遊離し，リンパ球などの細胞を創腔内へ遊走させる．マクロファージは TGF-β，vascular endothelial growth factor（VEGF），insulin-like growth factor（IGF-1, IGF-2），乳酸などを遊離して，細胞増殖，細胞外マトリックスの形成，血管新生に寄与する．

多形核白血球，マクロファージに次いで，T リンパ球が創腔内に遊走し，損傷後 7 日ころにピークとなる．T リンパ球は，炎症相から増殖相への架け橋を担い，次に現れる線維芽細胞と直接接触することにより，細胞外マトリックスの構築が始まる．

第二相（増殖相，肉芽形成，線維形成相，コラーゲン相，線維芽細胞相）：受傷 3 日目ころから 2 週間目にかけての，肉芽組織が形成される時期である．

マクロファージ由来のサイトカインや成長因子により創腔内に線維芽細胞が増殖され，コラーゲンを産生する．コラーゲンは 18 タイプ報告されているが，皮膚の創傷治癒に関与するものは，タイプ I と III である．コラーゲンの 3 重らせん構造の成立には，細胞内小胞体におけるヒドロキシプロリン，ヒドロキシリジンの形成と糖鎖結合が必要であり，この反応に関与する酵素の補助因子として，乳酸，酸素分子，鉄イオン，α ケトグルタル酸，ビタミン C，微小金属などの全身因子が関与する．

また，線維芽細胞から産生されたグリコサミノグリカンはタンパクと結合して，肉芽組織の基礎となるプロテオグリカンとなる．コラーゲンとプロテオグリカンの相互作用により，コラーゲンの線維化が進行する．これらの基質成分に線維芽細胞，新生毛細血管が集まって，創内に肉芽組織が形成される．

創周囲の健常血管内皮から移動してきた血管内皮細胞は，TNF-α，TGF-β，VEGF などの作用を受けて，新しい毛細血管網を形成し，栄養物質や酸素を組織に補給する．新生毛細血管網は，創面に垂直なループを形成し，肉芽組織はこれに一致して顆粒状，鮮紅色を呈する．肉芽組織は収縮して創傷治癒を促進させる．

第三相（成熟相，再形成相，再編成相）：受傷 2 週目ころから 2 か月くらいまでの瘢痕再形成相と，その後数か月から 2 年余にわたる瘢痕形成相（瘢痕収縮相）とに分けられる．

受傷 2 週目ころになると，コラーゲンを分泌していた

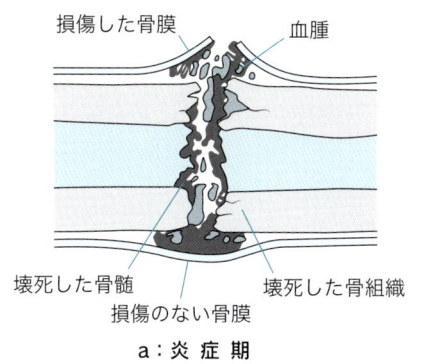

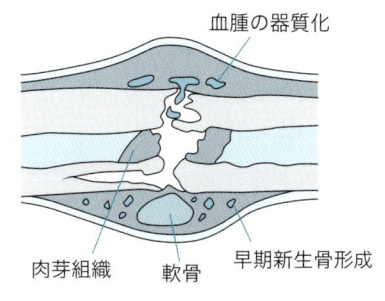

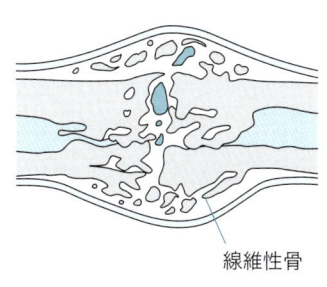

図中ラベル（図4-2）:
- a：炎症期 — 損傷した骨膜、血腫、壊死した骨髄、損傷のない骨膜、壊死した骨組織
- b：修復期 — 血腫の器質化、肉芽組織、軟骨、早期新生骨形成
- c：再造形期 — 線維性骨

図4-2 二次的骨折治癒

線維芽細胞は徐々に減少し，線維細胞へと変化していく．豊富に発達していた毛細血管網は退縮する．マクロファージも消失して，2か月目ころには密な線維組織内に線維細胞が散在するようになる．

第二相では細く，ばらばらに配列されていたコラーゲン線維は matrix metalloproteinases（MMPs）などの作用をうけて再分解され，新たに産生されたコラーゲン線維の配列様式の再構築が進み，細胞成分に乏しく，コラーゲン線維の豊富な結合組織が完成する．

第三相では太くまとまった構造に再構成され，数か月後でもコラーゲンの合成は盛んに行われるが，同時に分解，吸収が起こっている．すなわち，コラーゲンは分解と合成の動的平衡状態にあり，数か月から数年にわたり，瘢痕の再形成，再編成が行われている．ケロイド，肥厚性瘢痕はこの動的平衡状態の異常と考えられている．

(3) 創傷治癒を妨げる因子

全身的要因としては，低栄養（低タンパク血症），ビタミン欠乏（とくにビタミンC），微量元素欠乏，低酸素症，低体温，貧血，白血球減少症，副腎皮質ステロイド，抗炎症薬，抗腫瘍薬，放射線，加齢，糖尿病，尿毒症，肝硬変，重症熱傷，多発外傷，大手術，重症感染症，癌悪液質などがあげられる．

局所的要因としては，循環障害，死腔，異物や壊死組織の存在，感染，創傷の大きさ，安静の可否などが治癒過程に影響を及ぼす．

(4) 骨折の治癒

一次的骨折治癒

理論的には，骨折部断端を密着させ強固な固定を行い，骨折間隙が直接結合すると，Havers管の強い再生が生じ，Havers管の先端には破骨細胞が骨を吸収しながら前進し，その後形成された管壁に骨細胞が形成され，骨の破壊と再生が同時に進行する．しかし臨床的には，コンプレッションプレートによる骨断端の強い圧迫は，炎症反応の関与が少なく，以下に述べる外化骨形成が少ないため，骨癒合に要する期間は必ずしも短くない．そのため，骨折の治癒機転としては，必ずしもよいとはいえない．

現在，骨折の整復で骨接合プレートを用いるのは，強い固定力により骨片のずれを防ぎ，顎間固定期間の短縮を目的としており，骨折部断端に強い圧迫は加えない．

二次的骨折治癒（図4-2）

通常の整復固定処置を行った場合は，二次的骨折治癒を営む．

骨折の再生修復反応（化骨形成）は，血腫形成，炎症細胞の遊走などの初期変化につづいて未分化間葉系細胞の増殖，血管新生，軟骨形成，軟骨石灰化，石灰化軟骨の吸収・骨形成，その後の長期間にわたる再造形といった経過をたどる．これらの過程は，炎症期，修復期，再造型（骨改変）期に分類されるのが一般的である．

■炎症期

受傷直後から骨軟骨形成（化骨形成）が生じるまでの期間である．

受傷直後には骨折部で血管損傷により出血し，血腫が

形成される．血小板により凝血塊ができ，その後，白血球，単球，貪食細胞が遊走してくる．骨折により骨折端への血流が遮断されると，骨折端部の骨細胞は壊死し，融解するので，骨折端の骨基質では骨細胞が存在していた骨小腔は空虚となる．次いで骨折部分を取り囲む部位（とくに骨膜の細胞層）の骨形成細胞（未分化間葉系細胞の骨芽細胞）の増殖が認められる．さらに骨髄内や骨膜周囲の軟部組織からの毛細血管の増殖が起こる．

■修復期

骨折部を取り囲んで新しく形成された修復組織内に，骨形成および軟骨形成が生じる時期である．修復期は前半の骨形成に加えて軟骨形成のみられる時期と，後半の軟骨が軟骨内骨化（軟化骨）によってすべての骨組織（硬化骨）で置換される時期とに分けられる．

骨形成はおもに骨折部よりやや離れた骨膜下に始まり，膜性骨下が生じる．一方，軟骨形成はおもに骨折部近くに起こる．この軟骨は軟骨内骨化により骨に置換される．

化骨の形成により骨折端が架橋されると骨折部は安定する．しかし，初期にみられる化骨は線維性骨であり，皮質骨の形成も十分でない．そのため，この時期は，骨折前の力学的強度は得られていない．硬化骨が形成されるまでの期間は，年齢，骨折の状態にもよるが，通常は6〜8週とされている．また修復期には，骨軟骨形成とともに骨折部の皮質骨の吸収も起こるため，化骨形成部骨は全体的に海綿骨化する．

修復期の終了はエックス線撮影により確認できる．

■再造成（骨改変）期

破骨細胞により形成された化骨の膨らみが吸収され，層板骨に置換される過程である．

海綿骨化した化骨は，再造型によって皮質骨と骨髄腔が形成され，化骨量の減少とともに構造も元来の解剖学的構造へ復元する．この機転は，2〜3か月から数年にわたる．

(5) 骨折治癒を妨げる因子

全身的因子としては，「創傷治癒を妨げる因子」の項で述べた因子に加え，骨形成不全や大理石病などの骨代謝疾患，先天性骨疾患がある．

局所的因子としては，整復固定の不備，広範囲の軟組織合併損傷による局所の血流低下，感染などである．

6 処　　置

創傷は本来，自然治癒を営むものである．その自然治癒を妨げる因子をできるだけ取り除き，すみやかに治癒させる必要がある．

(1) 局所の処置法

損傷部位を十分に洗浄し，異物や壊死組織を創面から取り除く．一次的に閉鎖が可能な部位は縫合閉鎖する．しかし，欠損が大きい場合や感染を伴う場合は，創を開放とし，第二期治癒を営ませるか，感染が取り除かれてから数日後に縫合閉鎖（第三期治癒）する．

創への感染防止のため口腔内を清潔に保ち，適時含嗽を行うが，食物摂取による創の汚染防止のため，経管栄養も行われる．

局所の治療法として，第一に止血 hemostasis が行われる．

口腔軟組織からの出血：圧迫止血や粘膜縫合を行う．

舌動脈や顔面動脈などの大きな血管からの出血：血管結紮を行い，完全に止血する．

開放性顎骨骨折での骨面からの出血：骨挫滅法，あるいは bone wax，ゼラチンスポンジなどによる塞栓法が有効である．

実質性出血や毛細血管からの出血：電気メスによる凝固法を用いる．

出血には，全身的止血剤の投与も有効である．

(2) 全身の処置法

損傷の程度が大きいほど全身への影響は大きい．とくに，口腔顎顔面領域の損傷は頭部損傷を合併することが多く，十分な精査が必要である．

咽頭浮腫などによる呼吸不全を認めた場合は，エアウェイチューブの挿入，または気管内挿管により気道確保を行う．

ショックに対する治療法は，一次性ショックか，二次性ショックかの診断が重要である．疼痛，不安などによる一次性ショックに対しては，頭部を低く，腰部や四肢を高くしたショック体位をとり，酸素吸入を行う．二次性ショックに対しては，すみやかに輸血，輸液を行い，循環血流量を確保し，ショック状態の改善をはかる．

細菌感染が考えられる損傷では，局所感染を予防し，全身的に抗生物質の投与を行う．破傷風菌感染の可能性が考えられる症例では，破傷風トキソイドの接種を行う．

B 歯の外傷および歯槽突起骨折

歯冠部や歯槽部に強い外力が急激に作用すると，外力の大きさ，方向などにより，歯および歯槽骨はさまざまな損傷を受ける．

好発部位は前歯部であるが，臼歯部にもみられる．歯の外傷 injury of the tooth には，外傷性歯根膜炎 traumatic periodontitis，外傷性歯髄壊死 traumatic pulp necrosis，歯の脱臼 tooth luxation，および歯の破折 tooth fracture がある．

受傷の範囲は，歯を含めた歯槽部に限局されることが多いが，口唇，口底部あるいは顎骨部にも損傷が及ぶことがある．治療にあたっては，それらの治療の一環として処置をする必要がある．

1 外傷性歯根膜炎 traumatic periodontitis

歯の破折，脱臼を起こさない程度の外力が加えられた場合に，外傷性歯根膜炎を生じる．

■症　状

歯根膜炎症状を呈し，患歯は弛緩し，挺出感があり，接触痛や咀嚼時に疼痛を訴える．

■エックス線所見

歯根膜腔の拡大がみられることがある．

■処　置

患歯の安静が必要な場合には，周囲の歯を含めて固定し，安静を保つと，比較的短期間に治癒する．

2 外傷性歯髄壊死 traumatic pulp necrosis

外力により歯髄に流入する血管が断裂すると，歯髄は壊死に陥る．壊死に陥った歯髄は，細菌感染がない場合には乾性壊死となり，歯冠部の透明感がなくなり変色する．この歯に歯根肉芽腫 radicular granuloma が生じ，これより外傷による歯根嚢胞 radicular cyst が発生することもある．

壊死に陥った歯髄に，逆行性や辺縁性に細菌が感染すると，壊死した歯髄は歯髄壊疽となり，急性歯根膜炎症状を呈する．

外傷により歯髄壊死が疑われる場合には，必ず電気歯髄診断を行い，歯髄の生死を確認する．

3 歯の脱臼 tooth luxation

外力により歯が歯槽より逸脱した状態の歯を脱臼とよぶ．歯の脱臼には，歯が歯槽から逸脱してしまった完全脱臼 complete luxation と，歯周組織の一部が残存し，歯はなお歯槽に付着している不完全脱臼 incomplete dislocation とがある．

■症　状

完全脱臼では，抜歯後と同様な所見を呈する．不完全脱臼では，外力の強さや方向などにより患歯は弛緩動揺し，挺出傾斜あるいは歯槽骨内に嵌入し，位置の変化がみられる．接触痛，叩打痛あるいは咬合痛がみられ，正常な咬合が不可能なことが多い．

不完全脱臼の場合には，根尖部に損傷を受け，歯髄に流入する血管が断裂して，歯髄死をまねくことがある．

■エックス線写真所見

歯が歯槽から挺出し，広い空隙が歯と歯槽骨間にみられ，嵌入している場合には，根尖が鼻腔底や上顎洞に近接してみられることがある．

■処　置

完全脱臼(脱落した歯)の場合，新鮮で，歯の保存状態ならびに歯周組織に損傷が少ない場合は，歯の再植術 reimplantation of the tooth を行う．脱落した歯は，再植までのあいだ，唾液(口腔内)，生理食塩水または保存液で保管

し，乾燥させないことが大切である．
　再植時は，歯根膜を可能な限り残すことが重要である．不完全脱臼の場合も同様に，新鮮で，歯周組織の損傷が軽度な場合は，正しい位置に整復し，隣接する歯を含めて数歯で固定しておく．
　固定期間は，完全脱臼，不完全脱臼ともに，症例に応じて2～4週間である．歯および歯周組織の損傷が著しい場合は，抜去が必要なことがある．

4　歯の破折　tooth fracture

　歯冠部に急激な外力が作用した場合，歯は破折する．また，誤って小石などを咬んだ場合にも歯は破折する．
　歯の破折は，部位により歯冠部破折と歯根部歯折，歯髄損傷の有無により複雑破折と単純破折，破折線の方向により縦破折，横破折あるいは斜破折，そして，亀裂と欠損破折に分類される．好発部位は前歯部であるが，臼歯部にもみられる．

■症　状

　亀裂や根尖部の破折などは，視診のみでは異常が発見されないことがある．一般に，破折片には動揺があり，打診や咬合時に疼痛を訴える．破折片が粉砕状態となり，口唇，頰部などに迷入して感染の原因になることがある．

■診　断

　エックス線所見が重要なポイントとなるが，歯根破折では，破折面の方向によっては不明瞭である．歯冠部の欠損破折の診断は容易であるが，欠損の程度により象牙質や歯髄が露出し，各種の刺激に対し疼痛を訴える（図4-3）．

■処　置

　治療方針は，破折，欠損の状態，程度により異なる．欠損が歯冠部のみで保存可能な場合，必要に応じて歯髄を処置し，歯冠修復を行う．歯根部破折，複根歯縦破折あるいは歯冠部より歯根部への斜破折は保存が不可能なため，抜去する．
　単根歯の根尖部での破折は，根尖切除術 apicoectomy により保存可能なことがある．歯根部での亀裂は，自覚症状が乏しいので放置され，セメント質により亀裂部が

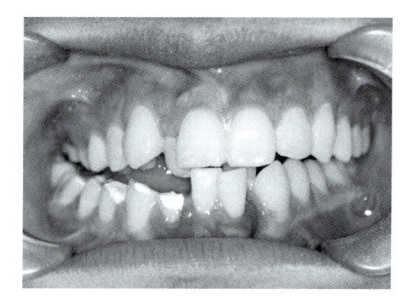

図4-3　歯の破折
432は歯冠破折により抜髄処置を行っている．

閉鎖されることもある．

5　歯槽突起骨折（歯槽骨骨折）
fracture of alveolar process

　外力の作用しやすい前歯部に多くみられる．歯の破折，脱臼を合併することが多い．そのほか，口唇，歯肉，口腔粘膜などの軟組織損傷を伴うことも多い（図4-4-a）．

■症　状

　歯の変位がみられ，触診で隣接歯が一緒に動揺するときは，歯槽骨骨折を疑う．

■エックス線所見

　歯槽骨骨折単独の場合は，エックス線写真では判定がむずかしいことが少なくない．

■処　置

　手指により骨折を整復する．剝離した歯肉は縫合し，シーネ，ワイヤーなどを用いて歯を固定する．固定期間は症例（年齢，損傷の程度）に応じ，2～4週間行う（図4-4-b，図4-5）．

C　顎骨の外傷（顎骨骨折）

　顎骨骨折 fracture of jaw は，上顎骨骨折および両者が合併した上下顎骨骨折に分けられる．上下顎骨骨折では，歯の損傷，または歯槽骨骨折を合併することが多い．そのほか，顎顔面部の骨折では，鼻骨骨折，頰骨および頰骨弓骨折，眼窩骨折，ときに頭蓋骨骨折を合併する．

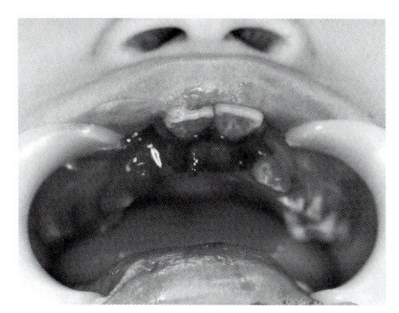

a：口腔内写真 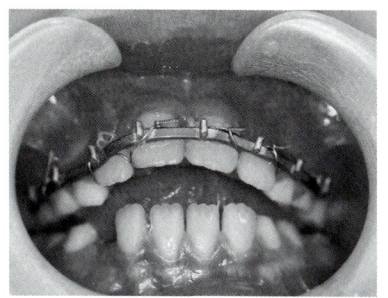　　　b：骨折部は徒手整復を行い，脱臼歯を再植し，副子固定　　　図4-5　脱落した上顎右側側切歯

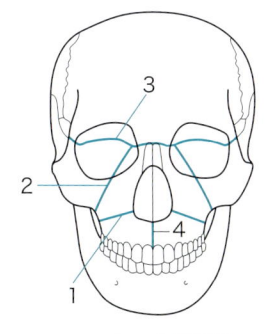

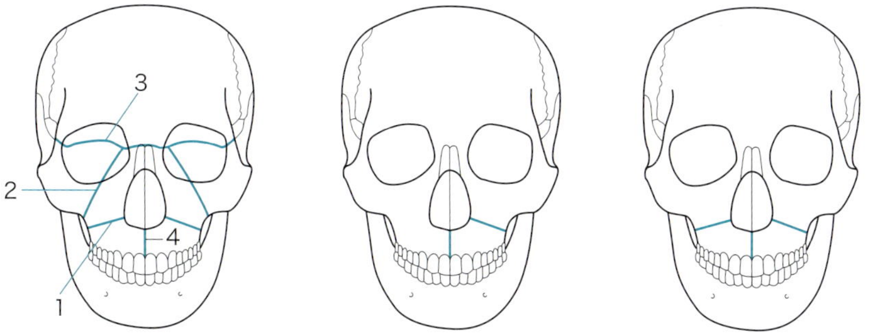

図4-4　上顎歯槽骨骨折

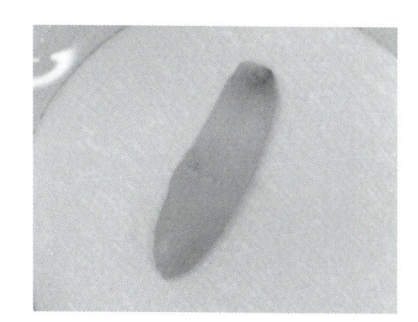

1：Le Fort Ⅰ型骨折
2：Le Fort Ⅱ型骨折
3：Le Fort Ⅲ型骨折
4：正中縦骨折

正中縦骨折と片側性 Le Fort Ⅰ型骨折の合併

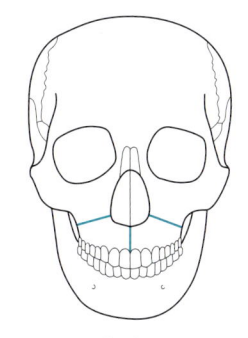

Le Fort Ⅰ型骨折と正中縦骨折の合併

図4-6　上顎骨骨折

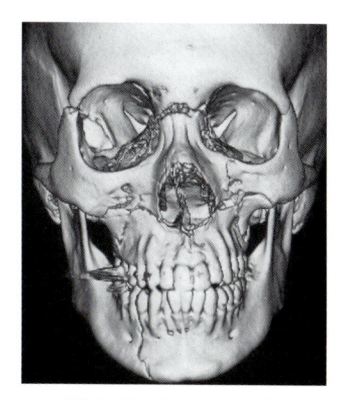

図4-7　3D-CT写真
Le Fort Ⅰ型・Ⅱ型・Ⅲ型複合骨折，鼻骨骨折，下顎骨骨折を認める．

1　顎骨骨折の原因・頻度

■原　因

外傷性骨折には，交通事故，作業事故，スポーツ，殴打，転倒，転落などがあるが，日本国内では，原因の半数近くを交通事故が占める．

病的骨折では，とくに，下顎における腫瘍，囊胞などによる骨の吸収，放射線照射による骨の脆弱化，顎骨骨髄炎など，小さな外力によって簡単に骨折を起こすことがある．しかし，病的骨折の頻度は，外傷性骨折に比較してきわめて少ない．

■頻　度

男女別では，圧倒的に男性に多い．年齢では20歳代，10歳代が多く，20歳代，10歳代を合わせると，全体の半数を超える．

2　上顎骨骨折　fracture of maxilla

上顎骨は，頬骨，鼻骨，前頭骨，涙骨，篩骨，口蓋骨，蝶形骨と結合し，これらの骨折を合併することが多い．上顎骨は，骨を牽引するような筋力が存在しないために，外力の方向，力の強さなどが作用した部位にさまざまな骨折が生じる．

(1) 縦骨折

縦骨折は，歯槽突起，上顎骨に上下方向の骨折線がみられるもので，正中部に多く，正中歯槽部，正中縫合部，口蓋正中縫合部骨折がみられ，ときに，Le Fort型骨折と合併する（図4-6,7）．

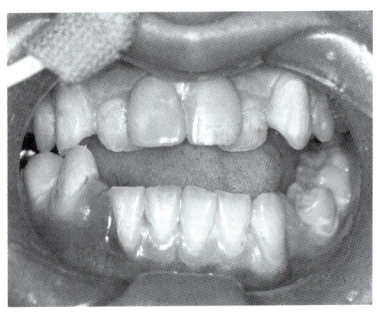

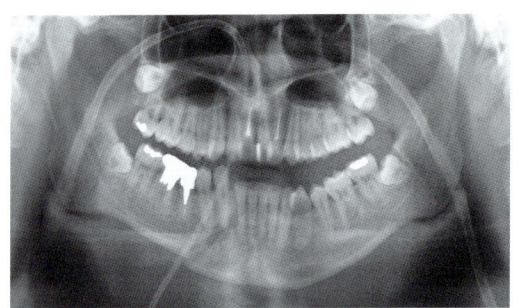

| a：口腔内写真 | b：パノラマエックス線写真 | c：P-A写真 |

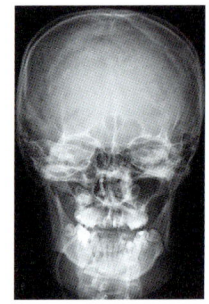

図4-8 下顎骨骨折
右側犬歯部，左側下顎角部に骨折があり，右側小骨片は上方へ牽引，中間骨片は内下方へ偏位して，前歯部開口を呈する．

(2) 横骨折（Le Fortの分類）

Le Fort Ⅰ型骨折（Guérin骨折）

骨折線が，両側性に梨状孔の下部から犬歯窩上顎洞前壁を経て，翼口蓋窩に及ぶもの．上顎骨の歯槽突起，口蓋骨は歯を含んで一塊として可動性になる．水平（上顎骨横断）骨折ともいわれる．片側性の場合には，正中縦骨折と合併することが多い．

Le Fort Ⅱ型骨折

上顎骨と骨が一塊となって頭蓋から分離し，可動性となる．骨折片の形態から，錐形（体）骨折またはピラミッド型骨折といわれる．

骨折線は，鼻骨を横断し，両側性に上顎骨前頭突起の中央部または上顎前頭縫合を横断し，涙骨，篩骨を横断して下眼窩裂に入り，前方に向かい，頬骨上顎縫合に沿って外下方へすすみ，翼口蓋窩，翼状突起中央にいたる．

Le Fort Ⅲ型骨折

中顔面を構成する骨が頭蓋底から一塊として分離され，頭蓋顔面分離となったものである．

骨折線は，前頭鼻骨縫合，前頭上顎縫合から涙骨，篩骨を横断し下眼窩裂にいたる．下眼窩裂から上前方へは，眼窩外側壁を経て前頭頬骨縫合にいたり，後下方へは頬骨側頭縫合をとおり，翼口蓋窩，翼状突起基部にいたる．

3 下顎骨骨折 fracture of mandible

下顎は単一骨であり，顔面下部を形成し，その形態などから外力の作用を受ける頻度が高く，骨折を生じやすい（図4-8）．

好発部位

好発部位は，構造上，脆弱な部位，または直達外力を受けやすい部位である．関節突起部は，断面積が下顎骨のほかの部位と比べて小さいため，下顎骨の前方，側方から強い外力が加わると，応力が関節突起部に集中して介達骨折を生じやすい．直達外力を受けやすい部位は，オトガイ部，犬歯部，下顎角部である．

下顎角部の埋伏智歯，犬歯の歯根，オトガイ孔は下顎骨の強度を弱めるため，直達骨折を生じやすくなる．

下顎枝は，断面形態が一様で，咬筋で表面がおおわれ，筋突起は頬骨，頬骨弓に囲まれているため，骨折の頻度は低い．

下顎骨骨折の部位による偏位

下顎は，咀嚼筋，舌骨上筋群などの付着筋により牽引されている（図4-9）．下顎骨の完全骨折が生じると，その付着筋の牽引により骨片の特有な偏位が生じることになる．

■正中部骨折

単骨折では左右の筋がほぼ同様に作用するので，静止時にはほとんど偏位はない．開口および閉口時には，骨折中央部が両側に開き哆開する．これを骨片呼吸とよぶ．

■犬歯部骨体骨折

患側骨片（小骨片）は，閉口筋（咬筋，内側翼突筋，側頭筋）によって挙上され，内側翼突筋，顎舌骨筋の作用により軽度に内転する．健側骨片（大骨片）は，顎舌骨筋，顎

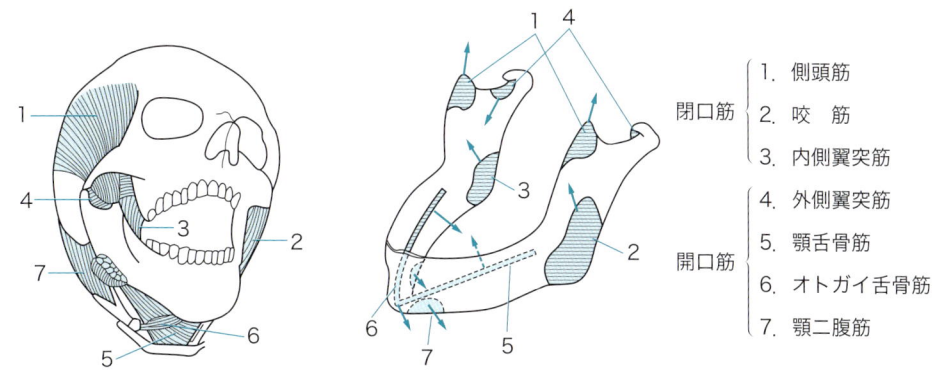

図4-9 咀嚼筋と舌骨上筋群およびその作用方向

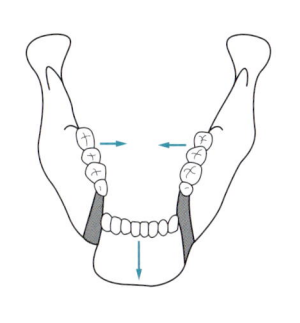

1. 側頭筋
2. 咬筋
3. 内側翼突筋
閉口筋

4. 外側翼突筋
5. 顎舌骨筋
6. オトガイ舌骨筋
7. 顎二腹筋
開口筋

図4-10 下顎前歯部二重骨折

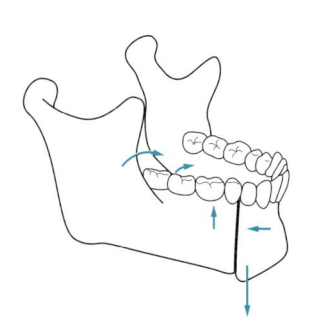

図4-11 下顎小臼歯部骨折の偏位

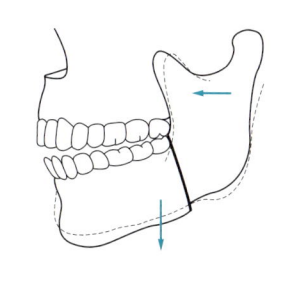

図4-12 下顎角部骨折の偏位

二腹筋,オトガイ舌骨筋の作用により下内方へ牽引され,前歯部は開咬状態となる.

■下顎前歯部二重骨折(図4-10)

中央部の骨折(小骨片)は,顎舌骨筋,顎二腹筋,オトガイ舌骨筋に牽引され,下内方へ偏位する.小骨片は,舌とともに気道を圧迫し,呼吸不全の原因になることがある.

■臼歯部骨体骨折(図4-11)

骨折線が遠心にあるほど小骨片は閉口筋の作用により挙上し,内転する.大骨片は顎舌骨筋,顎二腹筋,オトガイ舌骨筋により下内方に偏位する.

■下顎角部骨折(図4-12)

咬筋内に骨折線がある場合には,咬筋と内側翼突筋によって,骨折部は内外から固定されるため,偏位傾向は少ない.骨折線が咬筋付着部より前方にある場合は,小骨片は上内方に挙上され,大骨片は下内方へ偏位する.

■下顎枝骨折

咬筋,内側翼突筋の付着部が広範囲のため,骨折の偏位は著明ではない.

■関節突起骨折(図4-13,14)

外側翼突筋の作用により,小骨片(関節突起)は前内方へ偏位する.一側性の場合,大骨片は患側に偏位し,患側下顎枝は閉口筋により上方へ偏位するため,最後臼歯が接触し,前歯部開口となることが多い.両側性の場合は,前歯部は舌骨上筋群により下内方へ偏位し,両側の大臼歯部のみ咬合するが,前歯部は開口を呈し,下顎はやや後退する.正中部の偏位はほとんどない.

■筋突起骨折

小骨片(筋突起)は,側頭筋により上方へ牽引される.大骨片の偏位はほとんどない.下顎骨骨折のなかで最も頻度が低い.

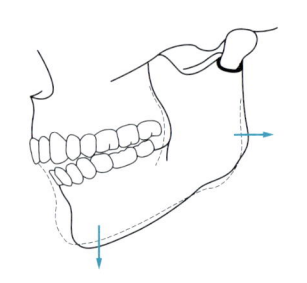

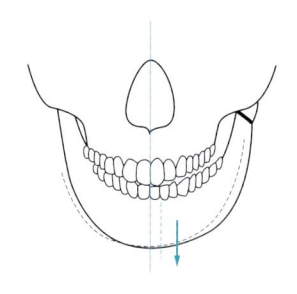

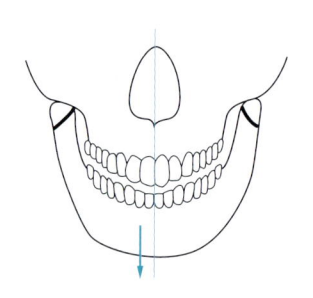

図4-13　片側性関節突起骨折の偏位　　　　図4-14　両側性関節突起骨折の偏位

4 顎骨骨折の診断

(1) 問　診

外傷を受けた外力の方向，強さなどの状況を，問診により，患者または関係者からよく聴取することによって診断の参考とする．とくに，交通外傷の場合は，頭部損傷を含む，他部位の広範囲合併損傷の可能性が高い．

(2) 現症の視診，触診による診査

顔面の変形，軟組織損傷，皮膚の知覚異常，顎の偏位，下顎の運動障害，咬合異常，歯列不正などの診査，また，触診による骨断端部の触知，骨片の可動性，軋轢音（完全骨折で，運動時に近接する骨片同士が擦れる軋み音），Malgeineの圧痛点（骨折線に一致した圧痛）などにより診断する．

(3) 画像診断

単純エックス線撮影では，複数の撮影法により診断を行う．後頭前頭方向撮影法（P-A撮影法），パノラマエックス線はスクリーニングとして有効である．それに加え，上顎骨，頰骨・頰骨弓では，Waters法（ウォーターズ），軸位方向撮影法，咬合法，下顎骨骨折では，眼窩下顎枝方向撮影法，Schüller法（シュラー），軸位方向撮影法，咬合法などを用いて診断する．

CT撮影は，単純エックス線撮影により読み取りが困難な部位の診断に有効であり，近年の3D（三次元）CTは再現性が高い．とくに，中顔面（上顎，鼻骨，頰骨・頰骨弓）骨折の診断に有効である．

5 顎骨骨折の処置

顎骨骨折は，解剖学的な位置関係から，頭部損傷を伴う場合が多い．また，交通外傷では身体他部の損傷を合併することも少なくない．さらに，生命に関連する合併症を生じることもあるので，全身合併損傷の治療を行ったあとで顎骨骨折の治療に移行する．また，顔面皮膚，口腔粘膜，舌などの軟組織損傷を合併する場合，顎骨骨折の処置と同時に行う必要がある．

顎骨骨折の治療の原則は，ほかの骨折と同様に，整復，固定，機能訓練（後療法）である．顎骨骨折は咬合異常をきたすことが多く，咬合の整復は骨片の整復以上に重要である．整復方法は，非観血的整復と観血的整復に分けられる．

(1) 整復に対する処置方針の決定

臨床所見，画像所見のほか，顎模型により咬合の状態，歯列の状態を診査して，整復方針を決定する．

(2) 整復前処置

口腔内外の洗浄を行い，軟組織損傷の処置を行う．粉砕され，骨折治癒の障害となる骨片，歯の破折片は除去する．骨折線上にある根尖病巣などの歯性感染源となる歯は抜去する．健全歯が骨折線上に存在する場合は，必ずしも抜歯の適応とはならない．

(3) 顎骨骨折の整復

骨折片の整復はできるだけ早期に行うことが原則である．骨折後1週間以内なら整復は容易であるが，可能な

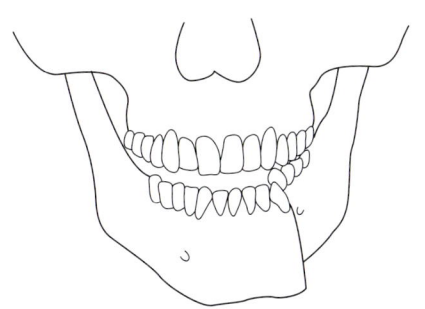

図 4-15 左側骨体部骨折の偏位

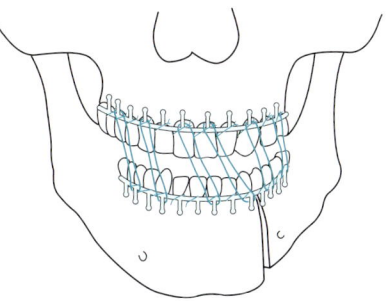

図 4-16 上下顎に金属線副子を装着，両副子間にゴム輪の弾力による牽引整復

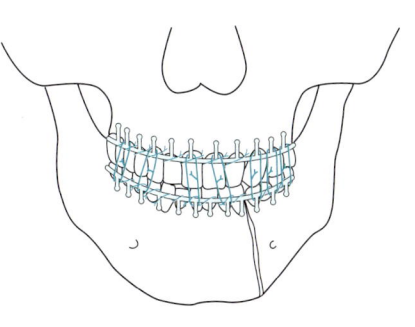

図 4-17 整復が完了したのちに両副子間に金属結紮線で顎間固定

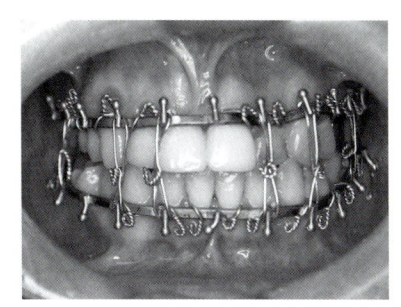

図 4-18 三内式副子による顎内固定，およびワイヤーによる上下顎間固定

限り 2 週間以内に整復を行うことが望ましい．

非観血的整復の方法には，徒手整復，上下顎に線副子（シーネ）・ワイヤーを装着し，ゴム輪を両副子にかけ，緩徐な牽引力で整復する上下顎間牽引がある（図 4-15～17）．

観血的整復は，口腔内外より切開を行い，骨折線を明示し整復する．

(4) 固　定

骨片の整復後は，一定期間の固定を行い，骨癒合による治癒を営ませる．固定期間は，下顎骨骨折では 4～6 週間，上顎骨骨折では 6 週間程度の固定期間を行う．固定期間は骨折の部位や程度によって異なり，小児では骨癒合がすみやかに起こるので，成人より短く約 3～4 週間程度，高齢者では 2 か月またはそれ以上行う．

固定方法は金属線による歯牙結紮法，副子を利用する方法（金属線副子，床副子など）の非観血的方法と，骨縫合，金属プレートなどを用いた観血的固定法がある．また，顎内固定（1 顎のみで固定する），顎間固定（上下顎間の副子を金属線で結紮し固定する），顎外固定（オトガイ帽，顎頸バンテージなどを用いて固定する）などにも分類される．

(5) 固定装置

歯牙結紮法　tooth wiring

金属線を歯に連続結紮する方法で，骨折の部位，範囲などで数歯から全歯に応用することができる．固定力は弱く，暫間固定や歯槽突起骨折に用いられることが多い．

線副子　wire splint

歯列弓に適合させた主線（直径約 2.5 mm 程度の鋼線）に鉤（フック）が付着したもので，歯に結紮する．フックにゴム輪を装着して牽引整復にしたり，顎間固定のための金属線を装着でき，使用頻度は多い．三内式副子（図 4-18），Erich 副子，Schuchardt 副子などがある．

床副子　plastic splint

義歯床に準じたレジン床形式の副子で，多数歯欠損症例，また，乳歯列，混合歯列例に応用される．床副子を歯列または顎堤部に適合させ，骨体部に囲繞させ，固定をはかる．これを囲繞結紮固定法という（図 4-19）．

顎外固定

オトガイ帽，弾性包帯，顎頸バンテージにより，下顎を後上方に牽引したり，顎運動を制限する作用を利用し

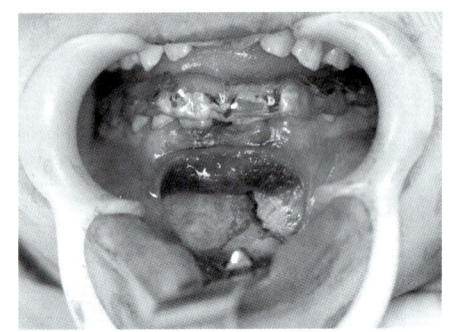

a：床副子を基準に骨折部を整復 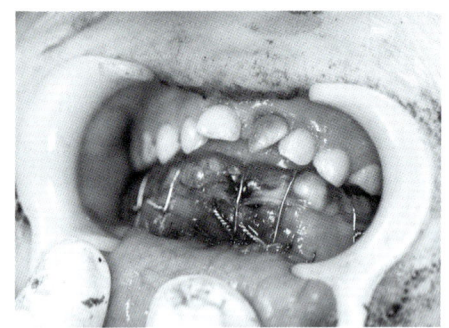　　b：床副子とともに骨折部をワイヤーにて囲繞結紮 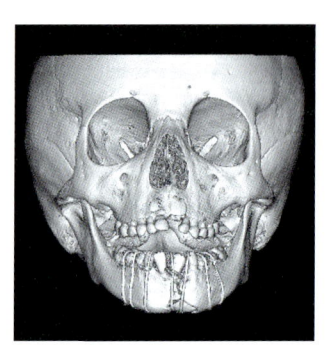　　c：整復後3DCT画像

図4-19　囲繞結紮による小児下顎骨体部骨折整復固定

た，おもに下顎骨骨折の治療に適応される顎外固定法である．顎間固定などと併用する補助的固定法として用いられることが多い．

観血的固定装置

現在，さまざまな形状，大きさの骨接合材料（チタンプレート・スクリュー，吸収性プレート（PLLAプレート）など）が開発され，骨折の観血的固定法は飛躍的に進歩している．それに伴い，古典的な鋼線による骨縫合などは，ほとんど用いられなくなり，Kirschner鋼線法（骨髄内にKirschner鋼線を串刺しにして固定する）は，現在では下顎関節突起骨折に用いられるのみである．

また，顎間固定を簡便に行うために開発されたものが，顎間固定用スクリュー（IMFスクリュー，図4-20）である．上下歯槽突起部にチタンスクリューを打ち込み，上下のスクリューを鋼線で固定する．

(6) 固定期間中の処置

感染予防

術後は，感染防止のため，抗生物質の投与，口腔の清掃，消毒につとめる．顎間固定には，口腔の自浄作用が期待できないため，とくに，口腔の洗浄，含嗽による物理的清掃は重要である．

固定装置の調整

結紮線のゆるみなどにより固定が不十分にならないように，固定装置の弛緩や咬合状態について観察し，調整

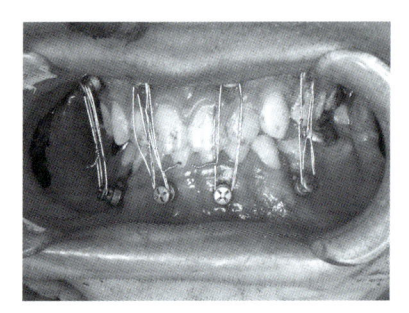

図4-20　IMFスクリューによる顎間固定

を行う．

栄養の補給

治癒を促進させるために，栄養価の高い食物の摂取が必要である．顎間固定を行っているときは，固形食物の摂取は不可能なことから，高カロリー，高タンパクの流動食を与える．必要な場合には，胃管チューブを経鼻的に挿入し，経管栄養または，輸液による栄養補給も考慮する．

臨床的・エックス線学的経過観察

固定後はただちにエックス線撮影を行い，治癒経過の基本像とする．臨床的に経過を観察し，一定期間後にエックス線撮影を行って，固定除去時の参考にする．

(7) 神経損傷

上顎骨，頰骨骨折では眼窩下神経，下顎骨骨折では下歯槽神経，オトガイ神経の損傷により，神経支配領域の

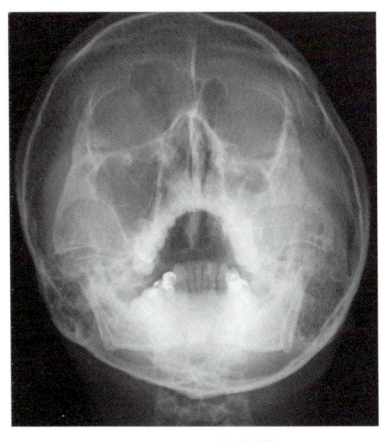

a：Waters 法画像
右側前頭縫合，眼窩下縁，側頭縫合部に骨折線がみられる．

b：CT 画像
上顎洞内は出血による陰影がみられる．

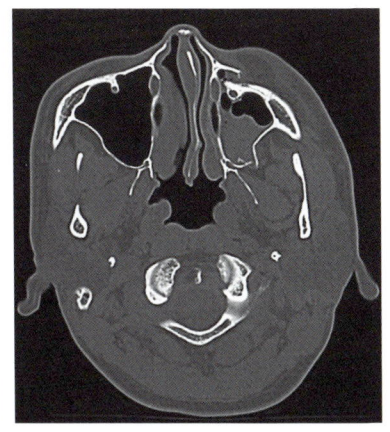

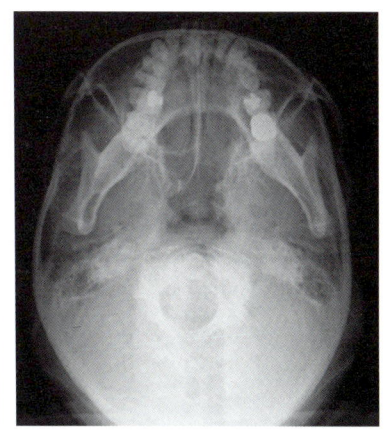

c：体軸位画像
右側頬骨弓単独骨折により，頬骨弓の陥凹を認める．

図 4-21　頬骨骨折

知覚麻痺・鈍麻を生じる．観血的整復，または固定術時にも同様の神経損傷を生じる可能性がある．

(8) 偽関節　pseudoarthrosis

必要な固定期間を経過しても骨折断端の骨性癒合が成されずに，骨折断端は可動性となることをいう．骨折断端が十分接していない場合，感染を生じた場合，不確実な固定，治療開始の遅れなどの場合にみられる．

関節突起部骨折の非観血的整復術のように，意図的に偽関節を形成する場合を除き，観血的に骨折断端の結合組織を除去し，適切な固定を行う必要がある．

6　後療法（機能訓練）

固定期間が終了したら，固定装置を除去し，後療法を開始する．

開口訓練

一定期間の固定であるので，固定装置除去後も顎運動障害，開口障害が残るため，開口訓練を行う．開口訓練は，手指または開口訓練器を用いて行う．頬部への赤外線照射，低周波療法などを併用することも多い．咀嚼筋の機能回復にはガムをかませることも有効である．また，筋のマッサージも施行される．

歯周炎，歯に対する処置

固定装置装着中は，辺縁性歯周炎を生じているため，口腔の清掃に努める．多くは，固定除去後，数日〜1週間ほどで改善される．骨折線上の歯は歯髄壊死に陥っている場合があるので，歯の変色，デンタルエックス線撮影，電気歯髄診断を行い，経過を観察する．

D　頬骨骨折，頬骨弓骨折

頬骨は3面（前，内，後）2突起（側頭突起，前頭突起）を有し，上顎骨，蝶形骨，側頭骨，前頭骨と連続している．頬骨は顔面の外側に位置し，外力を受けやすい．頬骨は，連続する骨にくらべて強固なため，縫合部または縫合部付近で一塊となって骨折する場合が多い（図 4-21）．

■症　状

頬骨の平坦化や頬骨弓の陥凹による顔面の変形，眼窩下神経損傷による眼窩下相当部皮膚の知覚異常，偽性の咬合異常を訴える．また，頬骨は眼窩を構成する骨でもあるので，骨折部の転位により，複視，眼球運動障害，視力障害などの眼症状を生じる．また，頬骨弓の陥凹により下顎骨筋突起の運動障害から開口障害，顎運動障害を生じる．

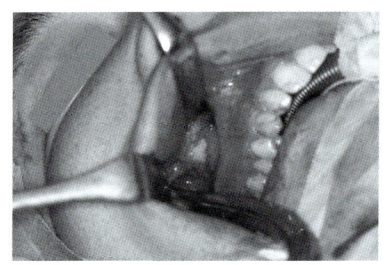

a：口腔内アプローチによる切開部 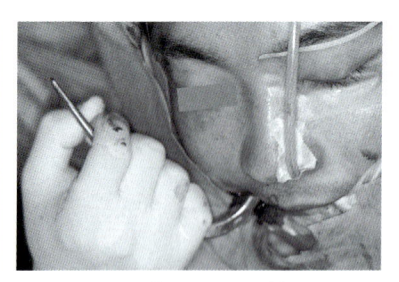　　b：U字起子による整復

図4-22　口腔アプローチによる頬骨骨折の整復

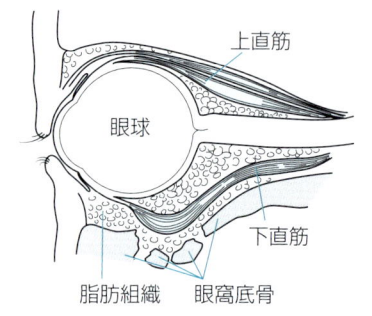

図4-23　眼窩底骨折

眼窩底骨の欠損，脂肪組織の上顎洞内への脱出，下直筋の絞扼などがみられる．

■治　療

できるだけ早期に整復固定を行う．一般に，受傷後2週間をすぎたものは，整復困難となる．整復法は，側頭部皮膚切開によるアプローチ，眉毛部外側切開によるアプローチ，口腔内アプローチにより，起子を用いて整復する（図4-22）．

通常，頬骨弓骨折では，整復後に固定は行わず，創部安静（2〜4週間）に努める．頬骨骨折ではミニプレートによる固定が主流であり，Kirschner鋼線法による固定は，ほとんど用いられなくなった．

E　鼻骨骨折

口腔外科を訪れる症例では，上顎骨骨折と合併してみられることが多い．鼻骨骨折単独，上顎骨前頭突起，鼻中隔骨折を同時に骨折している場合が多い．

■症　状

骨片の陥没により鼻根部の陥没が，鼻中隔骨折により鼻柱の変位がみられる．

■治　療

できるだけ2週間以内の整復を行う．陳旧性骨折は整復が困難となる．

整復はWalgham（ワルシャム）鉗子を鼻腔内に挿入し，骨折部を整復し，整復後は鼻腔内にガーゼなどを挿入し，鼻腔内固定および鼻部にスプリントなどによる外固定を行う．

F　眼窩底骨折（眼窩吹き抜け骨折）

眼球に，前方からボールなどの鈍的な外力が加わった場合に生じる骨折である．一般に，眼窩周囲縁には骨折がみられないが，眼窩底に骨折を生じる．眼窩は深部が狭く，円錐形になっているため，前方から眼球に鈍的な外力が作用した場合，底部の菲薄な骨壁の眼窩底が破裂して眼窩底骨折 orbital floor fracture を生じ，眼窩内容は上顎洞内に脱出する（図4-23）．まれに，眼窩内側壁の篩骨壁に骨折を生じる．

■症　状

眼窩内容（とくに下直筋，下斜筋）の嵌頓，絞扼により，眼球の上転下転運動，内側壁の骨折で内転外転運動障害がみられる．

■治　療

成人では，開放骨折が多く，軽度〜中等度の眼球運動障害の場合は，少なくとも2〜3週間の経過観察を行い，運動障害が残る症例は観血的処置を行う．小児では，trap door fractureが多く，眼球運動障害をきたしている場合は，できるだけ早期に観血的に，嵌頓，絞扼状態を解除する．

手術は，眼窩下部，眼瞼結膜切開にてアプローチして整復する．

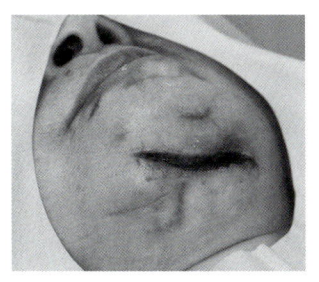

図 4-24 転倒によるオトガイ部割創

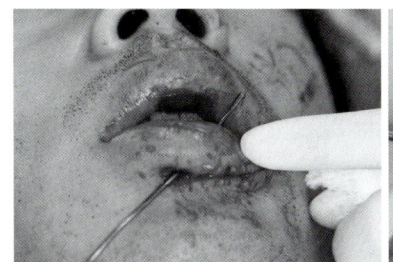

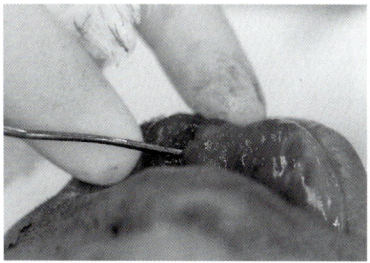

図 4-25 口唇の貫通創
口腔内外より貫通の状態を診査．

G　顔面および口腔軟組織損傷

1　機械的損傷

顔面軟組織の損傷（図 4-24）は，顎骨骨折に伴って生じることが多く，隣接の眼，鼻，耳などの損傷を合併することが多い．初期治療を誤ると，顔面の醜形，機能障害などの後遺症を残すことになる．

■症　状

重篤な顎骨骨折などを合併している場合は，ショック症状を呈する．多くの場合，創からの出血がみられる．顔面の表層近くには，顔面動脈，上下唇動脈，浅側頭動脈などが走行しており，これらが損傷を受けると多量の出血をみる．また，顔面神経の損傷により運動麻痺が，三叉神経の損傷により知覚麻痺が生じる．

■診　断

顔面軟組織のみの損傷であっても，骨折，異物迷入などを合併していることが多く，単純エックス線撮影，CT撮影などが必要である．

■治　療

局所損傷部を洗浄し，止血処置を行う．大血管からの出血はすみやかに行い，失血による後遺症を防止する．壊死組織，異物などの迷入があれば除去し，損傷の状態に応じ第一期治癒，第二期治癒，第三期治癒を選択する．

2　口腔軟組織の損傷

口腔軟組織の損傷は，下顎骨骨折，歯槽突起骨折，歯の外傷などに合併することが多く，転倒などにより，口内に箸，歯ブラシなどを刺入し，口蓋，頰粘膜が損傷を受けることがある（図 4-25〜28）．

口腔内に内在する原因としての損傷は，咀嚼時に，舌側縁部，頰粘膜および口唇の誤咬や，不適合補綴物，ときに，てんかん発作などにより口腔軟組織に咬傷を生じることがある．口腔軟組織に生じる慢性機械的刺激による褥瘡性潰瘍（外傷性潰瘍）は，多くの場合，不適合充塡物・補綴物，歯石，齲歯の鋭縁などにより生じる．

歯科治療時の偶発症として，タービンバーなどにより舌，頰粘膜を損傷することがあり，注意が必要である．

■症状および診断

顎骨骨折，歯槽突起骨折，歯の外傷に伴う軟組織外傷では，受傷軟組織に切創，挫創，剝離創などがみられる．とくに，上下唇は貫通創となることが多く，たとえ創が小さくても，必ずゾンデを挿入し，深さを診査する．処置を誤ると，口唇における貫通創は容易に感染する．

誤咬による舌，頰粘膜，口唇の損傷では，上下歯列に一致して，線状の粘膜の肥厚，小出血斑や小裂傷がみられる．

褥瘡性潰瘍の好発部位は，舌側縁部，歯肉部，口唇などである．潰瘍は一般に，孤立性，表在性で，辺縁は平坦，中等度の接触痛がある．

■治　療

顎骨骨折，歯の外傷などに合併する口腔軟組織の損傷の処置は，顔面軟組織の損傷処置に準じる．

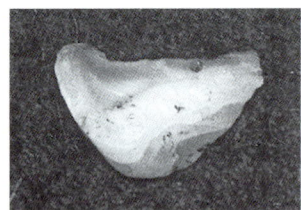

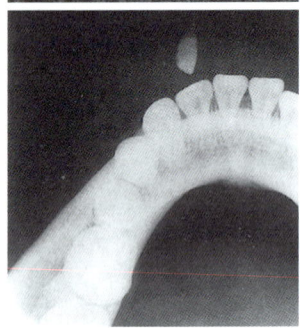

図 4-26 下唇に迷入した歯の破折片

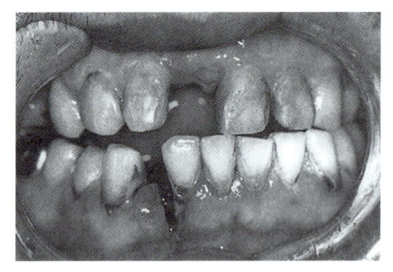

図 4-27 下顎骨骨体部完全骨折に伴う歯肉の損傷

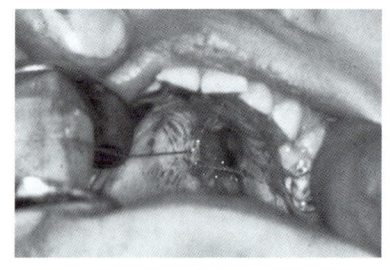

a：口腔内写真

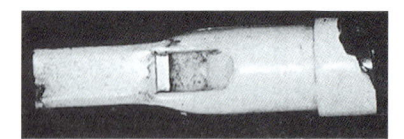

b：刺さっていた部分；直径 1.5 cm，長さ 5 cm

図 4-28 口蓋部損傷（プラスチック笛による）

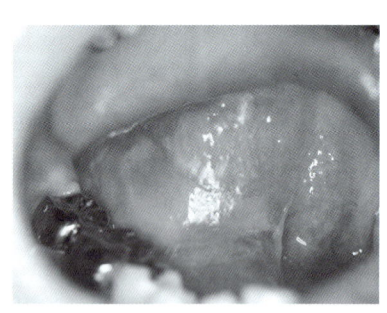

図 4-29 放射線性口内炎
右側舌縁から舌下面にかけて発生．

3 温度的損傷　thermal injury

過度の温熱や寒冷により，顔面および口腔軟組織に温度的損傷が生じる．

顔面軟組織の熱傷 thermal burn は，口唇，皮膚などに広い範囲にわたり損傷がみられ，小口症 microstomia，口唇の反転，流涎症 ptyalism，瘢痕などの後遺症を残し，形成手術が必要なことがある．

口腔軟組織の熱傷は，タバコの火，歯科医師の不注意により熱した器具が触れたり，熱い食物を摂取した場合などに生じる．これらは限局的で，粘膜の発赤，水疱形成，上皮剝離を示し，疼痛がみられる．口腔内の洗浄，清掃に努め，口内の安静を保つと，数日で治癒する．

顔面・口腔の凍傷は，比較的まれで，冬山登山などにより露出した口唇，頰部にみられることがある．

温度的損傷は，局所の病変や症状により，第 1 度（紅斑性 erythematosa），第 2 度（水疱性 bullosa），第 3 度（壊死性 escharotica）に分類される．

4 電気的損傷　electric injury

高電圧の電流による感電や，落雷による顔面・口腔の電気的損傷は比較的少ない．しかし，幼児が誤ってコンセントをなめるなどして，口唇に欠損性の損傷がみられる場合は，口唇の変形をきたし，形成手術が必要になる場合がある．

5 放射線損傷　irradiation injury

顔面・口腔の放射線損傷は，悪性腫瘍の放射線治療に際して生じることが多い（図 4-29）．

■症　状

通常，照射開始後 1 週間くらいから，頰部，舌あるいは歯槽粘膜に発赤，腫脹をきたし，放射線性口内炎を起こす．つづいて小水疱を形成，水疱の破壊を生じ，白苔を伴ったびらん面が生じ，接触痛が著しく，さらに進行すると潰瘍を生じるようになる．

皮膚は，粘膜にくらべて反応が鈍く，1週間目くらいから皮膚の着色がみられ，2週間目ころには接触に対して異常感をおぼえ，体毛の脱落がみられる．

放射線治療が終了すると諸症状は軽快するが，皮膚の着色は数か月残る．しかし，深部の顎骨に及ぶと，骨髄炎（放射線性骨髄炎）irradiation osteomyclitis，放射線骨壊死 radioosteonecrosis へと進行する．

通常，照射開始後1週間くらいから発生するが，数か月後，数年後に発生する場合もある．

■治　療

洗浄，含嗽を行って局所を清潔に保ち，二次感染を予防する．

6 化学的損傷　chemical injury

酸，アルカリ，重金属，毒ガスが顔面および口腔軟組織に付着，接触すると，組織は腐食される．損傷の程度は，薬品の種類，濃度，作用時間などにより異なる．軽度な場合は，発赤，腫脹，水疱形成などの症状を呈する．さらに重症な場合は，組織の潰瘍形成，壊死崩壊がみられる．癒着症，組織の欠損，瘢痕化により発音障害，開口障害などの機能障害が生じ，植皮などによる形成手術が必要になることがある．

歯科治療目的で使用される硝酸銀，フッ化ジアンミン銀，抜髄の際に，歯髄内に貼付される亜ヒ酸などの漏洩により，口腔軟組織に損傷を生じることがある．亜ヒ酸製剤の漏洩では，患歯付近の歯肉，頬粘膜，舌に灰白色の壊死組織が形成される．さらに進行すると，歯槽骨が壊死することがある．

5 炎症性疾患および類似疾患

A 炎症

1 炎症の概念

炎症は，有害な刺激に対する生体の防御反応の1つと定義されている．細菌やウイルスなどの病原体（感染），外傷・火傷・放射線などの物理的な刺激，酸やアルカリなどの化学的な刺激のほか，アレルギー反応などがある．

炎症の5大徴候として，発赤，腫脹，疼痛，熱感，機能障害がある．しかし，これらが同時に現れるとは限らない（表5-1）．急性炎症では一般に，5大徴候がみられる．しかし，慢性炎症ではいくつかがみられない場合があり，とくに，疼痛，発赤，熱感は著明ではない．

急性炎症の全身症状では，発熱とともに倦怠感，悪寒，呼吸数・脈拍の増加がみられ，血液像では一般に，白血球数の増加，とくに，好中球の増加がみられる．

2 炎症の分類

(1) 経過による分類

急性炎 acute inflammation
急激な症状と進行がみられ，炎症の5大徴候を示す．

表5-1 炎症の5大徴候の原因

症　状	原　因
発　赤	血管拡張による血流量の増加．
熱　感	血管拡張による血流量の増加．
腫　脹	微小血管の構造の変化による血管透過性の亢進により，細胞外液の増加．
疼　痛 機能障害	白血球の微小血管外への遊走と障害部位への集積および貪食時に活性化した白血球が放出する代謝産物やタンパク質分解酵素などが，疼痛，機能障害を誘起．

慢性炎 chronic inflammation
炎症の経過が長く，症状も著明ではない．

亜急性炎 subacute inflammation
急性炎と慢性炎の中間に位置するもの．

(2) 病原体による分類

非特異性炎 nonspecific inflammation
一般的な細菌感染によるもの．

特異性炎 specific inflammation
特定の細菌感染による慢性肉芽腫性炎で，特徴的な組織像を示す肉芽腫がみられる疾患の総称であり，結核，梅毒，放線菌症，ハンセン病（らい）などがある．

(3) 形態学的分類

変質性炎 alterative inflammation
細胞・組織の変性，壊死など，退行性病変だけが強く現れる炎症をいい，ほかの病変はほとんどみられない．滲出反応は弱い．

増殖性炎 proliferative inflammation
慢性炎症に多くみられ，弱い炎症性刺激が長く作用した場合に起こる．多数の毛細血管を伴う肉芽組織や線維性結合組織の増生が強く現れる．

滲出性炎 exudative inflammation
血管からの滲出がとくに著明な炎症で，滲出物が吸収，排除され治癒するが，長期間持続すると線維成分が増加して，組織の硬化をまねく．

滲出液の性状により，次のように分類されている．

■漿液性炎　serous inflammation

漿液の滲出を主とし，炎症の初期にみられる．血管透過性亢進はみられるが，線維素や細胞成分の滲出は少ない．組織内では組織間隙に漿液が貯留して腫脹が生じる．

■カタル性炎　catarrhal inflammation

粘膜の表面に漿液が滲出する，粘膜表層の滲出性炎である．

■線維素性炎　fibrinous inflammation

滲出液中に多量のフィブリノーゲンを含み，フィブリンの析出がみられる．フィブリンの沈着により偽膜を形成する．沈着した線維素が分解されないと器質化され，周囲組織と癒着する．

■化膿性炎　suppurative inflammation

好中球の滲出を主とするもので，滲出物は膿 pus である．好中球が脂肪変性した膿球と血清が主成分であるが，フィブリンを含まないので凝固しない．

好中球が崩壊すると，細胞内のリソソームからタンパク分解酵素が放出され，周囲組織の融解壊死が起こる．口腔領域の感染症に多い．

■出血性炎　hemorrhagic inflammation

滲出物に多量の赤血球を含んでいて，滲出液は出血のため赤色を呈する．

■壊疽性炎　gangrenous inflammation

外界との交通部にみられ，滲出性炎に加え，組織の壊死や崩壊が強く，赤褐色で泥状を示す．タンパク質の腐敗臭がある．腐敗菌によるものを腐敗性炎という．

(4) その他

アレルギー性炎　allergic inflammation

免疫反応に基づく，全身性ないし局所性の障害であるアレルギーに起因する炎症で，Ⅰ～Ⅳ型に分類されている（表5-2）．

3 炎症の経過

炎症の典型的な経過は3期に分類されている．

第1期：炎症の原因が局所に加わると化学的伝達物質が活性化し，血管の拡張，血管透過性の亢進がみられる．

第2期：第1期の血管障害に引きつづき，白血球の遊走・粘着・浸潤がみられる．

第3期：線維芽細胞の増殖，血管新生を初めとする結合組織の増殖が起こり，肉芽形成，瘢痕化がみられる．

4 口腔領域の感染の特徴

口腔は，微生物の生存，増殖に適した温度や湿度の環境があり，口腔常在菌叢を形成している．口腔領域の感染において，歯に関連する感染は歯性感染とよばれ，歯に関連しない炎症と比較して圧倒的に多い．歯性感染の感染経路は，歯髄から根尖部を経て周囲に拡大する経路と，歯周組織から周囲に拡大する経路とがある．

歯性感染の起炎菌は，口腔常在菌が大部分を占め，複数の菌種からなる混合感染が多い．好気性菌ばかりでなく，嫌気性菌の関与する感染も多い．

表5-2　アレルギーの4分類と代表的疾患

アレルギー型	特　徴
Ⅰ型 即時型 （15～20分）	肥満細胞や好塩基球の細胞膜表面の高親和性IgE-Fc レセプターと IgE 抗体が結合し，ヒスタミンそのほかのケミカルメディエーターが分泌され反応が起こる． アナフィラキシー，アレルギー性鼻炎，花粉症，気管支喘息，蕁麻疹など．
Ⅱ型 即時型 （1～3時間）	抗体が結合した標的細胞に対する補体の作用，あるいは食細胞に貪食され，傷害され，溶解が起こる反応である． 不適合性輸血，自己免疫性溶血性貧血，免疫性顆粒球減少症，免疫性血小板減少症，尋常性天疱瘡など．
Ⅲ型 即時型 （6～8時間）	抗原と抗体が結合して形成される免疫複合体が組織に沈着し，補体系が活性化されて生じる組織傷害． 全身性エリテマトーデス，血管炎など．
Ⅳ型 遅延型 （24～48時間）	感作Tリンパ球と抗原が反応して，さまざまなリンフォカインが産生，放出されて起こる．抗体，補体の関与はない． アレルギー性接触性皮膚炎，移植拒絶反応，ツベルクリン反応など．

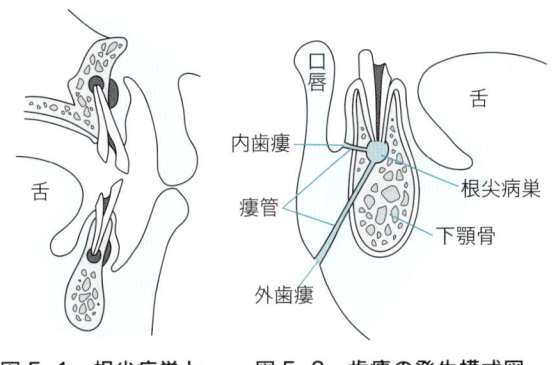

図 5-1 根尖病巣と歯槽膿瘍（黒色部）

図 5-2 歯瘻の発生模式図

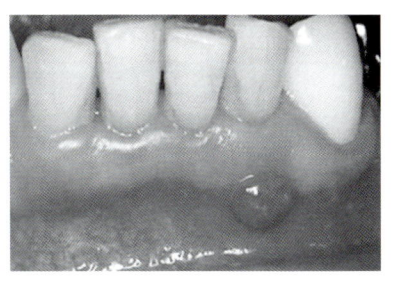

a：内歯瘻
圧迫により膿がみられる．

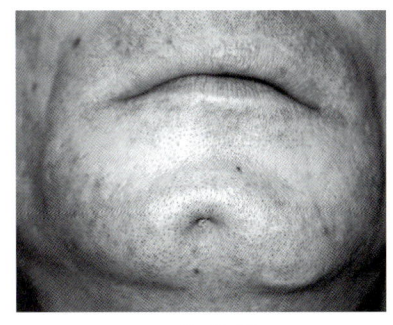

b：外歯瘻
ときどき排膿がみられる．

図 5-3 内歯瘻と外歯瘻

B 歯性の炎症（顎部の炎症）

1 歯槽骨の炎症

(1) 歯槽骨炎（歯周組織炎） alveolar osteitis

歯槽部に限局する炎症の総称．歯槽骨の炎症は，歯槽骨を含む歯周組織に波及するので，歯根膜炎という名称は適切ではない．感染経路は，歯髄と辺縁部に大別されている．

■症　状

原因歯の弛緩動揺，咬合痛（打診痛），歯肉の発赤，腫脹，疼痛，所属リンパ節の腫脹・圧痛，歯槽膿瘍形成がみられる．根尖病巣から急性歯槽膿瘍にいたる経路が典型的なものである（図 5-1）．

■処　置

咬合調整を含む原因歯の処置，抗菌薬・抗炎症薬の投与を行う．

(2) 放射線性骨髄炎・骨壊死

放射線性骨髄炎・骨壊死は悪性腫瘍放射線治療後にみられる障害で，治癒しにくい疾患である．発症要因として照射線量，照射野の歯の状態，腫瘍と顎骨との位置関係の 3 つがあげられる．原因は放射線による骨組織自体の障害，骨への血行障害，骨髄機能障害であり，宿主の免疫能の低下による易感染性である．被覆粘膜の壊死後，口腔へ骨が露出し発症する症例が多い．露出骨周囲粘膜は発赤・疼痛があり，腐骨分離がみられる．

(3) 外歯瘻・内歯瘻
　　external dental fistula, internal dental fistula

根尖病巣，辺縁性歯周炎などの化膿によって膿瘍を形成し，膿の排膿路として瘻が形成される．口腔外に生じるものを外歯瘻，口腔内に生じるものを内歯瘻という（図 5-2, 3）．瘻孔の辺縁は病的肉芽があり，排膿がみられる．外歯瘻では，瘻孔からゾンデを挿入すると病巣に達する．外歯瘻の処置は，抜歯などの原因歯の処置で閉鎖する場合も多いが，瘻管が形成されている場合には，必要に応じて瘻管，瘻孔を摘出・切除する．

(4) 抜歯創の感染による歯槽骨炎
　　alveolar osteitis caused by tooth extraction

抜歯創の二次感染で，抜歯直後には感染症状がなく，

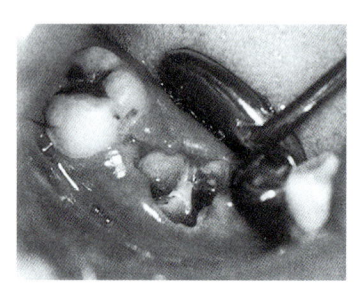

図5-4 [7]ドライソケット
抜歯窩は治癒せず，灰白色の骨面が露出している．

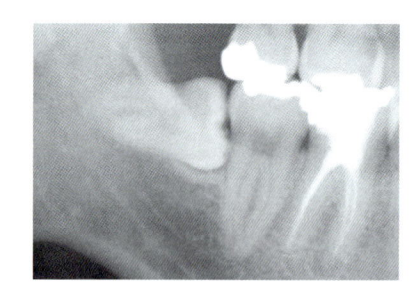

図5-5 下顎水平埋伏智歯のエックス線写真

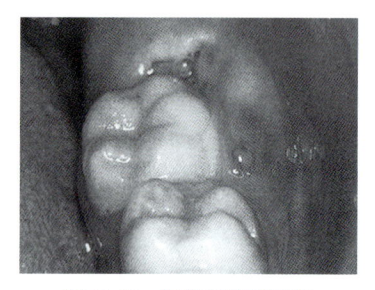

図5-6 慢性智歯周囲炎
[7の遠心部にわずかに智歯の歯冠萌出がみられ，歯肉嚢を形成している．

2～3日後に疼痛，抜歯創周囲の炎症症状が現れる．

抜歯創の血餅は暗紫色に変化し，膿性分泌物がみられる．経過により血餅が腐敗し，抜歯窩の骨面が露出する場合もある．

(5) ドライソケット　dry socket

抜歯窩の骨面が露出し，強い自発痛を伴う難治性の慢性歯槽骨炎である．一般に，臼歯部に多く，とくに下顎第三大臼歯に多い．抜歯の際に，通常の抜歯創にみられるような出血が起こらず，血餅ができないことが特徴で，抜歯窩に骨面が露出し，触診でザラザラした骨面を触れる(図5-4)．疼痛は，抜歯後2～3日後に生じる例が多く，抜歯創を中心とする鈍痛程度から，激痛を生じるものなどさまざまである．

■処　置

抜歯窩を洗浄し，汚物，食物残渣を洗い流し，抗菌薬・鎮痛薬などを抜歯窩に入れ，小ガーゼでおおう．治癒により，サージカルパックやシーネで被覆する．露出骨面が健康な肉芽組織で被覆されるまで治療をつづける．通常，2週間ほどで疼痛は消失する．露出骨面に腐骨が形成された場合は，腐骨除去術を行う．

2　歯冠周囲炎　pericoronitis

乳歯，永久歯の萌出障害として炎症を伴うことがある．歯冠周囲炎が多いが，智歯以外は著明な炎症はみられないので，智歯周囲炎とほぼ同意語として用いられている．

(1) 智歯周囲炎　pericoronitis of wisdom tooth

炎症が，第三大臼歯(智歯)周囲の歯周組織に限局した炎症で，急性と慢性とに区別される．下顎智歯の萌出期に多くみられる．素因として，智歯の萌出場所の狭小，位置異常，萌出方向異常がある．本症は，智歯叢生のない正常に萌出した智歯にもみられる．

下顎智歯は，萌出方向によって近心傾斜，遠心傾斜，水平位埋伏，逆性埋伏などに分類されている．また，顎骨中に智歯全体が埋伏しているものを完全埋伏智歯，一部智歯の歯冠が外界に交通しているものを，不完全埋伏あるいは半埋伏とよんでいる(図5-5)．

炎症の経過は，歯冠周囲歯肉に単純性炎症が生じて拡大し，智歯と智歯をおおう粘膜との間の歯肉嚢に細菌が感染する(図5-6)．

■症　状

急性智歯周囲炎：歯肉の発赤，腫脹，疼痛(自発痛，圧痛)，所属リンパ節(顎下リンパ節)の腫脹，圧痛，開口障害，嚥下痛，嚥下障害が生じ，智歯周囲歯肉を圧排すると排膿がみられる．膿瘍形成がみられることもあり，組織隙の化膿に発展する．

慢性智歯周囲炎：歯冠周囲歯肉が軽度に発赤・腫脹し，智歯周囲歯肉を圧排すると排膿がみられるが，急性化しないかぎり症状は軽度である．

■治　療

単純性炎症では，盲嚢部の消毒・洗浄，抗菌薬，抗炎症薬の投与を行う．膿瘍形成を認めるときは，切開排膿処置を行う．智歯は，正常萌出が期待できない，あるい

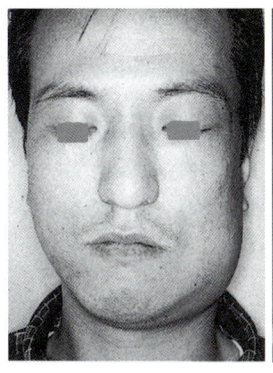

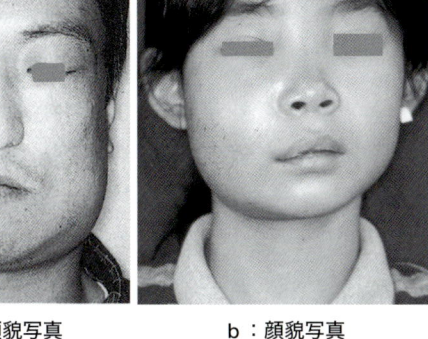

図5-7　急性化膿性下顎骨・上顎骨骨膜炎
a：顔貌写真　左右頬部，顎下部に著名な腫脹がみられる．
b：顔貌写真　眼窩下部，上顎部に著明な腫脹がみられる．

図5-8　急性化膿性下顎骨骨膜炎 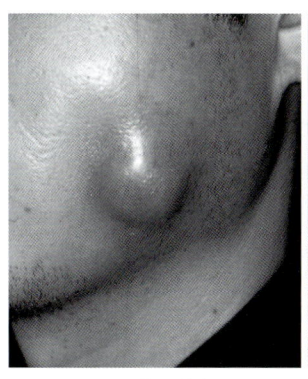 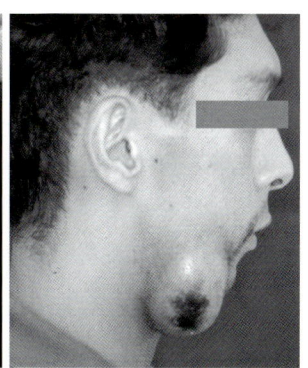
a：皮下膿瘍
b：皮下膿瘍　経過が長く慢性化，皮膚壊死がみられる．

は周囲歯肉のポケットが深い場合は，抜去する．急性症状の時期には抜歯は行わない．

3 顎骨骨膜炎　periostitis of jaw

顎骨体部の骨膜に炎症の主座があり，臨床的には顎骨周囲炎と同意語である．骨組織，骨髄には本格的な化膿はなく，波及的な影響があるだけである．急性と慢性に分類されているが，典型的なものは急性化膿性顎骨骨膜炎である．

(1) 急性化膿性顎骨骨膜炎
acute purulent periostitis of jaw

原因歯周囲の炎症が顎骨体部の骨膜に拡大したもので，歯槽骨炎より強い症状があり，発熱，自発痛，顔面の腫脹を認め，骨膜下に膿瘍を形成する(図5-7)．原因歯が上顎の場合，眼窩周囲の腫脹が出現する．

炎症がさらに拡大すると，組織隙の膿瘍や蜂窩織炎を併発する．また，顔面皮膚に波及すると皮下膿瘍を形成することもある(図5-8)．

■処　置

安静，栄養補給，抗菌薬・抗炎症薬の投与である．骨膜下，粘膜下，皮下に膿瘍が形成された場合は，切開排膿処置を行う．症状が軽減し，慢性炎に経過後，原因歯の処置(一般的には抜歯)を行う．

4 顎骨骨髄炎　osteomyelitis of jaw

化膿性病変が骨髄内に波及したもので，骨髄内を近遠心的に拡大する．破壊した皮質骨やHavers管をとおして骨膜下にも炎症が波及し，多発性の骨膜下膿瘍を形成する．さらに，顎骨周囲の軟組織に炎症が拡大する．骨膜下や骨膜下の膿貯留のため，骨組織は循環障害をきたし，壊死に陥り，腐骨が形成される．

上顎は，皮質骨が多孔性であり，血液供給が多くの血管から行われているため，膿瘍は早期に歯槽部を穿破して粘膜下に出る．そのため，骨髄炎になることは少ないとされている．

一方，下顎では下歯槽動脈がおもな血液供給路であり，炎症によって血管塞栓が生じ，骨質に対する血液供給が減少あるいは停止され，さらに，下顎管に沿って炎症が拡大するため，下顎に骨髄炎が多いとされている．急性と慢性とに分類される．

(1) 急性化膿性顎骨骨髄炎
acute purulent osteomyelitis of jaw

初期，進行期，腐骨形成期，腐骨分離期の4期に分類される．

初　期

歯性感染の症状が先駆し，発熱，悪寒などの全身症状

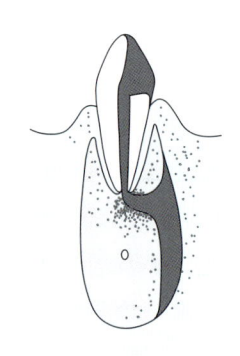

a：一側性
骨膜・顎骨の表在部に炎症の主座がある．

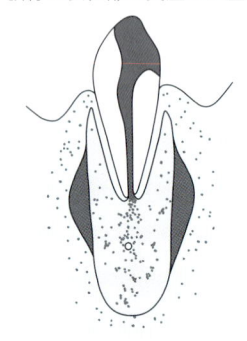

b：両側性
骨髄内から両側性に炎症が拡大する．

図 5-9　急性化膿性顎骨骨髄炎

a：CT 像
右側大臼歯部皮質骨の断裂および濃度の混在がみられる（矢印）．

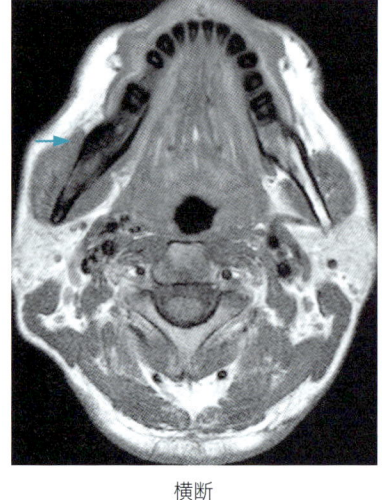

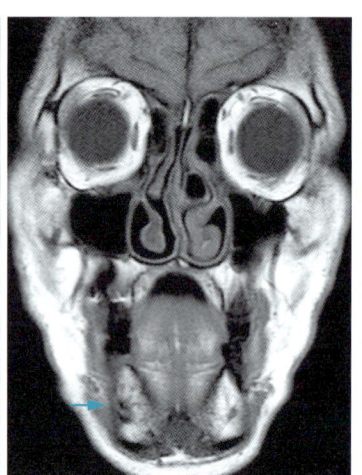

横断　　　　　　　冠状断

b：MRI 像
右側大臼歯部の骨髄信号は低〜高信号を示している（矢印）．

図 5-10　急性化膿性下顎骨骨髄炎

が，顎骨の深部痛，放散痛を伴って生じるが，最初の 2〜3 日間は顎周囲の著明な腫脹はみられない．

下顎骨骨髄炎ではオトガイ神経領域（下唇）に知覚麻痺を生じる．これを Vincent 症状（ワンサン）という．

また，原因歯の近心に存在する歯にも打診痛（歯の動揺を伴わない）がみられる．これを弓倉症状といい，下顎骨骨髄炎の診断に重要な所見である．

進行期

発症数日後，患側の顎全体の広範な腫脹が出現する．これは，化膿炎が骨髄内から骨膜下に拡大したことを意味し，骨膜下，粘膜下膿瘍を形成する（**図 5-9, 10**）．皮膚の発赤もみられ，患部の歯は弛緩動揺する．開口障害，嚥下痛，嚥下障害を伴い，炎症は組織隙に拡大する．

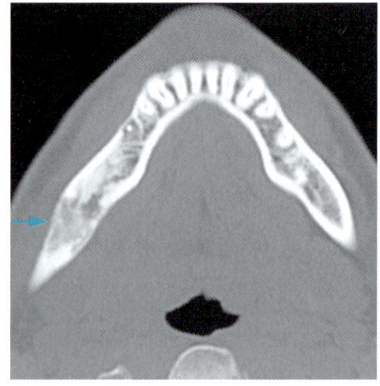

腐骨形成期

炎症の波及が停止し，疼痛は軽減して慢性期に移行する．自潰による排膿がみられ，瘻を形成する．骨髄の一部に腐骨がみられ，全身症状も好転する．

腐骨分離期

治癒にいたる時期で自覚症状は消退する．腐骨の分離がみられ，腐骨と健康骨間に肉芽組織がみられる（**図 5-11**）．瘻孔形成があると，同部より排膿がみられる．腐骨分離は 40〜60 日，遅いものでは数か月を要する．

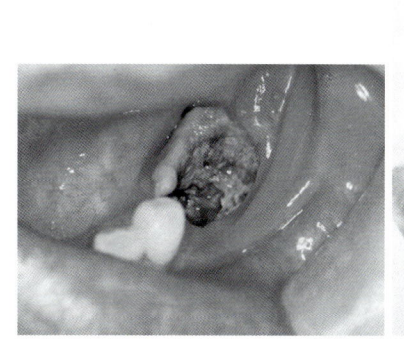

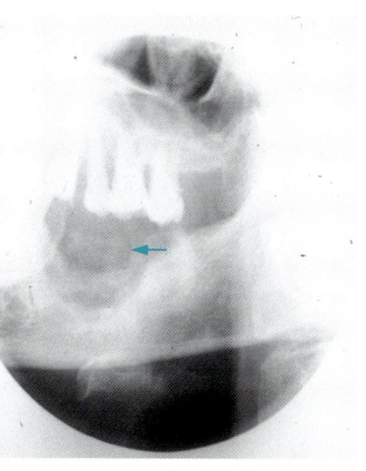

a：大臼歯部の露出した腐骨　　b：エックス線写真
分離した腐骨（矢印）直下に肉芽組織の
エックス線透過像がみられる．

図5-11　急性化膿性下顎骨骨髄炎

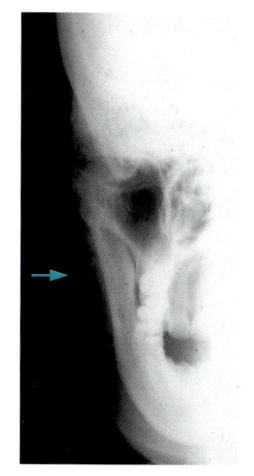

図5-12　Garrè　骨髄炎
下顎枝頰側の新生骨（矢印）．

■処　置

　安静，栄養補給，抗菌薬・抗炎症薬の投与を行う．膿瘍が形成された場合は切開排膿処置を行う．腐骨と肉芽組織を摘出する腐骨除去術，皮質骨除去術，範囲により区域切除術・辺縁切除術を行う．

(2) 慢性顎骨骨髄炎　chronic osteomyelitis of jaw

　急性化膿性顎骨骨髄炎から移行したものが多いが，比較的感染力の弱い菌に感染した場合，急性炎症症状に乏しく，初めから慢性経過をたどる場合もある．また，感染を生じやすい全身状態（易感染症として糖尿病，骨疾患として大理石骨病）などの場合にも生じる．
　一般に，経過は長く，腐骨形成，骨膜肥厚，骨硬化などの病変を示す．急性と同様に，下顎に多い．症状は，下顎部の鈍痛，腫脹がみられ，急性症状を繰り返し，ときに弓倉症状，Vincent症状をみることがある．
　腐骨形成と瘻孔がみられる．エックス線所見で，さまざまな状態の骨破壊吸収や添加，腐骨分離がみられる．
　慢性顎骨骨髄炎は，次のように分類される．

慢性化膿性下顎骨骨髄炎
　初めから慢性経過をとり，骨破壊吸収と腐骨分離がみられるもの．

慢性硬化性下顎骨骨髄炎
　初期は無症状であるが，徐々に疼痛を認める．顎骨内にび漫性または限局性の骨硬化像がみられるもので，難治性である．

Garrèの下顎骨骨髄炎
　若年者に生じ，著明な化骨性骨膜炎を伴い，骨新生を生じる（図5-12）．原因は，根尖病巣などで，刺激や感染に起因する．

■処　置

　急性化膿性顎骨骨髄炎と同様であるが，Garrèの下顎骨骨髄炎は，原因歯の治療を行う．通常，原因除去により新生した添加骨は自然消失する．
　ときに難治性で再発を生じ，骨の部分的切除や骨体切除で骨移植を行うこともある．

5 歯性上顎洞炎　odontogenic maxillary sinusitis

　上顎小臼歯・大臼歯の根尖は上顎洞底に近接し，薄い骨質が介在するのみで，ときに根尖が洞内に突出していることがある．このような歯の根尖性病変や歯周炎の上顎洞への波及，抜歯時の上顎洞への穿孔などによって生じる上顎洞炎を，歯性上顎洞炎という．
　解剖学的に，上顎第一大臼歯口蓋根が上顎洞底に近接，

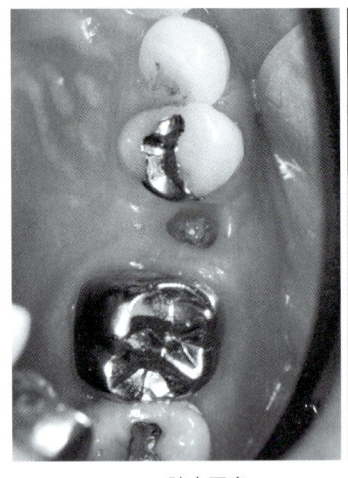

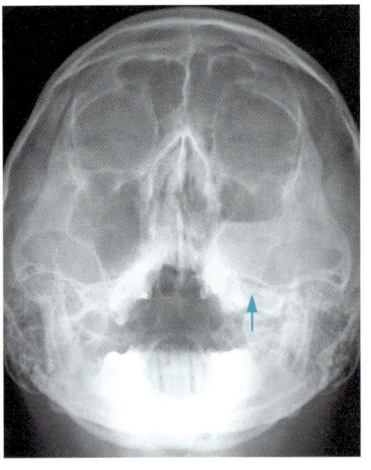

a：口腔内写真　　　　b：左側上顎洞に膿の貯留による液面形成

図 5-13　7┘抜歯後感染による急性歯性上顎洞炎

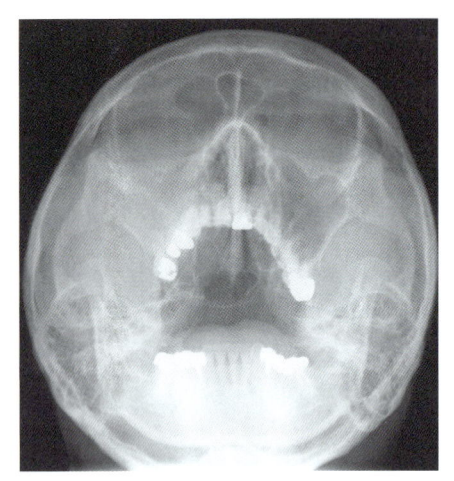

図 5-14　急性歯性上顎洞炎
右側上顎洞の不透過像がみられる．

根尖が洞内に突出していることが多いため，原因歯として最も多い．通常，鼻性上顎洞炎は両側にみられるが，歯性上顎洞炎は原因歯がある側の片側である．上顎洞粘膜は肥厚し，中鼻道に開口している自然口の縮小，閉鎖がみられる．

歯性上顎洞炎は，急性歯性上顎洞炎と慢性歯性上顎洞炎に分類される．

(1) 急性歯性上顎洞炎

acute odontogenic maxillary sinusitis

片側性の，眼窩下部から頬部にわたるび漫性の腫脹・発赤，上顎洞部の激痛，片頭痛などがみられる．鼻症状として鼻閉，鼻漏などがみられる．エックス線所見は，上顎洞の不透過像である（**図 5-13, 14**）．

(2) 慢性歯性上顎洞炎

chronic odontogenic maxillary sinusitis

急性型にくらべて，症状は一般に軽度である．片頭痛，鼻閉，鼻漏などがみられる（**図 5-15**）．治療法は，洞内洗浄，抗菌薬・抗炎症薬の投与，原因歯の処置，排膿（原因歯抜去後の抜歯窩からも含む），経過観察，上顎洞根治術（**図 5-16**），上顎洞瘻閉鎖術がある．

上顎洞瘻孔にはシーネを装着し，自然閉鎖を待つ．閉

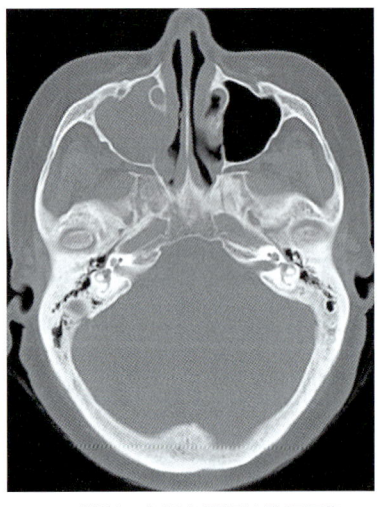

a：横断；右側上顎洞粘膜肥厚像

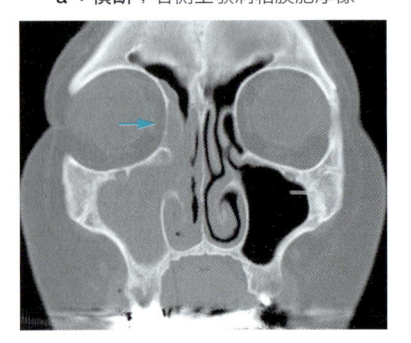

b：冠状断；炎症は篩骨洞に波及

図 5-15　慢性歯性上顎洞炎の CT 像

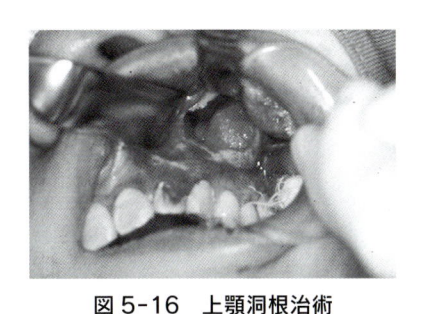

図5-16　上顎洞根治術
犬歯窩を開削し上顎洞を明示すると，肥厚した上顎洞粘膜が見える．洞粘膜の肥厚により自然口（中鼻道）が閉鎖しているので，病的粘膜の剥離除去後，対孔を下鼻道に形成する．

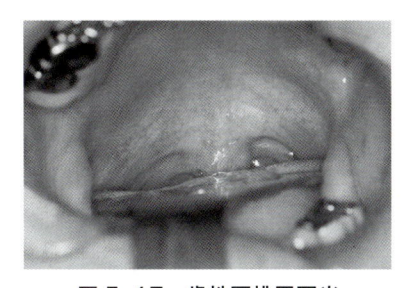

図5-17　歯性扁桃周囲炎
右側軟口蓋は下垂し，口蓋垂は左側（健側）に偏位．

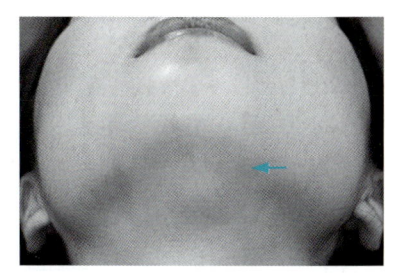

図5-18　急性化膿性リンパ節炎
オトガイ下リンパ節の圧痛を伴う腫脹（矢印）．自発痛は軽度．

鎖しないときは，頰粘膜，歯肉，口蓋粘膜骨膜，頰脂肪体などを利用する上顎洞瘻閉鎖術が適応となる．原則として，①上顎洞に炎症がない，②縫合は骨上，③瘻縮小後に施行する．また，上顎洞根治術（Cardwel-Luc法）は急性症状がないときに行う．

C　顎骨周囲軟組織の炎症

1　歯性扁桃周囲炎　odontogenic peritonsillitis

智歯周囲炎や下顎大臼歯抜去後感染などの炎症が後方拡大した口蓋扁桃周囲の炎症である．口蓋扁桃は口蓋舌弓と口蓋咽頭弓との間にあり，口峡の口腔粘膜固有層の中に疎性結合組織が拡がっていて，炎症が波及したものである．

同部は舌下隙や翼突下顎隙と連絡がある．膿瘍を形成すると扁桃周囲膿瘍とよぶ．顔面腫脹はみられない．

■症　状

口蓋扁桃の発赤，腫脹があり，腫脹側軟口蓋は下垂し，口蓋垂は反対側（健側）に偏位する（図5-17）．原因歯が存在するので，片側性である．38℃以上の発熱があり，嚥下痛，嚥下障害，開口障害がみられ，食物摂取不良である．

■治　療

抗菌薬を投与する．食物摂取不良なので，水分・栄養補給が必要である．膿瘍形成を認めたときは，切開排膿処置を行う．排膿後，症状は軽減する．

2　所属リンパ節の炎症
lymphadenitis of cervical lymph node

顎・口腔を支配する所属リンパ節は，顎下リンパ節，オトガイ下リンパ節，頸部リンパ節，耳下腺リンパ節である．そのなかで，顎下リンパ節は上顎全歯，下顎小臼歯・大臼歯に，オトガイ下リンパ節は下顎前歯に関係している．

口腔領域に炎症があると，所属リンパ節の腫大がみられるが，この場合の所属リンパ節の変化は二次的である．しかし，原病巣が不明瞭で，リンパ節のみに著明な炎症症状がみられる場合は，血行性感染によるものがあるので，注意を要する．

リンパ節炎には急性炎と慢性炎がある．慢性炎には結核，梅毒などの特異性炎，悪性腫瘍の転移もあり，鑑別診断が必要である．急性炎，慢性炎とも原因不明の症例も多い．

(1) 急性化膿性リンパ節炎　acute purulent lymphadenitis
口腔領域に急性炎症が発現すると，所属リンパ節に炎症が随伴して起こる．リンパ節は急速に腫脹し，圧痛が

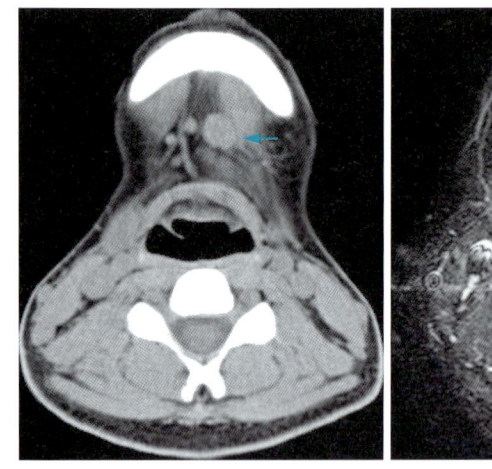

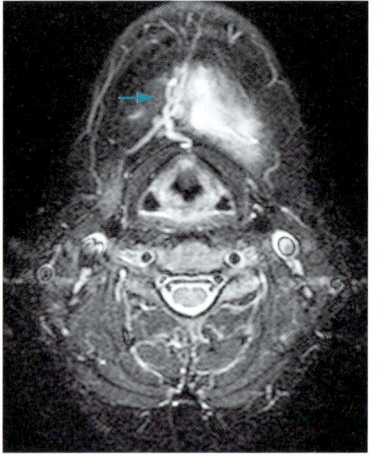

a：CT 像（横断）　　　b：MRI 像（横断）
図 5-18　つづき
オトガイ下リンパ節の腫脹と周囲軟組織の炎症がみられる（矢印）．

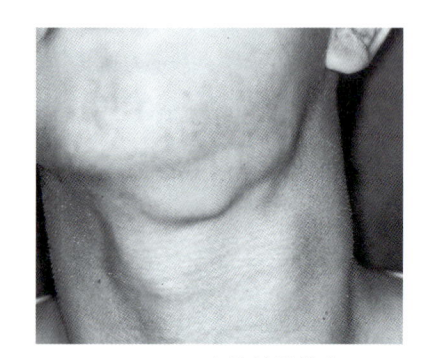

図 5-19　伝染性単核症
オトガイ下・顎下リンパ節の圧痛を伴う腫脹．

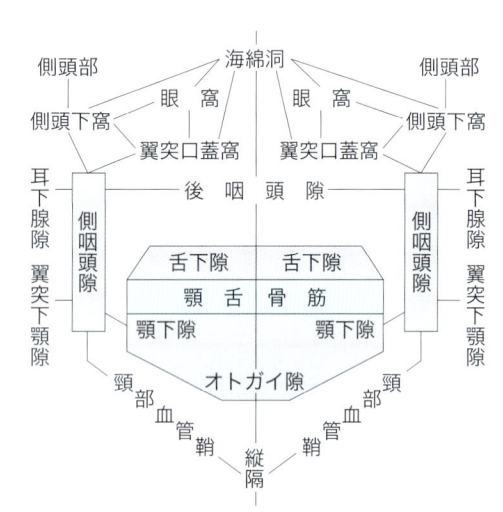

著明である．炎症がリンパ節周囲に波及すると触知しづらくなり，皮膚の発赤が生じる（図 5-18）．

(2) 慢性化膿性リンパ節炎
chronic purulent lymphadenitis

リンパ節炎が長期間に及ぶと，リンパ節は肥大し，硬化する．圧痛は軽度である．原発病巣が治癒しても，リンパ節の腫脹は，線維性増殖のため残ることがある．

リンパ節の診察は，触診が重要であり，ほかの頸部リンパ節も触診する．治療は，原発病巣の処置，抗菌薬を投与し，1～2 週間経過観察する．治癒しない，あるいは進行する場合は，病理組織学的検査を行う．原則として，初診時には病理組織学的検査は行わない．

(3) 伝染性単核症　infectious mononucleosis（IM）

Epstein-Barr virus（EBV）の感染症であり，キスにより感染するので，kissing disease ともよばれている．

■症　　状
発熱，咽頭痛，多数の頸部リンパ節が腫脹し，リンパ球（単核球）が多く出現する（図 5-19）．

■処　　置
対症療法で自然治癒する．

図 5-20　顎をめぐる組織隙の連絡関係

3　組織隙の炎症
inflammation of anatomical spaces around jawbone

顎の化膿性炎症がすう粗な結合組織である組織隙に拡大し，軟組織の膿瘍 abscess や蜂窩織炎 cellulitis を生じる場合がある．これは，顎に直接接する組織隙や，それに連なる組織隙が存在し，化膿性炎症の拡大を容易にしているからである．とくに，下顎臼歯部に起因する化膿性炎症では，舌下隙，顎下隙，オトガイ下隙，翼突下顎隙，側咽頭隙などに化膿が拡大することが多い．これらの隙は互いに交通しているため（図 5-20），炎症は急速に拡大し，縦隔炎などの致命的な病態を発症する．とく

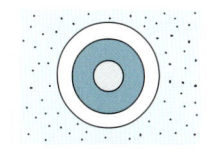

a：膿瘍の表面図
最表層は浮腫，次は硬結部．中心部は膿瘍を形成，波動を触れる．

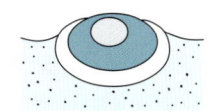

b：膿瘍の断面図

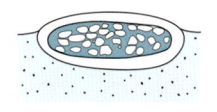

c：蜂窩織炎の断面図
急速に化膿が拡大するため，組織内に大きな膿瘍は形成しない．浮腫の中心部は，硬結を伴った腫脹がおもで，波動は触知しない．

図 5-21　化膿の模式図

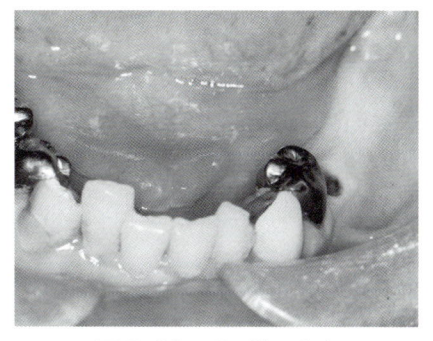

図 5-22　舌下隙の炎症
口底の腫脹，とくに，舌下ヒダの浮腫性腫脹が著明で，二重舌がみられる．

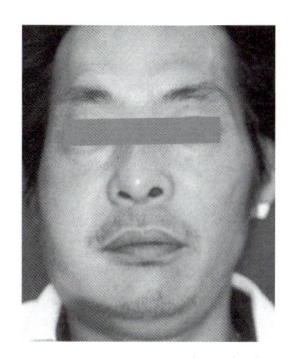

図 5-23　顎下隙の炎症
右側顎下部の腫脹．

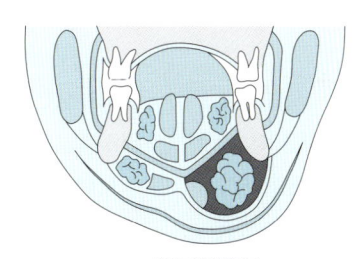

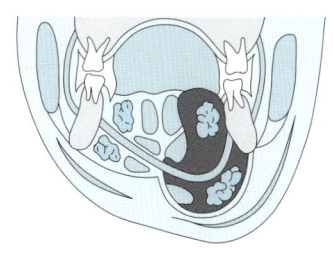

a：顎下隙膿瘍　　　b：顎下隙膿瘍と舌下隙膿瘍の合併（模式図）

図 5-24　顎下隙膿瘍および顎下隙，舌下隙の模式図

に，蜂窩織炎は浸潤性，散在性で急速に拡大し，膿瘍より症状が重篤である（図 5-21）．

(1) 舌下隙　sublingual space

口底部の浅い位置にあり，舌下腺が存在する．上部は口底粘膜，下部は顎舌骨筋，外側は下顎骨舌側面，正中部ではオトガイ舌筋とオトガイ舌骨筋および結合組織が左右を分けている．顎舌骨筋の後方は下顎第二大臼歯の遠心部で終わっており，後下方に位置する顎下隙と広く交通している．そのため，舌下隙の感染は容易に顎下隙に拡大する．歯性感染症の直接の波及は下顎前歯から第一大臼歯までの範囲から起り得る．

第二大臼歯は，舌下隙か顎下隙あるいは両隙に波及する可能性がある．また，舌下隙中を走行する舌神経と茎突舌筋に沿って翼突下顎隙と，口蓋舌弓中を走行する口蓋舌筋に沿って扁桃周囲隙とも交通がある．

さらに，舌下隙の感染が，オトガイ下隙に存在するオトガイ下リンパ節の化膿を引き起し，オトガイ下膿瘍を形成することもある．

舌下隙の感染では，舌下ヒダが腫脹し二重舌を呈するが，顔面の腫脹はみられない（図 5-22）．

(2) 顎下隙　submandibular space

頸部上方の両側にあり，口底と顎二腹筋が形成する顎下三角の後半部を占め，この中を顎下腺，顎下リンパ節，疎性結合組織がみたしている．すなわち，上壁および内側壁は顎舌骨筋下面と下顎体で，外側壁は頸筋膜浅葉，広頸筋と皮膚の三層からなり，後方は顎下腺および顎下リンパ節と疎性結合組織が翼突下顎隙と咽頭周囲隙への境を塞いでいる（図 5-23）．

この隙への直接の感染の波及（図 5-24）は下顎後方大臼歯，とくに，第三大臼歯の顎炎の舌側拡大と，この中に

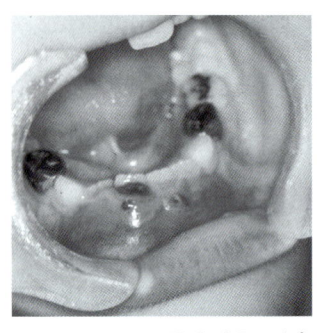

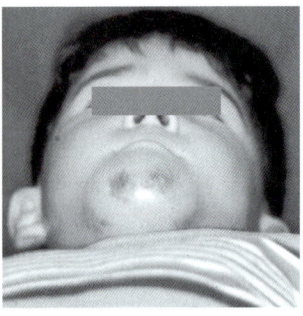

図5-25 オトガイ下隙の炎症
下顎前歯部唇側歯肉に膿瘍がみられる．オトガイ部の腫脹と発赤．

ある顎下リンパ節の化膿を原因とすることが多く，第二大臼歯の場合は，舌下隙と顎下隙の両方への波及があり得ることは前述したとおりである．

いずれにしても，顎下隙は上前方の舌下隙と大きな交通があり，口底蜂窩織炎を起こすことが多い．顎下隙は，茎突舌骨筋とその内側を走る舌下神経沿いに翼突下顎隙と交通している．したがって，周囲組織隙への感染拡大の中心になる．顎下隙の炎症では，顔面の腫脹は顎下部にみられる．

(3) オトガイ下隙　submental space

下顎骨下縁，舌骨，左右顎二腹筋前腹の間に存在する．下顎前歯の炎症の下内方への拡大，顎下隙の炎症が顎二腹筋を超えて拡大すると，オトガイ下隙の炎症となる．顔面の腫脹はみられない．オトガイ下隙の炎症では，顔面の腫脹はオトガイ正中にみられる（図5-25）．

(4) 翼突下顎隙　pterygomandibular space

外側は下顎枝，内側は内側翼突筋と咽頭壁，上方は頭蓋底の翼状突起と外側翼突筋，前方は口腔粘膜，後方は耳下腺隙の厚い結合組織の一部で囲まれている．感染すると開口障害が強く起こる．

感染の原因は，下顎第三大臼歯の周囲炎が多い．なお，この隙は下方へ内側翼突筋と咽頭壁との間をとおって咽頭周囲隙と交通している．顔面の腫脹はみられない．

(5) 側咽頭隙　lateral pharyngeal space

この隙は咽頭の左右にあり，下方は胸部の縦隔までつづき，総頸動脈，内頸静脈，迷走神経が存在する．下顎第三大臼歯の周囲炎などで起こることもあるが，翼突下顎隙膿瘍や顎下隙膿瘍などからの炎症拡大が大部分である．

開口障害が強く，また，声門浮腫をきたすため呼吸困難を起こすことがある．

なお，翼突下顎隙の内側翼突筋と咽頭壁との間の間隙は直接側咽頭隙に通じている．顔面の腫脹はみられない．

4 口底の炎症　inflammation of oral floor

口底の炎症は，オトガイ下隙・顎下隙の炎症である（図5-23, 25）．下顎の化膿性炎症が舌側に波及すると，隙が互いに連絡しているので，容易に炎症が拡大する．

化膿性炎症が限局性で，膿を孤立性に貯留した状態が膿瘍である．多数の小膿瘍を形成した状態が蜂窩織炎であり，症状が強く，炎症の範囲も広く重篤である．

(1) 口底膿瘍　abscess of oral floor

下顎の化膿性炎症が舌側に波及し，炎症が口底の一部に限局し，周囲組織への波及がない炎症である．

■症　状

原因歯舌側歯肉の炎症症状と口底部の片側性の腫脹，発赤，疼痛が生じる．舌下ヒダは，浮腫性に腫脹し突出する．この状態を二重舌という．舌下隙に限局した状態では，顔面の腫脹はない．

対側の舌下隙にも拡大する．この状態では，嚥下痛はないが，後方拡大すると，嚥下痛，嚥下障害，開口障害がみられる．顎下隙の膿瘍では，顎下部が広範囲に腫脹し，自発痛，発赤がみられる．

(2) 口底蜂窩織炎　cellulitis of oral floor

下顎の化膿性炎症が舌側に波及し，炎症が口底全体に波及する炎症である．

■症　状

発熱を伴う口底部の腫脹，自発痛が生じ，急速に範囲

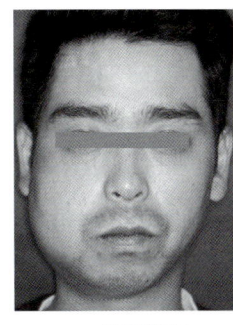

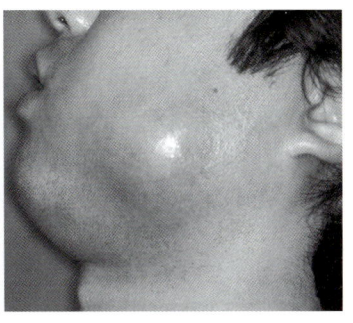

a：頬部膿瘍　　　b：蜂窩織炎
図 5-26　頬部膿瘍と蜂窩織炎

が広がる．舌下部が腫脹すると二重舌がみられる．炎症が後方に拡大し，翼突下顎隙，側咽頭隙に達すると，嚥下痛，嚥下障害，開口障害，咽頭浮腫がみられ，気道が狭窄する症状がみられる．口底膿瘍と比較すると，炎症の拡大速度は速く，症状は強い．

■処　置

切開排膿処置で顎下部切開をするときは，顔面神経下顎縁枝を損傷しないように，下顎骨下縁直上の切開はさける．

5　頬部の炎症　inflammation of cheek

頬部の範囲は，前後が口角から咬筋，上下は頬骨弓と下顎骨で，内外側は頬部粘膜と皮膚である．頬筋，頬脂肪体が含まれる．

(1) 頬部膿瘍，頬部蜂窩織炎
　　　abscess of cheek, cellulitis of cheek

口底と同様に，膿瘍と蜂窩織炎がある．上下顎両方の歯が原因歯となる．膿瘍では，頬部に限局性の腫脹がみられる．頬筋は薄い筋であるが，頬筋内側の頬部粘膜側では腫脹が口腔内に，外側の頬部皮膚側では顔面の腫脹が著明である．

蜂窩織炎では，頬脂肪体と頬筋付近の疎性結合組織中に急速に拡大し，顔面部の腫脹が著明である（図 5-26）．眼窩方向への炎症の拡大で，浮腫性腫脹により閉眼する．排膿を目的に頬部皮膚を切開するときは，顔面神経の走行に注意し，皮膚切開後は鈍的に炎症部に到達する．

D　特異性炎

一般の特異性炎 specific inflammation による炎症とは異なり，特定の細菌感染により特徴的な組織像を示す慢性肉芽腫性炎の総称である．結核，梅毒，放線菌症，ハンセン病（らい）などがある．

1　顎放線菌症　actinomycosis of jaw

口腔常在菌である放線菌 *Actinomyces israelii*（グラム陽性通性嫌気性桿菌）の感染症である．放線菌症の特徴は，発症以前に顎炎などの非特異性炎が存在し，既存の炎症に放線菌が二次的に感染して放線菌症が発症するとされている．下顎部に発症例が多く，片側性である．

■症　状

初期では放線菌感染以前の，顎炎などの既存の炎症症状である．その後，下顎角部，顎下部，咬筋部，頬部などにかたい腫脹がみられ，板状硬結とよばれている．板状硬結部の皮膚は暗赤色を示す（図 5-27, 28）．自発痛，圧痛は軽度である．その後，硬結のある腫脹部皮膚に，小さな皮下膿瘍が形成され，小瘻孔を形成して自潰により，膿を認める．膿中に，円形，灰白色，針頭大の小顆粒（放線菌塊）がみられる（図 5-29）．排膿部に瘻が形成され，瘻周囲に肉芽組織が増殖し，徐々に増殖が拡大するとともに，さらに硬結が強まる．下顎角部の顎放線菌症では開口障害がみられるが，ほかの部位では開口障害はみられない．

■診　断

特徴的な所見である腫脹部の板状硬結，放線菌塊，小瘻孔の形成から推定できるが，確定診断は膿，菌塊中の放線菌の証明である（図 5-30）．最近は，抗菌薬の早期使用により，症状が慢性化し，放線菌特有の症状がみられないものも多い．板状硬結様の腫脹を認めても，放線菌が同定されない症例が増加している．

■治　療

ペニシリン系抗菌薬の投与，切開排膿処置，腫脹部の搔爬（肉芽と膿の除去目的）を併用する．抗菌薬の投与期

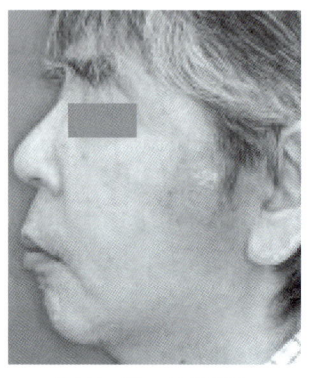

図 5-27 放線菌症
耳前部の板状硬結を伴う腫脹，小皮下膿瘍，小瘻孔，開口障害を認めた．

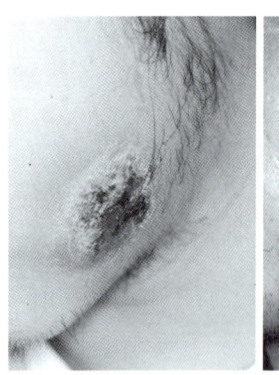

図 5-28 頬部の放線菌症と顎骨骨膜炎による皮下膿瘍
放線菌症の腫脹部は長い経過のため皮膚壊死がみられる．

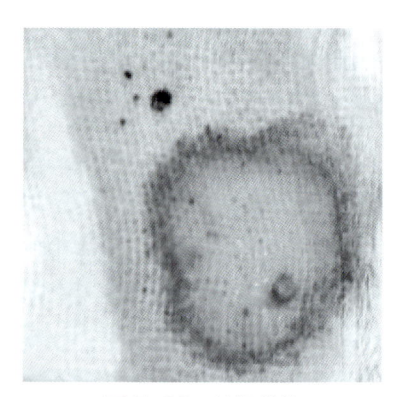

図 5-29 放線菌塊

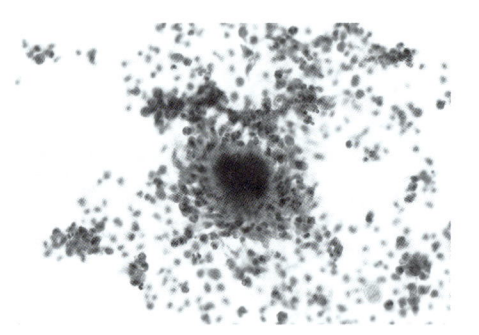

図 5-30 放線菌の顕微鏡写真
菌塊周囲に糸状の放線菌がみられる．

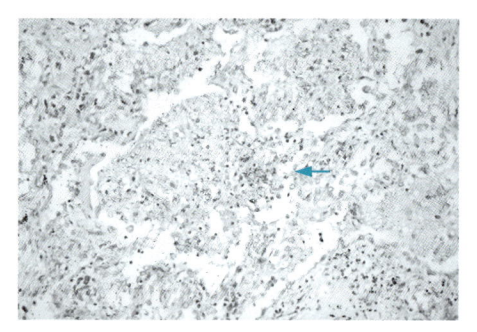

図 5-31 結核菌(Ziehl-Neelsen染色)
桿菌は赤色に染色する(矢印)．

間は，症状消失まで継続するので長期にわたることが多い．治療の原則は，ペニシリン系抗菌薬の投与であるが，放線菌に対してセフェム系，テトラサイクリン系抗菌薬なども感受性がある．なお，炎症症状消失後，皮膚に瘢痕が残ることがある．

2 口腔結核 oral tuberculosis

結核菌 *Mycobacterium tuberculosis* の感染による疾患で，結核結節や肉芽形成を特徴とする疾患である．結核菌は抗酸性の好気性桿菌である．通常のグラム染色では染色しづらいが，加温グラム染色法にて染色可能なので，グラム陽性菌として分類されている．通常，結核菌の染色には Ziehl-Neelsen 染色を用いる(図 5-31)．
　口腔結核の口腔原発例(一次感染)は少なく，ほかの原発巣からのリンパ行性，あるいは血行性による二次感染がほとんどである．

(1) 口腔粘膜結核 tuberculosis of oral mucosa

すべての粘膜に発症するが，舌，歯肉に多い．潰瘍性病変がみられ，潰瘍の特徴は辺縁不規則，表在性，穿掘性，易出血性である．潰瘍表面の増殖，周囲の硬結はない(図 5-32)．舌癌では周囲の硬結がある(図 5-33)．

(2) 結核性リンパ節 tuberculous lymphadenitis

リンパ節に発症するものを結核性リンパ節炎とよんでいる．口腔粘膜結核より高頻度である．初期は軽度圧痛があるリンパ節の腫大である．進行すると，圧痛を伴うリンパ節の増大とともに，周囲組織と癒着し，波動を触知する．やがて瘻や皮膚の潰瘍が形成される(図 5-34)．
　慢性の結核性リンパ節炎の場合には，かたい数個の腫

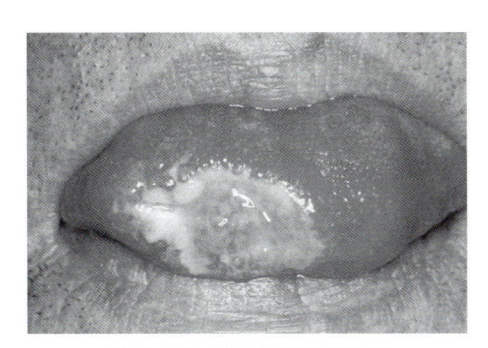

図5-32 舌の口腔粘膜結核
辺縁不規則，表在性，穿掘性，易出血性である．潰瘍表面の増殖，周囲の硬結はない．
（内田安信，河合　幹，瀬戸皖一　編：顎口腔外科診断治療大系，第1版，p.318，図2，講談社，1991）

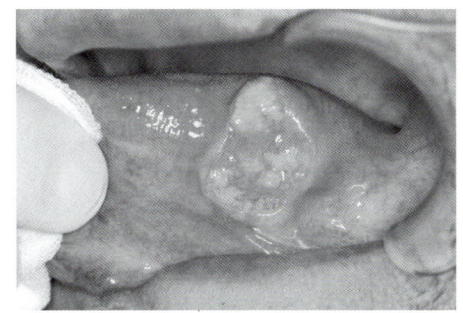

図5-33 舌　癌
潰瘍表面の増殖，周囲の硬結がある．

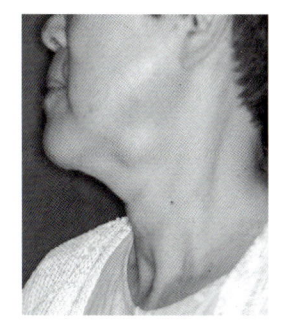

図5-34 結核性リンパ節炎
顎下リンパ節の腫脹．

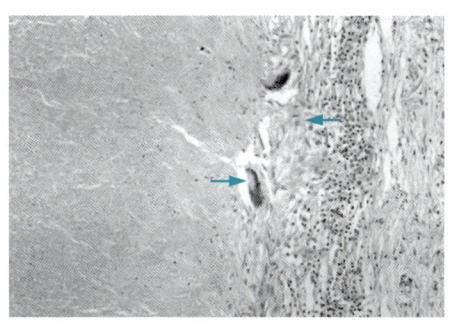

図5-35 結核病変の病理組織像
ラングハンス巨細胞（右矢印），類上皮細胞（左矢印），乾酪壊死（左半分）

瘤として触知され，エックス線写真の不透過像として認められる．結核症の一般的な症状・所見として，微熱，ツベルクリン反応陽性がある．胸部エックス線写真の撮影は不可欠である．

■診　断

結核症の診断は，結核菌の検出が確定診断となる．結核菌培養検査は約1か月，さらに，生化学的性状による同定検査では1～2週間を必要とし，長時間を要する．

最近は，迅速性，特異性に優れた結核の早期診断法として遺伝子増幅法 polymerase chain reaction（PCR）により結核菌の DNA を増幅し，直接結核菌群を検出できる方法が利用されている．しかし，口腔結核の多くの症例で，口腔病変部から結核菌の分離はできない．

肺結核がある二次感染では，喀痰培養より結核菌を証明できる．したがって，病変部の病理組織検査所見が重要である．結核病変の病理組織所見としては，ラングハンス巨細胞，類上皮細胞，乾酪壊死などからなる肉芽腫がみられる（図5-35）．

■治　療

抗結核薬の投与を行う．原則として，抗結核薬は1種類の単独投与ではなく，多剤併用療法（通常3～4種類）を用いる．理由は，作用機序の異なる幾種類かの抗結核薬の投与による相乗作用と，菌の薬物耐性の獲得を阻止するためである．

3　口腔梅毒　oral syphilis

梅毒トレポネーマ Treponema pallidum の感染による疾患で，先天梅毒および後天梅毒に分類されている．性感染症 sexually transmitted diseases（STD）の1つである．

(1) 後天梅毒　acquired syphilis

後天梅毒は，つぎの4期に分類されている．

第1期梅毒

感染から約3週間で，梅毒トレポネーマの侵入部位の皮膚や粘膜に，小豆大から示指頭大までの初期硬結を認める．初期硬結は，そのまま数週で吸収されることもあるが，中心部に潰瘍を形成して，周囲に，かたく盛り上がってくることが多い（硬性下疳）．第1期梅毒疹は，放置していても2～3週間で自然に消退していく．消退後は，約3か月後に第2期梅毒疹が出現するまで，まったく自

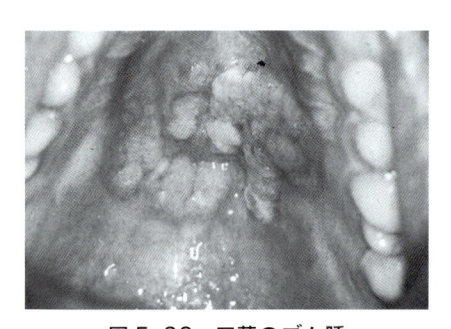

図5-36 口蓋のゴム腫
（内山健志 ほか編：カラーアトラス コンサイス口腔外科学，学建書院，2007）

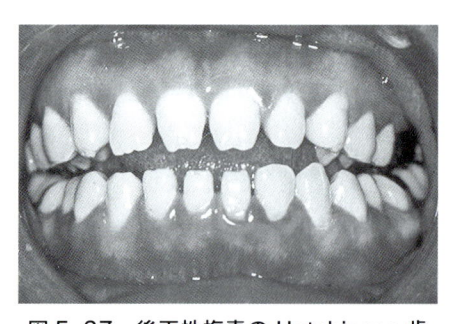

図5-37 後天性梅毒のHutchinson歯
樽状の形態と切縁の半月状の切れ込み．
（内山健志 ほか編：カラーアトラス コンサイス口腔外科学 第1版，学建書院，p.127，2007）

覚症状がない．

第2期梅毒

感染3か月後から約3年後までの期間．梅毒トレポネーマが血行性に移行し，多彩な症状が現れる．丘疹性梅毒疹，梅毒性乾癬の出現頻度が高い．梅毒の感染力の強い期間は感染後2年である．

■ **梅毒性バラ疹**

直径約1cm大の楕円形の淡紅色斑で躯幹を中心に，ほぼ全身に散在性に出現する．自覚症状はなく，数週で自然消退する．

■ **丘疹性梅毒疹**

感染後12週でバラ疹に遅れて出現する．えんどう豆大の赤褐色の丘疹，結節である．

■ **扁平コンジローム**

丘疹性梅毒疹の1種であり，陰部や肛門周囲などに好発する湿潤，浸軟した，淡紅色から灰白色の疣状丘疹をいう．梅毒トレポネーマが多数存在しているため感染源として重要である．

■ **梅毒性乾癬**

手掌や足底に生じる丘疹性梅毒疹．次の第3期・第4期梅毒は最近ほとんど認められない．

第3期梅毒

感染3年後から10年目までで，ゴム腫を認める（図5-36）．

第4期梅毒

感染10年以後，心血管系，脳脊髄を認める．

（2）先天梅毒　congenital syphilis

梅毒トレポネーマが，母体から胎盤を経由して胎児に感染する．胎盤が完成する妊娠4か月以後に母子感染が成立する．生後，数年以内に症状が現れる早期先天梅毒では，梅毒疹，骨軟骨炎などがみられる．

学童期以降に症状を呈してくる晩期先天梅毒では，ハッチンソン3徴候（実質性角膜炎，内耳性難聴，Hutchinson歯，図5-37）やゴム腫などがみられる．

現在では，先天梅毒はまれな疾患である．

（3）梅毒の診断と治療

■ **診　　断**

梅毒の診断において，梅毒トレポネーマの抗体は，感染後約2か月で陽性となる．

抗トレポネーマ抗体を検出する検査法には，FTA-ABS（蛍光標識抗トレポネーマ抗体吸収）試験，MHA-TP（梅毒トレポネーマに対する抗体の微量赤血球凝集アッセイ）およびTPHA（梅毒トレポネーマ赤血球凝集アッセイ）がある．

■ **治　　療**

ペニシリン系抗菌薬を使用する．ペニシリン系抗菌薬は，梅毒トレポネーマに対する感受性が高く，耐性菌の報告もないため，第一選択されている．

表 5-3　感染性心内膜炎の臨床診断（Duke 診断基準）

1	血液培養で細菌発育陽性 抗菌薬を服用している場合，菌が発育しないことがある．
2	心内膜が侵蝕されている所見 心エコー検査所見陽性：動揺性疣贅，膿瘍，弁穿孔など．
3	発　　熱 発熱が 5 日間以上つづく．

表 5-4　感染性心内膜炎のリスク別基礎心血管疾患

1	高リスク 人工弁，複雑な先天性心疾患と術後，心内膜炎の既往など．
2	中リスク 複雑でない先天性心疾患，心室中隔欠損症，心房中隔欠損症，肥大型心筋症，リウマチ性心臓弁膜症，僧帽弁閉鎖不全など．
3	低リスク 心疾患のない人と同等のリスクであり，心室中隔欠損症の根治手術後 6 か月以降，冠動脈バイパス術後，ペースメーカーや ICD 装着後など．

E　歯性全身感染症

　歯性感染症の病原菌，あるいは病原菌の毒素が血液中に直接侵入し，症状を示す感染症である．歯性感染症の病態は，急性・慢性炎症の両者ともに関与する．また，病原性の強弱は無関係で，病原性の弱い菌（弱毒菌）によっても歯性全身感染症は発症する．例をあげると，歯周疾患関連細菌による動脈硬化がある．

(1) 菌血症　bacteremia

　菌血症は，細菌が血流中に侵入し，血中から細菌が検出される状態である．一過性あるいは持続的の場合もある．抜歯，歯磨きの際にも一過性の菌血症が生じる．

■原　　因

　歯肉の常在細菌が血液中に侵入するためで，健康な状態であれば無症状で菌は自然消失する．しかし，心臓弁膜症，免疫力低下などを有する場合では，菌血症による重症感染症を起こしやすい．

　菌血症で注意する疾患は，感染性心内膜炎である．循環血液中の細菌は，体内のさまざまな部位に定着し，心臓内側の膜の感染症である心内膜炎，髄膜炎，骨髄炎，感染性関節炎などが生じる．

　心疾患がある場合，抜歯などの一過性の感染でも，菌血症により細菌性心内膜炎を発症する可能性が高い．

　感染性心内膜炎は，細菌などの病原体が原因で起こる心室，心房および弁組織をおおう薄い膜で構成されている，内膜の炎症である．症例の多くが細菌のため，細菌性心内膜炎ともよばれている．細菌が弁膜などの心内膜に付着すると，弁膜で細菌が増殖し疣贅を形成，弁膜自体の破壊，血栓を形成して，他臓器に小膿瘍や塞栓を生じるなどの多彩な所見を示す．

■診　　断

　感染性心内膜炎の臨床診断基準を表 5-3 に示す．

　感染性心内膜炎を起こす病原体は，口腔常在菌の口腔レンサ球菌である．病原体の菌種により発症経過が異なり，急性心内膜炎（口腔レンサ球菌）や亜急性心内膜炎（黄色ブドウ球菌，A 群溶血性レンサ球菌）とよばれている．

　感染性心内膜炎に対する中リスク以上の心疾患のある症例の予防には，ペニシリン系抗菌薬を術前投与する（表 5-4）．術前予防投与が必要な処置は，スケーリング，浸潤麻酔注射を含む出血を伴う処置である．なお，口腔領域の細菌のなかで，血液中からの分離頻度が高い細菌は，*Streptococcus sanguis*，*Streptococcus mitis* である．

　一般的に，抜歯などで生じる一過性の菌血症は無症状であるが，発熱，悪寒，戦慄，意識障害，全身倦怠感などの症状があるときは，敗血症を疑う．

(2) 敗血症　sepsis

　敗血症は，細菌による血液の感染症で，細菌が血液中に侵入し増殖して重篤な全身症状を示し，死亡するリスクも高い．菌血症と敗血症の相違点は，無症状の場合が菌血症，症状がある場合が敗血症である．

　特徴的な病態を示す敗血症には，膿血症（化膿性転移巣形成が著明），毒血症（細菌や感染巣で形成された毒素が著明）などがある．敗血症は，口腔感染症，術後感染，留

表5-5 SIRSの診断基準（4項目のうち2項目以上）

体 温	38℃以上または36℃以下
脈 拍	90回/分以上
呼吸数	20回/分以上
白血球	12,000/mm³以上または4,000/mm³以下

表5-6 歯性病巣感染症による全身疾患

心臓血管系疾患	心内膜炎，心筋炎，動脈硬化，静脈炎
腎疾患	腎盂炎，ネフローゼ
リウマチ性疾患	関節，筋，神経などのリウマチ
血液疾患	白血球減少症，顆粒白血球減少症，貧血
眼疾患	脈絡膜炎，角膜炎
皮膚疾患	掌蹠膿疱症，湿疹，紅斑
神経疾患	神経痛，神経炎
アレルギー疾患	Quinke浮腫，気管支喘息
その他	微熱，胆嚢炎などの消化器系疾患，肺炎などの呼吸器疾患

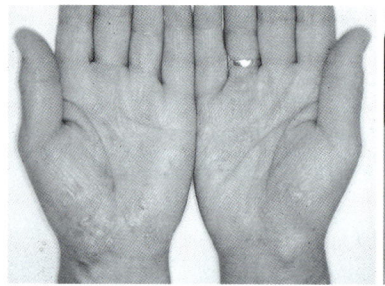

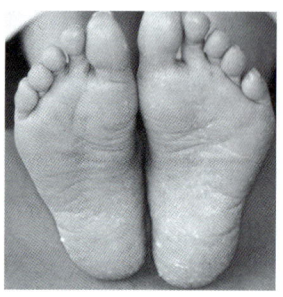

図5-38 掌蹠膿疱症
手掌と足蹠に膿疱・落屑がみられる．原因は数歯の根尖病巣．

置カテーテルなどで誘発されることもある．

■成　因

体内の細菌や毒素などの刺激によって遊離された炎症性サイトカインが好中球を活性化し，タンパク分解酵素，活性酸素などが遊離される．

タンパク分解酵素や活性酸素の防止機構が破綻して，組織破壊が起こり，循環障害，臓器障害が生じ，敗血症性ショックとなり，強い全身症状と臓器障害が起こる．

敗血症は，敗血症ショックのほかにも，播種性血管内凝固症候群（DIC）や，多臓器不全などの誘引となる．

■症　状

発熱（重症時は体温低下傾向），悪寒，意識障害，嘔吐，全身の倦怠感，白血球数増加（重症時は低下傾向），血圧の低下傾向，過呼吸，代謝性アシドーシス，血小板減少などがある．

敗血症性ショックの特徴的所見は，低血圧を伴う急性循環不全と多臓器不全であり，死亡率は約40％である．

■診　断

末梢血検査，赤沈，CRP（C-reactive protein），エンドトキシン測定，細菌の血液培養で行う．

■治　療

敗血症の疑いがあれば，診断が確定する以前に抗菌薬を早期投与する．抗菌薬投与の遅延は，死亡するリスクを高める．抗菌薬の選択は，感染の可能性が高い菌を基準にし，血液培養の結果から原因菌を特定し，感受性の高い抗菌薬に変更する．感染巣の処置，呼吸循環の管理，補液，栄養管理，多臓器不全に対応した処置を行う．

(3) SIRS（全身性炎症反応症候群）

systemic inflammatory response syndrome

炎症性サイトカインによる高サイトカイン血症で，誘導されるサイトカインにより好中球やマクロファージが活性化された状態である．この状態で，感染，出血，ショックなどがあると，多臓器不全が生じる危険性が高い．

したがって，SIRSは臓器不全の前段階であり，臓器不全を防止するための管理をするために，きわめて有効と考えられている．

SIRSの診断基準を表5-5に示した．SIRSは外傷，熱傷，膵炎，侵襲の強い術後など感染を伴わない全身性炎症と，感染を伴う全身性炎症の両者を含んでいる．感染を伴うSIRSが敗血症であり，多彩な疾患が含まれる．

(4) 歯性病巣感染症

歯性感染病巣（慢性感染症）が，この病巣と直接連絡のない遠隔部に疾患を生じる感染症である．歯性感染病巣は，無症状の場合もある．

■成　因

　抗原抗体反応による感染アレルギー説が有力視されているが，細菌説，神経説，ストレス説などいくつかの説がある．原因菌は，口腔常在菌の口腔レンサ球菌を含む歯周疾患関連菌などが多い．歯性病巣感染症は多彩な疾患がある（表5-6，図5-38）．

■診　断

　原因と考えられる歯性感染病巣の処置後，二次疾患が軽減あるいは治癒により確認する．

■治　療

　原因と考えられる歯性感染病巣の処置と状態によって二次疾患の処置を行う．

歯周疾患関連細菌と動脈硬化

　歯周疾患関連細菌と動脈硬化の関係が注目されている．例をあげると，歯周疾患関連細菌の *Porphyromonas gingivalis* の刺激によって活性化したマクロファージが血管内膜に侵入し，サイトカインや化学伝達物質を産出する．血管内皮へのコレステロール沈着により血管が狭窄し，血栓をつくり動脈硬化を進行させる原因となる．

F　炎症の治療

1　消炎治療

(1) 全身療法

① 全身および局所の安静．
② 水分および栄養補給
　　炎症患者は，食事，水分摂取量が少ない．
③ 疼痛および発熱の治療．
④ 抗菌薬の投与．
⑤ 抗炎症薬の投与．
⑥ 免疫療法[*1]

(2) 局所療法

① 局所の安静．
② 清掃，消毒．
③ 膿瘍，蜂窩織炎などの切開，排膿（外科的療法）．
④ 原因の治療．
⑤ 理学療法[*2]
⑥ 罨法[*3]

2　薬物療法

(1) 抗菌薬

　化膿性炎症の治療に抗菌薬が使用される．多種の抗菌

[*1] 免疫療法：口腔外科の免疫療法は，免疫能の活性化を目的とする免疫補充療法が主であり，重症感染症に免疫グロブリン製剤が用いられる．また，外傷で破傷風感染を疑うときは，抗毒素血清（ワクチン）を投与する．

[*2] 理学療法：理学療法は，物理的方法を使用する治療法であり，物理療法と運動療法に分類されている．一般に，歯科領域では物理療法が用いられている．物理療法は，各種エネルギーを生体に作用させて，機能障害の改善をはかる療法である．利用されるエネルギーには，光，熱，電気，音波，器械力などがあり，疼痛，拘縮，循環障害などの局所的機能障害が対象となる．
　また，熱作用（温熱，寒冷）を利用する温熱療法，赤外線療法，レーザー療法，超短波療法，超音波療法，寒冷療法と，電気作用を利用する低周波療法，力学的作用を利用するマッサージ，牽引療法がある．熱作用（温熱，寒冷）は生体に対し，充血，鎮痛，鎮静，消炎などの作用を生じさせる．電気作用，力学的作用は，筋緊張調整，神経刺激，循環改善，組織伸展作用を生じさせる．

[*3] 罨法：熱作用を利用する温熱療法として罨法がある．罨法とは，患部に温熱があるときは寒冷刺激を加えて血行を促進させ，消炎，鎮痛，滲出液の吸収促進を目的に，身体苦痛を緩和する治療法である．罨法には，温熱刺激を与える温罨法と寒冷刺激を与える冷罨法がある．
　〈冷罨法〉急性炎症が適応である．ガーゼ，タオルなどを冷水に浸し，絞って患部に当てる．持続時間が短いので頻繁に交換する．消炎，鎮痛効果がある．
　〈温罨法〉慢性炎症が適応である．ガーゼ，タオルなどを温湯に浸し，絞って患部に当てる．血管拡張による血流量の増加により，新陳代謝が盛んになり，滲出液や炎症産物が吸収促進する．
　〈Priessnitz罨法〉最初に冷罨法，次に温罨法を加える治療法である．ガーゼ，タオルなどを冷水に浸し，絞って患部に当て，その上から油紙，綿で包む．したがって，初めは冷罨法により血管が収縮するが，体温で温められて温罨法となり，血管拡張作用により物質代謝を促進する．

表 5-7 歯科適応のある経口抗菌薬

系	作用機序	一般名	特徴
ペニシリン系	殺菌的 細菌の細胞壁合成阻害	アンピシリン アモキシシリン 塩酸レナンピシリン 塩酸バカンピシリン 塩酸タランピシリン	腸管からの吸収が悪い. 腸管からの吸収がよい. アンピシリンの腸管からの吸収を改善したプロドラッグ(エステル).
セフェム系	殺菌的 細菌の細胞壁合成阻害	セフロキシムアキセチル セフェクロル セファレキシン セフジニル セフテラムピボキシル セフポドキシムプロキセチル 塩酸セフカペン　ピボキシル セフジトレン　ピボキシル	プロドラッグ(エステル). β-ラクタマーゼ産生菌に有効. プロドラッグ(エステル). プロドラッグ(エステル). β-ラクタマーゼ産生菌に有効. プロドラッグ(エステル). プロドラッグ(エステル). β-ラクタマーゼ産生菌に有効.
ペネム系	殺菌的 細菌の細胞壁合成阻害	ファロペネムナトリウム	広域スペクトル.
マクロライド系	静菌的 細菌のタンパク合成阻害	エリスロマイシン クラリスロマイシン ジョサマイシン ミデカマイシン ロキタマイシン ロキシスロマイシン アジスロマイシン	グラム陽性球菌. 腸管からの吸収がよい. 1日1回, 3日間投与で有効性が7日間持続.
テトラサイクリン系	静菌的 タンパク合成阻害	塩酸テトラサイクリン 塩酸ドキシサイクリン 塩酸ミノサイクリン	広域スペクトル.
リンコマイシン系	静菌的 タンパク合成阻害	塩酸クリンダマイシン	嫌気性菌.
クロラムフェニコール系	静菌的 タンパク合成阻害	クロラムフェニコール	広域スペクトル. リケッチア, 発疹チフス. 通常は使用しない.
ニューキノロン系	殺菌的 DNA合成阻害	トシル酸トスフロキサシン ガチフロキサシン レボフロキサシン スパルフロキサシン オフロキサシン 塩酸ロメフロキサシン	広域スペクトル.

表 5-8 抗菌薬の簡単な選択原則

1	第1選択　ペニシリン系，セフェム系
2	第2選択　マクロライド系
3	合併症による選択 ・肝機能障害　ペニシリン系，セフェム系 ・腎機能障害　マクロライド系
4	アレルギーの既往による選択 ・ペニシリン系にアレルギーの既往　マクロライド系*

*セフェム系は，ペニシリン系と構造が類似（β-ラクタム環）のため選択しない．

表 5-9 歯科適応のある経口抗菌薬の副作用

系	副作用
ペニシリン系	アナフィラキシー，下痢，発疹．セフェム系，カルバペネム系と交叉反応があるので，ペニシリンアレルギーの患者には禁忌．偽膜性大腸炎 Clostridium difficile の増殖．
セフェム系	アナフィラキシー，下痢，発疹，偽膜性大腸炎．
ペネム系	アナフィラキシー，下痢，発疹，偽膜性大腸炎，皮膚粘膜眼症候群（Stevens-Johnson 症候群），中毒性表皮壊死症候群（Lyell 症候群）．
マクロライド系	下痢，発疹．
テトラサイクリン系	肝障害，腎障害，歯の着色，光線過敏症．
リンコマイシン系	偽膜性大腸炎，皮膚粘膜眼症候群（Stevens-Johnson 症候群），中毒性表皮壊死症候群（Lyell 症候群）．
クロラムフェニコール系	造血器障害（顆粒球減少，血小板減少），ビタミン K 欠乏症．
ニューキノロン系	発疹，下痢，めまい，ふらつき，光線過敏症．

薬のなかで，口腔外科領域の化膿性炎症の治療に用いられるのは，ペニシリン系，セフェム系，マクロライド系，ニューキノロン系である．起炎菌，アレルギー，腎臓・肝臓障害などにより選択する（表 5-7, 8）．投与量，投与方法の決定は，炎症の程度による．一般に，軽症では経口投与，重症では静脈内投与を行う．

抗菌薬使用上の問題点として，耐性菌と副作用の発現があげられる．耐性獲得には，抗菌薬の大量かつ不適切な使用が要因になっている．また，アナフィラキシーショックや腎障害などの有害反応が生じる原因にもなっている．原則として，治療目的に適合した抗菌薬を選択し，治療上必要な最小限の期間の投与にとどめる．
抗菌薬の副作用を表 5-9 に，抗菌薬の選択，使用方針を次に示した．

① 病原菌に有効で，できるだけ抗菌スペクトルの狭い抗菌薬を選択する．安易に広域抗菌スペクトルの抗菌薬を使用すると，正常細菌叢を乱し，菌交代現症により耐性菌の発現の危険性が増す．
② 殺菌性抗菌薬（ペニシリン系，セフェム系，カルバペネム系，ニューキノロン系）が治療の主体となる．静菌性抗菌薬（マクロライド系，テトラサイクリン系，リンコマイシン系）は，特異的に効果のある感染症に使用する．
③ ペニシリン系，セフェム系抗菌薬の殺菌作用は，血中濃度の高さではなく，感染部位での MIC（細菌に対する最少発育阻止濃度）以上の濃度を，長時間維持して認められる．
④ 新薬は安易に使用しない．
⑤ 患者のアレルギー既往，腎・肝障害の有無と程度，基礎疾患の有無，妊娠の可能性，授乳の有無などを再確認する．
⑥ 感染の病態とともに，患者の年齢，腎・肝機能，妊娠などを考慮して，適切な投与量，投与期間を決定する．
⑦ 抗菌薬の投与は，妊娠 12 週まではできるだけさける．とくに，ニューキノロン系，テトラサイクリン系は使用しない．比較的安全に使用できる抗菌薬は，ペニシリン系，セフェム系，マクロライド系である．

(2) 抗炎症薬

抗炎症薬は，ステロイド系，非ステロイド系，酵素製薬に分類される（表 5-10, 11）．ステロイド抗炎症薬は副腎皮質ステロイドがおもに使用されている．これは，消

表 5-10 副腎皮質ステロイドの一般名と作用

一般名	作　用
デキサメタゾン トリアムシノロン ヒドロコルチゾン プレドニゾロン ベタメタゾン	炎症反応の強い抑制． 気道圧迫による呼吸困難，抗アレルギー作用，抗リウマチ作用． 細胞膜，血管壁の透過性抑制，抗原抗体反応の抑制，ホスホリパーゼ A_2 活性阻害．

表 5-11 歯科適応のある非ステロイド抗炎症薬と酵素製薬の一般名と作用

系	一般名	作　用
アニリン系*	アセトアミノフェン	解熱，鎮痛
サリチル酸系	アスピリン	解熱，鎮痛
アリール系	インドメタシン ジクロフェナックナトリウム アンフェナックナトリウム	解熱，鎮痛，消炎
プロピオン酸系	ナプロキセン ロキソプロフェンナトリウム イブプロフェン	解熱，鎮痛，消炎
オキシカム系	ピロキシカム ロルノキシカム	解熱，鎮痛，消炎
塩基性	塩酸チアラミド	鎮痛，消炎
酵素製薬	塩化リゾチーム セラペプターゼ	抗浮腫，膿瘍膜の溶解作用 鎮痛下熱作用はない

＊アニリン系～オキシカム系は，酸性非ステロイド抗炎症薬．

表 5-12 抗炎症薬の副作用

	副作用
副腎皮質ステロイド	消化管の潰瘍，タンパク同化抑制作用による創傷治癒遅延，高血糖，副腎萎縮，易感染．
非ステロイド抗炎症薬	消化管の潰瘍，発疹． 禁忌：胃潰瘍患者，クマリン系抗凝固剤（ワルファリン）の抗凝固作用を増強，ニューキノロン系で痙攣．
酵素製薬	胃部不快感，発疹．

炎効果は大であるが，副作用が強く，また，過剰な効果もみられるので，慎重に使用する必要がある．非ステロイド抗炎症薬 non-steroidal anti-inflammatory drug (NSAID) は，酸性抗炎症薬，塩基性抗炎症薬に分類される．

抗炎症作用は，ステロイド系が非ステロイド系より強い．酵素製薬の作用は，抗浮腫作用，膿瘍膜の溶解作用であり，鎮痛下熱作用はない．口腔外科臨床では，解熱鎮痛消炎薬として酸性非ステロイド抗炎症薬が頻用されている．

抗炎症薬のおもな副作用を表 5-12 に示した．ステロイド系，非ステロイド抗炎症薬の使用により，本来認められる炎症症状がみられなくなるので，誤診に注意する．

3　治療前後の患者管理

治療前，既往症，現在の罹患疾患を問診にて把握し，それらがあればその管理が必要である．治療を受けている，あるいは受けていた医療機関から詳細な情報を得て対応する必要がある．治療方針の説明ばかりでなく，管理方針もよく説明し，十分なインフォームドコンセントを得る．その理解が，緊張，恐怖，不安を和らげ，患者の協力が得られ，血液，尿，心電図，胸部エックス線検査などの検査を必要時にスムーズに行える．とくに，糖尿病患者では，血糖値測定を頻繁に行うので，測定の目的を理解させる必要がある．

炎症患者は一般に，食事，水分摂取量が少ないので，栄養管理，補液などを行う．全身状態の改善が早期治癒をもたらす．炎症状態の把握は，炎症部の症状，発熱などの全身状態と，白血球数，白血球像（好中球），CRP などの検査値により行う．CRP は，炎症時，血液中に現われる．CRP は，正常な状態でもごく微量みられるが，炎症時に増加するので，炎症の程度を判断する指標となる．したがって，炎症の治癒判定にも利用できる．

炎症患者は，緊急の治療が要求され，炎症の経過が予想した治癒経過をとらないこともあるので，状態に応じた臨機応変の治療，インフォームドコンセントが必要である．

6

口腔粘膜疾患

表6-1 口腔粘膜疾患および類似疾患

水疱を主徴とする疾患	単純疱疹（疱疹性口内炎），アフタ性口内炎
	帯状疱疹
	ヘルパンギナ
	手足口病
	天疱瘡
	類天疱瘡
紅斑，びらんを主徴とする疾患	多形滲出性紅斑
	全身性エリテマトーデス（SLE）
潰瘍を主徴とする疾患	慢性再発性アフタ
	Behçet病
	壊死性潰瘍性歯肉口内炎
	壊疽性口内炎
	薬物性口内炎
白斑を主徴とする疾患	扁平苔癬
	口腔カンジダ症
色素沈着を主徴とする疾患	メラニン沈着症
	色素性母斑

口腔粘膜に肉眼的病変を生じる状態を，口腔粘膜疾患とよぶ．広義には口腔粘膜に生じるすべての疾患を含む．しかし通常，粘膜表面に変化がみられるものを粘膜疾患とよび，歯性炎症の粘膜への波及，急性外傷，良性または悪性腫瘍および囊胞などは粘膜疾患に含めない．

粘膜疾患の多くは粘膜の滲出性炎で，病理組織学的に非特異的な粘膜炎 mucositis の型をとる．粘膜炎は口内炎 stomatitis ともよばれ，その臨床的病態の特徴によってアフタ性口内炎，カタル性口内炎，紅斑性口内炎，潰瘍性口内炎，偽膜性口内炎などに分類される．歯肉，舌，および口唇に限局している粘膜炎を，それぞれ歯肉炎，舌炎および口唇炎という．

A 口内炎および類似疾患

口腔粘膜疾患および類似疾患を表6-1に示す．

1 水疱を主徴とする疾患

水疱を形成する疾患は，ウイルス性疾患と皮膚の水疱症の粘膜病変に分類される．前者では小水疱が，後者では比較的大きな水疱が形成されるが，すぐに破れてびらんないし潰瘍となる．

(1) 単純疱疹　herpes simplex

単純疱疹は単純疱疹ウイルス herpes simplex virus（HSV）の感染によって生じる皮膚・粘膜病変である．HSVにはHSV-1とHSV-2という2つの亜型があり，HSV-1はおもに口腔粘膜に，HSV-2は性器および新生児に感染する．

後述する水痘-帯状疱疹ウイルス Varicella-Zoster virus（VZV）とともにα-ヘルペスウイルスに分類される．これらのウイルスの特徴は，初感染後，神経節に潜伏感染し，さまざまな刺激や要因（細胞性免疫能の低下，外傷，手術など）によって活性化され，再感染（回帰発症）を起こすことである．通常，HSVの初感染は幼児期に起こるが，大部分は症状が発現しない（不顕性感染）．まれに疱疹性歯肉口内炎や疱疹性脳脊髄炎を生じる．再感染あるいは回帰発症は成人にみられ，口唇疱疹や再発性の疱疹性口内炎を生じる．

疱疹性歯肉口内炎　herpetic gingivostomatitis

単純疱疹ウイルス（HSV）の初感染時期は6歳以下の小児期とされている．近年では，成人のHSV抗体保有率が50％程度と考えられている．

■症　状

通常，発熱，全身倦怠感とともに激しい歯肉炎と口腔粘膜に多数の小水疱を生じる．水疱はすぐに破れて小潰瘍となり，それらが癒合して，さまざまな形をした潰瘍となる．潰瘍は接触痛が強く，摂食困難となる．唾液の分泌が亢進し，口腔清掃が不十分となるため口臭を発する．10日から2週間で治癒するが，治療後に多形滲出性紅斑を生じることがある．

■診　断

臨床症状によって診断される．小水疱の内容液や初期の潰瘍からHSVが分離できた場合，蛍光抗体法あるいは酵素抗体法でHSVの存在が証明されれば確定診断となる．また，治癒時のHSV抗体価が発症初期の抗体価の4倍以上であれば確定診断される．

■治　療

安静にさせ，必要なら栄養補給，輸液を行うなど対症療法を行う．重症例には抗ウイルス薬（アシクロビル，ビダラビン）が用いられる．なお，再発性のものは歯肉炎がみられることはまれで，疱疹性口内炎 herpetic stomatitis とよばれる．

口唇疱疹　herpes labialis

口唇粘膜皮膚移行部あるいは口唇に近接する皮膚に直径1～3mm程度の周囲に紅斑を伴う水疱を生じる（図6-1）．水疱は破れてびらんとなり，痂皮におおわれて1週間から10日程度で治癒する．

■治　療

とくに必要としない．再発を繰り返す症例があり，再発性単純疱疹とよばれる．

(2) 帯状疱疹　herpes zoster

水痘ウイルスである Varicella-Zoster virus（VZV）の再感染（回帰発症）によって発症する．誘因としては外傷，過労，放射線治療，および手術などがあげられる．発症に

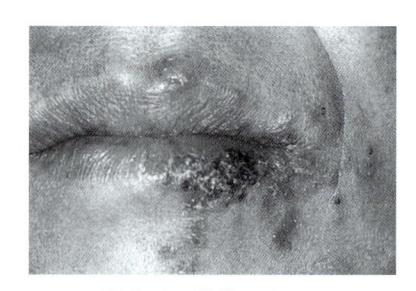

図6-1　単純ヘルペス
水疱は口唇と皮膚との境界部に好発する．

性差はなく，20歳代と60歳代に多く発症する二峰性のピークがある．

■症　状

発熱，神経痛様疼痛，不快感などを伴って脳・脊髄神経支配領域に一致して片側性に水疱を形成する．三叉神経領域に多く発症し，第Ⅱ枝あるいは第Ⅲ枝支配領域に症状が出現すると口腔粘膜に水疱が形成され，破れてアフタとなる（図6-2）．

顔面神経の膝神経節が傷害されると，顔面神経麻痺，顔面および耳部の水疱，耳鳴り，感音系障害，めまい，味覚障害などを生じ，これを Ramsay Hunt 症候群またはHunt症候群とよぶ．治癒後に頑固な三叉神経痛様疼痛あるいは顔面神経麻痺を後遺することがある．

■診　断

片側性の水疱形成およびアフタがみられれば臨床的に診断可能である．また，HSVと同様に血清抗体の4倍以上の上昇が診断の根拠となる．

■治　療

アシクロビル，ビダラビンなどの抗ウイルス薬が用いられる．神経痛様疼痛には鎮痛薬あるいはカルバマゼピンの投与，神経ブロックなどが，顔面神経麻痺に対しては副腎皮質ステロイドの投与，星状神経節ブロックなどが行われる．

(3) ヘルパンギナ　herpangina

おもに Coxsackie A4 virus によって生じるアフタ性咽頭炎である．口腔の後方部，おもに口峡部（軟口蓋，口蓋弓，咽頭）に小水疱を生じ，すぐに破れて小アフタとな

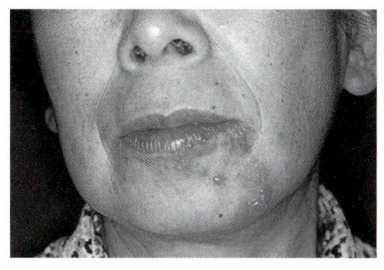

a：三叉神経第Ⅲ枝の領域に生じた水疱　　b：口唇粘膜の水疱　　c：口蓋粘膜の潰瘍

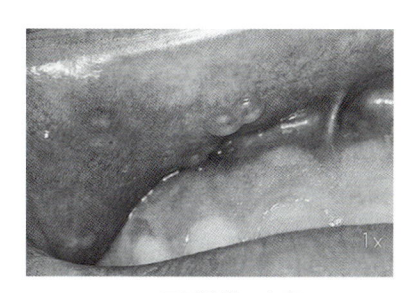

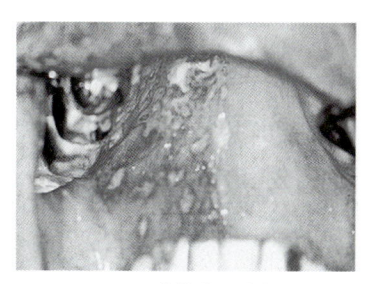

図6-2　帯状疱疹

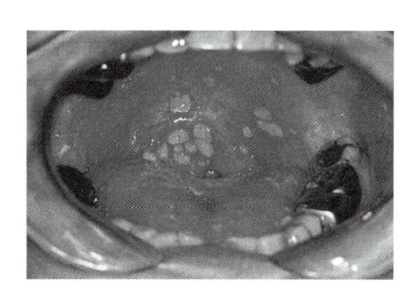

図6-3　ヘルパンギナ
軟口蓋粘膜のアフタ様潰瘍．

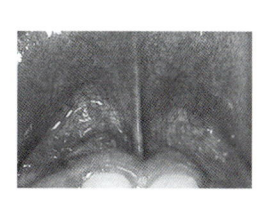

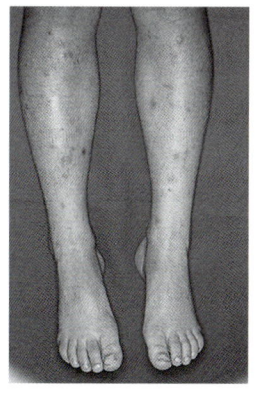

a：歯肉頬移行部のアフタ　　b：足の紅斑
図6-4　手足口病

る．アフタ周囲の粘膜は著しく発赤し，接触痛が強く嚥下困難となる(図6-3)．幼児に多くみられ，通常発熱をもって発症する．1週間から10日前後で治癒するが，摂食困難となるため水分の補給に留意する．

(4) 手足口病　hand-foot and mouth disease

おもに Coxsackie A16 virus あるいは Enterovirus 71 の感染によって両手，両足，口腔に水疱を生じる疾患である．おもに小児に発症するが，最近成人例の報告もみられる．3～5日間の潜伏期間ののち，38℃前後の発熱とともに両手，両足，口腔に水疱を生じる(図6-4)．

口腔ではすぐに破れてアフタとなる．手足の水疱は，米粒大の白色ないし淡紅白色の小水疱で比較的破れにくい．水疱，アフタとも1週間程度で治癒するので，とくに治療の必要はない．

(5) 天疱瘡　pemphigus

表皮あるいは粘膜上皮の棘融解により水疱が形成される疾患である．尋常性，増殖性，落葉性，紅斑性の4型に分類されるが，口腔粘膜では尋常性天疱瘡がほとんどを占める．

尋常性天疱瘡　pemphigus vulgaris

皮膚および粘膜に難治性のびらんを生じる疾患である．表皮(粘膜上皮)細胞間にIgGの沈着が認められ，患者血清中に抗デスモグレイン抗体(抗Dsg抗体)が証明される．皮膚および粘膜の両者に症状が出現する場合，抗Dsg抗体1，および抗Dsg抗体3が検出される．口腔粘膜に症状が単独に出現する場合では，抗Dsg抗体3が検出される．

■症　状

やや女性に多くみられ，60％程度の頻度で口腔に初発し，経過中80％の症例に粘膜疹(水疱)がみられる．口腔の粘膜疹のみの症例も存在する．通常，突然皮膚や粘膜に水疱が生じ，破れてびらんとなる(図6-5)．

皮膚ではまもなく乾燥して治癒するが，口腔では難治

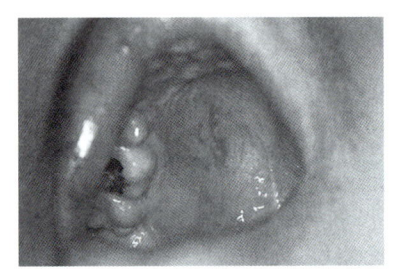

図6-5 尋常性天疱瘡

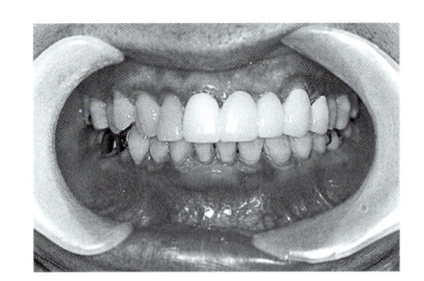

図6-6 良性粘膜類天疱瘡

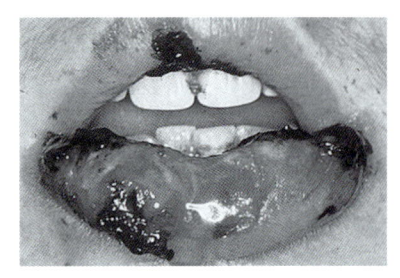

図6-7 多形滲出性紅斑症候群
口唇部に血性痂皮．

性のびらんとなり，広範囲に生じると摂食困難となる．頰粘膜，軟口蓋，下唇，歯肉に好発する．

■診　断

数週間以上つづくびらんの存在，組織学的に棘融解による上皮内水疱の存在，抗Dsg抗体の証明，Nikolsky現象（一見正常な皮膚を指でこすると表皮剝離あるいは水疱形成をきたす現象），水疱底部からの塗抹標本でのTzanck細胞（棘融解性細胞）の検出による．

■治　療

副腎皮質ステロイド，免疫抑制薬の投与が行われる．

(6) 類天疱瘡　pemphigoid

症状は天疱瘡に類似するが，表皮（粘膜上皮）下に水疱が形成される疾患で，粘膜類天疱瘡と水疱性類天疱瘡に分類される．原因は不明であるが，患者の血清中に抗上皮基底膜抗体が40％程度みられることから，自己免疫機構が考えられている．口腔では粘膜類天疱瘡の発現頻度が高く，中年以降の女性に多く発症する．

■症　状

口腔粘膜にほぼ100％初発し，歯肉，頰粘膜，口蓋の順に好発する．口腔では比較的小さな水疱が生じ，破れてびらんないし潰瘍となる．瘢痕を後遺する傾向が強く，瘢痕性類天疱瘡ともよばれる（図6-6）．

口腔以外では，咽頭，喉頭，眼粘膜にも病変を生じ，結膜がおかされると治癒後の瘢痕のため眼瞼あるいは眼球結膜が癒着することがある．

■診　断

臨床症状，組織所見，および血中抗基底膜抗体の存在を証明することによる．

■治　療

副腎皮質ステロイドの内服，必要に応じてさまざまな対症療法が行われる．

2 紅斑，びらんを主徴とする疾患

(1) 多形滲出性紅斑　erythema multiforme

皮膚および粘膜に紅斑，水疱あるいは，さまざまな型の発疹を生じる急性非化膿性炎症性疾患である．本疾患の病因は多因子的と考えられている．症候性と特発性のものがあり，症候性のものとして薬物，食物，悪性腫瘍，光線などのほか，HSV，肺炎マイコプラズマなどの感染によっても生じる可能性があり，原因を特定することが困難なことが多い．薬物あるいは食物に対するアレルギーによる場合が多いと考えられている．

■症　状

頭痛，発熱，関節痛などの全身症状を伴って皮膚および粘膜に紅斑あるいはびらんを生じ，粘膜ではまもなく潰瘍を形成する．口腔での好発部位は，口唇，頰粘膜，舌などで，口唇では出血して血性痂皮を生じる（図6-7）．

典型例では皮膚に虹彩状病変あるいは標的病変とよばれる病変を形成する．このうち広範囲に及ぶ皮疹，粘膜・眼症状と重篤な全身症状を伴うものをStevens-Johnson症候群（スティーブンス・ジョンソン）とよぶ．また，薬物による滲出性紅斑のなかで水疱形成が著しいものをLyell症候群（リーエル）という．

■診　断

臨床症状から行うが，原因の特定はむずかしい．

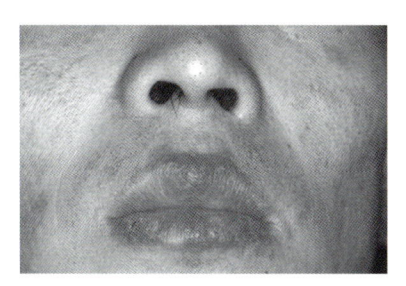

図6-8 全身性エリテマトーデス
顔面皮膚の蝶形紅斑.

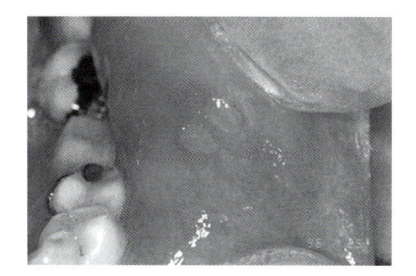

図6-9 慢性再発性アフタ

■治　療

副腎皮質ステロイドの投与が行われ，薬物あるいは食物が原因と考えられれば，それらの摂取をさける．おおむね数週間で治癒する．

(2) 紅斑性狼瘡（全身性エリテマトーデス）
systemic lupus erythematosus（SLE）

紅斑性狼瘡は，全身臓器がおかされるSLEと，皮膚，粘膜に症状が限局する円板状エリテマトーデス discoid lupus erythematosus（DLE）とに分けられるが，両者のあいだにはさまざまな移行型がある．

SLEは代表的な臓器非特異性の自己免疫疾患として知られ，血清中に抗核抗体（抗DNA抗体など）のほか各種自己抗体が認められる．SLEは20〜30歳代の女性に多く，男女比は1：10とされる．

■症　状

SLEの症状は多彩で，顔面蝶形紅斑（図6-8），関節痛，発熱，脱毛，タンパク尿，レイノー現象，日光過敏などがみられる．口腔には角化を伴った紅斑あるいは硬口蓋に毛細血管の拡張を伴う紅潮ないし紅斑がみられることがある．

■診　断

正色素性貧血，赤沈亢進，白血球減少，リンパ球減少，血小板減少がみられる．さらにγグロブリン（IgG）の増加，抗核抗体陽性などが特徴的所見となる．

■治　療

副腎皮質ステロイドの内服が中心であり，粘膜病変の局所療法として副腎皮質ステロイド軟膏の塗布を行う．

3 潰瘍を主徴とする疾患

粘膜疾患のなかでは潰瘍が形成されるものが多い．紅斑，水疱から潰瘍へ移行するもの，あるいは慢性的な外傷によって上皮が剝離することにより潰瘍を形成するものなどがある．

(1) 慢性再発性アフタ　recurrent aphtous stomatitis

直径2〜10mm程度の円形あるいは類円形の潰瘍で，幅の狭い紅斑（紅暈）で囲まれたものをアフタaphthaeという．再発を繰り返すアフタを慢性再発性アフタとよぶ（図6-9）．原因は不明であるが，自己免疫の関与，口腔常在菌（とくにレンサ球菌）アレルギー，好中球機能異常などが考えられている．また，誘因として疲労，ストレス，女性の性周期などがあげられ，やや女性に多い．加齢によって減少するといわれている．

■症　状

通常，直径10mm以下の小アフタが複数生じ，1週間から10日程度で治癒するが，その後再発する．アフタには自発痛があり，接触痛が強い．好発部位は，頰粘膜，口唇，舌，歯肉頰移行部で，角化した咀嚼粘膜にはできにくい．再発の周期はさまざまであるが，1〜3か月ごとに再発する症例が多い．

■診　断

臨床症状による．いわゆる慢性再発性アフタとBehçet（ベーチェット）病に関連する再発性アフタとは，臨床的にも組織学的にも判断は不可能である．

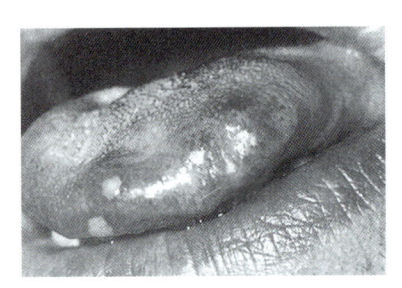

図6-10　Behçet病のアフタ

■治　療

副腎皮質ステロイド軟膏，同付着錠，同噴霧剤などによる局所療法と非ステロイド性消炎鎮痛薬の投与が行われる．

(2) Behçet病

口腔の再発性アフタ，外陰部潰瘍，皮膚病変(結節性紅斑，毛囊炎様皮疹)，眼病変(虹彩毛様体炎，網膜ブドウ膜炎など)の4症状を現す原因不明の全身性炎症性疾患で，難病(特定疾患)指定されている．4症状のすべてが揃っているものを完全型，4症状中のいくつかが現れている状態を不全型という．

副症状として関節症状，消化器症状，血管系症状，中枢神経症状がみられることがあり，Behçet病の全身病としての重要さは，後三者の病変による．通常，再発性アフタ，皮膚病変，外陰部潰瘍，眼病変の順に出現する．

このうちアフタは必発症状で，80％程度の頻度で初発症状となる(図6-10)．従来男性に多いとされてきたが，最近では性差がない．女性にくらべ男性で重症化しやすい．原因は不明であるが，慢性再発性アフタと病因が共通していると考えられており，Behçet病でより異常所見がみられる．すなわち自己免疫機構の関与，レンサ球菌アレルギー，好中球の異常などが原因としてあげられている．検査所見では，針反応，高補体価，好中球機能の亢進などがみられ，素因としてHLA-B5との関連が指摘されている．

■診　断

眼症状を中心に完全型，不全型，疑わしい型，および可能性のある型に分けられ，完全型および不全型をBehçet病とする．

■治　療

非ステロイド性消炎鎮痛薬，副腎皮質ステロイド，コルヒチン，シクロスポリンなどの免疫抑制薬などが用いられる．アフタに対しては慢性再発性アフタの治療に準じる．

(3) 褥瘡性潰瘍　decubital ulcer

齲蝕歯などの鋭利な辺縁，不適合な義歯，咬傷あるいは咬癖などの慢性的な機械的刺激によって生じる外傷性潰瘍をいう．舌辺縁部に好発するが，義歯によるものは下顎舌側部に多い．舌に生じるものは，周囲に硬結を示すことがあり，有痛性で単独に生じる．潰瘍は比較的浅く，粘膜が脱落したような外観を呈する．義歯によるものは義歯床縁に沿って不定形な潰瘍がみられる．刺激となっている原因の除去により治癒する．

なお，乳幼児の舌下面に，先天性歯や早期萌出歯によって生じる潰瘍(Riga-Fede病)や，乳幼児の大口蓋孔後方部や翼状突起内側に，かたい乳首や機械的な刺激によって生じるベドナーアフタ Bednar aphthae も一種の褥瘡性潰瘍といえる．

(4) 壊死性潰瘍性歯肉口内炎

necrotizing ulcerative gingivostomatitis

ワンサンスピロヘータ Borrelia vincentii，紡錘菌，プレボテラ Prevotella などの口腔嫌気性菌の混合感染によって壊死性潰瘍を生じる疾患である．発症にはさまざまな誘因が必要と考えられており，感冒，過労，ストレス，全身感染症や周期性好中球減少症，無顆粒球症，急性白血病などがあげられている．このほか抗腫瘍薬あるいは副腎皮質ステロイドの継続的投与，HIV感染での発症が報告されている．

■症　状

通常，歯肉の急性炎症として始まり，歯肉の辺縁から歯間乳頭にかけて灰白色の壊死性潰瘍を生じる．自発痛および接触痛が強く易出血性である．歯肉の壊死性潰瘍は，あまり広がらずに治癒するが，適切な処置が行われ

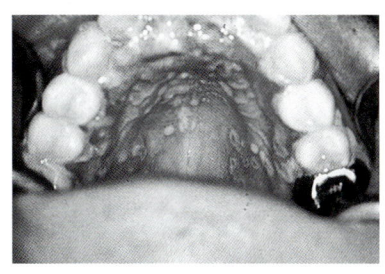

図6-11 壊死性潰瘍性歯肉口内炎

ない場合や，何らかの原因で感染防御機能が低下していると，周囲の歯槽粘膜や口腔粘膜に不定形な潰瘍の拡大を生じ，急性壊死性潰瘍性歯肉口内炎 acute necrotizing ulcerative gingivitis（ANUG）となる（図6-11）．咽頭に拡大すると Plaut-Vincent 口峡炎となる．この壊死性潰瘍に腐敗菌が感染し，広範な軟組織の壊疽を生じるものを壊疽性口内炎とよぶ．

■診　断

臨床症状による．細菌検査では，スピロヘータ，紡錘菌などは常在菌のため，それらの特定がむずかしい場合が少なくない．

■治　療

安静にさせて栄養補給，抗菌薬および非ステロイド性消炎鎮痛薬を投与するが，誘因となる全身疾患があればその治療を併せて行う．

(5) 壊疽性口内炎　gangrenous stomatitis

壊死性潰瘍に加え，嫌気性菌（腐敗菌）感染により，広範な組織の壊疽をきたした状態をいう．小児に多く，全身感染症（麻疹，腸チフス，赤痢など）に罹患して体力あるいは抵抗力が弱まっている場合に発症しやすい．発展途上国でみられ，日本での発生はほとんどない．無顆粒球症，白血病の末期などで本症が発症することがある．また，Wegener 肉芽腫症あるいはリンパ腫では，口腔の進行性壊疽が初発症状として現れることがある．

■症　状

歯肉あるいは口角部などから壊疽が始まり，まもなく暗赤紫色から黒紫色に変色しながら壊疽が進行し，強い腐敗臭を発する．壊疽は次第に口唇，頬部に広がり，しばしば顔面皮膚に穿孔する．また，歯槽突起から顎骨に広がり腐骨を形成する．この状態を水癌 noma とよぶ．

■診　断

臨床症状によるが，白血病など症候性に発症するものとの鑑別は，全身的な検査による．

■治　療

抗菌薬，非ステロイド性消炎鎮痛薬の投与とともに誘因となった疾患の治療を行う．治癒後の瘢痕や欠損に対しては二次的に形成手術を行う．

4　白斑を主徴とする疾患

白斑を主徴とする疾患には，角化性病変と非角化性病変がある．角化性病変では，白板症と扁平苔癬の頻度が高い．

(1) 口腔扁平苔癬　oral lichen planus（OLP）

口腔粘膜の炎症性角化異常である．組織学的には粘膜上皮の角化（錯角化）の亢進と，上粘膜下におけるTリンパ球を主体とする帯状の細胞浸潤を特徴とすることから，細胞性免疫の関与が考えられるが原因は不明である．そのほか，細菌・ウイルス感染，遺伝的要因あるいは情緒的因子の関与，代謝障害，アレルギーなどによるとの説があげられている．また，局所的誘因として歯科金属アレルギーの関与も考えられている．40～50歳代の女性に多い．

■症　状

口腔病変は皮膚病変に伴ってあるいは単独にみられる．皮膚病変は，四肢とくに前腕と手関節部の屈側面，腹部，仙骨部に好発し，口腔扁平苔癬では頬粘膜が好発部位で，両側性にみられることが多い．次いで歯肉，舌，口底の順である．扁平苔癬の基本的な変化は白斑で，その形によって丘疹型，線状型，環状型，網状型，水疱型，びらん型に分けられ，なかでも網状型とびらん型が多い（図6-12）．通常白斑の周囲あるいは白斑にかこまれて紅斑が認められる．口腔扁平苔癬は慢性に経過し，その経過中しばしば炎症性変化が強くなり，びらんを生じる．一般に，口腔扁平苔癬は自覚症状を欠くが，びらんが生じ

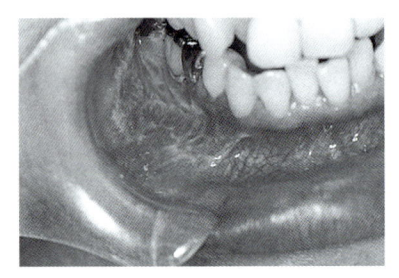

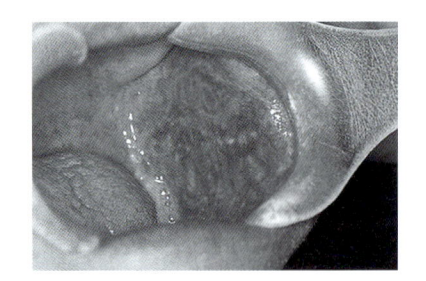

a：レース状の白斑　　　b：びらんがみられる　　　c：環状型を示す

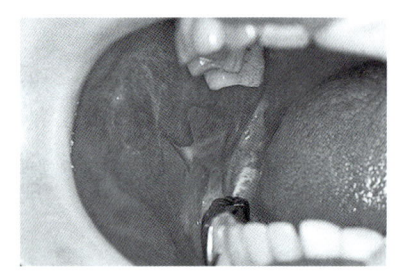

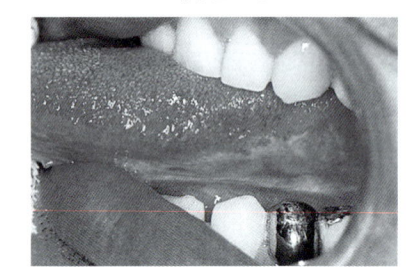

d：舌辺縁に生じた白斑型を示す
図6-12　扁平苔癬

ると接触痛，しみるなどの症状が出現する．

■診　　断

臨床所見と病理組織像による．病理組織学的には粘膜固有層に帯状のTリンパ球の浸潤が認められる．粘膜上皮は錯角化が亢進し，棘細胞層の肥厚がみられる．びらん型では粘膜上皮の菲薄化がみられる．扁平苔癬は前癌状態に分類される（WHO 1997）．

■治　　療

副腎皮質ステロイド軟膏の局所塗布が行われる．ビタミンA薬の全身的投与も行われるが，副作用の面から一般的ではない．凍結外科 cryosurgery，レーザーによる蒸散なども行われることがあるが，一般的ではない．

(2) 白板症　leukoplakia

8章，前癌病変の項（p.194）参照．

(3) 口腔カンジダ症　oral candidiasis

真菌に属する *Candida albicans* の感染による疾患で，口腔粘膜に特有の白色偽膜を形成する．原因菌はいわゆる日和見感染菌であり，30～40％程度の健康人にも非病原菌として存在し，宿主の免疫防御機能が低下したときに病原性を発揮する．

たとえば，AIDS患者では80％程度の頻度で口腔カンジダ症がみられる．糖尿病，悪性腫瘍の放射線治療後あるいは化学療法後，副腎皮質ステロイドあるいは抗菌薬の長期服用などが全身的な誘因としてあげられる．局所的誘因としては，無歯顎者での義歯清掃不良，唾液分泌減少などがあげられる．

■症　　状

口腔カンジダ症は，多彩な臨床像を呈し，急性偽膜性カンジダ症は高頻度であり，鵞口瘡 thrush ともよばれ，高齢者と幼児に通常みられる．急性偽膜性カンジダ症の特徴は，口腔粘膜表面に白い小斑点状の苔状物が付着する（図6-13）．これは拭い取ることができ，その下部の粘膜には発赤がみられる．放置すると口腔全体に病変が拡大する．慢性経過すると偽膜が厚くなるとともに粘膜からはがれにくくなり，白板症様（カンジダ性白板症）となる．この病態を肥厚性カンジダ症という（図6-14）．萎縮性カンジダ症は，粘膜の萎縮をきたして発赤ないし紅斑を生じるもので，義歯性口内炎がこれにあたる．

■診　　断

臨床所見から容易である．*Candida albicans* が細菌学的に分離されれば確定診断となる（図6-15）．

■治　　療

抗真菌薬（ナイスタチン，アムホテリシンB，ミコナゾールなど）の全身的投与，あるいは口腔内用ジェルなどの局所投与による．発症の背景となる疾患があればその治療を行う．

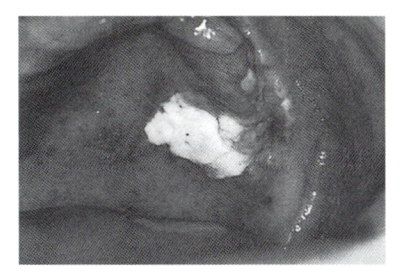

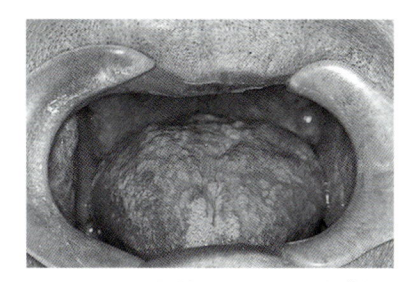

図6-13　偽膜性カンジダ症　　　図6-14　慢性肥厚性カンジダ症　　　図6-15　真菌の分離培養

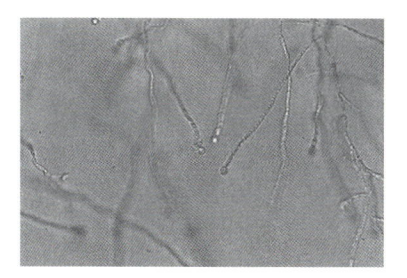

5 色素沈着を主徴とする疾患

(1) メラニン沈着症　melanin pigmentation

病的意義をもたないメラニン色素の沈着をいう．有色人種に多くみられ，好発部位は歯肉，とくに前歯部歯肉に多い(図6-16)．歯肉のメラニンの沈着はび漫性あるいは帯状にみられる．Addison病（アジソン），Peutz-Jeghers症候群（ポイツ・ジェガース），von Recklinghausen病（フォン・レックリングハウゼン），Albright症候群（アルブライト）で口腔粘膜にメラニン色素沈着がみられる．

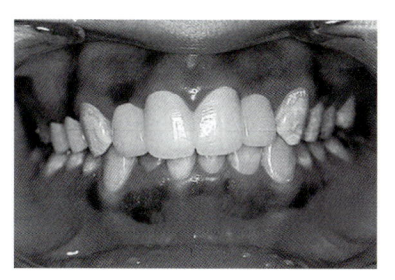

図6-16　前歯部歯肉のメラニン沈着

(2) 色素性母斑　pigmented nevus

皮膚のほくろに相当するもので，口腔粘膜での発現はまれである．メラニン色素形成能を有する細胞(メラノサイト)の過誤腫的な増殖物で，口蓋，頬粘膜，歯肉に限局性の隆起または平坦な腫瘤，あるいは黒褐色の斑としてみられる．治療法は切除である．

B　歯肉炎および類似疾患

1 フェニトイン歯肉増殖症
gingival hyperplasia due to phenytoin

てんかんの治療に用いられる抗痙攣薬のフェニトイン(ジフェニルヒダントイン)の服用によって生じる歯肉の増殖症である．フェニトイン1日量300 mgの連用で，早いもので2週間後，通常1～2か月後ころから歯肉の肥大(結合組織の増殖)が開始する．服用患者のすべてにみられるのではなく，発現率は60%程度で，若年者ほど発現率が高いとされている．性差はない．高血圧症に用いられるカルシウム拮抗薬でも歯肉の増殖が起こることがある．

■症　状

好発部位は上下顎の前歯部で，次第に小臼歯部，大臼歯部へと拡大する．肥大は歯間乳頭部から始まる．さらにフェニトインの服用をつづけると，肥大は付着歯肉にもおよび歯冠をおおいかくすほどになることもある．肥大部の歯肉は，色調，かたさとも正常歯肉と変わらないが，みかけの歯肉嚢が深くなるため不潔となり，二次的に歯肉炎を悪化することがある．歯肉の肥大が強度であっても，歯の骨植状態は良好なことが多い．

■治　療

歯肉切除が適応となるが，フェニトインの服用をつづけると再発する．フェニトインの服用が200 mg以下であれば歯肉肥大は起こりにくいことから，減量するか，ほかの抗痙攣薬に変更することが望ましい．

2 歯肉線維腫症　gingival fibromatosis

原因不明のび漫性歯肉肥大症で，特発性歯肉増殖症，歯肉象皮症ともよばれる．同一家系に好発するため遺伝

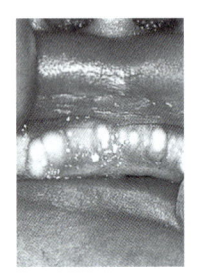

図 6-17 Serres の上皮真珠

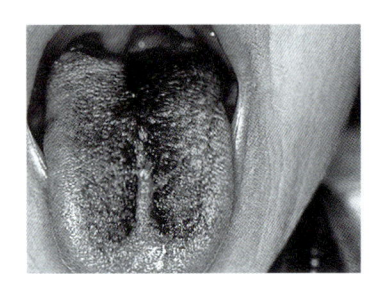

図 6-18 黒毛舌

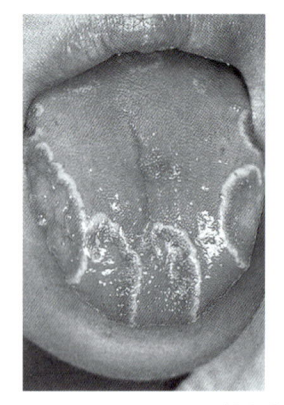

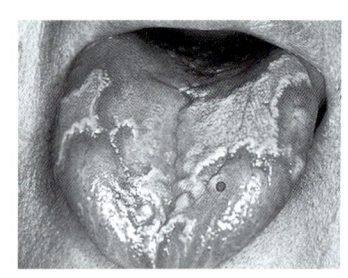

拡大癒合した地図状舌
図 6-19 地図状舌

性歯肉増殖症ともよばれる.

乳歯あるいは永久歯が萌出するころから歯肉の肥大が始まり，初めに前歯部歯肉の歯間乳頭部が肥大し，徐々に後方に拡大していく．進行すると歯冠をおおいかくすほどになることがある．肥大した歯肉の色，かたさとも正常歯肉と同様なことが多く，歯の骨植状態はよい．治療は歯肉切除が行われる．

3 Serres の上皮真珠　epithelial pearl

おもに新生児の歯肉に生じる角化上皮塊で，Epstein 真珠，Bohn 結節ともよばれる．歯堤上皮が残存して角化上皮細胞巣となり，それらが集まって塊状の小腫瘤となったものである．その集塊中に角質囊胞が形成されることがあり，その場合，歯肉囊胞とよばれる．

新生児あるいは乳児の上顎前歯部歯肉に大きさ 1～数 mm の白色あるいは黄白色の真珠様のかたい腫瘤としてみられる（図 6-17）．数は 2～3 個のことが多いが，多数みられることもある．自覚症状はなく，自然脱落して消失する．

C 舌炎および類似疾患

1 化膿性舌炎　suppurative glossitis

外傷などによる感染，周囲からの炎症波及により，舌の発赤腫脹に始まり，舌体部あるいは舌根部に膿瘍が形成される（舌膿瘍）．膿瘍はオトガイ舌筋間の部位，すなわち舌中隔にできる中心性のものと，オトガイ舌筋と舌骨舌筋の間にある舌動脈周囲の結合組織中に形成される片側性のものとがある．膿瘍は比較的深部に形成されるため，腫瘍，囊胞などとの鑑別が必要となる．

■治　療

抗菌薬および非ステロイド性消炎鎮痛薬の投与，必要に応じて切開排膿を行う．

2 黒毛舌　black hairy tongue

舌背部の糸状乳頭の伸長と黒色色素の沈着を伴うもの，および色素沈着のみのものがある．前者は比較的まれで，口腔清掃状態が悪く，喫煙量の多い人にみられ，男性に多い．後者は抗菌薬の長期投与による菌交代現象として現れる（図 6-18）．

3 地図状舌　geographic tongue

舌表面にさまざまな大きさの淡紅色の斑を生じ，それ

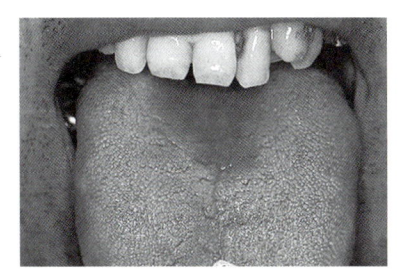

図 6-20　正中菱形舌炎

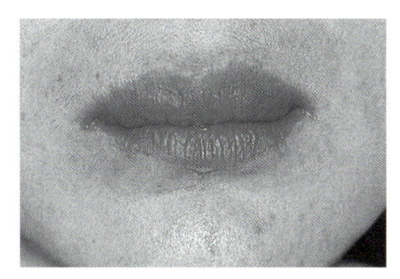

a：上唇部が腫脹

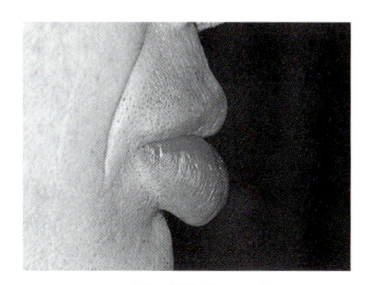

b：下唇が腫脹して外反

図 6-22　肉芽腫性口唇炎

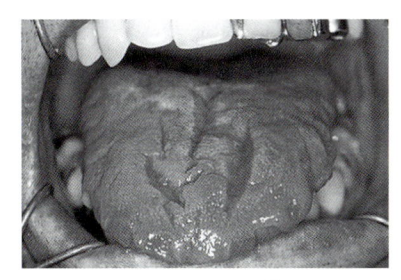

図 6-21　深い溝舌

が癒合して地図状になる状態をいう．日によって病変の位置，形態が変わることが多く，小児と若い女性に多いとされている．

　原因は不明である．病変は舌背の辺縁部および前方部に多く認められ，灰白色の辺縁をもつ円形ないし半円形の鮮紅色から淡紅色の斑としてみられる．変部には舌苔を欠き，糸状乳頭は消失して扁平化する．疼痛など自覚症状のあるものは対症療法を行う．斑は自然消失することもあるが，通常は消失しない（図 6-19）．

4　正中菱形舌炎　median rhomboid glossitis

　中年以後の男性に多くみられ，舌背の中央部，分界溝前方に楕円形あるいは菱形の赤味を帯びた斑としてみられる（図 6-20）．同部の糸状乳頭は消失している．

　発症原因は，舌原基の癒合不全に起因する発育異常とされてきたが，*Candida albicans* の感染によるという説もある．しみるなどの症状があれば対症療法を行う．

5　溝　　舌　fissured tongue

　舌背に多数の溝がみられるものをいう．先天性で遺伝を思わせるものが多いが，後天性に舌の慢性炎症，外傷などによっても溝が増えることがある（図 6-21）．自覚症状を欠くが，溝が深いものでは食物残渣などで不潔となり，炎症を起こすこともある．溝舌は，Melkersson-Rosenthal（メルカーソン・ローゼンタール）症候群の一症状であり，Down（ダウン）症候群でも観察される．

D　口唇炎および類似疾患

1　肉芽腫性口唇炎　cheilitis granulomatosa

　口唇に慢性の硬結性腫脹をきたす疾患である．後述する Melkersson-Rosenthal 症候群と同類の疾患と考えられており，単症状（口唇の腫脹）のものが肉芽腫性口唇炎とされ，多症状を合併するものが Melkersson-Rosenthal 症候群と考えられている．原因は不明で，感染アレルギーが示唆されている．病変は上唇に多く，び漫性に腫脹して厚くなり，腫脹部の皮膚および粘膜は暗赤色を呈する．触診すると硬結感があるが，無痛性である（図 6-22）．とくに治療法はないが，根尖性歯周炎あるいは辺縁性歯周炎の治療をすると症状が軽減することがある．

2　Melkersson-Rosenthal 症候群

　顔面の麻痺と腫脹（おもに口唇の肉芽腫性口唇炎）および溝舌を合併する疾患である．顔面の麻痺は，腫脹と同時かあるいは続発する．溝舌は必発症状ではなく本症の 1/3 程度にみられる．腫脹はおもに上唇に多く，上下唇とも腫脹することもある．口唇はび漫性に厚く大きくな

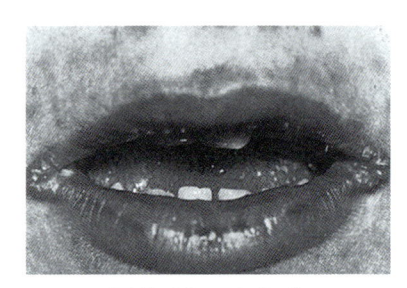

図6-23 口角炎

り，いわゆる巨大唇となる(p.275 参照)．

溝舌は，舌の腫脹を伴う場合と伴わない場合がある．原因は不明で，サルコイドーシスとの関連性は否定的である．したがって，Kveim（クベイム）反応は陰性である．

3 口角炎　angular stomatitis, perlèche

口角にびらん，亀裂を生じる疾患である（図6-23）．口角炎を生じる疾患としては，カンジダ症，唾液分泌過多症，糖尿病，あるいは貧血やSjögren（シェーグレン）症候群などの粘膜萎縮性変化をもたらす疾患があげられる．多くは，両側性の口角びらんが生じる．接触痛があり，開口すると亀裂が生じて出血する．

■治　療

背景に全身疾患があればその治療を行い，カンジダ症であれば抗真菌薬を投与する．そのほかのものでは副腎皮質ステロイド軟膏が用いられる．

4 接触性口唇炎　contact cheilitis

口唇に限局した湿疹性変化をいう．化粧品，薬物，ウルシなどとの接触による直接の刺激あるいは遅延型アレルギーによって生じる．軽症の場合は，口唇が軽度に発赤腫脹し，痒みを訴える程度である．通常では，発赤腫脹とともに小水疱を生じ，やがて破れてびらんとなり，その後，痂皮を形成して治癒する．

■治　療

原因となる物質との接触を回避する．対症療法として副腎皮質ステロイド軟膏を塗布する．

7 囊胞

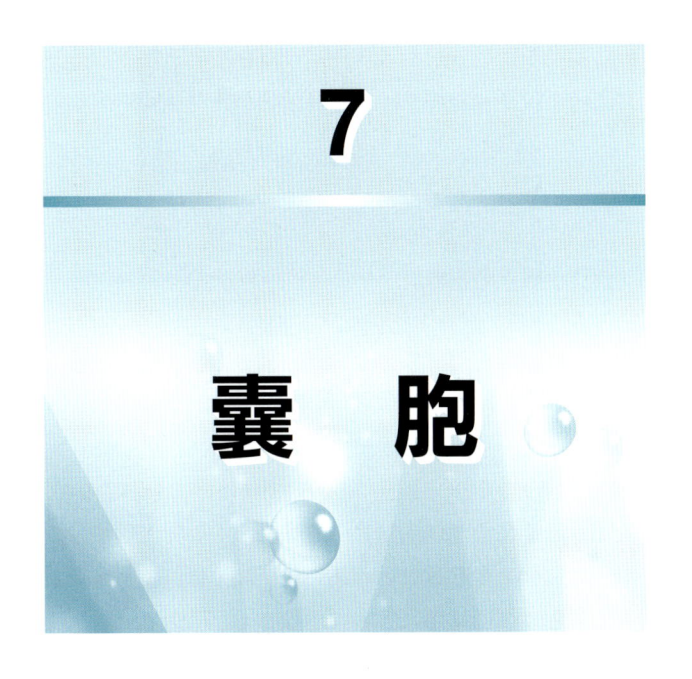

A 囊胞の分類

　囊胞とは，病理学的に，生体内に形成された病的な空洞で，周囲をほぼ完全に組織（囊胞壁）に囲まれ，その中（囊胞腔）にさまざまな液状，半流動状，あるいは粥状物をいれているものと定義されている．

　顎口腔領域の囊胞は，その発生部位，由来などにより，さまざまな分類が提唱されている．発生部位により，顎骨に生じるものと軟組織に生じるもの，あるいは組織由来により，歯原性，非歯原性などの分類がある．

　歯原性囊胞は，1992年WHO分類（**表7-1**）により発育性と炎症性に分類されている．また，非歯原性囊胞は，顎骨に発生するものと軟組織に発生するものの2つに分類され（**表7-2**），上皮の被覆を欠く偽囊胞を含んでいる．

　注意すべき事項として，1992年WHOの分類では，石灰化歯原性囊胞は，名称はそのまま良性腫瘍に分類され，さらに，2005年WHOの新分類では，石灰化歯原性囊胞は，石灰化囊胞性歯原性腫瘍と象牙質形成性幻影細胞腫の2型に再編されている．

　また，原始性囊胞（歯原性角化囊胞）は，角化囊胞性歯原性腫瘍として再分類されている．

表7-1　歯原性上皮性囊胞の分類（WHO, 1992）

1．発育性
　1.1　乳児の歯肉囊胞　Gingival cysts of infants
　　　　（Epstein真珠　Epstein's pearls）
　1.2　歯原性角化囊胞　Odontogenic keratocyst
　　　　（原始性囊胞　Primordial cyst）
　1.3　含歯性（濾胞性）囊胞　Dentigerous (Follicular) cyst
　1.4　萌出囊胞　Eruption cyst
　1.5　側方性歯周囊胞　Lateral periodontal cyst
　1.6　成人の歯肉囊胞　Gingival cyst of adults
　1.7　腺性歯原性囊胞　Glandular odontogenic cyst
　　　　（唾液腺-歯原性囊胞　Sialo-odontogenic cyst）
2．炎症性
　2.1　歯根囊胞　Radicular cyst
　　　2.1.1　根尖性および側方性　Apical and lateral
　　　2.1.2　残存性　Residual
　2.2　歯周囊胞　Paradental cyst
　　　　（炎症性傍側囊胞　Inflammatory collateral cyst,
　　　　下顎感染性頰部囊胞　Mandibular infected buccal cyst）

表7-2　顎口腔領域の非歯原性囊胞

1．顎骨の非歯原性囊胞
　1.1　鼻口蓋管囊胞　Nasopalatine duct cyst
　　　　（切歯管囊胞　Incisive canal cyst）
　1.2　孤立性骨囊胞　Solitary bone cyst
　　　　（単純性骨囊胞　Simple bone cyst）
　1.3　脈瘤性骨囊胞　Aneurysmal bone cyst
　1.4　上顎洞の囊胞
　　　1.4.1　術後性上顎囊胞　Postoperative maxillary cyst
　　　1.4.2　上顎洞の貯留囊胞　Retention cyst of maxillary sinus
　　　　（上顎洞粘液瘤　Mucocele of maxillary sinus）
2．軟組織の非歯原性囊胞
　2.1　口蓋乳頭囊胞　Cyst of palatine papilla
　2.2　鼻唇囊胞　Nasolabial cyst
　　　　（鼻歯槽囊胞　Nasoalveolar cyst）
　2.3　粘液貯留囊胞　Mucous retention cysts
　　　　（粘液瘤　Mucocele とガマ腫　Ranula）
　2.4　類皮囊胞　Dermoid cyst と類表皮囊胞　Epidermoid cyst
　2.5　リンパ上皮性囊胞　Lymphoepithelial cyst
　2.6　甲状舌管囊胞　Thyroglossal duct cyst
　2.7　鰓囊胞　Branchial cyst

古くは，WHOの1992年改訂から旧来の顔裂性嚢胞を採用していない．このように，さまざまな臨床病理組織学的知見の集積により，今なお疾患概念の変遷がなされている分野であるため，いまだ多くの成書や国家試験出題基準で名称の統一がなされていない．

したがって，参考にする際は，いずれの分類を用いているのかについて注意が必要である．本書は，2005年WHO分類に準拠する．

B 顎骨に発生する歯原性嚢胞

歯原性上皮に由来する嚢胞を歯原性嚢胞 odontogenic cyst という．歯の発育異常に起因する嚢胞 developmental cyst と，炎症性に由来する嚢胞 inflammatory cyst とに大別される．

1 歯根嚢胞　radicular cyst

齲蝕，歯髄壊死につづいて生じた歯根肉芽腫のなかにMalassezの上皮遺残が侵入，増殖し（上皮性歯根肉芽腫），この上皮索に変性融解をきたして嚢胞を生じる，あるいは上皮索によって囲まれた肉芽組織の変性融解によって生じるとされている炎症性の嚢胞である（図7-1）．

根尖孔と関連して形成された嚢胞は根尖嚢胞，根管側枝と関連した歯周肉芽腫に形成された嚢胞は側方性歯根嚢胞とよばれるが，根尖嚢胞を単に歯根嚢胞とよぶことが多い．

また，ときに原因歯のみが抜去され，顎骨内に嚢胞が残存することがある．このようなものは残存性嚢胞 residual cyst，または残留嚢胞とよばれる．

(1) 根尖性嚢胞　apical cyst

齲蝕に継発して歯髄壊死に陥ったまま長期間放置された歯や，歯髄処置が施されていても適切でない歯の根尖部に生じる．歯髄の生存している歯に形成されることはない．

本嚢胞は，顎・口腔領域の嚢胞のうち，最も発現頻度

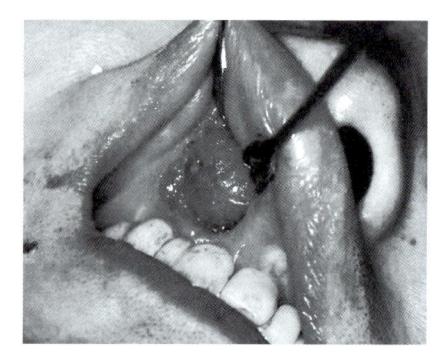

図7-1　歯根嚢胞

の高いものであり，上顎，下顎いずれの歯にも生じるが，上顎，とくに上顎切歯部に最も多く，次いで上顎では，第一大臼歯に生じることが多い．下顎では，第一・第二大臼歯および切歯部に多い．

年齢的にはどの年代にも生じるが，一般に，20～30歳代に多い．乳歯の歯根嚢胞はまれである．性差はない．

嚢胞は感染根管に連絡しているため，嚢胞壁には慢性炎症がみられることが多く，内層は一般に，非角化性重層扁平上皮，外層は線維性結合組織で，その間に細胞浸潤を伴う肉芽組織の層が存在している（図7-2-a）．

内容液は淡黄色のやや粘稠な液体で，コレステリン結晶がみられることもある．化膿を伴ったものは膿性である．

■症　状

初期には，原因歯の違和感程度のほか，特別な自覚症状はない．大きさは一般に，示指頭大程度までのものが多い．根尖嚢胞は，ときに大きく発育することがあり，このような例では顎骨に膨隆を形成する．膨隆は唇・頰側に生じやすいが，上顎側切歯では口蓋側に膨隆することが多い．

また，上顎前歯部に生じた嚢胞で，鼻腔底ないし下鼻道側壁に膨隆して，いわゆるGerber隆起を生じることもある．

膨隆部の皮質骨が菲薄になると羊皮紙様音を生じ，骨質がまったく吸収消失して，嚢胞が粘膜下に現れると波動を触知し，穿刺により内容液を吸引することができる．

顎の膨隆を生じるようになっても，被覆粘膜は健常で，

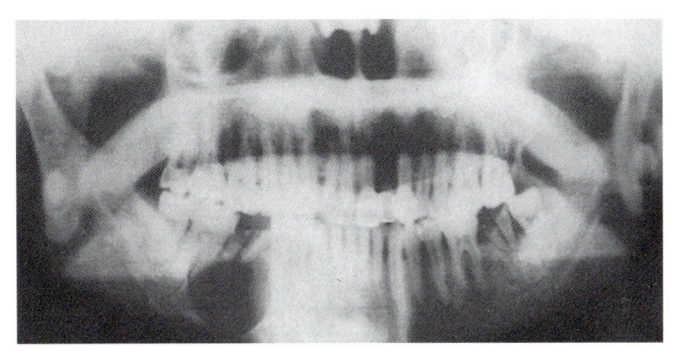

a：単胞性のエックス線透過像

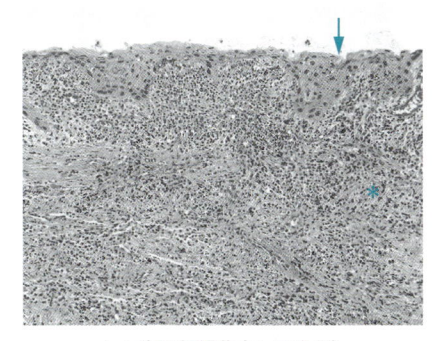

b：病理組織像(H-E 染色)
→：内腔上皮層　＊：肉芽層
(内山健志 ほか編，近藤壽郎：カラーアトラス コンサイス口腔外科学，p.187，学建書院，2007)

図 7-2　歯根嚢胞

強い疼痛を欠くことが多いが，二次感染を伴うと化膿を生じ，強い炎症症状が発現し，しばしば口腔粘膜や顔面皮膚に破れて瘻孔を生じ，排膿をみる．

■エックス線所見

原因歯の根尖を入れた境界明瞭な単胞性のエックス線透過像で，しばしばこれに接して1層の骨硬化層がみられる(図 7-2-a)．比較的小さな例では，歯根肉芽腫との鑑別が困難である．

■処　置

Partsch(パルチ)のⅠ法ないしⅡ法に準じる(p.349, 図 15-38 参照)．原因歯の保存が可能なときは，歯根尖切除術によって保存をはかる(p347, 図 15-34 参照)．

(2) 側方性歯根嚢胞　lateral radicular cyst

萌出している歯あるいは半埋伏の歯の根側面に形成された嚢胞については，その成立機序は必ずしも一様でない．このため，発育起源については摘出物の病理学的検索を待つこととし，臨床的にこれらの嚢胞を歯周嚢胞と総称することが多い．

歯周嚢胞とよばれるものには，WHO 分類による側方性歯根嚢胞，歯周(炎症性傍側)嚢胞，側方性歯周(歯根膜)嚢胞などが含まれる．

ここで述べる側方性歯根嚢胞は，根尖嚢胞と同様の炎症性変化が歯髄から根管側枝を通じて，その開口部の歯周組織に及んで生じたものである．

■症　状

小さなものでは特別な自覚症状はなく，増大するにしたがって歯槽部に膨隆を生じたり，二次感染を合併して発見される．

■エックス線所見

歯根の側面あるいは歯根中央部を囲むような境界明瞭な円形の透過像である．

■処　置

嚢胞摘出術が行われる．根側面に存在するため，歯の保存が困難なことが多い．

(3) 残存性嚢胞　residual cyst

根尖性あるいは側方性歯根嚢胞の原因歯が抜去され，嚢胞のみが残存したものである．臨床的に本嚢胞と診断するためには，失活歯の抜去の既往が必須である．

■症　状

小さなものでは特別な自覚症状はなく，増大するにしたがって歯槽部に膨隆を生じたり，二次感染を合併して発見される．

■エックス線所見

単房性の境界明瞭な円形の透過像で，歯の欠損を伴う．

■処　置

PartschのⅠ法ないしⅡ法に準じる．

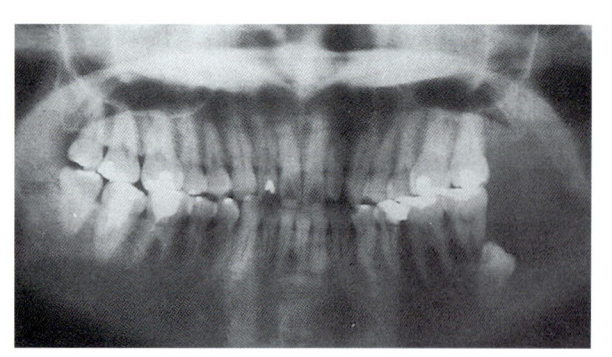

a：単胞性のエックス線透過像 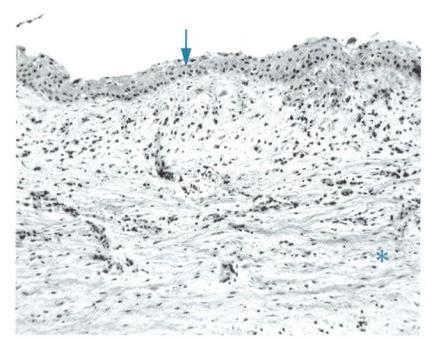　　　　　b：病理組織像(H-E染色)
　　　　　　　　　　　　　　　　　　　→：重層扁平上皮層　＊：結合組織層
（内山健志 ほか編，近藤壽郎：カラーアトラス コンサイス口腔外科学，p.189，学建書院，2007）

図7-3　含歯性囊胞

2　(側方性)歯周囊胞，炎症性傍側囊胞
paradental cyst, inflammatory collateral cyst

　萌出歯の歯頸部歯周組織に生じる小囊胞であり，生活歯で，組織学的には歯根囊胞と同様な炎症性囊胞であるが，その成り立ちは歯の萌出時の歯冠周囲炎によると考えられ，概念的に側方性歯根囊胞と区別される．Malassezの上皮遺残や退縮エナメル上皮に由来すると考えられている．

　おもに中年期以降にみられ，下顎小臼歯部と上顎前歯部に好発する．多くは無症状で，エックス線所見で偶然発見され，径1～2cm程度の境界明瞭な透過像として認められる．

　病理組織学的に囊胞上皮は2～3層の立方上皮細胞からなり，角化傾向はない．上皮の一部が限局性に肥厚し，渦巻き状の細胞配列を呈し，上皮プラークとよばれる．

　本囊胞と同様の組織所見を呈するが，多房性で，より大きくなる傾向を示すものをブドウ状歯原性囊胞 botryoid odontogenic cyst とよばれる．きわめてまれで，歯周囊胞の亜型と考えられている．

3　含歯性囊胞(濾胞性歯囊胞)
dentigerous cyst(follicular dental cyst)

　囊胞壁に埋伏歯を含む囊胞で，歯冠がほとんど形成された時期に，歯冠をおおっている退縮エナメル器に囊胞化が起こって生じる．

　必ずしも発現頻度の低いものではないが，歯根囊胞に比べると，はるかに少ない．10～30歳代に好発するが，きわめて緩慢に発育して，40歳以後の比較的高齢者に発見されることもある．乳歯胚に関連して生じることはきわめてまれである．性別では男性にやや多く生じるとされている．

　発生部位は，下顎では智歯部，小臼歯部，上顎では智歯部，犬歯部などが多い．通常，正規の歯に関連して生じることが多いが，過剰歯に関連することもある．

　囊胞壁は，線維性結合組織からなり，内面は数層の立方ないし扁平上皮でおおわれている(図7-3-b)．上皮層には粘液細胞の出現をみることもまれでなく，ときに角化がみられることがある．

　歯冠は囊胞腔内に突出し，歯根はさまざまな程度に形成されて壁の結合組織に包まれている．内容液は淡黄色透明の，やや粘稠な液体で，ときにコレステリン結晶を含むことがある．

■症　状

　発育緩慢であるが，増大するにつれて顎骨を膨隆させ，骨質が吸収消失すると波動を触知するようになる．一般に，ほかの囊胞にくらべて大きく発育するものが多く，下顎智歯部に生じたものが下顎枝全体に及んだり，上顎に生じて上顎洞を圧排する例がある．

　通常，このように大きく発育しても二次感染を合併し

ないかぎり疼痛などの自覚症状に乏しく，被覆粘膜も健常なことが多い．また，囊胞に隣接する歯が圧迫されて位置の異常や歯根の吸収をきたすこともある．

正規の歯に由来するものでは，歯列上にその歯を欠いているが，過剰歯に由来するものでは歯数の異常はない．

■エックス線所見

埋伏歯の歯冠を含む単胞性，境界明瞭な透過像を示すが（図 7-3-a），ときに多胞性を呈するものもある．大きく発育した例では，原因歯が下顎切痕，眼窩底など，本来の部位より著しく離れた位置に移動していることが多い．また，囊胞に圧迫された隣接歯がともに埋伏していることもある．

■処　　置

原因歯を含めた囊胞摘出術が施行される．正規の歯に由来したものでは開窓術を行い，原因歯の萌出を期待することもある．

4 歯原性角化囊胞（原始性囊胞）
odontogenic keratocyst（primordial cyst）

前述したように，2005 年 WHO 分類で，本囊胞は角化囊胞性歯原性腫瘍として良性歯原性腫瘍に分類されている（8 章，p.164 参照）．

なお，1992 年 WHO 分類での本囊胞は，一般的には，均一な厚さの重層扁平上皮で裏層され，顕著な錯角化を示すが，ときに正角化をみることがあるとされる．

2005 年 WHO 分類では，角化様式が正角化である扁平上皮からなるものは，角化囊胞性歯原性腫瘍の範疇に入れないとされている．正角化を呈する顎骨内囊胞を歯原性角化囊胞，顎骨内類皮囊胞あるいは，ほかの名称を付すのかは残された課題である．

5 腺性歯原性囊胞（唾液腺歯原性囊胞）
glandular odontogenic cyst（sialo odontogenic cyst）

上皮層内における腺管様構造を特徴とするまれな囊胞で，下顎骨の前歯-臼歯に好発する．エックス線的には単房性あるいは多房性を呈し，さまざまな顎骨中心性病変との鑑別は困難である．埋伏歯を伴った報告はない．

囊胞壁は非常に菲薄で，囊胞上皮層内に好酸性の腺管構造が多数形成され，粘液細胞や繊毛細胞も散見される．顎骨中心性の囊胞形成性粘表皮癌との鑑別を要する．摘出が行われるが，再発が多い．

C 顎骨に発生する非歯原性囊胞と類似疾患

1 鼻口蓋管囊胞（切歯管囊胞）
nasopalatine duct cyst（incisal canal cyst）

鼻口蓋管は，胎生期に鼻腔と口腔との間に存在する管で，出生前後には，それぞれの開口部が閉鎖し，この部分の上皮もまもなく退化消失する．

しかし，ときに上皮が残存して本囊胞が形成される．囊胞が切歯管の内部にあるものは切歯管囊胞 incisive canal cyst，切歯管の開口部で口蓋粘膜下の骨外にあるものは口蓋乳頭囊胞 cyst of papilla palatina とよばれる．

発現年齢は，30〜50 歳代の比較的高齢者に，また，性別では男性に多いとされている．

囊胞壁は一般に，鼻腔に近いものでは線毛円柱上皮（図 7-4-c），口腔に近いものでは扁平上皮で被覆された結合組織よりなるものが多い．結合組織内に神経線維束，粘液腺組織，小動脈などを含むこともまれではない．

なお，従来顔裂性囊胞として記載されていた上顎正中囊胞は，本囊胞が後方に及んだものである．

■症　　状

発育はきわめて緩慢で，著しく大きく発育するものは少ないため，特別な自・他覚的症状がないものが多い．クルミ大程度にまで発育したものでは，おもに口蓋前方正中部，ときに上顎前歯部の歯肉唇移行部に腫脹を生じ，波動を呈する．Gerber 隆起を生じるものもある．口蓋の腫脹に一致して，この部の麻痺，違和感を訴えることも少なくない．

■エックス線所見

小さなものでは，切歯管に一致した境界明瞭な円形の

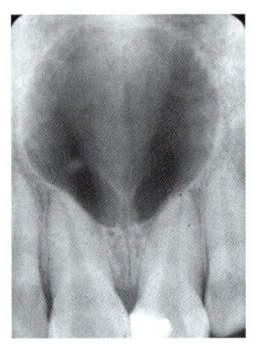

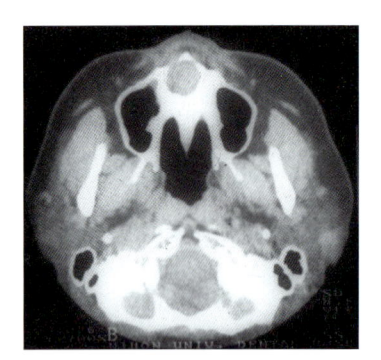

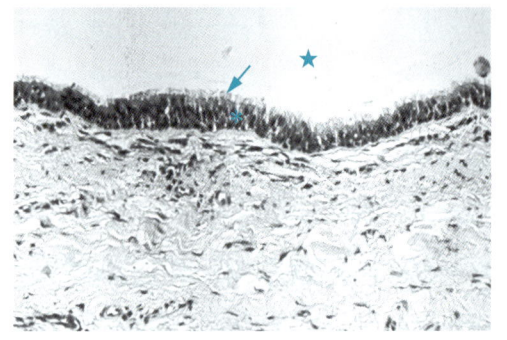

a：エックス線写真	b：CT 像	c：病理組織像（H-E 染色）
ハート型の透過像		→：繊毛　＊：円柱上皮　★：囊胞腔

図 7-4　鼻口蓋管囊胞

透過像が認められるのみで，正常な切歯管との鑑別は必ずしも容易ではない．比較的大きく発育したものでは，中切歯の歯根の上部に境界明瞭な円形ないし先端を下に向けたハート型の透過像を呈する（図 7-4-a）．

CT では切歯管から移行する low density area として認められる（図 7-4-b）．

口蓋乳頭囊胞は，口蓋乳頭部の粘膜下に形成される小囊胞で，この部の腫脹を生じるが，自然に破裂して，少量の苦味のある内容液を排出することがある．エックス線所見では，とくに変化はみられないことが多い．

■処　置

囊胞摘出術が施行される．通常，切歯管の内容物は切断される．

2 術後性上顎囊胞　postoperative maxillary cyst

慢性上顎洞炎の手術後 5～10 数年経過して発見される囊胞である．術後性頰部囊胞 postoperative buccal cyst（久保，1927）ともよばれる．

一般に，上顎洞根治手術に際して，取り残した粘液腺を含む洞粘膜，あるいは自然孔，対孔から洞内に侵入した鼻粘膜などから発生する，一種の停滞囊胞とする見解が有力である．

囊胞壁は，瘢痕組織あるいは浮腫状のすう粗な結合組織からなり，さまざまな程度の炎症性細胞浸潤がみられる．被覆上皮は円柱上皮ないし繊毛上皮のことが多いが，ときに扁平上皮化生を示すものもある．

内容液は通常，茶褐色の粘液性の液体であるが，感染を伴って膿汁をいれていることもある．

日本においては，口腔領域の囊胞の 15～20％内外を占め，歯根囊胞に次いで発生頻度の高いものである．

30～40 歳代の男性に発症するものが多い．

囊胞は，上顎洞のいずれの部分からも生じるが，口腔外科領域で遭遇する例は洞底部に生じたものが多い．

■症　状

初期には特別な自覚症状なく発育するが，増大するに伴い頰部ないし口腔内に症状を現す．術後性頰部囊胞ともよばれるため，口腔内では上顎臼歯部の歯肉頰移行部に腫脹を生じ，波動を呈する．上顎洞炎手術の際の線状の瘢痕が認められる．圧痛を訴えることも多い．

上顎臼歯部の歯は打診痛，動揺，違和感などを生じ，歯髄電気診断に反応しないものも多い．囊胞が高位にあって波動の有無が明らかでないものでも，通常，骨の欠損部が存在するため，穿刺により内容液を証明できることが多い．

頰部では，この部分の腫脹をきたし圧迫感を訴えることもあるが，一般に，皮膚の色には特別な変化はない．眼窩底の骨を圧迫吸収したものでは眼球突出をきたす場合もある．

口腔外科領域では，おもに口腔内に症状を発現して来院する例が多い．鼻閉，鼻漏，嗅覚障害，頭重感などを訴えるものも少なくない．細菌感染をきたして急性上顎洞炎を思わせるものもある．

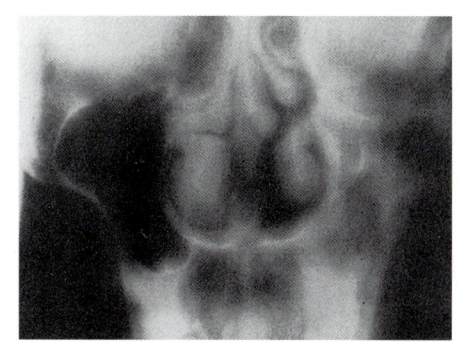

図7-5 術後性上顎囊胞（断層エックス線像）

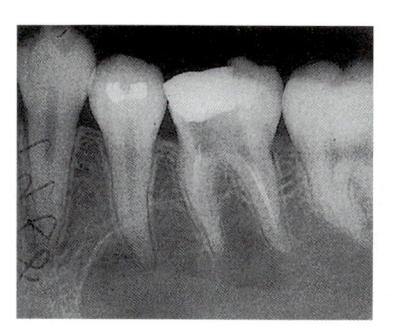

図7-6 単純性骨囊胞
歯根の外形に沿ったエックス線透過像．

■エックス線所見

　囊胞は一般に，上顎洞内に存在することが多く，単胞性あるいは多胞性の，やや不透過性の亢進した像を呈する（図7-5）．

　囊胞の診断は，臨床症状，エックス線所見に加えて，手術の既往により口腔内の歯肉頰移行部に横切開線の瘢痕がみられることから，必ずしも困難ではない．しかし，上顎の骨性構造が複雑なことや，初回の根治手術による洞の変化などにより，単純なエックス線撮影で囊胞の位置，大きさ，進展範囲を決定することは困難である．Waters法，後頭前頭法，囊胞腔造影撮影，さらに，CT撮影などを行って多方面から検討しなければならない．

■処　置

　Caldwell-Luc法に準じて処置される．

3　上顎洞の粘液囊胞

　上顎洞の底部，あるいはその近傍の粘液腺の流出障害により生じる囊胞である．多くは無症状で，エックス線撮影で偶然発見されることが多い．

　定型的には，洞底部から洞内に向かう，ドーム状あるいは球状の境界明瞭な淡い不透過像としてみられる．周囲の骨に異常はみられない．

　組織学的に溢出型と停滞型とに分けられる．

　本囊胞の成因は不明であるが，近傍に抜歯創，根尖性歯周炎，辺縁性歯周炎，感染根管などが70％以上みられることから，これらの起炎性因子の作用が考えられている．

4　単純性骨囊胞　simple bone cyst

　外傷性骨囊胞，出血性骨囊胞，孤立性骨囊胞などともよばれる．次の脈瘤性骨囊胞とともに上皮の被覆を欠くため，偽囊胞 pseudocyst とよばれるものに属するが，WHO分類ではいずれも顎骨の非歯原性囊胞として扱われている．上腕骨，大腿骨などの長管骨に好発し，顎骨に生じることは少なく，顎囊胞の1％程度である．

　成因は一般に，外傷により骨髄内に血腫を生じ，その器質化が障害されて液化し，囊胞を生じると考えられている．

　20歳前後の若年者に多く，性別では男性に多いとされているが，性差をみないとするものもある．

　発生部位は下顎，ことにその臼歯部，ときに前歯部の骨体内で，上顎に生じることは少ない．囊胞壁は菲薄な疎性結合組織ないし凝血性物質をみるにすぎず，上皮の被覆はない．

　内容液は，少量の血性ないし漿液性の液体をいれているが，ほとんど液体は認められないこともある．

■症　状

　一般に，無症状に経過し，エックス線検査で偶然発見されるものが多い．比較的大きく発育して顎骨に膨隆を生じることもあるが，おもに近遠心的に増大し，頰舌的な膨隆は少なく，皮質骨が消失することはほとんどない．歯の転位，失活をきたすことはない．

　通常，外傷の既往を有するが，詳細な問診によってもこれを明らかにできないことも多い．

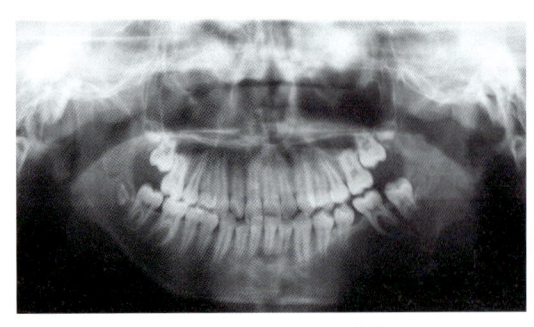

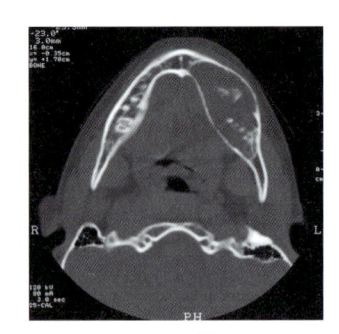

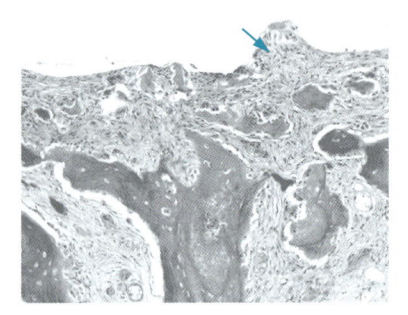

a：パノラマエックス線像　　　b：CT像　　　c：病理組織像（H-E染色）
→：線維性組織

図7-7　脈瘤性骨嚢胞
（内山健志 ほか編，近藤壽郎：カラーアトラス コンサイス口腔外科学，p.201，学建書院，2007）

■エックス線所見

単胞性の透過像を呈するが，周囲に骨硬化層を欠き，境界不鮮明なことも多い（図7-6）．歯槽部に進展し，歯根の外形に沿ってscallop状の形態をとることもある．

■処　置

摘出術ないし開窓療法が施行される．

5　脈瘤性骨嚢胞　aneurysmal bone cyst

JaffeおよびLichtenstein（1942）によって命名された嚢胞で，脊柱と長管骨に好発し，顎骨に生じることは少ない．単純性骨嚢胞と同様に偽嚢胞である．

Lichtensteinは，成因として，静脈血栓や動静脈瘤がもとになり，静脈圧の上昇によって骨吸収が生じて発生するとしたが，不明な点が多い．

20歳以下の若年者に多く，下顎臼歯部骨体に好発する（図7-7-a, b）．

病理組織学的には，海綿状に拡張した血液を含む多数の腔よりなるが，腔壁は内皮細胞を欠き，血管壁の構造がみられず，おもに毛細血管に富む，幼若な線維性組織からなる（図7-7-c）．

■症　状

かなり急速に発育し，歯の動揺，顎骨の無痛性膨隆，顔面の変形などをきたす．内部は血液でみたされている．

■エックス線所見

多胞性，石ケン泡状，蜂巣状の透過像を呈するものが多い．

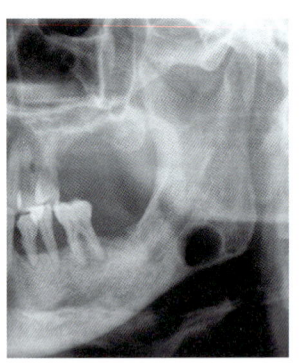

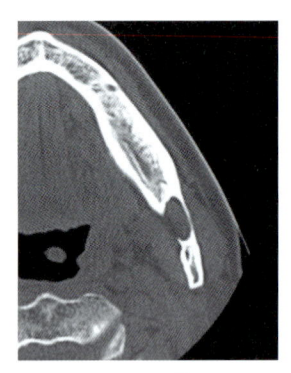

a：パノラマエックス線像　　　b：CT像

図7-8　静止性骨空洞

■処　置

摘出術が適応されるが，血管が豊富なため，顎切除術が施行されることも多い．

6　静止性骨空洞　static bone cavity

Stafne（1942）により命名されたもので，潜在性骨空洞，特発性骨空洞などともよばれる．

下顎角舌側付近の顎下腺組織，脂肪組織などの軟組織の圧迫，ないし迷入による下顎骨舌側皮質骨面の単なる限局性骨欠損であり，通常の意味の嚢胞とは異なるものである（偽嚢胞）．

一般に，30～40歳代の中年に多く，性別では男性に圧倒的に多い．臨床的には無症状で，エックス線所見で下顎角やや前方で，下顎管の下方に，1層の緻密層で囲ま

れた境界明瞭な円形の透過像がみられるにすぎない（図7-8）．

CTでは，皮質骨の保たれた下顎骨舌側の陥凹としてみられる．

通常，特別な処置は必要としない．

D 軟組織に発生する歯原性嚢胞

1 萌出嚢胞　eruption cyst

萌出中の歯の歯槽部粘膜下に生じた一種の含歯性嚢胞で，発生頻度は少ない．歯の交換期にある小児に多くみられ，顎別では下顎に，また，性別では男児より女児に多い．ときに両側性に生じることがある．

■症　状

歯槽部粘膜下に限局する，波動性の小さな腫脹で，内容液に血液を混じて被覆粘膜の色が青紫色を呈することがある．

■処　置

開窓術によって，すみやかに歯の萌出が得られ，嚢胞は消失する．

2 歯肉嚢胞　gingival cyst

本疾患は，歯肉に生じる小さな嚢胞で，幼児にみられるものと成人にみられるものでは，その発生由来に差がある．幼児にみられる本嚢胞は，新生児から生後3か月前後の乳児の歯肉粘膜上に生じる．大きさは1〜3 mm，白色を呈し，一般に多発性，ときに単発性で，上顎に多くみられる．本嚢胞は，幼児の発育とともに消失，剝離し，脱落することが多い．

本嚢胞の発生由来は，歯堤の遺残による上皮巣，いわゆるSerres腺によるものである．

本嚢胞との鑑別を必要とする疾患としては，Epstein真珠（Epstein's pearls），Bohn結節がある．しかし，本嚢胞と同義に解釈する説もある．

成人に発生する本嚢胞は非常にまれで，永久歯が萌出したあとにみられる直径1.0 cm以下の小嚢胞で，付着歯肉，遊離歯肉のいずれにも生じる．

前歯部，小臼歯部唇側の歯間乳頭部に好発し，大きくなると波動を触れ，歯槽骨の吸収を招くこともある．

本嚢胞の発生由来については，①異所性腺組織，歯堤，エナメル器，歯根膜上皮島などの歯原性由来，②増殖した上皮脚の変性，③外傷によるものなどがあげられる．

■処　置

嚢胞が小さいため，それだけを全摘出することは困難である．嚢胞を含めた歯肉を切除する．

E 軟組織に発生する非歯原性嚢胞

1 類皮嚢胞および類表皮嚢胞　dermoid cyst, epidermoid cyst

本疾患は，胎生期の外胚葉組織（口底部に生じるものでは第一鰓弓および第二鰓弓）の迷入によって生じる．嚢胞壁が上皮と脂腺，汗腺などの皮膚付属器の皮膚様組織よりなるものを類皮嚢胞とよび，単に上皮の被覆を有するものを類表皮嚢胞とよぶ．

全身いずれの部位にも生じるが，大半は正中に生じる．口腔領域では類表皮嚢胞が多く，おもに口底部にみられ，ときに頰部，舌などに生じる．まれに類表皮嚢胞と同様のものが顎骨内に発生することもある．

口底部にみられるものは，好発年齢は20歳前後で，性別に差はない．解剖学的位置により正中嚢胞と側嚢胞に区別されているが，正中嚢胞が多く発生する．

正中嚢胞はさらに，口腔粘膜と顎舌骨筋の間にみられる舌下型と，顎舌骨筋あるいはオトガイ舌骨筋とオトガイの皮膚の間にみられるオトガイ下型とに分類される．

一般に，口底部にみられる本嚢胞の大きさは鶏卵大内外のものが多く，舌下型では舌を挙上させ，発音，摂食障害を招く（図7-9-a）．オトガイ下型ではオトガイ下部の皮膚の腫脹をみる．嚢胞壁と周囲組織の癒着はなく，触診により表面は平滑で，弾力性硬度を示す嚢胞を触知

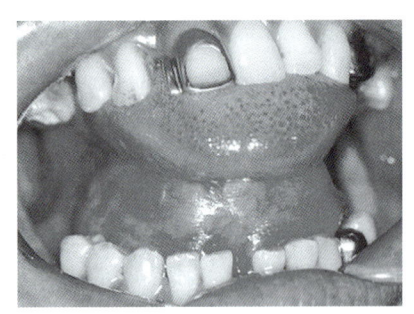

a：口腔内写真
舌が挙上されている．

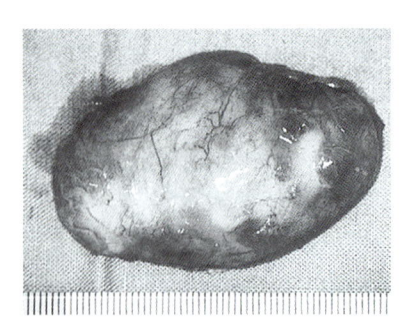

b：摘出物

図7-9 類表皮囊胞

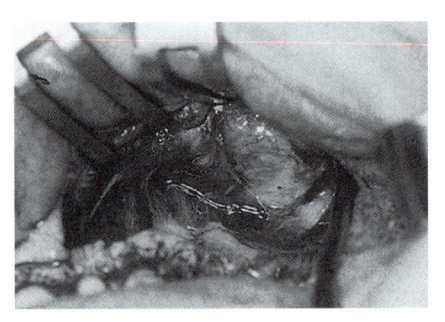

a：術中所見

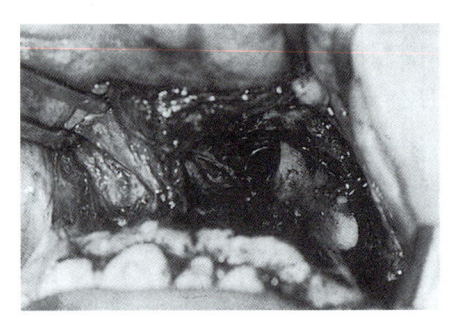

b：囊胞のために骨が皿状に吸収

図7-10 鼻歯槽囊胞

する．

　内容物は，白色ないし黄色の豆腐のカス状，あるいは軟泥状物質であるため，一般には，波動は触知せず，試験穿刺によって内容を吸引できないことが多い．

　肉眼的に類皮囊胞と類表皮囊胞との鑑別は困難であるが，一般的には，本囊胞の診断は容易である．舌下型では唾液腺由来の腫瘍，オトガイ下型ではリンパ節などとの鑑別が必要となる．

■処　置

　囊胞摘出術を行う．舌下型では口内切開，オトガイ下型ではオトガイ部の皮膚切開によるが，囊胞壁は厚く，周囲組織との癒着がないため，摘出は比較的容易である．完全に摘出すれば再発は通常みられない（図7-9-b）．

2 鼻歯槽囊胞　nasoalveolar cyst

　本囊胞は，鼻翼の基部の歯槽骨面上の軟組織に生じる囊胞であり，Klestadt囊胞ともよばれる．

Klestadt（1921）の，胎生期の球状突起，外側鼻突起および上顎突起の融合部に生じる顔裂性起源の記載に由来するが，顔裂性囊胞は現在のWHO分類（1992）から除外されている．現在では，鼻涙管原基に由来との説が有力である．本囊胞の発生部位別分類では，顎骨部に生じる囊胞とする意見もある．

　本囊胞の発生頻度はかなり低い．日本における86例の報告では，やや女性に多く，20～30歳代に好発し，左右差はないとされている．

　病理組織学的には，囊胞壁の内面は一般に，多列円柱上皮でおおわれているものが多く，杯細胞や線毛上皮を認めることもあり，扁平上皮や立方上皮を混じている場合もある．

■症　状

　鼻翼基部から鼻唇溝部，上唇にかけての腫脹と鼻唇溝の消失がみられ，口腔前庭部に腫脹をきたし，波動を触知する（図7-10）．大きさは一般的に示指頭大で，内容

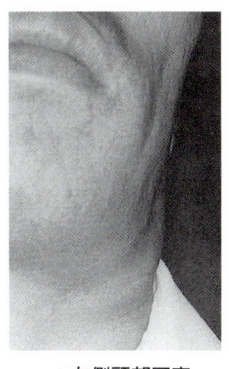

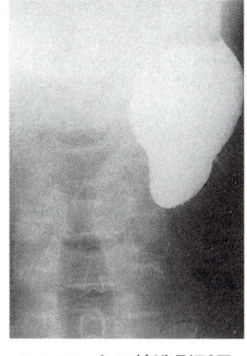

E 軟組織に発生する非歯原性嚢胞

a：左側頸部写真　　b：エックス線造影所見
図 7-11　鰓嚢胞

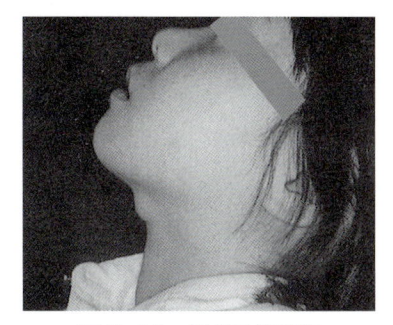

図 7-12　甲状舌管囊胞

液は帯黄色，粘液性あるいは漿液性である．

■エックス線所見

軟組織に生じるため，骨にはとくに異常は認めないが，骨表面に皿状の骨吸収を生じることがある．近傍に失活歯が存在すると，歯根嚢胞との鑑別が困難になるが，CTで上顎骨の皿状圧迫吸収像を確認することにより診断可能である．

■鑑別疾患

歯根嚢胞，上顎前歯部に由来する腫瘍など．

■処　置

口内より嚢胞を摘出する．

3　鰓嚢胞（側頸嚢胞，リンパ上皮性嚢胞）
branchial cyst

本嚢胞は，胎生期の鰓裂に由来すると考えられているが，このほかにリンパ節における耳下腺組織の封入，胸腺遺残などの説がある．

本嚢胞は顎下部下方，胸鎖乳突筋の前縁部付近の頸部に好発する側頸嚢胞（図 7-11）と，口腔内に形成されるリンパ上皮性嚢胞とに臨床的に区別されるが，病理組織学的には同一の疾患である．

好発部位は側頸部で，まれに上顎部，下顎部，口底部にも生じることがある．口腔内では舌下小丘部に好発する．性差はない．

側頸部に生じたものは卵形あるいは球状の波動を呈するやわらかい膨隆として触知されるが，口腔内に生じたものは，その大きさが小さいため，弾性硬の腫瘤として触知される．

嚢胞内容は，白色あるいは淡黄色の粘性のある液体であることが多い．大きさは，側頸嚢胞は 3〜5 cm であるが，口腔内では数 mm であることが多い．

嚢胞壁は，大部分の症例では重層扁平上皮でおおわれている．病理組織学的特徴として，上皮の下層にリンパ性組織がみられる．これは，リンパ濾胞あるいは胚中心とよばれる．

側頸部に生じた本嚢胞より癌腫（鰓原性癌 branchiogenic carcinoma）の発生が報告されているが，頻度はまれである．

■処　置

摘出術を行う．側頸嚢胞で瘻管を伴う場合は，瘻管の切除も行う．

4　甲状舌管囊胞（正中頸嚢胞）
thyloglossal duct cyst（median cervical cyst）

本嚢胞は，胎生期に舌盲孔部と甲状腺原器との間を連絡する，甲状舌管の遺残上皮に由来する嚢胞である．

多くのものが正中上頸部で，舌骨付近に生じることから，正中頸嚢胞ともよばれている．まれに舌根部に生じたり，甲状舌管の側枝である Bochdalek 管の遺残より発生することもある（Bochdalek 管嚢胞）．

正中頸部に生じた嚢胞は，発育すると膨隆が現れ（図 7-12），波動を触知し，嚥下運動などにより挙上される．また，自潰して頸瘻を形成する．

嚢胞の内容は，漿液性あるいは粘液性の液体である．大きさは 2〜3 cm くらいのものが多い．通常は，幼少期

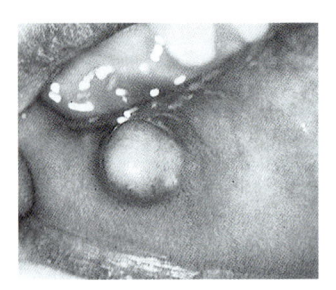

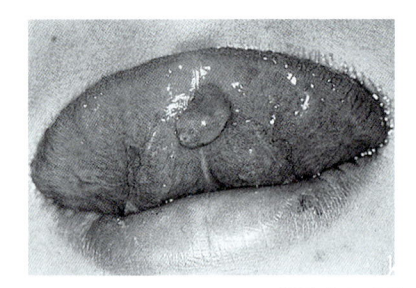

図7-13　粘液囊胞(左側下唇)　　図7-14　Blandin-Nuhn囊胞(舌下面)　　図7-15　ガマ腫(左側舌下部)

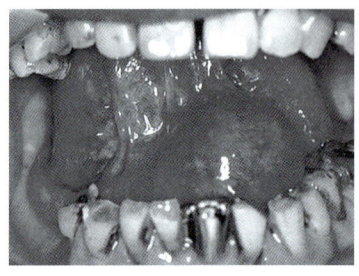

に発見され処置を受けるため，口腔外科領域からの報告は少ない．

囊胞壁は，口腔に近いものは扁平上皮，下部のものは線毛円柱上皮におおわれている．本囊胞よりまれに癌腫が発生したという報告もある．

■処　置

摘出術を行い，瘻管を形成している場合は，瘻管の切除も行う．舌骨下方に生じたものは，瘻管とともに舌骨中央の切除を行う(Sistrunk 法)．

5　唾液腺貯留囊胞(粘液囊胞)
retention cyst(mucous cyst)

本囊胞は，唾液の流出障害のため生じるもので，小唾液腺に発生することが多く，口底部に生じた大きな囊胞を，ガマの鳴袋に類似していることからガマ腫 ranula という．

本疾患は，唾液腺導管の損傷のために，周囲組織中に溢出した唾液により生じるもので，溢出した唾液成分をとり囲んで肉芽組織が増殖し，これが線維化し，囊胞壁を形成すると考えられている．

また，異物，外傷，あるいは炎症などにより腺房，腺管が閉鎖し，分沁物の貯留により生じることもある．

病理組織学的には，内面を上皮でおおわれた貯留型と，そうでない溢出型に区別される．貯留型では内面の上皮は円柱，立方形，ときに扁平で，粘液細胞もみられることがある．溢出型では，半数近くでは明らかな壁を形成せず，粘液性物質が炎症性肉芽組織と混じり合っていることがある．貯留型でも，囊胞壁が破れ，上皮が消失した場合には，溢出型との鑑別が困難である．

(1) 粘液囊胞　mucous cyst

小唾液腺に関係して生じるもので，とくに下唇に好発する(図7-13)．そのほか，頬粘膜，舌下面にも生じるが，口蓋，上唇，歯槽部には少ない．舌下面に生じたものを Blandin-Nuhn 囊胞(図7-14)とよぶ．

石川らによると，粘液囊胞 367 例中，口唇 185 例，50％を占め，舌 48 例となっている．

好発年齢はとくになく，幼児から老人まで広く各年齢にみられ，左右差はない．

■症　状

粘膜の表層近くに生じたものでは，その表面が青紫色，半透明な色調を呈した半球状の，きわめてやわらかい腫脹としてみられ，波動を触知する．

大きさは一般に，1cm 内外で，歯などの刺激により容易に自潰し，粘稠な液体を排出し，ふたたび内容液が貯留し再発することが多い．再発を繰り返したものでは，表面が白色に肥厚したり，潰瘍状を呈することがある．

深部に生じたものは正常色の粘膜であり，腫脹もび漫性であるが，波動は触知できる．

■処　置

囊胞全摘出術を行うが，囊胞壁が菲薄なため破損しやすい．

(2) ガマ腫　ranula

本囊胞は，口底部の舌下腺ないし顎下腺の排泄管に関連した貯留囊胞で，発生部位を除くと，前述の粘液囊胞と発生機序，病理組織学的所見は同一である．

本疾患の名称は，その外観がガマの喉頭囊に類似していることに由来している(図7-15)．

舌下，口底部の一側に生じることが多く，大きさは一般に母指頭大ほどであるが，発育し大きくなると，反対側まで膨隆をきたすことがある．

本嚢胞は，存在する位置により，顎舌骨筋上にあり舌下部に膨隆のみられるものを舌下型ガマ腫，顎舌骨筋を圧迫してあまり口腔内に腫脹をきたさず，顎下部に腫脹をきたすものを顎下型ガマ腫とよぶ．

口腔，顎下部の両側に腫脹をきたすものもあり，これを舌下-顎下型ガマ腫とよぶ．耳下腺や顎下腺腺体部にもみられ，顎下部や側頸部に腫脹をみることもある（plunging ranula）．

口腔内に膨隆のみられるものは，無痛性のやわらかい腫脹としてみられ，著明な波動を触れ，粘膜の表面より嚢胞内部を透視でき，青紫色を呈する．

内容液は粘稠性透明な液体である．嚢胞壁が菲薄なため，自潰することがあり，腫脹は消失するが，短期間のうちに再発し，ふたたび腫脹をきたす．

口腔内に腫脹をきたしたものは，発生部位，色調，内容液より診断は容易であるが，ときに類皮嚢胞，類表皮嚢胞との鑑別診断が必要になる．

顎下型ガマ腫では，リンパ管腫，先天性頸嚢胞，顎下部に生じた軟部腫瘍などとの鑑別の必要がある．

■処　　置

一般には開窓術を施行するが，再発を繰り返す例には，舌下腺とともに摘出する場合もある．また，組織硬化剤やOK-432（ピシバニール）による硬化療法が用いられることもある．

8 腫瘍

A　概念と分類

1　定　義

腫瘍 tumor の組織は，異常な発育能をもつ細胞によって構成され，それが周囲の組織と調和できないまま，ほかからなんらの制御をうけることなく，自律性に増殖する結果発育する病変である．その多くは，末期に異常な腫瘤を形成し，通常，際限なく増殖していくといわれている．

現在では，「腫瘍は，身体の組織または細胞が自律性をもって過剰に増殖したもの」と定義されている．

2　発生原因

1章，p.15 参照．

3　分　類

生物学的性質から良性腫瘍と悪性腫瘍とに分けられる．その発生母地から，上皮性（外胚葉性）と非上皮性（中胚葉性），およびその両者が混合しているものを混合性として分類している．

口腔領域では，腫瘍が歯を形成する組織に由来するものを歯原性腫瘍，由来しないものを非歯原性腫瘍として分類することができる．

頭頸部腫瘍は 2005 年，International Agency for Research on Cancer(IARC)において WHO 組織分類の再編が行われた．また，悪性腫瘍は，国際対癌連合 International Union Against Cancer(UICC)により TNM 分類として提唱されている．これは，各臓器別に定められた癌の進展度および転移の状態を数値化したものである(p.180 参照)．

悪性リンパ腫は，形態学的な知見と免疫組織学的知見の進歩により，1978 年 LSG 分類の提唱に始まり，1982 年 Working Formulation 分類，1988 年 Kiel 分類/up-dated Kiel 分類，1994 年 REAL 分類を経て，1999 年新 WHO 分類と，現在も進歩をつづけている．

(1) 歯原性腫瘍　odontogenic tumor

歯原性腫瘍の WHO 組織分類(2005)を**表 8-1** に示した．

(2) 非歯原性腫瘍　non-odontogenic tumor

非歯原性腫瘍の WHO 組織分類(2005)を**表 8-2** に示した．

4　形　態　→1 章，p.15 参照．

5　発　育　→1 章，p.15 参照．

6　転　移　→1 章，p.15 参照．

7　再　発　→1 章，p.15 参照．

表 8-1　歯原性腫瘍の WHO 組織分類（2005）

悪性腫瘍	良性腫瘍	
A　歯原性癌腫 　（a）転移性（悪性）エナメル上皮腫 　（b）エナメル上皮癌─原発型 　（c）エナメル上皮癌─二次型（脱分化型），骨内性 　（d）エナメル上皮癌─二次型（脱分化型），周辺性 　（e）原発性骨内扁平上皮癌─充実型 　（f）角化嚢胞性歯原性腫瘍に由来する原発性骨内扁平上皮癌 　（g）歯原性嚢胞に由来する原発性骨内扁平上皮癌 　（h）歯原性明細胞癌 注1) 　（i）歯原性幻影細胞癌 注1) B　歯原性肉腫 　（a）エナメル上皮線維肉腫 　（b）エナメル上皮線維象牙質肉腫および線維歯牙肉腫	A　歯原性上皮で成熟した線維性間質を伴い，歯原性外胚葉性間葉組織を伴わないもの 　（a）エナメル上皮腫，充実性/多胞型 　（b）エナメル上皮腫，骨外性/周辺型 　（c）エナメル上皮腫，類腺型 　（d）エナメル上皮腫，単胞型 　（e）扁平歯原性腫瘍 　（f）歯原性石灰化上皮腫 注2) 　（g）腺様歯原性腫瘍 注3) 　（h）角化嚢胞性歯原性腫瘍 B　歯原性上皮で歯原性外胚葉性間葉組織を伴い，硬組織形成をみるもの，あるいはみないもの 　（a）エナメル上皮線維腫 　（b）エナメル上皮線維象牙質腫 　（c）エナメル上皮線維歯牙腫 　（d）歯牙腫/複雑性/集合性 　（e）歯牙エナメル上皮腫 　（f）石灰化嚢胞性歯原性腫瘍 　（g）象牙質形成性幻影細胞腫瘍	C　間葉性あるいは歯原性外胚葉性間葉組織で，歯原性上皮をみるもの，あるいはみないもの 　（a）歯原性線維腫 　（b）歯原性粘液腫/粘液線維腫 　（c）セメント芽細胞腫 D　骨関連病変 　（a）骨形成線維腫 　（b）線維性異形成症 　（c）骨性異形成症 　（d）中心性巨細胞病変（肉芽腫） 　（e）ケルビズム 　（f）脈瘤性骨嚢胞 　（g）単純性骨嚢胞 E　その他の腫瘍 　（a）乳児の黒色性神経外胚葉性腫瘍

注1）原語の配列とは異なった筆者らの和訳であるが，このほうが日本語的な表現としてはよいと考える．
注2）これも原語の配列とは異なった和訳であり，故石川梧朗先生によるもので，日本では広く用いられている．
注3）「腺腫様歯原性腫瘍」が正確な訳であるが，これも故石川梧朗先生によるもので，日本では広く用いられている．

B　歯原性腫瘍

1　良性腫瘍　benign tumor

2005 年 WHO 組織分類では，悪性腫瘍が良性腫瘍よりも先に記載されているが，学習上，理解しやすいことを考慮して良性腫瘍から記載することとした．

(1) 歯原性上皮で成熟した線維性間質を伴い，歯原性外胚葉性間葉組織を伴わないもの

エナメル上皮腫　ameloblastoma

腫瘍実質が，歯胚のエナメル器に類似した組織学的構造を示す上皮性腫瘍で，一般に，歯堤あるいはエナメル器に由来するとされているが，原始口窩上皮などからも生じることがあるとする見解もある．局所浸潤性を有するとされ，準悪性として扱われることもある．

本腫瘍は，歯原性腫瘍 odontogenic tumor のなかで最も発生頻度の高いものである．年齢別では 20 歳代に最も多く生じ，次いで 10 歳代および 30 歳代に多い．性別では男性にやや多いとされている．

■好発部位

下顎角部を中心に，下顎大臼歯から下顎枝部にかけて生じるものが多く，全体の過半数を占めている．次いで下顎小臼歯・大臼歯部であり，下顎前歯部に生じることは比較的少ない．

本腫瘍が上顎に生じることはまれで，下顎の 10％にみたないが，このうちでは前歯ないし小臼歯部に多いとされている．

きわめてまれに，骨外性にエプーリス状を呈して生じることがあり，周辺性エナメル上皮腫 peripheral ameloblastoma とよばれている．

■臨床所見

本腫瘍は，顎骨の内部に発生し，膨張性に発育して周

表 8-2 非歯原性腫瘍の WHO 組織分類(2005)

上皮性良性腫瘍	間葉性(非上皮性)悪性腫瘍(肉腫)	腫瘍類似疾患
（a）乳頭腫 （b）多形腺腫 （c）乳頭状嚢腺リンパ腫 （d）乳頭状嚢腺腫 （e）オンコサイトーマ （f）脂腺細胞腺腫 **間葉性(非上皮性)良性腫瘍** （a）線維腫 （b）粘液線維腫 （c）骨線維腫 （d）神経原腫瘍…神経鞘腫 　　　　　　　　神経線維腫 　　　　　　　　切断神経腫 （e）粘液腫 （f）骨　腫 （g）軟骨腫 （h）血管腫 （i）リンパ管腫 （j）いわゆる巨細胞腫 （k）脂肪腫 （l）筋　腫 （m）顆粒(細胞性筋芽)細胞腫 **上皮性悪性腫瘍** 　上皮性の悪性腫瘍を総称して癌腫という．顎・口腔領域に発生する約90％は上皮性で，そのうちの約90％は扁平上皮癌，ついで腺癌が多い． ■組織学的分類 （a）扁平上皮癌 （b）基底細胞癌 （c）移行上皮腫 （d）単純癌 （e）腺　癌 （f）腺様嚢胞癌 （g）腺房細胞癌 （h）粘表皮癌 （i）悪性多形腺腫 ■部位別分類 （a）口唇癌 （b）頰粘膜癌 （c）上顎癌(上顎歯肉癌，上顎洞癌) （d）下顎癌(下顎歯肉癌，顎骨中心性癌) （e）硬口蓋癌 （f）軟口蓋癌 （g）舌　癌 （h）口底癌 （i）大唾液腺癌 　　　(舌下腺癌，顎下腺癌，耳下腺癌)	（a）線維肉腫 （b）骨肉腫 （c）軟骨肉腫 （d）円形細胞肉腫 　　　紡錘細胞肉腫 　　　多形細胞肉腫 　　　巨細胞肉腫 （e）悪性リンパ腫(1999年WHO分類) 　　　Hodgkin病 　　　古典型ホジキンリンパ腫 　　　リンパ球豊富型古典的ホジキンリンパ腫 　　　結節硬化型ホジキンリンパ腫 　　　混合細胞型ホジキンリンパ腫 　　　リンパ球減少性ホジキンリンパ腫 　　　結節性リンパ球優位型ホジキンリンパ腫 　　　非Hodgkin病 　　　B細胞リンパ腫 　　　前駆B細胞リンパ芽球性リンパ腫/白血病 　　　慢性Bリンパ球性白血病/小リンパ球性 　　　　リンパ腫/前駆細胞性白血病 　　　辺縁リンパ腫…結節型 　　　　　　　　　節外性 　　　　　　　　　脾原発 　　　ヘアリーセル白血病 　　　濾胞性リンパ腫 　　　マントル細胞リンパ腫 　　　形質細胞腫/形質細胞性骨髄腫 　　　び漫性大細胞型リンパ腫 　　　原発性縦隔大細胞型 　　　バーキットリンパ腫 　　　T/NK細胞リンパ腫 　　　前駆T細胞リンパ芽球性リンパ腫/白血病 　　　慢性Tリンパ球性白血病/前駆リンパ球性 　　　　白血病 　　　大顆粒Tリンパ球性白血病 　　　大顆粒NK細胞性白血病 　　　分類不能末梢性Tリンパ腫 　　　成人T細胞リンパ腫 　　　菌状息肉腫 （f）多発性骨髄腫，形質細胞性腫瘍 （g）悪性黒色腫 （h）筋肉腫，血管肉腫	（a）エプーリス 　　　炎症性エプーリス(妊娠性エプーリス) 　　　線維腫性エプーリス 　　　巨細胞性エプーリス 　　　先天性エプーリス （b）いわゆる義歯性線維腫 （c）骨増生(骨隆起) （d）線維性骨異形成症 （e）根尖性セメント質異形成症 （f）開花型セメント質骨異形成症 （g）Langerhans細胞組織球症 　　　(histiocytosis X)

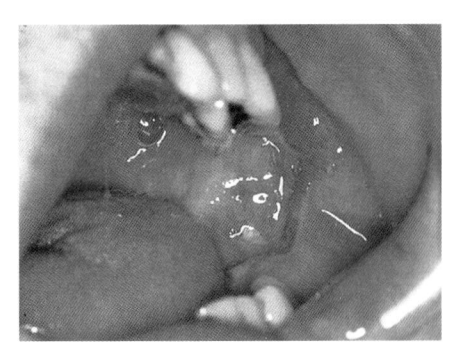

図8-1　エナメル上皮腫

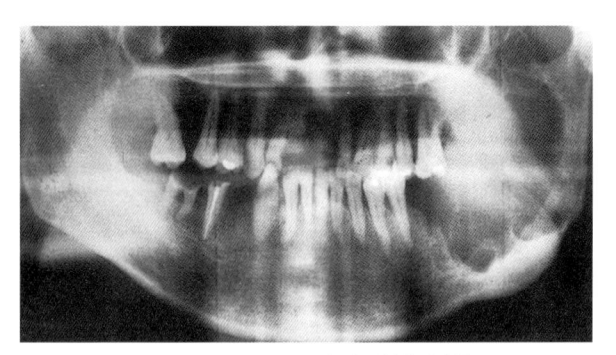

図8-2　エナメル上皮腫（多胞性）

囲の骨質を圧迫吸収するが，発育は緩慢で，経過は長い．

初期には無症状で，特別な自覚症状はなく，また，他覚的にも，とくに外観上の異常を認めない．しかし，腫瘍が発育増大すると顎骨に半球状の膨隆を生じる．膨隆部の境界は比較的明瞭なことが多く，ある程度の厚さの骨質があれば骨様硬度を示すが，さらに発育がすすむと，皮質骨は菲薄になり，羊皮紙様感を触知するようになる．

一般に，腫瘍がかなり大きくなった場合でも，菲薄な1層の骨質が存在することが多く，多胞性の場合は凹凸不正，単胞性の場合は平滑に触知する．

骨質が消失すると，腫瘍は粘膜の直下に出現して，いわゆる囊胞性エナメル上皮腫では波動を触知し，穿刺により内容液を吸引することができる．内容液は黄色調あるいは茶褐色のコロイド状，やや粘稠な液体である．

このような場合でも，対合歯などによる咬傷がなければ，通常，被覆粘膜は健常で，悪性腫瘍にみられるような潰瘍を形成することはほとんどない．

腫瘍が歯槽突起の部分に進展すると，歯根が圧迫され，歯の動揺，転位，傾斜などをきたす．歯根の吸収は約50％にみられ，歯髄死などを生じることもある．

また，そのような歯を誤って抜去すると，囊胞性のものでは抜歯創が閉鎖せず，深い陥凹を生じる．逆に充実性のものでは，この部分から肉芽様の腫瘍が膨隆することもある．

大きく発育した例では，顔面に変形を生じ，顔貌の非対称性をきたすが，このような場合でも，感染を伴わない限りは，皮膚の発赤，熱感，疼痛などの症状を欠くのが通常である．

初期の例で，歯科治療に際し，エックス線撮影によって偶然発見されることもあるが，一般に，自発痛，圧痛，開口障害などの自覚症状がほとんどないため，多少の膨隆感があっても治療を受けないまま放置されることもまれではなく，顔面の変形をきたすようになって来院する例も多い．

このような場合，ことに下顎角部から下顎枝部にわたって生じた例では，下顎枝全体が腫瘍で占められていることもまれではない（図8-1）．

また，本腫瘍の約20％に化膿性炎の併発がみられ，炎症性の腫脹，疼痛あるいは排膿などを生じて来院することも多い．

■エックス線所見

腫瘍は，肉眼的に囊胞形成が明らかな場合が多く，このようなものは一般に，囊胞性エナメル上皮腫 cystic adamantinoma とよばれる．これに対し，頻度は少ないが充実性の腫瘍からなるものは充実性エナメル上皮腫 solid adamantinoma とよばれる．

囊胞性エナメル上皮腫では，ときに単胞性のこともあるが，多くは比較的境界明瞭な多胞性の透過像（図8-2）で，定型的な例では，透過巣間に細い骨性の隔壁が認められる．透過巣の大きさはさまざまで，比較的大きな数個の透過巣からなるものが多いが，多数の小さな胞巣が蜂巣状ないし泡沫状をなして集合しているようなエックス線像を呈するものもある．充実性エナメル上皮腫では，比較的均質な半透過像を示す．

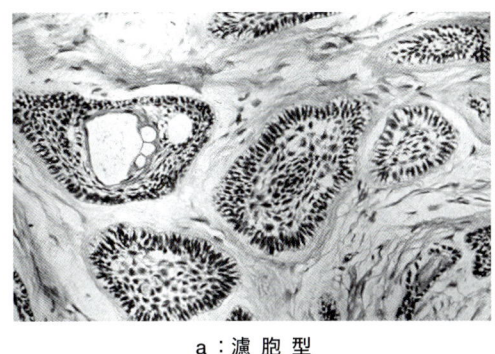

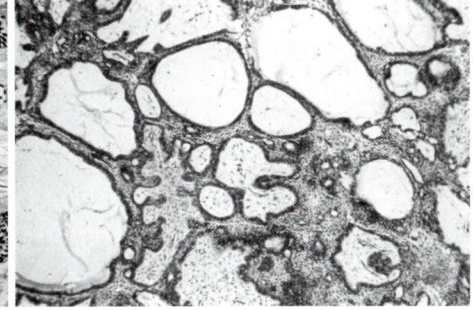

a：濾胞型　　　　　　　　　　b：叢状型
図8-3　エナメル上皮腫（病理組織像）

図8-4　歯原性石灰化上皮腫

　本腫瘍に伴って埋伏歯がみられることがまれでなく，巨大に発育した例では，下顎下縁，下顎切痕部など著しく離れた位置に圧排されていることが多い．また，腫瘍に含まれた隣在歯の根尖が鋭利に吸収されていることもある．

　診断に際して，本腫瘍の再発しやすい性格を考慮すると，あらかじめ囊胞などの非腫瘍性疾患との区別を明確にしておくことは，のちの手術方法とも関連して重要であり，生検による病理組織学的検査は必須である．

■病理組織学的分類

　エナメル上皮腫は濾胞型と叢状型の2つに大別される（図8-3）．なお，病理学的に濾胞型は，細胞亜型により紡錘細胞エナメル上皮腫，基底細胞エナメル上皮腫，顆粒細胞エナメル上皮腫，棘細胞エナメル上皮腫に細分される．

　また，亜型に骨外性（周辺性），類腺型ならびに単囊胞型（内腔型，濾胞型，網状型）があげられている．

■処　置

　本腫瘍は良性腫瘍であるが，局所浸潤性を示すことから，根治切除か保存療法かのいずれを選択すべきかについては議論が多い．根治切除は，腫瘍占拠範囲に応じ，さまざまな切除様式がとられる．区域切除以上では再建が必要である．

　保存療法は，開窓により縮小をはかったのちに摘出や，摘出後，さらに骨バーで一層骨削除を行う方法がとられることが多い．いずれにしろ，年齢や腫瘍の大きさ，部位，予想される術後の機能障害を加味し，慎重な選択が要求される（15章 p.381 参照）．

扁平上皮性歯原性腫瘍　squamous odontogenic tumor

　歯原性扁平上皮腫は，腫瘍実質がよく分化した扁平上皮巣からなる顎骨中心性腫瘍で，歯胚ないしその遺残，あるいはMalassez（マラッセ）の上皮遺残に由来すると考えられている．局所浸潤性の発育を示すものもある．

明細胞歯原性腫瘍　clear cell odontogenic tumor

　歯原性明細胞腫は，腫瘍実質がグリコーゲンに富んだ明細胞のシート状増殖からなる腫瘍である．転移例の記載もあることから悪性腫瘍とみなすこともある．

歯原性石灰化上皮腫
calcifying epithelial odontogenic tumor

　Pindborg（1958）によって命名された腫瘍で，Pindborg（ピンドボルグ）腫瘍ともよばれる．その実質胞巣は，多角形細胞からなり，アミロイド様物質の存在と，その石灰化をきたすまれな上皮性腫瘍で，歯胚上皮あるいはその遺残に由来すると考えられている．

　本腫瘍の発現はきわめてまれで，歯原性腫瘍の1％内外を占めるにすぎない．発現年齢は20〜60歳で，20歳代のものに比較的多いとされている．10歳未満の例はきわめて少ない．性差はほとんどない．

■好発部位

　下顎臼歯部，次いで上顎前歯部・小臼歯部に多い．まれに有歯部の粘膜下に骨外性に生じたとの報告がみられる．

■臨床所見

顎骨に比較的境界明瞭な膨隆を生じるが，発育は緩慢で，自覚症状は少ない．埋伏歯あるいは未萌出歯を伴って，その歯冠部に隣接して生じるものが多い．

腫瘍は，充実性で，線維性結合組織で包まれ，周囲組織との境界は明らかなことが多いが，必ずしも明瞭な被膜を有するとは限らず，骨梁間に浸潤増殖しているものもある．

■エックス線所見

一般に，境界明瞭な単胞性の透過像で，内部に不定型の不透過物がみられる．しかし，不透過物の量は，きわめて乏しいものから多量のものまでさまざまである（図8-4）．ときに境界の不明瞭な例や，多胞性の像を示すものもある．埋伏歯を伴う例が多いため，含歯性囊胞，石灰化歯原性囊胞，歯牙腫，エナメル上皮腫などと診断されることが多い．

■処　置

エナメル上皮腫に準じた外科的切除を行う．

腺様歯原性腫瘍　adenomatoid odontogenic tumor

本腫瘍は，腺管様構造と石灰化物の形成をみるまれな上皮性腫瘍で，一般に，発育中のエナメル器に由来するとされている．発現頻度はかなりまれであるが，若年者に好発することが特徴で，10歳代が全体の70％内外を占め，次いで20歳代に多い．性別では女性に多く，2～4倍の頻度を示している．

■好発部位

エナメル上皮腫と異なり，上顎に好発する．上顎前歯部，犬歯部が約半数を占め，次いで下顎前歯部に多く，大臼歯部に生じることはまれである．

■臨床所見

腫瘍は顎骨内部に発生し，発育は緩慢で，歯槽突起部に境界明瞭な無痛性，半球状の膨隆を生じる．腫瘍に隣接する歯の傾斜を生じることもある．

大きさは一般に，クルミ大程度で，内部に囊胞腔を有するものが多い．しかし，エナメル上皮腫のように巨大に発育するものは少ない．約3/4の例に，本腫瘍に関連して埋伏歯ないし未萌出歯が存在するが，好発部位の特殊性から，その多くは犬歯である．

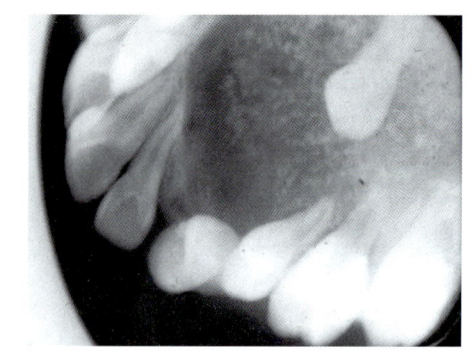

図8-5　腺様歯原性腫瘍

■エックス線所見

境界明瞭な円形のエックス線透過像で，しばしば埋伏歯を伴うので，含歯性囊胞を思わせる像を呈するものが多い（図8-5）．典型的な例では，エックス線像を詳細に観察すると，点状の不透過物が散在性に認められる．

■処　置

腫瘍摘出術によって，再発をみることはほとんどない．

角化囊胞性歯原性腫瘍　keratocystic odontogenic tumor

1992年WHO分類では囊胞として扱われていたが，2005年分類では，歯原性腫瘍に分類されることになった．

従来の歯原性角化囊胞は，埋伏歯と関連のない発育性の歯原性囊胞と定義され，囊胞上皮は顕著な角化傾向を示すとされる．年齢的には10～20歳代に，性別では男性に多い．部位別では上顎にくらべて下顎に著しく多く，とくに，下顎智歯部から下顎枝部にかけて好発するが，下顎臼歯部，上顎智歯部に生じることもある．埋伏歯を伴うことがまれではない．

ときに本腫瘍が多発し，また，家族性に発生することがある．多発性基底細胞母斑あるいは癌，肋骨分岐などの骨格系の異常などを伴うものは，基底細胞母斑症候群 basal cell nevus syndrome あるいは類母斑基底細胞癌症候群 nevoid basal cell carcinoma syndrome とよばれており，一般に，常染色体優性遺伝の発現形式をなすとされている．

本疾患が腫瘍に分類された理由として，次のことがあげられる．

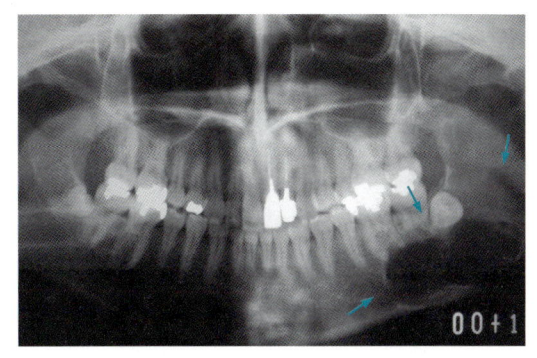

図8-6　角化嚢胞性歯原性腫瘍

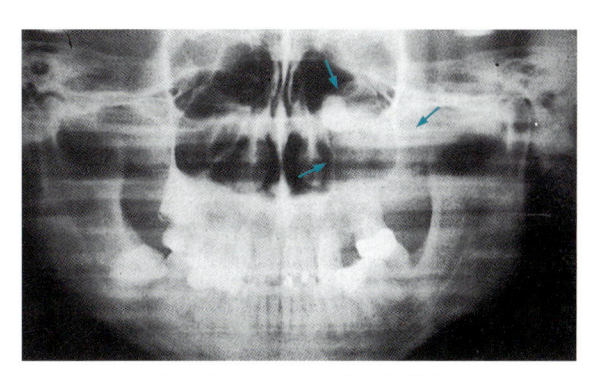

図8-7　エナメル上皮線維腫

① 本疾患の発症にPTCH遺伝子の関与が認められる．
② 進行性，再発性の性格を有する．
③ 基底細胞母斑症候群に伴って多発性に生じるものがある．
④ 皮質骨を破壊し，周囲軟組織に及ぶことがある．
⑤ 基底細胞直上の細胞増殖活性が高い．
⑥ 上皮異形成をみることがある．

ただし，角化様式が正角化であるものは，この範疇に入れないとされている．

壁は比較的薄く，内面は一般に，錯角化を示す角化性扁平上皮でおおわれ，上皮突起の形成はなく，上皮下の結合組織との境は平坦である．結合組織内に上皮の蕾状増殖をみたり，娘嚢胞を形成しているものもある．これらの構造の特徴が，外科的摘出時に一部が残存して再発に結びつくことを示唆している．

内腔には，鱗片状，羽毛状に剝離した角質物質をいれ，黄白色粥状ないしクリーム状として認められる．

■症　状

増大する傾向が強く，顎骨の膨隆，皮質骨の吸収消失，歯の位置異常などをきたすこともまれではない．臨床的にもエナメル上皮腫との鑑別が必要である．

■エックス線所見

境界明瞭な単胞性ないし多胞性の透過像を示す．埋伏歯を伴うことも少なくない（図8-6）．

■処　置

囊胞上皮の性格から，単純な摘出術では再発しやすいことが知られており，嚢胞摘出術に骨削除の併用や，巨大に発育したものでは顎切除術などを適用することもある．また，下顎に生じた大きなものでは，生検をかねて開窓を行い，縮小をはかったのち，摘出を行うことにより，顎骨の連続性を保つ方法がとられることも多い．

(2) 歯原性上皮で歯原性外胚葉性間葉組織を伴い，硬組織形成をみるもの，あるいはみないもの

エナメル上皮線維腫　ameloblastic fibroma

歯原性上皮と間葉との両者の増殖からなる腫瘍で，歯乳頭に類似した結合組織の中に散在性に歯原性上皮の増殖巣が認められる．しかし，歯の硬組織の形成はない．まれな腫瘍であるが，好発年齢は20歳未満の若年者で，男性に生じる例が圧倒的に多い．上下顎いずれにも生じ，顎別に差はないとされているが，下顎に多いとする報告もみられる．臼歯部に好発する．

■臨床所見

緩慢に発育して，顎骨に骨様硬の膨隆を生じる．大きさは母指頭大から鶏卵大程度までのものが多い．

皮質骨を吸収菲薄化して，羊皮紙様感を触知する場合もある．歯の動揺，傾斜をきたしたり，顔面に変形を生じることも多い．

■エックス線所見

本腫瘍は，硬組織の形成はみられないため，境界明瞭な単胞性ないし多胞性の透過像として認められる（図8-7）．未萌出歯と関連して生じ，エナメル上皮腫，含歯性嚢胞などとの鑑別が困難な例が多いが，大きな嚢胞を形成することはないため，試験穿刺によって内溶液を吸引

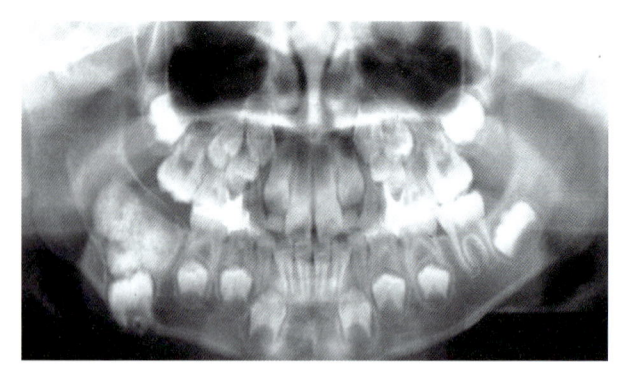

エナメル上皮線維象牙質腫および
エナメル上皮線維歯牙腫
ameloblastic fibrodentinoma, ameloblastic fibroodontoma

いずれも，きわめてまれな腫瘍である．エナメル上皮線維象牙質腫は，前記のエナメル上皮線維腫と同様な組織のなかに象牙質と考えられる石灰化物の形成をみるものであり，エナメル上皮線維歯牙腫は，さらに，これにエナメル質の形成を認めるものである．

歯の発生に際しては，エナメル上皮に誘導されて歯乳頭表面の象牙芽細胞の分化と象牙質形成が起こり，この象牙質形成に誘導されて内エナメル上皮がエナメル芽細胞にかわり，象牙質表面にエナメル基質を沈着するとする歯原性上皮・間葉組織間の相互誘導作用が行われる．

このような現象を本腫瘍にあてはめると，エナメル上皮線維腫の歯原性上皮に接して象牙質様石灰化物が形成されたものがエナメル上皮線維象牙質腫であり，さらに，象牙質の形成に誘導されてエナメル質の形成にまでいたったものがエナメル上皮線維歯牙腫と考えられていた．

しかし，エナメル上皮線維歯牙腫の患者の平均年齢が8～12歳，エナメル上皮線維腫とエナメル線維象牙質腫が14.8歳と異なることから，エナメル上皮線維歯牙腫が，エナメル上皮線維腫やエナメル線維象牙質腫から進展するという考えは否定されている．

■臨床所見

20歳以下の若年者に好発し，一般に，下顎臼歯部に生じる例が多いとされている．

発育緩慢で，顎骨の無痛性膨隆を生じる．未萌出歯と関連し，歯数の不足を伴うことが多い．

■エックス線所見

境界明瞭，ときにやや不明瞭な透過像で，その内部に硬組織の形成に応じて不透過像が点在性に認められる．未萌出歯と関連することが多い（図8-8）．

■処　置

摘出術が施行される．

図8-8　エナメル上皮線維歯牙腫

歯牙腫 odontoma

歯の硬組織，すなわち象牙質を主体としてエナメル質，セメント質の増殖よりなる腫瘍状病変で，その多くは真の腫瘍とするより，過誤腫 hamartoma とみなすべきものである．

2005年WHO分類では，歯牙腫は複雑性および集合性の2型に大別され，一般に，後者が多いとされている．また，両者の中間型や混在型も存在する．歯原性腫瘍のうちでは，エナメル上皮腫に次いで発生頻度の高いものである．

複雑性歯牙腫 complex odontoma：歯の硬組織の不規則な配列からなる塊状増殖物であり，象牙質の増殖を主体として，エナメル質，セメント質，歯髄などに相当する部分の形成もみられるが，正常な歯の形態はみられない．おもに10～20歳代の比較的若年者にみられ，性差は明らかではない．好発部位は下顎臼歯部である．

集合性歯牙腫 compound odontoma：さまざまな形の小さな歯牙様構造物の集合したもので，それぞれの歯牙様物はエナメル質，象牙質，セメント質，歯髄などがほぼ正常に配列している．多くの場合，個々の歯牙様物は軟組織で隔てられており，その数は数個からときに数百個に及ぶことがある．複雑性歯牙腫にくらべて発生頻度が高く，好発年齢，性別頻度などについては複雑性のものと大差ないが，上顎前歯部に生じる例が多い．

■臨床所見

比較的小さなものでは無症状であるが，本腫瘍の発生に関与した歯の欠如をみたり，また，過剰歯胚に由来す

a：複雑性　　　　　　　　　　　b：集合性
図 8-9　歯牙腫

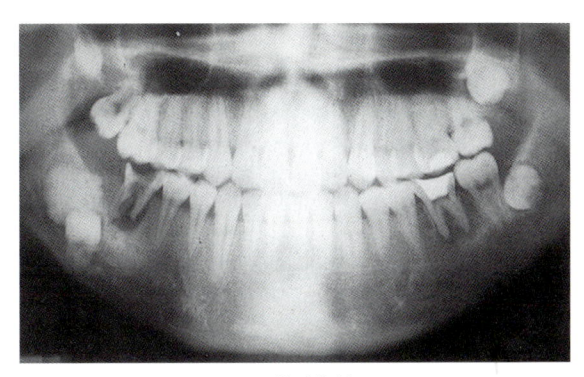

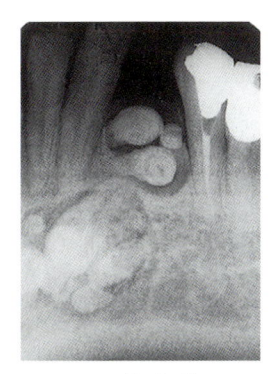

るものでも，この部分の永久歯の埋伏を伴うことが多い．このため，乳歯の晩期残存がみられることが少なくない．

ときにかなり大きく発育し，顎骨に無痛性，骨様硬の膨隆を生じ，隣接歯を圧迫して，歯の動揺，傾斜，歯列不正などを生じたり，神経圧迫症状を生じることもある．

本腫瘍は，周囲を線維性組織で取り囲まれているが，二次感染を合併して瘻孔を形成し，排膿がみられることもある．

■エックス線所見

複雑性は，塊状のエックス線不透過像を呈する．周辺には帯状のエックス線透過像が認められ，周囲の骨質とは明瞭に区別することができる（図 8-9-a）．集合性は，小さな歯牙様不透過物の集合として認められ，周囲とは帯状のエックス線透過像で境されている（図 8-9-b）．

■処　置

摘出術が施行されるが，巨大に発育した例では，表面凹凸不整で，摘出に非常に困難をきたすことがある．

歯牙エナメル上皮腫　odontoameloblastoma

きわめてまれな腫瘍で，エナメル上皮腫と同様な組織のなかに象牙質およびエナメル質の形成がみられる．しかし，エナメル上皮線維歯牙腫にみられるような間葉性組織の著しい増殖は少なく，エナメル上皮性組織の増殖が著明なものである．おもに 15 歳以下の若年者の下顎に好発するとされている．

歯のエナメル上皮腫はエナメル上皮線維歯牙腫と混同されがちであるが，前者の方が局所浸潤性に発育する傾向があるとされている．

■臨床所見・エックス線所見

エナメル上皮線維歯牙腫の場合と類似している．

■処　置

摘出術が行われる．

石灰化囊胞性歯原性腫瘍
calcifying cystic odontogenic tumor

エナメル器に類似する組織構築を有する上皮によって囲まれた，囊胞状の病変としてみられることが多く，上皮層内に ghost cell（幻影細胞）の出現と，その石灰化をきたすのを特徴とする腫瘍である（p.145 参照）．

10～30 歳代に多く，性差はない．ほとんどは上下顎の骨内に生じるが，歯肉粘膜に生じることもある．

臨床的には，無痛性膨隆として発症する．歯牙腫を初めとするさまざまな歯原性腫瘍と混在することが多く，多少とも浸潤性に増殖することがある．

■エックス線所見

境界明瞭な囊胞様透過像を呈し，その内部に不透過像を混じる．埋伏歯を伴うことが多い．

■処　置

摘出術が行われる．

象牙質形成性幻影細胞腫瘍
dentinogenic ghost cell tumor

エナメル上皮腫に類する腫瘍胞巣を形成して，局所浸潤性に増殖する腫瘍で，幻影細胞性の異常角化と，異型象牙質の形成を伴う腫瘍と定義される．

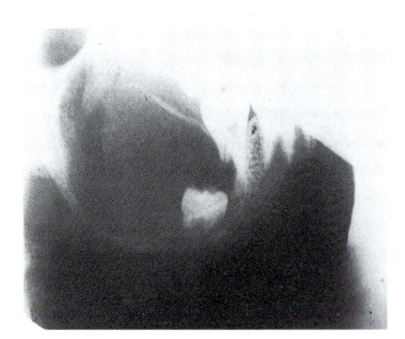

図 8-10　歯原性線維腫

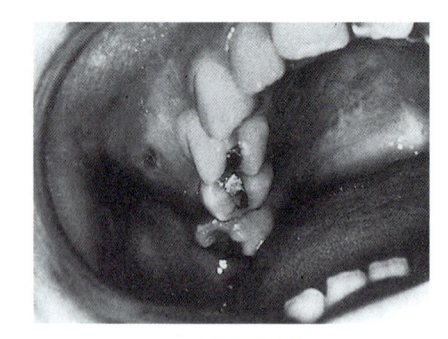

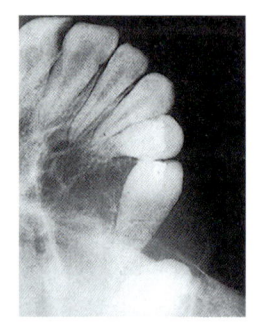

a：口腔内写真　　b：エックス線写真
図 8-11　歯原性粘液腫

囊胞型から移行する場合と，最初から充実性に生じるものがある．多くは顎骨内に生じるが，周辺性のものもある．また，きわめてまれに多発性に生じることがある．

好発年齢は，石灰化囊胞性歯原性腫瘍より高く，術後，再発をきたすことが多い．

エナメル上皮腫との鑑別は，幻影細胞と異型象牙質の存在にある．

悪性型も存在し，odontogenic ghost cell carcinoma とよばれる．上皮成分に分裂像，明瞭な核や細胞の異型などがみられ，遠隔諸臓器に転移をきたす．

■エックス線所見・処置

石灰化囊胞性歯原性腫瘍と同様である．

(3) 間葉性あるいは歯原性外胚葉性間葉組織で，歯原性上皮をみるもの，あるいはみないもの

歯原性線維腫　odontogenic fibroma

成熟した線維性基質の増殖からなり，その中に非活動性と考えられる歯原性上皮成分が，さまざまな程度にみられるものと定義される．上皮成分に富むものは歯根膜，上皮成分の乏しいものは歯小囊由来と考えられている．

硬組織形成をみることが少なくない．顎骨中心性に生じるものと，顎骨周辺性に生じるものとがあるが，いずれもその発現はまれで，少数の報告をみるにすぎない．

中心性のものでは，20 歳以下の若年者に生じることが多く，性差はない．周辺性では各年代に生じる．

■好発部位

中心性では下顎大臼歯部であり，周辺性のものでは，中心性のものとくらべて，その発現はさらにまれであるが，上顎にくらべて下顎に多いとされている．

■臨床所見

中心性のものは発育が緩慢で，自覚症状に乏しく，顎の無痛性の膨隆を生じる．歯の欠如ないし埋伏を伴うことが多い．被覆粘膜は健常であるが，ときに隣接歯を傾斜させ，歯列不正をきたすことがある．周辺性のものは，広基性に線維性エプーリスの形態をとって出現する．

■エックス線所見

通常，境界明瞭な単胞性の透過像(図 8-10)で，顎囊胞あるいは単胞性エナメル上皮腫と区別しにくいが，比較的大きく発育したものでは多胞性を呈するものもある．

■処　置

摘出術を行う．通常，再発はない．

粘液腫(粘液線維腫)　myxoma

胎生期の粘液組織に類似した構造を示す腫瘍である．粘液様物質に富む基質の中に，紡錘形ないし星状の細胞が散在する間葉性腫瘍で，基質が線維成分に比較的富むものは粘液線維腫とよばれる．

一般に，歯原性線維腫の一型で，その粘液様変性によって生じたものと考えられ(odontogenic myxofibroma)，歯の中胚葉性要素，ことに歯乳頭に由来が求められているが，組織由来についてはなお問題が残されている．

かなりまれな腫瘍で，年齢別には 20～30 歳代の比較的若年者に多く，性別では女性に多いとされているが，性差を認めないとする報告もみられる．

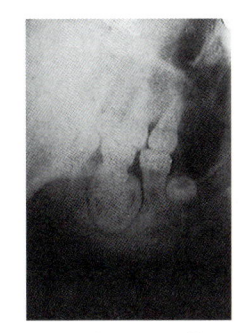

図8-12 セメント芽細胞腫

■好発部位

一般に，上顎にくらべて下顎に多いとされ，上下顎いずれも臼歯部に好発するとされている．

■臨床所見

本腫瘍は，発育緩慢で，顎骨を徐々に膨隆させ，歯列不正などをきたす．膨隆の傾向が著明で，かなり巨大に発育して顔面の変形を生じるものもある．このように大きく発育した例では，皮質骨が吸収され，粘膜下に弾力性のある腫瘤を触知することができる(図8-11-a)．上顎に生じた例では，上顎洞に深く進展しているものも少なくない．

一般に，歯の欠如，埋伏を伴うことが多い．本腫瘍は転移形成はないが，局所的には，骨梁間に浸潤増殖する傾向が強い．

■エックス線所見

多胞性の透過像を呈し(図8-11-b)，典型的な例では，その間に特有な樹枝状の不透過像を示す骨質が存在する．テニスラケット状あるいは石ケンの泡状所見といわれる．

■処　置

単なる摘出術では再発をみることがまれでないため，顎切除術が施行される．再発はまれではないが，再発に伴って悪性転化することはない．

セメント芽細胞腫(真性セメント質腫)
cementoblastoma (true cementoma)

従来，良性セメント芽細胞腫とよばれていたが，悪性型が存在しないため「良性」がのぞかれた．

■好発年齢・部位

まれな腫瘍で，10〜20歳代の若年者にみられ，男性に多いとする報告が多い．下顎臼歯部，とくに，大臼歯の歯根部に好発する．

■臨床所見

本腫瘍は，歯根のセメント質と連続する梁状のセメント質様塊で，周囲の骨質とは線維性組織で明らかに境されており「true cementoma」ともよばれている．

発育は緩慢で，増大するにつれて顎骨に骨様硬の膨隆を生じるが，著しく大きく発育するものは少ない．

二次感染を受けたり，下歯槽神経の神経圧迫症状を生じる例もある．

■エックス線所見

歯根に連続する境界明瞭な類球形の不透過塊で，周囲の骨質とは帯状の透過層で明瞭に境されている(図8-12)．

■処　置

摘出術が行われる．

(4) 骨関連病変

骨形成線維腫　ossifying fibroma

従来のセメント質形成性線維腫，セメント質骨形成性線維腫，若年性骨形成性線維腫が一括して扱われている．歯原性線維腫に類似した線維腫性組織のなかに，セメント質あるいは骨に似た塊状の硬組織を形成する，まれな腫瘍である．

30〜40歳代に多いが，性差は明らかではない．顎骨中心性に生じ，下顎臼歯部に好発するが，まれに周辺性にエプーリスのかたちをとって生じることもある．

■臨床所見

本腫瘍は，細胞成分に富んだ線維腫性組織の中に，類円形の硬組織が散在しているもので，緩慢に発育し，顎骨を徐々に膨隆させる．自覚症状は一般に少ない．

かなり大きく発育して皮質骨を吸収するものもあるが，このような例でも被覆粘膜にはとくに異常はない．

■エックス線所見

境界明瞭な透過像で，その内部に硬組織の形成量に応じて不規則な，あるいはび漫性の半透過像がみられる．

■ 処　置

摘出術が行われる．

線維性異形成症　fibrous dysplasia of bone

骨の発育異常性病変で，骨髄が増生した線維組織に置換されるとともに，線維組織内に梁状骨の形成をきたす．20歳未満の若年者に多く生じ，上顎臼歯部に好発する．

長管骨，頭蓋骨，肋骨，脊椎などに多発性に生じる多発型と，1つの骨に限局性に生じる単発型とがある．

さらに，多発型で，病変が片側性に出現し，同側の皮膚にミルクコーヒー斑，内分泌障害による女性の性的早熟をきたすAlbright（アルブライト）症候群の3型に分類される．

上下顎骨を含む顔面骨のみに多発性に生じたものは，単発性として取り扱う．

■ 臨床所見

上顎の臼歯部に好発し，無痛性に膨隆し，顎顔面の変形をきたす．骨格の発育が完了する時期に骨病変の進行も停止する．

■ エックス線所見

すりガラス状の不透過像としてみられる．

■ 処　置

変形の修正のために，病変の削除が行われる．

骨性異形成症　osseous dysplasia

顎骨の歯の萌出領域の根尖相当部に生じる特発性の限局性病変で，正常組織が線維組織と化骨性組織に置換されるのが特徴である．従来，根尖性セメント質異形成症とよばれていたものである．

根尖性骨異形成症，限局性骨異形成症，開花状骨異形成症/家族性巨大型セメント質腫の3型を含む．家族性巨大型セメント質腫は常染色体優性遺伝である．

中心性巨細胞病変

破骨細胞と同類の多核巨細胞を混じた肉芽組織の増生からなる病変で，巨細胞腫，巨細胞肉芽腫，ケルビズム，褐色腫がある．

巨細胞腫は，骨内性に生じる侵襲性の腫瘍で，長管骨に好発する．顎骨に発生することはまれである．

巨細胞肉芽腫は，巨細胞の形状，分布，膠原線維の状況が異なるが，鑑別は困難である．

ケルビズムは，幼少期の下顎骨を対称性に侵す特異な遺伝性疾患だが，青年期に達するころに自然消退する．

褐色腫は，副甲状腺機能亢進症に際して5%前後に現れる，巨細胞腫に類する病変である．

脈瘤性骨嚢胞　aneurysmal bone cyst（p.152参照）
単純性骨嚢胞　simple bone cyst（p.151参照）

2　悪性腫瘍　malignant tumor

(1) 歯原性癌腫　odontogenic carcinoma

いずれの腫瘍も，その発生はきわめてまれである．

転移性悪性エナメル上皮腫
metastasizing malignant ameloblastoma

エナメル上皮腫は，局所浸潤性の性格が明らかなものであり，しばしば再発しやすいが，一般に，転移を形成することはなく，良性腫瘍に属するものである．

しかし，きわめてまれにエナメル上皮腫としての特徴を有しながら転移を生じるものがある．転移を確認してからでないと確定診断はできない．

エナメル上皮癌
原発型，二次型（骨内性，周辺性）

原発型は，転移の有無にかかわらず組織学的に異型を示すものである．二次型は，前駆する良性のエナメル上皮腫が再発を繰り返すうちに生じたものである．臨床的には，浸潤性に増殖する傾向が強く，顎骨を中心に，頭蓋底，咽頭などに広範囲に浸潤することが多い．

病理組織学的には，原発巣は典型的なエナメル上皮腫の像を呈していることが多いが，癌腫様の未分化な像を呈する部分がみられることも少なくない．

転移は，肺および胸膜，骨，頸部リンパ節などにみられることが多い．腫瘍の浸潤部位にもよるが，広範囲に進展している例や遠隔転移のみられるものでは，根治手術は不可能で，予後は悪い．腫瘍の初発から死亡までの期間は，ほかの悪性腫瘍にくらべて著しく長い．

原発性骨内扁平上皮癌
primary intraosseous squamous cell carcinoma

歯原性上皮の遺残に由来するもので，組織学的には扁平上皮癌である．おもに下顎臼歯部骨体内にみられ，下

歯槽神経血管束に沿って進行しやすく，神経痛様疼痛，下唇麻痺などを生じる．

臨床的には，顎骨骨髄炎との鑑別が重要であるが，病理学的には，口腔粘膜癌の顎骨内進展例や，ほかの部位からの転移癌，さらに，非歯原性骨内原発癌などとの鑑別を要する．組織型は中分化型が多い．

角化囊胞性歯原性腫瘍に由来する原発性骨内癌
primary intraosseous squamous cell carcinoma derived from keratocystic odontogenic tumor

角化囊胞性歯原性腫瘍が存在する顎骨に生じたもので，被覆口腔粘膜上皮と連続がないものである．

歯原性囊胞に由来する原発性骨内扁平上皮癌
primary intraosseous squamous cell carcinoma derived from odontogenic cysts

歯原性囊胞が存在する顎骨に生じたもので，被覆口腔粘膜上皮と連続性がないものである．

歯原性明細胞癌　clear cell odontogenic carcinoma

グリコーゲンに富んだ淡明な胞体を有する上皮細胞の濾胞状ないしシート状増殖からなる腫瘍で，エナメル器に類する構築が多少ともうかがえる．分裂像や壊死傾向はまれである．

歯原性幻影細胞癌　ghost cell odontogenic carcinoma

石灰化囊胞性歯原性腫瘍，あるいは象牙質形成性幻影細胞腫瘍の組織学的特徴をもつ悪性歯原性腫瘍である．

(2) 歯原性肉腫　odontogenic sarcoma
エナメル上皮線維肉腫　ameloblastic fibrosarcoma
エナメル上皮線維象牙質肉腫および線維歯牙肉腫
ameloblastic fibrodentino sarcoma,
ameloblastic fibrodontosarcoma

線維肉腫と同様な組織のなかに，悪性像のみられない歯原性上皮の胞巣が散在するエナメル上皮線維肉腫と，これに歯の硬組織の形成が認められる，エナメル上皮線維象牙質肉腫および線維歯牙肉腫があげられているが，いずれもきわめてまれなものである．

一般に，エナメル上皮線維肉腫は10～30歳代の下顎臼歯部に好発する．臨床的には，局所の腫脹，疼痛を伴う骨破壊が著しく，知覚麻痺，歯の動揺などがみられる．局所再発はまれでないが，リンパ節，遠隔臓器への転移は少ないとされている．予後は必ずしも良好ではない．

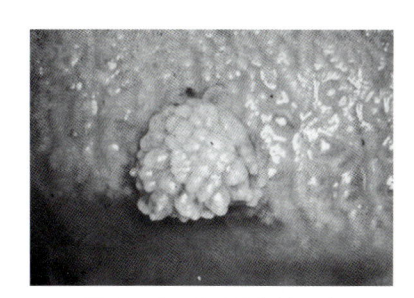

図8-13　乳頭腫（舌側面）

C　非歯原性腫瘍

1　上皮性腫瘍

乳頭腫　papilloma

病理組織学的には，高度に角化した重層扁平上皮が，乳頭状に肥厚，増殖し，上皮下に結合組織を有する表在性の腫瘍である．ヒトパピローマウイルス(HPV)感染による場合が多い．真性腫瘍のほかに炎症性ないし機械的慢性刺激による反応性過形成の場合もある．

発現頻度は比較的高く，各年代にみられる．舌（側面，背面に多い），口蓋に最も多く好発し，次いで歯肉，頰粘膜，口唇にも出現する．

■臨床所見

発育はきわめて緩慢で，無痛性に数年ないし数十年の経過をもつものもある．大きさは小豆大から鳩卵大くらいのものが多く，まれに直径3～4 cmに達するものもある．境界は明瞭で，有茎性のこともあるが，多くは小結節隆起として広茎性に限局している．形態はさまざまで，ポリープ状，花野菜状，樹枝状を呈し，表面は凹凸不整で角化上皮層の厚さで白色を呈し（図8-13），ややかたい．

■処　置

基底部を含めて外科的に切除する．最近では冷凍外科療法 cryosurgery も行われるが，不完全な摘出術は再発の

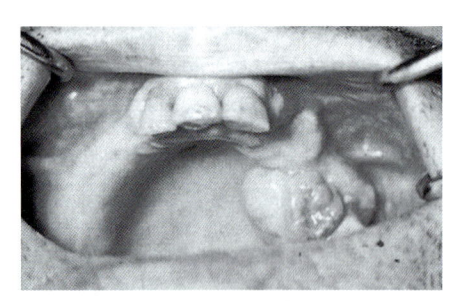

a：上顎臼歯部 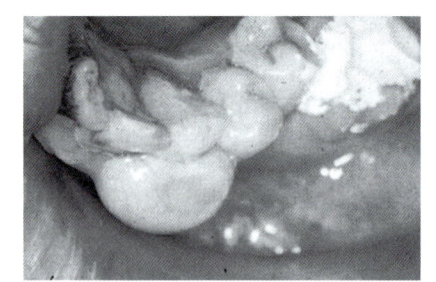　　　　b：下顎前歯部

図8-14　線維腫

危険がある．

2　非上皮性腫瘍

(1) 軟組織腫瘍

線維腫　fibroma

線維性結合組織から発生する腫瘍で，口腔内のすべての部位にみられる．病理組織学的に結合組織の細胞間質の多少により硬性線維腫と軟性線維腫とに分けられる．

発現年齢は各年代にわたるが，30～50歳代に比較的多い．好発部位は，軟性では舌，頬粘膜，歯肉に多く，中心性では下顎大臼歯部に多くみられ，顎骨の左右対称性に，あるいは上下顎に現れることがある．一般に，下顎にくらべて上顎では少ない．

■臨床所見

発育は緩慢で無痛性に増大するが，数年にわたるものもある．被覆粘膜は健常な口腔粘膜と同様で，淡紅色あるいは，いくぶん赤褐色を呈する．腫瘤は比較的平滑で，大きさはさまざまである．形態は有茎性または広茎性で，球状，ポリープ状，結節状などがあり，境界は明瞭である（図8-14）．

■処　置

外科的に切除する．有茎性の場合は，骨膜あるいは，骨の表層の一部とともに切除する．予後は良好で，再発はない．

脂肪腫　lipoma

脂肪細胞に由来する腫瘍である．組織の増殖を伴うと線維脂肪腫とよばれるものもある．通常，30歳代に多い．全身的に多くみられるが，口腔はまれで，頬粘膜に多く（図8-15-a），舌，口唇，口底にもみられる．

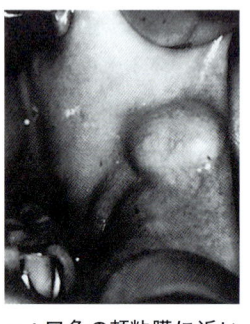

a：口角の頬粘膜に近い　　b：口唇部に生じたもの
　部分に生じたもの

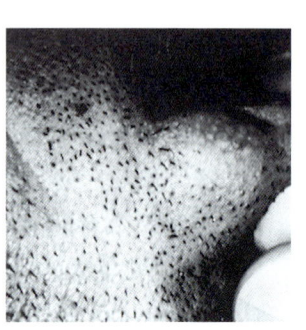

図8-15　脂肪腫

■臨床所見

初期は無症状で，増大すると球状（図8-15-b），あるいはクルミ大くらいで，分葉状の柔軟な弾力性の腫瘤となり，表面は正常粘膜におおわれ，発育は緩慢である．頬部で歯に接触するところに潰瘍をつくることがある．

■処　置

外科的に完全に切除摘出するが，再発を繰り返す再発性脂肪腫は低悪性度の脂肪肉腫と考えられるので，注意が必要である．

筋　腫　myoma

口腔領域ではまれな腫瘍で，平滑筋腫と横紋筋腫の2つに分類される．平滑筋腫は成人にみられ，子宮，消化器に多い．口腔では舌，軟口蓋，口底などで，とくに舌根部にみられる．深部に弾性硬の塊状隆起を示す．表在性では有茎性で，球状でやわらかく，スポンジ様で可動性を呈するものもある．

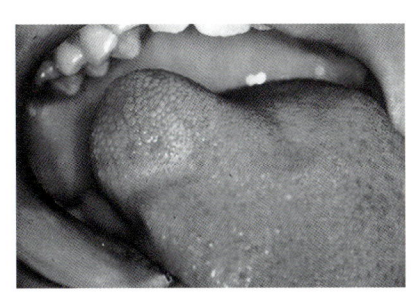

a：口腔内写真　　b：摘出物　　c：摘出物割面

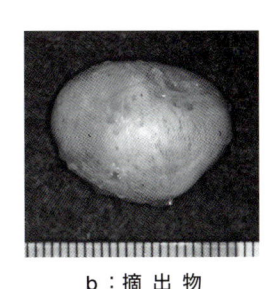

図 8-16　神経鞘腫

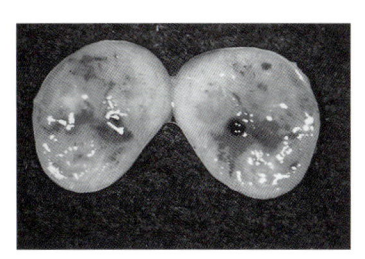

横紋筋腫は非常にまれで，舌，喉頭，咽頭に発生するが，単発，限局性で，赤みをおびた境界明瞭なスポンジ様の小さい腫瘤を形成する．

■処　置

筋腫では再発はみられず，悪性化もない．外科的に切除ないしは摘出する．

顆粒細胞腫　granular cell tumor

最近まで，顆粒細胞性筋芽細胞腫とよばれていた．本症の原因は不明であるが，胎生期の筋細胞から発生し，真の腫瘍でなく，発育異常あるいは過誤腫という説，外傷による異常治癒過程，または神経原性に由来する細胞によるという諸説がある．

皮膚および皮下に最も多く好発する．口腔内では舌に好発し，舌縁，舌背にみられる．

■臨床所見

発育は緩慢で，膨隆性の小腫瘤として出現し，大きさは一般に小さく，表面は灰白色を呈する．平滑，弾性硬を示し，境界は明瞭である．大きくなると舌の機能障害をきたすことがある．

■処　置

外科的に摘出手術を完全に行うが，再発がみられるので，広範囲の切除が必要である．

(2) 末梢神経の腫瘍　neurogenic tumor

神経鞘腫　neurinoma, schwannoma

神経腫瘍のなかで多くみられ，神経鞘の外胚葉成分であるSchwann（シュワン）細胞に由来する．病理組織学的には，腫瘍細胞の配列からAntoni A型およびAntoni B型に分けられる．Antoni A型では，腫瘍細胞が一列に配列した観兵式様配列，柵状配列がみられる．Antoni B型では腫瘍細胞配列は網状を呈する．両型の混在型が多い．

発現年齢は各年代にわたり，比較的若年者に多く，女性に多くみられる．口腔内では舌，頰粘膜などに好発する．まれに下顎骨内に生じる．

■臨床所見

経過は緩慢で，腫瘍は被膜におおわれた球形または紡錘形の結節状あるいは膨隆状を示し（図 8-16-a），表面は平滑で弾性軟，境界明瞭な腫瘤で無痛性である．顎骨内のものは下顎体部または下顎枝部に多いが，知覚障害を起こすことは少ない．

■エックス線所見

一見，囊胞様単胞性または多胞性の透過像がみられ，オトガイ孔，下顎管のロート状拡大像をみることがある．

■処　置

外科的に容易に摘出でき（図 8-16-b，c），再発は比較的少ない．

神経線維腫　neurofibroma

末梢神経周膜組織の増生した過誤腫である．単在性の腫瘍としてみられる場合と，神経線維腫症の一分症として多発する場合とがある．

神経線維腫症はvon Recklinghausen（フォン・レックリングハウゼン）病の名称があり，常染色体優性遺伝の発育障害に起因する．

好発部位は，皮膚表面，おもに体幹，顔面，四肢である．口腔内に発症するのは全体の約7％で，頰粘膜，口

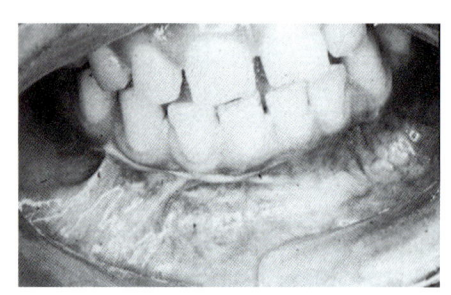

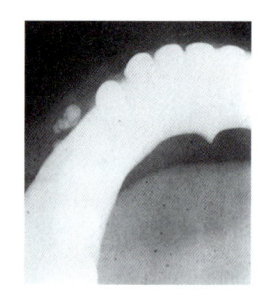

a：口腔内写真　　　b：エックス線写真(咬合法)　　　c：病理組織像
　　　　　　　　　　腫瘍の中に石灰化が認められる．

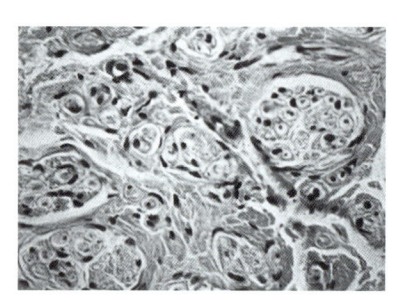

図8-17　切断神経腫

蓋，舌にしばしばみられる．
■臨床所見
　多くは比較的柔軟な腫瘤を形成し，形態は有茎性または表面平滑な結節状を呈する．大きさはさまざまで，皮膚に茶褐色のミルクコーヒー様斑または母斑を伴う．
■エックス線所見
　骨に発症すると骨の吸収像がみられる．
■処　　置
　外科的に切除する．

切断神経腫　amputation neuroma
　真の腫瘍でなく，神経線維の過剰の再生により生じる．顎骨では骨折，骨切除の際に，あるいは三叉神経痛に対する神経切断術などのあとの切断端に生じる．下顎のオトガイ孔部に多い（図8-17-a）．
■臨床所見
　エンドウ大の球形の腫瘤で，ほかの神経原腫瘍にくらべて激しい疼痛がある．知覚麻痺などの神経症状が著明である．
■エックス線所見
　下顎骨体内に発生したものは，境界が比較的明瞭な透過像を示す．オトガイ部では腫瘤内に石灰化の像を認める（図8-17-b）．
■処　　置
　腫瘤の摘出術が行われるが，術後疼痛に対する療法として，エタノールなどによる神経ブロックがある．

(3) 血管・リンパ管の腫瘍
血管腫　hemangioma
　血管腫は，血管に形成される過誤腫である．血管の異常な拡張が特徴で，多くは増殖傾向が弱く，しばしば先天的に存在する．
　多くは，出生時ないし出生後1年以内に発生する．一般に，女性に多い．頭頸部領域では皮膚に好発し，口腔内では，とくに口唇，頰粘膜，口蓋に好発する．
■臨床所見
　口腔内の血管腫は皮膚の場合と同様，表面粘膜が扁平またはやや隆起し，色調は赤色または赤紫色を呈し（図8-18-a），境界は明瞭であるが，不明瞭なこともある．きわめてやわらかく，指圧により退色し，指を離すとすぐに原形にもどる．圧縮性と勃起性を有する．大きい血管腫では，拍動を触れることがある．
■エックス線所見
　顎骨に血管腫が存在しているときは，エックス線像で骨の陰影欠損がみられる（図8-18-b,c）．また，小円形の境界明瞭なエックス線不透過像として，血管腫中に静脈石が発見されることもある（図8-19）．
■病理組織学的所見
　口腔内では，増加拡張した毛細血管と，さまざまな密度の結合組織の基質とからなる．毛細血管腫と静脈性血管拡張が著明な海綿状血管腫があり，後者では血栓および静脈石を伴うことが多い．また，平滑筋層を備えた静脈からなる静脈性血管腫や，先天性血管形成異常である動静脈血管腫もみられる．

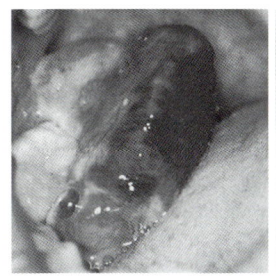

a：口腔内写真（下顎骨舌側部） 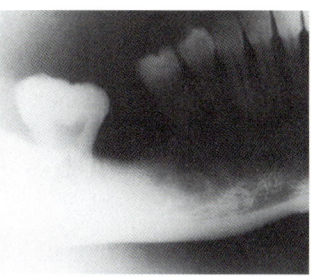　b：下顎骨吸収像

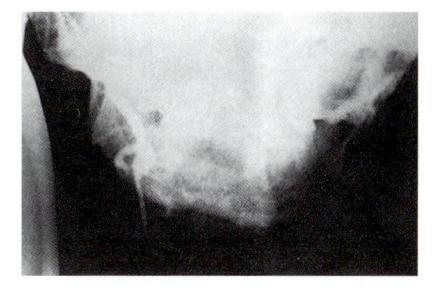

c：エックス線写真（血管造影）

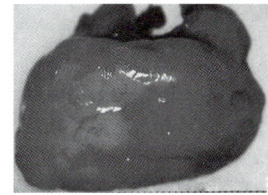

d：摘出物 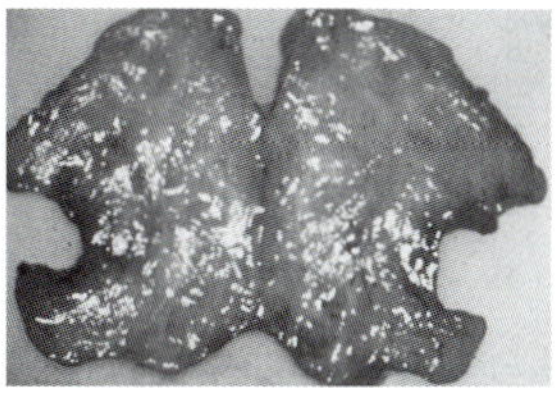　　　e：摘出物の割面
図8-18　血管腫

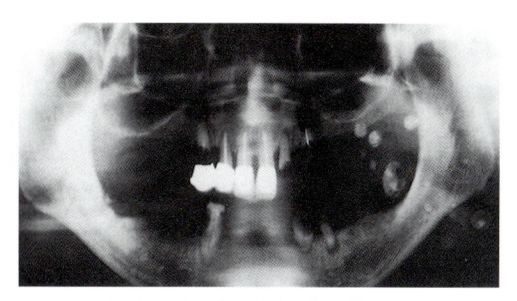

図8-19　血管腫の中の静脈石

Osler–Rendu–Weber 症候群，Sturge–Weber 症候群，Maffuci 症候群の分症として血管腫が現れる（図8-20）．

毛細血管腫　capillary hemangioma

毛細血管の不規則な増殖よりなる．

■臨床所見

顔面の皮膚に発生するものは，しばしばほとんど隆起しない赤色調の血管性母斑を伴って深部に広がる．

口腔内の血管腫は皮膚と同様，表面粘膜が扁平またはやや隆起し（図8-21），色調は赤色または暗紫色である．境界は明瞭であるが，不明瞭な場合もある．腫瘍はきわめて柔軟で，指圧によって退色し，指を離すとすみやかに原形およびもとの色調にもどる．

顎骨内に発生した中心性血管腫は，抜歯，歯の動揺，外傷などによる出血で初めて気づくか，エックス線像によって蜂巣状ないし不完全な泡状の陰影により発見される

ることが多く，無痛性のことが多い．

海綿状血管腫　cavernous hemangioma

毛細血管に類似の構造の血管の著しい内腔拡張による．

■臨床所見

動脈性のものは赤色度が強く，静脈性のものは暗紫色をしている（図8-22）．舌および口唇に発生したものは巨舌症，巨大唇の原因となる．深在性のときは青紫色を呈する．深部のまわりは正常な皮膚粘膜におおわれ，色調は明らかでないが，柔軟な境界不明瞭な腫瘤として圧縮性，勃起性の特徴をもっている．

エックス線撮影で静脈石を確認することがあるが，逆立ち，号泣，興奮により腫脹・増大して，触知することがある．幼時の海綿状血管腫は小児期に自然消失することもあるといわれるが，多くは漸次増大してくる．

■血管腫の処置

小さい腫瘤は摘出手術を行う（図8-18-d,e 参照）．大きいときは大量出血の危険性と完全摘出が困難なため，梱包療法，凍結外科療法が適応される．また，腫瘍内電気焼灼による線維化，放射線治療および OK-432（ピシバニール）の局所注入などが行われる．

リンパ管腫　lymphangioma

リンパ管の増殖からなる過誤腫で，血管腫にくらべて少なく，多くは出生時にすでにみられる．大部分は10歳までに発症する．性差はあまりない．

多くが頭頸部に好発する．口腔では舌に好発し，口蓋，頰粘膜，歯肉，口唇にみられる（図8-23）．

■臨床所見

粘膜直下に存在する場合，表在性のものは周囲の粘膜

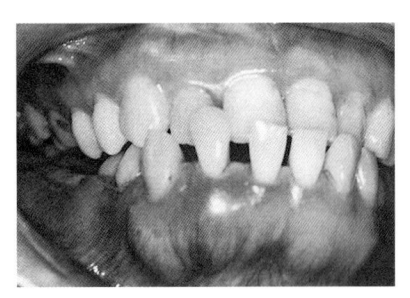

a：口腔内写真
下顎骨部の肥大.

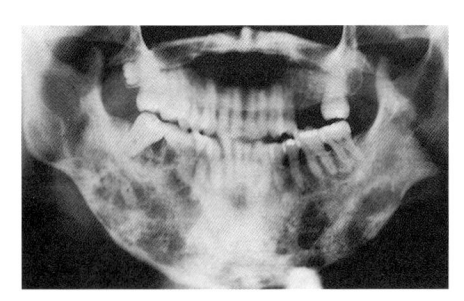

b：パノラマエックス線写真
顎骨の血管腫様病変.

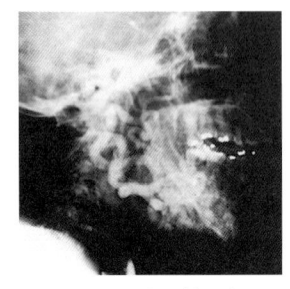

c：エックス線写真
（動脈血管造影）

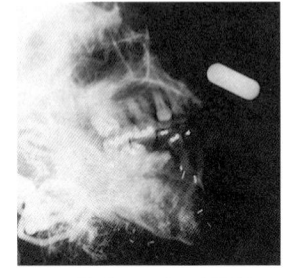

d：術中エックス線写真
自家筋肉片を使用した intraar-
terial embolization.

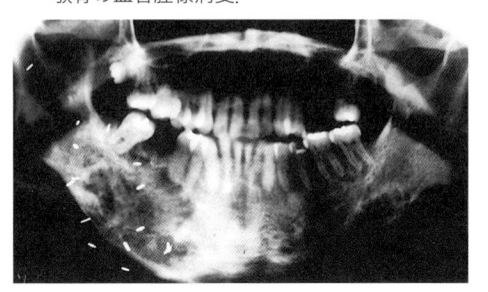

e：パノラマエックス線写真
術後6か月.

図 8-20　Klippel-Trenaunay-Weber 症候群

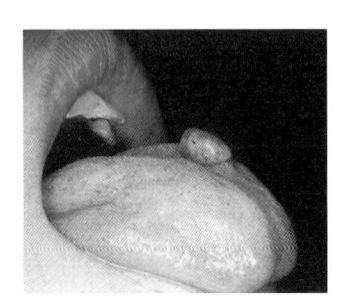

図 8-21　単純性血管腫

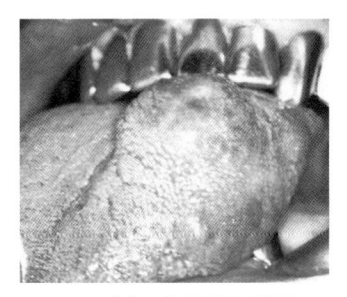

図 8-22　海綿状血管腫

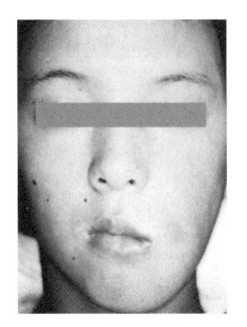

a：顔貌写真　　b：舌　面　　c：舌下面

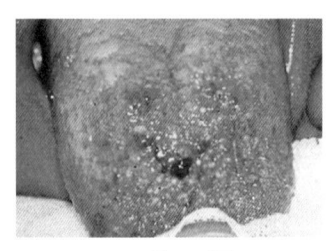

図 8-23　リンパ管腫

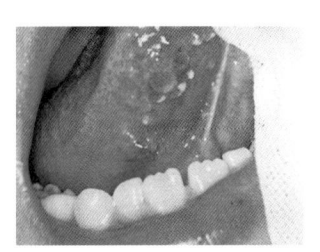

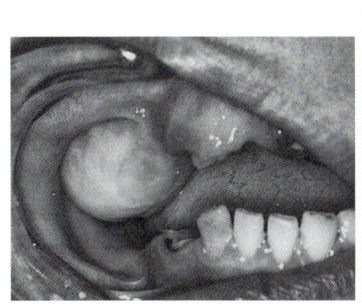

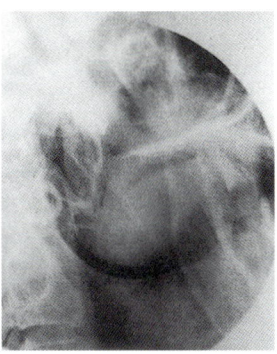

a：上顎骨歯槽部に生じたもの　　　　　　　　　b：下顎骨下縁部に生じたもの
図8-24　骨　腫

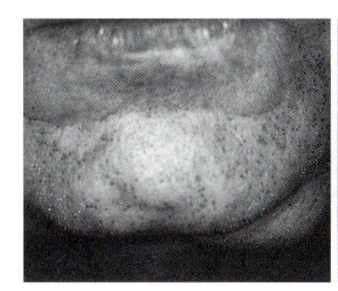

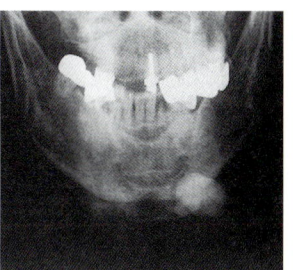

と同色で表面粘膜に半透明，半球形の小さい乳頭状の突起が多数みられる（図8-23-b,c）．深在性のものは表面に変化がなく，無痛性で境界不明瞭な，やわらかい腫瘤を形成している．いずれもび漫性に索状，結節塊として，触診により指頭に触れる．

周囲へ浸潤性に増殖していることが多く，血管腫のような圧縮性，勃起性はない．舌に生じたときは巨舌症，口唇では巨大唇になり，歯列弓開大，下顎前突を伴うことがあり，咀嚼および発音障害をきたす．頸部ではリンパ管が拡張し囊胞状となり，やわらかい波動性の著明な囊胞性リンパ管腫を形成する．

■病理組織学的所見

相互に連続されるリンパ管とその拡張よりなり，中はリンパ液でみたされている．リンパ管の集合からなる毛細リンパ管腫と，著しい管腔の拡大を示す海綿状リンパ管腫および囊胞状リンパ管腫とがある．

■処　置

外科的に切除するが，広範な場合には数回に分けて部分的に切除する．境界が不明瞭なため，完全な切除が困難で，再発も起こりうる場合は，広範囲の切除が必要である．凍結外科療法が行われる．

(4) 骨 腫 瘍

骨　腫　osteoma

顎骨から一次的に発生するが，線維腫または軟骨腫から二次的に発生する．中心性より外骨性のものが多い．

15〜30歳に多く，性差はほとんどない．好発部位は，とくに歯槽突起，硬口蓋，頬骨弓で，とりわけ下顎に多くみられる．

■臨床所見

外骨性の骨腫は無痛性，骨様硬の限局性の腫瘤として触知する（図8-24-a）．表面の被覆粘膜は正常な粘膜と同様である．境界明瞭で，ときにび漫性で不明瞭なこともある．中心性のものは初期の発見は困難で，増大に伴い，下顎骨の膨隆または神経圧迫により疼痛，麻痺などの神経症状を起こして気づく．ときに機能障害を伴うことがある．

■エックス線所見

比較的明瞭な透過像を示す．び漫性のときは線維性骨異形成症との鑑別がむずかしい（図8-24-b）．

■処　置

顔面の醜形，機能障害が著明でないときは放置するが，そのほかの場合は摘出または切除する．また，中心性のものは下顎骨部分切除術を行う．

骨形成線維腫　ossifying fibroma

骨様組織の形成を伴う線維性組織の腫瘍状増殖物で，一般に顎骨中心性に発生する．以前はセメント質形成線維腫を歯原性腫瘍として，また，化骨性線維腫を骨原性腫瘍として分類していたが，WHO分類ではセメント質は一種の線維骨とみなし，セメント質-骨形成線維腫の名称で一括された．最新のWHO分類(2005)では再び骨形成線維腫の名称が採用され，このなかにセメント質形

成線維腫およびセメント質-骨形成線維腫が同義として記載されている．病理組織学的には，細胞成分に富んだ線維性組織の中に，さまざまな大きさおよび形のセメント質様または骨様組織が認められる．

■臨床所見

発育は緩徐で顎骨を限局性に膨隆させ，顔面の変形や咬合の異常を生じる．両側性ないし多発性に発生することもある．比較的若年者で発現する．女性にやや多い．下顎臼歯部の骨体に好発する．

■エックス線所見

境界明瞭な半透過像として認められ，内部に不規則で石灰過度の異なる不透過像を含む．周囲との境界に幅の狭い硬化像が認められることがある．

■処　置

摘出術を行う．再発例では，辺縁切除または区域切除などが選択されることがある．ときに再発がある．

軟骨腫　chondroma

一般に，まれな腫瘍で，軟骨組織から発症し，外骨性に発生することが多い．通常，単独では現れることが少なく，ほかの間葉性腫瘍と混合して発症することが多い．

好発部位は，多くが歯槽突起，下顎骨正中部・骨体，下顎枝である．

■臨床所見

発育はきわめて緩慢で，無症状に増大する．比較的かたい腫瘤で，被覆粘膜は正常のことが多い．形は凸凹分葉状を呈する．

再発しやすく，再発を繰り返すと悪性化することがある．顎関節突起部に生じると障害がみられる．

■エックス線所見

境界明瞭な特異的な蜂巣状の透過像がみられ，多胞性の像を示すことがある．

■処　置

外科的に摘出手術をするが，再発しやすく，慎重に手術する必要がある．

いわゆる巨細胞腫　so-called giant cell tumor

多数の巨細胞を腫瘍のなかに混じているのが特徴である．本態についてはさまざまな説があり，真の腫瘍と非腫瘍とするものがある．最近では，巨細胞腫と巨細胞修復性肉芽腫とに区別している．

巨細胞腫　giant cell tumor

発生頻度は巨細胞修復性肉芽腫より少ない．思春期以後の25～40歳までに好発し，性差はほとんどない．好発部位は，長管骨にみられるものと同一で，大腿骨下端と四肢骨骨端に好発する．顎骨では，下顎骨が上顎骨より多く，正中縫合部，小臼歯部にみられる．

■臨床所見

顎骨にやわらかい血管に富んだ腫瘍が中心性に生じる．初期には無症状で，しだいに顎骨を無痛性に膨隆し，皮質骨を破壊して周囲組織に及ぶ．大きさは5cm以下で，色は褐色を呈し，ときに囊胞を形成して波動を触れることがある．

■病理組織学的所見

巨細胞腫は良性で再発を起こすことも少ないが，一部臨床的に悪性の経過をとり，転移することがある．

3　悪性腫瘍　malignant tumor

厚生労働省の人口動態統計調査(国民衛生の動向，2010年)によると，1981年まで脳卒中などの脳血管疾患が，日本の死亡率の第1位であったが，それ以降は悪性腫瘍が日本の死亡率の最も高い疾病である(図8-25)．

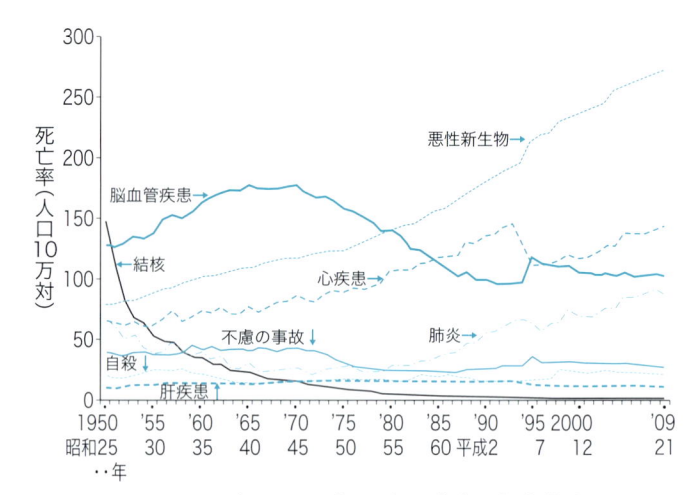

図8-25　主要死因別にみた死亡率の年次推移
平成6年までは旧分類による．平成21年は概数．
(厚生労働省人口動態統計，2010)

表 8-3 口腔癌の組織型と頻度

組織型	頻　度(%)
扁平上皮癌	90.9
疣状癌	2.6
未分化癌	0.3
腺癌	0.9
腺様嚢胞癌	1.2
粘表皮癌	1.4
悪性黒色腫	0.8
骨肉腫	0.1
Ewing 肉腫	0.1
悪性リンパ腫	0.1
その他	1.6

表 8-4 口腔癌

部位	患者数
口唇	17 (0.9%)
頰粘膜	154 (8.1%)
臼歯後方	21 (1.1%)
下顎歯肉	333 (17.5%)
上顎歯肉	226 (11.9%)
硬口蓋	63 (3.3%)
口底	189 (9.9%)
舌	897 (47.2%)
口腔, NOS	1 (0.1%)
合計	1,901 (100%)

NOS：not otherwise specified.

(日本頭頸部癌学会, 2007)

UICC による口唇および口腔(ICD-OC00, C02-06)の定義は，口唇(上唇，下唇，唇交連)，口腔(頬粘膜部，上歯槽と歯肉，下歯槽と歯肉，硬口蓋，舌前 2/3，口底)であり，歯科診療領域は，旧厚生省審議会申し合わせで，軟口蓋，顎骨(顎関節を含む)，唾液腺(耳下腺をのぞく)を加える部位とされている．

■発生頻度

口腔悪性腫瘍の発生頻度は，内外の統計からみると，全体の悪性腫瘍の約 4％である．そのうち，癌腫は 97％で，組織学的分類では扁平上皮癌が 90％で，圧倒的に多いのが特徴である(表 8-3)．

■部位別発生頻度

口腔外科 4 施設の統計では(表 8-4)，口腔悪性腫瘍(扁平上皮癌のみの統計)のうち，舌に発生する割合が最も高く，約 47％であり，次いで下顎歯肉 18％，上顎歯肉 12％，口底 10％，頰粘膜 8％，である．

口唇癌は，日本では欧米にくらべて少なく，1％にすぎない．一方，アメリカの統計では，口唇癌が約 42％を占め，口腔の癌腫のなかでは最も頻度が高い．

腫瘍の発生部位は，以上のように，人種，生活習慣，食生活や環境などによって異なっている．

■好発年齢および性別

50～60 歳代に多い．性別は男性に多く，女性の約 2 倍である(表 8-5)．

表 8-5 口腔癌の年齢と性別頻度(1,901 例)

年齢(歳)	男性	女性	合計
0～9	1	—	1
10～19	1	1	2
20～29	21	17	38
30～39	40	46	86
40～49	92	40	132
50～59	255	118	373
60～69	350	189	539
70～79	271	217	488
80～89	88	128	216
90～	7	19	26

(日本頭頸部癌学会, 2007)

■悪性腫瘍の初期像

発生部位，病理組織型，あるいは浸潤型式などによって多少異なるが，良性腫瘍との相違は，発育の速さや発育様式である．一般に，良性腫瘍は発育が緩慢で，形態は比較的規則性があり，正常組織との境界は明瞭，粘膜表面の色調は正常で，びらんや潰瘍，肉芽形成などを伴うことはほとんどない．

一方，悪性腫瘍では，発育はきわめて速く，腫瘍は凹凸のある不規則な形態をとり，潰瘍がみられることが多い．しかし，悪性腫瘍の初期は，アフタ性口内炎などの口腔粘膜疾患にみられるような疼痛がないので，放置されやすい．また，ごく初期の段階では，白斑や紅斑などを呈し，ほかの粘膜疾患との鑑別が困難なことがある．

表 8-6　TNM 臨床分類（2002，第 6 版）

以下の一般的定義は全領域に適用される：

T-原発腫瘍
　TX　　原発腫瘍の評価が不可能
　T0　　原発腫瘍を認めない
　Tis　　上皮内癌
　T1，T2，T3，T4　原発腫瘍の大きさ，および/または局所進展度を順次表す

N-所属リンパ節
　NX　　所属リンパ節転移の評価が不可能
　N0　　所属リンパ節転移なし
　N1，N2，N3　所属リンパ節転移の程度を順次表す
　注：リンパ節への原発腫瘍の直接浸潤はリンパ節転移に分類する．所属リンパ節以外のリンパ節への転移は遠隔転移に分類する．

M-遠隔転移
　MX　　遠隔転移の評価が不可能
　M0　　遠隔転移なし
　M1　　遠隔転移あり

表 8-7　TNM 臨床分類

T-原発腫瘍
　TX ┐
　T0 ├ 表 8-6 に準じる
　Tis ┘
　T1　　最大径が 2 cm 以下の腫瘍
　T2　　最大径が 2 cm をこえるが 4 cm 以下の腫瘍
　T3　　最大径が 4 cm をこえる腫瘍
　T4a　口唇：骨髄質，下歯槽神経，口底，皮膚（頰または外鼻）に浸潤する腫瘍
　T4a　口腔：骨髄質，舌深層の筋肉/外舌筋（オトガイ舌筋，舌骨舌筋，口蓋舌筋，茎突舌筋），上顎洞，顔面の皮膚に浸潤する腫瘍
　T4b　口唇および口腔：咀しゃく筋間隙，翼状突起，または頭蓋底に浸潤する腫瘍，または内頸動脈を全周性に取り囲む腫瘍
注：歯肉を原発巣とし，骨および歯槽のみに表在性びらんが認められる症例は T4 としない．

N-所属リンパ節
　NX ┐
　N0 ┘ 表 8-6 に準じる
　N1　　同側の単発性リンパ節転移で最大径が 3 cm 以下
　N2　　同側の単発性リンパ節転移で最大径が 3 cm をこえるが 6 cm 以下，または同側の多発性リンパ節転移で最大径が 6 cm 以下，または両側あるいは対側のリンパ節転移で最大径が 6 cm 以下
　　N2a　同側の単発性リンパ節転移で最大径が 3 cm をこえるが 6 cm 以下
　　N2b　同側の多発性リンパ節転移で最大径が 6 cm 以下
　　N2c　両側あるいは対側のリンパ節転移で最大径が 6 cm 以下
　N3　　最大径が 6 cm をこえるリンパ節転移
注：正中リンパ節は同側リンパ節である．

M-遠隔転移
　表 8-6 に準じる

病期分類

0 期	Tis	N0	M0
Ⅰ期	T1	N0	M0
Ⅱ期	T2	N0	M0
Ⅲ期	T1, T2	N1	M0
	T3	N0, N1	M0
ⅣA 期	T1, T2, T3	N2	M0
	T4a	N0, N1, N2	M0
ⅣB 期	T に関係なく	N3	M0
	T4b	N に関係なく	M0
ⅣC 期	T, N に関係なく		M1

　腫瘍初期の臨床的な視診型を分類すると，潰瘍型，肉芽型，膨隆型，白板型，乳頭型に分類される．しかし，腫瘍が進展すると，さまざまなタイプが混在した症状を呈する．

■**腫瘍の進展度**（TNM 分類），

病期分類（stage 分類）**と診断**

　腫瘍の大きさ（T），所属リンパ節転移（N）や遠隔転移（M）の状態を，視診，触診あるいは血液検査，エックス線検査などの臨床的検査方法によって診断し，TNM 表記する．TNM 分類は現在，第 6 版が用いられている（**表 8-6～9**）．

　口腔癌の特徴の 1 つに，所属リンパ節への転移を起こしやすいことがあげられる．原発部位によって，転移する経路が，ある程度決まっている．

　転移は，上下口唇，口底，舌前方部および歯肉の原発腫瘍からオトガイ下部リンパ節に生じやすい．また，上下口唇，歯肉，頰粘膜，硬口蓋，口底および舌側縁部の腫瘍から顎下部リンパ節への転移が起こりやすい．

　内頸静脈リンパ網は，顎顔面，頭頸部領域の最大のリンパ節群である．このうち，上内深頸リンパ節は，上下口唇，歯肉，頰粘膜，硬口蓋，口底後部，舌側縁や舌背

表 8-8　鼻腔および副鼻腔

T-原発腫瘍
- TX ┐
- T0 ├ 表 8-6 に準じる
- Tis ┘

上顎洞
- T1　上顎洞粘膜に限局する腫瘍，骨吸収または骨破壊を認めない
- T2　骨吸収または骨破壊のある腫瘍，硬口蓋および/または中鼻道に進展する腫瘍を含むが，上顎洞後壁および翼状突起に進展する腫瘍を除く
- T3　上顎洞後壁の骨，皮下組織，眼窩底または眼窩内側壁，翼突窩，篩骨洞のいずれかに浸潤する腫瘍
- T4a　眼窩内容前部，頬部皮膚，翼状突起，側頭下窩，篩板，蝶形洞，前頭洞のいずれかに浸潤する腫瘍
- T4b　眼窩尖端，硬膜，脳，中頭蓋窩，三叉神経第二枝以外の脳神経，上咽頭，斜台のいずれかに浸潤する腫瘍

鼻腔・篩骨洞
- T1　骨浸潤の有無に関係なく，鼻腔または篩骨の1亜部位に限局する腫瘍
- T2　骨浸潤の有無に関係なく，鼻腔または篩骨洞の2つの亜部位に浸潤する腫瘍，または鼻腔および篩骨洞の両方に浸潤する腫瘍
- T3　眼窩内側壁または眼窩底，上顎洞，口蓋，篩板のいずれかに浸潤する腫瘍
- T4a　眼窩内容前部，外鼻の皮膚，頬部皮膚，前頭蓋窩（軽度進展），翼状突起，蝶形洞，前頭洞のいずれかに浸潤する腫瘍
- T4b　眼窩尖端，硬膜，脳，中頭蓋窩，三叉神経第二枝以外の脳神経，上咽頭，斜台のいずれかに浸潤する腫瘍

N-所属リンパ節
- NX ┐
- N0 │
- N1 ├ 表 8-7 に準じる
- N2 │
- N3 ┘

注：正中リンパ節は同側リンパ節である．

M-遠隔転移
　表 8-6 に準じる

病期分類
　表 8-7 に準じる

表 8-9　唾液腺

T-原発腫瘍
- TX ┐
- T0 ┴ 表 8-6 に準じる
- T1　最大径が 2 cm 以下の腫瘍で，実質外進展*なし
- T2　最大径が 2 cm をこえるが 4 cm 以下の腫瘍で，実質外進展*なし
- T3　最大径が 4 cm をこえる腫瘍，および/または実質外進展*を伴う腫瘍
- T4a　皮膚，下顎骨，外耳道，または顔面神経に浸潤する腫瘍
- T4b　頭蓋底，翼状突起に浸潤する腫瘍，または頸動脈を全周性に取り囲む腫瘍

注：*実質外進展とは臨床的または肉眼的に軟部組織または神経に浸潤しているものをいう．ただし，T4a および T4b に定義された組織への浸潤は除く．顕微鏡的証拠のみでは臨床分類上，実質外進展とはならない．

N-所属リンパ節
- NX ┐
- N0 │
- N1 ├ 表 8-7 に準じる
- N2 │
- N3 ┘

注：正中リンパ節は同側リンパ節である．

M-遠隔転移
　表 8-6 に準じる

病期分類

病期	T	N	M
Ⅰ期	T1	N0	M0
Ⅱ期	T2	N0	M0
Ⅲ期	T3	N0	M0
ⅣA期	T1, T2, T3	N1	M0
ⅣA期	T1, T2, T3	N2	M0
ⅣA期	T4a	N0, N1, N2	M0
ⅣB期	T4b	Nに関係なく	M0
ⅣB期	Tに関係なく	N3	M0
ⅣC期	T, Nに関係なく		M1

部のリンパ路であり，これらの部位に腫瘍があると，オトガイ下リンパ節や顎下リンパ節を経て，内下方の頸部リンパ節への転移がすすむ（図 8-26）．

　したがって，悪性腫瘍の診断をする場合は，腫瘍の原発部位だけではなく，これらの所属リンパ節の診査を必ず行うべきである．

　悪性腫瘍の診断では，原発巣の占拠範囲，リンパ節転移の有無，遠隔転移の有無，さらに，重複癌の有無について治療開始前に詳細な検索が必須である．

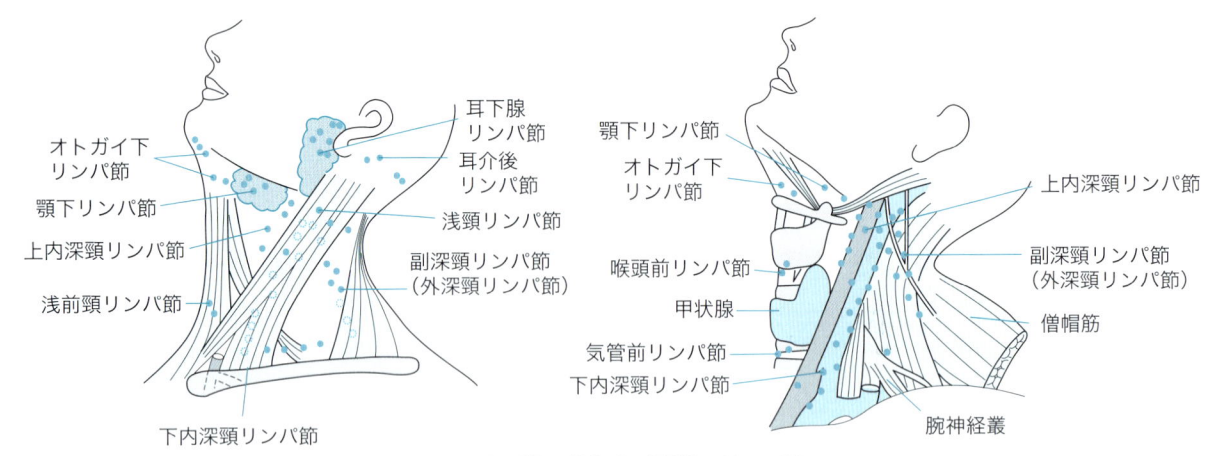

図 8-26　顎下部および頸部のリンパ節

視診，触診を基本とし，造影 CT（図 8-27），MRI，RI（^{99m}Tc あるいは ^{67}Ga）や超音波などによる画像診断が従来から行われてきた．近年，FDG-PET が，鋭敏性，検査範囲の広汎性から，頻用されるようになってきている．

■ 治　療

悪性腫瘍の治療法には，外科的な手術療法，放射線治療，坑癌剤による化学療法，およびこれらの治療法を併用する集学的治療法がある．また，補助的な治療法として，免疫療法や温熱療法などがあるが，現在のところ，これら単独では腫瘍を制御することはできない．

悪性腫瘍全般にいえるが，各種の治療方法のめざましい進歩，発達があり，治療成績は時代とともに向上している．しかし，腫瘍の制御ができずに，末期癌になる場合も少なくない．

最近では，このような末期癌患者のために，疼痛緩和療法や精神医学的な治療 psycooncology などのターミナルケアの重要性が増している．

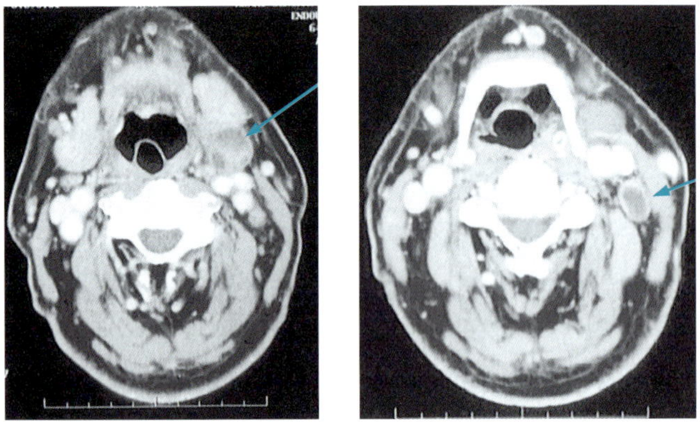

a：顎下リンパ節　　　b：上内深頸部リンパ節

図 8-27　造影 CT 像
転移したリンパ節（矢印）

(1) 手術療法

外科療法は，腫瘍の治療法として現在，最も重要なものである．手術の原則は，術後の局所再発を防ぐために，安全域 surgical margin として腫瘍周囲の健康組織を十分含めた，一塊切除 en block surgery である．

安全域は，一般的な扁平上皮癌の場合は約 10 mm で，組織型，悪性度により増減される．たとえば，局所浸潤性のきわめて高い悪性黒色腫では 50 mm の安全域をもうけることが推奨されている．また，欠損に対しては，さまざまな再建がなされる（15 章，p.386〜392 参照）．

リンパ節転移に対しては，今なお頸部郭清術が患者を救命するための唯一の手段であるとされているが，後述する手術以外の方法も試みられている．

(2) 化学療法

口腔悪性腫瘍では，手術療法，放射線療法およびそれらの併用療法が一般的に行われている．しかし，腫瘍縮小効果はあるものの，根本的治療としては現在のところ，単独では効果が少なく，併用あるいは補助療法として使

表 8-10 抗腫瘍薬

種類	薬品名(商品名)	種類	薬品名(商品名)	種類	薬品名(商品名)
アルキル化薬	シクロホスファミド(エンドキサン) イオスファミド(イホマイド) チオテパ(テスパミン) メルファラン(アルケラン) ブスルファン(マブリン) ニムスチン(ニドラン) ラニムスチン(サイメリン) ダカルバジン(ダカルバジン) プロカルバジン(塩酸プロカルバジン)	抗腫瘍性抗生物質	ドキソルビシン(アドリアシン) ダウノルビシン(ダウノマイシン) エピルビシン(ファルモルビシン) イダルビシン(イダマイシン) マイトマイシン C(マイトマイシン) アクチノマイシン D(コスメゲン) ブレオマイシン(ブレオ)	白金製剤	シスプラチン(ランダ) カルボプラチン(パラプラチン) ネダプラチン(アクプラ) オキサリプラチン(エルプラット)
代謝拮抗薬	メトトレキサート(メソトレキセート) フルオロウラシル(5-FU) テガフール(フトラフール) シタラビン(キロサイド) メルカプトプリン(ロイケリン) ゲムシタビン(ジェムザール) カペシタビン(ゼローダ) TS-1(ティーエスワン) UFT(ユーエフティ) メルカプトプリン(ロイケリン) ペントスタチン(コホリン) フルダラビン(フルダラ) クラドリビン(ロイスタチン) L-アスパラギナーゼ(ロイナーゼ) ヒドロキシカルバミド(ハイドレア)	微小管阻害薬	ビンクリスチン(オンコビン) ビンブラスチン(エクザール) ビンデシン(フィルデシン) ビノレルビン(ナベルビン) パクリタキセル(タキソール) ドセタキセル(タキソテール)	トポイソメラーゼ阻害薬	イリノテカン(カンプト, トポテシン) ノギテカン(ハイカムチン) エトポシド(ベプシド) ダウノルビシン(ダウノマイシン) ドキソルビシン(アドリアシン, ドキシル)
				生物製剤(サイトカイン)	IFN α IFN β IFN γ IL-2
		ホルモン類似薬	タモキシフェン(ノルバデックス) トレミフェン(フェアストン) アナストロゾール(アリミデックス) ファドロゾール(アフェマ) エキセメスタン(アロマシン) レトロゾール(フェマーラ) フルタミド(オダイン) ビカルタミド(カソデックス) ゴセレリン(ゾラデックス) リュープロレリン(リュープリン) メドロキシプロゲステロン(ヒスロン H200, プロベラ)	分子標的治療薬	トレチノイン(ベサノイド) イマチニブ(グリベック) リツキシマブ(リツキサン) トラスツズマブ(ハーセプチン) ゲフィチニブ(イレッサ) タミバロテン(アムノレイク) バシズマブ(アバスチン)
				非特異的免疫賦活薬	PSK(クレスチン) OK-432(ピシバニール) BCG(イムノブラダー, イムシスト) ウベニメクス(ベスタチン) レンチナン(レンチナン) シゾフィラン(ソニフィラン)

用されることが多い.

たとえば,進展癌で手術が行われる前に,腫瘍の発育を阻止する目的で,いわゆる術前療法 neo-adjuvant chemotherapy(NAC 療法)として,全身的に抗腫瘍薬による化学療法が用いられる.あるいは,手術後に生き残った細胞を死滅させるために術後化学療法が行われる.

以上のような全身投与以外に,局所化学療法があり,浅側頭動脈からカテーテルを逆行性に入れ,顎動脈に注入できる部位に留置したあとに抗腫瘍薬を持続的に投与し,放射線療法と併用し,腫瘍の縮小効果をはかる動注化学療法があり,上顎洞癌に対する三者併用療法として用いられてきた.

近年,鼠径部の大腿動脈から挿入したカテーテルを,外頸動脈の各枝まですすめて行う順行性超選択的動注化学療法や,浅側頭動脈から外形動脈の各枝にカテーテルを挿入して行う逆行性超選択的化学療法などが行われるようになってきた.

これらの方法と放射線療法を併用することにより,良好な局所制御が得られるようになってきている.

抗腫瘍薬は,治療域と副作用発現域が,近接あるいは逆転しているため,副作用対策が必要である.ほとんどの抗腫瘍薬は骨髄抑制をきたす.

白血球減少に対しては GM-CSF, G-CSF が用いられ,赤血球減少には輸血あるいはエリスロポエチンが使用さ

れる．血小板減少については血小板輸血が行われる．また，嘔気，嘔吐に対してセロトニン受容体拮抗剤（H3受容体拮抗剤）や副腎皮質ステロイドが使用される．

そのほかの副作用として，腎機能障害，出血性膀胱炎，心筋障害などがある．これらは，用量規制因子 dose limiting factor となり，投与量の決定において考慮される．

代表的な抗腫瘍薬

表8-10 に代表的な抗腫瘍薬を示した．

（3）免疫療法

免疫療法には，癌細胞だけがもっている特異抗原によって生体を免疫する特異的免疫療法と，癌細胞以外のある種の細菌や植物などの組織から抽出した成分を用いて，生体の免疫能を高める非特異的免疫療法とがある．

現在の段階では，免疫療法のみでは悪性腫瘍の根治的治療は不可能であり，補助的療法である．手術，放射線治療や化学療法は，いずれも生体への侵襲が強く，免疫能が低下する．

免疫療法は，治療後の生体の免疫能を賦活させるために，現在は非特異的免疫療法が用いられ，生物学的応答修飾剤 biological response modifier 療法（BRM療法）ともよばれている．

菌体成分である OK-432（ピシバニール®），クレスチンやシゾフィランなどがあり，サイトカインとしてインターフェロン（interferon-α，β，γ）がある．なお，インターフェロン-αおよびインターフェロン-βは，BRMの作用のほかに腫瘍細胞障害作用も有しており，悪性黒色腫などには有効とされている．

最近，腫瘍免疫機構を腫瘍壊死因子 tumor necrosis factor-αやインターフェロン-βなどのサイトカイン遺伝子によって増強する治療法，すなわち腫瘍免疫遺伝子治療が開発されつつある．

（4）放射線療法

外科的な治療法にならび，症例によって放射線療法が第一次選択されることも多い．口腔の腫瘍は，機能障害や審美的障害を極力さけ，治療後の QOL（Quality of Life）や早期の社会復帰をはかるためにも，放射線治療は外科的治療と同様，きわめて有用な治療法である．

放射線療法が行われる条件として，腫瘍細胞の放射線感受性，原発部位，病期（TNM分類によるステージ）や全身状態などがあげられる．

悪性腫瘍に対する放射線の作用は，電離放射線が生体内に多量に含まれる水と相互作用し，電離/励起を引き起こした結果，非常に反応性に富むラジカルが，直接的または間接的にDNAを障害し，DNA鎖の修飾，切断を引き起こすことによって起こる．

そのなかでも重要なものは，DNA2本鎖が同時に障害される2重鎖切断とよばれる．修復能以上の電離放射線をあびた場合は，DNA損傷（とくに2重鎖切断）を完全に修復できない．この場合，2重鎖切断をもった細胞は，最終的に積極的に自殺するか（アポトーシス），つぎの分裂時に異常をきたして死滅する．

悪性腫瘍の放射線感受性は，発生母地の感受性に依存する．また，放射線感受性はベルゴニエとトリボンドーの法則によると，①細胞分裂頻度の高いものほど，②将来，分裂回数の大きいものほど，③形態および機能において未分化のものほど，組織の放射線感受性が高いという一般原則がある．

また，組織中の酸素が多いほうが効果があるとされ，細胞分裂周期ではM期に作用する．口腔の悪性腫瘍は扁平上皮癌が大多数を占めているが，放射線感受性は中等度である．

放射線治療の適応として Stage Ⅰ，Ⅱなど，早期癌が知られている．しかし，口腔底癌で，歯肉および下顎骨に進展した症例，頰粘膜癌では，臼後部や上下頰歯槽溝まで浸潤した症例，歯肉癌で顎骨に浸潤している症例，硬口蓋癌や上顎洞癌への適応は困難である．また，頸部リンパ節転移巣には外科的治療が標準治療である．また，治療態度として，治癒を目指す根治的照射と，手術不能症例に対する姑息的照射，骨転移による痛みの緩和のために行われる緩和的照射とに分けることができる．

照射の方法は，外照射と組織内照射とに分けられる．舌癌では，小線源による組織内照射（約^{70}Gy）がよく用い

表8-11 各種癌の放射線感受性

	正常組織	癌
高い	リンパ組織 睾丸 粘膜，皮膚 唾液腺	悪性リンパ腫 セミノーマ 扁平上皮癌 腺癌，腺様嚢胞癌，粘表皮癌
低い	骨，筋肉	骨肉腫，筋肉種，線維肉腫

られ，術後成績もT1の腫瘍では良好である．

組織内照射は，病巣に大線量を照射し，周囲健康組織には最小限の線量しか被曝させないので，腫瘍組織への治療効果は大きく，しかも他臓器への障害が少ないという利点がある．

組織内照射に使用されている線源には，Ra針，^{137}Cs針や^{198}Auグレインなどがある．しかし，組織内照射による治療は，設備による制約や治療従事者の被曝などが欠点としてあげられる．

外照射（^{40}Gy，$^{60〜70}$Gy）は，広く行われている方法であり，各種の癌に対する根治療法としてはむろん，進行癌に対する術前治療や，抗腫瘍薬と併用した放射線化学療法として，また，頸部リンパ節の不顕性転移巣に対する予防的照射などとして用いられている．

舌癌の場合，照射前処置として，照射野にかかる歯の抜去が行われる．さらに，照射方法として三次元治療やIMRT（intensity modulated radiotherapy）が導入されて，好成績を上げている．また，サイバーナイフの導入により，さらなる治療成績の向上が期待される．

放射線の線種としては，電子線，エックス線，ガンマ線が用いられてきたが，近年，荷電粒子線治療が行われるようになり，良好な成果をあげている．

放射線療法による副作用と障害として，急性障害としては，口腔，咽頭の粘膜炎，唾液分泌障害，味覚障害などがみられる．晩期障害としては，顎骨の骨髄炎や壊死，難治性粘膜潰瘍形成に注意する．

放射線治療後に不用意に抜歯を行うと，放射線骨髄炎を引き起こすため，注意が必要である．下顎骨壊死の閾線量は$^{60〜65}$Gyであるが，無歯の状態にくらべ，有歯の場合はリスクが高い．

口腔乾燥は，唾液腺の外部照射の線量が^{30}Gy未満であれば軽度であるが，健側の唾液腺の保護が重要となる．上顎では，晩期有害反応として，白内障，緑内障，放射線網膜症，角膜炎，視神経障害，脳壊死，ドライアイなどがある．

放射線治療の際の口腔管理については，口腔内をつねに清潔に保ち，粘膜炎に対しては消炎鎮痛薬，含嗽剤や表面麻酔薬の投与を行う．放射線治療による免疫能の低下により，不顕性の感染巣が急性化することがしばしば起こるため，術前に，感染根管処置を完了させておく．また，放射線治療中，治療後の抜歯は非常な注意が必要なため，保存できない歯はあらかじめ抜去し，創の治癒を待って放射線治療を開始する．

(5) その他の治療法

凍結療法 cryosurgery

液体窒素による凍結装置を用いて，腫瘍組織を凍結壊死させ，治療する方法である．凍結条件は－160〜－190℃で行うが，深部へ浸潤した腫瘍では効果が少なく，補助的な治療法である．

レーザーによる手術療法 Laser-surgery

人工的に高出力の波長光線を利用した手術療法である．腫瘍の治療に用いられているレーザーはCO_2レーザーや，Nd-YAGレーザーによる，比較的浅い腫瘍の蒸散による治療が行われることがある．

温熱療法 hyperthermia

腫瘍組織に温度感受性があることを利用した治療法である．腫瘍細胞は42.5℃以上，1時間の加温によって放射線効果がみられるが，ラジオ波やマイクロ波を用いて腫瘍を加熱することにより，死滅させる治療法である．

腫瘍細胞に対する温熱効果

① 41〜45℃で殺細胞効果が生じる．
② 低pH，低栄養状態にある腫瘍細胞は，熱感受性が高い．
③ S期後半の腫瘍細胞への熱効果が高い．
④ 温熱で血行がよくなり，組織酸素分圧が高まり，放

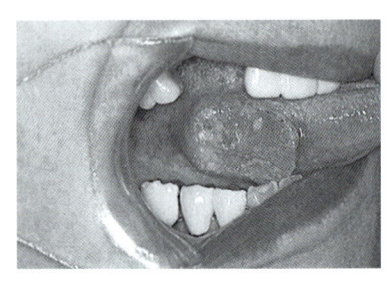

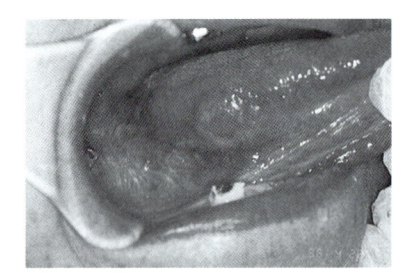

a：潰瘍型　　　　　　　　b：浅い潰瘍　　　　　　　　c：腫瘍周囲の白斑

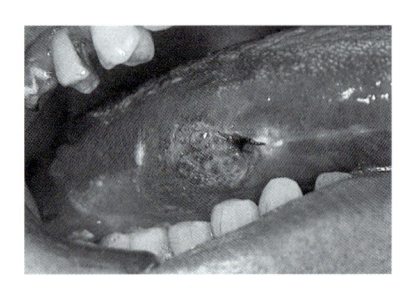

図8-28　右舌側縁部の腫瘍

射線感受性が増強される．
⑤ 加温により細胞膜流動性が高まり，抗腫瘍薬の移行がよくなる．
⑥ 腫瘍血管は，温熱により障害されやすい．

現在の段階では，根治的療法ではなく，放射線や抗腫瘍薬と併用することによる抗腫瘍効果が期待されている．

(6) 集学治療

外科的な手術療法，放射線治療，抗腫瘍薬による化学療法，これらの治療法を併用する集学的治療法がある．

4　非歯原性悪性腫瘍各論

口腔領域に発生する非歯原性悪性腫瘍は，口腔粘膜上皮由来の悪性腫瘍，唾液腺や粘液腺に由来する唾液腺腫瘍(p.213参照)，また，まれではあるが，口腔以外のほかの部位に発生した癌が口腔に転移する，転移癌がある．

上皮に由来する腫瘍のはかに，リンパ組織に由来する悪性リンパ腫や，間葉性組織由来の線維肉腫，筋肉腫あるいは骨肉腫などがあるが，頻度は低い．

(1) 癌腫　carcinoma

口腔粘膜に発生する扁平上皮癌が最も多く，約97％である．そのほか，未分化癌，粘表皮癌などがみられる．

好発年齢は50～60歳代，男女比は2～5：1で，男性に多い．

舌　癌　carcinoma of tongue

原因は明らかではないが，不良補綴物や齲歯などの鋭縁歯の慢性刺激および喫煙，過度の飲酒などが誘因として考えられている．

発現頻度は，口腔領域で最も多く，口腔癌の47％を占める．好発部位は，舌側縁部(図8-28)が約90％である．とくに臼歯部に多く，舌背部や舌下面は少なく，それぞれ4％くらいである．50～60歳代に多くみられるが，20歳代の若年者にも発生する．性別では男性に多く，2～3：1である．

■発生部位の分類

舌の有郭乳頭より前方部の舌背部(TNM分類による表記141.1)と，舌側縁部(TNM分類による表記141.2)，および舌下面(TNM分類による表記141.3)の3部位に分けて腫瘍発生部位を分類する．なお，舌根部は，TNM分類では口峡咽頭部腫瘍に属する．

■症　状

初期は舌粘膜にびらん，浅い潰瘍で(図8-28-b)，軽度の硬結がみられ，白斑や紅斑を伴うことがあるが(図8-28-c)，疼痛はほとんどない．発育に伴い，潰瘍型のものでは疼痛や接触痛がみられるようになる．

発育形式は乳頭型や肉芽型の外向性のタイプ(図8-28-a)と，潰瘍型や腫瘤硬結型の内向性(図8-28-b)のものとがある．

進展癌では，舌の運動障害や嚥下障害がみられ，顎舌骨筋や内側翼突筋などの咀嚼筋に腫瘍が浸潤した場合には，開口障害が生じる．

■転　移

舌は脈管系に富み，リンパ節転移や遠隔転移が起こりやすい．塩田，立花によると，初診時に23％の転移が認められ，治療経過中にリンパ節転移が認められるものを含めると，50～70％の高いリンパ節転移陽性率がみられる．リンパ節転移は，顎下部や上内深頸リンパ節などに

多くみられるので，舌の悪性腫瘍が疑われる場合は，顎下部や頸部の触診や画像診断によって，リンパ節転移の有無を精査する必要がある．

■治療

外科的治療：舌部分切除と拡大複合手術とに大きく分けられる．

① 局所切除は，TNM分類のT1，T2で，所属リンパ節転移のない症例，すなわち，病期分類 stage I，II の場合に適応される．

腫瘍周囲の健康組織を含めて(safety margin)切除しなければならない．切除範囲が3〜4 cm以下であれば一次縫合ができる．しかし，それ以上大きい腫瘍は，皮膚移植あるいは筋皮弁による再建が必要になる．

② 拡大複合手術は，腫瘍が大きく，舌，口底部，さらに，下顎などの隣接組織に浸潤している症例や，リンパ節転移が認められる症例，すなわち，stage III，IVの場合に適応となる．

これらの症例では，舌，口底あるいは下顎骨と頸部リンパ節の郭清組織とを一塊にして切除しなければならない(en block and pull through surgery)．

したがって，切除後は欠損組織範囲が大きくなるので，筋皮弁や骨筋皮弁などによる即時再建術が必要になる．

放射線治療：小線源による組織内照射，電子線腔内照射や外部照射などがある．また，外科治療の前に腫瘍の発育を阻止する目的で行う術前照射や，手術後に再発を防止するために術後照射療法が行われることもある．

① 組織内照射は，T1，T2の症例が適応であり，^{198}Auグレイン，^{137}Cs針，Ra針や^{198}Irヘアピンなどの小線源を用いる．

早期癌では機能障害を残さないことと，制御率がきわめて高く有効な治療方法である．しかし，腫瘍が大きい場合は制御率が悪い．

② 外部照射は，腫瘍が大きい症例で手術ができない場合に行われることがあるが，制御率は一般に低い．

化学療法：手術の前に腫瘍の増殖を低下，縮小させ，また，微小転移の制御を目的に行う術前化学療法と，術

表8-12 舌癌の治療

TNM分類	標準的な治療	その他の治療
T1N0	舌部分切除 ^{226}Ra，^{137}Cs針	^{198}Auグレイン，電子線照射 外照射＋化学療法，手術
T2N0	舌部分切除，亜全摘 ^{226}Ra，^{137}Cs針	外照射＋化学療法→手術 化学療法＋外照射
T1-2 N1-2	^{226}Ra針→頸部郭清術	外照射＋化学療法 →頸部郭清術
T3N0	外照射→^{226}Ra針 →手術	NAC→照射→手術 NAC→手術

Stage III，IV　　外照射→^{226}Ra針，NAC→手術，NAC→照射→手術，外照射＋化学療法→手術

後に再発を防ぐために行う術後化学療法，および多臓器への転移などがみられる症例に行う抗腫瘍薬の単独化学療法とがある．

① 術前化学療法に，最近おもに用いられている方法には，CDDP(シスプラチンなどの白金製剤)と，BLM(塩酸ブレオマイシン)や5-FUを併用したCDDP＋BLM療法やCDDP＋5-FU療法などがある．

② 多剤併用による化学療法は進展癌に用いられるが，その制御率は低い．

舌癌の治療は，以上のようにTNM分類や病期分類によって異なるが，表8-12に示すような標準的な治療およびNAC(neo-adjuvant chemotherapy)を併用した治療が行われている．

■手術後の治療成績

病期によって異なる．5年生存率は，stage I，IIでは60〜80％，進行したstage III，IVでは30〜60％である．

歯肉癌　carcinoma of gum

口腔領域で，舌癌に次いで多く，口腔癌の20〜30％である．上顎歯肉より下顎歯肉に多い．とくに臼歯部歯肉に好発するが，まれに前歯部歯肉にも発生する．好発年齢や男女比は舌癌とほぼ同様である．

■歯肉癌発生部位の分類

下顎歯槽歯肉部(TNM分類による表記143.1)と，上顎歯槽・歯肉部(TNM分類による表記143.0)の2部位に分けて腫瘍発生部位を分類する．

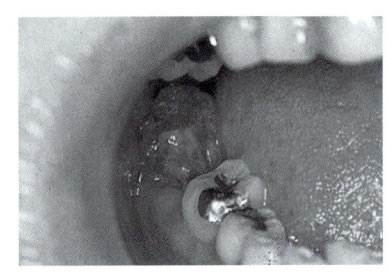

a：潰瘍型（下顎右側臼歯部） 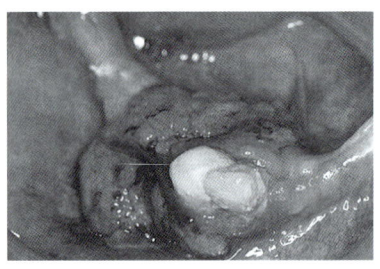　　b：肉芽膨隆型（下顎右側臼歯部） 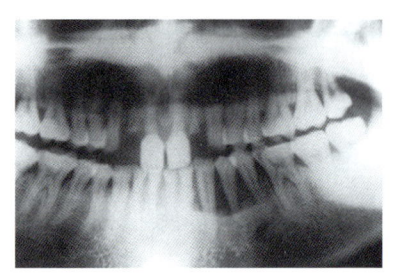　　c：圧迫吸収型（下顎右側小臼歯部）

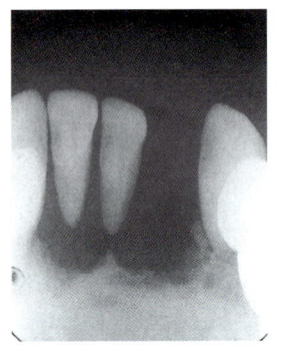

d：虫食い型の吸収像（下顎右側前歯部）
2歯が浮遊歯の状態になっている．

図 8-29　歯 肉 癌

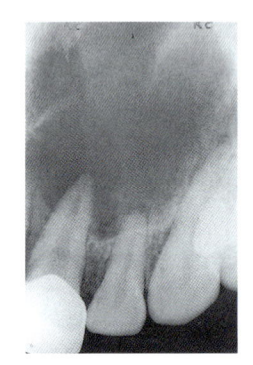

図 8-30　上顎癌（上顎左側前歯部）
根尖部に囊胞様の骨吸収像がみられる．

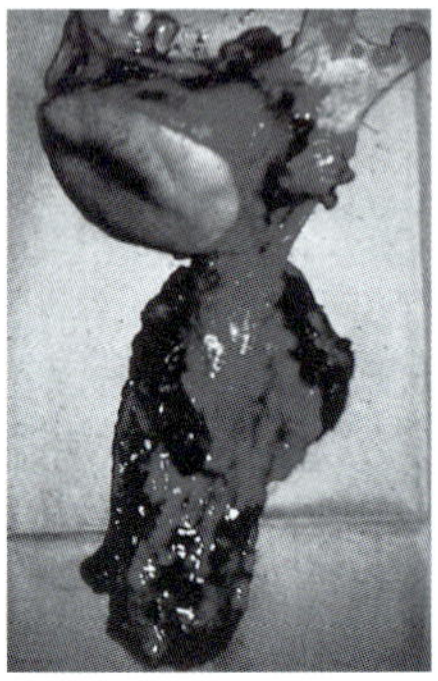

図 8-31　歯肉癌（下顎左側）
下顎片側切除術と頸部郭清術．

■症　状

　視診型では潰瘍型が多いが（図 8-29-a），肉芽型を示すものもある（図 8-29-b）．歯肉癌は，初期に歯周疾患の病態と似た臨床所見を示すので，鑑別診断が重要である．

　歯周病の手術や抜歯などによって腫瘍がさらに進行するので，注意が必要である．

　歯肉癌のもう1つの特徴は，比較的早期の腫瘍でも，解剖学的に直接している歯槽骨や顎骨の吸収がみられることである．エックス線検査でみられる骨の吸収形式は，圧迫吸収型（図 8-29-c）と虫食い型の吸収像（図 8-29-d）の2つに分類される．ことに圧迫吸収を示すものは，辺縁性歯周炎と類似した垂直性吸収像を呈する場合があり，両者の鑑別診断が必要である．

　また，頻度は少ないが，歯原性上皮に由来する癌では，歯根囊胞のエックス線像との鑑別が困難な症例もある（図 8-30）．骨吸収が進み，下顎管に達するものでは，下口唇の知覚異常がみられる．

■転　移

　下顎歯肉癌で，臼歯部に生じた腫瘍では顎下リンパ節に，前歯部唇側歯肉ではオトガイ下リンパ節に，舌側歯肉では顎下リンパ節への転移が起こりやすい．

　さらに，リンパ節転移が下方に進む場合は，一般に，上内深頸リンパ節，中，下深頸リンパ節へと拡大する．

　上顎歯肉癌は，下顎歯肉癌の転移陽性率の50〜60％に比較して，転移の頻度は20〜30％と低い．また，リンパ節転移の経路は下顎歯肉癌とほぼ同様である．

■治　療

　舌癌と異なり，顎骨への浸潤が起こりやすいので，一次選択として，治療は手術療法である．

　下顎歯肉癌で歯槽部に限局している場合は，下顎辺縁切除術 marginal mandiblectomy が行われ，下顎管に達するような症例では下顎区域切除術 segmental mandiblectomy が，下顎枝に腫瘍が及ぶ場合には下顎片側切除術

hemimandibulectomy が行われる（図 8-31）．

手術範囲が広い場合は，筋皮弁や血管柄つきの骨移植による即時再建術が行われる．リンパ節転移の症例では，同時に頸部郭清術が必要である．下顎良性腫瘍摘出後の再建に，一般的に用いられる腸骨などによる遊離骨移植は，母床の血行状態が手術侵襲のために不良で，使用できない．

上顎歯肉癌では，歯槽部に限局している場合は上顎部分切除術 partial maxillarectomy を，範囲が広い場合は上顎片側切除術あるいは上顎亜全摘を行う．再建は，術後に顎補綴によることが多い．

治療成績は，頸部リンパ節転移がない場合の5年生存率は60〜70％であるが，リンパ節転移がある場合は50％前後である．しかし，治療法の進歩により，近年では成績は向上している．

上顎洞癌　carcinoma of maxillary sinus

原因は明らかではないが，誘因として慢性副鼻腔炎があげられている．頭頸部腫瘍のうち約12％であり，やや減少傾向にあるといわれる．その理由は，副鼻腔炎が最近減少したためと考えられている．

下鼻道側壁や下鼻甲介のある上顎洞内側壁が最も発生頻度が高い．しかし，洞粘膜を介して進展するので，発生部位を同定できないことが多い．

口腔外科を訪れる患者では，前下方型の腫瘍で，歯の症状を訴えて来院する場合が多い．60歳代にピークがあるが，若年者にもみられ，男女比は2：1である．

■発生部位の分類

WHOのTNM分類によると，上顎を内眼角と下顎角をとおる平面（Ohngren 線）で，2つの部位，すなわち前下方と後上方とに分けている．

T1：上顎洞粘膜に限局した腫瘍で，骨への浸潤あるいは破壊がないもの．
T2：硬口蓋あるいは中鼻道を含む下方組織に及ぶ腫瘍．
T3：頰部の皮膚，上顎洞後壁，眼窩底あるいは眼窩内側壁，あるいは前篩骨洞のいずれかに及ぶ腫瘍．
T4：眼窩内組織，篩板，後篩骨洞，蝶形骨洞，鼻咽頭，軟口蓋，翼突上顎部，側頭窩あるいは頭蓋底に及ぶ腫瘍．

■症　状

上顎洞に原発した腫瘍は，発生部位によってさまざまな臨床症状がみられるが，一般には，鼻閉，鼻出血や頭痛を訴えることが多い．上顎洞下方型の腫瘍では，歯肉腫脹，歯肉の潰瘍や歯痛がみられ，上方型の場合は，流涙，眼球突出，複視や耳閉塞感などの症状がある．

また，現病歴を詳細に問診することによって，腫瘍の進展状況を把握できる．診断は，臨床所見やエックス線，CTやMRにより，腫瘍の部位や骨破壊像によって行う．

■転　移

リンパ節転移は約10％と低い．転移は下方型では顎下リンパ節に，後上方型では内頸リンパ節にみられる．

■治　療

手術療法，放射線療法あるいは化学療法が行われているが，手術による顔面の変形や咀嚼，嚥下障害などの機能障害をさけるために減量手術，化学療法と放射線療法を併用する三者併用療法がおもに行われ，術後の成績も良好とされている．

三者併用療法は，最初に外部照射あるいは抗腫瘍薬シスプラチン，5-FUなどを neo-adjuvant 療法として行ったあとに，上顎洞側壁より開洞術を行い，腫瘍をできるかぎり減量し，同時に放射線療法と化学療法を行う．抗腫瘍薬の投与は，浅側頭動脈より逆行性にカテーテルを顎動脈に留置し，持続的に動注する．

治療成績は，併用療法による5年生存率は70％前後であるが，施設による差が大きい．

口底癌　carcinoma of floor of mouth

口底癌は，上方は舌と下顎骨との間で，内側下方はオトガイ舌筋と顎舌骨筋の上方に発生する腫瘍であり，口底部の粘膜より生じる扁平上皮癌と，舌下腺や小唾液腺由来の腺様嚢胞癌，粘表皮癌などの腺癌がみられる．

ほかの悪性腫瘍と同様に，過度の喫煙，飲酒や下顎義歯床縁の刺激などが誘因と考えられている．

発生頻度は，口腔癌の10〜15％である．好発部位は，口底前方部の舌下小丘や舌小帯近辺が多く（図 8-32-a），後方部に発生することは少ない．

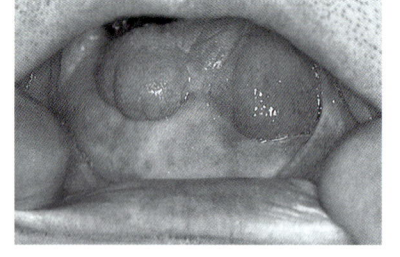

a：潰　瘍　　　　　　b：膨隆型の潰瘍

図 8-32　口底癌（舌下小丘部）

50〜60 歳代に多く，男女比は 7〜3：1 で，男性に多い．

■症　状

視診型は，早期の腫瘍では白斑や紅斑がみられるが，膨隆型（図 8-32-b）や潰瘍型のことが多い．

口底癌では，粘膜が薄く，下方の顎舌骨筋やオトガイ舌筋，あるいは反対側の口底に浸潤しやすく，ほかの舌骨上筋群，内側翼突筋や下顎骨へ浸潤し，進展癌に移行する症例も多い．

■転　移

口底部のリンパ経路として，前方部はオトガイ下リンパ節や顎下リンパ節で，前者のリンパ節は，二次的には頸静脈肩甲舌骨筋リンパ節に流れ，顎下リンパ節ではさらに下方内側に流れ，深頸リンパ節へとリンパ流の経路に沿って転移が進む．

後方部では，頸静脈二腹筋リンパ節から，さらに，頸静脈リンパ管を経て，下深頸リンパ節に流れるので，この経路に沿って通常は腫瘍の転移が起こる．

頸部リンパ節転移は，初診時に 30〜60％と差が大きいが，早期に転移がみられる傾向がある．

■治　療

進展が速く，下顎骨やリンパ節への転移がみられることが多いので，頸部郭清術を含めた拡大手術が行われる場合が一般的である．しかし進展例では，手術前に術前化学療法が行われる（neo-adjuvant chemotherapy）．

手術後の組織欠損部に再建が必要であり，大胸筋皮弁や腹直筋皮弁などが使用されている．下顎骨へ腫瘍が浸潤し，下顎骨区域切除を同時に行った症例には，血管柄付きの腸骨，肩甲骨あるいは腓骨を移植する．

治療成績は，頸部リンパ節転移のないものでは，5 年生存率は約 70％であるが，stage III, IVでは 30％前後と低い．

頰粘膜癌　carcinoma of buccal mucosa

頰部は口腔の側壁であり，内側の頰粘膜と皮膚の間は頰筋があり，耳下腺の開口部が第二大臼歯相当部に位置し，上下はそれぞれの歯肉頰移行部，前方は上下口唇粘膜，後方は臼後部で境界された範囲である．この部位に発生する腫瘍は，大多数がほかの口腔癌と同様に扁平上皮癌であるが，比較的に分化度がすすんだ組織型を示すものが多い．扁平上皮癌以外に小唾液腺由来の腺癌がみられる．

かみタバコ betelnut chewing をかんだあとに歯肉頰移行部にタバコを留置する習慣のあるインド，スリランカ，バングラデシュなどの東南アジアでは，頰粘膜腫瘍が多く，かみタバコが誘因とされている．また，アメリカ南西部のかぎタバコの習慣のある地域の人に，本腫瘍が多発しているといわれている．これらの地域では，10：1 で，圧倒的に男性に多い．

日本では，口腔癌全体の約 10％である．上下顎第二大臼歯相当部の咬合線付近の頰粘膜に好発する．好発年齢のピークは 60〜70 歳代の高齢者で，男女比は 2：1 で，男性にやや多い．

■発生部位の分類

頰粘膜の UICC による解剖学的分類は，①上下の口唇粘膜面，②頰粘膜，③臼後部，④上下の頰歯槽溝に亜分類されている．

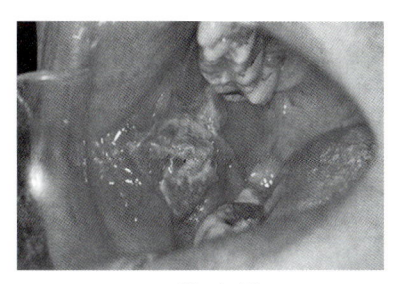

a：潰瘍型　　　　　　　　　　b：疣贅型（左側頬粘膜）
右側頬粘膜の咬合線を中心にみられる．

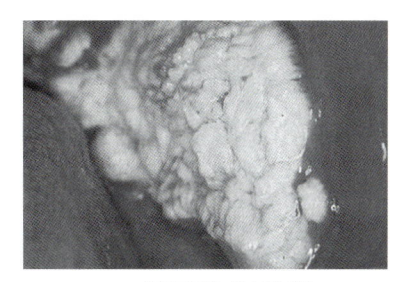

図8-33　頬粘膜癌

■ 症　状

視診型は，膨隆性の外向型，潰瘍型（図8-33-a）および疣贅型 verrucous type がみられる（図8-33-b）．

外向性の腫瘍は白斑を伴うことが多い．潰瘍型を示す腫瘍は周囲に触診で硬結がみられ，頬筋や顎骨への浸潤が速い．後方に腫瘍がすすむと，軟口蓋や内側翼突筋へ浸潤拡大し，開口障害を起こす．

■ 転　移

本腫瘍のリンパ節転移の頻度は20〜50％であり，顎下リンパ節や上内深頸リンパ節が多い．

■ 治　療

腫瘍の大きさが T1，T2 くらいであれば，手術療法ないしは放射線療法でも治癒率は良好であるが，T3 の腫瘍や T4 で，顎骨など周囲組織への浸潤がみられる症例や，リンパ節転移が認められる場合は，手術療法により，頸部郭清術を含む拡大手術と，筋皮弁による即時再建が選択される．

頸部リンパ節転移のない場合の5年生存率は約60％であるが，転移のある場合は約40％である．

硬口蓋癌　carcinoma of hard palate

硬口蓋は，口蓋骨水平板により，上方は上顎洞と鼻腔側面に，下方は口腔側に分けられるが，UICC の臨床解剖学的な範囲は，口蓋骨水平板以下の口腔側面であり，軟口蓋は口峡に属するので，この部位には含まれない．

口蓋側粘膜には小唾液腺が多く，腺癌や粘表皮癌の唾液腺腫瘍が多いが，扁平上皮癌もみられる．

小唾液腺由来の腺癌は，硬口蓋の後方，軟口蓋のやや前方で，かつ大臼歯部寄りの粘膜下に腫瘤としてみられることが多い．一方，扁平上皮癌は，歯肉側寄りで，硬口蓋の中1/3に好発する傾向がある．高齢者では，装着している義歯床の刺激ないしは粘膜面の不衛生が誘因と思われる症例がある．

発現頻度は比較的少なく，口腔癌の2〜3％である．50歳代以上にみられ，性差はない．

■ 症　状

視診型は，片側の硬口蓋に膨隆型の腫瘤としてみられ（図8-34-a），小唾液腺腫瘍は，初期には，表面の粘膜は正常であるが，ややわらかく，弾性軟を呈する．

硬口蓋は，良性の唾液腺腫瘍である多形性腺腫の好発部位であり，鑑別診断が重要で，臨床的に明らかでない場合は生検が必要になる．

扁平上皮癌は，潰瘍型が多く（図8-34-b），上方に腫瘍が進展すると，鼻閉管や鼻出血などの上顎洞癌あるいは上咽頭癌と同様の症状を示す．

■ 転　移

リンパ節転移は一般に，前方部は顎下リンパ節，上内深頸リンパ節の経路で，後方部では，内頸リンパ節群の顎二腹筋下リンパ節 jugulodigastric lymph node，あるいは外側咽頭後リンパ節に生じる．

口腔癌のうちでは，頸部リンパ節への転移は少ない．

■ 治　療

小唾液腺に由来する限局した腫瘍は，手術療法が第一選択であり，周囲健康組織を含めた局所切除を行う．

術前の画像診断で，口蓋骨に圧迫吸収や破壊像が認め

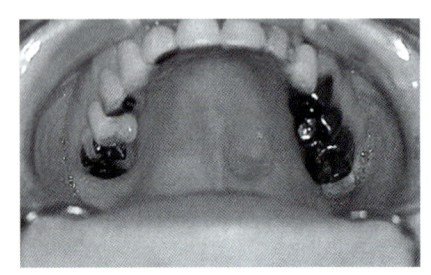

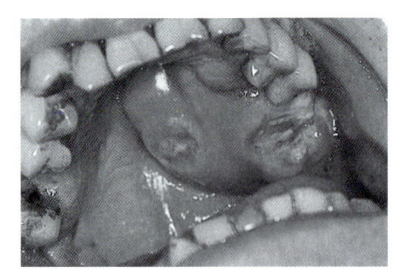

a：膨隆型の腫瘍　　　b：潰瘍を伴う膨隆型の腫瘍　　　図8-35　口唇癌

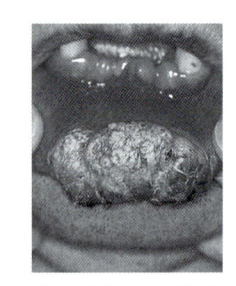

図8-34　硬口蓋癌（左側硬口蓋）

られた場合には，口蓋骨および上方の鼻腔側粘膜や上顎洞粘膜の切除が必要である．また，頸部リンパ節転移や骨破壊がある場合は，頸部郭清術と上顎骨部分切除を行う．手術後の機能回復には，筋皮弁による再建よりも，顎補綴が優れている．

治療成績は，腫瘍の病理組織型や転移の有無によるが，扁平上皮癌の5年生存率は約40％である．

口唇癌　carcinoma of lip

口唇の腫瘍は，欧米を初め諸外国に多い．日本での発生頻度は口腔癌の2～4％と非常に低いが，外国では20～40％と多く，日本の約20倍である．

アメリカの報告では，舌癌が22％，口唇癌は42％で，口腔癌のうち最も多い．扁平上皮癌が最も多いが，上口唇癌では基底細胞癌が多くみられるといわれている．そのほか，小唾液腺由来の腺癌もまれにみられる．

口唇癌は，パイプタバコの喫煙者に多発することが知られている．日本とくらべパイプタバコの習慣のある欧米に口唇癌患者が多い．また，日光の紫外線を長時間うけると赤唇部に角化異常が起こり，発癌するといわれる．白色人種は紫外線に過敏で，この点も欧米に皮膚癌や口唇癌が多い原因と考えられる．部位別では，下口唇に発生する割合が高く（図8-35），上口唇の10倍といわれている．50歳代以降に多くみられ，男性が圧倒的に多く，男女比は50：1～10と報告されている．

■発生部位の分類

口唇はUICC分類では，上下口唇および口角（唇交連）の赤唇部と定義されている．なお，UICC分類では，口唇内側粘膜の腫瘍は頰粘膜癌に属する．

■症　状

口唇癌の初期は，赤唇部粘膜の荒れ，亀裂，びらんや痂皮形成などがみられる場合が多いが，最初から無痛性の潰瘍がみられることもある．

潰瘍型は，周囲への浸潤が速く，悪性度が高い症例が多い．また，上口唇の腫瘍は進行が速く，リンパ節転移が早期に起こりやすいといわれている．

■転　移

転移は，下口唇ではオトガイリンパ節や顎下リンパ節に起こり，上口唇では頰部リンパ節や耳下腺リンパ節に起こるが，一般に，転移率は低く，10％前後といわれている．

■治　療

外科療法あるいは放射線療法でも治癒率は高いが，放射線による治療では，照射後の瘢痕形成や口唇部の変形が残りやすいので，T2，T3症例でも外科療法による切除と局所皮弁による即時再建術が，術後の機能障害や審美的障害をさけるための第一選択である．

治療成績は，ほかの口腔癌にくらべて良好である．T1，T2で，頸部リンパ節転移のない症例では，5年生存率は90％以上であるが，頸部リンパ節転移がある郭清術症例では30～50％である．

(2) 肉　腫　sarcoma

造血組織，結合組織や脈管系組織など，非上皮性に由来する悪性腫瘍で，癌腫に比べて頻度は少ない．口腔領域の悪性腫瘍のうち非上皮性悪性腫瘍（肉腫）は7～10％である．若年者から高年者の各年代層にみられ，性差はな

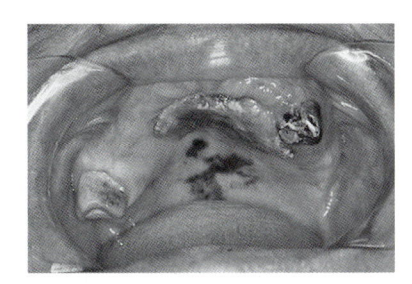

図 8-36 悪性黒色腫
口蓋に黒色斑がみられる.

い. 発育形式は一般に，膨隆性で，発育速度が速く，転移は血行性およびリンパ行性いずれにも起こる.

癌腫よりも治療後の局所再発を生じやすい. 口腔領域では，悪性リンパ腫，骨肉腫，軟骨肉腫，線維肉腫，脂肪肉腫，横紋筋肉腫や平滑筋肉腫など，さまざまな肉腫が発生するが，前述のように頻度は少なく，悪性リンパ腫がやや多い.

悪性リンパ腫　malignant lymphoma

悪性リンパ腫は，リンパ球由来の腫瘍で，発生部位によってリンパ節に生じる節性リンパ腫と，節外リンパ腫とがあり，前者のほうが頻度が高い. しかし，口腔領域は Waldeyer 輪や粘膜下のリンパ装置が豊富にあるので，節外リンパ腫が好発する.

一方，節性リンパ腫は，口腔領域では顎下リンパ節や頸部リンパ節にみられる. また，悪性リンパ腫は，Reed-Sternberg(RS)細胞をもつホジキン病と非ホジキンリンパ腫とに分類される.

ホジキン病　Hodgkin's lymphoma

発生頻度は，日本は欧米に比べて低い. 好発年齢は 20 (男性)〜30(女性)歳代と，50 歳代にピークがあり，2 峰性を示す. 男女比は 2：1 で男性に多い.

■症　状

非ホジキンリンパ腫と異なり，リンパ節の腫脹が初発し，節外性は少なく，頸部リンパ節の腫大がほかの部位のリンパ節に比べて多く，約半数を占める.

■病理組織学的特徴

Reed-Sternberg 細胞がみられる. 大型の細胞で，核は左右対称の鏡像を示す. また，背景のリンパ球には異型性が認められない.

■治　療

限局性のものは放射線療法が行われ，進展性のものは化学療法が行われる. 限局性の腫瘍は予後が良好であり，Stage I の場合は 5 年生存率は 90％以上である. しかし，病期の進んだ進展型の症例では約 50％である.

非ホジキンリンパ腫　non-Hodgkin's lymphoma

日本では，非ホジキンリンパ腫が悪性リンパ腫の 90％を占める. 節性のものは過半数が頸部リンパ節に初発し，節外性リンパ腫は Waldeyer 輪が最も多く，約 40％である. なお，節性リンパ腫と節外リンパ腫の発生比率は，ほぼ同数である. 男女比は 1.6：1 で，男性にやや多い.

■症　状

節性リンパ腫の初発症状は，無痛性の顎下リンパ節あるいは頸部リンパ節の腫脹で，発熱はほとんどみられない. 節外性リンパ腫は，歯肉や口蓋にび漫性の腫瘤がみられ，次第に潰瘍を形成する. 歯肉乳頭の腫脹，歯槽骨の吸収や歯の動揺がみられ，歯周病の症状がみられることがあるので，生検による鑑別が必要である.

最近では，リンパ腫の細胞起源によって，T リンパ腫，B リンパ腫に分類するようになった.

■治　療

リンパ腫の細胞型，病型や病期によって異なるが，化学療法や放射線療法がホジキン病と同様に行われる.

Burkitt リンパ腫では，t(8；14)転座，c-myc/IGH 遺伝子の変化がみられることがある.

T リンパ腫と B リンパ腫では治療に対する反応が異なる. B リンパ腫のほうが予後がよく，5 年生存率は約 50％である. T リンパ腫は約 40％である.

(3) 悪性黒色腫　malignant melanoma

メラニン色素産生能を有するメラニン細胞由来の悪性腫瘍で，皮膚や粘膜に発生する. 日本では全悪性腫瘍の 0.3％と低いが，白色人種とくらべてやや多い.

口腔粘膜に発生する頻度は全悪性黒色腫の 40〜50％であり，歯肉，硬口蓋や歯肉口蓋移行部に多い(図 8-36). 40〜50 歳代に好発し，性差はみられない.

■症　状

　黒色の色素斑や黒色の腫瘍がみられるが，初期には疼痛などの自覚症状がない．黒色斑は比較的急速に拡大し，表面が潰瘍を形成する場合もある．歯肉や硬口蓋では骨膜下に浸潤し，骨を吸収破壊する．

■転　移

　血行性やリンパ行性で，他臓器に生じ，予後はきわめて悪い．

■治　療

　初期の腫瘍が原発部位だけに限局したstage Ⅰの場合は，切除による外科治療．また，原発部位の周辺に局所転移ないしは所属リンパ節に転移があるstage Ⅱの場合は，頸部郭清術，化学療法および免疫療法の併用療法が有効である．遠位リンパ節転移したstage Ⅲや，遠隔転移がみられるstage Ⅳなどの進展した腫瘍では，放射線療法，化学療法および免疫療法が併用されている．

　使用される化学療法剤は，シスプラチン＋イホマイド®（CDDP+IFX），シスプラチン＋塩酸ブレオマイシン（CDDP+BLM）やダカルバジン＋ニドラン®＋オンコビン®（DAV）などの多剤併用療法である．

　免疫療法剤はBCG，ピシバニール®，インターフェロンなどが用いられている．また近年では，重粒子線治療に対する感受性がよいことが知られている．

　治療成績は，早期にリンパ行性，血行性に転移しやすく，予後は悪い．5年生存率は約10％といわれている．

D　前癌病変

　前癌病変 precancerous lesion の定義は，形態学的に正常なものにくらべて癌が発生しやすい状態に変化した組織をいう（WHO，1997）．口腔内にみられる前癌病変は，白板症と紅板症およびリバーススモーキング関連口蓋角化症である．前癌病変と類似した術語として前癌状態がある．前癌状態は白板症や紅板症のような前癌病変よりは悪性化する率は低いが，悪性化する潜在能をもっていると考えられる疾患群で，WHOは，前癌状態とは，癌になるリスクが著しく増大した一般的な状態と定義している．これらの疾患には，鉄欠乏性嚥下障害，扁平苔癬，口腔粘膜下線維症，梅毒，円板状エリテマトーデス，色素性乾皮症，表皮水疱症が含まれる．ここでは，前癌病変である白板症と紅板症について述べる．

1　白板症 leukoplakia

■定　義

　ほかのいかなる疾患としても特徴づけられない著明な白色の口腔粘膜の病変をいう．

■原　因

　口腔粘膜局所への，慢性の物理的ないしは化学的な刺激によって発生すると考えられているが，全身的な要因や遺伝的な因子も誘因としてあげられている．

　物理的な因子としては，不適合な義歯，不良充填物や鋭縁な歯などがあり，化学的因子としては，タバコやアルコールなどがある．

■症　状

　口腔粘膜に白斑としてみられ，点状の小さなものから歯肉，頰粘膜，舌などに広範囲に生じる場合がある．白斑はカンジダ症などと異なり，ガーゼで擦っても消えることはない．白斑の部分は触診によって周囲の正常粘膜よりかたく，粗である．白斑の性状はさまざまで，単純に均一な白色を呈するもの（図 8-37-a），周囲の正常粘膜面よりやや隆起しているもの（図 8-37-b），表面が亀裂を起こしたもの（図 8-37-c），部分的に紅斑やびらんがみられるもの（図 8-37-d）などがある．臨床的に均一型と非均一型に分類されている（表 8-13）．

　好発部位は，歯肉や舌に多く，次いで頰粘膜，口蓋の順にみられる．均一型 homogeneous type は歯肉に多い．白板症のすべてが悪性化するわけではない．悪性化を起こしやすいタイプは非均一型の紅斑白板症 erythroleukoplakia で，舌の辺縁に多くみられる（図 8-37-e）．男女比は1.2：1で，男性に多く，40歳代以上の中高年に多い．

　病理組織学的な特徴は，粘膜上皮層の過角化症 hyperkeratosis，錯角化症 parakeratosis などの角化異常である（図 8-37-f）．また，棘細胞症 acanthosis，上皮脚の伸展，上

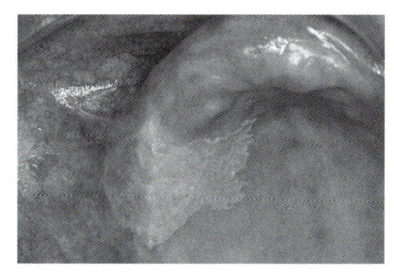

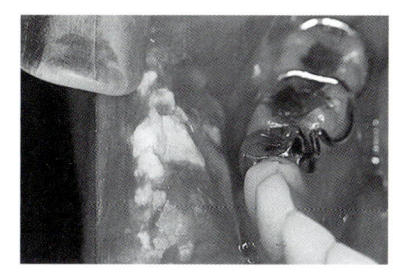

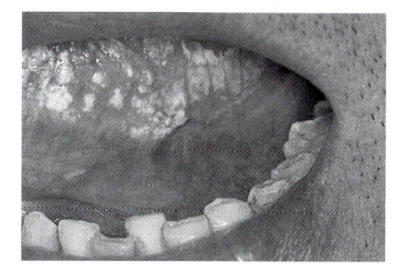

a：均一型　　b：丘型　　c：表面に亀裂のみられるもの

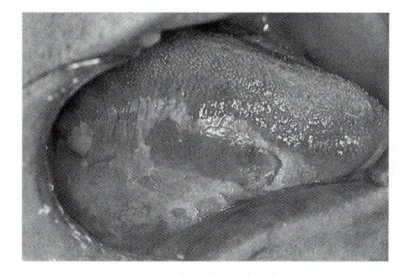

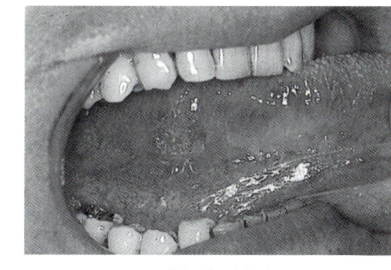

d：紅斑混在型　　e：舌に生じたもの
紅斑混在型で，中央に潰瘍がみられる．

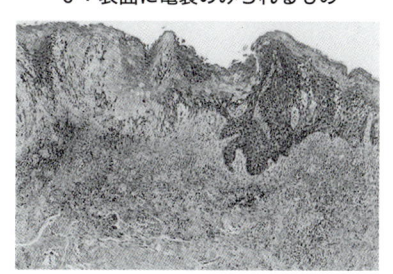

f：病理組織像
右上部の上皮は錯角化し，上皮層は不規則に増殖．

図8-37　白板症

表8-13　白板症の臨床分類

Pindborg et al.(1963)	homogeneous type speckled type
Sugar and Báboćzy (1969)	leukoplakia simplex leukoplakia erosive leukoplakia verrucosa
天笠ら(1977)	平坦型 白斑型，紅斑混在型 隆起型…丘型，疣型

皮細胞の配列の乱れ，核の過染色性，核の増大，分裂像の増加などの異角化症 dyskeratosis ないしは上皮性異形成 epithelial dysplasia などが認められ，症例によっては，粘膜固有層に炎症性細胞浸潤がみられる．

以上のような組織学的所見は，白板症のすべてにみられることは少なく，白板症のタイプや病期によって異なる．しかし，臨床所見と病理組織所見はかなり相関を示し，悪性化を起こしやすい紅斑混在型の白板症では，上皮性異形成がかなりの頻度でみられる．

■鑑別診断

扁平苔癬，乳頭腫，カンジダ症，初期の扁平上皮癌などとの鑑別を要する．

■悪性化率

白板症の悪性化率は 1.4～36％で，報告者によってかなり相違がみられる(表8-14)．悪性化率の相違は，白板症の診断基準がそれぞれの報告者によって異なっていたためであるが，WHO による白板症の定義が組織学的な基準からではなく，臨床的な所見から診断されるようになってからの最近の報告によると，悪性化率は 3～6％くらいである．

しかし，同じ白板症でも，臨床所見で白斑紅斑混在型や疣型を示すものは悪性化率が高く，次いで丘型のものが高い．一方，白斑均一型は悪性化する割合は低いが，なかには悪性化するものもあるので，長期にわたる厳重な定期的観察を行う必要がある．

■治療

局所的な刺激因子として，たとえば，不適合な義歯，不良充塡物やカリエスなどによる鋭縁な歯があれば，まずこれらの刺激因子を除去する．

薬物療法としては，ビタミン A 製剤(1日 6～9 万単位)を投与することがある．症状が改善されない場合または

表 8-14 白板症悪性化の頻度（天笠）

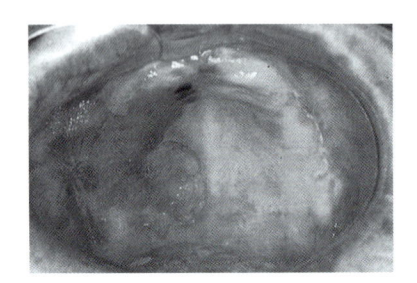

発表者	国	年	症例数	悪性化率(%)	観察期間(平均)
Silverman et al.	India	1976	4762	0.13	2年
Mehta et al.	India	1972	117	0.9	10年
Roed-Peterson	Denmark	1971	331	3.6	1年〜(4.3年)
Einhorn Wersall	Sweden	1967	782	4.0	1〜44年(11.7年)
Pindborg et al.	Denmark	1968	248	4.4	3か月〜9年
Sugar, Bánoćzy	Hungary	1969	324	5.5	1〜23年
天笠ら	日本	1978	109	9.2	7か月〜18年(5年)
Silverman et al.	USA	1984	257	17.5	6か月〜39年(7.2年)

a：右側の口蓋は紅色を呈している

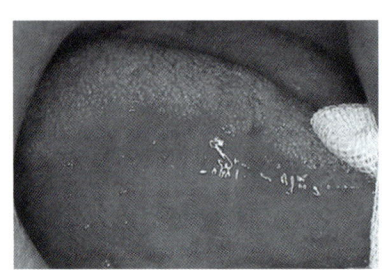

b：右側舌縁部を中心にビロード状の紅斑

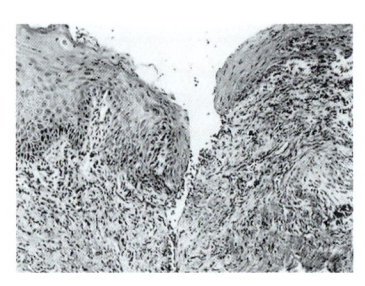

c：病理組織像
上皮の細胞は極性の喪失と異形成がみられ，中央部の上皮は欠損し，潰瘍を形成．

図 8-38 紅板症

白色傾向の増加，厚みの増加などの進行所見をみる場合は生検または切除生検を行う．

病理組織学的所見によって上皮性異形成や悪性像が認められれば，悪性腫瘍の場合と同様に，周囲の健康組織を含めて切除する．切除範囲が大きい場合には，粘膜移植あるいは植皮を行う．

最近では，広範囲の症例では凍結療法や CO_2 レーザーによる治療が行われているが，長期にわたり治療後の経過を観察する必要がある．

2 紅板症 erythroplakia

■定　義

臨床的，組織学的にほかのいかなる疾患としても特徴づけられない，燃えるような赤色斑と定義される（WHO，1997）．

■原　因

病因は明らかではないが，不良補綴物などの機械的な刺激，タバコやカンジダ症などが誘因と考えられている．

■症　状

口腔粘膜に，赤色ないしは紅色のビロード状（図 8-38-a）や顆粒状の板状病変を呈し，境界は比較的明瞭である．自覚症状として辛いものがしみることがあり，疼痛などは通常ない．びらんや潰瘍がないかぎり出血はみられない．他覚的には，紅斑部の粘膜が平坦なタイプと顆粒状を示すタイプとがある．

口底部，歯肉，舌（図 8-38-b）に多く発生するが，頰粘膜や口蓋にもみられる．50〜60歳代に好発し，白板症よりも高齢者に多く，性差はとくにみられない．発現頻度は，白板症にくらべて少ない．

病理組織学的な特徴は，上皮の角質層の発達が不良で，乳頭上の上皮層は薄く，びらんがみられることが多い．

表8-15 白板症, 紅板症の生検時にみられる上皮性異形成の発現頻度

	異形成なし	軽度〜中等度異形成	高度異形成〜上皮内癌	癌
白板症（3,360生検例）	80%	12%	5%	3%
紅板症（65生検例）	0	9%	40%	51%

(Waldron and Shafer, 1975)

上皮の細胞は極性の消失，異型性や分裂像がみられ，上皮性異形成 epithelial dysplasia がほとんどの症例にみられ（図8-38-c），上皮内癌あるいは初期癌の組織像を示す場合がある．

■鑑別診断

鑑別を要する疾患として，紅斑混在型の白板症，びらんを形成している扁平苔癬，義歯性口内炎，カンジダ症や Plummer-Vinson 症候群などがある．

■悪性化率

発現頻度は，白板症よりも少ないが，悪性化の率は高く，Waldron と Shafer によると，臨床的に紅板症と診断した65症例の生検の結果，40％が上皮内癌あるいは高度の異形成を示し，9％が軽度あるいは中等度の異形成を，残りの51％は浸潤癌であった（表8-15）．

また，悪性化率について，Shafer らは，白板症に比較して17倍で，紅斑が発現してから早期に癌化が起こると報告している．

本症は，適切な治療が行われないと，早期に浸潤癌に移行し，リンパ節に転移を起こしやすいといわれている．

■治療

白板症と同様，不良補綴物などの刺激因子は，まず第一に除去する．本症が疑われる場合は生検を行い，上皮性異形成や上皮内癌が認められれば，ただちに治療が必要である．外科的切除が最も予後が良好である．

生検により悪性像が認められない場合でも，定期的な経過観察が必要である．

E　腫瘍類似疾患

真の腫瘍としての分類には入らないが，組織が腫瘍性の増殖を示す疾患を，腫瘍類似疾患という．

1　エプーリス　epulis

エプーリスは歯肉の上という意味で，歯肉上にある瘤状の形成物をこうよんでいた．現在では，歯肉に限局性腫瘤を形成した良性の線維性組織の増殖，あるいは肉芽腫を総括した臨床的名称である．

エプーリスは，比較的しばしばみられる疾患である．一般に，20〜50歳代に多く，10歳以前は少なく，まれに新生児に先天性エプーリスをみる．女性に多く，男性の約2倍である．好発部位は一般に，唇側歯間乳頭部であるが，上顎前歯部に多い．

臨床的に有茎性の腫瘤であるが，形態はさまざまで，広い底部をもって付着していることもある．表面は分葉状，凹凸不整である．

(1) 炎症性エプーリス　inflammatory epulis

慢性辺縁性歯肉炎にさまざまな局所的および内的要因が加わって形成されると考えられている．境界明瞭な腫瘤で，有茎性あるいは細いポリープ状に近いものもある．腫瘤は通常，表面平滑な球形ないし卵円形のものが多いが，なかには分葉状になるなど，さまざまな形状を呈する．大きさは小豆大から手拳大までいろいろあるが，大きくなるまで放置する例は少なく，雀卵大のものが多い．

一般に，発育は緩慢である．しかし，大きさ，色調，かたさは，形成されてからの時間経過とエプーリスの種類，すなわち組織構造に関係がある．

肉芽腫性エプーリス　granulomatous epulis

炎症性肉芽組織よりなりエプーリスの約1/3を占めている．形成されてからまもない比較的小さなものでは，赤みをおび，やわらかく（図8-39），病理組織学的に円形細胞浸潤の著明な毛細血管に富む肉芽組織である．しかし，古くなると細胞浸潤が消退し，線維の増殖が起こ

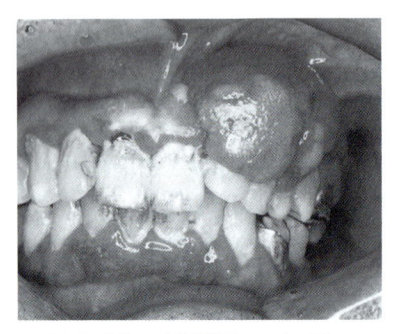

図 8-39　肉芽腫性エプーリス

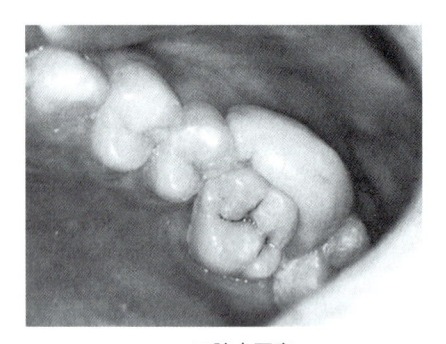

図 8-40　線維性エプーリス
a：口腔内写真 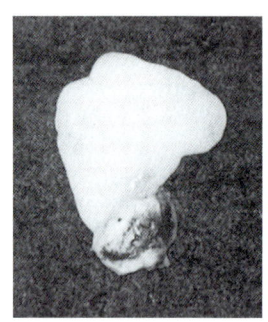　　b：摘出物

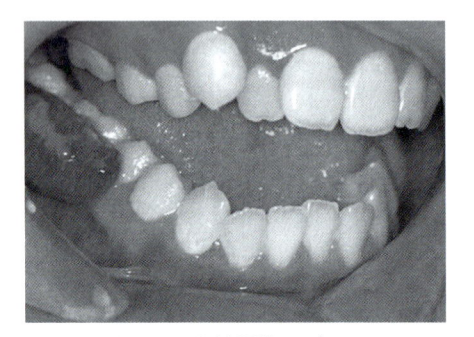

図 8-41　血管腫性エプーリス

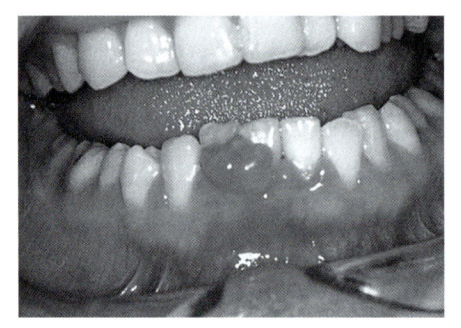

図 8-42　妊娠性エプーリス

り，線維性エプーリスへ移行する．また，毛細血管に富むものは血管腫性エプーリスへと移行するといわれている．

線維性エプーリス　fibrous epulis

線維組織の増殖からなるもので，エプーリスのなかで多く，肉芽腫性と同じ 1/3 を占める．腫瘤はややかたく弾力性に富み，表面の色調は健康な歯肉とほぼ同色である（図 8-40）．これは，肉芽腫性のエプーリスが経日とともに古くなり肉芽組織が線維化したものであるが，線維の増殖は不規則で，全体が瘢痕化したものは少ない．また，肉芽組織が部分的に残っていることが多く，やわらかい部分が混在している．

血管腫性エプーリス　haemangiomatous epulis

毛細血管の増生ないし拡張が著しいもので，血管腫に類似した構造を呈するものである．エプーリスのなかでは比較的少ない．肉芽腫性エプーリスから変化したものと考えられ，色は鮮紅色あるいは赤紫色を呈し（図 8-41），スポンジ様の柔軟な腫瘤で，易出血性である．

妊娠性エプーリス　epulis gravidarum, gravidic epulis

別名，妊娠腫とよばれ，膿原性肉芽腫と同じであるとされているもので，妊娠前半期は肉芽腫性，後半期は血管腫性（図 8-42），分娩後は線維性を示すといわれる．妊娠 3 か月ころに発生し，比較的急速に増大し，分娩後は発育停止，縮小あるいは自然に消失する．

骨形成性エプーリス　osteoplastic epulis

線維性組織のなかに骨組織の形成がみられるもので，比較的少ない．臨床像は，線維性エプーリスと同じであるが，形成されている骨組織の量が多いものは，エックス線写真で不透過像が強く，セメント質のようにみえる場合がある．

これらエプーリスが増大するに伴い，基底部の骨は圧迫吸収され，表面が陥凹するので，歯が圧迫移動あるいは傾斜して，歯列不正を起こす．

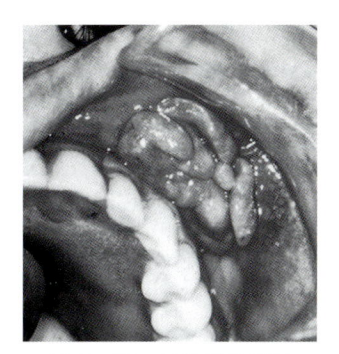

図8-43 義歯性線維腫

(2) 線維腫性エプーリス　fibromatous epulis

　線維性組織の腫瘍性増殖からなるもので、歯肉に発生した骨線維腫を、骨線維腫性エプーリスとよんでいる。発現頻度は、炎症性エプーリスよりはるかに低く、血管腫性エプーリスとほぼ同じである。

　一般に、基底部が広く、表面は滑らかな球形ないし卵円形のものが多く、発育は緩慢で、定型的な線維性エプーリスと同様の所見を呈する。

　骨線維腫性エプーリスでは骨組織の形成がみられ、骨組織が多くなるとエックス線像で不透過像を示す。

(3) 巨細胞性エプーリス　giant cell epulis

　卵円形または紡錘形の間葉性細胞と、多数の巨細胞を多く混在させた組織からなるエプーリスで、周辺性巨細胞修復性肉芽腫と同様のものと考えられている。

　発現頻度は、日本人では非常に低く、欧米でしばしばみられ、エプーリスの約半数を占めている。発現年齢は5〜20歳で、下顎前歯部から小臼歯にかけて好発する。

　暗赤色で、やわらかく、易出血性で、発育は多少速く、基底部の骨が吸収されているものが多く、肉芽腫性エプーリスと類似した所見を呈する。経日的に線維成分が増加し、線維性になるといわれている。

(4) 先天性エプーリス　congenital epulis

　新生児の歯肉に発生する小さな腫瘍で、顆粒性筋芽細胞腫と同様の組織像を呈するものが多い。なかには線維腫様のものもある。発現頻度はきわめて低く、女児のほうが、10:1で多い。

　好発部位は、上顎中切歯または下顎の切歯部で、大きさは0.5〜1.5mmの球形または卵円形の腫瘍で、表面は健康な粘膜で被覆されている。エックス線写真像で、腫瘍の下にある乳歯の歯胚が、ほかの乳歯よりも低位にあるものが多い。

(5) 義歯性線維腫　denture fibroma

　別名、裂状エプーリス epulis fissuratum ともよばれている。不適合な義歯床の慢性刺激によって、歯槽粘膜上に線維性の組織増殖が起こり、かたい腫瘍が形成される。

　好発部位は、上顎および下顎の前歯部から小臼歯にかけて、歯肉、口唇あるいは歯肉頰移行部に多い。腫瘍は弁状、分葉状あるいは多裂溝状を呈し、粘膜から隆起している（図8-43）。自覚症状はほとんどない。

■エプーリスの処置

　すべて外科的に切除する。ただし、発現部位を取り残すと再発することがあるので、原発部位と当該歯との関連より、歯および歯槽骨を含めて腫瘍を除去するのが原則とされている（図8-44,45）。しかし、歯の移動がなく骨植がよい場合には、腫瘍を除去し、基底部の骨表層を削除するだけでよい場合もある。

　妊娠性エプーリスは分娩後に自然消滅することが多いので、分娩後まで観血的処置はさけるほうがよい。

2　線維性骨異形成症　fibrous dysplasia of bone

　未分化の骨形成性間葉組織の異常発育による骨腫瘍類似疾患で、病理組織学的には、骨髄の部分がび漫性に線維性組織に置換され、そのなかに骨の形成をみるので、線維性骨炎あるいは線維性骨異栄養症の一型であると考えられていた。本症には、骨系統に多発性にみられるものと、単一骨に発生するものとがある。多発性のもので皮膚の色素沈着、内分泌異常、性的早熟を伴うものをAlbright症候群とよんでいる。

　本症の発現頻度は比較的高く、発現年齢は20歳代未満で、若年者は全例の約60％を占める。性別では、女性にやや多いといわれる。好発部位は、長管骨で、肋骨、

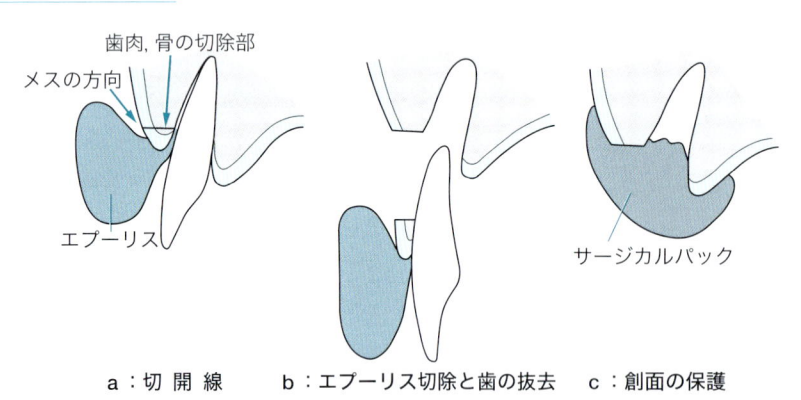

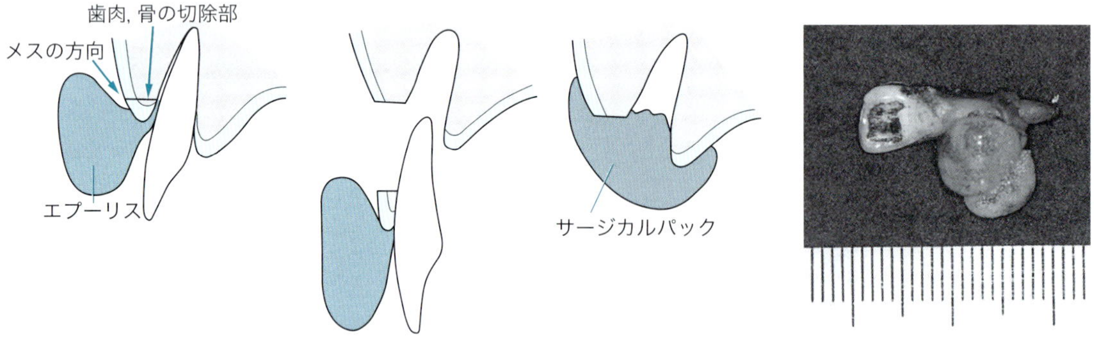

a：切 開 線　　b：エプーリス切除と歯の抜去　　c：創面の保護　　d：摘出されたエプーリス

図8-44　エプーリスの外科的切除法

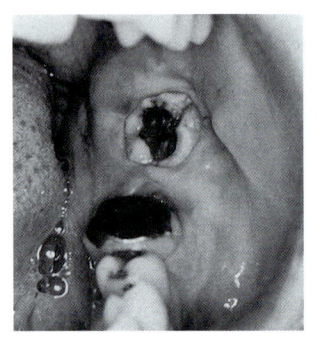

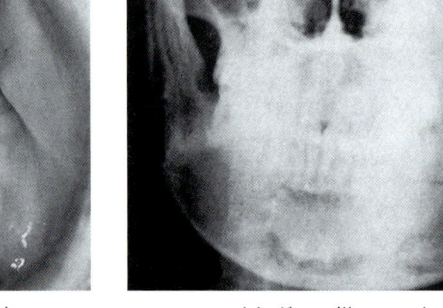

a：口腔内写真　　b：すりガラス様のエックス線像

図8-45　線維性骨異形成症

大腿骨，顎骨などにみられる．顎骨では，下顎にくらべて上顎骨に多い．

■症　状

自覚症状はなく，顎骨の無痛性腫脹，膨隆がゆるやかに進行し，しだいに変形する（図8-45-a）．このために，二次的に歯列不正が起こる．しかし，成人になると発育が停止することがある．病巣部は骨様硬で，健康な粘膜で被覆されているが，ときに神経枝を圧迫して神経痛様疼痛を訴えることがある．

■エックス線所見

特徴的で，すりガラス様の像を呈し，半透明で境界不鮮明な骨透過像を呈する（図8-45-b）．多発性のものでは，臨床検査で血清ホスファターゼ値の上昇がある．Albright症候群の場合には，卵胞刺激ホルモンの早期分泌をみることが多い．

■処　置

一般に，成人になると発育が停止するので，病巣部の膨隆を骨メスで部分的に削除あるいは掻爬する．しかし，大きさと部位によっては広範囲な骨切除を行い，骨移植を行うこともある．

3　組織球腫症　histiocytosis X

組織球の増殖を主体とする細網内皮系の疾患とされ，好酸球肉芽腫，Hand-Schüller-Christian病（ハンド・シュラー・クリスチャン），Letterer-Siwe病（レットレル・ジーヴェ）を総括名としたものである．原因については，いまだ不明である．

(1)　好酸球肉芽腫　eosinophilic granuloma

骨に組織球の増殖と好酸球の著明な浸潤を主体とした肉芽腫を生じる疾患で，単発性と多発性に分けられる．

本症は，3者のうちで最も頻度が高く，成人にもみられるが，大半は10歳未満である．女性よりも男性に多く，口腔内では下顎骨に好発し，全身的には大腿骨，腸骨に多くみられる．

局所に疼痛や腫脹を起こす．病理組織学的に，感染時の組織反応を思わせる所見がみられるが，原因菌は証明されない．エックス線所見では，歯槽骨辺縁の不規則な吸収像がみられる．

本症は，組織球腫症のうちでは最も軽症である．

(2) Hand-Schüller-Christian 病

コレステリン代謝異常によるコレステリン沈着に起因して，全身各部の骨髄が罹患する骨黄色腫症である．好酸球肉芽腫に相似した骨病変と，内臓諸器官に病変を生じ，頭蓋の変形および透明化と眼球突出，尿崩症を3主徴とする症候群でもある．

頻度は，3者のうち約10％で，16歳未満が大半で，成人にはほとんど発現しない．顎骨に病変を現すのが60％で，顔貌不対称，腫脹をみる．経過は慢性であるが，死の転帰をとることが多い．

(3) Letterer-Siwe 病

本症は，播種性といわれ，骨や内臓器官に多発性に病巣を生じ，肝腫，脾腫，全身性のリンパ節腫脹，発熱，貧血，皮膚の発疹，出血を生じ，悪液質となり，数週間から数か月間で死亡する劇症型である．

3者のうちで最も少なく，発現年齢は5歳未満の乳幼児に多く，性差はない．口腔内症状として顎骨の広範囲な骨破壊があり，歯肉の著明な腫脹と発赤，出血がある．この部分に壊疽性腫瘍を形成し，予後不良で死亡する．

■組織球腫症の処置

単発性骨病変では，掻爬のみで治癒する．切除手術，放射線照射法（^{60}Co を約^{40}Gy），副腎皮質ステロイドの投与などを行うが，通常，3者併用療法がよい．

9 唾液腺疾患

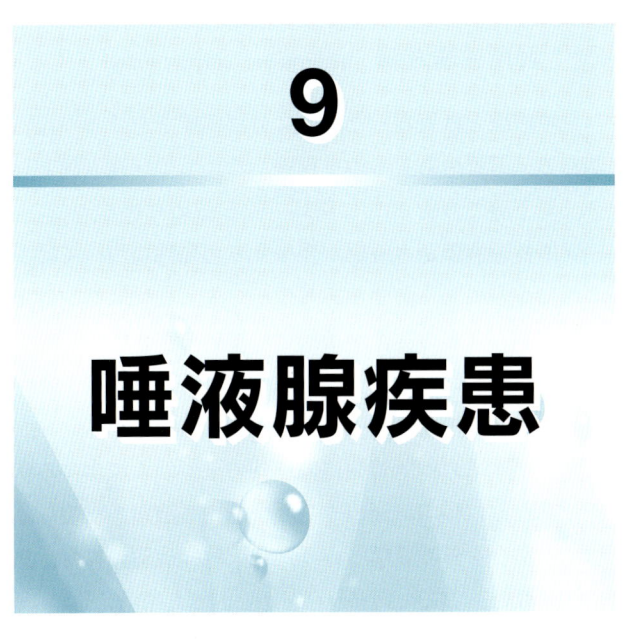

図 9-1 唾液腺

A 解剖

唾液腺は，3大唾液腺と，口腔粘膜に数多く分布する小唾液腺とに区別される（図9-1）．

1 大唾液腺　major salivary gland

(1) 耳下腺　parotid gland

耳下腺は，逆三角形を呈し，外耳道の前方にあって，上は頬骨弓，下は下顎角に及び，前は咬筋の前縁を越えて前方にのびている．また，後は下顎枝の後縁を回って深く内方に侵入している．

耳介前方にある大部を浅部といい，耳下腺咬筋部に位置する．また，小部を深部といい，下顎後窩に位置する．臨床的には，顔面神経の耳下腺神経叢によって浅葉と深葉とが区別される．

耳下腺管（Stenon管，Stensen管）は腺の前上部から出て，頬骨の下約1cmのところを，これと平行に咬筋の外面に沿って前走し，その前縁で内方に曲がり，頬筋および頬粘膜を貫いて，上顎第二大臼歯の歯冠の高さにある耳下腺乳頭で口腔前庭に開いている．

耳下腺管の長さは5cm程度である．また，耳下腺管の周囲に副耳下腺が存在することがある．組織学的には漿液腺である．

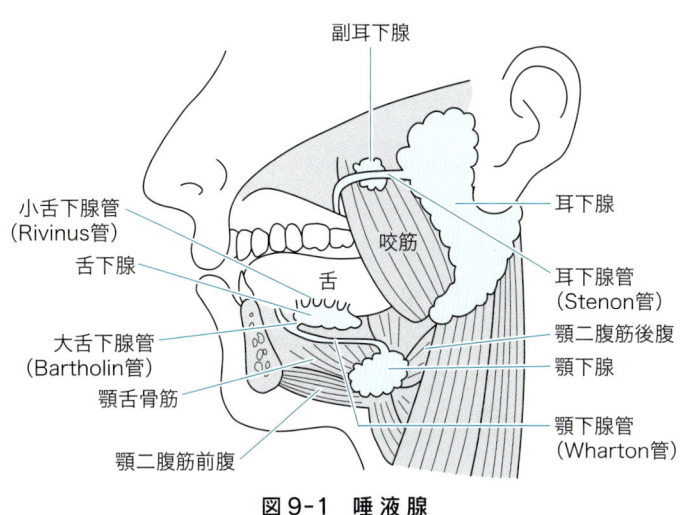

(2) 顎下腺　submandibular gland

顎下腺は，やや平らな楕円形を呈し，顎舌骨筋の下で，下顎底および顎二腹筋の前・後腹の間隙，すなわち，顎下三角をみたす．

顎下腺管（Wharton管）は，腺の前縁中央より少し上から出て顎舌骨筋の後縁を回り，口底部結合組織内を前方にすすみ，舌小帯の側方にある舌下小丘に開口する．顎下腺管は，その起始部にて舌神経と交叉する．長さは5cm程度である．組織学的には漿液腺優位の混合腺である．

(3) 舌下腺　sublingual gland

舌下腺は，口底粘膜の下で，顎舌骨筋の上に位置し，一側は下顎体の内面に，他側はオトガイ舌筋に接し，前後に細長く左右に扁平である．また，舌下腺の後端は顎下腺に接する．腺は，主腺である大舌下腺と，副腺である小舌下腺からなる．主導管は大舌下腺管（Bartholin管）であり，顎下腺管と併走する．顎下腺管と同様，舌下小丘に開口するため，顎下腺造影におけるカニュレーションの際には注意する．長さは約1cmである．大舌下腺管はしばしば欠如する．舌下腺は多数の小舌下腺管（Rivinus管）も有し，舌下ヒダに開いている．組織学的に

は漿液腺優位の混合腺である．

2　小唾液腺　minor salivary gland

口唇腺：口唇粘膜中の混合腺．
頰　腺：頰粘膜中にある混合腺．
臼歯腺：耳下腺管開口部の近くにある混合腺．
口蓋腺：軟口蓋と硬口蓋の粘膜下にある粘液腺．
舌　腺：舌尖の下部にある前舌腺(Blandin–Nuhn 腺)は混合腺であるが，舌根および舌側縁後部にある後舌腺は粘液腺である．また，有郭乳頭部にある Ebner 腺は漿液腺である．

3　唾液腺の神経支配

大唾液腺は，交感神経と副交感神経の二重支配を受ける．星状神経節から出た交感神経の節後線維は，腺に分布する動脈に伴って腺内に入る．副交感神経は，耳下腺では耳神経節から，また，舌下腺，顎下腺では顎下神経節から，それぞれ節後神経線維を受ける．節前線維はそれぞれ舌咽神経と顔面神経(鼓索神経)である．交感神経刺激では粘液性唾液，副交感神経刺激では漿液性唾液の分泌量が多い．

B　先天異常および発育異常

1　発育異常

(1) 形成不全　hypoplasia

先天性の唾液腺欠損はまれである．唾液腺のうち 1～3 つ欠如することがある．片側性あるいは両側性のこともある．欠如すると口腔乾燥症や齲歯になりやすい．

(2) 肥　大　hypertrophy

耳下腺，顎下腺は後天的に肥大することがある．とくに，中年以降の人に多く，アルコール中毒症，低タンパク食による栄養失調，内分泌障害などに伴って発生する．

2　異所性唾液腺　heterotopic salivary gland

主唾液腺とは異なった場所に分泌機能を有する腺組織がある．導管のあるものを副腺，ないものを迷入腺という．耳下腺では約 20％に副耳下腺が認められる．

異所性唾液腺から腫瘍が発生する可能性については，つねに念頭におく必要があるほか，先天性唾液瘻や静止性骨空洞などとの関係が指摘されている．

(1) 先天性唾液瘻　congenital salivary fistula

唾液が本来の排泄管開口部以外の部位から流出する状態であり，口腔内に開口する場合を内唾液瘻，皮膚に開口する場合を外唾液瘻という．先天性唾液瘻の場合，異所性唾液腺，ことに副腺の存在が原因として考えられる．後天性唾液瘻については，外傷の項(p.205)参照．

■症　　状

異所性唾液腺による場合，少量の唾液の異所性流出を認める．

■処　　置

内唾液瘻の場合には，とくに処置は必要としない．外唾液瘻の場合には，皮膚に達する瘻管を摘出のうえ，筋層，皮膚の各層を確実に縫合し，創を圧迫する．副腺を摘出する場合もある．

(2) 静止性骨空洞　static bone cavity

下顎骨舌側皮質骨の陥凹であり，同部に顎下腺の副腺が認められることがある．7 章，囊胞(p.152)参照．

3　導管の異常　abnormality of the salivary duct

大唾液腺導管の先天性閉塞(あるいは欠如)はきわめてまれであり，導管閉塞の大半は後天性である．後天性の導管閉塞については，外来異物(p.207)参照．

C 分泌異常

(1) 口腔乾燥症　xerostomia
1日の成人の唾液分泌量は1〜1.5 *l* といわれる．これより少ないものを唾液分泌減少症，無涎症（無唾液症），乏唾液とよび，結果として口腔乾燥を引き起こす．

■原　因
① 体液の水・電解質バランスの異常
　・尿崩症
　・糖尿病
　・慢性腎臓疾患
　・熱性疾患
② 腺組織の気質的変化
　・唾液腺疾患（発育異常，唾液腺炎，唾石症，囊胞，腫瘍）．
　・Sjögren症候群，Mikulicz病．
　・放射線性の唾液腺萎縮．
　・老人性の唾液腺萎縮．
③ 心因性，神経性
　・精神的原因（恐怖，驚き，怒り，興奮，ストレス）．
　・唾液腺分泌神経の障害．
④ 薬物性
　・ヒスタミン薬，アトロピン，ベラドンナの投与．
　・降圧薬，抗精神病薬，胃腸薬（ロートエキス）などの薬物の投与．

■症　状
軽度のものは口腔乾燥を訴える程度である．しかし，それが高度になるにつれて，粘膜の湿潤性喪失，萎縮，亀裂，平面化がみられる．そのため，口腔の灼熱感が強くなり，ついには談話，咀嚼，嚥下などの機能障害が認められるようになる．なお，何らかの原因により唾液分泌減少をきたしている患者が口呼吸を伴うと，口腔乾燥症を助長することになる．

■処　置
原因により治療法が異なる．原因を明確にすることが治療に直結する．

(2) 流涎症　sialorrhea
唾液が正常量を超えて分泌される場合（唾液分泌過多）と，唾液を飲み込めないなど，唾液を処理する機能が不十分なために起こる場合（仮性流涎症）とがある．

■原　因
① 分泌中枢の障害
　・Parkinson病．
② 末梢の唾液分泌刺激
　・歯肉炎，口内炎．
　・機械的刺激．
③ 反射性刺激
　・胃，肝臓，膵臓，子宮および性器からの反射性刺激．
④ 薬物・中毒性
　・副交感神経刺激薬（ピロカルピン）の投与．
　・水銀，リン，銅の中毒症．
⑤ 仮性流涎症
　・顎骨欠損症．
　・精神発達遅滞．

■症　状
唾液がつねに流出するため，口角炎あるいは口周囲の皮膚に湿疹をつくりやすい．

■処　置
原因の除去．原因を明確にして対処する．中毒の場合には緊急を要する．

D 外　傷

(1) 外傷性唾液瘻　traumatic salivary fistura
外傷 trauma または手術などによって唾液腺が損傷し，唾液が漏出してくる状態を唾液瘻という．そのうち，腺体から出るものを腺瘻，導管から出るものを管瘻という．これらは耳下腺に多く，顎下腺と舌下腺では少ない．

■症　状
耳下腺の腺瘻では，顔面後頬部の外傷によって透明な液体の流出をみる．とくに，この部分の外傷・手術に際

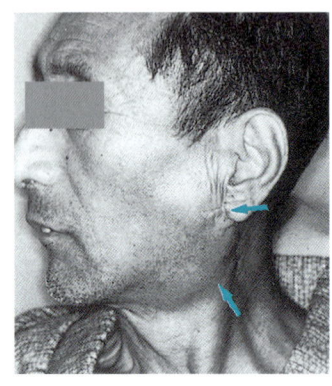

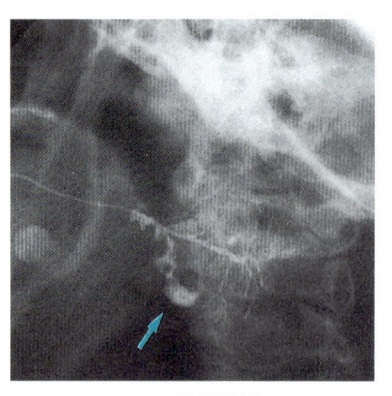

a：耳下腺の外傷性瘢痕と腫脹　　b：唾液腺造影
　　　　　　　　　　　　　　　腺体からの漏出がみられる．
　　　　　図 9-2　耳下腺の外傷

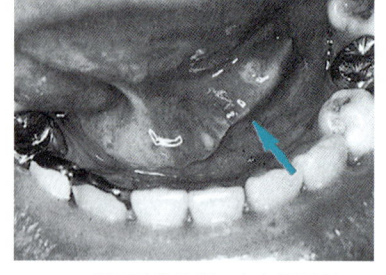

a：顎下腺導管部の炎症性腫脹
　　　図 9-3　唾石症

して損傷しやすい．耳下腺の管瘻は，咬筋部の深部創の場合に注意する必要がある(図 9-2-a)．陳旧性の口腔外唾液瘻(外唾液瘻)は，たえず唾液が漏出しているため，皮膚は湿潤し，湿疹や，びらんを起こしやすい．

■診　断

酢酸テストを行い，健側にくらべて唾液流出が減少していることを確認する．また，耳下腺造影では診断がより確実になる(図 9-2-b)．

■処　置

新鮮で小さな腺体損傷の場合には，圧迫包帯のみで治癒する．しかし，比較的大きなものでは，腺，筋，皮膚の各層縫合で閉鎖できる．導管の損傷は切断部を確実に把握し，管内にビニール管を挿入したまま導管の縫合を行い，術後 5〜7 日で，このビニール管を除去する．

一方，陳旧性の外唾液瘻に対しては，口腔内唾液瘻(内唾液瘻)に変える手術(Delore 法)などが行われる．口腔内への唾液瘻を形成することが困難な場合には，放射線の照射によって腺を萎縮させ，分泌の抑制をはかることもある．

(2) Frey 症候群　Frey's syndrome

耳下腺の損傷や手術で，耳介側頭神経と顔面神経の吻合枝(分泌神経)が損傷後，その治癒過程で，上頸神経節からの交感神経の枝と誤って癒合するために起こるとされる．

■症　状

耳介側頭神経支配領域(耳前部)の皮膚に，味覚刺激により交感神経刺激症状(発赤，熱感，発汗)を生じる．発症後，数か月〜数年間，症状が持続する．

■処　置

耳介側頭神経切断術(Leriche 手術)や，グリコピロレートの局所塗布が有効とされる．

(3) 唾液腺気腫　emphysema in salivary gland

唾液腺のうちでも耳下腺に多く，ガラス工や管楽器吹奏者などの職種にみられる．

■症　状

口腔内の呼気圧 140〜150 mmHg(正常呼気圧 2〜3 mmHg)になると，空気が耳下腺乳頭から導管内をとおって腺体に押し込められ，咬筋部が腫脹し，プップッという捻髪音が触診できる．

■処　置

罨法を施し，口腔内圧を高める動作を禁じ，感染の防止に努めると，自然に消退する．

E　異　物

(1) 唾石症　sialolithiasis

唾液腺の腺体内または導管内の石灰化した異物を唾石

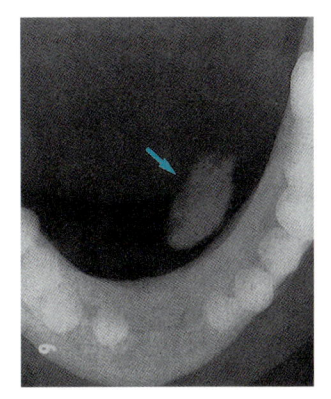

b：顎下腺導管部の
　　エックス線不透過像

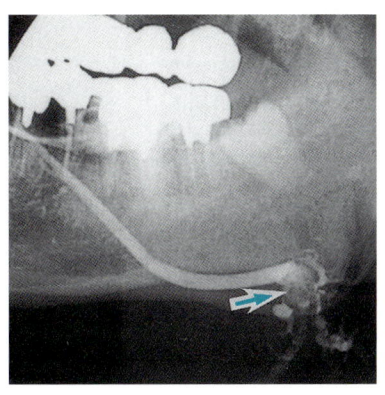

c：顎下腺体唾石の造影エックス線写真

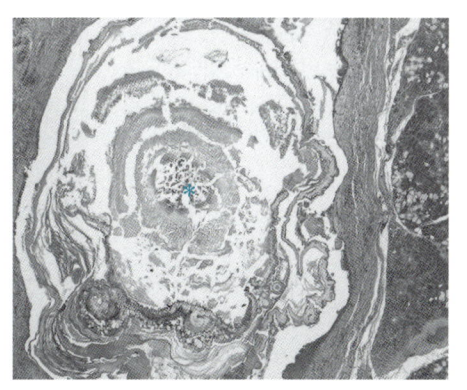

d：病理組織像（H-E 染色）
拡張した導管内に唾石（＊）をみる．

図9-3　つづき

という．発現頻度は，顎下腺が82％，耳下腺が13％，舌下腺が5％である．なお，顎下腺唾石の大部分は導管内に生じ，次いで腺管移行部に多く，腺体内はまれである．

その成因はいまだ不明であるが，脱落上皮，迷入異物，細菌体などを核として，周囲に唾液中の石灰塩が沈着して生じるものと思われる．形は，導管内のものは細長く，腺体内のものは丸い．大きさはさまざまで，灰黄白色で，表面は粗糙，ざらざらしてかたい．その主成分は，リン酸石灰および炭酸石灰である．

■症　状

何の自覚症状もなく，偶然にエックス線写真で発見されることがある．しかし一般には，唾石により唾液の排出障害が起こる結果，食事摂取時に一時的，間歇的な痛みを伴った腫脹（唾腫）がみられる．この痛みを唾疝痛といい，30分程度で腫脹は自然に消退する．このような腫脹，疼痛を繰り返すことによって，導管の急性化膿性炎症や腺体の慢性炎症を併発し，長期に及ぶときは腺機能の低下をみる（図9-3-a）．

■診　断

多くの場合，導管内唾石は口底の双手診により触知できる．腺体内唾石については触知困難であるが，エコー検査が有用である．エコー所見では，唾石の存在から特徴的な後方エコーの消失像が認められる．エックス線所見では，小円形，長円形，短棒状の石灰化物として認められる．Wharton 管の導管内唾石の診断には，とくに，咬合法撮影が適する（図9-3-b）．また，唾液腺の造影では，唾石が導管内あるいは腺体内のどこに存在するかを確認することができる（図9-3-c）．ただし，急性期の造影は禁忌である．

■処　置

導管内唾石は，その遠位部を一時的にクリップして，唾石の逆送をさけながら，粘膜および導管壁の切開によって摘出する．この際，周囲に存在する舌神経や舌下動脈を損傷しないよう注意する．腺体内唾石は，顎下腺を全摘出する．ただし，耳下腺では全摘出することによって顔面神経の損傷を起こす危険があるので，唾石のみの摘出を行う．なお，唾石は1個のことが多いが，2個以上の場合もあり，注意を要する．

(2) **外来異物**　foreign body

手術などによる導管やその開口部の損傷のほか，魚骨などの異物の導管への迷入などによっても導管の閉塞が起こる．

■症　状

食事摂取時の唾腫や唾疝痛，口腔乾燥を引き起こす．

■処　置

異物の除去を行う．

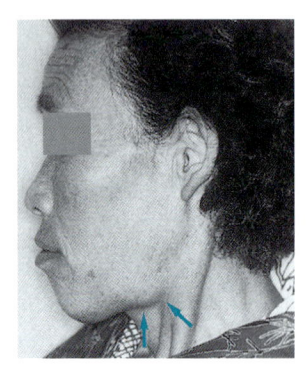

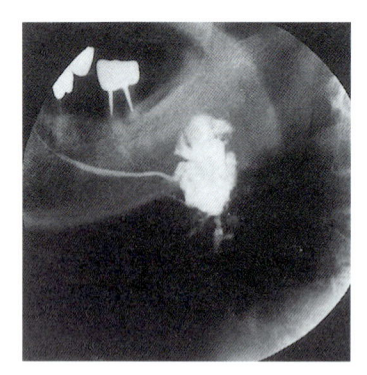

a：顎下部の腫瘤状硬結　　b：エックス線造影写真
　　　　　　　　　　　　　導管の拡張と腺体の塊状陰影．

図 9-4　慢性顎下腺炎

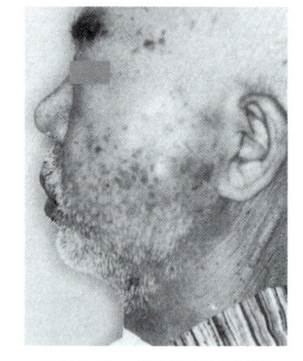

図 9-5　急性耳下腺炎
糖尿病患者．

F　炎　症

　唾液腺腺体の炎症を唾液腺炎，導管の炎症を唾液管炎という．しかし，これらは合併して起こることが多い．

1　唾液管炎　sialoductitis

　唾石あるいは異物が導管内に停滞し，二次的に細菌感染をきたしたときに起こる．通常，顎下腺に多くみられる．化膿腺炎がさらに複数の隙（舌下隙，オトガイ下隙，顎下隙）に波及し，Ludwig's angina ルードヴィッヒアンギナ を呈することもある．

■症　状
　導管の開口部あるいはその周囲組織が発赤・腫脹して，疼痛を訴える．炎症が強くなると，唾液の流出が妨げられ，唾液腺にも間歇的な腫脹，疼痛が認められるようになる（図 9-4-a）．

　膿瘍形成時には，導管開口部からの膿汁の漏出あるいは自潰，排膿がみられる．また，導管の拡張あるいは狭窄のため，エックス線造影を行うと，ソーセージ様，数珠様，ビーズ様などの所見を呈する（図 9-4-b）．

■処　置
　まず炎症に対する一般的な消炎療法を行ったのち，異物のあるときは切開を加えるなど，原因の除去に努める．

2　唾液腺炎　sialoadenitis

(1) 急性唾液腺炎　acute sialoadenitis
　おもに耳下腺に起こり，顎下腺と舌下腺には少ない．唾石，外傷あるいは全身の抵抗力が減弱している患者（たとえば，開腹術後，慢性代謝性疾患，悪性腫瘍，熱性疾患）にみられ，日和見感染の傾向がある（図 9-5）．術後性耳下腺炎あるいは二次性耳下腺炎などともよばれる．これは，唾液腺開口部からの上行性感染によるものと考えられ，血行性のものはきわめてまれである．

■症　状
　耳下腺部が片側性に発赤・腫脹し，自発痛と圧痛も著明となる．それに伴って開口障害，嚥下障害，発音障害などがみられるようになる．排泄管開口部に発赤，腫脹，排膿を認める．

■処　置
　輸液（水分補給，栄養補給）のうえ，抗生物質の投与による消炎療法を行う．局所的には，まず口腔内を清潔にし，症状が緩解しないときは試験穿刺により切開排膿をはかるべきである．この際，唾液瘻を残さないように配慮する．唾石や異物など，原因の明らかな場合には，消炎後に原因の除去を行う．

(2) 再発性耳下腺炎　recurrent parotitis
　耳下腺の腫脹を繰り返す疾患で，3〜4 歳の男児と 40 歳前後の女性にみられる．

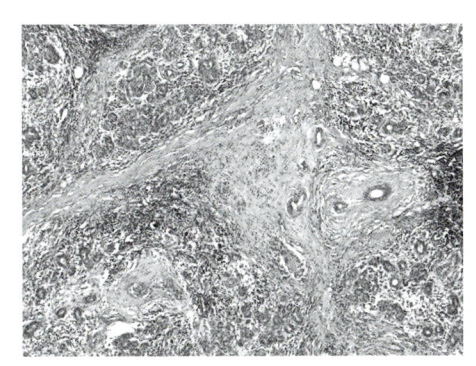

図9-6 慢性硬化性唾液腺炎(H-E染色)
腺房の変性，萎縮，消失，リンパ球浸潤および線維性結合組織の増生をみる．

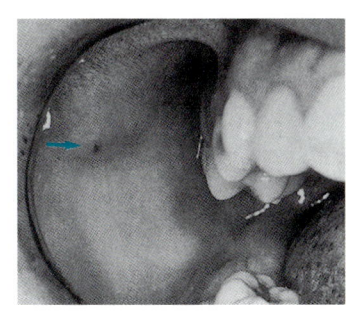

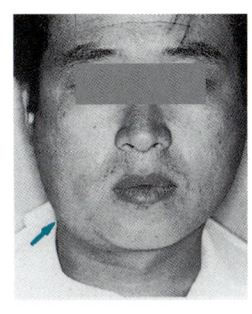

図9-7 流行性耳下腺炎
a：片側性腫脹 2日後に両側性腫脹へ移行．
b：耳下腺管開口部の発赤・腫脹

■原　因
明らかではないが，成人では先天的または後天的な導管の狭窄，アレルギー，唾液うっ滞，また，小児では免疫異常，アトピー体質などがあげられている．

■症　状
耳下腺の片側性または両側性の腫脹が突然に出現し，数日から数週にわたって持続したあと自然に小さくなる．しかし，数か月から約1年の間隔で再発を繰り返す．

腫脹は，小児では成人の場合よりも強く現れ，また，間隔も短い傾向がある．腫脹すると耳下腺部の疼痛，熱感が増大し，唾液分泌量が減少する．ときに，波動の触知および導管開口部から排膿がみられることがある．

小児で流行性耳下腺炎mumpsとの鑑別を要する場合には，血清ムンプスウイルス抗体価を調べる．唾液腺造影では，点状または顆粒状の陰影所見が認められる．Mikulicz病やSjögren症候群と類似していることから，Mikulicz-Gougerot-Sjögren病の一型と考える人もいる．

■処　置
対症療法であるが，再発を防止することはきわめて困難である．しかし小児では，13歳以降になると少なく，85％が思春期以降には発症しなくなるという．

(3) 慢性硬化性唾液腺炎　chronic sclerosing sialadenitis
唾液腺が1〜数年の経過をたどって徐々に無痛性に腫脹し，腺内が線維化することにより強靱な硬度を示したものであり，Küttner病，またはKüttner腫瘍ともよばれる（図9-6）．顎下腺に多くみられるが，耳下腺と合併することもある．

成因は，急性唾液腺炎の慢性化や，唾石，異物，外傷あるいは悪性腫瘍に対する放射線治療などのために，唾液の流出障害を起こすことによる．

■症　状
一般に，無痛性，可動性，硬度強靱な腫瘤として触知される．細菌感染があれば，排泄管開口部より排膿がみられる．唾液腺造影では，管の不規則な走行や拡張がみられ，ソーセージ様を呈することもある．腺実質には点状，球状または塊状の陰影がみられる．

顎下腺腫瘍，悪性リンパ腫，顎下リンパ節への転移性病変との鑑別が重要である．

■処　置
原因と考えられる唾石や異物が認められる場合には，その除去を行う．症状が消退しない場合や，腫瘍との鑑別が困難な場合には，唾液腺の摘出を行うことがある．

3 ウイルス性唾液腺炎

(1) 流行性耳下腺炎　mumps, epidemic parotiditis
一般に，「おたふくかぜ」といわれ，急速に耳下腺の腫脹が起こる急性伝染性疾患である（図9-7-a）．小児の男子に好発し，乳幼児や老人には少ない．成人が罹患した場合，睾丸炎，脳膜炎など重篤な症状を合併しやすい．

ムンプスウイルスmumps virusの飛沫あるいは直接接触により感染する．2〜3週の潜伏期間を経て耳下腺の腫脹

をきたすが，一度罹患すると免疫を得る．まれに顎下腺も侵される．

■症　状

前駆症状として，嘔吐，消化不良，全身倦怠，鼻出血，頭痛などを伴うことがある．初発時は，耳下腺が急速に腫脹し，1〜2日で最大となる．顔面皮膚の発赤はなく，開口ならびに顎運動時に同部の緊張感および疼痛を訴える．しばしば耳下腺管(Stenon管)開口部の発赤および唾液分泌量の減少を認める(図9-7-b)．

腫脹は一側が腫脹後，2〜3日してから他側に及ぶ場合と，両側が同時に侵される場合とがある．また，一側のみの腫脹で終わる場合もある．この腫脹は7日くらい持続し，そのあいだに発熱も38〜40℃に達して，次第に解熱する．白血球数に大きな変化はみられないが，リンパ球が増加する．

合併症としての睾丸炎は，回復後に性腺の萎縮をきたし，不妊の原因となることがある．そのほか，脳炎，膵炎，腎炎，虫垂炎などの合併症も報告されている．

■診　断

流行の有無を確認する．血清学的にはムンプスウイルスの抗体を証明する．なお，耳下腺腫脹後6〜13日間，尿中からも抗体が証明される．急性期には血清アミラーゼ値の上昇を認める．

■処　置

単純な耳下腺炎では安静のみで十分である．そのほか，症状に応じて局所の冷罨法，解熱剤，抗生物質，含嗽剤の投与など，対症療法を行う．発症後3日目までは感染の危険性がきわめて高く，症状が軽快しても9日目までは感染の恐れがあり，感染の危険性についての指導をする必要がある．

(2) 唾液腺封入体病　salivary glands inclusion disease

サイトメガロウイルスによるまれな疾患で，生後2〜3日以内の新生児に発症する．母体には，とくに，自覚症状がなく，経胎盤的に感染し，胎児の衰弱を招来し，発育を阻害して早産の原因となる．

死産の胎児の唾液腺のうち，10〜30%にウイルスに関連した巨大細胞封入体がみられるという．また，非定型的な伝染性単核球症や輸血後感染のほとんどの場合にも，このウイルスが関連しているという．

■症　状

無症状に経過することもあるが，肝・脾肥大，黄疸，血小板減少性紫斑病，神経系の異常などがあり，ときに知能および身体発育の遅延をきたす．

■診　断

細胞封入体を，唾液，喀痰，尿中に発見することである．病理組織学的には，耳下腺および顎下腺の導管の細胞質や核内に，多数の明るい輪郭をもった封入体が認められる．

■処　置

症状があれば対症療法を行う．

4　特異性唾液腺炎　specific sialadenitis

(1) 梅　毒　syphilis

梅毒スピロヘータ *Treponema pallidum* の感染による．大唾液腺に発症するものは，きわめてまれである．

5章，p.125 参照．

(2) 結　核　tuberculosis

結核菌 *Mycobacterium tuberculosis* の感染によって発症する．

5章，p.124 参照．

(3) 放線菌症　actinomycosis

Actinomyces israelii の感染による．唾液腺の放線菌症は，導管の開口部から放線菌が侵入する場合と，周囲の軟組織または顎骨に発症し，二次的に唾液腺に波及する場合とがある．一般に，後者に多く，下顎角部の放線菌症が耳下腺に波及する．

5章，p.123 参照．

5　壊死性唾液腺化生　necrotizing sialometaplasia

Abrams(1973)らが口蓋部に発生した潰瘍性病変について，臨床的・病理組織学的特徴について報告し，悪性腫

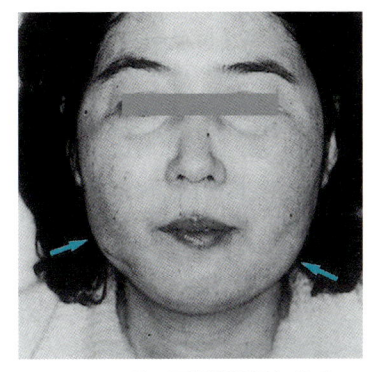

a：耳下腺の両側性腫脹と羞明 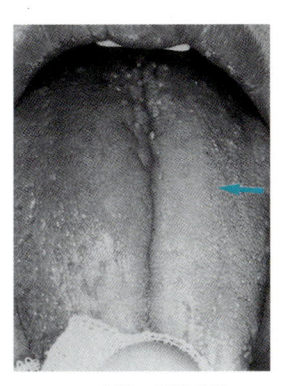　　b：舌背の乳頭萎縮 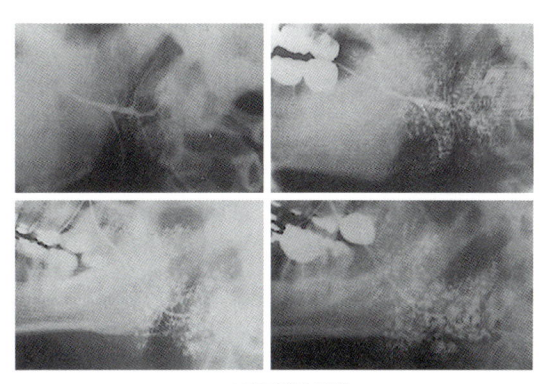　　c：耳下腺造影像
左上：点状　左下：胞状　右上：球状　右下：破壊状

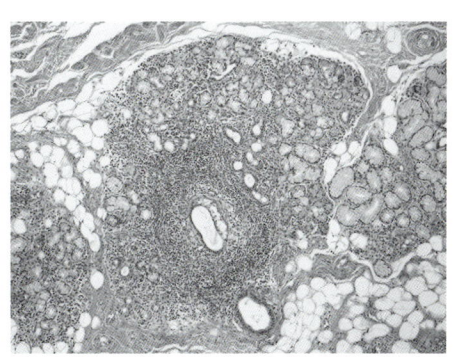

瘍との類似性から，本疾患の扱いに注意を喚起した．口蓋部に好発する壊死性・炎症性の唾液腺疾患である．

■症　状

潰瘍形成を伴う有痛性腫脹を示す．臨床的に，悪性腫瘍や特異性炎（結核，梅毒）との鑑別が重要となる．

■診　断

確定診断のためには病理組織検査が必須である．導管ならびに粘液腺房の扁平上皮化生がみられる．

■処　置

本疾患は1～8か月で自然治癒する．確定診断がつけば，対症療法を主体として経過をみる．特別な治療は必要としない．

6 特殊な炎症性疾患

(1) Sjögren症候群　Sjögren's syndrome

乾燥性角膜結膜炎，乾燥性鼻炎，口腔乾燥症，リウマチ様多発性関節炎を主徴とする．そのほか，膠原病を併発することもあるが，粘膜の乾燥を主とすることから，乾燥症候群ともよばれる．更年期または閉経後の女性に多発し，長期にわたる．

本症は，慢性感染症，アレルギー性反応，内分泌の変調と異常などのほか，最近は，特異抗体とリウマチ因子の存在による，自己免疫性ないしはリウマチ類縁疾患であろうと考えられている．

■症　状

眼：涙腺分泌障害による乾燥性角膜結膜炎．灼熱感を

d：病理組織像（H-E染色）
口唇腺の生検で，腺房の消失と導管周囲性のリンパ球浸潤がみられる．

図9-8　Sjögren症候群

伴った眼の乾燥感，充血，羞明，流涙などの症状を示す（図9-8-a）．

口腔：唾液分泌減少により，談話，嚥下および咀嚼困難，水分摂取過多，味覚異常，疼痛などの症状が多くみられる．口腔粘膜は全体的に乾燥し，光沢をおびる．舌は発赤し，乳頭が萎縮して平坦となり（図9-8-b），亀裂や分葉形成もみられる．歯は齲蝕が進行し，粘膜乾燥のため義歯の装着が困難になることもある．

唾液腺：両側性に耳下腺が腫脹する．ときに顎下腺の腫脹も認められる．腫脹は無痛性で，分泌が著しく減少ないしは消失し，導管開口部の乳頭が小さくなる．

その他：鼻，咽頭，腟および陰門部の乾燥を訴える場合もある．合併症として膠原病があり，そのうちリウマチ性関節炎（RA）が最も多く，次いで全身性エリテマトーデス（SLE），慢性甲状腺炎，橋本病，強皮症などがある．

そのほか，まれではあるが，肝・脾腫，全身性リンパ節の腫脹を伴った偽性リンパ腫があり，これが悪性リンパ腫へ進展したという報告もある．

■診　断

上記の臨床症状のほか，ガムテストによる唾液分泌量の減少，唾液腺造影(図 9-8-c, apple tree appearance)，口唇の小唾液腺生検(図 9-8-d，腺房の萎縮，限局性リンパ球の集積と導管の肥厚，次いで筋上皮細胞の島状形成がみられる)によって診断する．

そのほか，RA テスト陽性，抗核抗体陽性，シャーマー試験陽性(涙腺分泌量の減少)およびローズ・ベンガル試験陽性(乾燥性角結膜炎)を認め，抗 SS-A 抗体陽性および抗 SS-B 抗体陽性のことが多い．

■処　置

特異的な治療法はなく，対症療法が主体をなす．副腎皮質ステロイドの全身投与が有効な場合もあるが，長期間にわたるので，副作用に注意する．

局所の対症療法として，眼の症状に対しては人工涙液の使用が，口腔乾燥に対しては唾液分泌促進剤や人工唾液の使用が有効である．また，唾液腺機能が残存している場合には，ガムなどによる刺激も期待できる．

(2) 良性リンパ上皮性疾患　benign lymphoepithelial lesion

唾液腺部と涙腺部が腫脹し，その原因の明確なものを Mikulicz 症候群 Mikulicz's syndrome とよぶ．一般的には，白血病，悪性リンパ腫，類肉腫症，結核などの原因疾患と明らかな関連性のあるものをいい，全身のリンパ節も同時に罹患することが多い．原因不明の両側性の唾液腺と涙腺の腫脹をみる場合は，Mikulicz 病 Mikulicz's disease という．

■症　状

中年の女性に好発する．一般には，耳下腺または顎下腺と涙腺が両側性，同時性に無痛性腫脹をきたすが，片側のこともある．ときに舌下腺や小唾液腺の腫脹をきたすこともある．口腔の不快感，乾燥感があり，痛みがみられることもある．

■診　断

基礎疾患を明らかにすることは重要であり，一般血液検査，Kveim(クベイム) 反応，ツベルクリン反応，胸部エックス線検査などを行う必要がある．

■処　置

保存的に経過観察をつづける．副腎皮質ステロイド，非ステロイド性消炎剤の投与は効果的であるが，中止すると再発することが多い．臨床症状が強い症例では，外科的に切除する．ときに悪性化することがあるので，注意を要する．原疾患が明らかな Mikulicz 症候群の場合には，原疾患の治療が必要である．

(3) Heerfordt 症候群(ヘールフォルト)　Heerfordt's syndrome

眼球ブドウ膜炎(虹彩，毛様体，脈絡膜の総称)，涙腺および耳下腺の腫脹を主徴候とすることから，ブドウ膜耳下腺炎ともよばれる．原因不明で，肉芽腫症の1種と考えられている．日本ではまれであるが，青年期に発生することがある．

7 その他の唾液腺疾患

(1) 唾液腺症　sialoadenosis

代謝障害や分泌障害によって両側の唾液腺の腫脹・腫大をきたす非炎症性の唾液腺実質の疾患である．原疾患として，糖尿病，慢性膵炎，性ホルモン変調，先端巨大症，甲状腺機能低下症などがある．処置には，原疾患の治療を要する．

G　囊　胞

唾液腺の囊胞 cyst には，小唾液腺に由来する粘液囊胞(p.156 参照)，大唾液腺に由来するガマ腫(p.156 参照)および顎下腺囊胞などがある．

H 腫　瘍

　唾液腺腫瘍の発生頻度は低く，全腫瘍の約3％である．壮年期に多く，小児期には少ない．発生部位では耳下腺が80％を占め，小唾液腺と顎下腺がこれに次ぐ．小唾液腺のみでは口蓋腺が60％，次いで口底部，頬部の順にみられる．唾液腺腫瘍のWHO分類は，1991年ならびに2005年に改訂（表9-1）が行われている．

　組織学的には，上皮性腫瘍，軟部腫瘍，悪性リンパ腫，および二次性腫瘍に分けられるが，そのうちの9割を上皮性腫瘍が占める．ここでは，上皮性腫瘍のおもなものについて述べる．

1　上皮性良性腫瘍（腺腫）

(1) 多形腺腫　pleomorphic adenoma

　多彩な組織像を呈する良性腫瘍で，唾液腺腫瘍全体の60％を占める．好発部位は，大唾液腺では耳下腺に多く，小唾液腺に由来するものでは口蓋に多く，次いで口唇，頬粘膜に生じる．20～50歳代に好発し女性にやや多い．

■臨床所見

　腫瘍の発育は緩慢で，無痛性であることから，腫瘤に気づいてから5年くらい経過して来院することが多い．

　耳下腺部にみられる腫瘍は，被包性で膨張性に増大し，不規則な球形状を呈する．大きさは鳩卵大のものが多く，表面は平滑または分葉状で凹凸があり，弾性硬から軟までさまざまである．多くは耳下腺の後下極部に生じ（図9-9-a），下顎角部や口腔内に膨隆するものもある．腫瘍が経過中に急激に増大し，分葉状を呈するようになるときは悪性化が疑われる．

　口蓋部の腫瘍は，健康な粘膜によって被覆され，半球状に膨隆する．一般的には，片側性に硬口蓋にみられ，口蓋骨を圧迫吸収することが多いが，ときに軟口蓋に生じることもある（図9-9-b）．腫瘤は対合歯や義歯などの機械的刺激によって潰瘍を形成することがある．

■エックス線所見

　耳下腺および顎下腺のエックス線造影所見では腫瘍の存在部位に一致して陰影欠損像 ball in hand appearance がみられる．一方，口蓋部のエックス線像は腫瘍が増大す

表9-1　唾液腺腫瘍（上皮性腫瘍）の組織型分類（WHO，2005）

1．**上皮性良性腫瘍**　benign epithelial tumours
　多形腺腫　pleomorphic adenoma
　筋上皮腫　myoepithelioma
　基底細胞腺腫　basal cell adenoma
　Warthin腫瘍　Warthin tumour
　オンコサイトーマ　oncocytoma
　細管状腺腫　canalicular adenoma
　脂腺腫　sebaceous adenoma
　リンパ腺腫　lymphadenomas
　　脂腺型　sebaceous
　　非脂腺型　non-sebaceous
　導管乳頭腫　ductal papillomas
　　逆性導管乳頭腫　inverted ductal papilloma
　　導管内乳頭腫　intraductal papilloma
　　乳頭状唾液腺腫　sialadenoma papilliform
　囊腺腫　cystadenoma

2．**上皮性悪性腫瘍**　malignant epithelial tumours
　腺房細胞癌　acinic cell carcinoma
　粘表皮癌　mucoepidermoid carcinoma
　腺様囊胞癌　adenoid cystic carcinoma
　多形低悪性度腺癌　polymorphous low-grade adenocarcinoma
　上皮筋上皮癌　epithelial-myoepithelial carcinoma
　明細胞癌NOS　clear cell carcinoma, not otherwise specified
　基底細胞腺癌　basal cell adenocarcinoma
　脂腺癌　sebaceous adenocarcinoma
　脂腺リンパ腺癌　sebaceous lymphadenocarcinoma
　囊腺癌　cystadenocarcinoma
　低悪性度篩状囊腺癌　low-grade cribriform cystadenocarcinoma
　粘液腺癌　mucinous adenocarcinoma
　オンコサイト癌　oncocytic carcinoma
　唾液導管癌　salivary duct carcinoma
　腺癌NOS　adenocarcinoma, not otherwise specified
　筋上皮癌　myoepithelial carcinoma
　多形腺腫由来癌　carcinoma ex pleomorphic adenoma
　癌肉腫　carcinosarcoma
　転移性多形腺腫　metastasizing pleomorphic adenoma
　扁平上皮癌　squamous cell carcinoma
　小細胞癌　small cell carcinoma
　大細胞癌　large cell carcinoma
　リンパ上皮癌　lymphoepithelial carcinoma
　唾液腺芽腫　sialoblastoma

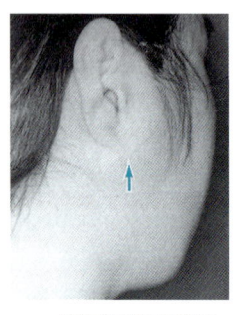

a：耳下腺後下極部の腫脹

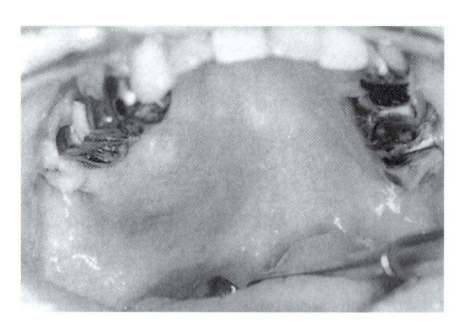

b：硬口蓋の腫脹

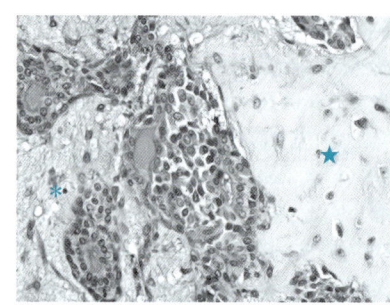

c：病理組織像（H-E 染色）
多彩な上皮細胞の増殖とともに，粘液腫様組織（＊）および軟骨腫様組織（★）が混在．

図 9-9　多形腺腫

ると骨の圧迫吸収をみることもあるが，一般的には不鮮明であり，むしろ骨吸収像は CT 所見がより明瞭である．

■**病理組織学的所見**

　色およびかたさは組織構造により異なり，実質性の部分は灰白色で比較的かたい．摘出物の割面は線維性の被膜によって被包されているが，被膜の厚さは症例により差があり，被膜の不完全なもの，欠如している部も散見される．肉眼的に明瞭な結合織の被膜が認められても，組織学的にはその被膜内に腫瘍細胞がみられることがある．病理組織学的にはきわめて多彩な像を示し，上皮細胞の増殖とともに，粘液腫様あるいは軟骨腫様組織も混在する．上皮細胞は，おもに 2 層の腺管状あるいは充実性増殖を示し，腺管腔内には好酸性の分泌物をみる（図 9-9-c）．

■**処　置**

　被膜外腫瘍摘出術は再発の危険性が高いことから，周囲組織を含めた切除術を選択する．すなわち，耳下腺に由来する場合には腺部分切除術か浅葉切除術を，顎下腺の場合には顎下腺切除術を，小唾液腺の場合には周囲組織を一部含めた腫瘍切除術を行う．

　口蓋部の切除後には補綴学的に創部を保護し，治癒を待つ．再発は数年後にみられる．

　予後は，一般的に良好であるが，長期間放置されたり，再発を繰り返すなかで悪性化がみられることがある．

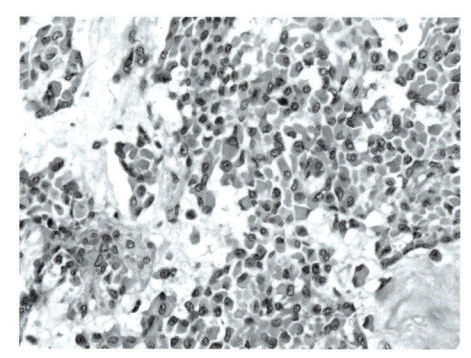

図 9-10　筋上皮腫（H-E 染色）
形質細胞様細胞ばかりからなる症例．

（2）筋上皮腫 myoepithelioma

　WHO の旧分類では，多形腺腫の一亜型として扱われていたが，1991 年の改定（第 2 版）では，多形腺腫と比較して増殖能が高く，悪性化も懸念されることから，独立した腫瘍型として取り扱われ，今日にいたっている．

■**臨床所見**

　多形腺腫と同様．

■**病理組織学的所見**

　導管上皮への分化がみられず，腫瘍は，もっぱら筋上皮様細胞から構成されている．腫瘍実質は紡錘形細胞，形質細胞様細胞（図 9-10），類上皮様細胞，および明細胞からなる．

■**処　置**

　多形腺腫と同様，周囲健常組織を含めて腫瘍を切除する．

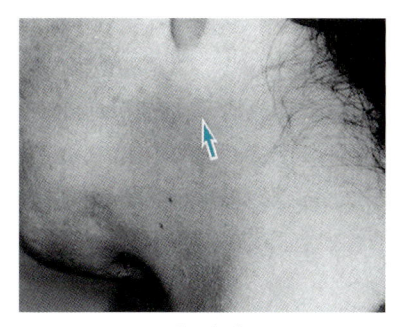

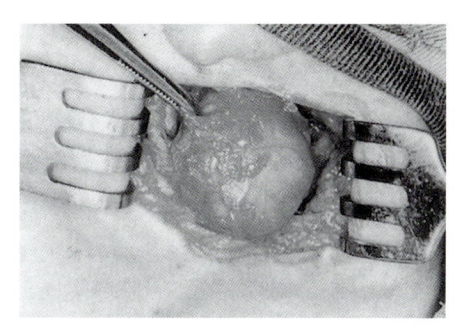

a：耳下腺下極部の腫脹　　　　b：被包化された腫瘍　　　　c：病理組織像(H-E 染色)
二層性の上皮細胞の乳頭状および導管状の増殖と，リンパ組織の随伴がみられる．

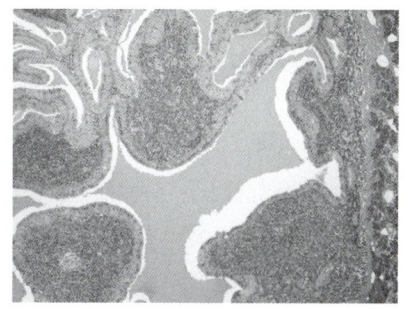

図9-11　Warthin 腫瘍

(3) 基底細胞腺腫　basal cell adenoma

導管由来と考えられる上皮細胞の一様の増殖を特徴とするまれな腫瘍であり，多形腺腫にみられるような粘液腫様組織や軟骨様組織を含まない．1991年から，独立して分類されるようになった．

好発年齢は若干高く，50歳以上の高齢者とされる．性差については，やや女性に好発する．耳下腺が最も多く75％を占める．小唾液腺に発生することは，きわめてまれである．

■臨床所見

充実性，境界明瞭な可動性の腫瘤として認められる．弾性硬であるが，ときに囊胞様を呈することもある．

■病理組織所見

エオジン好性の細胞質と濃染する円形の核を有する小型の上皮性細胞から構成され，索状型，充実型，管状型，膜様型に亜分類される．

■処　置

一般に，腫瘍の被膜を含めて完全に摘出すれば再発はない．ただし，膜様型では約25％に再発をみるとの報告もある．悪性転化の報告はきわめてまれである．

(4) Warthin 腫瘍（ワルチン）　Warthin tumor

腺リンパ腫ともよばれる．成因は唾液腺内あるいは周辺のリンパ節内に封入残存した腺組織に由来するものと考えられている．発現頻度は，日本では比較的少ないが，欧米では唾液腺腫瘍の2〜15％を占める．好発年齢は50〜60歳代で，男性に多い．

好発部位は耳下腺下極部(図9-11-a)である．

■臨床所見

腫瘍は片側性の場合が多く，ときに両側性にみられる．発育は緩慢で，腫瘍に気づいてから来院までの期間は2〜3年のものが多い．

腫瘍は，周囲との境界が明瞭で，表面が平滑，弾性硬ないしは軟の半球状の腫瘤を呈し，被包性で皮膚および周囲組織との癒着はない(図9-11-b)．ときに大きな囊胞様変化のために，波動を触れることがある．

■診　断

唾液腺シンチにパーテクネ酸^{99m}TcO4-を用いると，腫瘍細胞が取り込むことからRIの集積がみられ，診断に有用である．

■病理組織学的所見

上皮組織とリンパ組織との増殖からなる特異な所見を示す．上皮細胞は，高円柱状細胞と立方状細胞が層状に配列し，細胞質が著しく好酸性で細顆粒状を呈し，腔内に乳頭状の増殖を示す．間質にはリンパ性組織の随伴があり，ときに散在性に胚中心もみられる(図9-11-c)．

■処　置

腫瘍の被膜を含めて完全に摘出する．手術が適切に行われると再発はない．

(5) オンコサイトーマ　oncocytoma

50歳以上の女性に多く，耳下腺に好発するが，顎下腺

や口蓋腺にみられることもある．腫瘍は，緩慢に発育し，比較的やわらかく限局性である．Warthin 腫瘍と同様，$^{99m}TcO_4^-$ による唾液腺シンチグラムで腫瘍に RI の集積がみられる．

病理組織学的には，好酸性で，細顆粒状の膨化した胞体と濃縮した核を有する細胞（オンコサイト）の充実性増殖からなり，小管腔の形成もみられる．

切除術を行う．再発は一般にみられない．

(6) 細管状腺腫　canalicular adenoma

33〜87 歳の症例報告があるが，50 歳未満はきわめてまれとされる．男女比は 1：1.8 で，やや女性に好発する．約 80％が上唇にみられ，次いで頰粘膜(9.5％)，大唾液腺での発生はまれである．0.5〜2 cm 程度の，境界明瞭な腫瘤として認められる．

病理組織学的には，腫瘍実質は薄い網目状の増殖を示す円柱上皮から構成され，しばしば数珠状をなす．間質は細胞成分に乏しく，血管に富む．

腺様嚢胞癌や基底細胞腺腫との鑑別が重要である．切除術により，再発は一般にみられない．ただし，多発症例が報告されており，注意を要する．

(7) 脂腺腫　sebaceous adenoma

腫瘍は脂腺様細胞の増殖からなる．耳下腺と顎下腺，臼後部の粘膜に発生し，きわめてまれである．高齢者に多く，発育は緩慢で被膜におおわれた良性の腫瘍である．

(8) リンパ腺腫　lymphadenomas

脂腺型と非脂腺型に亜分類される．

(9) 導管乳頭腫　ductal papillomas
逆性導管乳頭腫　inverted ductal papilloma

小唾液腺の排泄管の扁平上皮細胞が周囲の線維性結合組織内に乳頭状に増殖したもの．腫瘍上皮内に粘液細胞や小囊胞をみることもある．

導管内乳頭腫　intraductal papilloma

導管上皮が囊胞状に拡張した導管の内腔へ向かって乳頭状に増殖したもの．硬口蓋，頰粘膜，口唇での報告がある．

乳頭状唾液腺腫　sialadenoma papilliform

開口部に近い腺体外導管上皮が，外向性に乳頭状増殖をきたしたもの．組織学的には表層に近い部分は扁平上皮の乳頭状増殖が，深部では粘液細胞やオンコサイトを混じることがある．60 歳以上では口蓋に発生する．

(10) 囊腺腫　cystadenoma

唾液腺の導管上皮に由来し，Warthin 腫瘍に似ているが，リンパ性要素を欠く．おもに耳下腺にみられるが，顎下腺または軟口蓋の小唾液腺に発生することもある．

中年以降に多発し，性差は明らかでない．発育は緩慢で弾性軟，大きさは鳩卵大のものが多く，局所破壊性に増殖し，再発しやすい傾向がある．

2　上皮性悪性腫瘍（癌腫）

悪性上皮性腫瘍について，1991 年 WHO 分類の改定で，単形性腺腫内の明細胞腺腫は上皮筋上皮癌として，腺房細胞腫と粘表皮腫はそれぞれ腺房細胞癌，粘表皮癌として悪性腫瘍の項に明記された．また，腺癌が細分類化されるとともに，悪性筋上皮腫が新たに加えられた．

2005 年 WHO の新分類では，多形腺腫内癌が多形腺腫由来癌，癌肉腫，転移性多形腺腫に，未分化癌が小細胞癌を独立(1991 年)後，大細胞癌とリンパ上皮癌にさらに細分類された．

(1) 腺房細胞癌　acinic cell carcinoma

耳下腺に多く発生し，そのほかはきわめて少ない．多くは良性であるが，悪性腫瘍の潜在能を有し，局所浸潤や肺転移を示すことがある．女性に多く，30〜40 歳代に発現する．

■症　状

腫瘤は無痛性に発育し，被包された半球状を呈し，比較的やわらかく，境界は明瞭である．発育もきわめて緩慢で，数年にわたるものが多い．しかし，部分的に浸潤性の増殖を示す．

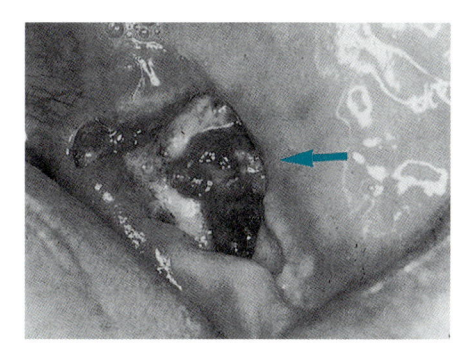

a：臼後三角部の潰瘍 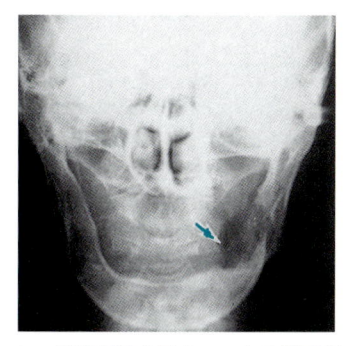　　　　b：骨吸収像を示すエックス線写真 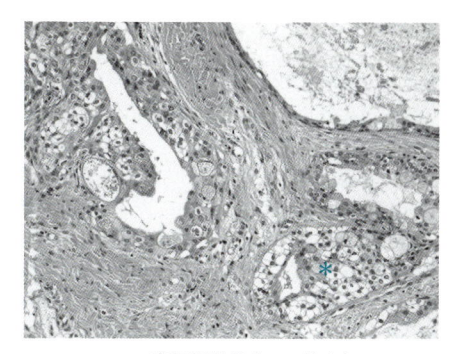　　　　c：病理組織像（H-E 染色）
癌細胞巣は粘液産生細胞（＊），扁平上皮様細胞（類表皮細胞）および中間細胞からなる．本症例では明細胞もみられる．

図9-12　粘表皮癌

■病理組織学的所見

　充実性増殖型，小囊胞型，乳頭状囊胞性増殖型，濾胞型に分類される．多くみられる充実性増殖型は，漿液性腺房細胞に類する細胞の充実性増殖からなり，間質成分が乏しい．腫瘍細胞に異形成や分裂像をみることは少ない．胞体は PAS 染色陽性であるが，グリコーゲンや粘液染色は陽性である．

■処置・予後

　完全に切除する．予後は一般に良好であるが，再発しやすい．再発腫瘍は多発性，結節性に増殖し，周囲組織へ浸潤性に増殖し，遠隔転移をきたすことがある．

(2) **粘表皮癌**　mucoepidermoid carcinoma

　全唾液腺腫瘍の 3～9％を占める．耳下腺に最も多く，次いで顎下腺にみられ，舌下腺では少ない．小唾液腺では口蓋に多く，舌，口底，頬，歯槽部などにもみられる．まれに下顎骨中心性に発生することがある．40～50 歳代に好発し，性差はみられない．

■症　状

　腫瘍は局所浸潤性があり，潰瘍形成および顎骨への浸潤もみられる（図 9-12-a, b）．高分化型は発育が緩慢で，多形性腺腫の臨床像に近く悪性度は低い．ただし，腫瘍の被包は不完全なことが多い．低分化型は発育が早く，浸潤性，破壊性で，ときに転移する．

■病理組織学的所見

　粘液産生細胞と扁平上皮様細胞とからなる腫瘍で，導管上皮に類似した中間型細胞もみられる．高分化型（低悪性型）は，粘液産生細胞で囲まれた小囊胞を形成することが多いのに対し，低分化型（高悪性型）は，扁平上皮様細胞と中間型細胞とが主体を占め，粘液産生細胞は少ない（図 9-12-c）．

■処置・予後

　完全に切除する．一般に良好である．しかし，低分化型のものは再発，転移が多く，高悪性とされ，予後は不良である．

(3) **腺様嚢胞癌**　adenoid cystic carcinoma

　顎下腺および小唾液腺に好発する．50 歳代の女性にやや多い．

■症　状

　腫瘍の発育は緩慢で，境界の比較的明瞭な，扁平状にやや隆起した腫瘤を示す（図 9-13-a, b）．口腔内の腫瘍は増大すると周囲骨を侵蝕性に破壊し，粘膜に潰瘍形成がみられる．また，増大すると，局所の疼痛，顔面神経麻痺などの神経症状を伴う場合が多い．

■病理組織学的所見

　篩状型，管状型，充実型の 3 つに分けられるが，多くは篩状型である．篩状型の腺様嚢胞癌は腫瘍胞巣内に大小の小囊胞腔あるいは腺管状腔が形成される篩状構造を

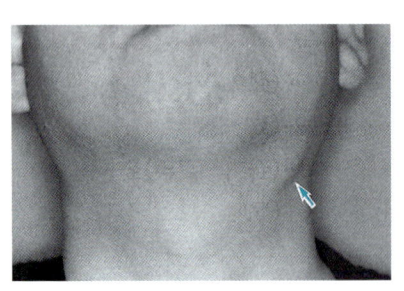

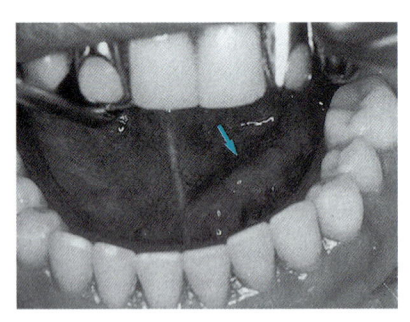

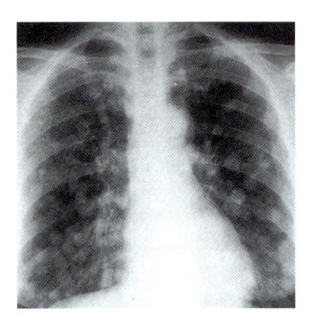

a：顎下腺部の腫脹
b：口底部の腫瘤
c：胸部の多発性肺転移エックス線像
d：病理組織像（H-E染色）
特徴的な篩状構造．
e：病理組織像（H-E染色）
好んで末梢神経をおかす性格をもつ．

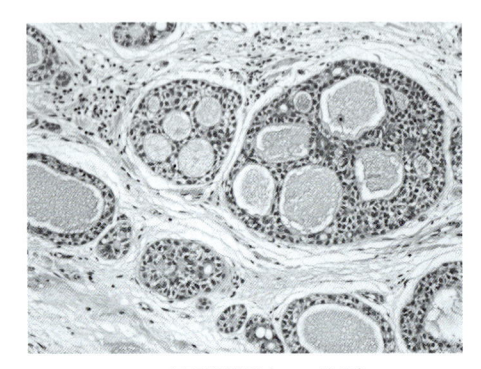

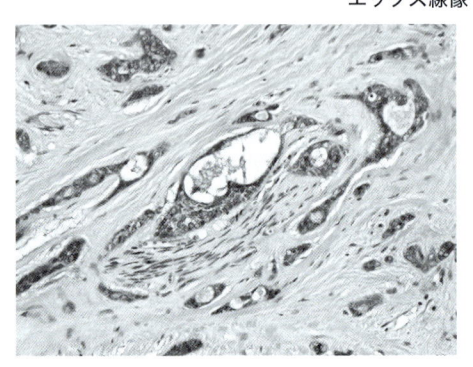

図9-13 腺様囊胞癌

呈するのが特徴である．

腫瘍細胞は小型の立方形ないしは多角形の細胞と筋上皮細胞様の細胞とからなり，異型性や分裂像は少ない（図9-13-d）．局所の浸潤性増殖を示し，神経周囲浸潤を特徴とする（図9-13-e）．

■処　置

完全な切除が望ましいが，局所浸潤性が強いことから完全切除が困難な場合も少なくない．このため，術後に放射線治療や化学療法が併用される．

■予　後

局所再発をきたすことが多く，また，5～10年を経てから血行性に肺への転移をみることも少なくない（図9-13-c）．このため，長期的予後はきわめて不良であり，高悪性の腫瘍である．

(4) 多形低悪性度腺癌
polymorphous low-grade adenocarcinoma

男女比は1：2で，女性に好発する．発症年齢は16～94歳で，患者の70％は50～70歳といわれる．

■症　状

約60％は口蓋に発生し，無痛性の腫瘤として認められ，ときに被覆粘膜に潰瘍を認める．

■処置・予後

腫瘍切除にて予後は良好である．局所再発率は9～17％で，リンパ節転移を9～15％に認める．頸部リンパ節転移が疑われる症例では頸部郭清術が適応となる．遠隔転移はまれである．

(5) 上皮筋上皮癌　epithelial-myoepithelial carcinoma

上皮筋上皮癌は，唾液腺腫瘍の1％程度とまれな腫瘍である．男女比は1：2で，女性に好発する．発症年齢は13～89歳で，60～70歳代に最も好発する．

■ 症　状

　大唾液腺，とくに耳下腺（60％）に最も好発するが，上唇の小唾液腺にもみられる．一般に，発育緩慢な無痛性腫瘤としてみられるが，急速な増大を認める場合には，顔面神経麻痺や疼痛などの神経症状を呈する．小唾液腺のものでは，境界不明瞭な粘膜下の腫瘤として認められ，潰瘍形成を伴う．

■ 処置・予後

　十分な安全域をとらないと，腫瘍切除後も40％前後に再発を認める．転移も14％にみられる．頸部リンパ節，肺，肝臓，腎臓などに転移する．5年生存率は80％，10年生存率は72％である．再発の原因は不十分な切除によるものであり，十分な安全域をもって切除すべきである．

(6) 明細胞癌 NOS

　　clear cell carcinoma, not otherwise specified

　口腔の小唾液腺に好発する．腫瘍切除により予後は良好で，頸部リンパ節転移はまれである．

(7) 基底細胞腺癌　basal cell adenocarcinoma

　発生年齢は平均60歳，性差はない．小児の報告はない．

■ 症　状

　90％は耳下腺に発症しており，口腔の小唾液腺での発症はまれである．一般に，無痛性腫脹がみられるほかは症状がない．

■ 処置・予後

　局所侵襲性がみられ，しばしば再発を繰り返すが，転移することはまれである．死にいたることはまれである．

(8) 脂腺癌　sebaceous adenocarcinoma

　耳下腺（90％）に好発する．さまざまな程度の顔面神経麻痺を伴う．

(9) 脂腺リンパ腺癌　sebaceous lymphadenocarcinoma

　脂腺リンパ腺癌は脂腺腫の悪性型である．きわめてまれなものであり，70歳代に認められる．

(10) 嚢腺癌　cystadenocarcinoma

　嚢胞形成を特徴とする．まれな悪性唾液腺腫瘍である．性差はなく，平均発症年齢は59歳である．

(11) 粘液腺癌　mucinous adenocarcinoma

　50歳以上に好発．性別ではやや男性に好発する．

(12) オンコサイト癌　oncocytic carcinoma

　男性が症例の2/3を占める．25〜91歳と広範囲の年齢層に認められる．平均発症年齢は62.5歳である．全唾液腺腫瘍の1％にみたない，まれな腫瘍である．

(13) 唾液導管癌　salivary duct carcinoma

　悪性唾液腺腫瘍の9％程度を占める．男女比は4：1で，男性に好発する．50歳以降にみられる．

■ 症　状

　耳下腺が最大の好発部位である．急速な増大を認め，神経症状（神経麻痺，疼痛）を伴うこともある．

■ 処置・予後

　最も悪性度の高い唾液腺腫瘍の1つである．局所侵襲性が高く，局所再発に注意を要する．また，肺，骨，肝臓，脳などへの遠隔転移もきわめて高頻度に認められる．

(14) 腺癌 NOS

　　adenocarcinoma, not otherwise specified

　平均年齢は58歳で，女性に好発する．

■ 症　状

　60％が大唾液腺に，40％が小唾液腺に発生する．大唾液腺では耳下腺に，小唾液腺では口蓋腺にみられる．無痛性の腫瘤であるが，耳下腺では約20％で，疼痛や顔面神経麻痺がみられる．

■ 処置・予後

　臨床的に局所制御がなされていても，遠隔転移の危険性がある．

(15) 筋上皮癌　myoepithelial carcinoma

　「de novo」（新たな）発生のほか，多形腺腫および筋上皮

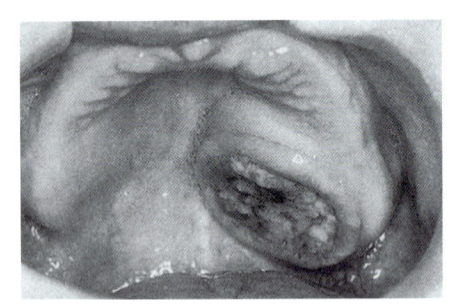

図 9-14 多形腺腫由来癌
急速に増大し，潰瘍の形成がみられる．

腫からの発生が知られている．好発年齢は平均 55 歳であるが，広範囲の年齢層にみられる．

■症　状

耳下腺に最も好発(75%)するが，まれに小唾液腺にもみられる．一般に，無痛性の腫瘤である．

■処置・予後

局所侵襲性の高い腫瘍であり，1/3 で腫瘍死が，ほかの 1/3 で局所再発が認められるなど，予後不良である．

(16) 多形腺腫由来癌
　　　carcinoma ex pleomorphic adenoma

全唾液腺腫瘍の 3.6%，全唾液腺悪性腫瘍の 12% を占める．また，全多形腺腫の 6.2% を占める．発症年齢は 60〜70 歳代であり，多形腺腫にくらべ 10 年ほど年長者にみられる．好発部位および性差は，多形腺腫とほぼ同様である．

■症　状

3 年以上認められた腫瘤性病変が，急速な増大を認めるようになる．局所の疼痛，顔面神経麻痺，皮膚や粘膜との癒着，潰瘍形成など，何らかの悪性化を疑わせる所見を認めることがある(図 9-14)．

■病理組織学的所見

癌腫の部分は腺癌あるいは未分化癌であることが多いが，類表皮癌，腺様嚢胞癌，粘表皮癌や，これらの混在した所見を呈する．なお，癌腫が増殖，進展すると多形腺腫の部分が少なくなる．

■処置・予後

拡大切除術ならびに頸部郭清術を行う．広範囲進展症例では，術後に放射線治療を追加する．局所再発率も高く，頸部リンパ節への転移は，初発腫瘍で約 15%，再発腫瘍で約 40% にみられ，遠隔転移も多い．予後は一般に不良である．

(17) 癌 肉 腫　carcinosarcoma

癌腫と肉腫成分が混在する，きわめてまれな悪性腫瘍である．

(18) 転移性多形腺腫
　　　metastasizing pleomorphic adenoma

組織学的に良性の多形腺腫の像を示しながらも，転移をきたすものをいう．

(19) 扁平上皮癌　squamous cell carcinoma

おもに耳下腺，ときに顎下腺にみられ，舌下腺と小唾液腺ではきわめてまれである．高齢の男性に多い．

(20) 小細胞癌　small cell carcinoma

全唾液腺腫瘍の 1% 以下，悪性唾液腺腫瘍の 2% と，まれな腫瘍である．50 歳以上の男性に好発する．

(21) 大細胞癌　large cell carcinoma

耳下腺に好発し，まれに小唾液腺での報告をみる．60 歳以上に好発し，性差はない．

(22) 唾液腺芽腫　sialoblastoma

出生時に認められる，きわめてまれな腫瘍である．

10 顎関節疾患

A 顎関節の構造と機能

顎関節 temporomandibular joint（TMJ）は下顎骨と頭蓋（側頭骨）との間の関節構造である．頭蓋に対して顎関節は左右一対存在する．

左右の関節構造はU字形の下顎骨によって連結された両側性関節である．両側性関節では，一側の運動は必ず他側の運動に影響を及ぼす．このような左右が連結された関節は，身体のほかの部位に存在しない点で特徴的である．

人体のすべての関節構造は，付着筋による駆動と靱帯構造などによる制動の協調により，受動的に運動する．関節の運動の性質を規定する要素は，筋と靱帯と関節面である．しかし，顎関節ではさらに運動の解剖学的規定要素が加わる．上下の歯列が互いに咬合する場合，顎関節の運動はこの咬合によって規定される．すなわち咬合によって関節の運動方向，運動量，そして，関節構造の相対的位置関係が決定づけられる．しかし，特定の咬合様式や咬合の異常が顎関節に生じるさまざまな臨床症状，病態のおもな病因になるという疫学的根拠はない．

1 顎関節の構造

顎関節の可動部骨構造は下顎頭であり，非可動部骨構造は側頭骨の下顎窩と関節隆起である．

(1) 下顎頭 mandibular condyle

下顎頭は下顎骨の関節突起の頂部に位置する．下顎頭を上方から眺めると，その形態は楕円形をしている．下顎頭では，前頭面において緩やかな凸形をしており，平坦な形態または円形のものもある．下顎頭の外側極は下顎枝の外面からわずかに膨らんでいる．下顎頭内側極は下顎枝の内側面よりさらに強く突出している．下顎頭の大きさの平均は長径（内外型）20 mm，短径（前後径）10 mmとされている．下顎頭の前面部には浅い陥凹があり，この部は翼突筋窩で外側翼突筋の下頭および上頭の大部分の筋線維および腱が停止する．

下顎頭の関節面は，線維性軟骨様構造によって被覆されている．この軟骨性被覆は，関節に加わる圧負担に対する緩衝機構として働く．下顎頭関節面の軟骨性被覆の厚みは上前面において厚く，そのほかの部位では比較的薄い（図10-1）．組織学的には表層から増殖層，肥大層，石灰化層，そして，軟骨下骨へと層状の不均一構造となっている．この関節面構造には，血管および神経の進入分布はみられない．

(2) 側頭骨の関節構造

側頭骨の関節構造は側頭骨鱗部に位置し，陥凹部の下顎窩とそれに連続する凸部の関節隆起から構成される．関節隆起の最外側部の隆線を関節結節 articular tubercle とよぶ．

関節隆起 articular eminence：側頭骨頬骨突起の基部に位置し，側頭骨鱗部に位置する．関節隆起の後斜面は下顎窩に連続し，関節隆起後斜面の傾斜は緩やかで，顎関節の関節面となる（図10-1）．関節隆起の頂部より前方は比較的急峻な斜面をなし，関節隆起前斜面および前関節窩面となり頬骨弓へと移行する．正常顎関節の開口運動時に，下顎頭と関節円板は関節隆起の頂部まで移動し，

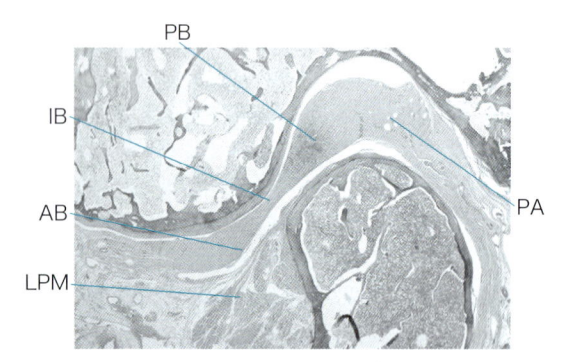

図 10-1　関節円板の組織像(H-E 染色)
PB：後方肥厚部　　IB：中央狭窄部　　AB：前方肥厚部
PA：円板後部軟組織　LPM：外側翼突筋

さらに最大開口時には頂部を越えてさらに前方まで移動する．

側頭骨の関節面は関節隆起頂部と後斜面部である．関節面を被覆する軟組織は，下顎頭と同様に線維軟骨様構造で組織学的に差はない．側頭骨関節面の軟骨性被覆の厚みは頂部において厚く，そのほかの部位では比較的薄い(図10-1)．この関節面構造には，血管および神経の進入分布はみられない．

下顎窩 glenoid fossa：関節隆起から後方へ連続する陥凹部で，後方は下顎窩後突起で終わる．下顎窩が位置する側頭骨鱗部と鼓室部との間の境界は，外側では鼓室鱗裂によって境され，内側前方では錐体鱗裂，内側後方では錐体鼓室裂によって境界される．

下顎窩では軟骨性構造はみられず，薄い線維性被膜で被覆され，毛細血管が分布する．下顎窩の機能は下顎頭の軸運動(回転運動)の軸受けとして働く．

(3) 関節円板と円板後部軟組織

articular disc and retrodiscal attachment

関節円板は下顎頭と側頭骨関節構造との間に介在する線維性板状構造で，下顎頭の外側極と内側極に靱帯状に強固に付着している．関節円板の前方限界には外側翼突筋の上頭が移行的に付着する(図10-1)．関節円板は線維性塊状構造として，下顎頭と側頭骨関節構造の形の違いを埋め合わせる形態で，後方で厚く，中央部で薄く，前方部において厚い．関節円板は上面において側頭骨関節構造と関節面をなし，下面において下顎頭と関節面をなす．関節円板と側頭骨関節構造との間の空間，すなわち関節腔を上関節腔 superior joint compartment とよび，おもに下顎頭-関節円板複合体の滑走運動の場となる．また，関節円板と下顎頭との間の関節腔を下関節腔 inferior joint compartment とよび，下顎頭の回転運動の場となる．

関節円板はほぼ均質かつ緻密な線維性構造で軟骨類似の基質を少量含む．固有の関節円板には血管，神経の進入はみられない．

関節円板の後方部は円板後部軟組織へと移行的に連続している．円板後部軟組織の表層は滑膜によって被覆される．円板後部軟組織は疎性線維性構造で，豊富な血管の分布がみられ，静脈叢が発達し，神経の分布も多い．

(4) 関節包，関節靱帯

articular capsule，articular ligamentum

顎関節の関節包は，その外側において外側靱帯とともに明確な関節包を形成するが，内側，後方部の隔壁構造は厚みが薄く不明瞭である．前方部は外側翼突筋が関節円板と下顎頭へ付着する．そのほかの関節外靱帯としては，内側に蝶下顎靱帯，茎突下顎靱帯がある．

(5) 顎関節の運動に関連する筋

おもに下顎挙上に働くのは咬筋，側頭筋，内側翼突筋である．下顎の前方推進に働くのは外側翼突筋，下顎の後退には側頭筋が働き，これらは咀嚼筋群とよばれる．開口運動に関与する筋は舌骨上筋群であり，顎舌骨筋，顎二腹筋，茎突舌骨筋が含まれる．舌骨下筋群も舌骨を支持することにより，開口運動に関与する．

(6) 顎関節の神経および血管

顎関節の知覚神経は，三叉神経第Ⅲ枝(下顎神経)の分枝が分布する．栄養血管はおもに外頸動脈の枝で，静脈系は下顎後静脈，翼突筋静脈叢に注ぐ．

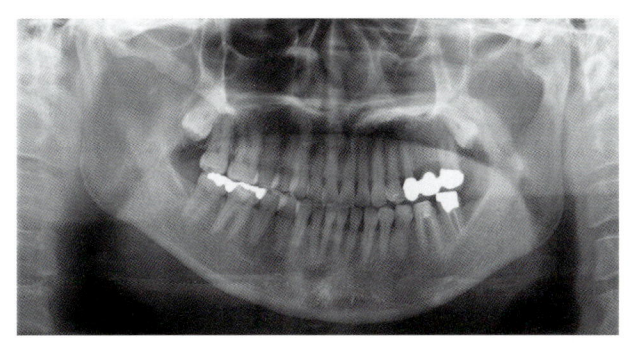

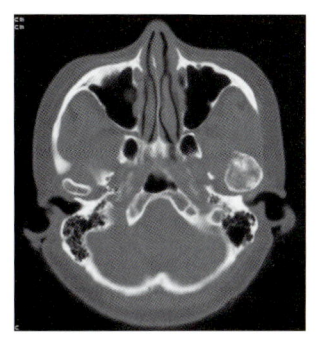

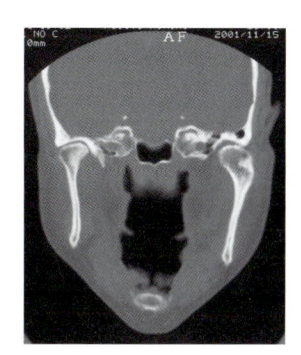

図 10-2　関節突起肥大

B　顎関節疾患

1　顎関節の先天障害，発育障害　congenital and developmental disturbances of temporomandibular joint

(1)　顎関節の無形成，減形成　aplasia of temporomandibular joint, hypoplasia of temporomandibular joint

顎関節の無形成または減形成は，下顎の誤発育または不全発育の一症候で，側頭骨の形成不全も合併して出現することがある．隣接する器官（中耳，外耳，頬骨，下顎骨，耳下腺などの第一および第二鰓弓由来の器官）の形成不全も合併して発現することが多い．下顎骨の発育障害の大部分は片側顔面矮小症または第一・第二鰓弓症候群の一型である．

(2)　第一・第二鰓弓症候群　first and second branchial arch syndrome

第一鰓弓（下顎弓）と第二鰓弓（舌骨弓）由来の骨と軟組織の異常をおもな症状とする先天性の形成異常症候群である．症状の現れ方に程度の差があり，片側顔面矮小症 hemifacial microsomia もこの症候群に包含される．

■症　状

ほとんどは片側性で，下顎骨（下顎枝，関節突起）の減形成，顎関節の形成不全，咬筋，側頭筋，翼突筋の減形成，顔面表情筋の麻痺がみられる．耳介の変形，すなわち小耳症，副耳がみられ，そのほかの合併奇形として巨口症，中耳および耳下腺の形成不全がみられることがある．第一・第二鰓弓症候群は 3,500 人に 1 人の割合で発症する．

(3)　Treacher-Collins 症候群

第一鰓弓由来の器官の発育不全による障害である．

■症　状

上顎骨，頬骨，ならびに下顎骨の発育不全がみられる．これに伴って顎関節突起，筋突起の形成不全が現れる．さらに，合併症状として眼瞼および耳介などの変形が出現する．

(4)　Goldenhar 症候群

眼球類皮腫などの眼の異常を伴う第一・第二鰓弓症候群の一亜型で，脊椎の奇形を合併する．そのほかの第一・第二鰓弓症候群の症状のいくつかが発現する．

(5)　関節突起肥大　condylar hyperplasia（図 10-2）

下顎頭の後天性の過剰発育で，非腫瘍性病変である．原因は不明で，外傷，脱臼または炎症などが刺激因子となると推察されている．

■症　状

関節突起肥大は片側性に発症し，患側の下顎の伸長により咬合不全ならびに顔貌非対称となる．顎関節に雑音，疼痛，下顎頭の運動障害に起因する開口障害が現れることがある．

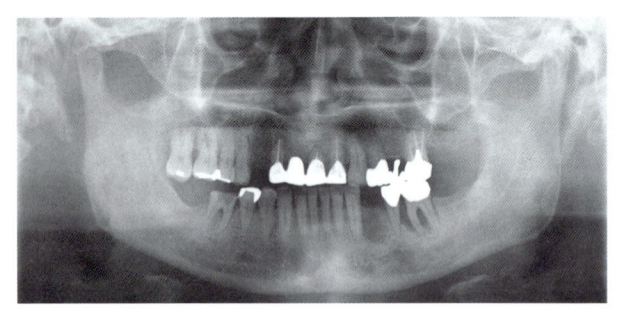

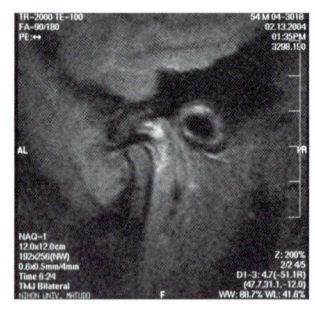

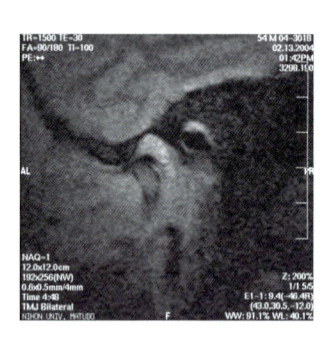

図 10-3　化膿性顎関節炎

■診　断
　画像所見：パノラマエックス線などの単純エックス線写真，およびエックス線 CT 像上で，下顎頭部の肥大，下顎枝の伸長，下顎頸部の延長を認める．肥大した下顎頭の輪郭は，正常下顎頭と相似である．輪郭不整を伴う下顎頭の増大所見の場合は骨軟骨腫，骨腫などの腫瘍性病変が疑われる．

■治　療
　顎骨の発育が終了したのちに下顎頭の形態修正または切除を行い，咬合不全に対しては歯科矯正治療および顎矯正手術，あるいは歯科補綴治療が必要となる場合もある．

2　顎関節の炎症性病変
inflammatory diseases of temporomandibular joint

(1) 化膿性顎関節炎
suppretive arthritis of temporomandibular joint

　下顎骨炎または骨髄炎からの波及により化膿性顎関節炎(図 10-3)が発症することが多い．外耳炎，中耳炎，耳下腺炎などの隣接臓器の化膿性炎症の波及によることもある．まれではあるが遠隔臓器の炎症巣からの血行性感染もありうる．淋菌性，梅毒性，結核性の顎関節炎の報告もある．

■症　状
　全身症状として発熱，頭痛，全身倦怠などが現れる．局所症状には，耳前部の深部自発痛，とくに顎運動時の痛み，耳前部皮下の腫脹，発赤が現れる．進行すると外耳道部に瘻孔を生じる．関節腔に膿や浸出液が貯留し，関節内組織の浮腫性腫脹により，下顎頭が前下方に圧下され，下顎全体が健側へ偏位する．

■診　断
　画像所見：パノラマエックス線などの単純エックス線写真上で関節裂隙の拡大ならびに患側下顎頭の軽度前下方移動がみられる．なお急性化膿性炎の最盛期では骨変化はほとんどみられないが，慢性期では下顎頭の吸収破壊や関節裂隙の狭小化がみられることがある．MRI により関節腔内の液性貯留像を確認できる．

　細菌学的所見：穿刺吸引により膿を採取しうる．細菌培養検査を行い起炎菌を同定する．しかし化膿性顎関節炎では原因菌の同定が得られないことも多い．

■治　療
　関節腔内の膿汁貯留に対しては，関節腔を注射針にて穿刺し，膿汁を吸引し，その後に十分な関節腔内の洗浄を行う．関節包の周囲に炎症が拡大波及している場合は，膿瘍部を皮膚切開し，排膿する．抗菌薬の投与を行う．

(2) リウマチ性顎関節炎　rheumatoid arthritis of temporomandibular joint (図 10-4)

　慢性関節リウマチは，全身の関節にフィブリノイド変性を伴う炎症が，長期にわたり急性期と慢性期を反復し，関節構造を徐々に破壊する疾患である．系統的な結合組織の炎症性疾患(膠原病)として，顎関節にも症状を現す．関節内病変の主体は，肉芽組織の増生(パンヌス)で，軟骨および骨を吸収破壊し関節の変形および癒着をきたす．そのほか骨格筋，血管，心臓などにも病変を生じる．

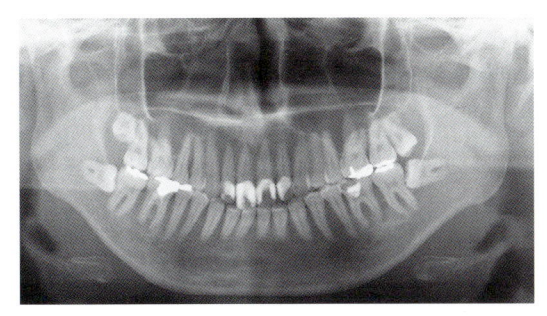

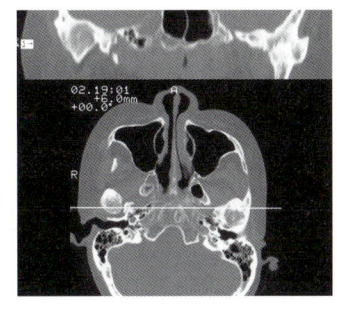

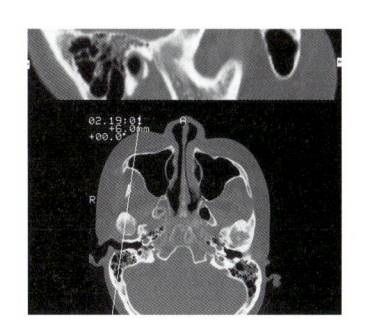

図10-4 リウマチ性顎関節炎

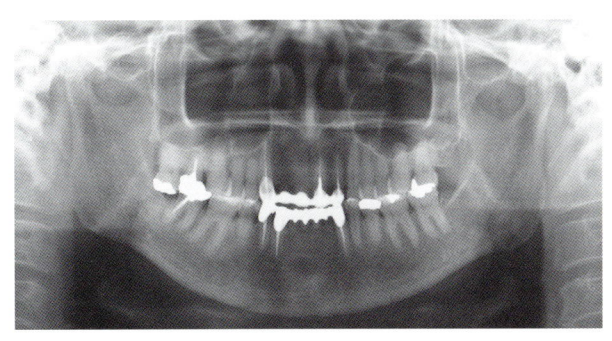

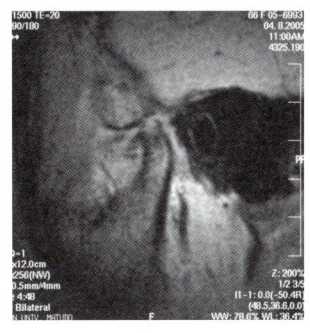

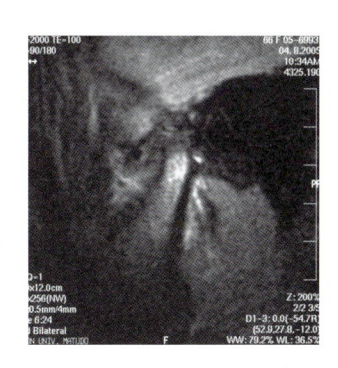

図10-5 変形性(顎)関節症

■症　状

顎関節の運動痛，顎関節部の圧痛がみられる．また，咀嚼筋群のこわばり感が現れる．下顎頭の変形，骨の破壊，吸収，萎縮が現れ，開口障害が顕在化し晩期においては顎関節強直症の状態となる．下顎頭の吸収破壊に伴って下顎が後上方に偏位し，前歯部開咬などの咬合不全が現れることがある．全身的には，発熱，全身倦怠，食欲不振，体重減少などがみられる．

■診　断

画像所見：パノラマエックス線写真などの単純エックス線写真上で，下顎頭の変形，吸収破壊，萎縮などが認められる．また，関節隙の狭小化がみられる．

臨床検査所見：貧血，赤沈の促進，γ-グロブリンの増加，白血球数の増加，RAテスト陽性，Waaler-Rose反応陽性などが認められる．

■治　療

全身的な慢性関節リウマチの治療法に従うが，局所療法としてスプリントの装着や開口訓練療法によって関節拘縮を防ぐ．顎関節強直症に移行している場合においては，顎関節授動手術などの外科的治療が適応される．

(3) 変形性(顎)関節症

osteoarthrosis of temporomandibular joint

顎関節の関節円板，下顎頭関節面，および関節隆起関節面の変性破壊が生じる病変である．この退行性変化は軟骨構造および骨構造の変性破壊とともに，組織増生も随伴する．下顎頭および関節隆起の輪郭の変形ならびに関節面の粗糙化をきたし，二次的な炎症性変化によって関節機能の障害を生じる．日本では，本疾患を顎関節症IV型に分類している．この疾患は加齢に伴う軟骨や骨の代謝の低下，低位咬合による慢性の外傷性因子などが増悪因子とされる．

■症　状

顎運動時に摩擦性顎関節雑音(軋轢音，クレピタスcrepitus)，関節痛ならびに開口障害が主症状となる．

■診　断

画像所見：パノラマエックス線像などの単純エックス線写真上で，下顎頭の変形(下顎頭平坦化，骨硬化像，骨

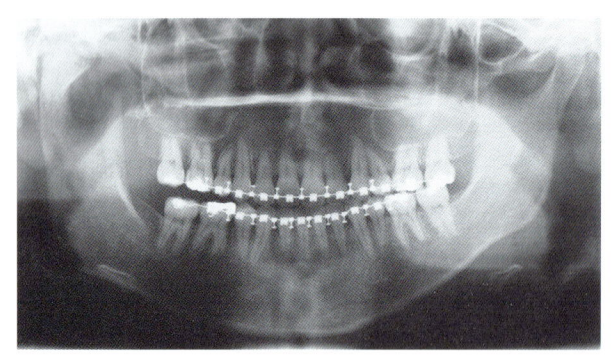

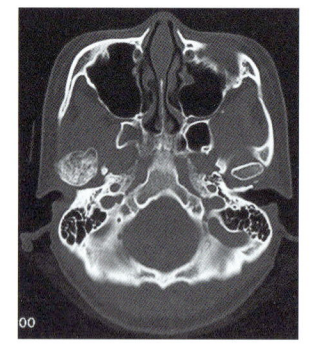

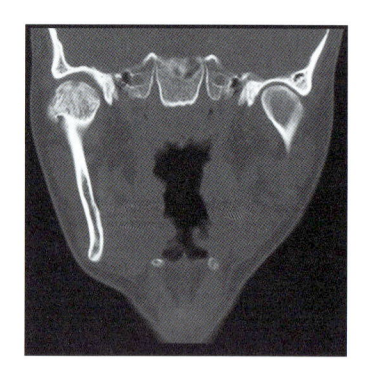

図 10-6　骨軟骨腫

棘形成，下顎頭吸収，囊胞形成），側頭骨関節構造の変形（関節面平坦化，凹凸不整，骨硬化像），関節裂隙の狭小化がみられる（図 10-5）．MRI 検査により関節円板の転位，変形が併存することが多い．

　臨床検査所見：一般血液検査，血液生化学検査で，特異的に陽性所見を示さず，RA テスト，ASLO，CRP なども陰性である．

■ 治　　療

　保存的療法が主体であり，非ステロイド性消炎鎮痛薬の投与，スプリントの装着，慢性の咬合性外傷をきたす要因に対しては補綴的処置を行う．また，関節円板の穿孔を伴って骨構造の変形の著しい症例に対しては関節円板切除術，関節形成術が適応される．

3　顎関節の腫瘍および腫瘍類似疾患　tumors and tumorous conditions of temporomandibular joint

　顎関節に原発する腫瘍は関節を構成する骨，軟骨，および滑膜に由来する病変がおもで，良性および悪性がある．このほかに遠隔部位からの転移性腫瘍も存在する．軟骨原性良性腫瘍には軟骨芽細胞腫，軟骨腫などがあり，悪性腫瘍では軟骨肉腫が発生する．骨原性良性腫瘍には，類骨骨腫，骨芽細胞腫が，また，悪性腫瘍では骨肉腫などがある．そのほか，巨細胞腫などの発生も報告されている．

(1) 骨軟骨腫　osteochondroma

　下顎頭の骨および軟骨の腫瘍様増殖性病変で，真の腫瘍ではなく過誤腫と考えられている．骨軟骨腫の本態は関節部に発生する骨腫様病変で，骨腫と異なる点は，その表面に軟骨性被覆（軟骨帽）を有する点である．

■ 症　　状

　腫瘍増大によって下顎が健側へ偏位し，顔面非対称となる．下顎の患側偏位に伴って，交叉咬合，臼歯部開咬となる．増大が著しい場合には開口障害が現れる．

■ 診　　断

　画像所見：パノラマエックス線像などの単純エックス線写真上で，分葉状ないしは不規則な形態の下顎頭変形と増大を認める（図 10-6）．関節裂隙は狭小化するが消失することはない．単純 CT 像は病変の形態，大きさ，範囲の決定に有用である．

■ 治　　療

　腫瘍の摘出または下顎頭切除を行う．骨・軟骨移植などを含めた関節再建術が併用されることがある．

(2) 滑膜軟骨腫症
synovial chondromatosis of temporomandibular joint

　滑膜軟骨腫症は滑膜の軟骨化生によって滑膜中に結節状軟骨が形成される疾患である．進行すると滑膜中に形成された軟骨結節は遊離し，粒状の軟骨遊離体となり関節腔内に貯留充満する．この本態は非腫瘍性増生である．

■ 症　　状

　関節腔内に軟骨遊離体が増加することによって，関節雑音，下顎頭の滑走運動障害などの臨床症状が現れる．著しい場合は耳前部の腫脹，開口障害などが現れる．

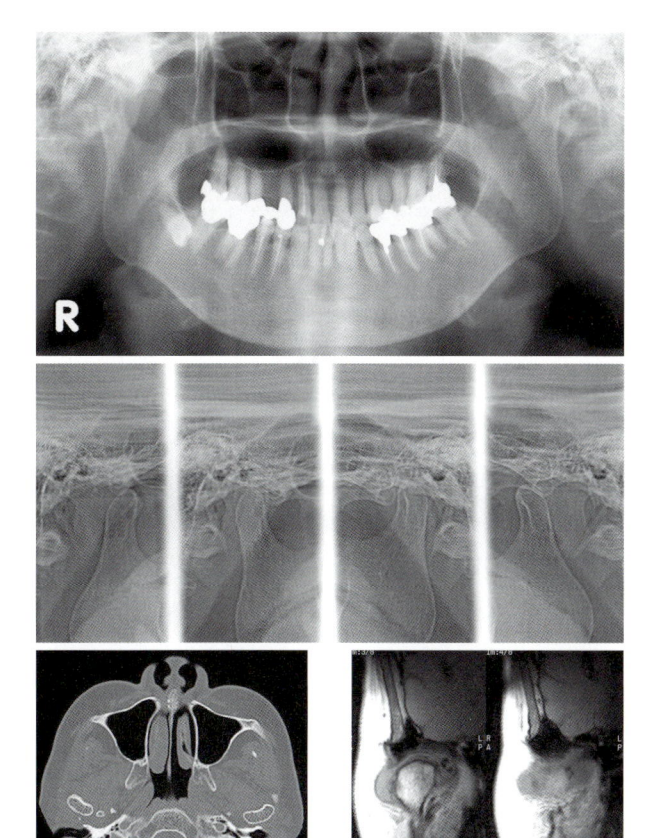

図10-7　滑膜軟骨腫症

■ 診　断

　画像所見：軟骨性粒状物が石灰化傾向を示す場合にはパノラマエックス線像などの単純エックス線写真ならびにエックス線CT像上で，粒状物を顎関節部に検出できる．診断にはMRIが最も有効で，病変の拡大範囲，形態の把握が可能で，確定診断となる（図10-7）．

■ 治　療

　関節腔内の軟骨遊離体を摘出し，併せて滑膜切除を行う．

4　顎関節強直症
ankylosis of the temporomandibular joint

　顎関節関節面が線維性または骨性に癒着癒合し，関節可動性が著しく制限，または喪失した状態を顎関節強直症という．原因としては隣接組織からの炎症波及，下顎骨骨髄炎の下顎頭部への波及，または若年者の下顎関節突起部骨折などにより，関節構造の瘢痕化ならびに病的化骨が後遺して生じる．

■ 症　状

　高度の開口障害が現れる．開口障害の程度は癒着の性状により異なり，若干開口可能なものから，まったく可

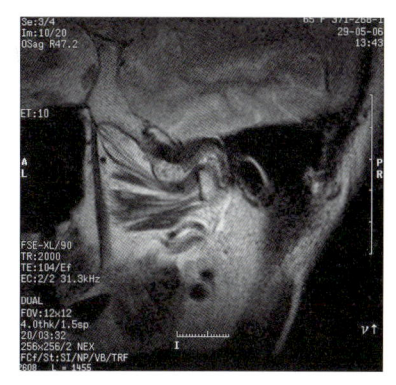

図10-7　つづき

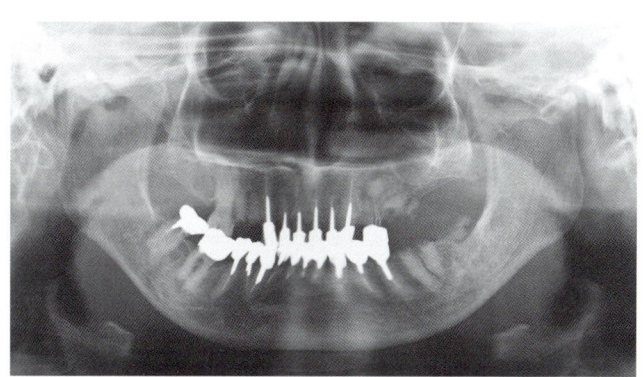

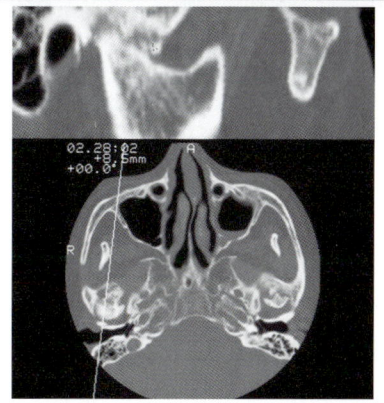

図10-8　顎関節強直症

動できないものまでさまざまである．骨性癒着ではほとんど開口は不能である．頭蓋，顔面の発育の完了する以前の幼小児期に発症した強直症では，下顎骨の発育障害が合併し，小下顎症または顔面非対称を呈する．幼小児期に発症し小下顎症となったものでは開咬となることが多い．また，強直症では開口が不能となるため口腔清掃が困難で，齲歯，歯周疾患による喪失歯が増える．

■診　断

画像所見：パノラマエックス線像などの単純エックス線写真上で，関節隙が著しく狭窄するか，ないしは消失し，側頭骨と下顎の骨性の連続像など下顎頭の形態を失っていることが多く，ときに筋突起を含めて骨性癒着する(図10-8)．

■治　療

外科的授動術が適応される．

5 顎関節症　temporomandibular disorders

顎関節症とは，顎関節や咀嚼筋の疼痛，関節雑音，開口障害ないし顎運動障害，ないし顎運動異常を主要症候とする慢性疾患群の総括的診断名であり，その病態は咀嚼筋障害，関節包・靱帯障害，関節円板障害，変形性関節症などが含まれる(日本顎関節学会　1996)．

顎関節症の代表的な臨床症状は，顎運動に関与する咀嚼筋群，開口筋群，および頸部の筋とそれらの筋膜の疼痛，ならびに関連する機能障害，すなわち筋・筋膜性疼痛性機能障害が特徴的である．筋・筋膜に現れる疼痛，機能障害を引き起こす病態には遅発性筋痛，筋膜痛，筋スパズム，筋炎など複数のものがある．

顎関節痛は，咀嚼時または開閉口時に現れるのが特徴的である．また，顎関節から発生する雑音も1つの症候として重要である．このような顎関節固有の症状の原因となる病態には，滑膜の炎症状態(滑膜炎)，関節円板の位置異常(顎関節内障)，関節包・靱帯障害，関節面の変性(変形性関節症)など多彩である．

顎関節症の範疇に入る前述の多くの病態は，筋原性にせよ関節原性にせよ，ほぼ類似した比較的単純な臨床症状として表現されるために，臨床症状のみから正確な疾病診断を下すことはむずかしい．このような事情から，関連し類似する臨床症候を顎関節症という病名を用いることによって，包括的に表現しているのが現状である．顎関節症は単一の発症機序により発現する病態ではなく，複数の寄与因子とそれらが関連する複数の発生機序からなる多因子的な病態である．

症型分類：日本においては，顎関節症の症型を5つの型として分類している(日本顎関節学会　1997)．

(1) 顎関節症Ⅰ型：咀嚼筋障害

顎運動に関連する咀嚼筋群(咬筋，側頭筋，内側翼突筋，外側翼突筋)ならびにそのほかの筋(顎二腹筋，胸鎖乳突筋など)の筋・筋膜痛を主要症状とする．

咀嚼筋などの顎運動に関与する筋の慢性的な疲労や緊張異常に起因するものが多い．筋疲労や筋緊張の誘因としては，ブラキシズム，早期接触，咬頭干渉，不正咬合などがあげられる．また，精神的ストレスも筋疲労，筋緊張の誘因とされている．

■症　状

咀嚼筋群ならびにそのほかの筋の痛みとして自覚される．多くは咀嚼時の鈍い痛みとして現れ，筋の疲労感やだるさと表現されることもある．他覚的には筋の触診によって筋の凝りや圧痛が認められる．筋・筋膜の痛みは単一の筋に現れる場合と複数の筋に現れる場合，または両側に現れる場合がある．疼痛の出現は側頭筋，咬筋，顎二腹筋後腹に多い．筋痛に由来する開口障害が出現することがある．重度の場合は，頸部の筋，とくに胸鎖乳突筋ならびに僧帽筋の筋痛へと拡がりをみせる．

■治　療

筋・筋膜痛に対する治療法としては，圧痛部位を中心としたマッサージや温罨法(ヒートパック)などの理学的療法が適応される．理学的療法による症状軽減が得られない場合には，薬物療法を行う．投与薬物としては，中枢性筋弛緩薬(痙性麻痺用薬)，非ステロイド性消炎鎮痛薬を用いる．ブラキシズムや咬頭干渉などの咬合性誘因が考えられる場合では，可撤性スプリント(咬合床副子)の装用が行われる．精神的ストレスなどの心身医学的要

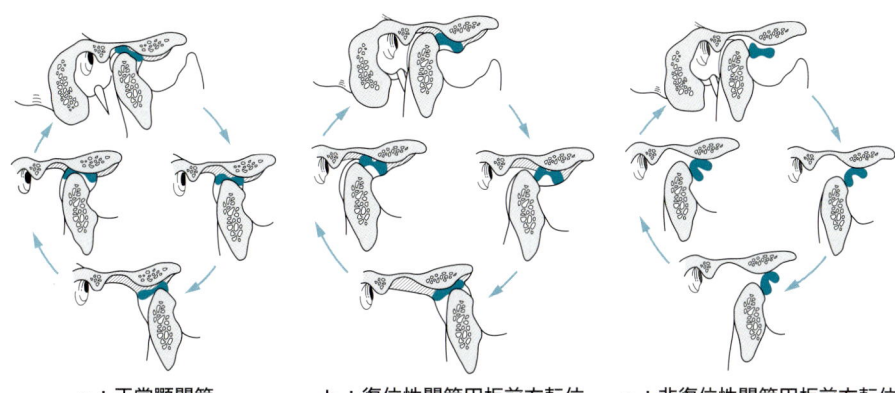

a：正常顎関節　　b：復位性関節円板前方転位　　c：非復位性関節円板前方転位

図 10-9　関節円板障害

因が考えられる場合では，抗不安薬や抗うつ薬の投与が行われる．心身医学的な要因が強い場合においては，心療内科医との対診が不可欠となる．

(2) 顎関節症Ⅱ型：関節包・靱帯障害

顎関節の固有構造である関節包，靱帯，関節円板の過剰伸展や捻挫による顎関節軟組織構造の非感染性の炎症状態である．

慢性の外力または亜急性の外力による関節の外傷性変化で，過度の開口による組織の過剰伸展や硬固物の急激な咀嚼による関節への過剰な加圧などが原因となる．

■症　状

咀嚼時ならびに開閉口時に顎関節に限局した関節痛が現れる．開口障害が現れる．開口障害は，障害関節の防御機転としての咀嚼筋群の防御性協力収縮による．

■診　断

MRI 所見で，ほぼ正常の顎関節構造であり，関節円板前方転位（顎関節症Ⅲ型）がないこと，すなわち除外診断されることで確定する．

■治　療

関節の安静を優先し，必要に応じて可撤性スプリント（咬合床副子）の装用，および非ステロイド性消炎鎮痛薬の投与が行われる．また，生理食塩水を用いた顎関節上関節腔洗浄療法も効果がある．

(3) 顎関節症Ⅲ型：関節円板障害（図 10-9）

関節円板の位置異常が原因となった顎関節疾患で，顎関節内障 internal derangement ともよばれる．正常な顎関節では関節円板の中央狭窄部は下顎頭の前頂部に位置するが，顎関節内障において関節円板は前方，前内方へと逸脱し，関節円板前方転位の状態を形成する．関節円板転位によって，下顎頭運動に伴う関節円板の挙動が変化することによって次の 2 つの病態が形成される．

Ⅲa 型：復位性関節円板前方転位（クリッキング）anterior disc displacement with reduction；この型では，閉口位において関節円板は前方転位の状態をとる．しかし，下顎が開口運動ないし前方運動をするとき（下顎頭が前方滑走運動するとき），関節円板は一時的に復位（関節円板が下顎頭に対して正常な位置関係に復元した状態）する．この復位の瞬間に「コキン」といった雑音を生じる．この雑音は弾発音で，クリック音またはクリッキングという．つづいて下顎が閉口へと戻るときに（下顎頭が滑走後退するとき），関節円板は再び下顎頭の前方へとずり落ちるように転位し，もとの閉口位における関節円板前方転位の状態となる．

Ⅲb 型：非復位性関節円板前方転位（クローズドロック）anterior disc displacement without reduction；この型では，Ⅲa 型と同様に閉口位において関節円板は前方転位の状態となる．しかし，下顎が開口運動ないし前方運動をするとき（下顎頭が前方滑走運動するとき）でも関節円

板は復位ができない．すなわち，開閉口位のいずれにおいても関節円板は下顎頭に対して前方転位の状態を維持する．この型では関節雑音の発生はなく，主症状は下顎運動時の関節痛で，顎関節の運動時痛と表現される．また，関節痛の発生および前方転位した関節円板が障壁となって下顎頭の滑走運動が制限され，結果として開口障害が現れる．片側性の場合は，開口時に下顎は患側へ偏位する．両側性の場合は偏位しない．

■症　状

Ⅲa型：下顎の開口運動または前方運動の際にクリック音が1回発生する．クリック音が複数回発生する例もあるがまれである．開口時に1回，閉口時にも1回クリック音が出現する場合があり相反性クリックという．Ⅲa型では，下顎運動に伴う関節痛はない．

Ⅲb型：下顎の開口運動に伴う関節痛が現れる．また，下顎運動時に関節内に「ひっかかるような重苦しさ」が自覚される．クリック音などの関節雑音はない．開口障害が現れる．片側性の場合では開口路が患側へ偏位する．

関節円板の下顎頭に対する線維性付着部が外力によって伸展されることによって生じると考えられるが，線維性付着部の伸展の原因は不明で，側頭骨関節構造に対する下顎頭の相対的後退，過剰開口，外側翼突筋の緊張異常など多くの仮説がある．

■診　断

MRIによって関節円板の位置ならびに形態の異常を検出することで確定する．

■治　療

関節円板前方転位を正常な位置へと回復することは困難なことが多い．

Ⅲa型：クリック音に対する治療は，可撤式咬合床（スプリント）による保存的に行われる．または観察のみで経過を追跡する．

Ⅲb型：関節痛に対しては非ステロイド性消炎鎮痛薬の投与が行われる．開口障害の保存的治療法としては，徒手的関節円板整位術または可撤式咬合床（スプリント）の装用が行われる．以上のような保存療法に効果がみられず，疼痛および機能障害の強い場合において，上関節腔洗浄療法，関節鏡視下手術，ならびに関節解放手術が適応される．

（4）顎関節症Ⅳ型：変形性関節症

変形性関節症は，関節面を構成する軟骨性構造の変性破壊に伴う軟骨下骨の変形によって生じる．顎関節においては関節円板の変性破壊，側頭骨関節面の変形，下顎頭の変形としてみられる．顎関節症Ⅲ型との併存する例が多いが，関節円板前方転位が存在しなくとも発生する場合もある．また，全身のほかの部位の複数関節に同時に発生する多関節性変形性関節症に1分症として現れる場合もある．

顎運動時に顎関節へ加わる過剰負荷，または負荷の不均衡によって顎関節の関節面の破壊が生じる．関節円板は顎関節の緩圧機構であり，関節円板前方転位などによって物理的負荷を分散できなくなると変形性関節症へ移行することが多いとされている．

■症　状

関節面の変形不整によって，円滑な下顎頭の滑走運動が障害されるため，開口障害ならびに「ザラザラ」「パチパチ」といった捻髪音が発生する．炎症状態が加わることで顎関節部の運動時痛が現れる．

■診　断

単純エックス線像，パノラマエックス線像においても，顎関節の骨構造の変形として検出される．MRIによって関節円板の転位変形および破壊がみられる．

■治　療

関節痛に対しては非ステロイド性消炎鎮痛薬の投与が行われる．開口障害の保存的治療法としては，可撤式咬合床（スプリント）の装用が行われる．以上のような保存療法に効果がみられず，疼痛および機能障害の強い場合において，上関節腔洗浄療法，関節鏡視下手術，ならびに関節解放手術が適応される．

（5）顎関節症Ⅴ型

Ⅰ～Ⅳ型以外のもの．

11 神経疾患と心因性病態

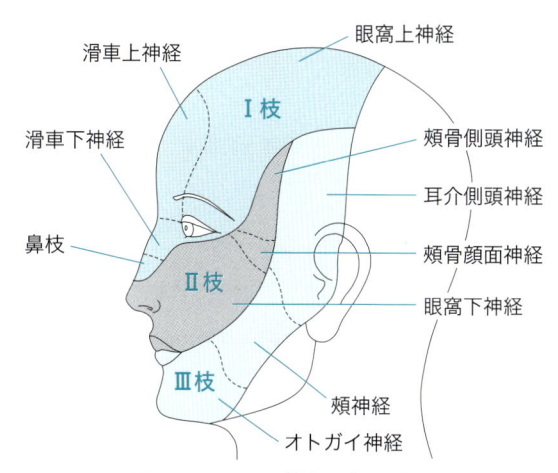

図 11-1 三叉神経の顔面支配

A 口腔・顎・顔面に関係する神経の解剖と機能

歯・口腔・顎顔面領域を支配する神経は，脳神経と交感神経，副交感神経の自律神経で，これらの神経には，運動，知覚，分泌，味覚線維を含んでいる．

1 三叉神経（第Ⅴ脳神経）

12本の脳神経のなかで最大の脳神経，混合神経で，知覚根と運動根とがある．

(1) 知覚根（大部）

知覚神経線維は，三叉神経脊髄路核と三叉神経主知覚核から起こり，頭顔面部の知覚支配をつかさどる（図11-1）．

知覚神経線維は，顔面および頭部前半のすべての皮膚と粘膜に分布する．知覚神経線維は，集まって強大な線維束をつくり，頭蓋内で大きい半月神経節（Gasseli 神経節，三叉神経節）を形成し，ここから眼神経，上顎神経，下顎神経の3枝を分ける．

第Ⅰ枝（眼神経）：上眼窩裂を経て，頭蓋底を出て，涙腺神経，前頭神経，鼻毛様体神経に分枝し，眼窩に入り，前頭部，眼瞼，眼球，鼻粘膜，鼻背皮膚などに分布する（図11-2-a）．

第Ⅱ枝（上顎神経）：正円孔を経て，翼口蓋窩に入り，硬膜枝，頬骨神経，眼窩下神経，上歯槽神経，翼口蓋神経に分枝し，側頭部，上顎部，上唇，鼻翼，鼻粘膜，口蓋粘膜，上顎の歯と歯肉などに分布する（図11-2-b）．

第Ⅲ枝（下顎神経）：卵円孔を経て，硬膜枝，咀嚼筋枝，頬神経，耳介側頭神経，下歯槽神経，舌神経に分枝し，外耳，耳介前部，側頭部，オトガイ，下唇，下顎の歯と歯肉，ならびに舌前方2/3および顎下腺，舌下腺などに分布する（図11-2-c）．

(2) 運動根（小部）

咀嚼筋の運動支配をつかさどる．

運動神経線維は，半月神経節に入らずに，集まって弱小な線維束を形成し，半月神経節の下をとおって下顎神経と合体し，咬筋，側頭筋，内側翼突筋，外側翼突筋，顎舌骨筋，顎二腹筋前腹，口蓋帆張筋，鼓膜張筋などを支配する．

2 顔面神経（第Ⅶ脳神経）

混合神経で，おもな運動神経（顔面表情筋）と中間神経（味覚および分泌）よりなる．

11 神経疾患と心因性病態

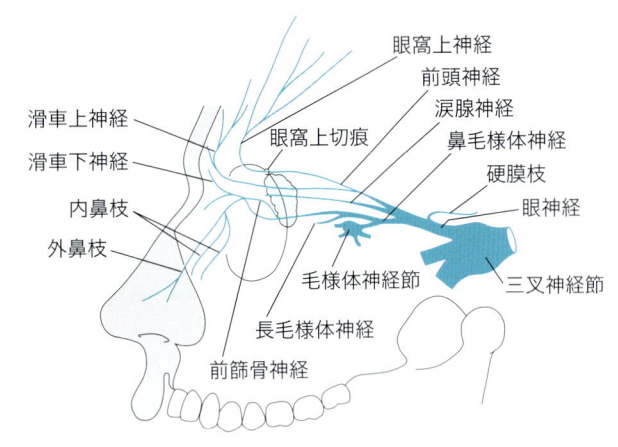

a：第Ⅰ枝（眼神経）の分布

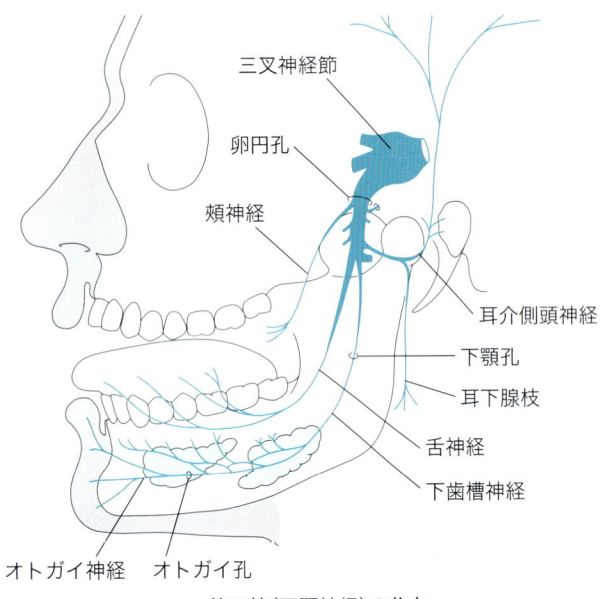

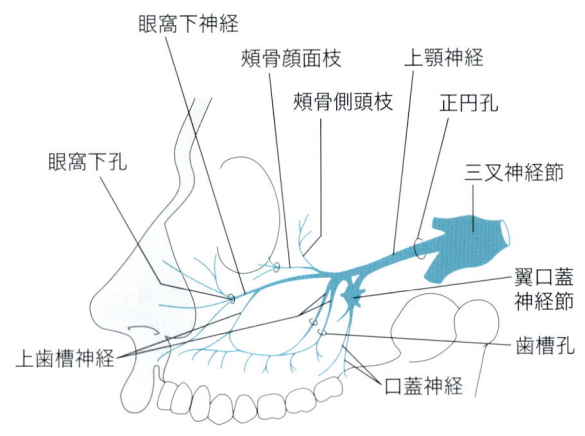

b：第Ⅱ枝（上顎神経）の分布

c：第Ⅲ枝（下顎神経）の分布

図 11-2　三叉神経の分布

走向と支配

神経の経過から，次の3つの部位に分けられる．

■頭蓋内

延髄上部の神経核から起こり，本幹と中間神経は内耳道に入る．

■側頭骨内

内耳孔より顔面神経管に入り，膝神経節をつくる．ここで，本幹と中間神経に分かれる．

・中間神経（味覚神経線維および副交感性の分泌線維）は，鼓索神経として，舌前方2/3の味覚と涙腺，舌下腺，顎下腺の分泌をつかさどる．

・本幹は骨外に出る．

■側頭骨外

茎乳突孔から出て後耳介神経，顎二腹筋の後腹枝，茎突舌骨筋枝を出す．そののち耳下腺の浅葉と深葉の間で，上枝（側頭顔面主枝）と下枝（頸顔面主枝）の2大枝に分かれ，さらに，分岐交通して耳下腺内で耳下腺神経叢をつくる．これより放射状に分岐し，次の5枝がそれぞれの筋を支配する．

側頭枝：眼輪筋上部，皺眉筋，前頭筋
頰骨枝：眼輪筋の下外側部，大頰骨筋
頰筋枝：小頰骨筋，口角挙筋，犬歯筋，鼻筋，頰筋，口輪筋
下顎縁枝：笑筋，口角下制筋，オトガイ三角筋，下唇方形筋
頸枝：広頸筋

3 舌咽神経（第Ⅸ脳神経）

混合神経で，知覚（咽頭，口峡，舌根部）と味覚（舌後方部1/3）および運動（咽頭部筋肉），分泌（耳下腺）をつかさどる．

走向：延髄中の神経核より起こり，頸静脈孔より頭蓋底を出て，枝を出しながら内頸動脈と内頸静脈間を下降し，舌根に達する．

支配：迷走神経とともに咽頭側壁，口峡，扁桃，軟口蓋，口蓋弓粘膜の知覚，上咽頭収縮筋，茎突咽頭筋などの運動を支配する．舌枝は，舌根部の味覚と知覚を支配し，副交感神経性分泌線維は，耳下腺の分泌を支配する．

4 舌下神経（第XII脳神経）

純運動神経として舌筋の運動をつかさどる．

走向：延髄下部の神経核より起こり，舌下神経管をとおって頭蓋底を出て，茎突舌骨筋と顎二腹筋後腹の内側で前下方に走行して口底（舌骨の上方）に達する．

支配：外舌筋（オトガイ舌筋，舌骨舌筋，茎突舌筋）と内舌筋を支配する．オトガイ舌骨筋と甲状舌骨筋は，神経ワナから出た神経線維束と，舌下神経からなる分枝により支配される．

B 神経痛

1 三叉神経痛　trigeminal neuralgia

三叉神経の走向路に沿って起こり，三叉神経の分布領域に発現する．発作的な電撃様疼痛を特徴とする神経痛で，血管ループによる三叉神経根の圧迫による特発性三叉神経痛と，歯痛などが原因になりうる仮性三叉神経痛がある．人体のすべての神経痛のうち，坐骨神経痛に次いで多いもので，口腔外科領域では，しばしば遭遇する主要な疾患である．

（1）特発性三叉神経痛　idiopathic trigeminal neuralgia

三叉神経自体に原因があって起こり，疼痛のみを主徴とするものをさしている．真性，原発性，大三叉神経痛などの呼称がある．

■原　因

学説としては，次のようなものがあげられているが，血管ループによる三叉神経根の圧迫が主原因と考えられている．三叉神経第II・第III枝は上小脳動脈，第I枝は下小脳動脈の圧迫によって起こる．

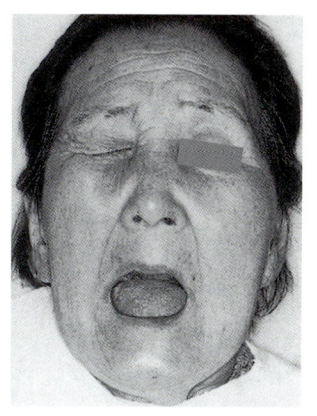

図11-3　特発性三叉神経痛
右側三叉神経第II枝の疼痛発作時の苦悶状顔貌．

① 交感神経叢の興奮による毛細動脈の反射性痙攣に基づく血行障害によって生じる神経の機能障害．
② 骨管内を神経に伴走する静脈のうっ血．
③ 静脈血の還流障害．
④ 神経の圧迫や局所貧血による酸素供給不足．
⑤ 末梢神経炎の一症状型．

■誘　因

全身的には，関節リウマチ，糖尿病，痛風，各種の中毒，貧血，動脈硬化症，梅毒など．また，局所的には，歯（原）性病変および副鼻腔炎があげられる．

■症　状

① 疼痛発作は，前駆症状が認められずに突発的に起こることもあるが，会話，食事，精神の興奮，冷気，洗顔，指頭や器具の接触（髭剃り器）などによって誘発されることもある．発作は患者との問診対応時に認めることもあり，患者は疼痛により患側顔面を押さえるようにしてふさぎこんでしまう．
② 発作は間歇的に反復する．初期には数秒間の持続で（30秒以内に消失することが多い），その後は無症状であるが，症状が悪化すると，発作間隔の短縮と持続時間の延長が起こる．
③ 発作時は電撃的激痛で，神経の末梢部から求心的に現れ，苦悶状顔貌が著明である（**図11-3**）．
④ 激痛は放散性に広がりやすい．
⑤ 罹患部は，片側が通例で，範囲は上顎神経（第II枝）

または下顎神経(第Ⅲ枝)に限局するが，一般に，後者が多い．これは，三叉神経根や下小脳動脈の解剖学的な位置関係による．また，第Ⅰ枝では少なく，複数枝にわたるものは少なく，単枝罹患が多い．
⑥ 疼痛以外には，とくに認められる症状はない．知覚異常や運動障害もない．
⑦ 増悪型では，発作時に顔面筋の間代性痙攣を伴うことが多い．
⑧ 発作の反復により，不眠，不安による衰弱，口腔不潔，唾液分泌過多などが目立つ．
⑨ 症状の自然緩解はあるが，自然治癒は認められない．

■発作の発現傾向
① 高齢者に多く，ほとんどの症例は40歳以上にみられる．
② 女性に多く，男性の1.5〜2倍に相当する．
③ 日中に多い．発作による疼痛症状は，就眠時や入浴中などには起こらない．精神的なリラックスとの関係が示唆される．
④ 春，夏に多く，秋，冬は少ない．

■診断の要点
① Valleixの3圧痛点(図11-4)
　　本症では，神経枝が骨孔を出る部位を皮膚の上から圧迫すると疼痛，ときに鋭痛を訴える．これは，罹患枝の鑑別にも役立つ．
　　第Ⅰ枝：眼窩上孔
　　第Ⅱ枝：眼窩下孔
　　第Ⅲ枝：オトガイ孔
② Patrickの発痛帯
　　特定の限局した発痛領域が認められることが多い(約50％)．これは，無痛期であっても，刺激されると必ず疼痛を起こしてくる部位で，この部分を圧迫した場合はもちろんのこと，単なる接触や寒冷刺激だけでも発痛を生じることがある．最も多くみられる発痛帯を，図11-5に示した．
③ 脳血管と三叉神経幹との異常の有無を精査するため，頭部CT，MRI，脳血管撮影などが重要である．特発性三叉神経痛の10％近くは，脳腫瘍による圧迫が原因であり，脳腫瘍の精査が必要である

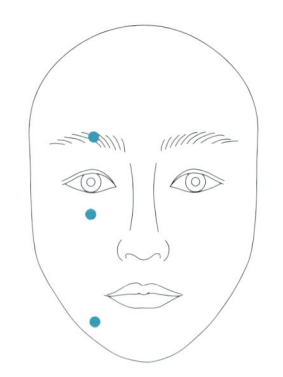

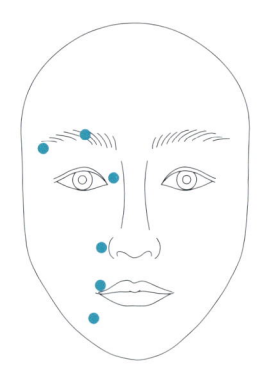

図11-4　Valleixの3圧痛点　　図11-5　Patrickの発痛帯

■処　　置
薬物療法：通常の鎮痛剤は無効で，抗痙攣剤カルバマゼピン(テグレトール®)が特異的に有効(約70％に有効)である．1日の投与量は200〜600mg(平均400mg)分服であるが，個人差によるふらつきなどの副作用を考慮して少量から投与を開始し，症状をみながら増量して適性量を維持することが望ましい．症状が一定期間改善すれば投与量を徐々に減少する．ほかにビタミンB_1，B_{12}複合体，鎮静薬，精神安定薬，抗うつ薬，ときに麻薬が使用されるが，これら薬物も個人差があり，副作用に注意する必要がある．

理学療法：電気，超短波，温罨法，水治，鍼，灸などの各療法が使用されるが，著効は一般に少ない．

神経ブロック療法：1〜2％の局所麻酔剤(0.5 m*l*)および99.5％のアルコール(0.5 m*l*以下)を注射する．アルコールによる神経ブロックは，アルコールの脱水作用とタンパク凝固作用にて神経線維や神経細胞を変性させて，神経をブロック(眼窩内，眼窩下，上顎，下顎，オトガイの各神経と，ときに半月神経節が目標)する方法である．この療法は，速効的で，比較的確実であり，約2年間は有効である．
　ガッセル神経節ブロックは，末梢神経ブロックでは効果がなくなってきた症例に対して使用する方法で，直接神経節にアルコールなどの薬物を使用する．永久的な除痛効果を得られる．近年，神経ブロックは知覚消失とい

う副作用があるため，三叉神経減荷術が優先されることが多い．

手術療法：末梢神経の切断，切除，捻除，および半月神経節の後根切断などがあるが，速効的で，好結果の得られる場合が多い．しかし，再発，侵襲，後遺症などに関して問題点が多く，適応は少ない．

Jannetta による根治的な三叉神経減荷術が手術療法の主流となっている．小脳動脈を三叉神経根部から剥離して圧迫を除去後，ゼラチンスポンジを同部に挿入させる方法である．三叉神経痛の原因が解明された手術方法である．

(2) 症候性（仮性）三叉神経痛
symptomatic trigeminal neuralgia

日常の臨床でも多くみられ，特発性三叉神経痛との鑑別は困難なことがある．しかし，器質的な変化に伴って起こるので，精査することによって原因を発見できるのが特徴的である．通常，三叉神経痛と診断されている患者は，これに属することが多い．

仮性，続発性，歯性，小三叉神経痛など，いろいろな別名がある．

■ **原　因**

局所的：炎症の起因となる歯・歯周疾患，顎骨疾患，顎関節疾患，副鼻腔および中耳疾患，神経疾患（神経炎，神経腫，神経萎縮），外傷，腫瘍など．

全身的：感染，各種中毒，リウマチ，代謝障害，内分泌障害など．

■ **症　状**

① 一般に，疼痛発作は軽度．
② 持続性疼痛が多い．
③ 疼痛のほか，原因に随伴した症状がみられる．
④ 知覚異常や痛覚過敏を伴うことがある．
⑤ 神経の分布領域や走行に一致しないことが多く，一般的には，Valleix の圧痛点や Patrick の発痛帯は認められない．
⑥ 顔面筋に痙攣がみられることはほとんどない．
⑦ すべての年齢層にみられ，若年層にもしばしば認め

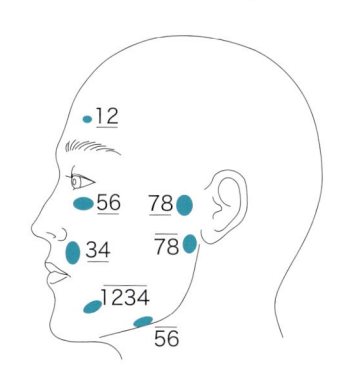

図 11-6　歯に関連してみられる疼痛帯

られる．男女差はない．
⑧ 疼痛以外に，感覚異常や自律神経症状などを認めることがある．

■ **診断の要点**

原因の確認：とくに大切で，痛みの特徴と経過を十分に診査することで診断は比較的容易である．

Head の疼痛帯：疼痛発作時に知覚過敏が顔面皮膚にみられやすい．しかし，罹患部を支配する神経幹または枝を圧迫しても，鋭痛を訴えることはない．歯との関連で普通みられやすい疼痛帯を図 11-6 に示した．

■ **処　置**

原因療法：消炎処置など原因を除去すると，治癒するのが原則である．

対症療法：疼痛に対しては，鎮痛薬投与や神経ブロック療法を行う．

2　顔面神経痛　facial nerve neuralgia

非常にまれな疾患で，比較的若年者に多い．

■ **原　因**

特発性はまれである．
全身的因子：中毒や代謝障害など．
局所的因子：炎症，腫瘍，外傷，そのほか．
中間神経

■ **症　状**

① 発作的激痛は，中間神経（顔面神経の知覚線維）の支配領域で，耳の内部や乳様突起付近にみられる．

② 誘発帯は，外耳道の深部に認められることが多い．

■診　断

舌咽神経痛や迷走神経痛ときわめて近似し，鑑別が困難である．

■処　置

① 診断確立後は，中間神経の切断が最適である．
② そのほか，星状神経節ブロックや鎮痛療法がある．

3 舌咽神経痛　glossopharyngeal neuralgia

発現頻度は，口腔領域においては三叉神経痛に次いで多く認められる．発生頻度は三叉神経痛の1/20〜1/50くらいである．特発性(真性)舌咽神経痛と症候性(仮性)舌咽神経痛に分類される．

(1) 特発性(真性)舌咽神経痛
　　idiopathic glossopharyngeal neuralgia
舌咽神経自体に起因して発症する．

■発現傾向

① 大部分は片側性にみられる．
② 男性に多い．
③ ほとんどが40歳以後にみられる．

■原　因

微小血管による舌咽神経根部の圧迫が原因と考えられる．

■症　状

臨床症状は三叉神経痛に類似している，おもに疼痛のみが現れる．

① 発作性激痛(図11-7)は，舌咽神経の支配領域で舌根部，軟口蓋，扁桃部，咽頭部などに認められる．
② 疼痛は放散性で，中・外耳道，下顎角，側頭部などに及ぶ．
③ 誘発帯の多くは，咽頭，扁桃に存在し，呼吸，会話，咀嚼，嚥下やあくびが誘因になりやすい．

■処　置

三叉神経痛に準じる．

薬物療法：抗痙攣剤カルバマゼピン(テグレトール®)が有効．精神安定薬，ビタミン剤など．

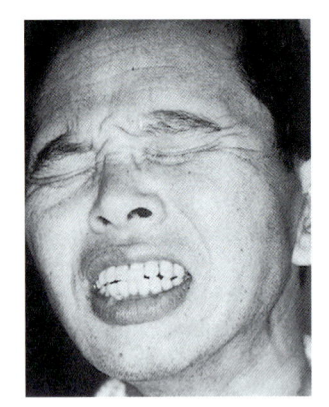

図11-7　特発性舌咽神経痛
発作時の苦悶状顔貌．

神経ブロック療法：舌咽神経のブロック．

外科手術：舌咽神経切断術，舌咽神経根切断術がある．副作用として，口腔粘膜の知覚消失や舌後方1/3の味覚障害を認める．

(2) 症候性(仮性)舌咽神経痛
　　symptomatic glossopharyngeal neuralgia

■発現傾向

比較的若年者に多い．

■原　因

精査を行うと，何らかの原因が認められるのが普通である．原因として，舌や咽頭部の炎症，腫瘍，外傷などの存在が考えられる．

■症　状

① 疼痛の範囲は，特発性のものと同じである．程度は，一般に軽度で，発作は間歇的ではなく，持続傾向がある．
② 知覚過敏は，扁桃や咽頭などに多く認められる．

■処　置

原因療法：原因疾患を診断し，治療を行う．
対症療法：特発性の場合と同様である．

4 非定型顔面痛　atypical facial pain

特定の支配神経領域に，限定しないで発現する顔面領域の疼痛で，器質的異常を認めない．抑うつ傾向の，比

較的若い女性（20〜40歳代）に好発する．

■原　因

神経血管性，筋性，心因性要因が原因である．

■症　状

深在性で，「灼けるような」あるいは「引っ張られるような」などと表現される持続性の鈍痛を訴える．発現部位は特定されず，側頭部，顔面，側頸部などの内頸動脈の走行に一致した部位で，片側性または両側性に生じる．夜間に多く発現するが，誘発帯は存在せず，外来刺激で誘発されたり，悪化することはない．疼痛の持続時間は数時間から数日に及ぶ．流涙，顔面紅潮，鼻腔粘膜の充血などの自律神経症状を伴うこともある．

■処　置

保存的治療が中心．

薬物療法：血管拡張薬の投与．

神経ブロック：交感神経節．

疼痛の誘因の除去：疲労，ストレスなど．

5 反射性交感神経萎縮症

reflex sympathetic dystrophy

カウザルギー causalgia，Kausalgia（Kausalgie）ともよばれている．

■誘　因

顔面，口腔の外傷，手術，神経ブロック，抜歯などのあと，末梢の知覚神経が外傷により損傷されたあとに発生する．灼熱感を伴う持続的な激しい痛みが生じることがある．

■症　状

多くは，受傷直後より局所所見からは考えられないような激しい痛みを訴える．これは，末梢神経の刺激から，反射的に交感神経の緊張が傷害部を中心に引き起こされ，血管運動傷害および栄養障害の結果，持続的灼熱痛をきたすものと考えられている．

■処　置

星状神経節ブロックなどの，交感神経節ブロックが有効である．

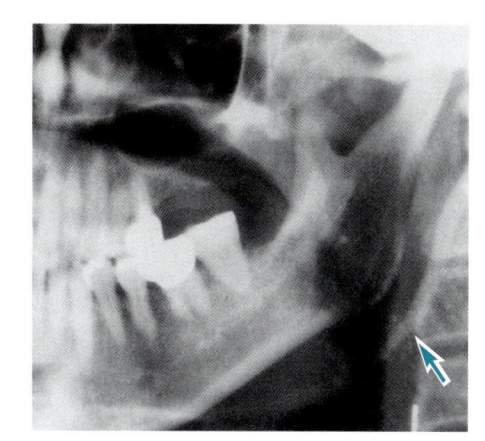

図11-8 パノラマエックス線写真
茎状突起過長症が下顎枝外側にみられる．

6 茎状突起過長症

elongated styloid process, styloid-stylohyoid syndrome

Eagle症候群ともよばれる．茎状突起の長さは，通常，日本人では16 mmであるが，解剖学的な異常は約4％にみられるという．30歳以下では本症の発現を認めることはほとんどなく，性差もみられない．

■原　因

茎状突起の化骨機転の異常によって，長大な茎状突起過長症の発生をみることがある．

■症　状

自覚的には，咽頭痛，嚥下痛，咽頭圧迫感，咽頭の腫脹感および異物感，首の運動時痛，また，側頸部から肩部にかけての緊張感，扁桃知覚鈍麻，放散性耳痛などがある．他覚的には，咽頭口蓋弓付近に索状物を触れ，圧迫すると強い疼痛を訴える．

これらの症状は，茎状突起と交差する舌咽神経の刺激，あるいは，内外頸動脈間に位置する茎状突起の圧迫によって発現するものと考えられている．

■診　断

臨床症状とエックス線所見による（図11-8）．

三叉神経痛，舌咽神経痛，顔面神経痛，迷走神経痛などとの鑑別を要する．

■治　療

一般的には，口腔内から扁桃窩に縦切開を加え，鈍的

に剥離をすすめ，過長な茎状突起を切除する．

C 神経麻痺

1 三叉神経麻痺　trigeminal anesthesia

■原　因

中枢性：脳内の疾患(脳炎，脳膜炎，脳腫瘍，進行性麻痺，脊髄癆など)が多く，そのほか，ヒステリー，らい，梅毒，結核など．特徴としては，広範な麻痺とともに，ほかの脳神経の症状も出現しやすい．そのため診断が困難であり，また，治癒困難なことが多い．

末梢性
① 骨髄炎などの炎症および悪性腫瘍(まれに良性腫瘍や囊胞)による神経の圧迫や障害．
② 外傷または手術による神経の切断や損傷により起こる．日常の臨床では，下顎智歯の抜歯，インプラント手術，伝達麻酔による損傷の場合が多い．
③ 異物，とくに化学薬物による侵害により起こる．日常の臨床では，根管治療剤や充塡剤などが根尖部から漏れ，神経が侵害されて起こることが多い．

特徴としては，起因の部位より末梢の限局した範囲内に麻痺が出現する．原因の除去などにより症状が改善することが多いが，損傷程度によっては治癒困難な場合もある．

■症　状

知覚麻痺：知覚線維が侵害されて知覚の消失をきたす．臨床においては，比較的しばしば発現し，かなり重要な疾患である．

　第Ⅰ枝：前頭部の皮膚が麻痺し，それとともに眼の炎症や潰瘍形成，毛髪の脱落や白髪などをきたしやすいが，発現はまれであり，かつ患者自身は麻痺を苦痛として訴えることが少ない．

　第Ⅱ枝：顔面の上半部の皮膚(頬部皮膚など)ならびに上顎の歯髄，歯肉および口蓋粘膜部に麻痺が現れる．

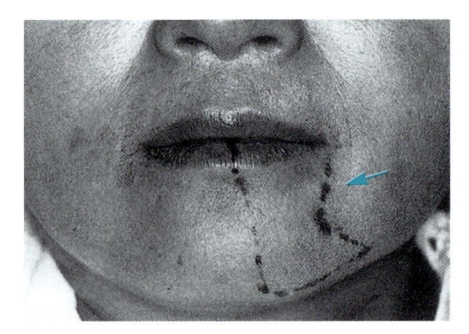

図11-9　下歯槽神経麻痺
下顎孔伝達麻酔後にみられた左側下唇麻痺の範囲．

　第Ⅲ枝
・顔面の下半部の皮膚(オトガイ部，下口唇)ならびに下顎の歯髄，歯肉および舌前方2/3の粘膜部に麻痺が現れる(図11-9)．
・味覚の消失が舌の前方2/3の部分に発現する．
・神経の栄養障害のため，帯状疱疹を起こすことがある．

運動麻痺：運動線維の麻痺によって現れる．発現頻度は非常に少ないが，咀嚼筋の運動麻痺(開口障害，咀嚼障害)が認められる．

咀嚼困難
咬筋萎縮のため顔面非対称
下顎の反射消失

■処　置

保存療法と外科的療法とがある．
理学療法：光線，電気，罨法など．
薬物療法：副腎皮質ステロイドによる圧迫浮腫の軽減，神経賦活薬としてビタミンB複合剤(活性型ビタミンB_1，B_{12}複合体)，生理的活性物質としてATP製剤，アセチルコリン，ワゴスチグミン，イノシン酸などを使用する．
手術療法：原因除去(腫瘍切除など)，神経吻合，下歯槽神経の長い離断(下顎の離断時など)のときに大耳介神経の移植手術を行う．

2 顔面神経麻痺　paralysis of facial nerve

(1) **中枢性顔面神経麻痺**　central paralysis of facial nerve
顔面神経核より中枢側の障害によって生じる．

■原　因

頭蓋内疾患では脳疾患（脳炎，脳出血，クモ膜炎，脳腫瘍など），そのほかの疾患としてアルコール中毒，インフルエンザなどの伝染病，糖尿病，梅毒などがある．

■症　状

① 半身不随，病的反射などを伴う．
② 顔面の下半部のみが麻痺する．
③ 患側とは反対側に麻痺が出現するが，前額筋の麻痺はない（前額部の表情筋は左右の中枢から神経支配を受けているため），そのため，前額部にしわの形成ができる．末梢性顔面神経麻痺との鑑別に用いる．
④ 眼輪筋の麻痺症状は軽い．

■処　置

原因療法が中心で，おもに脳神経内科または外科にて治療する．

(2) 末梢性顔面神経麻痺

peripheral paralysis of facial nerve

顔面神経核またはそれ以下の部で，多くは，はるかに末梢での障害によって生じる．顔面神経が側頭骨の顔面神経管内を走行するあいだの障害部位によって麻痺の症状が異なるので，伝導中断部位が判定できる．一側性の末梢性顔面神経麻痺の場合をBell麻痺とよび，最も頻度が高い．

■原　因

頭蓋内の病変：脳炎，脳出血，脳腫瘍など．
顔面神経管内での異常：中耳および乳様突起の疾患や手術損傷．
耳下腺または顎関節部の病変や障害：炎症，腫瘍，感染性疾患（水痘-帯状疱疹ウイルス，単純疱疹ウイルス，ヘルペス，リウマチなど），外傷，手術損傷など．
寒冷：最も頻度が高い．顔面神経が顔面に分布する前に耳下腺内をとおり，この耳下腺が比較的表面に存在するという解剖学的走向が原因となっている．
歯性病変や手術時の障害：三叉神経を介して顔面神経に障害を与える．
ストレス

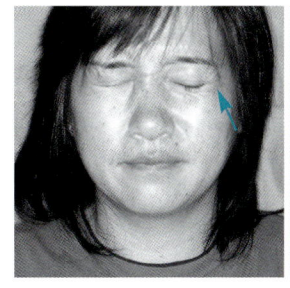

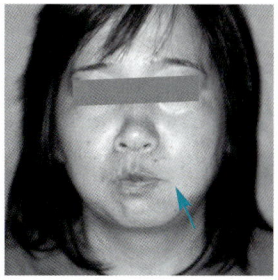

a：閉眼困難　　b：口笛不能

図11-10　顔面神経麻痺

■症　状

麻痺の発症状況：ほとんどの場合一側性で，不全麻痺が多い．突発的な場合と前駆症状のあとで起こる場合がある．特徴的な顔貌は，前額部皺消失，麻痺側の閉眼不能，麻痺性兎眼，鼻唇溝の喪失，口笛不能，口角下垂など（図11-10）．

前駆症状：頬部および耳の前後に，浮腫性腫脹と牽引性疼痛．

(3) 障害部位による病変（図11-11）

下腺神経叢より末梢での障害

■側頭枝および頬骨枝の障害

① 患側前額部のしわが消失し，しわをつくることが不能．
② 麻痺性兎眼

　　眼瞼閉鎖不能によって，下眼瞼の外転と，眼を丸く開いた状態となり，結膜や角膜の乾燥をきたす．

③ Bell症候（現象）

　　眼瞼を，閉鎖しようとすると，眼球は上方に偏位し，角膜は上眼瞼に隠れて，白い鞏膜のみがみえるようになる．

■頬筋枝および下顎縁枝の障害

① 患側頬部の弛緩によって浮腫性腫脹様外観をみる．
② 鼻唇溝消失（図11-12-a）．
③ 口笛不能と口角下垂は口輪筋麻痺によって起こり，流涎と摂食時に，食物が患側口腔前庭に残留する（図11-12-b）．

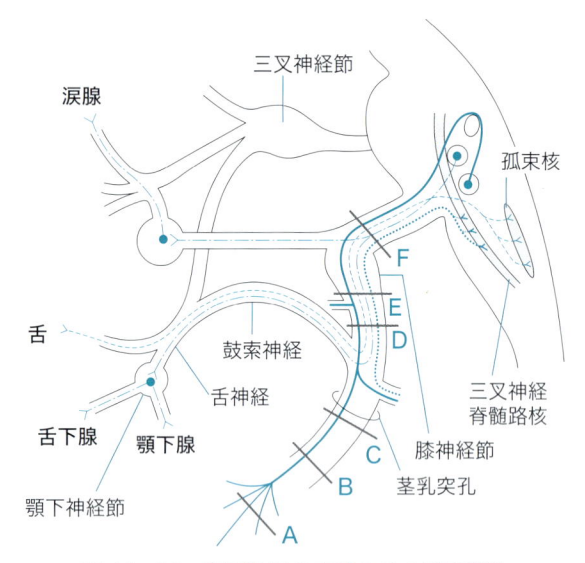

図 11-11　顔面神経の支配とその障害部位
――― 運動神経　　……… 知覚神経　　―・―・― 副交感神経
― ― ― 味覚神経

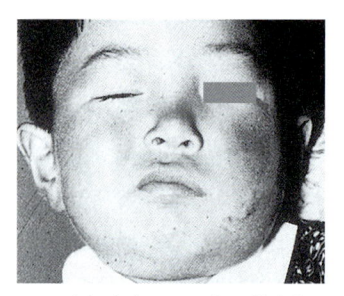

a：左側麻痺による鼻唇溝消失

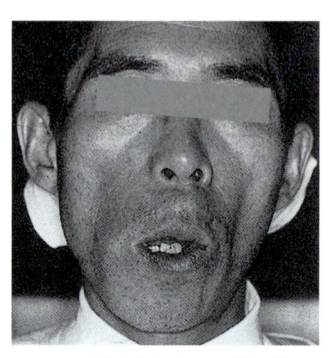

b：右側麻痺による口笛不能

図 11-12　末梢性顔面神経麻痺

耳下腺神経叢より上部での障害

前記の側頭枝および頬骨枝の障害と，頬筋枝および下顎縁枝の障害の症状が合併して出現するが，顔貌の左右非対称が著明である．4大症状とは，麻痺性兎眼と Bell 症候および鼻唇溝消失，口笛不能である．

茎乳突孔を出たところでの障害

図 11-11-B の障害と発汗障害がある．

鼓索神経分岐部の上方での障害

図 11-11-C の障害と唾液分泌障害（顎下腺と舌下腺）および味覚障害（舌の前方 2/3）が起こる．

鼓索神経の末梢（合体した舌神経を含む）での障害

唾液分泌と味覚の障害が起こる．

アブミ骨筋神経の上部での障害

図 11-11-D，E の障害と聴覚過敏が起こり，のちに難聴をきたす．

膝神経節またはその上部での障害

図 11-11-F の障害と涙分泌障害（涙腺）および軟口蓋麻痺をきたす．障害部位の診断には，Schirmer テスト，アブミ骨筋反射，味覚テストなどを行う．

■鑑別診断

次の顔面表情筋の麻痺を伴うものが大切である．

① Guillain-Barré（ギラン・バレー）症候群では，多発性神経炎による運動障害が主徴である．
② Horner（ホルネル）症候群では，頸部交感神経麻痺による 3 主徴候（縮瞳，眼球陥凹，眼瞼下垂）がある．
③ Hunt（Ramsay-Hunt）（ラムゼー・ハント）症候群は，膝神経節の水痘-帯状疱疹ウイルスによる感染で，末梢性顔面神経麻痺，耳深部痛と水疱疹（外耳道，鼓膜，舌など）を認める．味覚障害を併発すると Ramsay-Hunt 症候群．

■処　置

初期治療が重要で，次の治療を併用する．

原因療法：原因疾患の治療．

理学療法：温罨法，マッサージ（筋の萎縮を予防するために表情筋訓練），電気刺激，超短波，低周波，赤外線など．

薬物療法：神経の浮腫軽減目的に副腎皮質ステロイドの大量投与，神経賦活剤としてビタミンB複合剤（B_1，B_2，B_{12}）投与，ATP 製剤，末梢血管拡張剤など．

神経ブロック療法：末梢血管の血流改善目的に，星状神経節（交感神経節）ブロック．

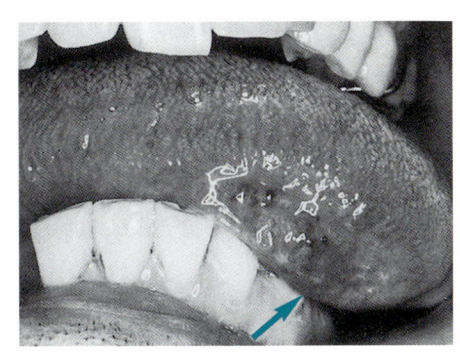

a：舌前方運動時に舌尖が患側に偏位　　　　b：左側舌半側の萎縮

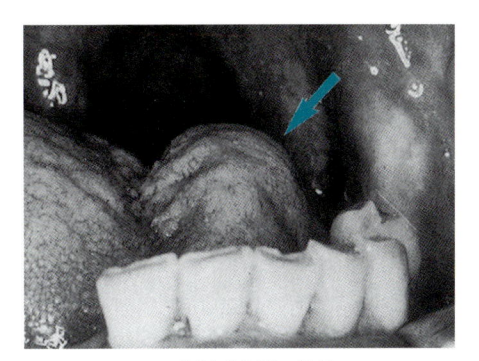

図11-13　舌下神経麻痺

ウイルスが原因の場合：抗ウイルス薬の投与を行う．
手術療法：神経吻合術，神経剝離術，神経移植術，顔面神経管開放減圧術など
上記治療の無効例では形成手術：口角挙上術，口唇再建術，眼瞼形成術，しわのばし，しわ作製術などを行う．

■予　後

末梢性（比較的新鮮例）の場合：おおむね良好で，約60％は自然治癒，ほかの多くも治療により著効がみられ，普通は1週から2か月内外で全治（老人では1～2年のこともある）する．
神経線維の変性を伴うもの：予後不良なことが多い．

3　舌咽神経麻痺　paralysis of glossopharyngeal nerve

■原　因

中枢性舌咽神経麻痺：この場合には，ほかの脳神経の障害も出現する．
① 頭蓋内の腫瘍，延髄の血管障害，炎症による損傷．
② 中毒（アルコール，鉛など）．
③ 咽頭部のジフテリア罹患．

末梢性舌咽神経麻痺
① 舌や咽頭部の炎症（急性扁桃炎など）や腫瘍．
② 手術や外傷による神経の損傷や切断．

■症　状

① 知覚麻痺は舌根部，咽頭部，口峡付近粘膜に起こる．
② 味覚障害は，舌後方1/3にみられる．

③ 運動麻痺は，発音障害（患側口蓋帆の下垂ならびに挙上障害による），嚥下障害，咽頭粘膜反射の消失をきたす．

■処　置

原因療法：原因の除去を主眼とする．
対症療法：ほかの神経麻痺に準じる．

4　舌下神経麻痺　paralysis of hypoglossal nerve

中枢性舌下神経麻痺と手術や外傷などによる末梢性舌下神経麻痺がある．まれな疾患で，多くは片側性にみられる．純運動神経の麻痺で，舌筋と舌骨諸筋に起こる．

■原　因

① 脳血管障害，頭蓋底の炎症，腫瘍，外傷など（中枢性）．
② 延髄疾患の部分症として比較的多い（中枢性）．
③ 中毒，代謝障害，ヒステリーなど．
④ 外傷や口腔手術時の神経切断．

■症　状

片側性麻痺（頻度が高い）の場合：オトガイ舌筋の障害により，舌を前方に出すと，舌尖は患側に偏位する（図11-13-a）．あるいは，麻痺側の筋肉萎縮として線維性筋攣縮が起こり，電気変性反応として現れる（図11-13-b）．
内舌筋は，両側舌下神経の支配を受けるため，舌の運動，嚥下，発音などの障害は比較的軽度である．

両側性麻痺（頻度が低い）の場合：舌萎縮と舌の運動不能が起こり，著明な咀嚼，嚥下，発音などの障害により，

流涎がみられる．

■処　置

原因療法：原因除去を主眼とする．

対症療法：ビタミン B 複合剤（B_1，B_2，B_{12}）や ATP 製剤投与，神経吻合，移植などが行われる．

D　神経痙攣

1　三叉神経痙攣　spasm of trigeminal nerve

三叉神経の運動枝または核が刺激されて，咀嚼筋に痙攣を起こした咬筋痙攣状態である．咀嚼筋痙攣ともよばれる．まれな疾患ではなく，三叉神経痛時に認めることがある．

(1) 強直性痙攣　tonic convulsion

■原　因

脳疾患や全身痙攣（ヒステリー，てんかん，破傷風など）の部分症として起こる．

■症　状

① 咬筋，側頭筋が強く収縮し，かたく触れる．
② ほとんど開口不能で，食物摂取や咀嚼の障害がある．
③ 片側の場合は，顎の偏位がみられる．

■処　置

原因療法：原因除去を主眼とする．

対症療法：適宜追加．発作時は麻酔薬を使用する．

(2) 間代性痙攣　clonic spasm

■原　因

① 三叉神経痛の発作の場合の反射状態．
② 強度の疲労や精神的興奮の場合の随伴症．
③ 歯性病変，口腔および副鼻腔疾患．

■症　状

① 顎がガクガクする状態になる．
② 疼痛の自覚はほとんどない．
③ 翼突筋の場合には，グラインディング（歯ぎしり）を起こす．

■処　置

原因療法：原因の除去を第一義的に行う．

対症療法：グラインディングが起きたときは，抗てんかん薬（カルバマゼピン，ヒダントインなど）を使用する．そのほか，必要に応じて麻酔薬，精神安定薬などを使用する．

2　顔面神経痙攣　spasm of facial nerve

別名，顔面筋痙攣ともよばれる．原因は，顔面神経管内の器質的変化，浮腫，虚血，圧迫などによる．顔面神経領域に不随意的に起こる筋の痙攣で，発現頻度は高い．

■種　類

顔面チック：精神的因子（心因的要素）が関与することにより，合目的な表情運動が習慣性または病的動作に移行して，いわゆる「癖」となって発症する．突発的に反復する短小の筋性運動が無痛性に現れ，多くは両側性に起こる．

顔筋痙攣：精神的因子に無関係で，筋の収縮と疼痛を伴うことがある．多くは一側性で中年以後の女性に多い．

■原　因

反射現象：有痛性疾患の場合に起こる．

精神的影響：精神的緊張または打撃（驚愕，悲嘆など）によって受けやすい．

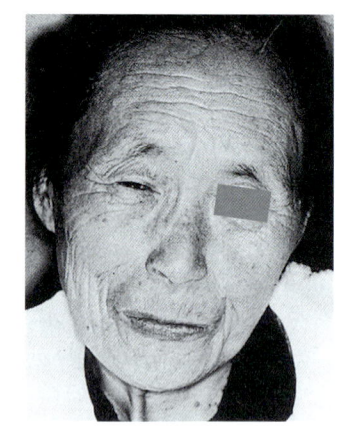

図 11-14　顔面神経痙攣
右側の顔輪筋，頰筋，口輪筋の痙攣．

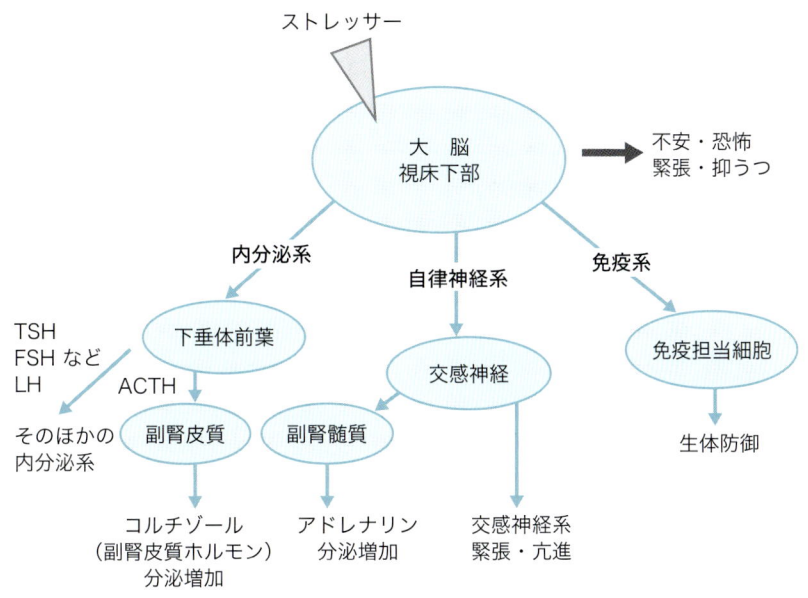

図 11-15 ストレスによる生体の反応
(桂 載作 編，村上正人：医療心理のための心身医学，こころと体の科学，医薬ジャーナル社，p.42，1991)

習慣性変化：合目的運動のなごり，すなわち癖によって起こる．

疲労：とくに眼精疲労によって起こる．

中枢性異常：ヒステリー，てんかん，神経性素因などから起こる．

顔面神経麻痺：この経過中に起こることがある．

■症　状

多くは片側性で，間代性痙攣である．

軽度の場合：眼輪筋の痙攣が起こり，連続的なまばたき(間代性痙攣)，あるいは不随意的な眼瞼のピクピクする振顫がみられる．

強度の場合：眼輪筋と頰部および口輪筋に痙攣が起こり，眼瞼痙攣(強直性痙攣)，あるいは眼瞼をかたく閉じた渋面がみられる(図 11-14)．

とくに強度の場合：咀嚼筋と舌筋にも波及する．

■鑑別診断

三叉神経痛が大切である．

類似点：運動神経性症状が主要である．

相違点：三叉神経痛では，発作性疼痛が夜間の睡眠中にはなく，顔面神経痙攣では，間歇的痙攣が夜間の睡眠中にもみられる．

■処　置

原因療法：原因の除去を主眼に行う．近年，神経血管減荷術で治癒が可能になった．

対症療法：鎮痙薬，精神安定薬，食事療法，電気療法などで，必要に応じて精神療法を行い，有痛性疾患の反射の場合は，鎮痛薬を使用する．

E　心因性疾患(病態)

近年，心理的ストレスにより自律神経系，内分泌系，そして免疫機能の変化が起こることが報告され，心と身体のつながりについて注目されつつある．図 11-15 に示すように，心と身体は密接に関係していると考えられている．つまり，心理，社会的ストレスが生体にさまざまな変調を生じさせることになる．

では，歯科，口腔外科外来を訪れる心因性疾患(病態)にはどのようなものがあるかというと，「心身症，神経症」のほかに，精神科的診断では「不安障害，身体表現性障害」，「気分変調症とよばれるうつ状態，仮面うつ病」などがおもなものである．心身症は身体表現性障害，う

表 11-1 心身症と神経症の比較

	心身症	神経症
1. 情動の認知	±～−	＋～＃
2. 情動の言語化	±～−	＋～＃
3. 外見	正常	神経症的
4. 表情	かたく無表情	表情豊か
5. ファンタジー，夢	乏しい	豊か
6. 質問紙法	正常～ほぼ正常	神経症的
7. 心理的面接	困難	比較的容易
8. 幼児体験の想起	困難	比較的容易
9. 環境への適応	適応～過剰適応	不適応

(杉浦正巳：歯科心身症の実際，日本歯科評論社，p.43，1980)

つ状態は感情障害といわれることもある．近年，これらに加えて境界型人格障害といわれる病態が比較的多くみられるようになった．まれに統合失調症の患者が愁訴を訴え，来院することもある．

心身症 psyohosomatic disorders の定義は，日本心身医学会によると「身体的障害で，その発症や経過に心理社会的因子の関与が認められる病態．ただし，身体症状を主とする神経症，うつ病などの精神疾患は除く」となっている．近年，心身症のモデルとしてアレキシサイミア alexithymia という概念が提唱されている．日本語訳では失感情症と訳され，自己の感情への気づきが悪く，神経症 neurosis と異なり社会適応は良好である．また，自己の症状についてくどくどと言うが，感情が伴わない．表 11-1 にこれら心身症と神経症の相違点について示す．

仮面うつ病 masked depression は，一般的にうつが軽症の場合，疼痛などの身体症状が前面に現れ，うつが身体症状でマスクされている状態をいう．

1 口腔領域に現れる心因性疾患

顎関節症，ある種の口内炎（再発生アフタ性および更年期性），口腔粘膜の潰瘍，特発性舌痛症などの疾患，ある種の歯痛，口臭症，異味症，味覚脱失，唾液分泌異常，精神性脳貧血症（歯科不快症候群），ブラキシズム，吸唇（指）癖，咬爪癖，咬筋チック，さらに，口腔異常感症（舌痛症 glossodymia，いわゆる口腔神経症），歯および歯周組織の異常感症，義歯神経症，口腔手術後神経症（顔面，口唇，歯列，美容などに関して）など．

近年では，過換気症候群，これと関係が深いとされるパニックディスオーダーも記憶にとどめておくべきである．

2 心因性疾患の診断

① 患者の身体面の診査，検査．
② 患者を取り巻く心理社会面の検索から心理的要素を明確にする．

以上より診断を下していく．

①については通法に従い行うため詳細は記さない．②については問診と心理テスト，ときに精神生理学的検査を行うこともある．

問診については通常の問診のほかに，生活歴といわれる，患者の出生，発育状況，幼児期の性格行動，教育，職業，また患者が置かれている社会的背景などについての問診を行う．このような問診をインテーク面接とよんでいる．

心理テストには，質問紙法と投影法とよばれるものがある．表 11-2 におもなものを記す．

質問紙法はその判定が比較的容易で，初心者にも判定しやすいものである．しかし，記載時に故意に偽りを記入することができるため，う呑みにするというわけにはいかないことがある．

投影法の術式，判定には高度の熟練を要する．そのため，それなりの修練を積んだ者が行う必要がある．ときに検査中に症状の悪化を起こすこともあるため注意を要する．

■ 精神生理学的検査

おもに自律神経機能検査が行われる．理学検査としてはシェロング起立試験，アシュネル眼球圧迫試験などがあり，電気生理学検査法としては，心電図起立試験，心電図 R-R 間隔測定などがある．また近年，各種ホルモン，免疫系の検査も行われている．

表 11-2 検査内容と心理テスト

検査(評価)したい内容	代表的な心理テスト
1. 一般的自覚症状，神経症傾向	CMI, KMI
2. 性格類型，性格特性	Y-G 性格検査，INV
3. 抑うつ状態	SDS，ハミルトン抑うつ評価表
4. 不安状態(特性不安や状態不安)	MAS, STAI
5. 自我状態	エゴグラム
6. 神経症傾向，内性(外向性—内向性)	MPI
7. 親子関係，親の養育態度	田研式親子関係診断テスト
8. 欲求不満場面や葛藤場面における反応	P-F スタディ[*1]
9. 対人態度，反応様式，願望，価値観	KSCT[*1]，精研式 SCT[*1]
10. 精神医学的な性格診断，詳細な性格診断(とくに力動的側面の評価)	MMPI，ロールシャッハテスト[*1]，バウムテスト[*1]
11. 精神作業能力，注意集中力の評価	内田クレペリン精神作業検査[*2]
12. 知的水準，学習能力，適応能力	WAIS[*3]，田中 B 式知能検査[*3]，コース立方体組み合わせテスト[*3]

無印：質問紙法　　[*1]：投影法　　[*2]：作業検査法　　[*3]：知能検査法
(中川哲也 編，松岡洋一 著：心身医学・心療内科オリエンテーション・レクチュア，九州大学医学部心療内科，1987)

3 心因性疾患の治療

心因性疾患の治療法は，大きく分けて心理治療と薬物治療がある．これらを併用することで治療の効果が期待できる．

(1) 心理療法　psychotherapy

心理療法は心因性疾患の治療になくてはならないものである．ある程度薬物により症状は軽快するが，これなくして本当の治癒は望めない．

一般精神療法　brief therapy

最も基本的な心理治療法で，受容，支持，保証の 3 つから構成されている．

受容：患者さんの言うことに耳を傾けること，そして患者さんを受け入れることである．

支持：患者さんの訴えや苦痛がわかったことを知らせ，共感していることを患者さんに伝えることである．

保証：症状の原因の説明と，適切な治療により軽快することを保証することである．また，患者さんが症状の改善をめざし，治療者の指示をがんばっていることをほめることでもある．

自律訓練法　autogenict training

自律訓練法は一種の自己催眠であり，全身の緊張を解き心身の正常化を促し，自然で無理のない心身の変容をはかっていく方法である．一般練習と特殊練習がある．

そのほかの心理療法としては次のものがある．

交流分析　transactional analysis

E. Berne により創始された方法で，自我の構造分析，他人との交流パターン分析，人生脚本などの分析を行う．最終的には患者が演じているまちがった人生脚本に気がつき，それをより健全な脚本に変えていく心理療法．

■**行動療法**(系統的脱感作療法を含む)
■**森田療法**
■**認知療法**
■**精神分析**

(2) 薬物療法

薬物療法は，患者の症状をまず改善するためには必要欠くべからざるものである．現在，最も使用されている薬物としては，抗不安薬，抗うつ薬，自律神経調整薬，漢方薬がある．

抗不安薬(表 11-3)　antianxiety drug

現在，最も多く使用されているのが，ベンゾジアゼピン系の薬物である．その薬理作用は大脳辺縁系，一部は視床下部などに作用して不安緊張を和らげ，間接的に自律神経機能を調整する．近年，セロトニン作動性抗不安薬も使用されつつある．

抗不安薬は，環境因子，状況因子などにより生じる不安に対しては効果的であるが，性格特性による不安に対してはあまり効果的ではないといわれている．近年，ベンゾジアゼピン系の抗不安薬では，常用量依存が問題となっている．これらの服用を中断すると不安や焦燥感な

表 11-3 不安・緊張の程度からみた抗不安薬の臨床的分類

	一般名(商品名)	用量
軽い不安緊張	クロチアゼパム(リーゼ)	15〜30 mg
	オキサゼパム(ハイロング)	15〜40 mg
	オキサゾラム(セレナール)	15〜40 mg
	クロルジアゼポキシド(バランス)	15〜40 mg
	メダゼパム(レスミット)	10〜30 mg
	フルタゾラム(コレミナール)	12〜16 mg
	トフィソパム(グランダキシン)	150〜300 mg
中等度の不安緊張	フルジアゼパム(エリスパン)	0.75〜1.5 mg
	プラゼパム(セダプラン)	10〜20 mg
	メキサゾラム(メレックス)	1.5〜3 mg
	アルプラゾラム(ソラナックス)	1.2〜2.4 mg
	ジアゼパム(セルシン)	4〜15 mg
	クロラゼプ酸(メンドン)	15〜30 mg
強い不安緊張	ブロマゼパム(レキソタン)	4〜15 mg
	クロキサゾラム(セパゾン)	2〜8 mg
	ロラゼパム(ワイパックス)	1〜3 mg
	エチゾラム(デパス)	1.5〜3 mg
	ロフラゼプ酸(メイラックス)	1〜2 mg
	セロトニン作動性抗不安薬　タンドスピロン(セディール)	30〜60 mg

表 11-4 抗うつ薬の分類

三環系抗うつ薬
　イミプラミン(トフラニール)
　ロフェプラミン(アンプリット)
　トリミプラミン(スルモンチール)
　デジプラミン(パートフラン)
　ノルトリプチリン(ノリトレン)
　アモキサピン(アモキサン)
　アミトリプチリン(トリプタノール)

四環系抗うつ薬
　マプロチリン(ルジオミール)
　ミアンセリン(テトラミド)
　セチプチリン(テシプール)

トリアゾロピリジン系抗うつ薬
　トラゾドン(レスリン)

SSRI
　フルボキサミン(デプロメール, ルボックス)
　パロキセチン(パキシル)
　セルトラリン(ジェイゾロフト)

SNRI
　ミルナシプラン(トレドミン)
　デュロキセチン(サインバルタ® カプセル)

NaSSA
　ミルタザピン(リフレックス)

そのほかの抗うつ薬
　スルピリド(ドグマチール, アビリット)

注)(　)内は商品名

D：抑うつ気分
A：不安, 焦躁
R：抑制
F：機能障害(身体症状)

ゆううつ感　→　イミプラミン(トフラニール)　ロフェプラミン(アンプリット)

不安, 躁感　→　トリミプラミン(スルモンチール)

行動抑制　→　デジプラミン(パートフラン)　ノルトリプチリン(ノリトレン)　アモキサピン(アモキサン)

仮面うつ病タイプ　→　マプロチリン(ルジオミール)　アミトリプチリン(トリプタノール)

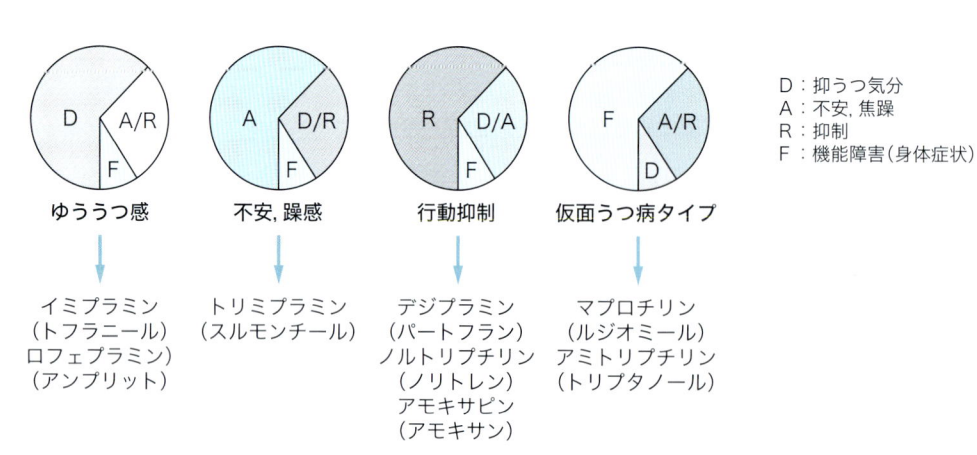

図 11-16 薬物治療の選択とデプレッションのタイプ (Kielholz, 1981 より一部改変)
(筒井末春, 中野弘一：自律神経失調症, 永井書店, 1986 より一部改変)

表 11-5　心身症に対し使用される漢方薬

葛根湯	実　証	肩から上の筋肉の緊張など
小柴胡湯	中　間	肩凝り，胸脇苦悶のあるもの
柴胡加竜骨牡蠣湯	実　証	精神不安，肩凝り，うつ傾向
半夏瀉心湯	中　間	アフタ性口内炎
半夏厚朴湯	中　間	咽頭神経症
五苓散	ナ　シ	口渇，二日酔い
当帰芍薬散	虚　症	冷え性，更年期障害
加味逍遥散	虚　症	肩凝り，精神不安，更年期障害
桂皮加竜骨牡蠣湯	虚　症	精神不安，冷え性
麦門冬湯	中　間	口腔・咽頭の乾燥
白虎加人参湯	実　証	口腔内の乾燥
温清飲	実　証	アフタ性口内炎，のぼせ，手足のほてり
女神散	実　証	のぼせ，めまい，精神不安，ヒステリー
甘麦大棗湯	中間〜虚症	精神興奮，不安，ひきつけ，ヒステリー
柴朴湯	中　間	うつ傾向，咽頭，食道部異物感
立効散	ナ　シ	歯痛，歯肉炎

どが一時的に出現することがあるため，使用する場合は，長時間型の薬物を使用することを勧めている．

抗うつ薬 (図 11-16)

口腔領域の心理社会的要因が関与した病態では，しばしばうつ状態が認められる場合がある．特徴としては，早朝覚醒や本能(食欲，性欲など)低下が認められる．このような場合，抗うつ薬を投与することにより症状が軽快する．現在一般的に使用されている抗うつ薬は表 11-4 に示したものが使用されている．最近では脳内セロトニンの取り込み阻害薬と考えられる塩酸トラゾドンや SSRI とよばれるマレイン酸フルボキサミン，パロキセチン，そしてサートラリンが使用されることがある．また，SNRI としてミルナシプランなどが主流となりつつある．そして，SSRI，SNRI と抗不安薬との併用は注意しなければならないとされている．しかし，従来の三環系や四環系のものも使用されている．SSRI や SNRI では少ないが，三環系や四環系の抗うつ薬の副作用としては抗コリン作用がしばしば認められる．また，悪性症候群とよばれる重篤な副作用も，まれにみられる．

自律神経調整薬

心因性疾患では，ときとして自律神経に症状が出現することがあり，これらの治療を目的として使用される．ガンマーオリザノールやトフィソパムなどがある．

漢方薬 (表 11-5)

抗不安薬，抗うつ薬などであまり効果がみられないとき，漢方薬をこれらと併用または単独で投与すると症状の改善がみられることがある．漢方薬の投与は陰陽，虚実などより証の決定を行い，投与する漢方薬を選択する．

12 血液疾患と出血性素因

血液疾患 blood disease では，歯肉，口腔粘膜などから出血および貧血を初発症状として，歯科臨床医のもとに来院することが多い．そのなかには，死の転帰をとる重症例も多くみられ，早期の確実な診断と的確な治療が必要となってくる．血液疾患は，赤血球系，白血球系，出血性素因の3群に大別される．

A 赤血球系の変化を主徴とする疾患

1 貧　血 anemia

貧血とは，血流中の赤血球数および血色素量が基準値以下に減少した状態をいう．実際には，血液の単位容積中の赤血球数の減少により認められる．

貧血は，さまざまな原因によって起こる．また，形態的にもさまざまなものがあり，臨床症状，血液所見，あるいは治療に対する反応などから多くの分類がある（表12-1）．

(1) 鉄欠乏性貧血 iron-deficiency anemia

体内の鉄欠乏ないし鉄の利用不十分の結果，血色素，赤血球の生成障害が原因で起こる，貧血の多くが鉄欠乏性貧血である．

胃・十二指腸潰瘍などの慢性出血，不適当な食物摂取，胃切除などの胃腸管病変による鉄吸収の不足，妊娠・出産などによる体内における鉄需要の増大により起こる．

表12-1 赤血球系の変化を主徴とする疾患

貧　血		
原因による分類	血液喪失（出血）による貧血	・急性失血性貧血 ・慢性失血性貧血 ・十二指腸貧血
	赤血球の崩壊による貧血	・赤血球内の欠陥（赤血球膜の異常） 　…溶血性貧血 ・赤血球外の原因
	赤血球生成（補給）の減退（生成補給減弱による貧血）	・必要物質の欠乏による貧血 　鉄欠乏…鉄欠乏性貧血 　　　（Plummer-Vinson症候群） 　ビタミンB_{12}，葉酸欠乏…悪性貧血 　ビタミンC欠乏 　タンパク質欠乏 ・骨髄に有害な物質の直接作用による貧血 　…再生不良性貧血 ・骨髄赤血球生成時の狭溢化による貧血
	骨髄機能促進作用の不足による貧血	
	脾機能亢進，骨髄機能抑制作用亢進による貧血	・Banti症候群
血液所見による分類	血色素指数による分類	・正色素性貧血…失血性貧血 ・低色素性貧血…鉄欠乏性貧血 ・高色素性貧血…悪性貧血
	赤血球の大きさによる分類	・正球性貧血…溶血性貧血 ・小球性貧血 ・大球性貧血…悪性貧血 ・巨赤芽球性貧血…Biermer貧血
赤血球増多症（多血症）		
相対的赤血球増多症		
原発性赤血球増多症（真性多血症）		・急性赤血病（di Guglielmo病） ・慢性赤血病（Vaquez-Osler病）
続発性赤血球増多症		

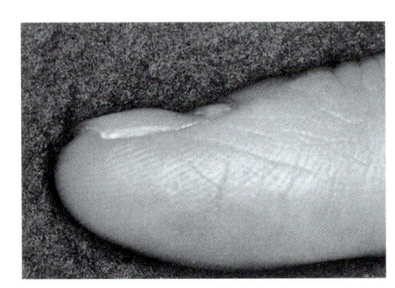

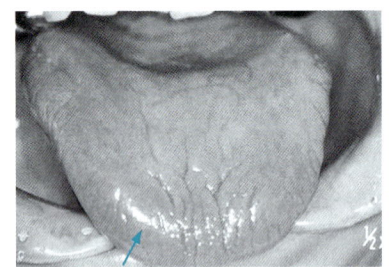

a：スプーン状の爪の甲　　b：舌の糸状乳頭の喪失による平滑化
図 12-1　鉄欠乏性貧血

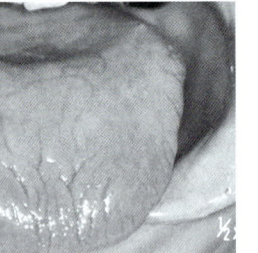

図 12-2　Hunter 舌炎

■症　状

すべての年齢に発症するが，中年以後の女性に多い．一般に，全身症状は軽く，全身倦怠感，頭重，耳鳴，心悸亢進，呼吸促進などがみられる．皮膚および粘膜は蒼白色を呈するが，出血はまれである．

胃部の疼痛，重圧感，膨満感，悪心など慢性胃炎の症状がある．爪甲が菲薄，脆弱となって砕けやすく，扁平ないし匙状（スプーン状爪）を示す（図 12-1-a）．これは，手の拇指，食指，中指の爪に著明に認められる．

■診　断

口腔内所見：口腔粘膜は蒼白で，萎縮のため抵抗が減弱し，びらんが継発する．舌は糸状乳頭の喪失で平滑となり，赤色で灼熱感をもち有痛性となる（図 12-1-b）．口角びらんが生じ，食道の粘膜も萎縮し，正常な角化を失って口渇や食道狭窄をきたし嚥下困難を現すが，持続的ではなく弛張性を示し，一時軽快するが，自発的あるいは精神感動により誘発される．

鉄欠乏性貧血に伴う嚥下困難と舌炎を主症候とするものを Plummer-Vinson 症候群という．中年の女性にみられ，月経閉止の初期にしばしば起こる．

鉄欠乏による低色素性貧血は思春期の女性にみられる．萎黄病といわれ，原因は不明であるが，日本では多くみられる疾患の 1 つである．

検査所見：低色素性小球性貧血を示し，赤血球の大小不同，奇形がある．骨髄には巨赤芽球はみられない．血清鉄値の著しい低下がある．白血球は正常または減少の傾向がある．血小板は変化しない．

■処　置

原因となる条件を除去し，鉄剤 1 日 150～300 mg の投与と，タンパク質食品を与える．

(2) **悪性貧血**　pernicious anemia

高色素性大球性貧血の代表的なもので，原因不明なものをいう．Biermer 貧血，または Biermer-Addison 貧血ともいわれる．原因の明らかなものは，症候性巨赤芽球性貧血とよぶ．

本症の原因は不明であるが，胃液中に含まれる内因子の欠乏により，外因子であるビタミン B_{12} の吸収障害によって起こる．

■症　状

年少者に少なく，年齢の増加とともに多くなる．自覚症状として，全身の疲労，倦怠感，四肢のしびれ感，舌痛，胃腸障害，頭痛，耳鳴，めまい，食欲不振，下痢，胃部圧迫感または膨満感，呼吸困難を訴える．

皮膚は蒼白となり，亜黄疸色を呈し，血清の着色度が増すため，ときに色素沈着をみることがある．

■診　断

口腔内所見：舌炎のため舌の苦痛を早くから訴える．舌に灼熱感，自発痛，接触痛，味覚異常があり，食物が舌にしみる．舌の糸状乳頭は萎縮のため平滑となり，発赤し，ときに小さい潰瘍や出血をみることがある．この舌の病変を Hunter 舌炎（図 12-2）とよんでいる．

歯肉と口腔粘膜全体に貧血と潰瘍，壊死を伴う炎症がみられ，ときに出血する．

検査所見：末梢血に巨赤芽球が多数出現し，骨髄所見

でも巨赤芽球がみられる．赤血球数は 100 万以下に減少し，血小板も減少するが，著明な出血性素因はまれである．色素指数と尿ウロビリノーゲンの増加が特徴的で，高色素性貧血を示す．白血球は減少し，核の右方移動をみる．

■処　置

ビタミン B_{12} の投与と，葉酸，鉄剤，副腎皮質ステロイド，ACTH，ビタミン B_6，C などを併用投与する．

(3) 巨赤芽球性貧血　megaloblastic anemia

造血細胞の DNA 合成障害によって骨髄に巨赤芽球が出現する貧血の総称である．

ビタミン B_{12} 欠乏症，葉酸欠乏症，薬物による DNA 合成障害，利用障害などにより起こる．

■症　状

自覚症状として，動悸，息切れ，めまいなどの貧血症状のほかに，体重減少，脱力感を高頻度に認める．四肢，とくに下肢のしびれ，知覚鈍麻などの神経症状は B_{12} 欠乏に特徴的な症状である，葉酸欠乏では認めない．

■診　断

口腔内所見：舌の疼痛や味覚鈍麻を訴え，舌の発赤と乳頭萎縮を認める．

検査所見：末梢血液は，通常，大球性，高色素の貧血，白血球・血小板は正常または軽度の減少を示す．網状赤血球は比率，絶対数ともに低値を示す．

■処　置

ビタミン B_{12}・葉酸の欠乏に対して B_{12} の投与を行う．鉄欠乏をきたしている場合は，鉄剤を投与する．

(4) 再生不良性貧血　aplastic anemia

骨髄の血球産生低下に基づく汎血球減少症を特徴とする造血障害である．T リンパ球が造血の抑制に関与することが知られ，再生不良性貧血の病因として，T リンパ球の役割が確固たるものとなってきた．

・原因不明
・続発性に起こるもの：放射線性，薬物，妊娠，肝炎後．

■症　状

顔色不良，動悸，息切れ，めまい，易疲労感，頭痛などの貧血症状を示す．出血傾向として皮膚・粘膜の点状出血・紫斑，鼻出血など．重症例では血尿，性器出血，消化管出血，脳出血などをきたす．顆粒球減少症に伴う細菌感染，真菌感染による発熱．

■診　断

口腔内所見：口腔粘膜にも点状出血が現れ，自然に歯肉より出血をみる．また，好中球の減少により感染に対する抵抗が弱まり，口腔，咽頭の粘膜に潰瘍や壊死の形成をみる．

検査所見：血色素(Ht)は 30％ 以下，平均赤血球数は 100 万以下で，大赤血球に富む．白血球数は減少する．とくに，好中球の減少に伴い原形質に乏しいリンパ球が高率に出現する．血小板数の減少などもみられ，出血時間は延長し，毛細血管抵抗試験は陽性を示す．一般に，貧血では血清鉄が減少するが，本症では減少しない．

■処　置

原因の明らかな続発性では原因を除去する．原因不明の原発性の場合は，治療が困難で，特別な治療法はない．

(5) 溶血性貧血　hemolytic anemia

さまざまな原因によって赤血球が破壊されて起こる，貧血の総称である．

赤血球自体に異常が存在する先天性のもの(遺伝性球状赤血球症，鎌状赤血球症)と，赤血球は正常で環境の異常により起こる後天的なものとがある．後天的に赤血球を破壊する病的機構には，自己免疫性，不適合性輸血，薬物によるものがある．

■症　状

再生像の旺盛な正色素性貧血を呈し，黄疸，網状赤血球増加などを認め，血色素尿症を伴い，溶血時に高熱，腹痛，嘔吐を併発し，脾腫を伴う．

■診　断

検査所見：正球性正色素性貧血，網状赤血球の増加，血清ビリルビンの著明な増加，骨髄像のおもな変化は有核細胞数の増加，とくに，赤芽球の著明な増殖がある．

■処　置

脾臓摘出，副腎皮質ステロイドの投与および輸血を行う．

(6) 続発（症候）性貧血

腎疾患

腎臓は，赤血球産生に重要な働きをはたすエリスロポエチンを分泌する臓器であるため，腎臓が機能不全に陥るとエリスロポエチンの分泌が損なわれ，貧血をきたす．

肝疾患

肝疾患に伴う貧血は，さまざまな要因が複合して発症する．胆汁うっ滞型肝炎，慢性アルコール性肝障害，腹水や脾腫を伴う肝硬変，上部消化管に静脈瘤を形成した肝硬変などでは，葉酸などの造血因子欠乏，出血，溶血など，さまざまな貧血の発症機序が見いだされる．

癌性貧血

癌性貧血は，慢性疾患（結核や心内膜炎などの慢性感染症，慢性関節リウマチ，全身性エリテマトーデスなど）に伴う貧血の範疇に属する貧血で，加えられる特異な点としては，骨髄が癌細胞の転移や線維化により造血機能の低下をきたす機序である．

内分泌疾患

ホルモンが，造血に直接的あるいは間接的に作用していることが証明されている．内分泌臓器としては甲状腺，下垂体，副腎，睾丸などで，これらの機能低下が，機能亢進よりも貧血をもたらすことが多い．

2　赤血球増多症（多血症）　polycythemia

(1) 真性赤血球増多症（真性多血症）　polycythemia vera

多血症は，しばしば赤血球増多症と同義的に用いられることが多いが，前者は赤血球量の絶対的増加をさし，白血球や血小板の増加を伴うのに対して，後者は赤血球濃度の上昇を意味するので，循環血流量が減少した場合にも認められる．

多能性造血幹細胞のクローン性異常による．

■症　状

頭痛，めまい，耳鳴などの愁訴が多い．顔面や四肢末梢の紅潮．皮膚掻痒感や点状出血もしばしばみられる．

■診　断

検査所見：赤血球数は増加し，赤血球大小不同や赤芽球の末梢血中出現がみられる場合もある．慢性の出血があれば鉄欠乏の所見を呈する．白血球数も増加することが多く，好中球アルカリホスファターゼ活性は上昇している．血小板も 50〜100 万程度はまれでなく，血小板形態や血小板機能に異常がみられることがある．

■処　置

瀉血，骨髄抑制療法，インターフェロン投与など．

B　白血球系の変化を主徴とする疾患

白血球系の変化を主徴とする疾患を表 12-2 に示した．

1　無顆粒球症　agranulocytosis

顆粒球（好中球）が激減している状態を無顆粒球症とよび，一般に，好中球数 500/μl 以下の状態をさす．しばしば好中球が末梢血からほとんど消失している．一般には，薬物に対する特異体質のために生じる急性の高度の好中球減少症をさし，薬物起因性好中球減少症と無顆粒球症は同義に扱われる．

原因となる薬物を表 12-3 に示した．

■症　状

急性細菌感染症による全身症状と感染部位の局所症状からなる．全身倦怠，発熱，頭痛，咽頭痛などがあり，しばしばすでに肺炎や敗血症を発症している．

口腔症状：口腔および咽頭の多くは発赤し（図 12-3），一部に壊疽性の潰瘍を形成する．潰瘍は直腸，膣，鼻腔粘膜にも起こる．初期にはないが，歯肉出血が大部分の症例にみられ，進行すると貧血が起こり，歯肉痛，歯痛を訴えるようになる．

検査所見：末梢血で好中球が激減（500/μl 以下）しており，ときにはほとんど消失している．軽度のリンパ球減少を認めることもある．赤血球および血小板減少はないか，あっても軽度である．

表 12-2　白血球系の変化を主徴とする疾患

顆粒球減少症（無顆粒球症）		
白血球増多症（類白血病反応）		
白血病	骨髄性白血病	・急性骨髄性白血病 　（側）骨髄芽球白血病 　（側）前骨髄芽球白血病 ・慢性骨髄性白血病 　顆粒球性白血病 　好酸球性白血病 　好塩基性白血病
	リンパ球性白血病	・急性リンパ球性白血病 ・慢性リンパ球性白血病
	単球性白血病 形質細胞性白血病	
	白血球系以外の骨髄細胞の（腫瘍性）増殖を伴う白血病	・赤血病あるいは赤（血）白血病 ・（骨髄）巨核（芽）球性白血病 ・血小板血症
	幹細胞性白血病	

表 12-3　無顆粒球症の原因薬物

抗炎症薬・鎮痛薬	インドメタシン，ジクロフェナック，アセトアミノフェン，フェナセチン，ケトフェニルブタゾン，イブプロフェンなど．
抗リウマチ薬	金製剤，ペニシラミンなど．
抗菌薬	ペニシリン系，セフェム系，カルバペネム系，ニューキノロン系など．
抗甲状腺薬	チアマゾール，プロピルチオウラシルなど．
抗痙攣薬	カルバマゼピン，フェニントインなど．
向精神薬	アミトリプチリン，イミプラミン，クロルプロマジン，クロルジアゼポキシドなど．
抗消化性潰瘍薬	シメチジン，ラニチジン，オメプラゾールなど．
循環器系薬	プロカインアミド，キニジン，カプトプリル，サイアザイド系利尿薬，エタクリン酸など．
抗糖尿病薬	グリクロピラミド，トルブタミドなど．
その他	アロプリノール，キニーネなど．

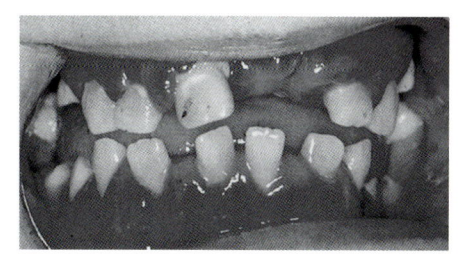

図 12-3　顆粒球減少症

■処　置

　疑わしい薬物をただちに中止する．感染症を発症していなければ，肛門周囲や口腔内の洗浄を行い，感染症発症を予防する．すでに感染症を発症しているときは，感染部位の細菌培養を行ったのち，十分量の抗菌薬を投与する．原因薬物を中止すると好中球数は自然に回復する．G-CSF を投与すると好中球の回復が促進される．

2 伝染性単核症　infectious mononucleosis

　EB（Epstein-Barr エプスタイン・バー）ウイルスの初感染により発症する急性疾患であり，末梢血への異型リンパ球の出現を伴うリンパ球増加症である．

　3 歳までに約 80％が EB ウイルスによる初感染を受け，そのほとんどは不顕性感染または感冒様症状で経過する．思春期に多量の EB ウイルスにより初感染を受けると本症が発症する．

■症　状

　発熱，咽頭炎および全身リンパ節腫脹と，異型リンパ球の出現（10〜20％以上）を伴うリンパ球増加症（4,500/μl 以上）があれば本症を疑う．潜伏期は 30〜55 日である．

■診　断

　検査所見：急性期の多くの患者では，VCA（virus capsid antigen）・IgG 抗体がすでに陽性になっている．この抗体は生涯持続する．少し遅れて VCA・IgM 抗体および EA（early antigen）DR（diffuse reetricted）・IgG 抗体が産生される．それぞれ 2〜3 か月および 2〜3 年持続する．EBNA（Epstein-Barr nuclear antigen）は急性期に産生されず，治癒してから産生され，生涯持続する．

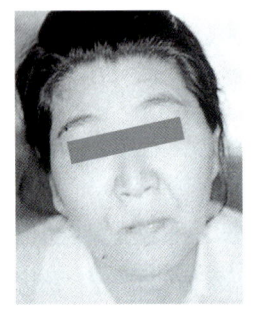

図12-4　白血病の無力性顔貌 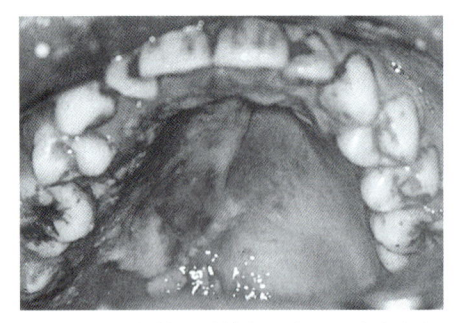　　図12-5　急性骨髄性白血病の口腔内出血 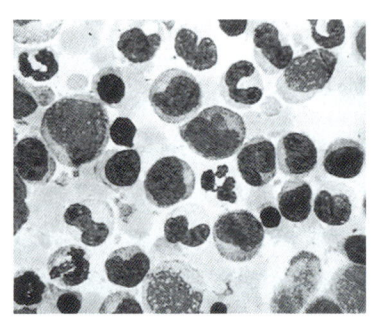　　図12-6　骨髄性白血病の血液像

■処　置

多くの患者は発熱および咽頭炎などに対する対症療法のみで，数週から2か月のうちに回復する．

3　白血病 leukemia

正常造血は，自己複製能をもつ多能性造血幹細胞によって維持されるが，この幹細胞の1個が形質転換し，正常な幹細胞を上回る増殖能を獲得して白血病幹細胞となる．白血病幹細胞とその子孫の白血病細胞の集団は，無制限に単クローン性の増殖をつづけ，骨髄を占領する．さらに，末梢血にも流出，増加して全身の臓器に浸潤する．白血病は，急性白血病と慢性白血病に大別される．白血病クローンが分化を停止し，幼若な芽球 blast cells レベルの細胞が増加するタイプを急性白血病，ほぼ正常な分化をとげるタイプを慢性白血病とよぶ．

(1) 骨髄性白血病　myelogenous leukemia

急性と慢性があり，成人では慢性型が多い．日本では急性骨髄性白血病が白血病の第1位である．

急性骨髄性白血病　acute myelogenous leukemia

若年者に多く老人に少なく，女性にくらべ男性に多い．

■症　状

発症は急激で，高熱，頭痛，四肢疼痛，嘔吐，盗汗，不眠，食欲不振，呼吸困難で始まり，しだいに全身衰弱をきたし，無力性の顔貌になる(図12-4)．リンパ節腫脹は軽度であるが，皮膚や粘膜に，点状あるいは斑状出血がみられ，鼻出血，性器出血，貧血症状がつねにみられる．脾臓・肝臓・腎臓が腫脹し，大きくてかたいが，

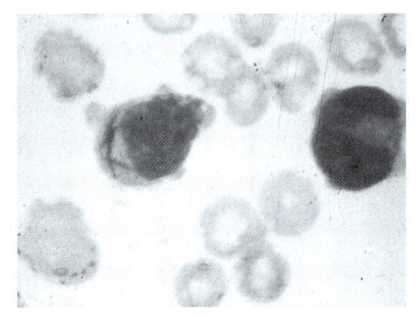

図12-7　アウエル小体を含む骨髄芽球

ときに腫脹のないこともある．

■診　断

口腔症状：口腔粘膜では，比較的早期に，歯間の乳頭部および辺縁部に白血病性の浸潤による浮腫性肥大があり，頑固な出血を呈する(図12-5)．咽頭部の粘膜に潰瘍性口内炎が発現し，しだいに壊疽性に変化し，悪臭を呈するようになる．歯痛および流涎がみられる．

検査所見：赤血球数は1 mm^{3}中200万以下で，血色素量は減少する．白血球数は増加していることが多く，1 mm^{3}中5〜10万で，なかには非白血病性のものもある．中間の成熟細胞がきわめて少なく，白血病性裂孔(幼若な細胞と成熟した細胞顆粒球とが混在し，中間の細胞がないか，あっても少ない場合をいう)がみられる．おもに，骨髄芽球(図12-6)が大半を占め，核の外形は，多く不形正を呈し，内部構造は繊細緻密な網状をなし，比較的大きな核小体を含む．また，アウエル小体も含む(図12-7)．アウエル小体とアズール顆粒を多数認めれば骨髄性と判断してよい．核形は左方移動を起こし，血小板は減少し，出血時間や凝固時間が延長する．毛細血管抵抗試

験は，多くの場合陽性である．細胞化学的検査で oxidase・perovidase 反応が陽性ならば骨髄性，陰性ならばリンパ性と診断する．

■予　後

予後は不良である．進行が急速で，発病後数日で死亡する例もある．

慢性骨髄性白血病　chronic myelogenous leukemia

年齢では，中年に多く，女性より男性に多い．

■症　状

発病はきわめて緩慢であり，初期は健康な人と変わらないが，貧血症状が進行して血液像に変化がみられることがある．全身倦怠，食欲不振，心悸亢進，腹部膨満感がみられ，進行すると皮膚は蒼白となり，胸骨の疼痛と微熱を訴える．脾腫は著明に認められ，慢性での重要な所見の1つである．ほかに肝腫もみられ，鼻出血，皮下溢血など出血性素因がみられる．

■診　断

口腔症状：急性ほど著明ではないが，歯間乳頭部が浮腫性に肥大し，口腔粘膜に点状の出血斑が現れ，歯肉から出血するようになり，潰瘍が形成される．これが二次感染により壊疽性に変化し，末期には悪臭をはなつようになる．

検査所見：白血球数の増加が著明で，末梢血 1 mm³ 中 10〜30 万以上を示し，ときに 50 万以上になることがある．成熟型の細胞が多く，好中球の増加が最も多いが，好塩基球増加もみられ，oxidase・perovidase 反応は陽性である．赤血球数は初期にあまり変化がないが，200〜300 万になり，血色素は多く減少する．血小板は初期に増加し，末期には減少する．

(2) リンパ球性白血病　lymphocytic leukemia

急性リンパ球性白血病　acute lymphocytic leukemia

■症　状

骨髄性と同様のものが多い．

■診　断

検査所見：白血球，とくに，リンパ性細胞の著しい増加がみられ，ときに白血球が減少することもあるが，この場合でも，大半はリンパ芽球である．

慢性リンパ球性白血病　chronic lymphocytic leukemia

■症　状

初めは慢性骨髄性白血病と同様に，一般症状を訴えて医師を訪れることが多い．特色は，第一にリンパ節肥大に始まり，全身のリンパ節の無痛性腫大が著明で，とくに頸部，鼠径部で著しく，鶏卵大に腫脹する．

扁桃，咽頭リンパ節が早くから腫大する．皮膚症状は骨髄性より強い．また，涙腺と唾液腺が腫脹し，Mikulicz（ミクリッツ）症候群を呈することがある．脾腫は骨髄性より小さい．

■診　断

検査所見：成熟リンパ球が多いが，つねに少数のリンパ芽球がみられ，骨髄性より貧血が強く，赤血球崩壊が著明で，血小板が減少していることが多い．

■予　後

不良である．

(3) 単球性白血病　monocytic leukemia

■症　状

急性骨髄性，リンパ球性白血病に類似している．

■診　断

検査所見：単球，前単球，単芽球が大多数に出現する．

(4) 白血病の処置

従来から，白血病の化学療法は total cell kill をめざして行う強力多剤併用療法が中心となっている．一部の白血病では，患者の QOL を重視して低用量療法も行われている．

■インターフェロン療法

有効な限り長年月（5 年以上にもわたって）注射しつづける．副作用は，体重減少，うつ状態（ときに自殺企図）などがあり，続行を妨げる要因となる．50 歳以下の患者で，同種移植のドナーがいない場合や 50 歳以上の患者では，インターフェロン療法が第一選択となっている．

■同種骨髄移植

50 歳以下の，比較的若い年齢層の慢性骨髄性白血病で推奨される治療法である．高い治癒率が期待できる．

■急性転化の治療

急性転化の治療はきわめて困難である．急性転化のタイプにより急性骨髄性白血病，急性リンパ球性白血病の治療が選択されるが，薬物耐性が顕著で，まれに慢性期に戻る程度である．また，移行期あるいは急性転化後の同種移植の治癒率は，慢性期にくらべてかなり低い．

C 出血性素因を主徴とする疾患

出血性素因を主徴とする疾患を表12-4に示した．

1 血小板の異常

(1) 血小板減少性紫斑病　thrombocytopenic purpura

特発性血小板減少性紫斑病
idiopathic thrombocytopenic purpura（ITP）

血小板が，おもに脾臓で破壊されるため，出血傾向を呈する自己免疫疾患である．原因は不明である．

■症　状

全身皮膚，粘膜に，自然発生的な大小無数の出血斑(図12-8-a,b)がみられる．大きさ，形はさまざまで，しばしば鼻出血や血尿，粘膜下出血，吐血などの出血症状がみられる．慢性型で，長時間出血がつづくと，しばしば鉄欠乏性貧血を合併し，まれに自己免疫性溶血性貧血（Evans症候群）を合併することがある．

■診　断

口腔症状：大部分の症例に歯肉出血（図12-8-c）がみられ，口腔粘膜，とくに口蓋粘膜には多数の点状出血がみられる．ときに斑状出血を呈することもある．

検査所見：血小板数の減少が著明で，一般に，末梢血が1mm^{3}中6万以下で，1,000以下になることもある．出血時間は，血小板の減少に伴い高度に延長する．血餅退縮率が低く，毛細血管抵抗試験はつねに陽性を示す．

■処　置

副腎皮質ステロイド，免疫グロブリン製剤の投与，脾臓摘出，輸血，血小板輸血などが行われる．

表12-4 出血性素因を主徴とする疾患

血小板減少または機能障害	血小板減少性紫斑病	・特発性(原発性)血小板減少性紫斑病(Werlhof病) ・症候性(続発性)血小板減少症 血栓性血小板減少性紫斑病 二次的に起こる血小板減少症
	血小板無力症(血小板機能異常症)	
血液凝固因子の異常	トロンボプラスチン形成障害	・血友病…血友病A，B，C ・von Willebrand病
	トロンビン形成障害	・ビタミンK欠乏症
	フィブリノーゲン減少	・無フィブリノーゲン血症 ・低フィブリノーゲン血症
血管および血管周囲の異常	血管壁の先天異常	・遺伝性出血性末梢血管拡張症(Osler病)
	血管透過性の増大，脆弱性増強	・ビタミンC欠乏症(壊血病) ・単純性紫斑病
	血管壁のアレルギー性変化	・アレルギー性紫斑病
線維素溶解系の異常		・線維素溶解性紫斑病 ・播種性血管内凝固症候群(DIC)

DIC：disseminated intravascular coagulation

症候性血小板減少症
symptomatic thrombocytopenic purpura

血栓性血小板減少性紫斑病
thrombotic thrombocytopenic purpura

発熱，微小血管障害性溶血性貧血，血小板減少による出血傾向，腎障害，精神神経障害の5徴候により特徴づけられる症候群である．

■症　状

急激に発症，小動静脈血栓症のため神経症状を呈し，特発性と同じ出血症状がみられる．

■診　断

検査所見：血小板減少と溶血性貧血がみられる．

二次的に起こる血小板減少症

■原　因

・血小板産生の低下

　骨髄巨核球の減少：薬物，放射線照射，再生不良性

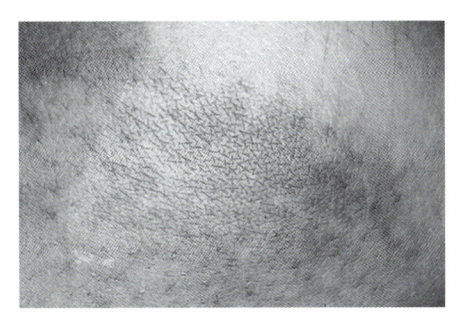

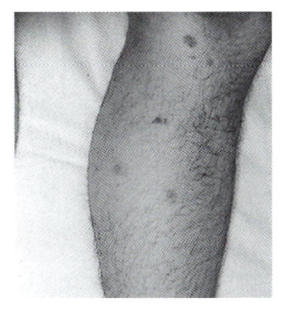

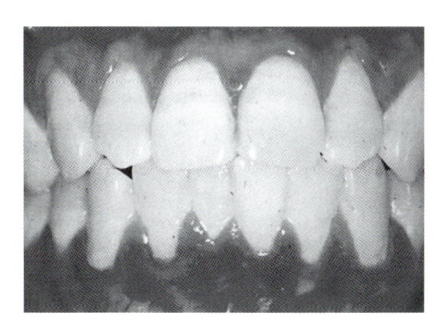

a：腹部の出血斑　　　　　b：足の出血斑　　　　　c：口腔内出血

図12-8　特発性血小板減少性紫斑病

貧血とその類縁疾患，白血病，骨髄異形成症候群，癌の骨髄転移，多発性骨髄腫，骨髄線維症，大理石骨病．

無効造血：ビタミンB_{12}および葉酸欠乏症，発作性夜間ヘモグロビン尿症．

先天性血小板減少症：Wiskott-Aldrich（ヴィスコット・オールドリッチ）症候群，Alport-Epstein-Fecher（アルポート・エプスタイン・フェヒナー）症候群，Bernard-Soulier（ベルナール・スーリエ）症候群など．

・脾腫による血小板の分布異常：悪性腫瘍，うっ血，代謝性疾患，感染症．
・薬物性免疫性血小板減少症
・感染症に伴う血小板減少症
・その他：低体温，大量輸血後．

■症　状

特発性と同じ症状である．

■診　断

検査所見：反復出血がない限り，あるいは薬物，放射性物質によるものでない限り，赤血球数，白血球数は正常である．

■処　置

原因の除去．

(2) 血小板無力症　Glanzmann's thromboasthenia

フィブリノゲンレセプターであるGPⅡb-Ⅲaの減少，または機能異常により血小板凝集が障害される，常染色体劣性遺伝性疾患である．

■症　状

血小板減少症と類似している．出血症状は，紫斑，鼻出血，歯肉出血，性器出血が主体である．

■診　断

検査所見：出血時間は高度に延長し，血餅退縮は不良，毛細血管抵抗試験は陽性を示す．血小板数が正常のときは，血小板の機能異常もしくは血小板が機能するため，必要な血漿因子の欠乏を考える．

■処　置

新鮮な全血輸血，血小板輸血を行う．

2　血液凝固因子の異常

(1) トロンボプラスチン形成障害

血友病

血液活性トロンボプラスチンの生成障害による凝固障害を起こす疾患で，血友病A，B，Cなどがある．

血友病A：第Ⅷ因子の先天性欠乏（AHGまたはAHF欠乏症）．

血友病B：第Ⅸ因子の欠乏（PTC欠乏症）．

血友病C：第Ⅺ因子の欠乏（PTA欠乏症）．

血友病AおよびBは伴性劣性遺伝を示し，女性を介して男子のみに発症する．血友病の男性が正常女性と結婚すると，女児はすべて保因者となるが，男児はすべて正常である．保因者の女性が正常男性と結婚すると，女児は1/2の確率で保因者となり，男児は1/2が血友病となる．

しかし，血友病患者の約1/3の症例においては家族歴を有さない．そのような症例は突然変異によるものと考えられる．頻度は，男性新生児10万人当たり，血友病

12 血液疾患と出血性素因

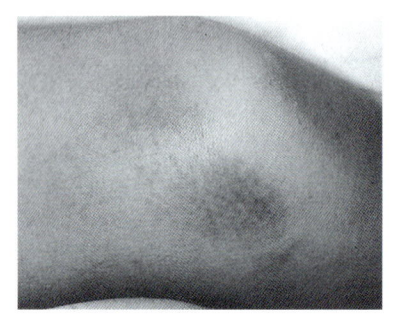

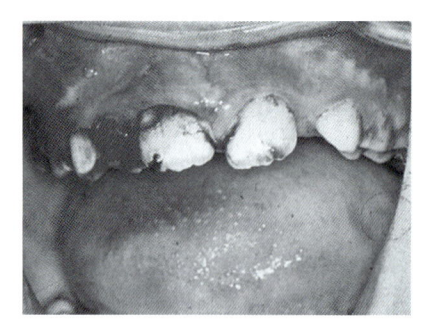

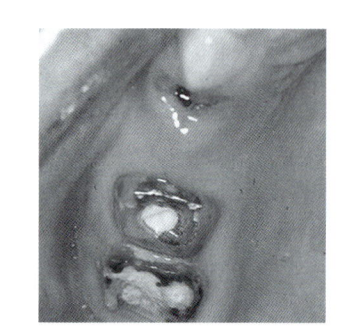

a：関節部の血腫と関節症　　　b：歯肉出血
図 12-9　血友病

図 12-10　von Willebrand 病の口腔内出血

A では 10〜20 人，血友病 B では 5〜10 人である．血友病 C は常染色体劣性遺伝を示し，男女両性に出現する．

■症　状

皮膚，粘膜からの自然出血は通常みられないが，小さな損傷でも持続性の出血をきたし，容易に止血しない．出血の特徴は，深在性出血で，関節や筋肉内に血腫（図12-9-a）をつくり，反復出血すると関節症や強直症などになり，機能障害を起こすことがある．出血傾向は，血友病 C は，血友病 A および B よりも弱い．

■診　断

口腔症状：歯ブラシなどによる外傷，生理的な歯の萌出または脱落，抜歯などにより持続性の歯肉出血（図12-9-b）をきたす．抜歯により口腔周囲粘膜に大きな血腫を形成し，呼吸困難をきたすことがある．

検査所見：血液像に異常はまったくないが，大量出血で貧血を起こす．出血時間は正常で，毛細血管抵抗試験は陰性である．血餅凝固時間が著明に延長する．プロトロンビン時間は正常であるが，プロトロンビン消費が不良で，トロンボプラスチン形成試験に異常が現れる．

■処　置

血友病 A には新鮮血と AHG 製剤の輸注，血友病 B には保存血液か血漿または第Ⅸ因子を主体とした濃縮製剤（PPSB）を用いる．ほかに，トロンボプラスチン製剤などの止血剤，抗プラスミン剤を併用すると効力が増し，局所的にスポンゼルなどの吸収止血剤かサージカルパック，床副子による圧迫止血処置を行う．

フォン・ウィルブランド
von Willebrand 病　von willebrand disease

第Ⅷ因子活性の低下と出血時間延長を主徴とする疾患で，男女両性に出現し，常染色体優性遺伝形式をとる．先天性出血性素因として，血友病に次いで多い．

第Ⅷ因子・von Willebrand 抗原（第Ⅷ因子関連抗原）の量的あるいは質的異常のため，血小板による一次止血が障害されて起こる．

■症　状

皮膚，鼻腔，口腔粘膜，とくに，歯肉などに自然発生的あるいは抜歯などの外傷によって持続性の出血を呈する（図12-10）．

■診　断

検査所見：出血時間が著明に延長するのが特徴的で，血管は脆弱性を増し，毛細血管抵抗試験は陽性を示す．血小板数は正常であるが，異常は血漿中の von Willebrand 抗原にあるといわれ，血小板粘着能の低下や第Ⅷ因子活性の低下により PTT の延長がみられる．

■処　置

血漿あるいは第Ⅷ因子の濃縮製剤の輸注が有効である．

(2) トロンビン形成障害

トロンビン形成は第Ⅱ，第Ⅴ，第Ⅶ因子が関与するが，このうち第Ⅴ因子欠乏症は常染色体性不完全劣性遺伝で，男女両性にみられ，パラ血友病ともいわれる．これらの因子が 15％以下に減少すると，凝固時間とプロトロンビン時間が延長し，出血が起こる．

ビタミン K 欠乏症　vitamin K deficiency

　ビタミン K は脂溶性ビタミンであり小腸から吸収される．第Ⅱ，第Ⅶ，第Ⅸ，第Ⅹ因子の合成はビタミン K 依存性であり，また，生理的抗凝固因子であるプロテイン C・S もビタミン K 依存性タンパクである．すなわち，ビタミン K 欠乏では通常，凝固因子低下の症状が現れ，出血症状をきたす．健常人では，原発性ビタミン K 欠乏症は認められず，基礎的疾患による二次的なもの，または薬物によるものがほとんどである．

　処置は，輸血あるいはビタミン K_1，K_2 が有効である．

(3) フィブリノーゲン減少

無フィブリノーゲン血症　afibrinogenemia

　フィブリノーゲンが欠損している先天性疾患で，性に関係なく劣性遺伝を示す．

低フィブリノーゲン血症　hypofibrinogenemia

　血漿中組織内のフィブリノーゲンが少なく，後天的に起こるもので，肝疾患によるフィブリノーゲン生成障害あるいは血管内血液の凝固亢進により線維素原が消費されたとき，または線溶機能亢進などによって起こる．

■フィブリノーゲン減少による疾患の処置

　輸血，血漿輸注を行い，フィブリノーゲンを補充する．

3　血管および血管周囲の異常

(1) 血管壁の先天異常

遺伝性出血性末梢血管拡張症
hereditary hemorrhagic telangiectasia
（先天性出血性毛細血管拡張症，Osler 病）

　皮膚および粘膜の毛細血管の拡張を主症状とする．全身系統的血管形成異常疾患である．

　先天的な多発性血管拡張があり，性に関係なく単純優性遺伝を示し，家族性に発症するまれな疾患である．

■症　状

　10 歳ころまでに発症する．毛細血管の拡張は手足の指頭，耳朶，身体の皮膚にみられる．粘膜では口蓋，舌，軟口蓋，咽頭，鼻腔粘膜，眼瞼結膜などにみられ，口腔粘膜は好発部位である．拡張血管部からの出血がみられ，しばしば鼻出血，喀血が起こる．とくに，月経過剰，吐血，血尿をみることがある．

■診　断

　検査所見：血液像には変化はみられないが，出血時間の延長があり，低色素性貧血を伴うことがある（Rumpel-Leede 現象が陽性になることがある）．

■処　置

　出血部の血管の焼灼や，局所の圧迫，トロンビンを局所投与する．

(2) 血管透過性の増大，脆弱性増強

　毛細血管の変化と，血管壁の透過性亢進や抵抗性減弱によって発生する．

ビタミン C 欠乏症　vitamin C deficiency

　成人におけるビタミン C 欠乏症を壊血病といい，乳幼児では Möller-Barlow 病といっている．ビタミン C が欠乏すると，毛細血管内皮細胞の結合が弱くなり，透過性が亢進して出血性素因をきたす．ビタミン C 不足によるが，今日ではほとんどみられなくなった．歯肉辺縁からの出血と，皮膚毛嚢に一致して点状出血がみられる．

単純性紫斑病　purpura simplex

　原因は不明．おもに女性にみられる皮下出血を主体としたもので，月経中などにみられることが多い．皮下に溶血斑が起こるとともに，歯肉出血がある．毛細血管抵抗試験は陽性を示すが，ほかの臨床検査は正常である．

(3) 血管壁のアレルギー性変化

アレルギー性紫斑病　allergic purpura

　アレルギーによる，血管内皮細胞のアレルギー性変化によって起こる疾患である．

■原　因

・原因不明なもの．
・原因が明らかなもの．
　細菌：扁桃，歯，副鼻腔の疾患などのアレルゲン．
　食事：牛乳，卵，肉などのアレルゲン．

■症　状

　小児に好発し，2：1 で男性に多くみられ，皮下出血を

主症状とし，まれに粘膜出血をみる．紫斑は蕁麻疹様発疹から丘疹状を呈し，関節痛を伴うものが多く，ときに腹痛を伴うことがある．

■診　断

　検査所見：毛細血管抵抗試験で陽性を示し，赤沈の亢進，白血球の増加がみられるが，ほかの血液学的検査は正常である．

■処　置

　抗ヒスタミン薬あるいは副腎皮質ステロイドを投与するが，通常4週間ほどで自然に軽快する．

4　線溶系異常

(1) 線維素溶解性紫斑病　fibrinolytic purpura

　線維素溶解の亢進によって起こる．抜歯などを行うと術後止血しにくく，予防ならびに治療には抗プラスミン剤が使用される．

(2) 播種性血管内凝固症候群（DIC）

　播種性血管内凝固症のことで，急速に血管内で凝固機転が促進する現象をいう．

　感染症，ショック，悪性腫瘍，産科的疾患，血管内溶血，組織損傷，血管病変，そのほかが誘因となって，凝固系と線維素溶解系の平衡が崩れ，凝固促進機転が働き，凝固因子が活性化され，その結果，全身の小血管に多数の血栓を生じる．DICの病態の中心は，体内トロンビン生成である．その結果，血小板活性化，血液凝固，血栓形成と線溶が引き起こされるものと考えられる．

■症　状

　凝固因子消費によるさまざまな出血傾向，血圧低下，乏尿，血尿などの腎障害，肝・腎などの重要臓器の血栓形成に起因する壊死．重症になると肺塞栓，痙攣，昏睡などの中枢神経系の障害をきたす．

■診　断

　検査所見：血小板数の減少，フィブリノーゲンの低下，フィブリン分解産物（FDP）の増加，プロトロンビン時間，トロンビン時間の延長がみられる．

■治　療

　その病態に応じて抗凝固療法，補充療法が必要となる．DICの治療，即ヘパリンという短絡的な考え方は改めるべきである．DICという広いスペクトラムの病態のなかで，患者がどの段階にいるかで治療法を決定する．

付）抗血栓療法治療薬

　ワルファリンカリウム（ワーファリン®）：肝臓でのビタミンK依存性凝固因子の産生を阻害し，抗凝固作用を発現する．

　塩酸チクロピジン（パナルジン®）：血小板cAMP濃度を高めることにより，血小板反応を不可逆的に阻害するとされている．

　アスピリン（バファリン®）：血小板アラキドン酸変換酵素であるシクロオキシゲナーゼの活性中心のアセチル化を行うことにより，酵素活性を不可逆的に阻害し，TXA_2の生成を阻害することにより血小板反応を抑制する．

■歯科治療時の注意点

　抜歯時の凝固能のレベルは基本となるが，これのみが出血に関与するのではなく，同時に局所病変の所見にも考慮するよう心がける．歯の動揺の有無など，簡単な外来受診時の所見に加え，抜歯本数や歯肉の炎症の状態を抜歯後出血の参考にする．

　血栓塞栓症治療薬のワルファリン投与患者では，抜歯，切開し，そのほかの外科的処置後の出血に配慮して，トロンボテストで10〜25％に投与量を調節することが多い．また，プロトロンビン時間を測定し，international normalized ratio（INR）に換算して投与量を調節することも多く，一般に，INRを2.0〜4.5にコントロールする．

　現在は，トロンボテスト値が10％前後と低値である以外は，凝固能レベルの調整を行わないで，抜歯などを実施する方針をとっており，ほとんど問題はない．

13 全身疾患と症候群

A 全身疾患による口腔症状

全身的な疾患に関連して，口腔領域にはさまざまな症状が発現し，しかも重要な意味をもつ．
口腔に多く認められる代表的な症状を次に示す．

1 主要な徴候としてみられやすい疾患

(1) 血液疾患

白血病：とくに，急性では，強度の歯肉出血とともに，歯肉などの粘膜に潰瘍や壊死を形成し，かつ早期の症状として現れることも多い．慢性でも，末期には同様の所見がみられる．

紫斑病：歯肉からのび漫性出血と，粘膜の点状または斑状の出血がしばしば現れる．

血友病：軽度の外傷や刺激によっても容易に出血し，止血しにくい．

貧血：粘膜に蒼白と萎縮が生じやすい．とくに，悪性貧血では，Hunter（ハンター）舌炎による舌の発赤と平滑化がしばしばみられる．

GVHD graft versus host disease（移植片対宿主病）：輸血血液中のリンパ球が体内で増殖し，体組織を攻撃することにより，発熱，紅斑，肝障害，汎血球減少症などを示す．死亡率は90％と高い．

(2) 皮膚および他部の粘膜疾患

色素沈着を主徴とする疾患

Addison（アジソン）病：歯肉や頰粘膜に，淡褐色や黒色の色素沈着を起こす．

von Recklinghausen（フォン・レックリングハウゼン）病：口腔の内外に，大小不同の茶褐色の色素斑と腫瘤が散在して多発しやすい．

Albright（アルブライト）症候群：口腔粘膜に，び漫性のメラニン色素沈着としてみられる．なお，本症候群においては，顎骨に骨髄の線維性病変による顕著な肥大と変形を生じることが多い．

紅斑，水疱，びらん，潰瘍などを主徴とする疾患

手足口病：口腔粘膜にも数個の小水疱をつくり，破れるとアフタ性潰瘍になる（p.135参照）．

単純性疱疹：ウイルス感染により，口唇の皮膚粘膜移行部に小水疱の集簇をつくる．

帯状疱疹（水痘）：乳幼児期に感染した水痘ウイルスの回帰感染である．三叉神経の支配領域に神経の走向と一致した小水疱が帯状に発現する．

扁平苔癬：レース状に配列された乳白色の小丘疹が，頰粘膜に好発しやすい．

Behçet（ベーチェット）病：口腔粘膜に，数個の難治性の再発性アフタ性潰瘍が生じる．

多形滲出性紅斑：口腔粘膜に，び漫性の浮腫，紅斑，びらん，潰瘍などがみられる．

(3) 骨の系統疾患

多骨性線維性骨異形成症：顎骨においても，緩徐で無痛性に，び漫性のかたい膨隆を生じ，顔面の変形をきたす．また，上顎では上顎洞をみたし，下顎では病的骨折を起こしやすい．

エックス線所見では，骨梁の消失と境界不明瞭なすりガラス様の均一的半透過像がみられやすく，一部には斑点状の石灰化像が混在することもある．

変形性骨炎（Paget（パジェット）病）：顎骨の著明な膨隆によって顔

貌の変形が起こる．口腔内では歯槽骨が肥厚し，歯の動揺，転位，歯間離開，不正咬合などが生じる．

エックス線所見では綿花様の硬化像が認められ，歯根部セメント質の増生ならびに歯槽硬線の消失がみられる．

組織球腫症 histiocytosis X：顎骨の罹患とともに歯の動揺や疼痛，口腔粘膜の潰瘍形成や歯肉の萎縮などが，他部の病変に先駆してみられやすい．

エックス線所見では，歯槽骨に限局性あるいは広範性の境界明瞭で不規則な吸収像，囊胞様の骨欠損像がみられる．

多発性骨髄腫：顎骨の腫大とともに，エックス線所見では切り取ったような骨欠損像を呈する．なお，アミロイド沈着による舌の著明な腫大がみられることがある．

骨化石病（大理石骨病，アルベルス・シェーンベルク Albers-Schönberg 病）：顎骨においても，骨髄腔の縮小と二次的貧血をきたす．そのため，顎骨骨髄炎を招きやすく，骨折を起こしやすい．エックス線所見では，骨髄腔の縮小と，無構造で均一な不透過像がみられる．

(4) 特異性炎

梅毒：先天性のハッチンソンHutchinson歯（p.126参照），第3期のゴム腫による口蓋穿孔．

結核：穿掘性潰瘍が舌に好発する（p.125参照）．肺結核を発見する手がかりになることも多い．

(5) 形成異常，奇形または変形症

全身性に現れる先天的な異常や病変が，口腔領域の歯，顎骨，軟組織，とくに，口唇，歯肉，頬，舌などに一部分症としてみられることが多い．

(6) 他領域の癌腫

黒色表皮腫：口腔粘膜に，黒色の色素沈着や乳頭腫様の増殖が起こり，舌では乳頭が肥大する．胃癌などの悪性腫瘍を発見する手がかりになることがあり，大切な所見とされている．

基底細胞母斑症候群：3主徴として，角化傾向の著明な多発性顎骨囊胞，多発する母斑性基底細胞上皮腫，肋骨の異常があげられている．このうち上皮腫は，後年になって明らかになるものが多く，また，悪性化することが少なくないので，要注意である．

ポイツ・ジェガースPeutz-Jeghers 症候群：口唇や頬粘膜などに，黒色ないしは暗褐色の，平坦で境界明瞭な点状の色素斑を生じる．これに合併して，消化管には多発性ポリープがみられ，しばしば悪性に変化する．とくに，乳幼児期の口腔粘膜の色素斑は，重要な意味をもつといわれている．

ガードナーGardner 症候群：頭蓋骨や下顎骨に骨腫がみられ，含歯性囊胞や埋伏歯，過剰歯，歯牙腫が家族性に現れることが多い．また，類皮囊胞や線維性腫瘍などの軟部腫瘍も特徴である．

これに合併する大腸ポリープは，癌化することがまれではないので，留意すべきである．

プランマー・ヴィンソンPlummer-Vinson 症候群：鉄欠乏性貧血による粘膜の萎縮性変化と炎症性変化によって起こり，赤みをおびた平滑舌，口角炎，嚥下困難，スプーン状爪などが生じる．なお，口腔，咽頭，食道上部の癌腫が併発しやすいので，口腔の病変は前癌状態として重要視されている．

2 初発症状として現れやすい疾患

(1) ウイルス感染症

水痘：乳幼児期の口腔粘膜に，小水疱が皮膚より先につくられる．口腔では，すぐ破れてアフタ様の小潰瘍となりやすい．数は1個のことはまれで，通常，数個以上のことが多い．

(2) 急性伝染病

麻疹：潜伏期につづくカタル期に，口腔粘膜は一様に発赤し，とくに，臼歯部の頬粘膜には，診断上重要なコプリックKoplik斑が出現する．これは，数個の紅暈を伴った帽針頭大の灰白色斑としてみられる．

風疹：俗に三日ばしかといい，軽い麻疹（はしか）に似た発疹を示す．発疹は麻疹にくらべて小さく，数も少ない．Koplik斑は出ない．

猩紅熱：発疹期に先んじて舌は白色に被苔し，乳頭も発赤する．しだいに表面が剝脱して，舌，とくに，舌尖

部は発赤，腫大して苺状舌になる．

(3) 特異性炎
梅毒：初期硬結として，口唇などに暗赤色の小結節がみられる．

(4) 免疫異常
尋常性天疱瘡　→天疱瘡(p.135)参照．

3 部分症状として生じやすい病変

(1) 口腔出血
血液成分の異常：血液疾患や出血性素因が主因になって起こりやすい．とくに，悪性貧血，再生不良性貧血，白血病，顆粒球減少症，血友病，紫斑病などが代表的なものである．これらの疾患では，歯肉のみならず粘膜下の出血を生じ，かつ容易に止血せず，大出血にいたることも少なくない．

血管の異常：糖尿病，肝臓疾患，高血圧症，代謝性疾患，ビタミン欠乏症などの全身疾患に伴ってみられやすい．歯肉からの出血が主で，大出血になることはほとんどないが，持続や反復することが多い．

(2) 歯肉の病変
歯肉炎：栄養障害，代謝障害，内分泌障害，自律神経失調などによって起こる．内分泌異常では，とくに，関係が深いのは女性ホルモンで，月経および妊娠に関連して発症しやすい．

慢性剝離性炎，すなわち歯肉の上皮剝離によるびらん形成が特徴の場合は，最近は，多形滲出性紅斑，天疱瘡，扁平苔癬などに関連した歯肉病変とみなされる傾向にある．

歯肉肥大：最も多くみられるのは，てんかんの治療薬であるヒダントインの連用によるものである．白血病による場合もあるので，注意を要する．

(3) 舌の病変
舌苔：通常，口腔乾燥を伴うことが多い．熱性疾患や消化器系疾患に際して生じやすく，そのほか，循環障害，神経性疾患などに付随してみられる．原病が重くなるに従い，舌面は乾燥し，舌苔は厚くかつ褐色みをおびるようになる．

毛舌：糸状乳頭の延長と角化により，しばしば黒色を呈する．おもに抗生物質の使用による菌交代現象に基づいて現れる．

舌乳頭の萎縮：肝硬変，胃腸障害，ビタミンB欠乏症，ペラグラ(ニコチン酸欠乏症)，鉄欠乏性貧血，悪性貧血，Sjögren(シェーグレン)症候群などに伴ってみられることが多い．萎縮が進行すると，乳頭は消失し，舌背の平滑化と焼灼痛が起こる．一般に病変は，基礎疾患と可逆性を示す．

舌面の色調変化：赤い平らな舌が，悪性貧血(Hunter舌炎)，鉄欠乏性貧血(Plummer-Vinson症候群)，ビタミンB欠乏症(Möller(メラー)舌炎)に伴ってしばしばみられる．

しかし，これらの疾患も，増悪すると，むしろ貧血状の灰白色を示すことが多い．なお，猩紅熱では，鮮紅色を呈する舌乳頭の肥大による苺状舌がみられる．

(4) 口腔潰瘍
アフタ性小円形潰瘍：全身疾患による場合もまれでなく，慢性，再発性を示すことが多い．とくに，失明することの多い難病とされるBehçet病は，最も重要視しなければならない．

そのほか，生じやすいものとして，多形滲出性紅斑，胃酸過多，白血球減少症，ウイルス感染症，菌血症などがあげられる．

難治性潰瘍：全身疾患による場合がきわめて多く，深い広範な潰瘍としてみられがちである．原因不明なことが多いが，結核や腎臓疾患で生じることがある．

(5) 口腔乾燥
著明な場合：唾液腺の異常によることが多く，Sjögren症候群，Mikulicz(ミクリッツ)病，流行性耳下腺炎などによって起こりやすい．また，老化による唾液腺の機能低下により起こることも多い．

口渇を伴う場合：代表的なものは糖尿病である．その

ほか，脱水状態を起こすような全身性病変の場合にみられやすい．

軽度な場合：甲状腺疾患である粘液水腫やBasedow病(バセドウ)においてみられる．そのほか，全身投与の薬物作用によって生じることがある．

(6) 口 臭

血液性疾患や代謝障害：白血病や糖尿病が代表的である．とくに，糖尿病では，著明なアセトン臭が発せられることが多い．

呼吸器系疾患：腐敗性気管支炎や肺壊疽などでは，特有な強い壊疽臭が必発的である．

消化器系疾患：慢性胃炎や胃潰瘍などでは，腐敗性ガス臭が感じられやすい．

熱性疾患：高熱が持続するさまざまな疾患では，異臭として感受されることが多い．

(7) 頸部リンパ節腫大

特異性炎：結核によって起こることが少なくない．また，きわめてまれに梅毒による場合もある．

悪性腫瘍：悪性リンパ腫によって発現することがしばしばあり，要注意である．また，まれに他臓器の癌腫が転移して起こる場合もある．

(8) 開口障害

関節リウマチ：全身の関節にフィブリノイド変性を伴う炎症性病変を示し，顎関節に発症するとリウマチ性顎関節炎を呈する．

破傷風：外傷（とくに刺傷）による破傷風菌の感染による．4日～3週の潜伏期ののち，口が開かなくなり，全身の痙攣発作が出現する．

(9) 味覚障害

原因として中枢神経系障害，口腔乾燥症のほか，低亜鉛血症などがあげられる．

(10) 歯の着色

重症新生児黄疸では，歯にビリルビンが沈着し，帯黄色を呈する．また，乳幼児期にテトラサイクリン系薬物を使用すると黄色～褐色をきたすことがある．

4 口腔症状をきたす免疫異常

(1) 免疫不全

後天性免疫不全症候群（エイズ）
aquired immunodeficiency syndrome（AIDS）

HIVの感染によって発症し，さまざまな臨床症状を呈したのちに，抑制T細胞（CD8）に対する補助T細胞（CD4）の比が0.5以下に低下するようになり，免疫不全症となる疾患である．

■**感染様式**

性的接触：異性間，同性間．

血液：麻薬常用者間の注射針などの共用，輸血，血液製剤．

母子感染：子宮内感染，母乳感染．

■**潜伏期**

感染後6週間はインフルエンザ類似の症状を示す．その後，6か月から1年，3年あるいは5年間は臨床的に症状を呈さないが，血清学的には陽性で，感染力もある．

■**リンパ節症症候群期** lymphadenopathy syndrome（LAS）

3か月以上にわたる持続性の全身性リンパ節腫脹がみられるほか，寝汗，発熱，下痢，体重減少などがある．

■**AIDS期**

いわゆる後天性免疫不全の状態となり，さまざまな臨床症状が出現する．

カリニ肺囊胞炎 pneumocystis carinii：発熱，咳嗽，呼吸困難がみられる．初期の治療が重要である．

カポジ肉腫 Kaposi sarcoma：眼瞼，皮膚，硬口蓋などに腫脹が現れ，数週間のうちに播種性の腫脹となる（図13-1）．

その他：脳膿瘍による発熱，頭痛，心理的異常などのトキソプラズマ性脳炎やリンパ腫などがみられる．

■**口腔症状**

前記の期間にみられる口腔のおもな症状には，次のよ

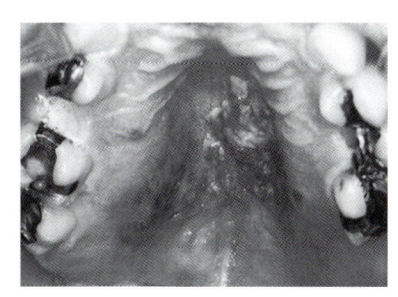

図13-1 カポジ肉腫
(北野繁雄，山本美朗 編，山本美朗：これからの口腔感染症，学建書院，p.146, 2002)

うなものがある．
① 顔面皮膚の単純疱疹，帯状疱疹のほか，結節状皮膚隆起や眼瞼浮腫．
② 舌や頬粘膜に，剝がれにくい鵞口瘡カンジダ症，毛状白板症．
③ 口蓋粘膜の発疹，無痛性で外向性の，赤褐色ないしは紫色の病変を呈するカポジ肉腫など．

■治 療
AIDS感染後の発症予防のために，抗レトロウイルス療法として，ジドブジン(AZT)，ジダノシン(DDI)，ザレシタビン(ddI)などの併用療法が用いられている．

■予 後
臨床症状発症後，3年以内に死亡することが多い．

(2) アレルギー
金属アレルギー：歯科治療に用いられる金属に対するアレルギーから，口腔扁平苔癬と同様の症状が出現する．病理検査でも扁平苔癬との鑑別はつかない．
金属アレルギーが疑われる場合には，補綴物や充塡物を撤去することにより，症状の改善をみることがある．
アレルギー性紫斑病
→Schönlein-Henoch症候群(p.277参照)．

(3) 自己免疫疾患
天疱瘡 →尋常性天疱瘡(p.135)参照．
上皮層における棘融解のため，擦過により容易に粘膜上皮が剝離する．この現象(Nikolsky現象)を特徴とし，病理検査ではTzanck試験により棘融解を確認する．
類天疱瘡：類天疱瘡は，天疱瘡と異なり，上皮下に水疱を形成する．
紅斑性狼瘡(エリテマトーデス)：全身症状を伴う全身性エリテマトーデスと，全身症状を欠く円板状エリテマトーデスとがある．顔面の蝶形紅斑や円板状皮疹，口腔粘膜の紅斑や潰瘍の出現をみる．
移植片対宿主病 →GVHD(p.261)参照．

B 口腔に関連するおもな全身疾患

血液疾患
　白血病，血友病，紫斑病，各種の貧血など．
循環器系疾患
　心臓疾患：狭心症，心筋梗塞，心臓弁膜症，心不全など．
　脈の異常：動脈硬化症，不整脈など．
　血圧異常：高血圧症および低血圧症．
消化器系疾患
　胃腸疾患：慢性胃炎，胃および十二指腸潰瘍など．
　肝臓疾患：肝炎，黄疸など．
代謝性疾患
　ホルモンの代謝異常：甲状腺，副腎皮質の機能異常．
　糖質，有機酸の代謝異常：糖尿病，痛風など．
呼吸器系疾患
　肺炎，胸膜炎，気管支喘息など．
腎臓疾患
　腎炎，腎盂炎，ネフローゼなど．
感染症
　麻疹，猩紅熱，ジフテリア，風疹など．
精神神経系疾患
　精神病，自律神経失調症，心身症，てんかんなど．
その他
　アレルギー性疾患，膠原病，性病など．

C　代謝性疾患に起因した口腔症状と病変

1　ビタミンの代謝異常

ビタミン A 異常

　　欠乏：口腔粘膜の角化，白斑様混濁，乾燥，びらんなど．

　　過剰：口周囲皮膚の落屑，顎骨端部の疼痛性腫脹．

ビタミン B 欠乏

　　ビタミン B_1：口腔粘膜の知覚過敏，歯・顎骨・舌・顔面の神経痛様疼痛．

　　ビタミン B_2：口唇炎となり，口唇に発赤・腫脹・亀裂を生じる．口角炎として口角びらん・白斑・過角化がみられる．舌炎として舌尖部の疼痛，茸状乳頭の発赤と腫脹，糸状乳頭の萎縮がみられる．

　　ビタミン B_5：歯間乳頭や頰粘膜の疼痛・発赤・潰瘍，舌の乳頭萎縮・腫脹・灼熱感，流涎．

　　ビタミン B_6：口角炎，舌炎．

　　ビタミン M：舌炎，舌乳頭萎縮．

　　ビタミン B_{12}：舌乳頭消失により平滑舌となり，鮮紅色を呈する．

　　ビタミン B 複合体：舌炎，歯肉炎・口内炎の増悪．

ビタミン C 欠乏：歯・骨の発育阻害，歯肉は，海綿状腫脹と発赤により青紅色を呈する，歯肉および粘膜下の出血，感染抵抗力の著しい減弱．

ビタミン D 欠乏：エナメル質形成不全，歯の萌出遅延と乳前歯の早期喪失，顎骨の化骨不全．

　　くる病：ビタミン D の食事摂取不適正，ビタミン D の腸管吸収不良などが原因で発症する．成長する骨や成長板の軟骨基質がおかされる疾患である．

ビタミン E 欠乏：エナメル器の萎縮変性，色素の消失．

ビタミン K 欠乏：歯肉および粘膜下の出血．

2　ホルモンの代謝異常

(1) 脳下垂体

前葉機能亢進症

　　末端肥大症：下顎の末端肥大に伴う下顎前突，咬合異常，口唇および舌肥大，Cushing（クッシング）病（p.282，副腎の項参照）．

前葉機能低下症に伴う Simmonds（シモンズ）病：歯の脱落，舌および口腔粘膜の萎縮．

後葉機能低下症：口渇および口腔乾燥．

(2) 甲状腺

機能亢進症に伴う Basedow 病：10 歳以下の小児では早期萌出傾向．

機能低下症

　　成人：顔面の貧血，口唇・舌歯肉の肥大，齲蝕傾向．

　　幼児にみられるクレチン病：歯の発育不良，歯列不正，歯肉肥大．

(3) 副甲状腺（上皮小体）

機能低下症

・テタニー tetany による顔面筋痙攣，咬筋強直（咬痙）．
・歯の脱落，歯の発育不良に伴う歯根短縮，エナメル質形成不全，黄色斑点．

機能亢進症

・顎骨の脆弱化，骨囊胞の形成による病的骨折．
・歯の石灰化不全．
・歯槽硬線の消失を伴うので，歯の脱落がみられる．

(4) 副腎

皮質機能不全症に伴う Addison 病：顔面皮膚および口腔粘膜の暗褐色色素沈着．

皮質機能亢進症に伴う Cushing 症候群：顎骨多孔症，満月様顔貌および脳下垂体前葉機能亢進症と同様の症状を呈する．

3 糖質の代謝異常

(1) 糖尿病　diabetes
- 著しい口渇および口内乾燥.
- 顕著な口腔組織の脆弱化.
- 歯肉炎，多発性膿瘍.
- 急速進行型の歯槽骨吸収による歯の弛緩動揺.
- 抜歯などの手術後の治癒不全や感染症の合併.

4 タンパク質の代謝異常

類澱粉質症 amyloidosis：舌・頬粘膜・歯肉に丘疹・結節・腫瘤，巨舌症に伴う発音機能障害.

ヒアリン沈着症 hialinosis：口唇腫大，巨大舌，鼻唇溝部に黄白色の丘疹状小結節.

ポルフィリン症 porphyria：歯の茶褐色の着色，顔面皮膚の水疱・潰瘍・瘢痕の形成.

5 脂質の代謝異常

(1) 脂質性細網内皮増殖症　lipid reticuloendotheliosis
Gaucher 病（ゴーシェ）：顎骨，とくに，下顎の骨鬆粗とエックス線大透過像，口腔粘膜の黄色着色.

Niemann-Pick 病（ニーマン・ピック）：Gaucher 病と同様の症状が上・下顎に発現.

(2) 非脂質性細網内皮増殖症
nonlipid reticuloendotheliosis

好酸球肉芽腫：顎骨の辺縁不規則な囊胞様透過像，歯槽骨辺縁の強度の吸収像，口腔軟組織の腫脹.

Letterer-Siwe 病（レットレル・ジーヴェ）：顎骨の広範性骨破壊，歯の動揺，口内出血と潰瘍.

Hand-Schüller-Christian 病（ハンド・シュラー・クリスチャン）：歯の動揺と疼痛，口内出血と歯肉痛，顎骨のエックス線限局性吸収像.

D　口腔・顔面に関連した症候群および疾患

1 顎骨および歯に関連するもの

(1) Albers-Schönberg 症候群（アルベルス・シェーンベルク）

別名，大理石骨病 marble bone disease, 骨化石病 osteopetrosis. 全身の骨が硬化性変化を示す遺伝性疾患，常染色体優性遺伝である.

■症　状

エックス線所見：全身の骨は緻密化し，大理石様所見を呈する.

骨の異常：とくに，四肢に異常脆弱性があり，骨折や歩行障害がみられる.

顎骨の病変：齲蝕や歯周疾患に起因して顎炎を併発し，腐骨の形成がみられる.

歯の異常：セメント質肥大やエナメル質形成不全に伴う醜形がみられる.

その他の症状：全身の発育障害，貧血，視力および聴力障害，内臓の石灰化，肝臓や脾臓の腫大がある.

(2) Paget 症候群（Paget 骨病）（パジェット）

別名，変形性骨炎 ostitis deformans. 全身性の骨異栄養症で，慢性進行性，高齢の男性に多い.

■症　状

全身の骨の異常：1個または数個の骨に，脆弱化に伴った骨梁の粗糙化がみられることが多い.

長管骨の肥厚と変形：顔面骨では獅子面，頭蓋骨では頭囲の増大，歯槽骨では肥厚および歯の転位による不正咬合がみられる.

エックス線所見：歯根部セメント質の増生，歯根の吸収，歯槽硬線の消失がみられ，顎骨の吸収による osteolytic 像（すりガラス様所見），顎骨の添加による osteosclerotic 像（cotton wool 所見）を呈し，全体的にはモザイク様構造がみられる.

非定型的な慢性リウマチ様症状を伴いやすい.

進行性では，約 10％に骨肉腫への転化がみられる．

(3) Albright 症候群

多発性線維性骨異形成症と皮膚の色素沈着，内分泌異常，とくに，女性の性的早熟が合併した疾患である．

■ 症　　状

多発性の線維性骨異形成症
- エックス線所見では特徴的なすりガラス様像を呈し，半透明の不鮮明な骨透過像がみられる．
- 骨の異常発育による変形，彎曲，骨折が起こる．
- 顎骨膨隆による咬合異常，顔貌醜形，眼球突出，鼻閉など．

色素沈着：皮膚，まれに粘膜にミルクコーヒー色，地図状の沈着．

性的早熟：女子のみに現れ，初潮が 5〜8 歳ころにくる．

その他
- 小児期に発症するが，思春期に症状は固定する．
- 血清 Ca，アルカリホスファターゼ(ALP)値の上昇．

(4) Crouzon 症候群

別名，頭蓋顔面異骨症 craniofacial dysostosis，遺伝性頭蓋顔面異骨症 hereditary craniofacial dysostosis．

頭蓋縫合の先天性癒合障害をきたす疾患で，多くは常染色体優性遺伝とされ，原因遺伝子は第 10 染色体上の *FGFR2*（fibroblast growth factor receptor 2）遺伝子である．

■ 症　　状

頭蓋骨異常：前頭部の突出，矢状縫合の著明な隆起，頭蓋の塔状変形など．

顔面骨異常
- 眼球突出，両眼隔離，外斜視，眼振．
- 鷲鼻，外耳道閉塞．
- 上顎骨発育不良による仮性下顎前突症．
- 高口蓋，無歯症，歯の形態異常による咬合異常．

副症状：精神薄弱，てんかん様発作，頭痛，嘔吐など．

(5) Apert 症候群

別名，尖頭合指症 acrocephalosyndactyly，先端異形成症 acrodysplasia．

Crouzon 症候群と合指肢症の合併症で，常染色体優性遺伝とされているが，散在的に発生することが多い．

■ 症　　状

頭蓋骨異常：塔状頭蓋と幅広前頭．

顔面骨異常：眼球突出を伴った両眼隔離，上顎劣成長による仮性下顎前突症，高口蓋，口蓋裂，咬合不全．

指趾の奇形：合指，多指，彎指など．

頭蓋骨変形に起因する，脳の発達障害による精神発達障害．

(6) 口腔・顔面・指趾

oral-facial-digital（O-F-D）症候群

別名，口指顔異骨症 orodigitofacial dysostosis．

Ⅰ型（別名，Papillon-Léage-Psaume 症候群）

X 染色体連鎖優性遺伝で，女性のみ．男性では致死的である．発生頻度は 5 万人に 1 人である．

■ 症　　状

口腔の異常
- 口蓋裂，下顎劣成長．
- 歯の数および位置異常．
- 多数の肥厚異常小帯，多発性分葉舌，舌および口唇の癒着．

頭部顔面異常
- 鼻翼・鼻軟骨形成不全．
- 内眼角の側方偏位．
- 水頭症，前頭部突出，顔面非対称．

指趾の異常：片側性合指症がみられるが，多指症はまれである．

副症状：精神薄弱，稀毛，多嚢胞腎．

Ⅱ型（別名，Mohr 症候群）

常染色体劣性遺伝で，両性に発現する．Ⅰ型にくらべて頻度は低い．

■ 症　　状

口腔の異常
- 高口蓋，下顎の形成不全．
- 中切歯欠損．

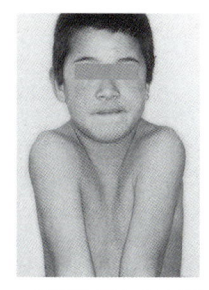

D　口腔・顔面に関連した症候群および疾患

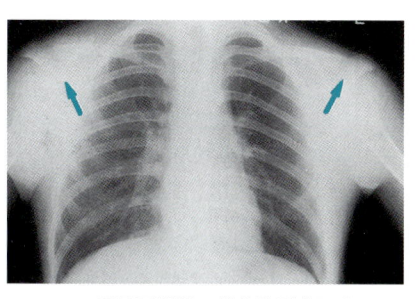

a：両肩下垂とその近接　　b：鎖骨両側端の部分的形成不全　　c：歯の異常（埋伏歯, 過剰歯, 萌出遅延）

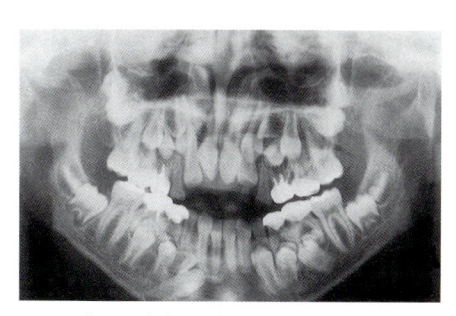

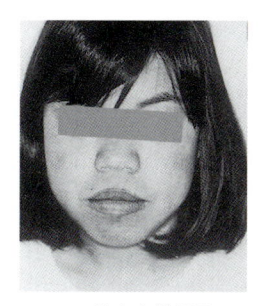

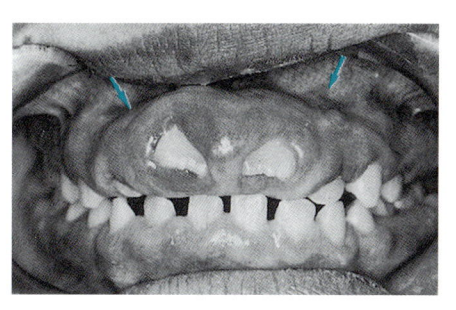

図 13-2　鎖骨頭蓋異骨症

a：蒙古人様顔貌　　　　　b：歯肉線維腫症　　　　　　　　c：指趾肥大
両眼隔離, 鞍鼻.　　　　　上顎歯肉の肥大, 下顎はすでに歯肉切除.

図 13-3　Down 症候群

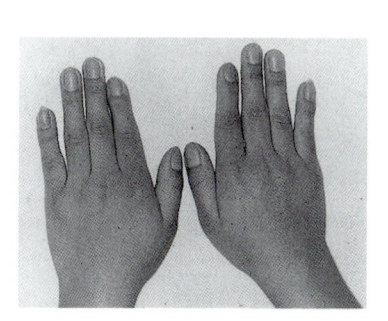

・分葉舌, 小帯の異常.

頭部顔面異常

・両眼隔離.
・広鼻根および鼻尖扁平, 伝音性難聴.

指趾の異常：両側性母指多指, 癒合症など.

(7) 鎖骨頭蓋異骨症　cleidocranial dysostosis

別名, Scheuthauer-Marie-Sainton 症候群.
化骨点が障害される優性遺伝性疾患である.

■症　状

鎖骨の欠損：一側または両側, 部分または完全に起こり, 両肩下垂, 両肩が前方で近接可能となる（図 13-2-a, b）.

頭蓋骨の化骨障害：頭蓋縫合の離開と開存, 頭蓋底狭窄.

顔貌の異常：上顎骨劣成長による仮性下顎前突症, 鞍鼻, 内眼角離開, 面小で, 一見して頭部大.

歯の異常：形態および数の異常, 乳歯晩期残存, 永久歯萌出遅延（埋伏）, 過剰歯, 高度不正咬合, 開咬（図 13-2-c）

体躯の異常：小柄, 脊椎彎曲.

(8) Down 症候群

別名, 蒙古症 mongolism. 第 21 染色体の trisomy に起因する先天異常である. 1,000 人当たり 1 人の割合で出生するとされている.

■症　状

頭蓋顔面の奇形：特異的顔貌として, 蒙古人様顔貌, 両眼の隔離, 鞍鼻を呈する（図 13-3-a）.

口腔の奇形

・唇顎口蓋裂, 高口蓋, 下顎前突症, 小口症.
・歯の萌出遅延, 歯列不正.
・巨大舌, 溝状舌, 口腔乾燥（図 13-3-b）.

その他の奇形：四肢および指趾の奇形（図 13-3-c）, 心奇形.

その他
- 知能障害，精神薄弱．
- 顎関節および，そのほかの関節障害．
- 難聴，滲出性中耳炎．

(9) Parry-Romberg 症候群（Romberg 病）

別名，進行性顔面半側萎縮症 progressive hemifacial atrophy，顔面栄養神経症 facial trophoneurosis．

頸部交感神経系の障害起因説が有力で，10～20 歳代で片側性に発症し，徐々に症状が進行する．男性より女性に，右側より左側に多いとされている．

■ 症　状

顔面の病変：多くは，三叉神経の第Ⅱ・第Ⅲ枝の分布領域に，進行性に萎縮と機能障害が現れる．
- 皮膚組織に変色，しわ，汗腺および皮脂腺の萎縮．
- 筋組織に萎縮と，それに伴った咬合力の低下．
- ときに顔面骨に，萎縮とそれによる顔面の非対称．
- 頭髪，まゆ毛，まつ毛の脱毛．
- 眼の炎症性変化．

口腔の病変：舌および唾液腺の萎縮．

その他：てんかん，脳神経症状，認知障害などを合併することもある．

(10) Pierre-Robin 症候群

先天異常で，次の 3 主徴を有する．

■ 症　状
- 小下顎症による鳥貌（図 13-4-a）．
- 不完全口蓋裂（図 13-4-b）．
- 舌の後退または舌根の沈下：呼吸困難，とくに，吸気時の気道閉塞によるチアノーゼ，漏斗胸．
- 嚥下困難のため栄養障害．

(11) cherubism 症

別名，家族性顎骨（骨内性）線維性肥大 familial intraosseous fibrous swellings of jaws．常染色体優性遺伝で，小児期に初発し，急速に増進する．

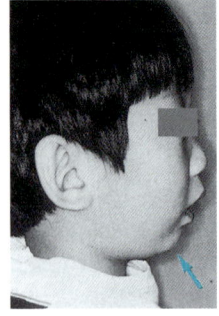

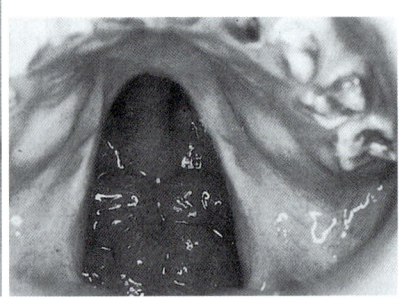

a：小下顎症による鳥貌　　b：不完全口蓋裂と高口蓋

図 13-4　Pierre Robin 症候群

■ 症　状

顎骨の膨隆
- 肉眼的には対称性であるが，頰部の異常突出と上目づかいによる天使 cherub 様顔貌．
- エックス線所見：顎骨に境界明瞭な多房性透過像．

歯の異常：転位による歯列異常，早期脱落．

頸部リンパ節の腫大

(12) Christ-Siemens-Touraine 症候群

別名，先天性外胚葉異形成症 congenital ectodermal dysplasia．劣性遺伝（男子）である．

■ 症　状
- 皮膚付属器官および爪の形成不全，無汗，稀毛．
- 顎骨および鼻骨の形成不全．
- 歯の多数欠如または無歯症．
- 唾液腺の分泌障害．

(13) Marfan 症候群

別名，クモ指症候群．常染色体優性遺伝であるが，25～30％は突然変異によるとされている．

■ 症　状

骨格の異常：細長四肢，クモ指，扁平足，胸郭異常（鳩胸，漏斗胸），関節の弛緩と脱臼（図 13-5-a）．

頭蓋顔面の異常：長頭頭蓋，細長顔面，前頭隆起．

口腔の異常：高口蓋，歯列弓狭窄，不正咬合（図 13-5-b）．

眼の異常：水晶体脱臼，虹彩炎，網膜剝離，強度近視．

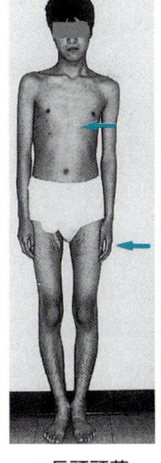

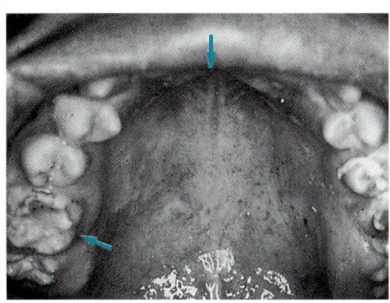

D 口腔・顔面に関連した症候群および疾患 271

a：長頭頭蓋，
細長顔面，
漏斗胸（上方矢印），
クモ指（下方矢印）
b：高口蓋と大臼歯エナメル質形成不全

図 13-5　Marfan 症候群

心・血管の異常
・先天性心疾患：大動脈弁および僧帽弁閉鎖不全症，心房中隔欠損．
・大血管中膜の脆弱化に基づく解離性大動脈瘤．

(14) Treacher-Collins 症候群（トリーチャー・コリンズ）
別名，下顎顔面異骨症 mandibulofacial dysostosis, Franceschetti-Klein 症候群（フランセスケッティ・クライン）．そのほか，Berry, Collins, Franceschetti, Collins-Franceschetti の各症候群名がある．
第一鰓弓および鰓溝部の胎生期発育不全によって起こる典型的な顎・顔面奇形合併症である．常染色体優性遺伝であるが，半数は突然変異によるといわれている．

■ 症　状
顔面の異常：特徴のある魚様顔貌を呈する．
・頰骨と下顎骨の形成不全による上顎前突と開咬．
・口角と外耳孔間の盲瘻．
口腔の異常：巨口症と口角の上方牽引，高口蓋，しばしば口蓋裂を伴い，不正咬合を呈する．
眼の異常
・眼瞼の下外方傾斜と下眼瞼の V 字型陥凹．
・まゆ毛，涙腺，マイボーム腺の欠如．
耳の異常：耳介の奇形と外耳道閉塞があり，難聴が認められる．
その他：知能の異常および低下，頭髪の発育異常．

(15) 第一鰓弓症候群　first branchial arch syndrome
第一鰓弓（上・下顎突起）の顎・顔面形成領域に異常を起こすさまざまな症候群を包含した総括名である．大半が両側性で男性に多い．眼球の関与と非関与の 2 つに大別される（p.74, 75, 223 参照）．

眼球所見を伴わないもの（非常に多い）
Papillon-Léage-Psaume 症候群：oro-facial-digital（O-F-D）syndrome I 型
Mohr 症候群（モール）：oro-facial-digital（O-F-D）syndrome II 型
Pierre Robin 症候群（ピエール・ロバン）
Treacher-Collins 症候群（トリーチャー・コリンズ）：mandibulofacial dysostosis
Goldenhar 症候群（ゴールデンハル）：dysplasia oculo-auricularis
Nager-de Reynier 症候群：mandibular dysostosis
Grob 症候群（グロブ）：dysplasia linguo-facialis
oto-palato-digital 症候群
その他：maxillonasal dysostosis や maxillofacial dysostosis．

眼球所見を伴うもの（少ない）
Hallermann-Streiff 症候群（ハーラーマン・ストライフ）：dysmorphia mandibulo-oculo-facialis
Ullrich-Fremerey-Dohna 症候群：上記は，これと同型か，不全型と考えられている．
Goldenhar 症候群：oculo-auriculo-vertebral dysplasia．
その他：cervico-oculo-acusticus 症候群．

(16) Gardner 症候群（ガードナー）
優性遺伝で，家族性疾患として，男性が女性のほぼ 2 倍である．骨腫と軟組織の腫瘍および大腸ポリープの 3 主徴がそろうものをいう．

■ 症　状
骨腫：多発性に顎骨，とくに，下顎角部に多くみられるが，そのほか顔面頭蓋骨にも多い（図 13-6-a, b）．
軟組織の腫瘍：多くは皮膚の軟組織に，類表皮嚢胞，多発性線維腫，脂肪腫としてみられる．

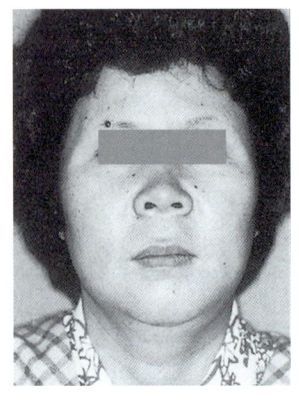

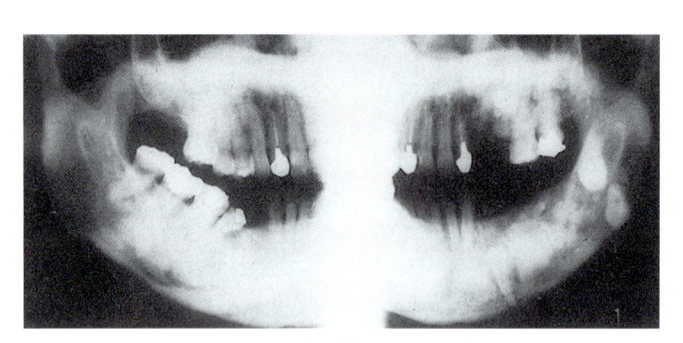

a：貧血様顔貌　　　b：顎骨の多発性骨腫と埋伏歯　　　c：多発性大腸ポリープの造影所見

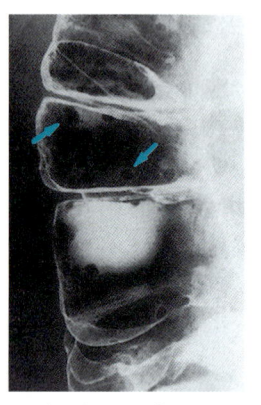

図13-6　Gardner症候群

大腸ポリープ：とくに，結腸に多発性ポリポーシスとしてみられ，癌化が高頻度である（図13-6-c）．

歯の異常：過剰歯，歯牙腫あるいは多数歯の埋伏が報告されている．

網膜色素上皮肥厚：眼底辺縁部に高率に認められる．

(17) 基底細胞母斑症候群　basal cell nevus syndrome

別名，Gorlin-Goltz（ゴーリン・ゴルツ）症候群．常染色体優性遺伝の先天異常である．母斑性基底細胞上皮腫と多発性顎骨囊胞および肋骨異常の3主徴がそろうものをいう．

■症　状

顎・顔面・口腔領域
- 比較的巨大な上下顎の多発性角化囊胞性歯原性腫瘍．
- 前頭骨と側頭骨の隆起．
- 両眼の隔離と広鼻根．

皮膚
- 大小さまざまな多発性母斑性基底細胞上皮腫が発症し，思春期に著明となり，ときに悪性化する．
- 点状小窩 pit．
- 掌蹠の過角化．

骨格
- 肋骨分岐（図13-7）．
- 脊椎の側彎と癒合．

中枢神経系：知能遅延，先天性水頭症．

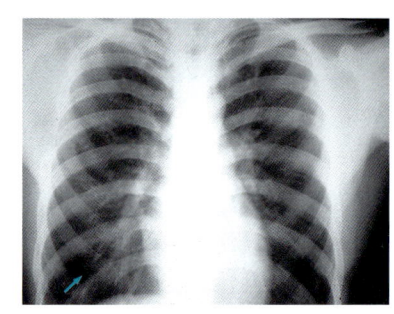

図13-7　基底細胞母斑症候群
2分肋骨（矢印）
（内藤健志 ほか編，近藤壽郎：カラーアトラス コンサイス口腔外科学，学建書院，p.193, 2007）

異所性石灰化
- 硬脳膜，囊胞壁などに石灰沈着．
- 結石が，静脈，腎臓などにみられる．

(18) Hutchinson（ハッチンソン）症候群

遅発性先天性梅毒の合併症である．

■症　状

① Hutchinson歯：切歯の半月状欠損とエナメル質の形成不全がみられる（p.126参照）．
② 実質性角膜炎．
③ 内耳性聾．
④ その他．
　・Fournier（フールニエ）歯：臼歯，とくに，第一大臼歯の咬頭が

発育不全で桑実状を呈する．
- 口囲の Fournier 瘢痕．
- 鞍鼻(乳児期よりみられる)．
- 梅毒性ネフローゼ．
- 関節炎．

①②③を合わせて，Hutchinson の 3 徴候という．

(19) その他の症候群

Grob 症候群：顔面と四肢の多発性奇形合併症で，O-F-D 症候群と同一，または近似のものである．

Meyer-Schwickerath-Weyers 症候群（マイアー・シュビッケラス・ヴァイエルス）：別名，眼球・歯・指趾 oculo-dento-digital 症候群．

小眼症とエナメル質形成不全および合指症を主徴とし，しばしば緑内障を伴う．

Cornelia de Lange 症候群（コルネリア・ド・ランゲ）：発生原因は，まったく不明である．全身的発育不良と奇形および知能発育遅延を主徴とする．

〈口腔病変〉唇顎口蓋裂と高口蓋，小下顎症，薄い上唇と向下方の弧状口角．

Irido-dental（虹彩・歯）症候群（イリド・デンタル）：虹彩と歯の形成異常を主徴とする合併症である．

Bloch-Sulzberger 症候群（ブロッホ・サルツバーガー）：別名，色素失調症．

X 連鎖性優性遺伝で，*NEMO* 遺伝子の異常が原因である．90％以上は女児に発症し，男性では致死的とされている．眼と歯および骨の発育異常と，中枢神経系の異常および先天性の皮膚色素沈着症を主徴とする．

〈口腔病変〉歯の異常として，欠如歯，矮小歯，円錐歯などがみられる．

耳・口蓋・指趾 oto-palato-digital 症候群：性染色体連鎖性遺伝疾患である．顔面の形成異常と多発性の骨発育異常を主変とし，伝音性難聴と軟口蓋裂および指趾奇形を主徴とする．ほかに，全身の骨形成不全と知能障害を伴う．

Parrow 症候群（パロー）：別名，軟骨異栄養症 chondrodystrophia，軟骨無形成症 achondroplasia．

〈症状〉骨格形成異常による小人症，頭蓋底発育不良による上顎後退と相対性下顎前突，歯の萌出遅延と欠如．

笛吹き症候群 whistling face syndrome：別名，Freeman-Sheldon 症候群（フリーマン・シェルドン），頭蓋・手足異形成症 cranio-carpo-tarsal dysplasia．

散発性または常染色体優性遺伝により発症し，口唇をすぼめた形の強度の小口症(笛吹き状)と手足の奇形を主徴とする．ほかに，くぼんだ眼，小鼻と薄い鼻翼および長い人中，高口蓋と V 字型歯列弓など．

Hallermann または Hallermann-Streiff 症候群（ハレルマン・ストライフ）：別名，下顎・眼・顔面異形症 dysmorphia mandibulo-oculo-facialis，第一鰓弓症候群に属する．先天性の中胚葉と外胚葉性発育異常である．下顎骨形成不全，先天性白内障，頭蓋異常，稀毛症を主徴とする．

〈口腔病変〉鳥貌，小口裂，薄唇，先天歯などが特徴的である．

ピクノジスオストージス pycnodysostosis：遺伝性の系統的骨疾患である．小人症とフクスケ様顔貌(図 13-8-a)および頭蓋・顔面骨の形成障害(図 13-8-b)を示し，頭と顔の著しい不均衡と指趾末節の短縮(図 13-8-c)を主徴とする．

〈口腔病変〉
- 下顎の変形として，著明な劣成長と下顎角部の消失がみられる．
- 歯の異常として，エナメル質形成不全，叢生，萌出異常などがある．
- 下顎骨骨髄炎を継発しやすい(図 13-8-b)．

Goldenhar 症候群：別名，眼・耳・脊椎異形成症 oculo-auriculo-vertebral dysplasia．

第一鰓弓症候群に属する．

〈付随症状〉
- 唇・顎裂と巨口症．
- 頬骨，上・下顎骨の形成不全に基づく不正咬合．
- 片側顔面の形成不全．

Ellis-van Creveld 症候群（エリス・バン・クレベルト）：別名，軟骨・外胚葉異形成症 chondroectodermal dysplasia，先天性奇形症候群．

常染色体劣性遺伝性疾患で，原因遺伝子は 4 番染色体の短腕に存在している．外胚葉異形成(歯，爪，髪など)，軟骨形成不全(四肢の遠心性短縮)，先天性奇形，多指趾

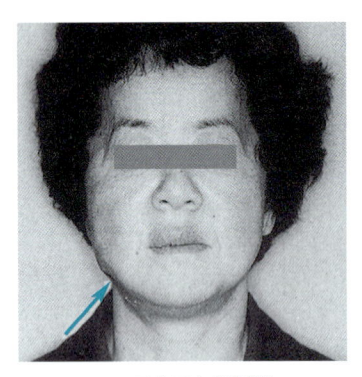

a：フクスケ様顔貌
顎下部瘻孔(矢印)

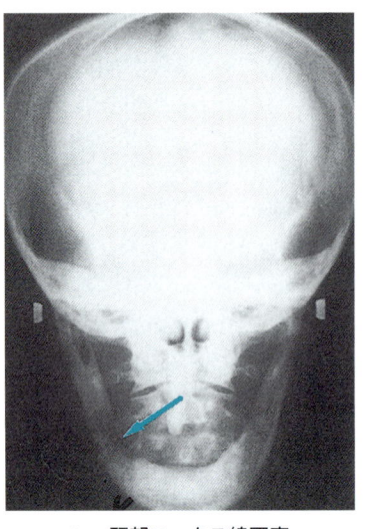

b：頭部エックス線写真
骨梁の消失，大泉門の開大．
下顎骨骨髄炎(矢印)

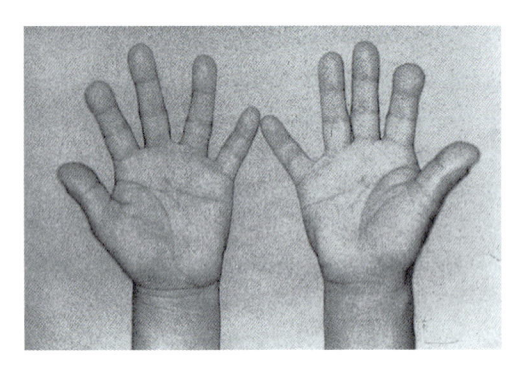

c：指趾末節短縮，または太鼓ばち状指

図13-8　ピクノジスオストージズ

症(多くは手指)を4主徴とする．ほかに心房中隔欠損などの先天性心疾患を生じることもある．

〈口腔病変〉
- 歯の異常：先天歯，奇形歯，欠如，形成異常，歯列不正，歯間離開など．
- 顎骨の異常：発育不全による鋸歯状歯槽堤．

2 口腔軟組織に関連するもの

(1) Behçet症候群(図13-9)

別名，皮膚粘膜眼症候群 mucocutaneous ocular syndrome．原因は不明であるが，遺伝的素因に加え，細菌感染(とくに溶連菌)，ウイルス感染，免疫異常などの関与が推測されている．発作性に出現し，消退と再燃を繰り返す．→Bechçet病(p.138)参照．

(2) Melkersson–Rosenthal症候群

別名，膝結節浮腫症候群 geniculate ganglion edema syndrome．原因は不明であるが，発症が急なことから血管運動神経説，自律神経異常説などが有力である．再発性顔面神経麻痺，口唇腫脹，ひだ状舌を3主徴とする．

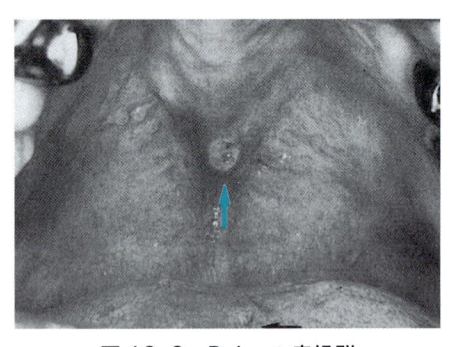

図13-9　Behçet症候群
口蓋粘膜と舌背部のアフタ性潰瘍．

■症　状
- 浮腫性腫脹が顔面(初期は再発性，後期は固定性)と口唇に生じ，肉芽腫性口唇炎の合併がみられ，巨唇症を呈する(図13-10-a,b)．
- 末梢性再発性の顔面神経麻痺．
- 溝状または陰嚢状の舌病変がみられ，肉芽腫性舌炎となる(図13-10-c)．
- 歯性病巣感染が，肉芽腫性口唇炎の原因になることが多い(図13-10-d)．

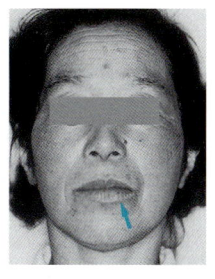

a：肉芽腫性口唇炎 片側性下唇腫脹．

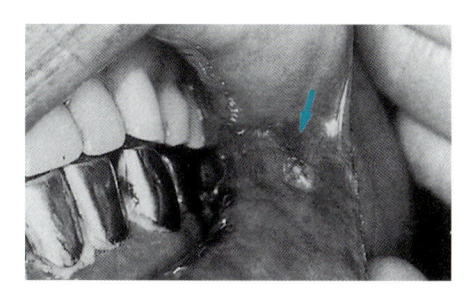

b：肉芽腫性口唇炎 口角部の腫瘤．

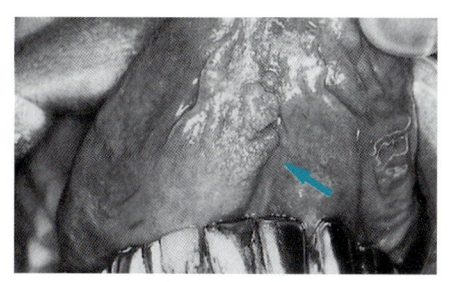

c：肉芽腫性舌炎 舌下面の腫瘤．

(3) Papillon-Lefèvre 症候群

常染色体劣性遺伝で，血族結婚に多いといわれる．

■症　状

掌蹠角化症：発赤を伴った平面状角化(2～3歳までに初発)がみられる．

歯周疾患：歯肉に歯周炎，肥厚，潰瘍の形成を生じる．

歯：歯は肉眼的には正常であるが，セメント質や象牙質に再吸収を生じ，動揺や早期脱落がみられる．

(4) 手足口病　hand-foot and mouth disease

コクサッキーウイルスが原因で生じる小児の伝染性皮膚粘膜症候群で，水疱性口腔・皮膚炎 stomatodermatitis vesiculosa epidemica である．→p.135 参照．

(5) 多形滲出性紅斑症候群

erythema multiforme exudativum syndrome

別名，Stevens-Johnson 症候群．薬物の服用，単純ヘルペスウイルスの感染などとの関連がいわれているが，原因不明のものも多い．

■症　状

初発症状：発熱，頭痛，嚥下痛，腹痛，食欲不振，関節痛などの感冒様症状がみられる．

皮膚症状：紅斑(四肢伸側に多発，境界明瞭，辺縁やや隆起，鮮紅色，滲出傾向著明)がみられる．

口腔症状：多彩な病像の混在(口唇，舌，頰粘膜に著明)がみられやすい．

■経　過

紅斑期(皮膚と同様)→水疱期(表皮下水疱)→壊死期(壊死膜，びらん，出血，血痂)→偽膜形成期(線維性偽膜)→治癒期(上皮化治癒)．

■付随症状

疼痛(刺激に対しては激痛)によって，食物摂取困難と発音障害，口臭，流涎などが多くみられる．

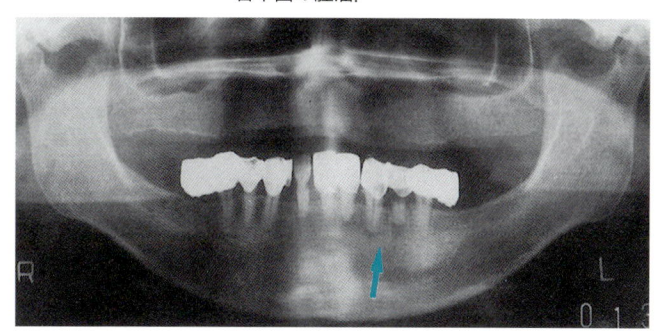

d：下顎前歯部の根尖病巣

図 13-10　Melkersson-Rosenthal 症候群

(6) Besnier-Boeck-Schaumann 症候群

別名，類肉腫症 sarcoidosis あるいは慢性全身性良性肉芽腫症．

■症　状

皮膚：紅節型，紅斑型が多い．

口腔粘膜：無痛性不整形の弾性硬の腫瘤(類上皮細胞と巨細胞含有)がみられ，表面は白濁部と帯赤部が混在する．

眼：ブドウ膜炎，網膜病変．

肺(とくに肺門部)：腫瘤性リンパ節腫大(エックス線像)がみられ診断の中心となる．

その他：リンパ節腫，肝・脾腫大，耳下腺腫脹，筋肉腫瘤．

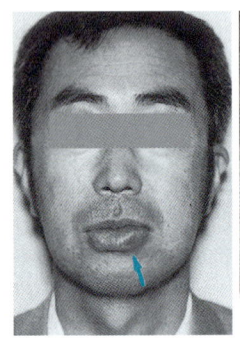

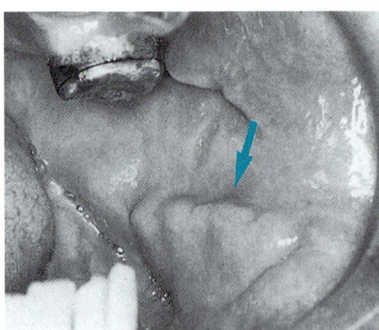

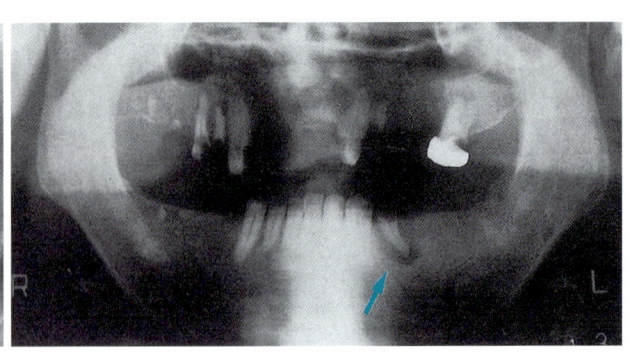

a：巨唇症　片側性下唇腫脹．
b：頬粘膜の腫脹
c：巨唇症の原因　下顎左側第一小臼歯の根尖病巣（矢印）

図 13-11　Miescher 症候群

(7) Miescher 症候群

別名，肉芽腫性口唇炎 cheilitis granulomatosa.
再発性で，進行しやすい．

■症　状
口唇：び漫性の慢性腫脹がみられ，巨唇症となる（図 13-11-a, c）．

近接部：頬粘膜や舌および所属リンパ節が，腫脹しやすい（図 13-11-b）．

全身症状：初徴として，発熱，頭痛，衰弱など．

(8) その他の症候群

Ascher 症候群：常染色体優性遺伝で，口唇粘膜過剰（二重唇）と歯肉肥厚，甲状腺肥大（甲状腺腫），眼瞼皮膚弛緩（眼瞼下垂）を主徴とする．

Fuchs 症候群：急性炎症性皮膚粘膜眼症候群の一型である．皮膚の斑状発疹，粘膜，とくに，口唇，舌，頬粘膜，外陰部の灰白色偽膜様苔被付着，および眼のジフテリア様結膜炎を主徴とする．

Weber-Cockayne 症候群：先天性表皮水疱症の単純型亜型で，口腔（舌，唇，頬）と手足（手掌，足底）に表皮内水疱が多発（機械的刺激により反復出現）し，びらんあるいは潰瘍が形成され，瘢痕性に治癒する．ほかに，エナメル質形成不全から高度齲蝕がみられる．

Zahorsky 症候群：ヘルペス性発疹（口峡咽頭部）とカタル性口峡炎および高熱を主徴とする．ヘルペス性発疹から水疱，さらに，潰瘍を形成し，嚥下困難となる．思春期以前は男女同程度の発症であるが，思春期以降は女性に多発する．

Fiessinger-Rendu 症候群：皮膚粘膜眼症候群の一型で，高熱と粘膜病変（発疹，丘疹，水疱，偽膜）および皮膚病変（紅斑，水疱，びらん）を主徴とする．

Baader 症候群：皮膚粘膜眼症候群の一型で，高熱と粘膜病変（カタル性炎または偽膜性炎）および皮膚病変（多形滲出性紅斑）を主徴とする．

Lyell 症候群：別名，中毒性表皮壊死融解症 toxic epidermal necrolysis.

さまざまな原因刺激に対する全身性反応で，とくに，皮膚，粘膜では予後がきわめて不良である．全身性熱傷類似症状と皮膚・粘膜の剝脱（Nikolsky 現象）および高熱を主徴とする．

〈口腔症状〉粘膜の剝脱がみられ，激痛を伴い，開口および摂食の困難が認められる．口の周囲は発赤と放射状の皺裂，鼻汁，眼脂がみられ，特徴的な顔貌を呈する．

Pringle 症候群：皮脂腺腫症候群で，顔面の皮脂腺線維腫と血管拡張および口腔ならびに爪部の線維腫を主徴とする．

Quincke 症候群：一般に，Quincke 浮腫という．血管運動神経障害による顔面軟組織（口唇，眼瞼など）の浮腫性腫脹がみられ，急性一過性，弾性軟，限局性である．

Zinsser-Engman-Cole 症候群：先天性皮膚粘膜異角化性形成異常で，皮膚の網状色素沈着，口腔粘膜病変（白斑，びらん，潰瘍，口角炎），歯の形成不全，爪の異形成

を主徴とする．

3 血液および血管系に関連するもの

(1) Möller-Hunter 症候群 （メラー・ハンター）

悪性貧血によって生じる胃液分泌の異常（無酸症）のために，ビタミン B_{12} の吸収阻害が起こり，肝臓における赤血球の成熟が阻害されて出現する．

■症　状

血液所見：大球性あるいは巨赤芽球性の貧血が多くみられる．

舌の病変：Hunter 舌炎がみられる．舌乳頭は萎縮し，赤い平滑舌を呈し，部分的な味覚障害と舌尖・舌縁の焼灼感および接触痛を有し，咀嚼および嚥下障害を伴う．

口腔粘膜病変：貧血と出血が多い．

(2) Plummer-Vinson 症候群

別名，Paterson-Kelly 症候群．鉄欠乏性貧血，舌炎，嚥下困難を3主徴とする症候群である．鉄欠乏性貧血による粘膜の萎縮性変化とそれに基づく炎症性変化で，鉄の摂取不足または消耗過多によって起こるとされている．

■症　状

血液所見：血色素量，色素指数の著明な低下．

舌炎（舌乳頭の萎縮による平滑舌）：舌の灼熱感がみられ，食物摂取と嚥下困難がある．

口腔粘膜病変：貧血と乾燥および萎縮がみられる．

その他：口角炎，スプーン状爪，顔面貧血，脾腫．

(3) Schönlein-Henoch 症候群（S-H 紫斑病） （シェーンライン・ヘノッホ）

別名，アレルギー性あるいはアナフィラキシー性紫斑病．急激な進行性の悪性型紫斑病である．

■症　状

血液所見：血小板は正常で，高γ-グロブリン血症が多くみられる．

紫斑：蕁麻疹様発疹から丘疹状（全身対称性）に発現することが多い．毛細血管抵抗の減弱がみられる．

出血：おもに皮膚．まれに粘膜にみられる．

その他：発熱，浮腫，関節と腹部疼痛，腎炎により血尿．

(4) Werlhof 症候群（Werlhof 病） （ヴェルホフ）

別名，特発性（原発性）血小板減少性紫斑病（ITP）．

■症　状

血液所見：血小板数が減少し，出血時間延長，毛細血管抵抗の減弱，凝固時間正常などがみられる．

出血
・粘膜に突然出血（口腔，鼻，結膜下，咽頭，消化管）が起こり，出血斑，血腫，吐血，下血，血尿などがみられる．
・皮膚に点状出血があり，紫斑がみられる．

その他：おもに脾腫がみられる．

(5) Sturge-Weber 症候群 （スタージ・ウェーバー）

別名，脳・顔面血管腫症 encephalofacial angiomatosis．
先天性遺伝障害が原因で，先天性血管腫（片側顔面の三叉神経支配領域と脳血管）に脳神経障害を随伴するものをいう．

■症　状

多発性血管腫：火炎状母斑が，片側三叉神経の第Ⅰ枝領域に好発する（図 13-12-a）．

頭部の異常：脳軟膜血管腫および大脳皮質の石灰化．

脳神経の障害：精神発達遅滞と，てんかん様発作，および反対側の痙攣性不全麻痺がみられる．

口腔内症状：片側性血管腫（おもに上顎歯肉，口蓋など）がみられる（図 13-12-b）．

眼の症状：緑内障，牛眼，脈絡膜血管腫などがあり，視力障害を起こす．

(6) その他の症候群

Osler 症候群（Rendu-Osler-Weber 症候群）：遺伝性出血性毛細血管拡張症 hereditary hemorrhagic telangiectasia は皮膚，粘膜の血管形成異常症であり，毛細血管周囲における結合組織の欠損による．性差はなく，常染色体優性遺伝を示す．

10歳ころまでは，初発症状である鼻出血があり，30〜40歳以降になって，皮膚，粘膜の習慣性出血がみられる．口腔粘膜には，丘疹状，網目状の毛細血管拡張によ

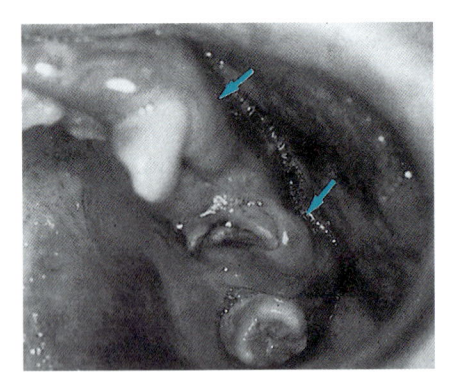

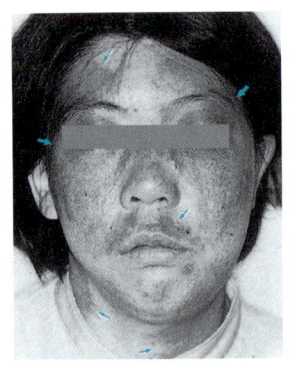

a：顔面の多発性血管腫と牛眼　　b：上顎歯肉の多発性血管腫

図 13-12　Sturge-Weber 症候群

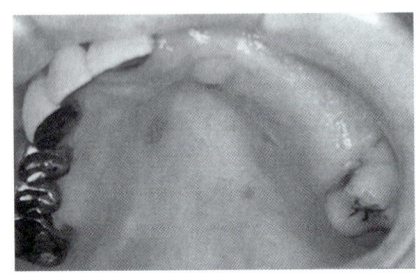

a：口蓋部義歯床下の丘疹状毛細血管拡張　　b：下唇の丘疹状毛細血管拡張　　c：手指の点状出血斑

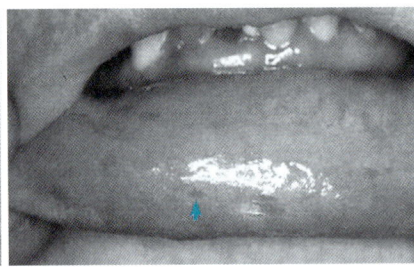

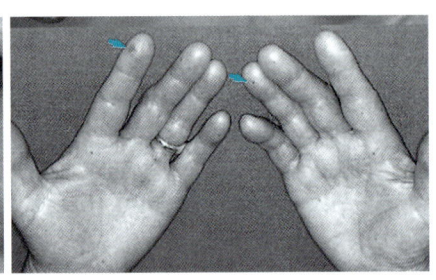

図 13-13　Osler 症候群

る再発性出血（図 13-13-a, b），四肢末端の皮膚には，点状出血斑（図 13-13-c），さらに，消化管出血による喀血，肺動静脈瘻による胸腔出血，脳塞栓などがみられるようになる．臨床検査では，出血時間の延長と毛細血管抵抗性試験が陽性である．

治療は，圧迫止血，電気凝固などで，拡張血管は収縮力や凝血力がなく，止血剤には効果がない．内臓病変は加齢とともに増悪し，死因となる．

Schultz 症候群（Schultz 病）：無顆粒血症 agranulocytosis に起因する．高熱と壊疽性口内炎（口腔粘膜，歯肉，舌，口唇など）および扁桃腺炎を主徴とする．

ほかに，胃腸，陰部，肛門などに壊疽がみられる．

Kasabach-Merritt 症候群：ほとんどが 1 歳未満の乳幼児に生じる．多数の比較的大きな血管腫と，血小板数の著明な減少による出血性素因と紫斑および貧血がみられる．

Willebrand-Jurgens 症候群：優性遺伝性の疾患で女性に多く，重篤なものが多い．血小板の異常（やや減少と形態異常）による出血性素因がみられ，皮膚と粘膜の出血，術後出血の延長を起こす．

Klippel-Trenaunay-Weber 症候群：別名，血管・骨肥大症候群 angio-osteo hypertrophy syndrome．

遺伝性片側性の皮膚母斑ないしは静脈瘤と骨肥大を主徴とする．口腔症状としては，顎骨および歯肉の肥大と口蓋，舌などの血管腫様病変がみられる．

4　皮膚・粘膜の色素沈着に関連するもの

(1) Addison 症候群

Addison 病（慢性副腎皮質機能不全症）

■症　状

色素沈着：褐色のメラニン色素が，点状，線状あるいは無定形に，皮膚と粘膜，とくに，歯肉と頰粘膜に好発してみられる（図 13-14）．

代謝障害：無力症，徐脈，低血圧，低血糖，低体温が

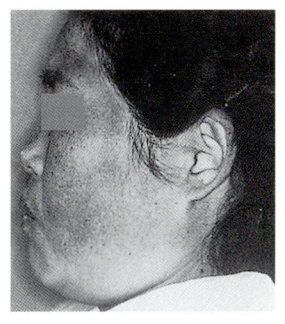

D　口腔・顔面に関連した症候群および疾患　279

a：顔面皮膚への著明な無定形色素沈着
b：頬粘膜，舌への点状色素沈着
c：手背部の点状色素沈着

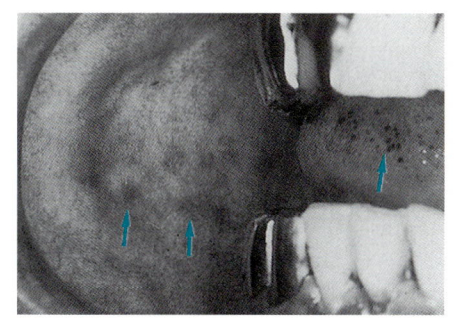

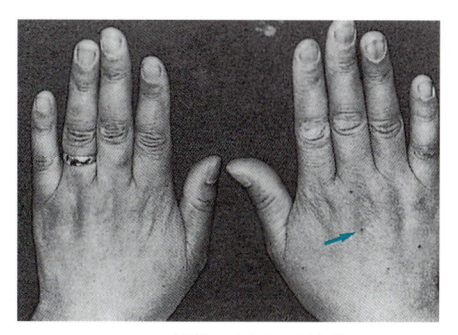

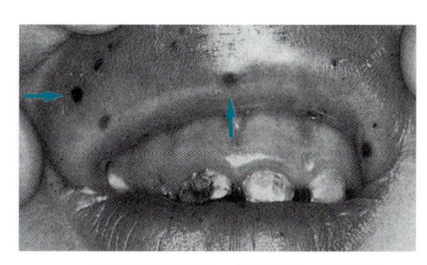

図 13-14　Addison 症候群

a：口唇部の平坦，類円形の色素斑　　b：結腸造影でみられるポリポーシス
図 13-15　Peutz-Jeghers 症候群

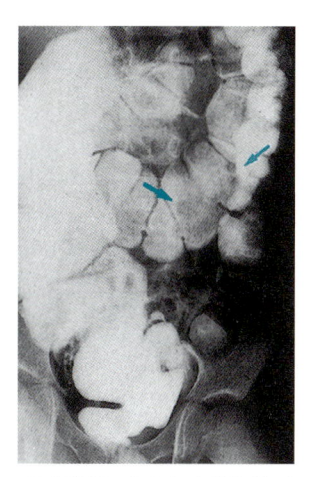

みられる．

消化器の障害：嘔吐，下痢，食欲不振があり，体重の減少と体力の消耗がみられる．

(2) Peutz-Jeghers 症候群
（ポイツ・ジェガース）

常染色体性の遺伝として若年者への発現が多く，男女差はほとんどない．

■症　状

色素斑：口唇，頬粘膜，掌蹠に，さまざまな大きさで発現し，ミルクコーヒー色，平坦，類円形としてみられる（図 13-15-a）．

多発性ポリポーシス：消化管，とくに，小腸にみられる（図 13-15-b）．

・消化器の症状としてイレウス症状，腹痛，血便などがある．
・悪性化傾向に要注意．

(3) 黒色表皮症　acanthosis nigricans

疣状の黒褐色斑（表皮の肥厚と角化亢進）で，腋窩，鼠径部，乳輪部に好発し，口腔にも多発する．若年者では良性であるが，高齢者では悪性化の傾向がある．

■口腔症状

色素沈着：び漫性あるいは斑状の黒褐色沈着が，歯肉，口唇，頬，口蓋にみられる．

乳頭腫様増殖：口角部と口唇部に発現する．
舌の病変：乳頭萎縮，溝状舌がみられ，軽度の疼痛がある．

(4) 色素性乾皮症（Kaposi 病） xeroderma pigmentosum
特定の波長光線の過敏症で，癌化傾向が強い．
■症　状
口腔粘膜：褐色斑，紅斑，血管拡張がみられる．
口囲部：灰白色，瘢痕化による開口障害および仮面状のつっぱりがみられる．
皮膚：黄褐色斑と脱色斑，乾皮と萎縮および過角化，末梢血管の拡張．

(5) その他の症候群
Albright 症候群（p.268 参照）
von Recklinghausen 症候群（p.172, 261 参照）
神経系病変に関連するもの
Bell 症候群（Bell 麻痺）：特発性，片側性，末梢性の顔面神経麻痺で，左右が非対称性となる．→Bell 麻痺（p.239）参照．
Costen 症候群：咬合不全（臼歯欠損，義歯不適合，咬合位低下の放置などが原因）によって，顎関節頭の遠心移動（関節痛が起こる）が生じ，関節頭が神経を圧迫するために発現する．
耳介側頭枝では頭痛，耳管と鼓索神経では耳の症状が起こる．
〈症状〉
顎関節の症状：関節痛と顎関節軌道不正による開口障害，エックス線の異常像が関節頭と嚢部にみられる．
耳の症状：難聴，耳痛，耳閉感，耳鳴，めまいなどが起こる．
頭痛：持続的で激痛．
灼熱感：咽喉，舌，鼻外部などに発現する．
Frey 症候群：別名，耳介側頭症候群 auriculotemporal syndrome．
耳介側頭神経の障害による支配野の異常として，異常発汗と知覚過敏および皮膚紅潮が発現する（図 13-16）．

Möbius 症候群：別名，先天性両側顔面麻痺 congenital facial diplegia，先天性眼・顔面麻痺 congenital oculofacial paralysis，先天性外転および顔面麻痺 congenital abducens-facial paralysis，先天性核無形成症 congenital nuclear aplasia．
先天性の両側顔面と外転（旋）神経麻痺を主徴とする．
〈症状〉
顔面神経麻痺：顔面筋麻痺による仮面様顔貌，眼瞼下垂と兎眼による流涙，鼻唇溝消失，口角下垂と下唇外反および口唇閉鎖不能による口笛不能と流涎．
顔面骨の発育異常：とくに，頬骨，上顎骨，下顎骨の発育障害による頬部の膨隆消失と小顎症．
外直筋麻痺：眼球の外転不能．
舌下と三叉神経麻痺：咬筋の発育不良と舌運動の障害による発育と咀嚼の障害．
その他：彎曲肢，胸筋と腕筋の発育不全．
von Recklinghausen 症候群：別名，全身性神経線維腫症．常染色体優性遺伝で，Schwann 細胞の発育異常に起因する．普通，小児期に発症する（図13-17）．
→von Recklinghausen 氏病（p.172, 261）参照．

その他の症候群
Brissaud-Sicard 症候群：片側性顔面筋痙攣と反対側四肢の運動麻痺を呈し，痙攣は強直性または間代性である．
Marcus-Gunn 症候群：別名，顎・まばたき症候群 jaw-winking syndrome．眼瞼と顎運動の異常協調状態である．
〈症状〉顎運動に伴う眼瞼のリズミカルな上下運動．
Ramsay-Hunt 症候群：末梢性顔面神経麻痺と膝神経痛（顔面痛）および帯状疱疹を主徴とする．
〈症状〉
顔面神経麻痺：顔面麻痺，味覚障害，唾液と涙分泌障害，めまい．
疼痛：頭痛は初期にみられる．耳痛（耳介，外耳道，鼓膜部）として激痛を訴える．
帯状疱疹：口腔内では軟口蓋，舌前方 1/3 に好発する．
Sluder 症候群：慢性上顎洞炎に起因する蝶形口蓋神経痛である．

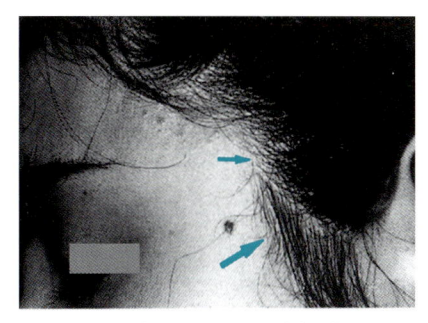

図 13-16　Frey 症候群
下顎前突症に対する矢状分割手術後にみられた，耳介側頭部の咬合時の異常発汗．

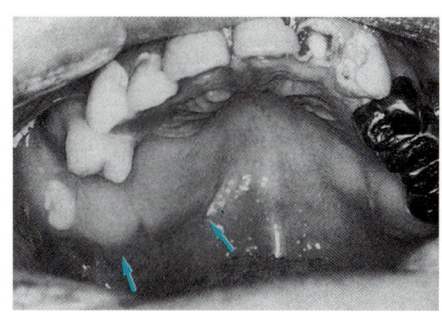

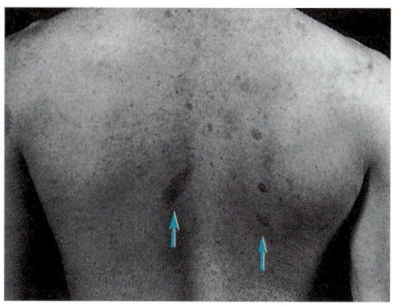

a：上顎神経線維腫　　b：体幹背部の多発性色素斑
図 13-17　von Recklinghausen 症候群

〈症状〉
激痛発作：眼，鼻，上顎と口蓋部に発現する．
知覚麻痺：上顎歯肉，口蓋，咽頭など．
Melkersson-Rosenthal 症候群（p.274 参照）
Sturge-Weber 症候群（p.277 参照）

5　唾液腺および口腔乾燥に関連するもの

(1) Mikulicz 症候群および Mikulicz 病
唾液腺と涙腺が，対称性腫脹（境界不明と無痛性硬）を呈し，慢性経過をとるもので，分泌障害による口腔乾燥感と角膜掻痒感がある．慢性リンパ性白血病，悪性リンパ腫，サルコイドーシス，結核，梅毒などが原因疾患として考えられているが，原因不明の場合は Mikulicz 病とよばれる．

(2) Sjögren 症候群
別名，乾燥症候群 sicca syndrome．乾燥性結膜炎と口腔乾燥症およびリウマチ様関節炎を主徴とする．
■症　状
眼症状：乾燥感と灼熱感および羞明．
口腔症状
・唾液腺の腫脹が耳下腺，ときに顎下腺にみられ，無分泌のため口腔乾燥を呈し，発音と嚥下および咀嚼障害が起こる．
・舌乳頭萎縮による平滑舌．
・口角炎．

リウマチ様関節炎：唾液腺造影により，慢性炎症性変化が腺体内導管の拡張と無数の小円形陰影としてみられる．

(3) Heerfordt 症候群（ヘールフォルト）
別名，ブドウ膜耳下腺熱（炎）uveoparotid fever, uveoparotitis．サルコイドーシスの 1 種．
Besnier-Boeck-Schaumann 症候群の唾液腺限局型である．耳下腺の腫脹とブドウ膜炎および発熱を主徴とする．
■症　状
耳下腺の腫脹：両側性で無痛性硬を呈し，唾液分泌障害が起こる．
ブドウ膜炎：虹彩と毛様体および脈絡膜の炎症．
頸部リンパ節の腫脹：必発的である．
その他：顎下腺と舌下腺・涙腺の腫脹，顔面と三叉神経の麻痺を伴うことがある．

(4) その他の症候群
Besnier-Boeck-Schaumann 症候群（p.275 参照）
Plummer-Vinson 症候群（p.277 参照）

6　代謝および内分泌に関連するもの
以下すべて既出である．口腔症状については，p.266～267 のそれぞれの項を参照．

(1) Basedow 症候群

別名，Graves 病または Basedow 病．甲状腺の分泌異常亢進による全身疾患で，眼球突出と甲状腺腫および心悸亢進を主徴とする．

■ 要 注 意

手術，麻酔時に狭心症発作の可能性がある．

(2) Cushing 症候群（病）（脳下垂体内分泌機能亢進症）

原発性または続発性副腎皮質機能亢進症をいう．高血圧と糖尿病および肥満を主徴とする．

(3) Addison 症候群

副腎皮質機能障害（不全）による慢性全身疾患で，高度の脱力，皮膚粘膜の色素沈着，神経症状（めまい，不安など），低血圧および低血糖を主徴とする．

■ 要 注 意

手術，麻酔時に急性副腎不全によるショックの可能性がある．

(4) Simmonds-Sheehan 症候群

別名，Simmonds 病または Sheehan 病．脳下垂体内分泌異常（低下）による悪液質で，成長ホルモンと性腺刺激ホルモンの分泌低下によって起こる．発育期では小人症と第二次性徴不全，成人では性腺機能低下を主徴とする．

(5) Gaucher 症候群（病）

先天性家族性疾患で，多くは良性型を呈し，約 20 年くらいの慢性経過をとる．肝・脾腫脹，骨髄浸潤（骨の欠損と肥厚，貧血および白血球と血小板の減少），皮膚変色（黄褐色←Gaucher 細胞＝泡沫巨細胞），神経症状を主徴とする．

(6) Niemann-Pick 症候群（病）

悪性遺伝性疾患で，全身性類脂症として乳幼児に発病し，早期に死の転帰をとる．脾腫と肝腫および皮膚変色（灰白黄色）を主徴とする．

(7) Hand-Schüller-Christian 症候群（病）

原因不明の進行性全身性骨髄疾患を主症状とする骨性脂肪沈着症である．眼球突出と尿崩症および頭蓋欠損を主徴とする．histiocytosis X の 1 型である．

(8) Letterer-Siwe 症候群（病）

悪性脂肪性細網内皮症の 1 つで，乳児期に発病し，急速に汎発して死亡する．発熱と貧血および進行性悪液質を主徴とする．histiocytosis X の 1 型である．

14 麻酔と全身管理

本の歯への侵襲は全身におよび，神経血管は全身の呼吸，循環，代謝，内分泌に確実に影響を与えている．

神経系は，自律神経を介して鋭敏，迅速な反応を示し，内分泌系ではストレスホルモン（下垂体-副腎皮質系）反応が，免疫系では組織損傷や細菌感染に対する補体系の活性化が行われる（図 14-1）．

全身管理の基本は予備能力の把握といっても過言でなく，そのためには，全身疾患の基本を理解しておくことが重要である．

1 患者管理の基本

① 問診：対象患者の問題となる全身疾患の病態把握のための十分な診察（表 14-1）．
② 管理方法（全身麻酔法，局所麻酔法，精神鎮静法）と全身疾患との関連性．
③ 周術期管理（予測される事態とモニターなどによる監視防止策）．
④ 対象となる全身疾患の病識の理解度と管理方法についての患者への十分な説明．
⑤ 術者との協力と検討．

A　全身状態の評価と患者管理

外科的侵襲に限らず，歯科治療を行っているとき，患者はストレスにさらされている．1本の歯には脈々と血がかよい，神経の枝がはり巡らされていることから，1

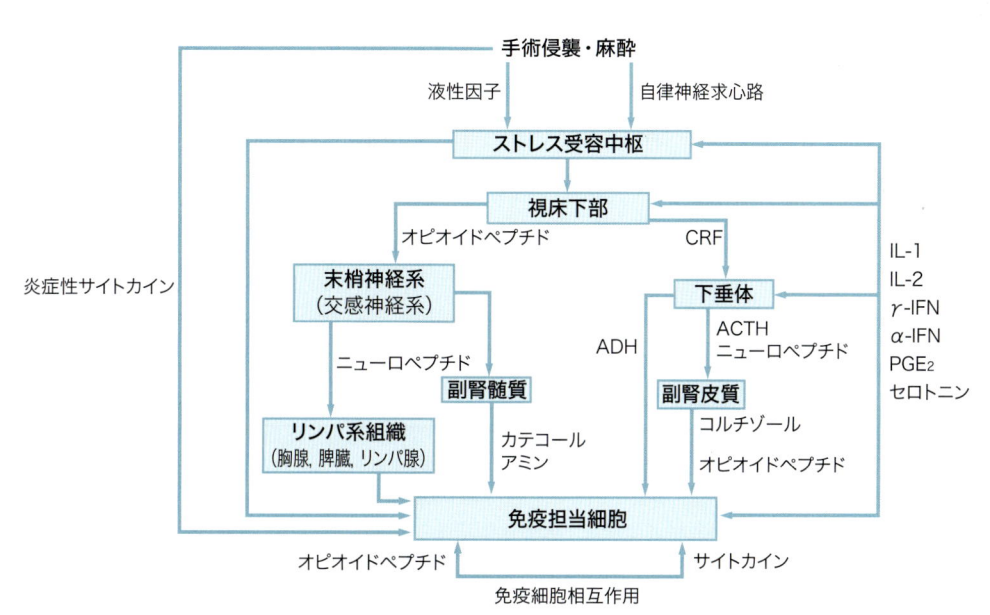

図 14-1　手術侵襲と中枢神経系-内分泌系-免疫系の相互作用
（花岡一雄 編：麻酔生理学，真興交易，p.343，1999 より改変）

表 14-1　術前診察項目

1	精神・身体状態
2	体格，栄養状態，姿勢，肥満など
3	視力障害，聴力障害（難聴）
4	循環系の状態：血圧，心拍数，心電図，不整脈の有無.
5	呼吸系の状態：呼吸回数，型，深さ，胸郭の形と動き，呼吸困難，呼吸音，チアノーゼの有無.
6	神経系の状態：麻痺，知覚異常，疼痛の有無など.
7	消化系の状態：下痢，便秘，嘔気，嘔吐など.
8	脱水，浮腫，貧血，黄疸，出血傾向，発汗，発熱
9	飲酒，喫煙習慣，常用薬物（多剤服用では相互作用や拮抗作用に注意）の有無
10	妊娠，生理
11	現在の身体活動状況：日常生活の身の回りのこと，階段昇降時の状態など.
12	麻酔（全身管理）上，障害となる解剖学的事項の有無：開口障害，猪首，小顎，口腔咽頭部の腫瘍，気管の偏位・狭窄，頸椎の運動制限，静脈路確保の難易など.

2 おもな疾患の評価

　管理上問題となるおもな疾患の一覧を表 14-2 に示す．手術危険度には，術前の患者状態が最も大きな影響を与える（ASA による Surgical Risk 分類，表 14-3）．

　NYHA による分類（表 14-4）による予備能力評価や非心臓手術における麻酔前のリスクファクター（表 14-5），Hugh-Jones による呼吸困難の分類（表 14-6），換気障害の分類（表 14-7）などが手術危険度の判定に応用される．

(1) 循環器系疾患

① 問診による症状・治療内容の把握と，日常の身体活動と症状から，心予備能力を評価することが重要である．
② 血圧評価（表 14-8）．

表 14-2　全身管理上問題となるおもな全身的疾患の分類（ICD-10 2003 年版準拠）

疾患分類	大分類	中分類	小分類
1　呼吸器系の疾患	1）急性上気道感染症 2）慢性下気道疾患	急性鼻咽頭炎（かぜ）（感冒）． 気管支炎，肺気腫，慢性気管支炎，喘息，気管支拡張症，そのほかの慢性閉塞性肺疾患など．	
2　循環器系の疾患	1）高血圧性疾患	本態性（原発性＜一次性＞）高血圧（症），高血圧性心疾患，高血圧性腎疾患，二次性＜続発性＞高血圧（症）など．	
	2）虚血性心疾患	狭心症，急性心筋梗塞，再発性心筋梗塞など． 慢性虚血性心疾患．	陳旧性心筋梗塞．
	3）肺性心疾患および肺循環疾患	急性心筋炎，心筋症，房室ブロックおよび左脚ブロック，そのほかの伝導障害，発作性頻拍症，心房細動および粗動，そのほかの不整脈，心不全，非リウマチ性僧帽弁・大動脈・三尖弁疾患など．	
	4）脳血管疾患	くも膜下出血，脳内出血，脳梗塞，大動脈瘤および解離，そのほかの脳血管疾患など． そのほかの末梢血管疾患．	Raynaud 症候群．
	5）循環器系のその他および詳細不明の障害	低血圧．	特発性低血圧，起立性低血圧など．
	6）慢性リウマチ性心疾患	リウマチ性僧帽弁・大動脈・三尖弁疾患など． 連合弁膜疾患． そのほかのリウマチ性心疾患．	リウマチ性心筋炎など．
3　感染症および寄生虫症疾患	1）結核	呼吸器結核，細菌学的または組織学的に確認されたもの・されていないもの，神経系結核など．	
	2）ウイルス性肝炎	急性 A 型肝炎，急性 B 型肝炎，そのほかの急性ウイルス肝炎，慢性ウイルス肝炎など．	
	3）ヒト免疫不全ウイルス（HIV）病		
	4）真菌症	カンジダ症など．	カンジダ性口内炎など．

表 14-2 つづき

疾患分類	大 分 類	中 分 類	小 分 類
4 内分泌, 栄養および代謝疾患	1) 甲状腺障害	先天性ヨード欠乏症候群, そのほかの甲状腺機能低下症, 甲状腺中毒症(甲状腺機能亢進症), 甲状腺炎など.	
	2) 糖尿病	インスリン依存性糖尿病(IDDM), 非依存性糖尿病(NIDDM)など.	昏睡を伴うもの, ケトアシドーシスを伴うもの, 腎合併症を伴うもの, 眼合併症を伴うもの, 末梢循環合併症を伴うものなど.
	3) そのほかのグルコース調節および内分泌障害	非糖尿病性低血糖昏睡, グルカゴン分泌異常, 低血糖症など.	
	4) そのほかの内分泌腺障害	副甲状腺(上皮小体)機能低下症・機能亢進症およびそのほかの副甲状腺(上皮小体)障害.	
		下垂体機能亢進症.	末端肥大症(先端巨人症)および下垂体性巨人症, 高プロラクチン血症.
		下垂体機能低下およびそのほかの下垂体障害, Cushing 症候群. アルドステロン症. そのほかの副腎障害.	アジソンクリーゼ症など.
	5) 肥満症(および)そのほかの過栄養(過剰摂食)	限局性脂肪症(脂肪過多症), 肥満.	
	6) 代謝障害	芳香族アミノ酸代謝障害.	古典的フェニルケトン尿症, チロシン代謝障害など.
		ポルフィリンおよびビリルビン代謝障害.	ポルフィリン症など.
5 神経系の疾患	1) 中枢神経系の脱髄疾患	多発性硬化症.	
	2) 挿間性および発作性障害	てんかん, てんかん重積状態, 偏頭痛, 一過性脳虚血発作および関連症候群.	
	3) 錐体外路障害および異常運動	Parkinson 病, 続発性 Parkinson 病.	
	4) 神経系のそのほかの変性疾患	Alzheimer 病.	
	5) 神経筋接合部および筋の疾患	重症筋無力症およびそのほかの神経筋障害.	重症筋無力症, 先天性および発育途上の筋無力症など.
		原発性筋障害.	筋ジストロフィー, 筋強直性障害, 先天性ミオパシーなど.
	6) 脳性麻痺およびそのほかの麻痺性症候群	脳性麻痺, 片麻痺, 対麻痺および四肢麻痺, そのほかの麻痺性症候群.	痙性四肢麻痺型脳性麻痺, 弛緩性片麻痺, 痙性片麻痺.
6 血液および造血器の疾患ならびに免疫機構の障害	1) 栄養性貧血	鉄欠乏性貧血, ビタミン B_{12} 欠乏性貧血 葉酸欠乏性貧血など.	
	2) 溶血性貧血	酵素障害による貧血, サラセミア(地中海貧血), 鎌状赤血球障害, その他の遺伝性溶血性貧血など.	
	3) 無形成性貧血およびそのほかの貧血	後天性赤芽球ろう(癆)(赤芽球減少症), 急性出血後貧血.	
	4) 凝固障害, 紫斑病およびそのほかの出血性病態	紫斑病およびそのほかの出血性病態, 播種性血管内凝固症候群.	von Willebrand 病, アレルギー性紫斑病, 特発性血小板減少性紫斑病など.
	5) 特発性血小板減少性紫斑病		
7 消化器系の疾患	肝疾患	アルコール性肝疾患, 中毒性肝疾患, 肝不全ほかに分類されないもの, 肝線維症および肝硬変.	アルコール性肝炎・脂肪肝, 急性・慢性肝不全, 肝硬変など.
8 尿路性器系の疾患	腎不全	急性腎不全, 慢性腎不全.	尿細管壊死を伴う急性腎不全, 末期腎疾患, 慢性腎不全など.
9 精神および行動の障害	1) 統合失調症, 統合失調症型障害および妄想性障害	統合失調症.	
	2) 気分(感情)障害	躁病エピソード, 双極性感情障害(躁うつ病), うつ病エピソード, 反復性うつ病性障害.	
	3) 知的障害(精神遅滞)	軽度知的障害(精神遅滞), 中等度知的障害(精神遅滞), 重度知的障害(精神遅滞), 最重度知的障害(精神遅滞).	

表 14-3　ASA による術前状態の分類

P.S.1	手術の対象となる局所的疾患はあるが，全身状態がよいもの．
P.S.2	軽度の全身疾患があるもの． （例）コントロール良好な高血圧や糖尿病，肥満，高齢者，貧血，慢性気管支炎
P.S.3	中等度から高度の全身疾患があり，日常生活が制限されている患者． （例）重度の糖尿病や高血圧および肺機能障害患者，狭心症
P.S.4	生命をおびやかされるほどの全身疾患があり，日常生活が不能な患者． （例）安静時でも心悸亢進，呼吸困難を伴う心疾患（AHA 分類 3 度に相当）
P.S.5	手術の有無にかかわらず，24 時間以内に死亡すると思われる瀕死の患者． （例）心筋梗塞によるショック，重症肺塞栓，大動脈瘤破裂

※緊急の手術では，上記の番号のあとに E（emergency の略）をつける．
　例）P.S.3E
（古屋英毅 ほか編：歯科麻酔学 第 6 版，医歯薬出版，p.289，2003 より改変）

表 14-4　New York Heart Association の機能分類とエネルギー消費量

NYHA の機能分類	可能な活動の程度（MET）
Ⅰ度 心疾患はあるが，日常の生活活動で疲労，心悸亢進，息切れ，狭心症状などをきたさず，身体活動を制限する必要がない（日常生活の制限なし）．	＞7METs
Ⅱ度 心疾患はあるが，安静時には何も症状はない．しかし，普通の身体活動では疲労，心悸亢進，呼吸促迫，狭心症状が起こる．軽度の身体活動が必要（少し制限あり）．	5〜7METs
Ⅲ度 日常生活活動を軽度に制限しても疲労，心悸亢進，呼吸促迫，狭心症状などが出現する．中等度ないし高度の身体活動制限を要する（かなり制限あり）．	2〜4METs
Ⅳ度 高度の運動制限をしても心不全や狭心症状があり，安静を守らない場合症状が増悪するもの（ひどく制限あり）．	＜2METs

MET（Metabolic equivalent）と身体活動との関係

1〜2METs	立位，歩行（1.6 km/時で散歩），縫い物，編み物．
2〜3METs	歩行（3.2 km/時で散歩），平地サイクリング（8.0 km/時），軽い木工作業．
3〜4METs	歩行（4.8 km/時で散歩），平地サイクリング（9.7 km/時）．
4METs	歩行（6.4 km/時で散歩），上の階まで階段を上ったり，低い丘に登ったりできる．短い距離を走ることができる．家の中で重労働（床掃除や重い家具を持ち上げたり移動する）ができる．
7METs	ゴルフ，ボーリング，ダンス，テニス（ダブルス）やキャッチボールなどの中程度の運動ができる．
＞10METs	水泳，テニスのシングル，サッカー，野球，スキーなどの激しい運動ができる．

MET：約 3.5 mO_2/kg/Min. 安静時（座位）での体酸素消費量
（織田敏次 ほか編：内科セミナー CV10 狭心症・心筋梗塞，永井書店，p.436-441，1983 より改変）

表 14-5　非心臓手術における麻酔前のリスクファクター

1. 心筋梗塞の既往：発症後 6 か月以内，とくに，3 か月以内．
2. 狭心症症状：不安定狭心症・心不全症状を伴った狭心症・無症候性心筋虚血．
3. うっ血性心不全：頸動脈の怒張，心音における 3 音の存在．
4. 高血圧：未治療，降圧薬（β遮断薬，利尿薬，Ca 拮抗薬）の投与中断．
5. 不整脈：心室性頻拍，多源性・連発性・R on T などの complex PVC，運動負荷時再発・持続する不整脈．
6. 合併症
   糖尿病：インスリン投与，低血糖．
   腎疾患：慢性腎不全（貧血，脱水，高血圧の合併）．
   呼吸器疾患：心不全による肺水腫．
7. 年齢その他：70 歳以上の高齢者（術前の心機能・呼吸機能）．
8. 術前治療薬：β遮断薬と Ca 拮抗薬（麻酔薬との相互作用：低血圧・徐脈・房室ブロック），抗凝固薬の継続．
9. 手術：3〜4 時間以上の手術，緊急手術．
10. 麻酔法：術中の低血圧・高血圧・頻脈，局所麻酔：不十分な鎮痛・鎮静，長時間の手術．

（稲田 豊 ほか：麻酔前リスクファクターと対策，克誠堂出版，p.75，1990 より改変）

表 14-6　Hugh-Jones の呼吸困難の分類

Ⅰ度	正常	同年齢の健康者と同様の労作が可能．歩行，坂，階段の昇降ができる．
Ⅱ度	軽度の息切れ	同年齢の健康者と同様の歩行が可能．坂，階段の昇降が健康者なみにできない．
Ⅲ度	中等度息切れ	平地では健康者並に歩けないが，自分のペースでなら休まずに 1 km 以上歩ける．
Ⅳ度	高度の息切れ	休み休みでなければ 50 m 以上歩けない．
Ⅴ度	きわめて高度の息切れ	話をしたり，衣服の着脱にも息切れがする．外出が不可能．

※Ⅰ〜Ⅲ度までは比較的危険性は少ない．Ⅳ〜Ⅴでは合併症の可能性が高い．
（Hugh-Jones P：Brit Med J, 1：65, 1952）

表 14-7　換気障害の分類

比肺活量 \ 1 秒率	70％以下	70％以上
80％以上	閉塞性	正常
80％以下	混合性	拘束性

肺活量：最大吸気位より最大呼気位までの呼気量
比肺活量＝実測値肺活量/予測肺活量（％）
1 秒率：努力性肺活量の最初の 1 秒間で呼出される量の比率（％）
努力性肺活量：最大吸気位から最大呼気位まで最大の速度で呼出した量

③ 胸部エックス線写真による心胸郭比 CTR(50%以上は心肥大，図 14-2)．
④ 心電図検査(表 14-9)の実施と，必要に応じて負荷心電図，心エコー，心筋シンチグラフィー検査を行う．
⑤ 冠危険因子とリスク層別化による総合判定(表 14-10)．

(2) 呼吸器系疾患

① 問診による呼吸機能の総合的評価(Hugh-Jones の分類：Ⅲ度以上は危険度が高い)．
② 理学的所見．
③ 胸部エックス線写真．
④ 必要に応じて肺機能検査，血液ガス検査を行う．
⑤ 年齢，性，肥満，栄養状態など．
⑥ 呼吸器系疾患の有無．

急性上気道感染症

罹患期間，発熱，咳，鼻汁，痰，呼吸困難，アレルギーの既往から診断する．緊急手術以外では延期することが望ましい．

慢性閉塞性肺疾患

術前の禁煙の励行と，気道のクリーニングを考慮する．

気管支喘息

発症時期，アレルゲンの有無と呼吸困難と持続時間，治療薬の種類と効果，ラ音の有無など詳細な診察を行う．

表 14-8 高血圧の診断基準

分類	収縮期血圧 (mmHg)		拡張期血圧 (mmHg)
至適血圧	<120	かつ	<80
正常血圧	<130	かつ	<85
正常高値血圧	130〜139	または	85〜89
グレード 1 高血圧(軽症)	140〜159	または	90〜99
グレード 2 高血圧(中等症)	160〜179	または	100〜109
グレード 3 高血圧(重症)	≧180	または	≧110
サブグループ：境界域高血圧	140〜149	かつ	<90
収縮期高血圧	≧140	かつ	<90

(WHO-ISH ガイドライン 1999，日本高血圧学会 2001)

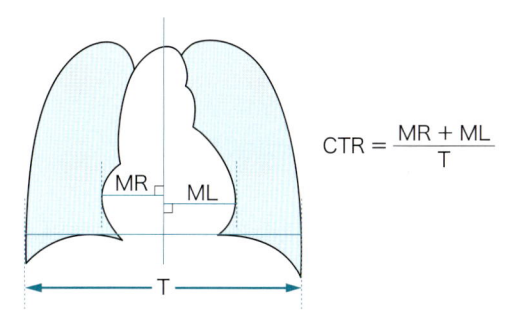

$$CTR = \frac{MR + ML}{T}$$

図 14-2 心胸郭比 cardiothoracic ratio(CTR)

表 14-9 注意する心電図異常

心房細動	弁疾患，冠疾患，心筋障害，甲状腺機能亢進症が原因．
房室ブロック	冠動脈硬化症，心筋障害，ジギタリス中毒が原因．
期外収縮	多発性，多源性．
WPW 症候群	発作性頻拍症の危険性がある場合．
脚ブロック	とくに，左脚ブロック．
ST-T 変化	50 歳以上，動脈硬化，高血圧症，心肥大，糖尿病など．

(古屋英毅 ほか編：歯科麻酔学 第 6 版，医歯薬出版，p.279，2003)

表 14-10 心血管病変の危険因子と循環系臓器障害/心血管病

心血管病変の危険因子	循環系臓器障害/心血管病	
高血圧	心 臓	左室肥大，狭心症，心筋梗塞の既往，心不全
喫 煙	脳	脳出血，脳梗塞，一過性脳虚血発作
高コレステロール血症	腎 臓	タンパク尿，腎機能障害，腎不全
高齢(男：60 歳以上，女：65 歳以上)	血 管	動脈硬化性プラーク，大動脈解離，閉塞性動脈疾患
若年発症の心血管病の家族歴(糖尿病)(肥 満)	眼 底	高血圧性網膜症

血圧分類 血圧以外のリスク因子	軽症高血圧 (140〜159/90〜99 mmHg)	中等度高血圧 (160〜179/100〜109 mmHg)	重症高血圧 (≧180/≧110 mmHg)
危険因子なし	低リスク	中等リスク	高リスク
糖尿病以外の危険因子あり	中等リスク	中等リスク	高リスク
糖尿病，臓器障害，心血管病変のいずれかがある	高リスク	高リスク	高リスク

(JSH 高血圧治療ガイドライン 2000/猿田亨男：臨床麻酔 25，p.1069，2001 より改変)

表 14-11 血糖コントロールの指標と評価

指標	コントロールの評価とその範囲			
	優	良	可 (不十分 / 不良)	不可
HbA1c(JDS値)(%)	5.8 未満	5.8〜6.5 未満	6.5〜7.0 未満　7.0〜8.0 未満	8.0 以上
HbA1c(国際標準値)(%)	6.2 未満	6.2〜6.9 未満	6.9〜7.4 未満　7.4〜8.4 未満	8.4 以上
空腹時血糖値(mg/dl)	80〜110 未満	110〜130 未満	130〜160 未満	160 以上
食後2時間血糖値(mg/dl)	80〜140 未満	140〜180 未満	180〜220 未満	220 以上

(日本糖尿病学会：科学的根拠に基づく糖尿病診療ガイドライン 2010, 南江堂, 2010)

気管支攣縮防止や気道分泌による無気肺や感染防止に努める．

(3) 内分泌，栄養および代謝疾患

糖尿病　diabetes

糖尿病は，インスリンの作用不足による代謝異常で，1型(インスリン依存性)と2型(インスリン非依存性)糖尿病に分類される．血糖コントロールの良否(**表14-11**)に従い管理方法を決定する．

ポルフィリン症　porphyria

ヘム合成系酵素の欠損，活性低下によりヘム合成過程の中間体のポルフィリンが過剰に生成され，蓄積する疾患である．麻酔管理上，バルビツレート製剤の使用は禁忌である．ジアゼパム，パンクロニウムやヒダントインなどの抗痙攣薬，副腎皮質ステロイドやリドカインは使用しないほうがよい．

甲状腺障害　thyropathy

甲状腺機能亢進症の症状としては甲状腺腫，眼球突出，頻脈，振戦，体重減少，多汗，高血圧などがある．甲状腺機能が正常であれば管理方法に大きな問題はない．

甲状腺機能低下症では，クレチン病，慢性甲状腺炎，甲状腺摘出や放射性ヨード治療後などの一次性と，下垂体機能低下に伴う二次性とがある．術前に，甲状腺機能の正常化をはかる．

下垂体機能低下症・亢進症
hypopituitarism, hyperpituitarism

下垂体機能低下症では，成長ホルモン，甲状腺刺激ホルモン，副腎皮質刺激ホルモンなどの下垂体前葉ホルモンの分泌低下による標的器官への異常が生じる．

手術に対するストレスの脆弱化と予備能力の低下がみられる．ステロイドホルモンと甲状腺ホルモンの補充療法が必要な場合がある．下垂体機能亢進症では，下顎や舌の巨大化，喉頭肥厚などがみられ，骨結合組織，内臓の過剰発育をきたす．

副腎皮質機能低下症・亢進症
adrenocortical insufficiency, hypercortioism

副腎皮質機能低下症は，副腎が90%以上破壊(結核，副腎萎縮，腫瘍など)されたときに発症する．色素沈着，脱力感，食欲不振，下痢，体重減少，低血圧などの症状を呈する．ステロイドカバーが不可欠である．

副腎皮質機能亢進症(Cushing症候群)では，副腎皮質ホルモン分泌が過剰になる．糖質コルチコイドの過剰により満月様顔貌，肥満，顔面紅潮，高血圧，糖尿病，低カリウム血症などがみられる．

(4) 肝・腎疾患

肝疾患　lever disease

① 問診による輸血歴，飲酒歴，常用薬物の有無，家族歴による肝疾患の有無．
② 理学的所見：黄疸，浮腫，肝臓の腫脹・圧痛，腹水，手掌の紅斑や褐色尿，静脈瘤の有無(肝硬変)．
③ 肝機能検査および肝機能障害と，手術危険度から総合判定し，緊急手術以外は延期する．肝機能障害の治療を優先する(**表14-12**)．

表14-12 肝機能検査値と手術危険度増加限界値

肝機能検査	手術危険度の増加限界値	正常値
黄疸指数	80以上	4〜6
血清ビリルビン	15 mg/dl 以上	0.2〜0.8 mg/dl
血清総タンパク	5 g/dl 以下	6〜8 g/dl
血清アルブミン	3 g/dl 以下	3.5〜6.0 g/dl
A/G比	0.8 以下	1.2〜2.0
AST(GOT)	100 U 以上	8〜40 U
ALT(GPT)	100 U 以上	5〜35 U
プロトロンビン時間	50%以下	80〜120%
ICGテスト	10%以上	10%以下(15分値)

※ASAの手術危険度が1度増すとされる限界値を示す.
(松浦英夫 ほか編・著:臨床歯科麻酔学, 永末書店, p.93, 1999)

表14-13 腎機能検査による障害の程度

		軽度障害	中等度障害	高度障害
クレアチニンクリアランス(ml/分)		50〜80	10〜50	<10
血液検査 BUN(mg/dl)		20〜30	30〜100	>100
クレアチニン(mg/dl)		2〜3	3〜8	>8
K(mEq/l)		5.0〜5.5	5.5〜6.0	>6.0
尿検査	尿量	乏尿:450 ml/日以下, 無尿:50 ml/日以下 多尿:2,500 ml/日以上 (障害の程度が高いと尿量が減るが, 多尿性腎不全もある)		
	比重	1.010〜1.012 タンパク尿では信頼度が低い		
	タンパク	(+)		
	糖	(+)		

(坂部武史 ほか:術前管理, II:肝・腎, 内分泌, 血液, 電解質, 臨床麻酔, 2:417, 1978 より一部引用)

腎疾患　renal disease

① 問診による腎疾患の既往・経過や, 尿検査による異常の有無.
② 尿検査および腎機能検査(表14-13).
③ ネフローゼ症候群:糸球体のタンパク透過性が亢進して, タンパク尿, 低アルブミン血症, 浮腫, 脂質異常症(高脂血症)を示す.
④ 急性腎不全:急性腎障害病因により腎前性(心原性ショックなど), 腎性(ショック, 薬物性, 腎動脈血栓症など), 腎後性(腎結石, 前立腺疾患など)に分類される.

水とNa排泄の障害, 高血圧, 浮腫, 高カリウム血症, 血清尿素窒素やクレアチニンの上昇を示す.

⑤ 慢性腎不全:原因疾患として, 糖尿病, 痛風, アミロイドーシス, 慢性腎盂腎炎, 膠原病(SLE), 高血圧腎硬化症, Wegener肉芽腫などがある.

貧血, 血小板機能低下による出血傾向, 低ナトリウム・低カルシウム血症, 高カリウム・高マグネシウム血症, 代謝性アシドーシス, 血清尿素窒素やクレアチニンの高値がある.

(5) 神経系の疾患

てんかん　epilepsy

症状は多彩で, 大発作(強直性痙攣, 意識消失, 呼吸停止やチアノーゼと間代性痙攣に移行)や小発作(数秒間の意識消失や動作停止など), 焦点発作(顔面に痙攣)がある. 成人では, 心因性の発作と失神発作との鑑別が必要なこともある. 抗てんかん薬の服用は術直前まで続行する.

一過性脳虚血発作　transient ischemic attack

脳血管の狭窄や閉塞による局所脳神経症候を呈する短時間の発作で, 通常1時間以内のものが多いが, 24時間以内に神経症候が消失するものをいう. 心疾患(心房細動, 拡張型心筋症, リウマチ性心臓病など)を有する心原性と, 非心原性に分類される. 抗凝固療法が行われることが多い.

パーキンソン病　parkinsonism

錐体外路系の神経変性疾患である. ドーパミン作動性の黒質-線条体ニューロンの変性により, 振戦, 筋固縮, 無動, 姿勢障害を四大徴候とする. 起立性低血圧が生じやすい.

重症筋無力症　myasthenia gravis

神経筋接合部におけるアセチルコリン受容体に対する自己免疫体によって, アセチルコリン受容体の結合阻害および崩壊, 筋肉側運動終板膜の破壊が病因となり, 神経筋伝達障害が生じる. 眼瞼下垂, 複視, 顔面筋力低下

表 14-14 麻酔の要素と薬物

薬物		鎮痛	意識消失(健忘)	筋弛緩作用(不動)
吸入麻酔薬	亜酸化窒素(笑気)	++	++(高濃度)	−
	イソフルラン	+	+++	++
	セボフルラン	+	+++	++
	ハロタン	+	+++	+
静脈麻酔薬	チオペンタール	−	++	−
	プロポフォール	−	++	−
	ケタミン	++	++	−
鎮痛薬	モルヒネ	+++	±(大量投与)	−
	フェンタニル，レミフェンタニル	+++	±(大量投与)	−(ときに筋硬直)
	ブプレノルフィン	++	±	−
	ペンタゾシン	++	±	−
催眠・鎮静薬	ミダゾラム	±(鎮痛作用増強)	+++	+
	ジアゼパム	±(鎮痛作用増強)	++	+
筋弛緩薬		−	−	+++
局所麻酔薬		+++	−	++ (脊麻，硬膜外麻酔，神経叢ブロック，神経ブロック)

＋：あり　＋＋：強い　＋＋＋：非常に強い　−：弱い

による特異顔貌，咀嚼・嚥下障害，構音障害，四肢の易疲労性などがみられる．副腎皮質ステロイドの長期服用が多い．手術ストレスでクリーゼの誘発が生じ，急激な筋力低下によって気道閉塞や呼吸不全に陥る．

(6) 精神および行動の障害
統合失調症　schizophrenia
おもに思春期に妄想や幻聴を主症状として発症する．原因は不明であるが，遺伝的に規定された脆弱性に心因を誘因として症状を形成するといわれる．多様な精神症状を呈する．

治療は，向精神薬による薬物療法がおもに行われ，強力精神安定薬 major tranquilizer が使用される．全身管理においては，向精神薬の副作用や局所麻酔薬の併用による相互作用に注意が必要である．

うつ病性障害　depression
抑うつ気分あるいは，興味または喜びの喪失のどちらかを必須とし，食欲や体重の異常，睡眠障害，焦燥または抑止，易疲労感や気力の減退，無価値感や罪悪感，思考力や集中力の減退，自殺念慮や企図など，9項目のうち5項目が2週間以上同時につづくことが基準となる．

ノルアドレナリンやセロトニンの神経伝達物質の機能異常が推測されている．

治療薬に三環系抗うつ薬(イミプラミン，アミトリプチリンなど)，四環系抗うつ薬，選択的セロトニン再取り込み阻害薬(SSRI)や，セロトニン・ノルアドレナリン再取り込み阻害薬(SNRI)が使用されている．これらの抗うつ薬により，抗コリン作用(口渇，排尿障害など)や起立性低血圧，心電図異常，頻脈などがみられることがある．

B　全身麻酔法

全身麻酔 general anesthesia は，無痛，意識消失(健忘)，筋弛緩(身体の不動化)，自律神経反射の抑制の要素から成り立っている．

Guedel(1937)は麻酔深度を4期に分類し，第3期の1〜2相が手術に適した麻酔深度(無痛，意識消失や有害反射の消失，規則的呼吸など)とよばれた．Kissin(1993)は，全身麻酔は手術侵襲によって起こる有害な反射を防ぎ，手術に適した状態をつくるために複数の薬の効果のスペクトラムで成り立った状態であると述べている．

表 14-15 吸入麻酔薬の特徴

求められる吸入麻酔の条件
① 手術中に安定した麻酔深度と導入・覚醒が速い．
② 心刺激性がなく循環系機能が安定．
③ アドレナリンに対する心臓の感受性を高めない．
④ 気道刺激性がなく気管支収縮を起こさない．
⑤ 代謝率が低く，肝・腎障害を起こさない．
⑥ 筋弛緩・鎮痛薬・鎮静薬と相加相乗作用がある．
⑦ 術後悪心・嘔吐を起こさない．

	分類	ガス麻酔薬	揮発性麻酔薬		
	麻酔薬	亜酸化窒素(笑気)	ハロタン	イソフルラン	セボフルラン
化学的性状	構造式	N_2O	$CF_3CHBrCl$	$CF_3CHOClCF_2H$	$FCH_2OCH(CF_3)_2$
	分子量	44	197.4	184.5	200.1
	沸点(℃)	−88.5	50.2	48.5	58.6
	蒸気比重(空気=1)	1.53	6.9	6.4	6.9
	爆発性	(助燃性+)	−	−	−
	ソーダライムとの反応	−	一部反応	−	−
薬理学的性状	血液/ガス分配係数	0.47	2	1.41	0.63
	MAC(%)	105	0.75	1.15	1.71
	使用濃度(%)	60〜70	0.8〜1.2	1.5〜2.5	0.5〜5.0
	導入・覚醒	速い	速い	速い	速い
	気道刺激	−	なし	軽刺激	なし
	気道分泌	−	−	−	+
	気管支	変化なし	拡張	拡張	拡張
	呼吸抑制	なし	あり	あり	あり
	血圧	(やや上昇)	下降	下降	下降
	心拍数	(やや増加)	減少	増加	やや増加
	末梢血管	収縮	拡張	拡張	拡張
	脳血流	変化なし	増加	変化なし	変化なし
	心筋アドレナリン感受性	80%で軽度	大(不可)	少(可)	少(可)
	鎮痛作用	強い	なし	弱い	弱い
	筋弛緩作用	なし	なし	やや強	やや強
	血糖	変化なし	変化なし	やや増加	やや増加
	生体代謝率(%)	0.004	20	0.2	2.0〜2.9
	肝障害	−	あり	−	−
	腎障害	−	−	−	−

現在では，全身麻酔に必要な構成要素ごとに必要な薬剤を併用し，麻酔薬自体の生体に及ぼす影響(侵襲)を少なくするような方法で行われるバランス麻酔が主流となっている(**表 14-14**)．

1 吸入麻酔法 inhalation anesthesia

吸入麻酔薬は，常温で気体であるガス麻酔薬と，液体で気化器を用いる揮発性麻酔薬とに分類される(**表 14-15**)．

(1) ガス麻酔薬

亜酸化窒素(笑気)　nitrous oxide(laughing gas)

(2) 揮発性麻酔薬

ハロタン halothane：1956 年に臨床応用．
イソフルラン isoflurane：1975 年に臨床応用．
セボフルラン sevoflurane：1978 年に臨床応用．
エーテル ether：1846 年 Morton が世界で最初に吸入全身麻酔薬として使用した．安全域が広く臨床使用され

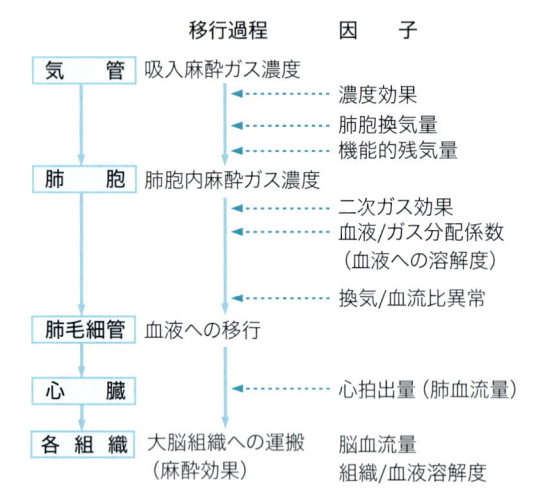

```
移行過程    因子
気管    吸入麻酔ガス濃度
                ← 濃度効果
                ← 肺胞換気量
                ← 機能的残気量
肺胞    肺胞内麻酔ガス濃度
                ← 二次ガス効果
                ← 血液/ガス分配係数
                  （血液への溶解度）
                ← 換気/血流比異常
肺毛細管  血液への移行
心臓            ← 心拍出量（肺血流量）
各組織   大脳組織への運搬   脳血流量
         （麻酔効果）     組織/血液溶解度
```

図 14-3　吸入麻酔薬の移行過程

表 14-16　麻酔導入にかかわる因子

麻酔導入速度	遅い	速い
吸入麻酔ガス濃度	低い	高い
血液/ガス分配係数	大きい	小さい
肺胞換気量	小さい	大きい
機能的残気量	大きい	小さい
心拍出量	増加	減少
肺胞-混合静脈血分圧較差	大きい	小さい

たが，ハロタンの出現とともに使用頻度は激減した．

(3) 吸入麻酔の導入と覚醒（図 14-3）

吸入された麻酔ガスは分圧勾配によって拡散する．肺胞から血液中に溶解し，脳を含めた体内の各組織に分布して，麻酔効果を発揮する．吸入麻酔濃度と等しくなった時点で，麻酔の導入が完了する．

導入に関する因子（表 14-16）

① 吸入（吸気）麻酔ガス濃度
② 血液/ガス分配係数
③ 肺胞換気量
④ 機能的残気量
⑤ 心拍出量
⑥ 肺胞-混合静脈血分圧較差

覚醒（吸入麻酔ガスの排泄）に関する因子

肺胞内麻酔薬分圧が，時間とともに低下する速度として定義される．麻酔導入の逆であり，肺胞換気，溶解性，心拍出量などが，その速さを決定する．

2　静脈麻酔法　intravenous anesthesia

静脈内に薬物を投与して麻酔状態を得る方法を，静脈麻酔法という．最近では，全静脈麻酔が普及してきた．

(1) 静脈麻酔薬の特徴

■利　点
① 導入が円滑で迅速である（興奮期がない）．
② カテコールアミンの併用が可能である．
③ 気道刺激性がない．
④ 室内の空気汚染，環境汚染がない．

■欠　点
① 調節性に乏しい（投与量，使用薬による）．
② 呼吸・循環の変動が大きい．
③ 肝障害患者では作用が延長する．
④ 覚醒時に譫妄を起こすことがある．

■適　応
① 全身麻酔の導入．
② 吸入麻酔の補助．
③ 局所麻酔時の鎮静（補助）．
④ 短時間の手術や検査の麻酔．
⑤ 集中治療室での応用（鎮静，脳保護）．
⑥ 痙攣の治療．
⑦ 精神科領域での応用（面接，分析法）．

■禁　忌
① 重篤な全身疾患患者
　　心不全，呼吸不全，筋肉疾患など．
② 気道確保の困難な患者
　　小顎症，開口障害，口腔底腫瘍など．
③ ポルフィリン尿症，尿毒症，喘息発作時．

(2) 静脈麻酔薬の種類

静脈麻酔薬の種類と特徴を，**表 14-17** に示す．

表 14-17 静脈麻酔薬の種類と特徴

	バルビツール酸誘導体 チアミラール チオペンタール メトヘキシタール	フェンサイクリッジ誘導体 ケタミン	ジイソプロピルフェノール プロポフォール	ベンゾジアゼピン誘導体 ジアゼパム ミダゾラム フルニトラゼパム
作用機序	GABA の作用増強 GABA の受容体との結合 グルタミン酸受容体との結合 鎮静作用が強力 鎮痛作用がない	NMDA の非競合性拮抗作用 脂溶性が高い 大脳辺縁系の興奮 鎮痛作用	GABA の作用増強 GABA の受容体との結合 脂溶性が高い 分布半減期：2〜8 分（短時間）	ベンゾジアゼピン受容体 $GABA_A$ 受容体との結合 脂溶性が高い（ミダゾラムは水溶性）
中枢神経系	脳血流量，酸素消費量，頭蓋内圧の減少	脳血流量，脳代謝率，頭蓋内圧の増加	脳血流量，酸素消費量，頭蓋内圧の減少 制吐作用	脳血流量の減少 抗不安作用
呼吸系	呼吸抑制 まれに咳，気管支痙攣，喉頭痙攣の誘発	軽度呼吸抑制 気管支平滑筋弛緩作用 唾液分泌亢進	呼吸抑制 気道反射抑制	呼吸抑制 気管支平滑筋弛緩作用
循環系	血圧の一過性の低下	血圧・脈拍上昇	血圧の低下（末梢血管抵抗の減少）	軽度血圧低下

GABA：γ-aminobutyric acid　NMDA：N-methyl-D-aspartate

(3) 全静脈麻酔　total intravenous anesthesia（TIVA）

吸入麻酔薬をまったく使わず，静脈から投与する数種類の薬物だけで行う全身麻酔法である．麻酔ガスによる環境汚染を防ぎ，作用発現がすみやかであること，長時間の麻酔でも覚醒がすみやかで，患者への影響が少ない．数種類の麻酔薬を使用することから，手技・操作性が煩雑であることや，麻酔深度や調節性に熟練を要する．

一般的な方法は，フェンタニルとプロポフォールで導入し，ベクロニウムで筋弛緩後，気管挿管する．

麻酔維持は，プロポフォールとフェンタニルの適宜追加投与により行う．2007 年からは，レミフェンタニルの使用が可能になったことから，さらに本方法は普及するものと思われる．

3　筋弛緩薬と拮抗薬

(1) 筋弛緩薬　muscle relaxant

筋弛緩薬は，神経筋接合部に作用して，刺激伝導を遮断することにより筋弛緩を得るもので，気管挿管および手術中の骨格筋の筋緊張を除去し，手術操作性を向上させる．中枢神経系に作用して筋弛緩を得る薬物は含まれない．

筋弛緩薬の作用機序

筋弛緩薬は，運動神経終板にあるニコチン性アセチルコリン（ACh）受容体（α, δ および α, γ サブユニット）と結合し，ACh による神経筋間の伝導をブロックすることにより筋弛緩を生じる．

脱分極性筋弛緩薬

受容体に非競合的に結合し，ACh と同様の反応 agonist を起こし，終板後膜の脱分極をきたし，筋線維束収縮 fasciculation とよばれる一過性の筋収縮を生じる．

ACh よりも代謝が遅いので，受容体と結合したまま脱分極の状態が持続し，再分極が妨げられ，そのあいだは筋弛緩状態が生じる．血漿中の偽コリンエステラーゼによって分解される．サクシニルコリン（SCC）が代表的薬物である．

非脱分極性筋弛緩薬

受容体に ACh と競合的に結合する competitive antagonist ことにより受容体を占有し，ACh による脱分極を阻害して神経筋伝導をブロックする．終板電位には変化を起こさず活動電位も生じないので，非脱分極性筋弛緩薬

表 14-18 前投薬に用いられるおもな薬物

目　的		薬物(商品名)	投与方法	成人量(mg)
催眠・鎮静・健忘・代謝の抑制	ベンゾジアゼピン系	ジアゼパム(セルシン，ホリゾン) ミダゾラム(ドルミカム) ニトラゼパム(ベンザリン，ネルボン) エスタゾラム(ユーロジン) フルニトラゼパム(ロヒプノール，サイレース)	経　口 筋　注 経　口 経　口 経　口	5〜10 2〜3 5〜10 1〜4 0.5〜2
	バルビツール酸系	ペントバルビタール(ラボナ) セコバルビタール(アイオナールナトリウム)	経　口 経　口	50〜100 100〜200
	その他	ヒドロキシジン(アタラックス-P)	筋　注	25〜50
鎮痛，麻酔補助	麻薬・合成麻薬	モルヒネ メペリジン，ペチジン(オピスタン) フェンタニル(フェンタネスト)	筋　注 筋　注 筋　注	5〜10 50〜75 0.05〜0.1
	非麻薬性鎮痛薬	ペンタゾシン(ペンタジン，ソセゴン) ブプレノルフィン(レペタン) ブトルファノール(スタドール)	筋　注 筋　注 筋　注	15〜30 0.2〜0.3 1〜2
唾液・気道分泌の抑制 有害反射の予防 (副交感神経反射の抑制)	ベラドンナ薬	アトロピン スコポラミン	筋注・静注 筋注・静注	0.01(mg/kg) 0.008(mg/kg)
誤嚥性肺炎の予防 (胃酸と胃液分泌抑制)	H_2遮断薬	シメチジン(タガメット) ラニチジン(ザンタック) ファモチジン(ガスター)	筋　注 筋注・静注 筋注・静注	200 50 20

といい，ベクロニウム(マスキュラックス®)，ロクロニウム(エスラックス®)，パンクロニウム(ミオブロック®)，d-ツボクラリン(アメリゾール®)などがある．

(2) 筋弛緩薬の拮抗(リバース)

非脱分極性筋弛緩薬の作用は競合的であるので，抗コリンエステラーゼ薬(抗 ChE 薬)で拮抗することができる．ネオスチグミン(ワゴスチグミン®)，エドロフォニウム(テンシロン®，アンチレックス®)などがある．

抗 ChE 薬は循環系，気道分泌腺，消化管に ACh のムスカリン作用(心拍数減少，気管支筋収縮，唾液分泌，胃腸管平滑筋収縮など)が発現するので，その予防のため，必ずアトロピンを併用する．

4 麻酔前投薬　preanesthetic medication

前投薬は，全身麻酔に際し，あらかじめ薬物を投与し，麻酔を安全かつ円滑に導入維持するために行われる．全身麻酔だけでなく，局所麻酔や精神鎮静法にも応用される．

(1) 目　的
① 鎮静，催眠，健忘，不安感除去．
② 有害反射の抑制．
③ 気道分泌の抑制．
④ 鎮痛(疼痛しきい値の上昇)．
⑤ 誤嚥性肺炎の予防．

(2) 使用薬物
前投薬に用いられるおもな薬物を，表 14-18 に示した．

5 気管麻酔　tracheal anesthesia

(1) 適応，利点，欠点
■適　応
手術野と気道が一致している口腔外科領域の気道管理

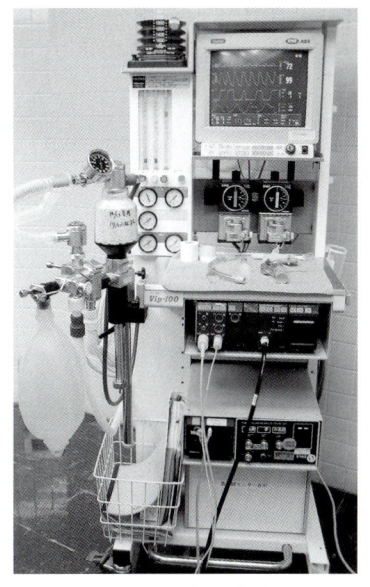

図 14-4　全身麻酔器

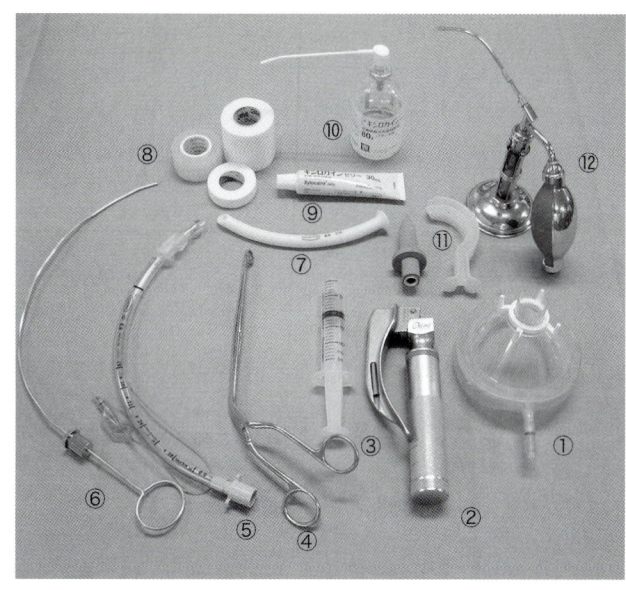

図 14-5　麻酔用器具

①マスク
②喉頭鏡とブレード
③カフ用注射器
④マギル鉗子
⑤気管チューブ
⑥スタイレット
⑦経鼻エアウェイ
⑧絆創膏
⑨潤滑剤
　（キシロカイン®ゼリー 20％）
⑩表面麻酔薬
　（キシロカイン®スプレー 8％）
⑪エアウェイ，バイトブロック
⑫ジャクソンスプレー

として，最も確実な方法である．

① 歯科・口腔外科，顎顔面外科など，口腔顔面領域が手術野となり，確実な気道管理が必要となる場合．
② 手術野から，麻酔器や麻酔科医が，所定の位置から離れる場合．
③ 長時間の手術．
④ 人工呼吸が必要な場合．
⑤ 長期間にわたり気道管理が必要な場合．
⑥ 誤嚥の可能性がある場合．
⑦ 心肺蘇生（二次救命処置）時の気道確保．

■利　点
① 気道確保が確実で，手術の妨げにならない．
② 気管吸引が可能，誤嚥が防止できる．
③ 麻酔科医が手術野から離れることができ，円滑な手術が可能となる．
④ 死腔の減少効果や繊細な呼吸管理が行える．

■欠　点
① 気管挿管にある程度熟練を要する．
② 気管挿管操作による機械的損傷や神経反射，術後の合併症の発生．
③ 小児では気管内径が減少し，呼吸抵抗が増加することがある．
④ 特別な器具（喉頭鏡，気管チューブなど）が必要である．

(2) 使用器具・器材

全身麻酔器（図 14-4）

麻酔用器具（図 14-5）

安全装置および麻酔のモニター指針（表 14-19, 20）

表 14-19　機器に備わった安全装置

フールプルーフ	異常状態またはそのままの徴候を検知，検出し，異常状態の発生を防止する． （例）ピン・インデックス，ピン（シュレーダ）方式
フェイルセイフ	異常状態またはその徴候を検知，検出し，異常状態の結果生じる危険の最小化をはかる． （例）低酸素防止装置つき流量計，ガス遮断安全装置
多重系	異常状態またはその徴候を検知，検出し，代替機能を有する． （例）停電用バッテリー
警報システム	異常状態またはその徴候を検知，検出し，異常状態の表示を行う． （例）モニターのアラーム

表 14-20　安全な麻酔のためのモニター指針

麻酔中の患者の安全を維持確保するために，日本麻酔科学会は下記の指針が採用されることを勧告する．この指針は全身麻酔，硬膜外麻酔および脊髄麻酔を行うとき適用される．

〈麻酔中モニター指針〉
① 現場に麻酔を担当する医師が居て，絶え間なく看視すること．
② 酸素化のチェックについて
　皮膚，粘膜，血液の色などを看視すること．
　パルスオキシメーターを装着すること．
③ 換気のチェックについて
　胸郭や呼吸バッグの動きおよび呼吸音を監視すること．
　全身麻酔ではカプノメータを装着すること．
　換気量モニターを適宜使用することが望ましい．
④ 循環のチェックについて
　心音，動脈の触診，動脈波形または脈波のいずれか1つを監視すること．
　心電図モニターを用いること．
　血圧測定を行うこと．
　原則として5分間隔で測定し，必要ならば頻回に測定すること．観血式血圧測定は必要に応じて行う．
⑤ 体温のチェックについて
　体温測定を行うこと．
⑥ 筋弛緩のチェックについて
　筋弛緩モニターは必要に応じて行う．

※注意：全身麻酔器使用時は日本麻酔科学会作成の始業点検指針に従って始業点検を実施すること．

（日本麻酔科学会，2009）

前準備
患者入室，モニターの装着（血圧計，心電計，聴診器など）
一般状態の観察
静脈路の確保

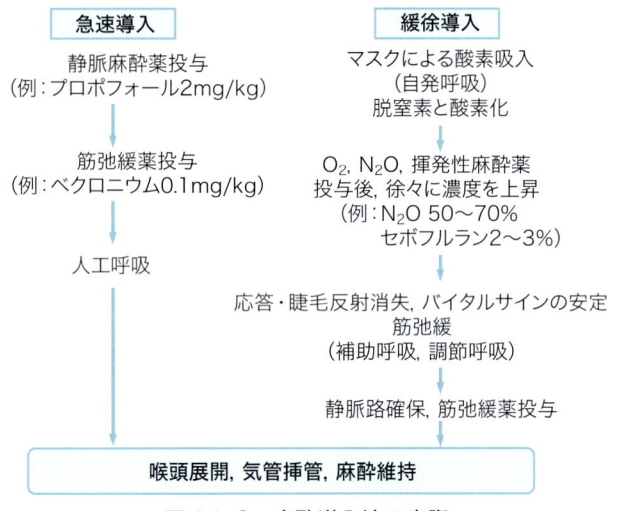

急速導入
静脈麻酔薬投与
（例：プロポフォール2mg/kg）
↓
筋弛緩薬投与
（例：ベクロニウム0.1mg/kg）
↓
人工呼吸

緩徐導入
マスクによる酸素吸入
（自発呼吸）
脱窒素と酸素化

O_2, N_2O, 揮発性麻酔薬投与後，徐々に濃度を上昇
（例：N_2O 50～70%
セボフルラン2～3%）

応答・睫毛反射消失，バイタルサインの安定
筋弛緩
（補助呼吸，調節呼吸）

静脈路確保，筋弛緩薬投与

→ 喉頭展開，気管挿管，麻酔維持

図 14-6　麻酔導入法の実際

全身麻酔導入
・手術室入室
・モニター類の装着
・静脈路の確保
・全身麻酔薬　吸入麻酔薬　静脈麻酔薬
・筋弛緩薬
・気管挿管

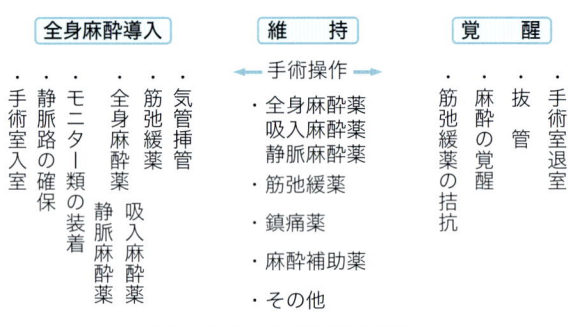

維持　←手術操作→
・全身麻酔薬　吸入麻酔薬　静脈麻酔薬
・筋弛緩薬
・鎮痛薬
・麻酔補助薬
・その他

覚醒
・筋弛緩薬の拮抗
・麻酔の覚醒
・抜管
・手術室退室

図 14-7　全身麻酔の流れ

6　麻酔導入法

(1) 急速導入法　rapid induction

マスクで酸素投与とともに，静脈麻酔などで入眠後，意識消失させて，筋弛緩薬の投与後，気管挿管を行う（図14-6，7）．導入後，亜酸化窒素（笑気）と揮発性麻酔薬を用いる．静脈路の確保が前提となり，興奮期がなく，患者にとっては快適である．

(2) 緩徐導入法　slow induction

マスクで酸素と吸入麻酔薬を投与し，徐々に濃度を上げて導入する方法である（図14-6，7）．静脈路の確保が困難な乳幼児や障害者などに応用される．

7　気管挿管　tracheal intubation

(1) 気管挿管の方法

経口挿管（図14-8）

口から気管内に気管チューブを挿入する一般的な方法である．通常，喉頭鏡で喉頭展開して直視下に挿入する．

経鼻挿管（図14-9）

鼻孔から気管内チューブを挿入する方法．口腔外科領域の手術では経鼻挿管が多い．人工呼吸の管理では，経口挿管よりも苦痛が少ないが，粘膜の損傷や出血などの欠点がある．

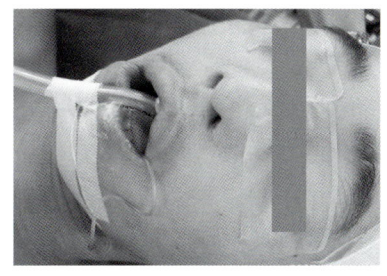

図 14-8　経口挿管

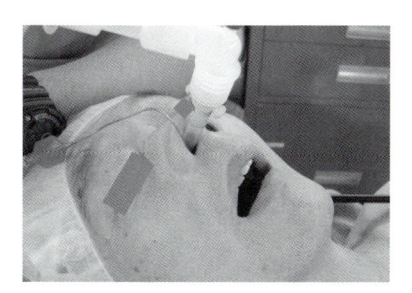

図 14-9　経鼻挿管

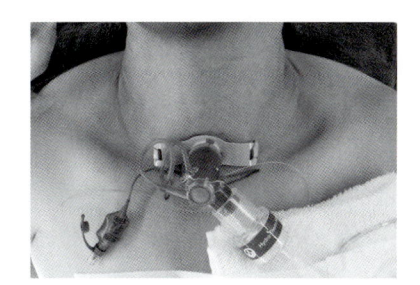

図 14-10　経気管挿管

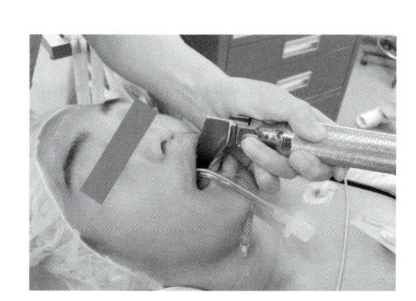

図 14-11　直視下挿管

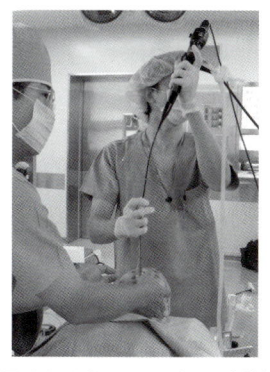

図 14-12　ファイバー挿管

経気管挿管（気管切開）（図 14-10）
　気管切開を行い気管チューブを挿入する方法．頭頸部の広範囲な手術や長期にわたる気道確保，上気道閉塞時の気道確保，気管内分泌物の吸引の目的には有利である．

(2) 挿管手技の方法
直視下挿管（図 14-11）
　通常の気管挿管方法．喉頭鏡を使用して導入後，直視下に気管チューブを経口および経鼻的に挿管する．
盲目的挿管
　意識下や適度の鎮静下に，呼吸音を頼りに患者の呼気に合わせて気管チューブをすすめて，経鼻的に挿管する．
気管支ファイバースコープによる挿管（図 14-12）
　気管支ファイバースコープを用いて，声門を確かめて気管に挿入し，それをガイドに気管チューブをすすめて気管挿管を行う．
経気管逆行性挿管
　輪状甲状靱帯に硬膜外麻酔針などを穿刺し，ガイドワイヤーを通して口や鼻から逆行的に出し，そのワイヤーを通して気管チューブを挿管する．

C　精神鎮静法

　精神鎮静法 psycosedation とは，精神的・肉体的緊張を和らげ，快適で円滑に歯科治療を行うために開発された患者管理法である．全身的合併症や，過去に不快症状を経験したことがある患者や，障害者歯科治療における行動管理法の1つとしても応用される．

1　精神鎮静法の目的

① 不安感，恐怖心，緊張の緩和．
② 歯科治療に伴う不快刺激の緩和．
③ バイタルサイン vital sign の安定化．
④ 歯科治療に対して患者の協力を得る．
⑤ 健忘効果．
⑥ 疼痛しきい値の上昇（笑気吸入鎮静法）．

2　鎮静法の種類

(1) 笑気吸入鎮静法
　　　inhalation sedation with Nitrous Oxide-oxygen

　低濃度笑気(30％以下)を酸素とともに，吸入鎮静器を用いて吸入させて行う鎮静法．

(2) 静脈内鎮静法　intravenous sedation

　緩和精神安定薬，静脈麻酔薬などを単独で，あるいは鎮痛薬物などを併用して，静脈内投与により鎮静状態を得る方法．

3　笑気吸入鎮静法の概念

　低濃度笑気の吸入によって，意識を残したまま精神的緊張を和らげ，歯科治療に対する不安感や恐怖感を軽減させる．高濃度の笑気吸入では，その利点は消失する．

4　亜酸化窒素(笑気)の薬理学的作用

① 無色，わずかに甘い香気をもつ無機化合物(N_2O)である．
② シリンダー内は液体である(沸点－89℃：20℃でのシリンダー内圧は 51 気圧．気化量 500 l/kg)．
③ 助燃性で非爆発性．
④ 化学的に安定．体内では分解されない(代謝率 0.004％)．
⑤ 比重 1.53(空気：1)，分子量 44.01．
⑥ 副作用が少ない．呼吸・循環系，肝臓，腎臓，代謝への影響はほとんどない．
⑦ 麻酔作用は弱い(MAC105％)．
⑧ 血液/ガス分配係数 0.47 で，導入覚醒が速い．
⑨ 体内閉鎖腔の増大．

　笑気の血液/ガス分配係数(0.47)が窒素(0.013)よりも大きく，笑気は血液から気相に拡散し，窒素が気相にとどまることによる．耳管閉鎖の中耳，気胸，肺囊胞などでは，破裂の可能性がある．

5　笑気吸入鎮静法の適応と禁忌

■適　応
　原則として，すべての歯科治療が適応となる．

■積極的に用いられる症例
① 歯科治療に不安，恐怖心，不快感をもつ患者．
② 全身的合併症を有していて，ストレスを最小限にしたい患者．
③ 過去の歯科治療中に異常を起こしたことがある患者．
④ 低年齢児(3歳以上で意志の疎通がはかれること)．
⑤ 嘔吐反射の強い患者．
⑥ 長時間症例や侵襲度が大きい歯科処置．

■禁　忌
① 鼻閉(笑気の吸入ができない)．
② 意志の疎通ができない患者(重度の知的障害者)．
③ 妊娠初期および後期の患者．
④ 中耳炎，医療ガス使用の眼科手術既往歴患者(内圧を上昇させる可能性がある)や気胸，ブラ，気腹など，体内閉鎖腔のある患者．
⑤ 非常に神経質な患者や過換気症候群既往，ヒステリー患者，気管支喘息，てんかん患者では発作を起こすこともある．

6　笑気吸入鎮静法の管理方法(図 14-13〜15)

■器械・器具の安全管理
① 吸入鎮静器の酸素と笑気ガス圧力を確認する．
② 吸入鎮静器の安全装置の点検(酸素フラッシュ，最低吸入酸素濃度の設定)．
③ 装置接続部分の点検，確認を行う．
④ 吸入鎮静器のガス流量の点検を行う．
⑤ マスク弁の作動，破損および清潔について確認する．
⑥ 各接続部分のガス漏れの有無について点検する．
⑦ 加湿装置(ビン)の点検(水量および交換)を行う．
⑧ 患者に吸入させる前に術者が吸入し，装置の安全作動確認を行う．

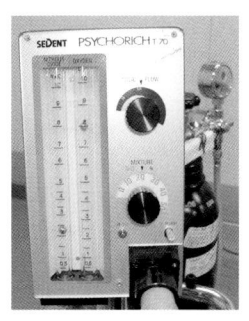

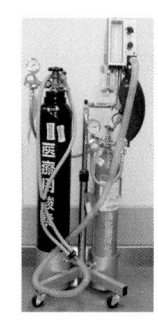

図 14-13　吸入鎮静器

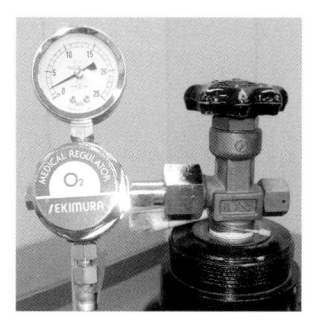

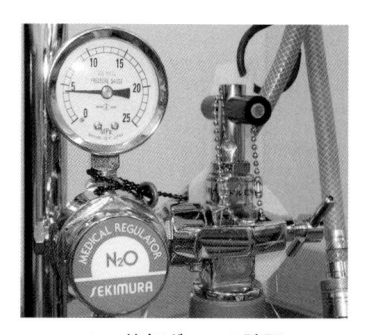

a：酸素ボンベの確認　　　b：笑気ボンベの確認
図 14-14　ガスボンベの確認

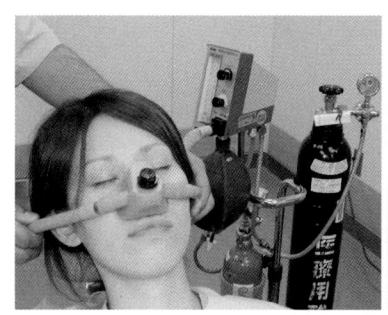

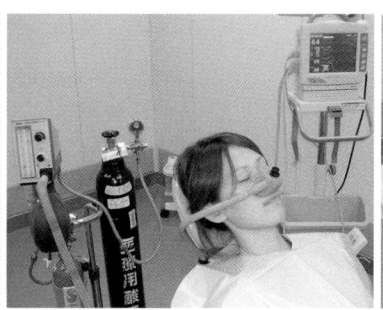

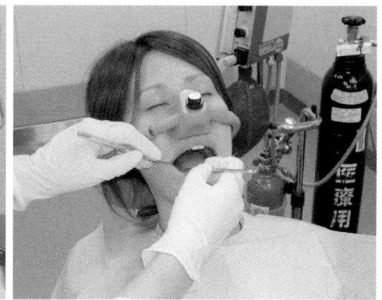

図 14-15　吸入鎮静法

■術前管理
① 患者への医療面接，笑気吸入鎮静法の安全性について説明し，同意を得る．
② 笑気を吸入したときの自覚症状，および至適鎮静度について説明する．
③ 嘔吐をさけるため，満腹時はさける．
④ 吸入体験を実施する（10〜20％の低濃度笑気の吸入を体験させ，理解を得てから実際の鎮静法を行うのが望ましい）．

■術中管理
① 診療体位は楽な姿勢をとらせる（水平位かリクライニングポジション）．
② バイタルサインの確認とモニター類の装着（以後，5分間隔で測定）．
③ 笑気吸入の実際
・鼻マスクの装着と鼻呼吸の練習（100％酸素吸入下）を行う．
・10％笑気の吸入から始め，コミュニケーションをとりながら，5％程度ずつ笑気濃度をあげていく．
・血中濃度が平衡になるには3〜5分程度を要する．
・吸入濃度を30％まで上げ，至適鎮静度に達したら，処置を開始する（吸入開始から約10分程度が必要）．
・至適鎮静度の評価（表 14-21）．
④ 笑気吸入の停止
・歯科治療が終了したら，同流量の100％酸素を，約3分間吸入させる．
・鼻マスクの除去．
・笑気の高濃度の吸入では，拡散性低酸素症の発生をさけるため注意が必要である．
・酸素吸入終了後，約5分程度そのままで，バイタルサインの確認を行う．

■術後管理（帰宅条件）
① バイタルサインに異常がないこと．
② 応答が明瞭であること．
③ ふらつきがなく歩行が可能であること．
④ 終了後15分以上経過していること．

表 14-21 笑気吸入鎮静法の深度と徴候

Guedel の分類	第1期(無痛期)		
Langa の分類		第1相 rerative analgesia	第2相 total analgesia
Artusio の分類	第1相 awake analgesia	第2相 awake analgesia with amnesia	第3相 sleep analgesia
平均笑気濃度(%)	10〜20%	20〜30%	45〜50%
呼吸・血圧・脈拍, 反射	正 常	正 常	正 常
筋緊張	正 常	正 常	正常・ときに全身緊張
開口保持	可 能	可 能	不能, 閉じようとする
指示に対する反応	従 う	従うが緩慢	非協力的
表 情	正 常	まばたきの減少, 夢, 遠くを見ているような	閉眼傾向, 眼球偏位, 固い表情
健忘効果	非常に軽度	中等度	完 全
除痛効果	やや上昇	疼痛反応軽減か消失	疼痛反応なし
不安感・恐怖心	ほとんど消失	消 失	消失(ときに興奮期に移行)
患者の状態・気分	リラックス, 指, つま先, 口唇・舌にしびれ感	体全体の温感, 揺れている感じ, 気分がよい, 酒に酔った感じ, 多幸感, 周囲が気にならない	幻覚, 落下感, 恐怖感, 悪心, 吐気, 嘔吐の場合あり
鎮静状態の適否	至適鎮静 ①意識がある　②意志の疎通がはかれる　③リラックスして心地よい, の指標が重要である		過(深)鎮静

表 14-22 鎮静度の評価

Ramsay の鎮静度評価法

レベル	反 応
1	不安げで落ち着かない
2	協力的で落ち着いている(至適鎮静)
3	指示には従える　　　(至適鎮静)
4	入眠しているが応答は明瞭
5	入眠しており応答は曖昧
6	刺激で覚めない

(Ramsay, MAE, Savege TM, et al：Controlled Sedation with Alphxalone-Alphadolon, *Br, Med J*, 2：656-659, 1974)

Mackenzie, Grant の鎮静度評価法

スコア	状 態
1	完全覚醒
2	うとうとしている
3	閉眼しているが呼びかけで目を覚ます(至適鎮静)
4	閉眼しており, 軽く触れると目を覚ます(至適鎮静)
5	閉眼しており, 軽く触れても目を覚まさない

(Mackenzie N, Grant IS：Propophol for intravenous sedation, *Anaesthesia*, 42：3-6, 1978)

7 静脈内鎮静法

　鎮静薬物(おもにベンゾジアゼピン系薬物)を静脈内から投与し, 意識を残したまま精神的緊張を取り除き, 歯科治療に対する不安感や恐怖心を取り除く方法であり, 防御反射は正常に保たれる(鎮静度の評価, 表 14-22).

■使用薬物(表 14-23)

■適　応

① 歯科治療に対して恐怖心, 不快感を有する患者.
② 強い絞扼反射を有する患者.
③ 治療に非協力な患者.
④ 長時間(2 時間前後)の治療が予想される場合.
⑤ 笑気吸入鎮静法が応用できない場合.

■禁　忌

① 妊娠初期, 妊娠後期, 妊娠の可能性がある場合.
② 上気道の閉塞が生じやすい患者.
③ 重度の全身性疾患を有している場合.
④ 意志の疎通が不可能な(知的障害)患者.

表 14-23 静脈内鎮静法に使用される薬物の特徴

	ベンゾジアゼピン系薬物			静脈麻酔薬
	ミダゾラム	ジアゼパム	フルニトラゼパム	プロポフォール
商品名	ドルミカム 10 mg/2 ml	セルシン 10 mg/2 ml ホリゾン 10 mg/2 ml	ロヒプノール, サイレース 2 mg/1 ml	ディプリバン 1A：200 mg/10 ml 1V：500 mg/50 ml
投与方法	間歇的投与, 追加は初回量の 1/3〜1/2	間歇的投与, 追加は初回量の 1/3〜1/2	間歇的投与, 追加は初回量の 1/3〜1/2	間歇的投与, シリンジポンプで持続投与
投与速度	0.5〜1 mg/30 秒	1〜2 mg/30 秒	0.1〜0.2 mg/30 秒	調節可
鎮静投与量の目安	0.05〜0.075 mg/kg	0.2〜0.4 mg/kg	0.010〜0.015 mg/kg	導入量 6〜8 mg/kg/時 維持量 2〜3 mg/kg/時
最大投与量の目安	5〜7 mg	20 mg	1 mg	鎮静時間による
希釈法	1A(10 mg)を全量 10 ml に希釈	不可	1A(2 mg)を全量 10 ml か 20 ml に希釈	不可(細菌感染の危険性あり)
導入・維持中の注意点	投与速度が速いと呼吸抑制の可能性	血管痛,静脈炎の可能性あり	鎮静作用が強力,投与量により呼吸抑制の可能性	血管痛あり,卵アレルギー禁忌
抗不安作用,健忘効果	強い	強い	強い	弱い
分布相半減期 ($t_{1/2}\alpha$)	6〜15 分	30〜60 分	60〜120 分	2.0〜3.1 分
排泄半減期 ($t_{1/2}\beta$)	1.5〜5 時間	20〜70 時間	14〜24 時間	36〜56 分
クリアランス	6.4〜11.1 ml/kg/分	0.24〜0.53 ml/kg/分	1.9〜5.6 ml/kg/分	1.68 l/分
覚醒	比較的速い	覚醒遅延の可能性あり	やや遅い	きわめて速い
帰宅許可までの時間	120 分	120〜150 分	120〜180 分	60 分
特徴	短時間の処置に適応(他剤との併用容易)	呼吸抑制少ない	重度の精神発達遅滞や自閉症で確実な効果	調節性に富み,耐性,耽溺,消退症状がない

⑤ 精神科領域で長期治療薬を服用している患者.
⑥ 使(服)用薬物と全身性疾患で使用できない,また,過敏症の既往歴患者.

8 静脈内鎮静法の管理方法

■術前管理
① 医療面接と安全性について説明し同意を得る.
② 必要に応じて血液検査(血液一般,生化学,感染症など),心電図検査を行う.
③ 直前の食事(満腹)をさけ,2〜3 時間の禁食を指示する.
④ 重度の精神発達遅滞,自閉症などの症例では,禁食・禁水を指示する.
⑤ 当日の車の運転や,術後に重要な判断を要する仕事はできないことを伝える.
⑥ 障害者や高齢者では,付き添いの人に同伴してもらう.

■術中管理
① 必要な器具を用意する(図 14-16).
② 患者に楽な姿勢をとらせる(水平位かリクライニングポジション).
③ バイタルサインの確認と,モニター類の装着(以後,5 分間隔で測定).
④ 静脈路の確保(図 14-17).
⑤ 薬物投与(例：ミダゾラムの場合 0.075 mg/kg,1 アンプル 10 mg を全量 10 ml に溶解希釈して,目標量を緩徐に 1 ml を 30 秒程度で投与する,図 14-18).
⑥ 患者の状態に応じて,至適鎮静状態の評価を,応答

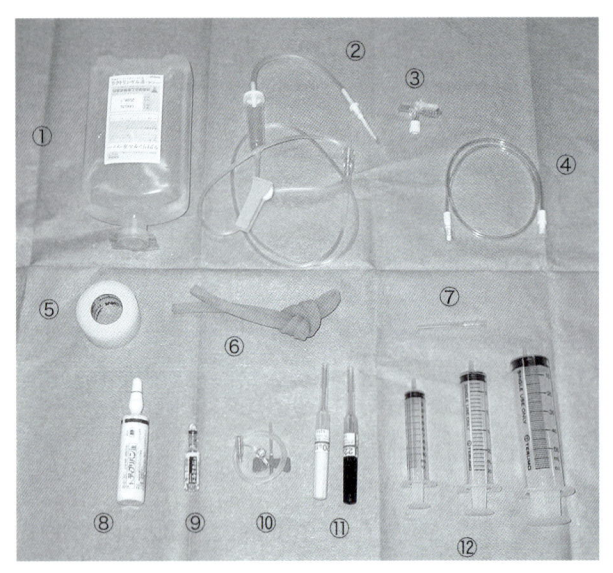

図 14-16　静脈内鎮静法に必要な器具

① 点滴ボトル　　⑤ 固定用テープ　　⑨ 薬物(ミダゾラム)
② 点滴セット　　⑥ 駆血帯　　　　　⑩ 翼状針
③ 三方活栓　　　⑦ 注射針　　　　　⑪ 留置針
④ 延長管　　　　⑧ 薬物(プロポフォール)　⑫ 注射器

の緩慢・遅延，上眼瞼の下垂(Verrillの徴候，図14-19)などで確認する．
⑦ 至適鎮静状態になったら，治療内容に応じた局所麻酔後，治療を開始する．
⑧ 必要に応じて薬物の追加投与を行う．

■術後管理
① 処置終了後，バイタルサインの確認を行う．
② 処置に伴う口腔状態(疼痛，出血，腫脹など)の確認を行う．
③ 体位変換後のバイタルサインの確認と，悪心・嘔吐の有無を確認する．
④ 帰宅条件
・明瞭で正確な応答ができ，ふらつきがない．
・バイタルサインが安定している．
・ロンベルグ・テスト(閉眼で30秒間の直立状態でのふらつきの有無)．
・初回薬物投与から2時間以上経過している．
・排尿の確認と経口摂取(飲水)が可能で，嘔吐がない．

9　笑気吸入鎮静法と静脈内鎮静法の比較

笑気吸入鎮静法と静脈内鎮静法の比較を，表14-24に示した．

10　鎮静法の合併症

(1) 笑気吸入鎮静法

過鎮静の症状として開口できない，自発呼吸がなくなる，非協力的で不快感を訴えたり，吐気，嘔吐するなどの症状が出現したときは，吸入笑気濃度を下げるなどの対応が必要である．また，笑気吸入終了後(高濃度)，ただちに空気吸入へ移行させたときに生じる低酸素症(拡散性低酸素症)がある．

(2) 静脈内鎮静法

静脈内鎮静法による合併症を，表14-25に示した．

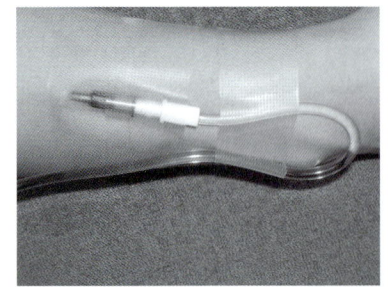

図 14-17　静脈路の確保

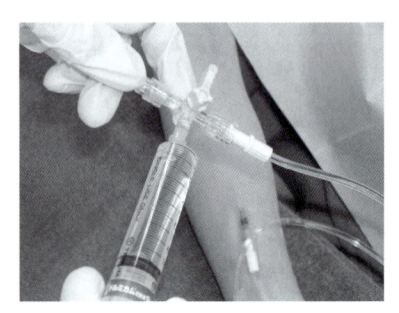

a：三方活栓からの投与　　b：ゴム管からの投与

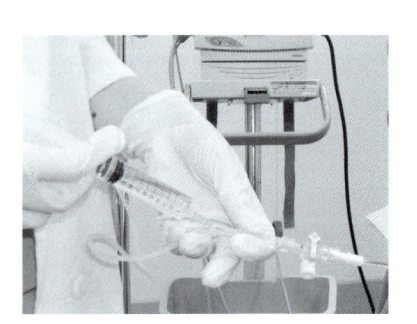

図 14-18　静脈内鎮静法の実際

表 14-24 笑気吸入鎮静法と静脈内鎮静法の比較

	笑気吸入鎮静法	静脈内鎮静法
操作性	笑気吸入鎮静器が必要（高価）． 非観血的で痛みを伴わない．	点滴器具，シリンジポンプなどが必要． 静脈穿刺技術が必要（観血処置，疼痛を伴う）．
効果から維持	調節性に富む． 5〜10分程度の吸入が必要． 効果が不十分なときがある． 呼吸・循環器系に影響が少ない． 上気道閉塞はまれである． 鎮痛効果が期待できる． 会話や口呼吸により影響をうける． 抗不安作用，健忘効果は少ない．	使用薬物による． 効果発現が速い． 鎮静効果が確実． 呼吸・循環器系に抑制効果を起こすことがある． 上気道閉塞を起こしやすい． 鎮痛薬の併用が必要． 会話や口呼吸により影響をうけない． 抗不安作用，健忘効果が期待できる．
回復	すみやかである．	薬物による（ジアゼパム＞ミダゾラム＞プロポフォール）．
緊急時	高濃度の酸素吸入が可能である．	静脈路が確保されているので対応可能である．
問題点	鼻閉で不可能． 鼻マスクが歯科治療の妨げになる． 診療室内の笑気ガス汚染．	開口器による上気道閉塞，反射減弱による誤嚥の可能性 針刺し事故の可能性．

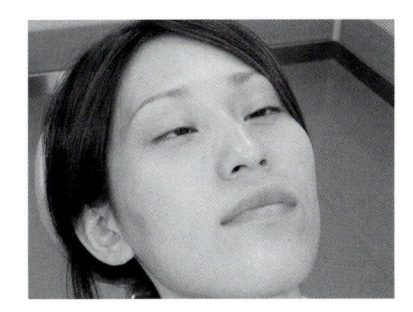

図 14-19 Verrill のサイン

11 監視下麻酔（鎮静）管理

monitored anesthesia care（MAC）

「持続的な麻酔科医の監視下でなければ苦痛を緩和できないか，あるいは安全に行うことができないような治療的または診断的な操作のための麻酔管理」（ASA 米国麻酔科医学会）と定義づけられている．

それぞれの処置に対して，最も効果的な意識下鎮静（表14-26）を行うことで，安全性確保のために，次の注意点が定められている．

① MAC での手術患者の術前評価は，全身麻酔患者と同程度のものが必要である．
② 患者の鎮静度の評価や不安の軽減，治療への協力を得るため，患者とのコミュニケーションと，注意，観察が必要である．
③ 指示に反応しないような深鎮静まで麻酔深度が必要な場合は，気道確保の確実な，全身麻酔を検討するべきである．

D 局所麻酔法

患者の意識レベルに関係なく，必要な部位の局所知覚を一時的に麻痺させる方法．表面麻酔法，浸潤麻酔法および伝達麻酔法がある．実際の歯科治療ではさまざまな局所麻酔法 local anesthesia を組み合わせて，治療に伴う不快な疼痛を排除する．

1 局所麻酔薬　local anesthetics

局所麻酔薬とは，末梢神経の分布する局所に有効濃度を与えたとき，その神経の知覚を可逆的に麻痺させる薬

表14-25 静脈内鎮静法による合併症

局所的合併症

	原因	症状	対処・予防
血管痛	ジアゼパム，プロポフォール投与に多い．	投与した部位より中枢側の血管に沿った痛み．	・太い血管より薬物を投与． ・点滴回路の側管よりゆっくり薬物を投与．
血栓性静脈炎	ジアゼパム投与に多い．	血管に沿った発赤，硬結，圧痛．	同　上
血腫	・静脈確保の失敗． ・留置した針の滑脱と血管穿通． ・血管外薬液注入．	・静脈穿刺部位とその周囲の内出血．	・針の抜去． ・十分な圧迫止血． ・完全止血後に温罨法． ・屈曲部位の血管をさける． ・薬液注入時の穿刺部位付近の観察．

全身的偶発症

	原因	症状	対処・予防
呼吸抑制	・過量投与． ・投与速度が速い．	・舌根沈下． ・呼吸抑制．	・気道確保（下顎挙上）． ・エアウェイ挿入，人工呼吸． ・緩徐な薬物の注入． ・投与量の調節． 　（高齢者，呼吸器疾患，常用薬物服用者）
アレルギー （アナフィラキシー）	・投与薬物に対するアレルギー．	・皮膚症状，血圧低下，呼吸困難，浮腫，不整脈，嘔吐など．	・救急蘇生法に準じる． ・問診の徹底と確認． ・諸検査の実施．
動脈内への注入	・薬物の動脈内への直接注入． ・静脈確保時，周囲動脈への穿刺．	・動脈走向に沿った灼熱感． ・末梢手指に向かう放散痛． ・指のチアノーゼ． ・末梢側の壊死．	・リドカインやヘパリンの動脈内注入． ・神経ブロック． ・穿刺部位の選択（動脈周囲の静脈をさける）． ・血液の逆流状態の正しい観察． ・薬液注入時の疼痛有無などの観察．

表14-26 意識下鎮静法における鎮静度の症状・徴候と評価法

	鎮静度	自覚症状	他覚症状・徴候
意識下鎮静	浅い	やすらいだ気持ち． 軽度の眠気．	応答は迅速，ときに多弁．
	中等度 （至適鎮静度）	不安感，緊張感の消失． リラックス感が強い． 眠気を覚える． 快適な気分． （健忘効果あり）	緊張感の緩和，リラックス感． ろれつが円滑でなくなる． 応答は迅速，指示には緩慢に応じる． 中等度の眼瞼下垂，眼の潤み，眼球の充血． 気道防御反射の維持． 痛みに対する反応は維持される．
	強度	強い眠気あるいは傾眠． 周囲に無関心． 応答することが面倒． （強度の健忘効果があり）	ろれつが円滑でない． 応答は遅延するか，あるいは応答しない． 眼瞼下垂の程度が強い，もしくは閉眼． 放置すると眠ってしまう． 気道防御反射の部分的消失． 疼痛刺激に対する反応減少．
	深鎮静	入眠（自覚症状なし）．	意識レベルの低下． 疼痛刺激などへの反射は残存． 防御反射の完全部分消失．

（金子　譲：静脈内鎮静法，カラーアトラス歯科臨床講座 6，医歯薬出版，p.107，1983 より改変）

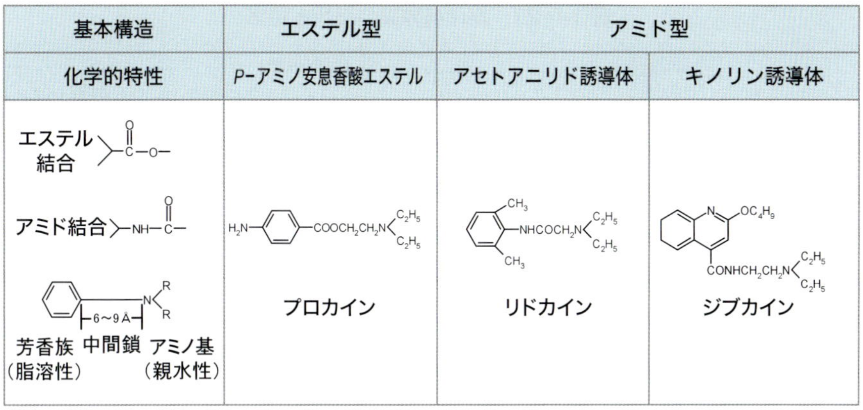

基本構造	エステル型	アミド型	
化学的特性	p-アミノ安息香酸エステル	アセトアニリド誘導体	キノリン誘導体
エステル結合 -C(=O)-O- アミド結合 -NH-C(=O)- 芳香族（脂溶性） 中間鎖 6〜9Å アミノ基（親水性）	H₂N-⟨⟩-COOCH₂CH₂-N(C₂H₅)₂ プロカイン	(CH₃)₂-⟨⟩-NHCOCH₂-N(C₂H₅)₂ リドカイン	キノリン-OC₄H₉ CONHCH₂CH₂-N(C₂H₅)₂ ジブカイン

図14-20 局所麻酔薬の構造

（1）局所麻酔薬の具備条件
① 局所刺激性がなく、作用が可逆的である．
② 低濃度で作用し、毒性が低い．
③ 麻酔作用の開始が速く、持続時間が長い．
④ 適応部分に関係なく有効である．
⑤ 水溶性で安定し、煮沸滅菌に耐える．

（2）局所麻酔薬の種類と特徴

■化学構造（図14-20）
① ベンゼン核を含む芳香族残基と、アミノ基が6〜9Åの中間鎖を介して結合している．
② アミノ基の窒素原子(N)から、3つの基が結合している状態であることから、R≡N（3級アミンまたはfree base）と表す．
③ 中間鎖がエステル結合(-COO-)のものをエステル型局所麻酔薬、アミド結合(-NH・CO-)のものをアミド型局所麻酔薬と分類される．

■種類と特徴（表14-27）
① エステル型局所麻酔薬は、アミド型局所麻酔薬にくらべてアレルギーを起こしやすい．
② エステル型局所麻酔薬は、血漿（偽）コリンエステラーゼで加水分解される．
③ アミド型局所麻酔は、肝チトクロームP-450によって代謝される．
④ プロピトカインの代謝産物の o-トルイジンは、メトヘモグロビン血症の原因となる．
⑤ エステル型局所麻酔薬、アミド型局所麻酔薬の代謝産物は、腎臓から排泄される．

（3）歯科用局所麻酔薬の種類（表14-28, 29）
① 表面麻酔用製剤は、すべてエステル型局所麻酔薬を含む．
② 注射用製剤は、アミド型局所麻酔薬のほかに血管収縮薬、防腐剤、酸化防止薬（アドレナリン添加製剤のみ）などを含む．
③ 防腐剤や酸化防止薬は、アレルギーの原因になることがある．
④ フェリプレシン添加プロピトカイン製剤は、アドレナリン添加リドカイン製剤と比較して作用発現が遅く、作用持続時間が短い．
⑤ メピバカイン製剤は、血管収縮薬が添加されていないため、作用持続時間が30分程度である．

（4）局所麻酔薬の作用機序（図14-21）

■局所麻酔薬の存在様式
3級アミンは脂溶性なので、水溶性にするために塩基塩にしてある（R≡N・HCl）．
塩基塩は、水溶液中でR≡N・H⁺（4級アミンまたは

表 14-27 局所麻酔薬の種類と特徴

局所麻酔薬		化学的特性		物理的特性				麻酔効力	毒性	作用時間	
	一般名	化学構造式	分子量	pKa	脂溶性	タンパク結合力(%)	組織浸透性			発現時間	持続時間
エステル型	プロカイン	H₂N-⬡-COOCH₂CH₂-N(C₂H₅)₂	236	8.9	0.02	5	弱	1	1	中程度	短い
	テトラカイン	H₉C₄NH-⬡-COOCH₂CH₂-N(C₂H₅)₂	264	8.6	4.1	85	弱	10	10	遅い	長い
	クロロプロカイン	H₂N-⬡(Cl)-COOCH₂CH₂-N(C₂H₅)₂	271	8.7	0.14	—	弱	1.5	0.5	速い	最も短い
アミド型	リドカイン	⬡(CH₃)₂-NHCOCH₂-N(C₂H₅)₂	234	7.9	2.9	65	最強	2	1	速い	中時間
	プリロカイン プロピトカイン	⬡(CH₃)-NHCOCH(CH₃)-NH-C₃H₇	224	7.7	1.5	55	強	1.5	0.7	速い	中時間
	メピバカイン	⬡(CH₃)₂-NHCO-ピペリジン(N-CH₃)	246	7.6	1.0	75	強	2	1	速い	中時間
	ブピバカイン	⬡(CH₃)₂-NHCO-ピペリジン(N-C₄H₉)	288	8.1	30	95	弱	4〜8	4	中程度	最も長い
	ロピバカイン	⬡(CH₃)₂-NHCO-ピペリジン(N-C₃H₇)	272	8.1	—	94	弱	4〜8	4	中程度	長い
	エチドカイン	⬡(CH₃)₂-NHCOCH(C₂H₅)-N(C₂H₅)(C₃H₇)	276	7.7	40	94	強	4	2〜4	速い	長い
	ジブカイン	キノリン(OC₄H₉)-CONHCH₂CH₂-N(C₂H₅)₂	343	8.5	?	?	弱	15	15	遅い	長い

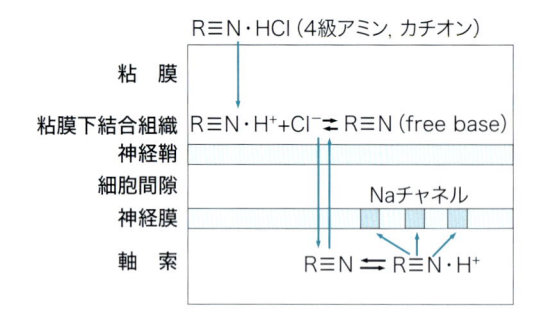

図 14-21 局所麻酔薬の作用機序

粘膜 ← R≡N・HCl（4級アミン，カチオン）
粘膜下結合組織： R≡N・H⁺+Cl⁻ ⇌ R≡N (free base)
神経鞘
細胞間隙
神経膜： Naチャネル
軸索： R≡N ⇌ R≡N・H⁺

カチオン）と Cl⁻ とに解離している．

水溶液中：$R \equiv N \cdot HCl \rightleftarrows R \equiv N \cdot H^+ + Cl^-$

■局所麻酔薬の作用機序

① 組織中に投与されたカチオンの一部は，組織の弱アルカリ性(pH＝7.4)によって水素イオンがはずれ，ベース（自由塩基 free base）となる．

組織中：$R \equiv N \cdot HCl + NaHCO_3$
$\rightleftarrows R \equiv N + NaCl + H_2CO_3$

② カチオンとベースの存在比率は，局所麻酔薬の解離定数(pKa)と，組織の pH によって決まり，リドカイ

表 14-28　表面麻酔用製剤の種類と性状

製　剤	商品名	組　成
アミノ安息香酸エチル	ハリケインリキッド(外用液剤), ハリケインゲル, ビーゾカイン・ゼリー, ジンジカインゲル 20％ など	アミノ安息香酸エチル 10～20 g(100 g 中)
アミノ安息香酸エチル・テーカイン	ネオザロカインパスタ(軟膏剤)	塩酸パラブチルアミノ安息香酸ジエチルアミノエチル 5 g, アミノ安息香酸エチル 25 g(100 g 中)
アミノ安息香酸エチル, 塩酸ジブカイン配合剤	ブロネスパスタアロマ(軟膏剤)	アミノ安息香酸エチル 10 g, 塩酸ジブカイン 1 g, 塩酸テトラカイン 1 g, ホモスルファミン 2 g(100 g 中)
塩酸リドカイン(スプレー)	キシロカインポンプスプレー 8％, パートランポンプスプレー 8％	リドカイン 80 mg(1 m/中)
塩酸リドカイン (外用液, ビスカス, ゼリー)	キシロカイン液 4％, キシロカインビスカス 2％, キシロカインゼリー 2％, アネトカインゼリー, パートランビスカス 2％ など	1 m/中 液　剤：中塩酸リドカイン 40 mg, ビスカス：塩酸リドカイン 20 mg, ゼリー：塩酸リドカイン 20 mg
塩酸リドカイン(貼付用)	ペンレス, ユーパッチ(貼付用テープ)	リドカイン 18 mg(テープ 1 枚中)
塩酸テトラカイン	コーパロン(外用液剤)	1 m/中　塩酸テトラカイン 60 mg

表 14-29　歯科用注射用製剤の種類と組成

製　剤	商品名	組　成 有効成分	添加物
塩酸リドカイン製剤	歯科用キシロカインカートリッジ	1 m/中　塩酸リドカイン 20 mg エピネフリン 0.0125 mg	ピロ亜硫酸ナトリウム
	キシレステシン A 注射液(カートリッジ)	1 m/中　塩酸リドカイン 20 mg エピネフリン 0.0125 mg	乾燥亜硫酸ナトリウム
	リグノスパン S カートリッジ	1 m/中　塩酸リドカイン 20 mg エピネフリン 0.0125 mg	ピロ亜硫酸ナトリウム
	オーラ注カートリッジ	1 m/中　塩酸リドカイン 20 mg 酒石酸水素エピネフリン 0.025 mg	ピロ亜硫酸ナトリウム
	デンタカイン	1 m/中　塩酸リドカイン 20 mg 酒石酸水素エピネフリン 0.025 mg	ピロ亜硫酸ナトリウム
塩酸プロピトカイン製剤	歯科用シタネストカートリッジ	1 m/中　塩酸プロピトカイン 30 mg 酒石酸水素エピネフリン 0.006 mg	パラオキシ安息香酸メチル ピロ亜硫酸ナトリウム
	歯科用シタネスト-オクタプレシン	1 m/中　塩酸プロピトカイン 30 mg フェリプレシン 0.03 単位	パラオキシ安息香酸メチル
塩酸メピバカイン製剤	スキャンドネストカートリッジ 3％	1 m/中　塩酸メピバカイン 30 mg	なし

表 14-30　局所麻酔作用への影響因子と効果

作用＼因子	解離定数（pKa）	脂溶性（油/水分配係数）	タンパク結合力	末梢血管拡張能	周囲組織への浸透性	周囲組織の pH
発現時間	低いほど速い	高いほど速い	—	—	高いほど速い	—
麻酔効力	—	高いほど強い	高いほど強い	強いほど弱い	—	低いほど弱い
麻酔持続時間	—	高いほど長い	高いほど長い	強いほど短い	—	—

ンは(pKa＝7.9)，pH7.4 の組織中では，約 75％がカチオン，25％がベースとなる．

Henderson-Hasselbalch の式

pH＝pKa＋log [(R ≡ N)/(R ≡ N・H$^+$)]，

すなわち，pH＝pKa＋log(塩基)/(カチオン)

③ ベースは，その脂溶性によって髄鞘を通過し，神経線維内に到達する．

④ ベースの一部は，その場に存在する水素イオンと結合しカチオンとなる．

⑤ カチオンは，神経膜に存在するナトリウムチャネルに膜の内側から結合し，活動電位の発生を抑制(ナトリウムチャネルブロッカー)する．

(5) 局所麻酔薬の作用に影響を与える因子

炎症部位では，局所麻酔薬の作用は著しく減弱する．組織が炎症を起こすと組織の pH が低下し，組織中のベースの比率が低下する．組織の pH が 6.9 の場合，リドカインは 91％がカチオンで，9％のみがベースとなる．また，炎症部位では血管拡張によって局所麻酔薬が血液に吸収されやすく，組織浮腫のために濃度が希釈される．

局所麻酔の作用に影響を与える因子には，解離定数(pKa)，脂溶性，タンパク結合性などがある(表 14-30)．

2　血管収縮薬　vasoconstrictor drug

歯科においては血管収縮薬が添加された局所麻酔薬を用いる．注射部位の血管を収縮させることにより，次のような利点を生じる．

■血管収縮薬添加の目的と利点

① 局所麻酔薬の吸収を遅らせ中毒発現を防止する．
② 局所麻酔薬の作用時間を延長する．
③ 局所麻酔の効果を増強する．
④ 局所麻酔薬の使用量を減少させる．
⑤ 手術野からの出血量を抑制する．
⑥ 局所血管収縮(貧血帯)による麻酔域の推定が可能になる．

■種　類

カテコールアミン：塩酸エピネフリンまたは酒石酸エピネフリン．エピネフリン濃度として 12.5μg/ml(1/80,000)，13.7μg/ml(1/73,000)または 3.3μg/ml(1/300,000)含有している．

ポリペプチド：0.03 単位/ml フェリプレシン．

■アドレナリン

① おもに細動脈に作用し，皮膚・粘膜血管収縮，心刺激作用，骨格筋血管拡張作用を示す(表 14-31)．
② 注射部位では，血管収縮作用によって注射 5 分後には，対照値の 20％以下にまで粘膜血流量が減少する．歯髄歯肉も同様の変化を示す．
③ アドレナリンの過量投与(とくに歯根膜内注射)では，抜歯後のドライソケットを起こす可能性がある．
④ 全身に吸収されたアドレナリンは，心拍数増加と心収縮力増強により心拍出量を増加させる．骨格筋血管拡張による全末梢血管抵抗の減少から，血圧は大きく変化しない．
⑤ カートリッジ 1 本分では，心拍数・血圧もほとんど変化しない．2 本分で心拍数が 10％程度，収縮期血圧が 5％程度上昇する．
⑥ 非選択性 β ブロッカー常用者へのアドレナリン投与は，ときに α 作用が優位となり，血圧が著明に上昇することがある．
⑦ 高血圧症，動脈硬化，心不全，甲状腺機能亢進症，

表 14-31 アドレナリン受容体の分類とおもな効果

α₁	α₂	β₁	β₂
血管収縮	交感神経終末よりノルアドレナリン遊離抑制（交感神経活動抑制）	心拍数増加	血管拡張
気管支収縮		心収縮力増加	気管支拡張
子宮筋収縮			子宮筋弛緩
胃腸管平滑筋弛緩	唾液分泌抑制		胃腸管平滑筋弛緩
解糖促進	インスリン分泌抑制		解糖促進
脂肪分解促進	脂肪分解抑制	脂肪分解促進	
	血小板凝集	レニン放出	振戦

表 14-32 循環器系疾患合併患者に対する局所麻酔薬使用量

	カートリッジ 1 本まで	カートリッジ 2 本まで
心疾患 高血圧症	NYHA 分類 3 度 WHO 分類 3 期 βブロッカー常用者	NYHA 分類 1 度・2 度 WHO 分類 1 期・2 期

※肥大型閉塞性心筋症患者では，アドレナリンは禁忌．

糖尿病のある患者，および血管攣縮の既往のある患者には「原則禁忌」である．

⑧ 循環器系疾患患者に，アドレナリン添加局所麻酔薬を使用する場合の量の目安（表 14-32）．

■フェリプレシン

① おもに細静脈に作用するので，注射部位の血流減少効果は弱い．
② カートリッジ 1〜2 本分では，心拍数，血圧ともほとんど変化しない．
③ カートリッジ 3〜4 本分以上の投与では，心拍数が減少し，拡張期血圧が上昇して，心機能は抑制される．
④ カートリッジ 3〜4 本分に相当する量以上の投与では，心筋組織血流量の減少と心筋組織酸素分圧の低下を起こす可能性がある．
⑤ 虚血性心疾患患者では，フェリプレシン添加局所麻酔薬の使用は 2〜3 本程度にする．

3 表面麻酔法　topical anesthesia

① 粘膜表面に局所麻酔を作用（塗布，噴霧，表面冷凍など）させ，粘膜表層の短時間の麻酔効果を得る．
② 適応：注射刺入時の除痛，アフタなどの粘膜疾患の除痛，簡単な歯石除去や歯肉盲嚢掻爬，粘膜表層の外科的処置，粘膜表面の麻酔（嘔吐反射患者の印象採得やデンタルエックス線撮影）．

4 浸潤麻酔法　infiltration anesthesia

① 注射により組織内に局所麻酔薬を浸潤させ，注射した部位の麻酔効果を得る．
② 針先の位置により，粘膜下麻酔，傍骨膜（骨膜周囲）注射法，骨膜下麻酔，歯根膜麻酔，歯髄腔内麻酔，骨内麻酔などに分類される．
③ 浸潤麻酔時の注意
・いかなる病変においても病巣部への注射はさける．
・針の刺入部位は痛点の少ない，薬液の注入しやすい，骨小孔が多い部位に行う．
・薬液注入はできるだけ緩徐に行う．
・感染防止（麻酔器具・薬液，口腔内注射部位の消毒など）につとめる．下顎舌側部分は易感染性である．
・患者の全身的合併症の有無，精神状態への配慮と局所麻酔薬の選択を行う．

5 伝達麻酔法　conduction anesthesia

末梢知覚神経の伝導路の途中に局所麻酔薬を作用させ，その神経支配領域を麻痺させる方法である．

(1) 伝達麻酔法の利点と欠点（浸潤麻酔法と比較して）

■利　点

① 少量の局所麻酔薬で，広汎な麻酔奏効部位が得られる．
② 麻酔持続時間が長く，麻酔効果が大きい．
③ 病巣内に注射針を刺入することなく，同部の麻酔効果が得られる．
④ 局所麻酔薬による局所の変形がなく，外科的処置が行いやすい．

■欠　　点
① 広汎に麻酔が奏効する．
② 長時間麻酔が持続する．
③ 局所の血管収縮が期待できず，手術野の出血が多い．
④ 解剖学的知識と技術的熟練を必要とする．
⑤ 神経，血管損傷などの偶発症を起こす危険性がある．

(2) 伝達麻酔法の適応
① 手術野が比較的広範囲にわたる場合．
② 手術時間が比較的長時間にわたる場合．
③ 浸潤麻酔による局所の膨隆や変形をさけたい場合．
④ 局所の炎症で浸潤麻酔の効果が不十分な場合．
⑤ 三叉神経痛などの診断および治療．

(3) 伝達麻酔の一般的注意事項
① 解剖学的知識の十分な理解と注射手技の習熟．
② 適切な麻酔器具の使用と，深部組織への針刺入であることから，厳密な感染防止．
③ 血管内誤注入をさけるための吸引試験の実施．
④ 原則的に骨孔内には使用しない．
⑤ 合併症に備える．

(4) 伝達麻酔の奏効部位と解剖 (表 14-33，図 14-22,23)
① 伝達麻酔での針先が到達する部位は，三叉神経の各枝が骨孔に入るか出るところである．
② 上顎では，眼窩下孔（眼窩下神経），歯槽孔（上顎結節：後上歯槽枝），大口蓋孔（大口蓋神経），切歯孔（鼻口蓋神経）がある．
③ 下顎では，下顎孔（下歯槽神経），オトガイ孔（オトガイ神経）がある．
④ 伝達麻酔の対象となる神経幹は，動静脈が併走していることが多いので，血管損傷や薬液の血管内誤注入に注意が必要である．

6　局所麻酔薬による局所的偶発症

(1) 感　　染
針刺入時の不十分な消毒や，汚染された注射器具の使用が原因となる．

■症　　状
注射後 24～48 時間で注射部位に発赤，腫脹，圧痛，自発痛など．下顎孔伝達麻酔後では開口障害，嚥下痛，発熱．

■対　　応
抗菌薬，消炎鎮痛薬の投与．重篤な場合は切開，排膿．

(2) 潰瘍・壊死
強圧による麻酔薬の注入，感染，血管収縮薬による血行障害，薬液の過量．歯間乳頭部や口蓋粘膜，下顎小臼歯部頰側部に起こりやすい．

表 14-33　口腔領域の伝達麻酔奏効部位

注射部位	神　経	奏効部位
眼窩下孔	眼窩下神経	上唇，上顎前歯部唇側歯肉・骨膜，下眼瞼，鼻翼
	前上歯槽枝	上顎前歯部歯髄・歯根膜・歯槽骨，上顎洞前壁
	（中上歯槽枝）	（上顎小臼歯部歯髄・歯根膜・歯槽骨，上顎小臼歯部頰側粘膜・骨膜）
上顎結節	後上歯槽枝	上顎大臼歯部歯髄・歯根膜・歯槽骨，上顎大臼歯部頰側粘膜・骨膜
大口蓋孔	大口蓋神経	上顎臼歯部口蓋粘膜・骨膜
切歯孔	鼻口蓋神経	両側上顎前歯部口蓋粘膜・骨膜
正円孔	上顎神経	上顎全域
下顎孔	下歯槽神経	下顎歯髄・歯根膜・歯槽骨，下唇，オトガイ部
	舌神経	舌前方 2/3，口腔底，下顎舌側歯肉
	（頰神経）	（頰粘膜，下顎大臼歯部頰側歯肉）
オトガイ孔	オトガイ神経	下唇，オトガイ部，下顎前歯部唇側歯肉
	（切歯枝）	（下顎前歯部歯髄・歯根膜・歯槽骨）
頰神経	頰神経	頰粘膜，下顎大臼歯部頰側歯肉
舌神経	舌神経	舌前方 2/3，口腔底，下顎舌側歯肉
卵円孔	下顎神経	下顎全域

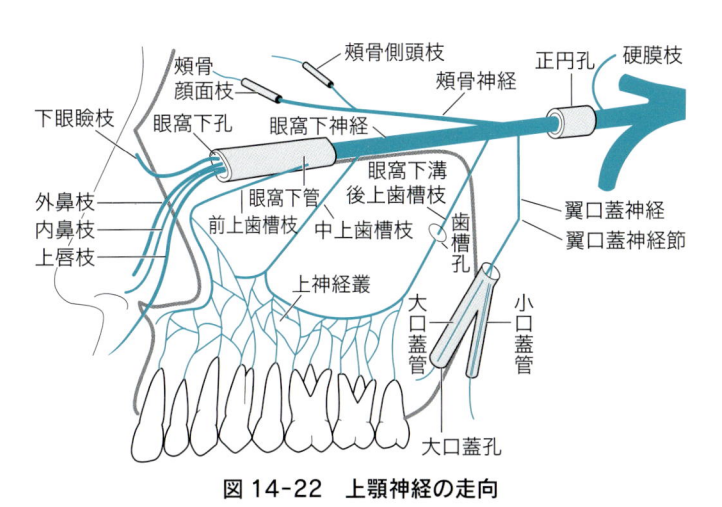

図14-22 上顎神経の走向
(上條雍彦：小口腔解剖学, アナトーム社, p.112, 1978)

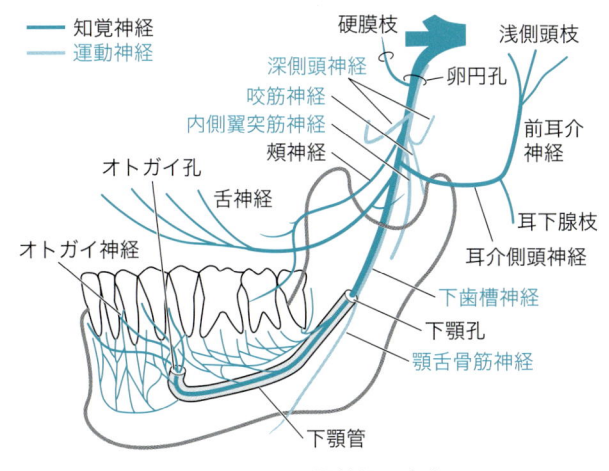

図14-23 下顎神経の走向
(上條雍彦：小口腔解剖学, アナトーム社, p.118, 1978)

■症　状

注射後24〜48時間で，注射部位に潰瘍や壊死，さらに，中心部の陥凹や，ときに骨面の露出．

■対　応

局所消毒と抗菌薬，消炎鎮痛薬の投与，口腔用軟膏の塗布．

(3) 軟組織の咬傷

麻酔奏効部位を噛むことや，強く吸引したりすることによる．小児や知的障害患者に多くみられる．

■症　状

当該部の裂傷，浮腫，出血．

■対　応

局所消毒と抗菌薬，消炎鎮痛薬の投与．

(4) 開口障害

下顎孔伝達麻酔時の内側翼突筋損傷や感染により起こる．

■症　状

非感染性筋損傷の場合，注射後12〜24時間で刺入部位の自発痛を伴う軽度の開口障害．感染性では，同時期に発熱，刺入部位の自発痛や圧痛，嚥下障害を伴う強い開口障害．

■対　応

非感染性では経過観察．感染性では抗菌薬，消炎鎮痛薬の投与．重篤な症例では切開，排膿が必要になる場合もある．

(5) 内出血

局所麻酔時の血管損傷．下顎孔や上顎結節の伝達麻酔後にみられることが多い．出血性素因や抗血栓薬服用患者の伝達麻酔手技は禁忌である．

■症　状

注射針刺入直後から，内出血による出血斑または腫脹が出現．

■対　応

局所の圧迫と抗菌薬の投与．出血斑は暗紫色から褐色，黄色と褪色し，約2週間で消失．

(6) 後麻痺・遷延性知覚障害

注射針による神経損傷や，局所麻酔薬中の血管収縮薬による神経血行障害．下顎孔伝達麻酔後にオトガイ神経や舌神経の知覚障害としてみられることが多い．

■症　状

注射針による神経損傷では，神経の走向に沿った電撃痛がみられる場合がある．通常，数週間で回復することが多いが，ときに数か月に及ぶこともある．

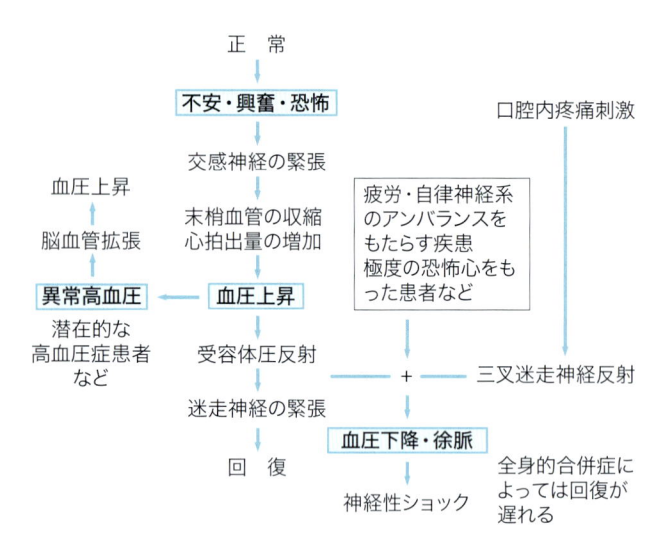

図14-24 脳貧血症状（神経原性ショック・血管迷走神経反射）の成因

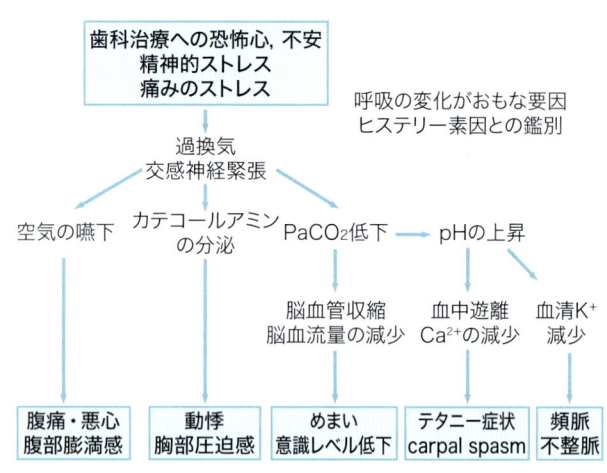

図14-25 過換気症候群の発生機序

過換気による呼吸性アルカローシスの状態による，酸素解離曲線の左方移動から組織への酸素供給の減少．
$PaCO_2$低下から，脳血管収縮による脳の酸素不足．
心筋においても同様に生じ，狭心症様の症状（胸部痛）を訴えることもある．

■対　応

ATP製剤，ビタミンB_{12}製剤，副腎皮質ステロイド（初期のみ）の投与．低周波治療，重篤な場合は星状神経節ブロックを行う．

(7) Kühns の貧血帯

注射針の刺激による血管攣縮が考えられているが，原因は不明．

■症　状

多くは，上顎の伝達麻酔後数分以内に，同側の顔面部に不定形の境界明瞭な貧血帯が出現し，通常は数時間で消失．

■対　応

経過観察．

(8) 注射針の破折

注射針の組織内迷入，患者の突然の体動など．注射針を基部から折り曲げて使用した場合など．

■症　状

特別な症状はない．

■対　応

外科的に摘出処置が必要であるが，摘出は困難．

(9) 顔面神経麻痺

下顎孔伝達麻酔時に針先の刺入が下顎枝後縁まで到達し，耳下腺内に局所麻酔薬の浸潤により起こる．

■症　状

同側の顔面神経麻痺症状（眼瞼閉鎖不全，鼻唇溝の消失，口角下垂など）．

■対　応

一過性であり，患者への説明と精神的動揺を和らげ，経過観察．

7 局所麻酔による全身的偶発症

(1) 脳貧血症状（神経原性ショック，血管迷走神経反射）
（図14-24）

不安・緊張・疼痛などが引き金になり相対的な副交感神経優位となる状態．歯科治療中だけでなく，その前後にも関係なく生じる．とくに，局所麻酔使用前後に多い．

■症　状

自覚症状として，悪心，悪寒，めまい，不安感，眼前

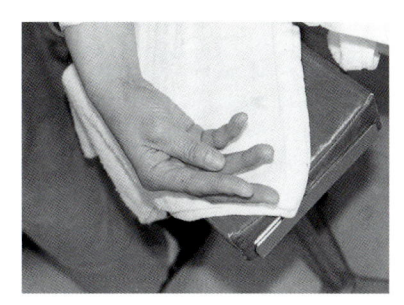

図 14-26　助産婦様の手

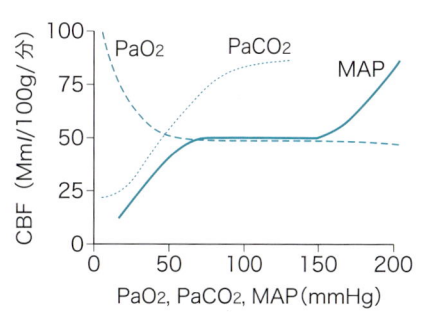

図 14-27　脳血流の自動調節能と PaO_2，$PaCO_2$ の影響
CBF：脳血流量
PaO_2：動脈血酸素分圧
$PaCO_2$：動脈血二酸化炭素分圧
MAP：平均血圧

暗黒など．他覚症状として，顔面蒼白，冷汗，血圧低下，徐脈，意識レベルの低下，ときに嘔吐，意識消失，痙攣など．

■対　応

患者を水平位にして，酸素吸入，四肢挙上，保温．血圧低下が著明なときは昇圧薬(エフェドリンやエチレフリン)の投与とともに輸液療法，徐脈にはアトロピンの投与を行う．低血糖症状(糖尿病合併症患者)との判別も重要である．

(2) 過換気症候群(図 14-25)

不安，緊張，疼痛などが原因となり，呼吸数および 1 回換気量が増加し，過換気となった状態．

■症　状

過換気による動脈血液中の二酸化炭素分圧が低下し，呼吸性アルカローシスとなる．脳血管の収縮に伴う脳血流量の減少によるめまい，血液 pH の上昇の結果，血液中 Ca^{2+} の減少から，四肢の硬直性痙攣(助産婦様の手 carpal spasm)と，指先や口唇のしびれ感が特徴である．ときに意識レベルの低下，狭心症様症状，腹痛，腹部膨満感などがある．発生頻度は，女性に多い(図 14-26, 27)．

■対　応

軽症では息ごらえ．紙袋やビニール袋を利用した呼気再呼吸法，重症では，緩和精神安定薬(ベンゾジアゼピン系：セルシン®，ミダゾラム)の静注を行う．酸素吸入は禁忌ではない．

表 14-34　局所麻酔薬の基準最高用量

	リドカイン	プロピトカイン	メピバカイン
血管収縮薬無添加	200 mg	400 mg	500 mg
血管収縮薬添加	500 mg	600 mg	500 mg
(カートリッジ本数)	(約 13 本)	(約 11 本)	(約 9 本)

※局所麻酔薬の極量で示してある．
　全身状態の観察とアドレナリンの影響を考慮して使用する．

(3) 局所麻酔薬中毒

最高基準量以上の投与(絶対的過量)や，血管内誤注入(相対的過量)により，血液中の局所麻酔薬濃度の上昇による(表 14-34)．

■症　状

初期症状として，不安，多弁，血圧上昇，頻脈，興奮，頭痛などの中枢神経系刺激症状から，痙攣，末期には，徐脈，血圧低下，呼吸停止，意識喪失や心停止などの抑制症状がでる．

■対　応

酸素吸入と全身痙攣には，セルシン®，ミダゾラムの静注を行う．

(4) 局所麻酔薬アレルギー

多くはⅣ型(遅延型)アレルギーで，接触性皮膚・粘膜の発赤や膨疹などが出現する．頻度はきわめて少ないが，Ⅰ型(即時型)アレルギーではアナフィラキシーショックがみられる．

■症　状

Ⅳ型アレルギーでは，皮膚炎症状．Ⅰ型アレルギーでは，局所麻酔使用後の数分以内に自覚症状として，悪心，悪寒，全身掻痒感，呼吸困難（喘息様発作），他覚症状として，循環虚脱（血圧低下と頻脈），呼吸症状（喉頭浮腫や気管支痙攣），皮膚症状（蕁麻疹，皮膚発赤や膨疹），意識レベルの低下や冷汗，嘔吐，腹痛，下痢など多彩な症状を示す．

■対　応

Ⅳ型アレルギーでは，経過観察や抗ヒスタミン薬の静注や塗布．Ⅰ型アレルギーでは，早急な対応が必要であり，急速大量輸液と副腎皮質製剤（副腎皮質ステロイド），抗ヒスタミン薬，重症例では，アドレナリンの静注，必要に応じて心肺蘇生法を行う．

■アレルギー検査

皮膚試験（皮内テスト，プリックテスト，スクラッチテストなど）や薬物リンパ球刺激試験（DLST）は，擬陽性や擬陰性の可能性があり100％の信頼性はない．皮膚試験でもアナフィラキシーショックの可能性もありうる．

(5) 血管収縮薬による反応

アドレナリンの過量投与，アドレナリンに対する感受性亢進（甲状腺機能亢進症など），アドレナリンとの相互作用を有する薬物（非選択性αおよびβ受容体遮断薬，抗うつ薬，MAO阻害薬など）の常用などが考えられる．

■症　状

不安・緊張，血圧上昇や頻脈（非選択性β受容体遮断薬常用者では徐脈），振戦，顔面蒼白．

■対　応

多くの場合，酸素吸入を行いながら経過観察で緩解をみる．症状の持続では，ジアゼパム製剤の静注を行う．

(6) メトヘモグロビン血症

プロピトカインの代謝産物であるo-トルイジンが，ヘモグロビンの鉄原子を2価から3価へと酸化して，メトヘモグロビンを産生して発生する．プロピトカインの大量投与により起こる．

■症　状

著明なチアノーゼ．

■対　応

メチレンブルーやビタミンCの静注．

8　全身疾患の急性増悪

歯科診療時の全身疾患の急性増悪偶発症の原因と種類を，表14-35に示した．

9　全身的偶発症発生の予防

① 全身的肉体的ストレスを極力さける．
② 原因が，局所麻酔薬など薬物の場合は，それらの薬物を考慮する．
③ 迷走神経反射を引き起こす過剰刺激を与えない．

要点を次に示す．

・問診票の活用．
・全身的状態の観察，バイタルサインの把握と必要な検査の実施．
・患者の予備能力の評価のために，全身疾患の基礎知識の習得．
・精神鎮静法の応用．
・患者との良好な信頼関係の構築．
・侵襲度は小さくし，処置は短時間に行う．

E　心肺蘇生法

心肺蘇生法 cardiopulmonary resuscitation（CPR）とは，意識障害，呼吸停止，心停止など瀕死の際に，呼吸や循環の補助，または薬物を使用して行う一連の救急処置をいう．救命率には心停止から心肺蘇生着手までの時間が大きく関係し，脳組織は3～5分間の酸素供給停止で，不可逆的変化が生じる．救急蘇生まで5分を要した場合の蘇生率は25％まで低下するといわれる．

1　救命の連鎖

AHA（American Heart Association）により，救命率を向上

表 14-35　歯科診療時の全身疾患の急性増悪偶発症の原因と種類

		原因	種類	おもな症状
ストレス反応	内科疾患の急性増悪ないし発作	1　心・血管疾患 　　高血圧	高血圧性脳症，一過性脳虚血発作，不整脈，心不全	血圧上昇，頭痛，嘔気，痙攣，意識障害
		狭心症	狭心症発作，心筋梗塞，不整脈	胸痛，不安感，呼吸困難，顔面蒼白
		心筋梗塞	心筋梗塞発作，心原性ショック，不整脈	著しい胸痛，不安感，不整脈，呼吸困難，ショック症状
		脳卒中・脳梗塞	脳出血，脳塞栓・脳血栓	意識障害，片麻痺，失語，痙攣，瞳孔不同，除皮質硬直，除脳硬直
		2　呼吸器疾患 　　気管支喘息	喘息発作	呼吸困難，喘鳴，ラ音，頻呼吸，チアノーゼ
		3　代謝内分泌疾患 　　糖尿病	低血糖症状，昏睡	強い空腹感，冷汗，心悸亢進，脱力感，四肢・顔面のしびれ，視力障害，振戦，意識障害
		副腎機能低下症	副腎クリーゼ	意識障害，ショック症状，腹部などの激痛，悪心，嘔吐
		甲状腺機能亢進症	甲状腺クリーゼ	高熱，著明な発汗，嘔気，嘔吐，腹痛，不穏状態，意識障害，頻脈，血圧低下，心不全
		4　神経疾患 　　てんかん	てんかん発作	意識消失，強直-間代性痙攣（大発作）
		ヒステリー	ヒステリー発作	意識消失（演技的），痙攣，視野狭窄，視力障害，その他
	内科疾患と関係ない生理的反応		いわゆる脳貧血発作	血圧低下，徐脈あるいは頻脈，顔面蒼白，冷汗，四肢冷感，疲弊感，嘔気，嘔吐，意識消失，不安感，呼吸困難，振戦，痙攣，眼前暗黒
			過換気症候群	過呼吸，呼吸困難，四肢先端・口唇のしびれ感，不安感，手足のテタニー
	異物の肺内吸引		気道閉塞	窒息のサイン，恐怖感，チアノーゼ

（金子　譲：抜歯の臨床，歯界展望別冊，医歯薬出版，1979 より改変）

させるために提案されたものである．救命率を上げるための4つの項目（図14-28）の連携が重要であり，とくに，そばに居合わせた人のすばやい CPR，早期の除細動が救命率を向上させるといわれる．

2　一次救命処置　basic life support

傷病者を救命するための心肺蘇生，AED（automated external defibrillator，自動体外式徐細動器）の使用と気道異物除去を合わせて一次救命処置という．歯科治療時における心肺蘇生法の手順を図14-29に示す．

(1) 反応を確認する（意識レベルの評価）

周りの安全を確認し，肩をたたきながら呼びかけたり，ゆすったりして，意識レベルの確認（目を開ける，体動や返答の有無など）を行う．

(2) 助けを求める

人を呼ぶ，あるいは119番通報，AEDの手配．

(3) 気道を確保する

意識消失により，下顎挙上筋や舌根沈下による気道閉塞が起こるので，次の方法で気道を確保する．

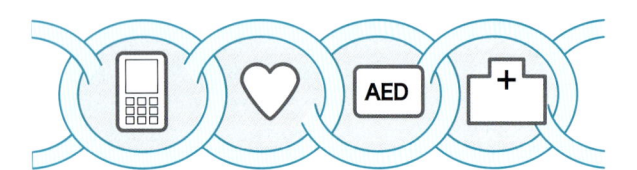

図14-28 救命の連鎖(救命率を上げるための4項目の連携)
①すばやい通報 ②すばやいCPR ③早期の除細動
④ACLS(早期の高度な救命治療)
(AHA：BLSヘルスケアプロバイダー(日本語版)2004, p.7)

・頭部後屈あご先挙上法(図14-30)
・下顎挙上法(頸椎損傷が疑われる場合はこれのみ，図14-31)

異物による気道閉塞ではハイムリック法 Heimlich method(上腹部に圧迫を加え，胸腔内に陽圧を生じさせて異物の排出を促す，図14-32)と背部叩打法を試みる．気道を確保した状態で呼吸・循環のサインが保持されている場合は，回復体位(図14-33)をとり経過観察とする．

(4) 人工呼吸を行う

気道の確保後，呼吸の確認を胸郭の上下運動の有無などから10秒以内に行う(見て，聞いて，感じて)．呼吸がないか弱い場合，人工呼吸を2回(1回/秒)行う．口対口人工呼吸の呼気吹き込み量は，胸の上がるのがわかる程度(6〜7 ml/kg)．傷病者の呼気を吸わないように，吹き込み以外のときは，顔を横に向ける．気道確保が不十分なときや吹き込み量が多いとき，吹き込んだ空気は胃に入る．口対口人工呼吸を行うときは，できるだけ感染防護具(フェイスシールド)を使用する．

口対口人工呼吸(図14-34)：頭部後屈あご先挙上法で気道を確保し，鼻孔を指で塞ぎ，自分の口で傷病者の口をすきまなくおおい，吹き込む．

口対鼻人工呼吸(図14-35)：傷病者に開口障害や口の損傷などがあり，口対口人工呼吸ができない場合，気道確保し，下顎に当てた手で口を塞ぎ，鼻から呼気を吹き込む．

口対口鼻人工呼吸：傷病者が乳幼児や小児の場合は，救助者の口で傷病者の口と鼻をおおい，呼気を吹き込む．

口対マスク人工呼吸(図14-36)：救助者は傷病者の頭部に位置し，下顎挙上を行いながらポケットマスクを顔面に当てて，呼気を吹き込む．

バッグマスク人工呼吸(図14-37)：マスクに非再呼吸弁の付いた自動膨張式バッグを利用し，下顎挙上をしながら室内空気を送り込む．呼気吹き込み(16〜18%)よりも酸素濃度(20.6%)が高い．1人で心肺蘇生法を行う場合は適さない．

(5) 胸骨圧迫心臓マッサージ(心マッサージ)を行う

循環の確認後，そのサインがない(呼吸停止の傷病者に2回の人工呼吸を行い咳，体動がない)場合，胸骨圧迫心臓マッサージ(心マッサージ)を行う(図14-38〜40)．医療従事者の場合は，これらに加え，頸動脈による確認を10秒以内に行う(図14-41)．

胸骨を脊柱に対して垂直に圧迫する．圧迫部位は胸骨

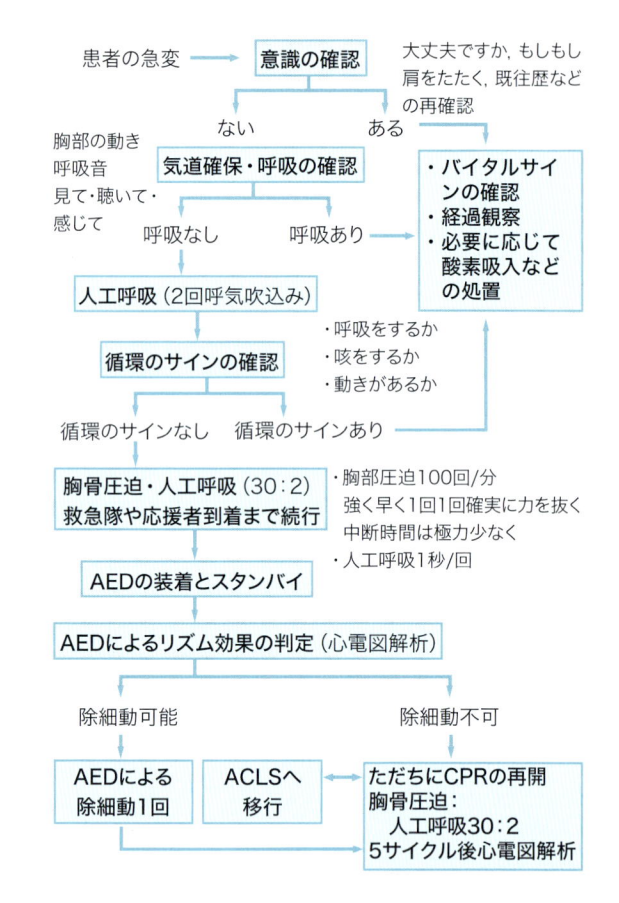

図14-29 歯科治療時における心肺蘇生法の手順

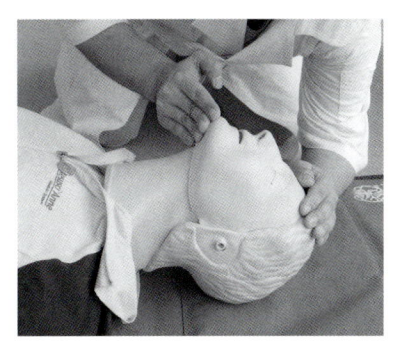

図 14-30　頭部後屈あご先挙上法

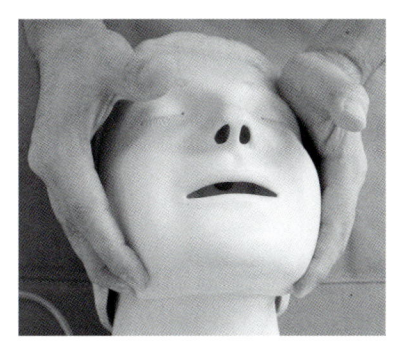

図 14-31　下顎挙上法

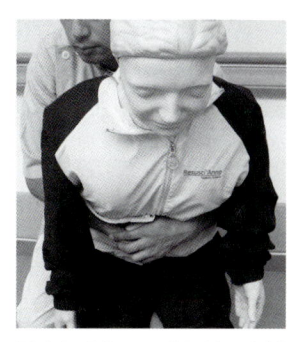

図 14-32　ハイムリック法

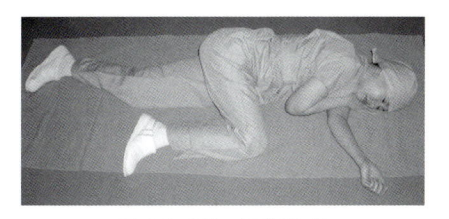

図 14-33　回復体位

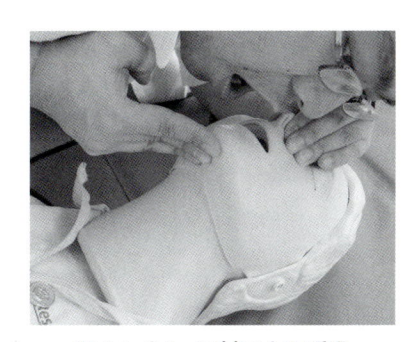

図 14-34　口対口人工呼吸

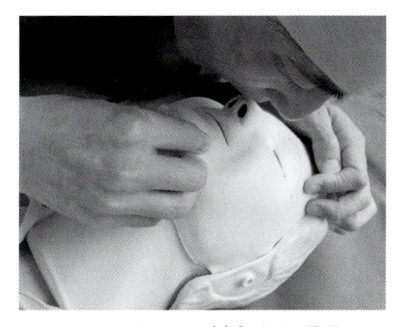

図 14-35　口対鼻人工呼吸

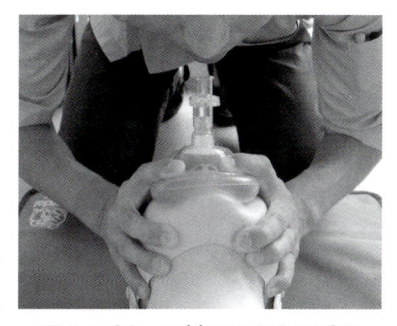

図 14-36　口対マスク人工呼吸

の下半分で，左右の乳頭を結んだ線の中央部分とする．圧迫の程度は，成人では胸骨が4～5 cm 沈み，100 回/分の速さとする．圧迫と解除のタイミングは1：1とする．小児は，年齢・体格に応じて，胸骨の沈み具合を目安に，片手や指で圧迫する．

(6) 人工呼吸と胸骨圧迫心臓マッサージ（心マッサージ）の連携（図 14-42）

① 気道確保．
② 人工呼吸の2回実施．
③ 心マッサージを30回．
④ 人工呼吸2回，心マッサージ30回を繰り返す（救助者1人でも2人でも）．
⑤ 人工呼吸2回，心マッサージ30回を約2分間，5サイクル繰り返したら評価する．
⑥ 循環のサインがなければ再び5サイクル繰り返し，再評価．
⑦ AED が到着したら起動させる．
⑧ 気管挿管されている場合は，心マッサージと人工呼吸を独立して行ってよい．

(7) 成人，乳児（1歳未満），小児（1～8歳）に対する心肺蘇生法の比較

一次救命処置の年齢別比較を，表 14-36 に示した．

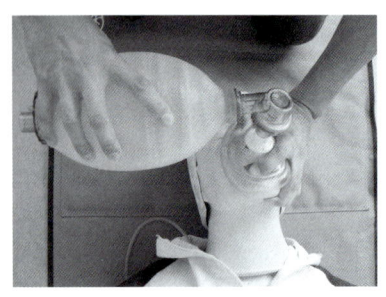

図 14-37　バッグマスク人工呼吸

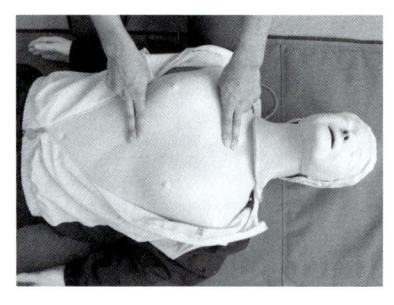

図 14-38　胸骨圧迫の位置確認

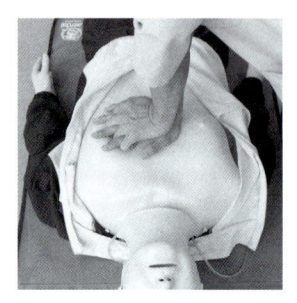

図 14-39　胸骨圧迫(正面)

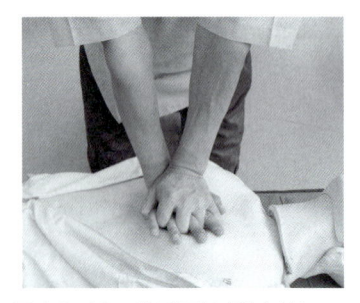

図 14-40　胸骨圧迫(側方位)

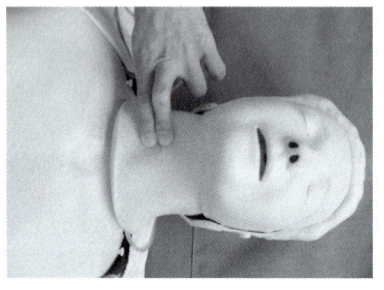

図 14-41　頸動脈の触知

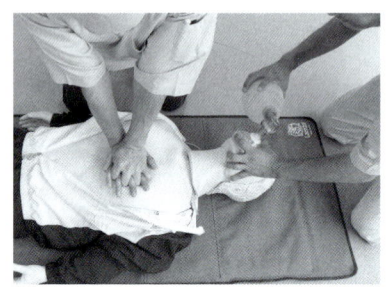

図 14-42　胸骨圧迫と人工呼吸の連携

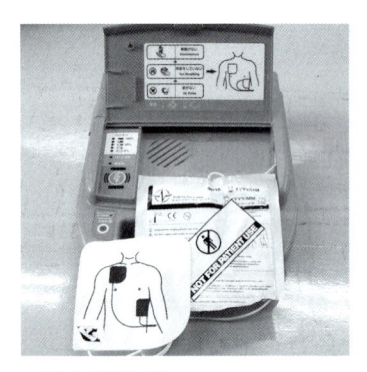

a：ふたを開ける（自動的に電源が入るタイプ）

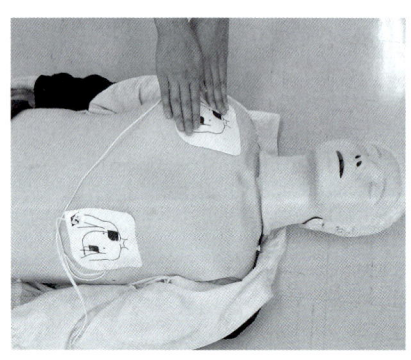

b：電極を貼る（波形解析を始め，除細動が必要な場合は充電が自動で行われる）

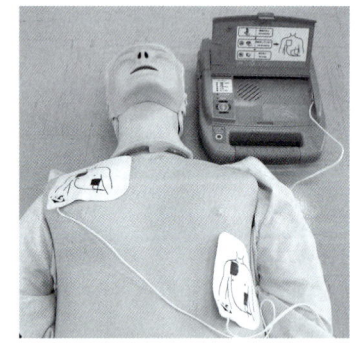

c：「患者に触れないで下さい．心電図の解析中です」
↓
「除細動の適応です．充電中です」
↓
「放電します．患者から離れて，点滅ボタンを押して下さい」

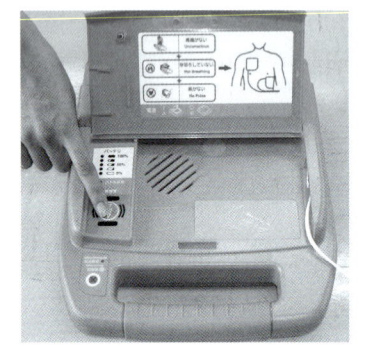

d：ボタンを押す．

図 14-43　AED の操作

(8) 自動体外式除細動器(AED)を使用する(図 14-43)

AED は，音声メッセージと点滅するランプで自動的に指示されるので，それに従い実施する．AED 適応は，心室細動(VF)と無脈性心室頻拍(VT)である．

表 14-36 一次救命処置の年齢別比較

一次救命処置	年齢	成人(8歳以上)	小児(1～8歳)	乳児(1歳未満)
通報		反応がなければ大声で叫ぶ	救助者が1人だけの場合，心肺蘇生法を2分間実施してから	
気道確保		119番通報・AEDの手配		119番通報
心肺蘇生 開始の判断		普段どおりの息(正常な呼吸)をしていない		
人工呼吸		約1秒かけて2回吹き込む・胸が上がるのが見えるまで		
	(省略可)	口対口		口対口鼻
胸骨圧迫	圧迫の位置	胸の真ん中 (両乳頭を結ぶ線の真ん中)		両乳頭を結ぶ線の少し足側
	圧迫の方法	両手で	両手で(片手でも可)	2本の指で
	圧迫の深さ	4～5 cm 程度	胸の厚みの 1/3	
	圧迫のテンポ	100 回/分		
	胸骨圧迫と人工呼吸の比	30：2		
AED	装着のタイミング	到着次第		
	電極パッド	成人用パッド	小児用パッド (ない場合は成人用パッド)	AEDは使用しない
	電気ショック後の対応	ただちに心肺蘇生法を再開(5サイクル2分間)		
気道異物による窒息	反応あり	腹部突き上げ法・背部叩打法		背部叩打法 (片腕にうつぶせに乗せ)
	反応なし	通常の心肺蘇生法の手順		

(日本救急医療財団心肺蘇生法委員会 監修：改訂第3版，救急蘇生法の指針(市民用)，へるす出版，p.40, 2006)

3 二次救命処置　advanced life support

① 一次救命処置に，換気補助器具で効果的な呼吸の補助．
② 静脈路の確保．
③ 薬物投与．
④ 心電図のモニタリングや侵襲的モニタリング．
⑤ 除細動や，そのほかの不整脈の治療．
⑥ 蘇生後のケア．

4 二次救命処置で使用する器具

(1) 換気補助器具

酸素(酸素療法)：動脈血酸素分圧(PaO_2) 50 mmHg, 酸素飽和度(SaO_2)80％以下になったときは，絶対的酸素(吸入)療法の適応症である．経皮的動脈血酸素飽和度(SpO_2)で90％以下では相対的酸素療法の適応であり，PaO_2やSaO_2が直接測定できなくてもチアノーゼが認められたら，酸素療法の適応である．

低酸素症は，低酸素性無酸素症(吸入酸素濃度の低下，舌根の沈下・閉塞，換気不足など)，貧血性無酸素症(高度の貧血，出血，一酸化炭素中毒)，停滞性無酸素症(心不全，ショック時，塞栓，虚血など)，組織中毒性無酸素症(シアン中毒など)に分類される．

鼻カニューレ
フェイスマスク
自動膨張式バッグ Ambu®

表 14-37 救急薬品と使用方法

① バイタルサインの確認(意識・呼吸・脈拍の有無)を必ず行い,モニター装着.
② 救急薬品のファーストチョイスは酸素.
③ 救急薬品の投与は緊急性から静脈内投与が原則.やむを得ない場合に筋肉内注射.
④ 薬物添付文書の熟読.
⑤ 救急薬品投与後はバイタルサインの再確認.

適応症/症状	薬物名(一般名)	薬理作用	基本使用法・用量など
低換気,ショック状態	酸素	呼吸・心筋仕事量の軽減・鎮静	3〜5 l/分でマスク・鼻カテーテルで投与
ショック状態,静脈路確保として	乳酸リンゲル液 500 ml 5%ブドウ糖液 500 ml	細胞外液の補充など	250〜500 ml/時点滴静注
血圧低下 脳貧血様症状	エホチール 10 mg/ml(塩酸エチレフリン) エフェドリン 40 mg/ml(塩酸エフェドリン)	昇圧 心拍出量増加	1回 2〜10 mg 皮下注,筋注,静注 1回 2〜4 mg 静注,25〜40 mg 皮下注,筋注
徐脈 脳貧血様発作	硫酸アトロピン(アトロピン硫酸塩水和物)0.5 mg/ml アトクイック注シリンジ 0.5 mg/ml	心拍数増加	1回 0.5 mg 皮下注,筋注,静注
アナフィラキシーショック 心停止	ボスミン 1 mg/ml(アドレナリン) エピクイック 0.1%1 ml	昇圧 心拍数増加 心収縮力増加	1回 0.2〜1 mg 皮下注,筋注
局所麻酔中毒アドレナリン過敏症 痙攣	セルシン・ホリゾン 10 mg/2 ml(ジアゼパム) ドルミカム 10 mg/2 ml(ミダゾラム)	鎮静 抗けいれん	初回 10 mg,できるだけ緩徐に筋注,静注, 0.08〜0.1 mg/kg 筋注
気管支喘息発作	ネオフィリン(アミノフィリン) 250 mg/10 ml	気管支拡張,呼吸刺激,利尿作用	3〜5 mg/kg を緩徐に静注
蕁麻疹 アナフィラキシーショック アレルギー	ポララミン 5 mg/1 ml (d-マレイン酸クロルフェニラミン)	抗ヒスタミン	皮下注・筋注・静注 1回 5 mg
	アタラックスP 25 mg/ml(塩酸ヒドロキシジン)	鎮静 抗ヒスタミン	筋注:1回 50〜100 mg 静注:1回 25〜50 mg
	デカドロン 4 mg/2 ml(リン酸デキサメタゾンナトリウム) クレイトン 100 mg/2 ml(水溶性ハイドロコートン)	抗アレルギー 抗ショック	静注・筋注 1回 2〜10 mg 静注点滴 100〜1000 mg
心室性不整脈	キシロカイン(塩酸リドカイン) 100 mg/5 ml	抗不整脈	初回量静注 1 mg/kg,持続投与 1〜4 mg/分
血圧上昇	ペルジピン(塩酸ニカルジピン) 2 mg/2 ml,10 mg/10 ml	降圧	10〜30 μg/kg を静注
	アダラート(ニフェジピン) 5 mg/Cap	降圧,冠血管拡張	1カプセル経口投与,内容液を 30 ml の水で溶解し内服
胸痛 狭心症	ニトロールスプレー 16.35 mg/g (1噴霧中に硝酸イソソルビド 1.25 mg) ニトロール錠 5 mg/tab(硝酸イソソルビド) またはニトログリセリン舌下錠 0.3 mg/tab	冠血管拡張	1回 1噴霧(1.25 mg)口腔内,効果不十分には1回噴霧に限り追加 1〜2錠を舌下投与(効果がなく,20分以上発作がつづくときは心筋梗塞を疑う)

(2) 気道確保補助器具

エアウェイ
ラリンゲルマスク™
気管挿管
輪状甲状靱帯穿刺
気管切開

5 基本的救急薬品

救急薬品と使用方法を，**表14-37**に示した．

6 輸液・輸血

(1) 輸　液
■目　的
① 静脈路(薬物投与経路)の確保．
② 体液，循環血液量の補充．
③ 電解質，酸・塩基平衡の補正．
④ 栄養補給．

■輸液の種類

細胞外液補充液：出血などによる細胞外液の喪失による水と電解質の補正を行う．乳酸(酢酸)リンゲル液は等張の生理的補充液で，乳酸は等量の重炭酸イオンに変換される．

膠質液：分子量数万ダルトンの高分子量物質を含む．膠質浸透圧を有し，血管内血液量の補充や血漿膠質浸透圧維持に用いられる．人工膠質液(血漿代用剤)と人血漿由来のアルブミン製剤がある．

■術中輸液の適応
① 術前の生理的体液の喪失には，成人では「1～2 ml/kg×絶飲食時間」を術中輸液開始から1時間で半分を，残り半分を漸減して補正を行う．術中の生理的体液の喪失には，維持輸液で2～4 ml/kg/時の速度で投与する．
② 出血への対応：細胞外液で補充する場合，出血量の約4倍の補充が必要である．細胞外液は血管内と血管外に1：3の比率で存在し，血管内に投与された補充液も，すみやかに血管外に移行するためである．
③ サードスペース(非機能的細胞外液)へ移行した体液：手術などにより創部，腸管内水分，胸水，浮腫液などの部分(サードスペース)に細胞外液が移動する．補正には細胞外液で5～10 ml/kgが必要である．
④ 熱源の補給とタンパク・脂肪動員抑制：術中には0.1～0.15 g/kg/時のグルコースの補充を行う．

(2) 輸　血
■目　的
① 赤血球の補充(酸素運搬能の維持)．
② 凝固因子の補充(止血凝固能の維持)．
③ 循環血液量の維持．

■輸血製剤
① 赤血球製剤：人全血液，人赤血球濃厚液，白血球除去人赤血球浮遊液，洗浄人赤血球液，合成血．
② 血漿製剤：新鮮凍結血漿．
③ 血小板製剤：人血小板濃厚液，人血小板濃厚液(HLA)．
④ アルブミン製剤：人血清アルブミン(5, 20, 25％)，加熱人血漿タンパク．

15 口腔外科手術法

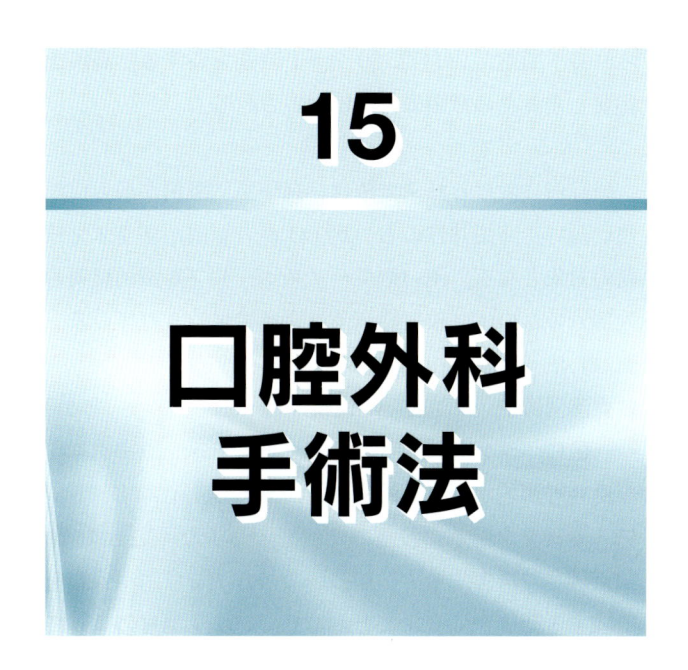

A 手術の基本

1 手術総論

　口腔外科領域の手術は，ほかの領域における手術と本質的になんら相違はない．しかし，顎・顔面・口腔という機能や，解剖学的・審美的な面を十分考慮して手術を行うべきである．

　患者の全身および局所の状態をよく把握し，正確な診断のもと，治療を行うことによって得られる効果，治療を行わなかった場合の危険性，麻酔法や治療に伴って生じる合併症や後遺症，代替可能なほかの治療法などを，患者あるいは家族も含めてインフォームドコンセントを行ったのちに手術を行う．

　日常行われる抜歯などの小手術であっても，基本的な理念を忘れてはならない．

2 治療法

(1) 無菌法（滅菌法および消毒法）
　　　asepsis sterilization and disinfection

　近代外科学の進歩は，無菌法，麻酔法，輸血法および化学療法（とくに抗菌薬療法）によって成り立っている．なかでも無菌法は，手術患者を感染，汚染の危険から防御し，順調な創傷治癒を促進するうえで重要な手段である．外科学，とくに，手術学の基本として重要な位置を占めており，これなくして手術の基本はありえない．

　古くは手術時の手洗い方法，手術野の消毒法，手術器具の滅菌法などを意味していたが，近年は infection control の一部として取り上げられることが多い．

　医療従事者は，無菌法の意味と基本原理を理解し，適切に実行する責務がある．

滅菌法 sterilization

　滅菌とは，物質中のすべての微生物および芽胞を殺滅または除去することをいう．無菌とは，滅菌された状態をいい，滅菌効果は無菌試験によって判定される．したがって，無菌法は滅菌法と同じ意味になる．このような処理方法が可能な対象は，手術機器，材料などに限定される．

　物理的滅菌法：乾熱滅菌法，高圧蒸気滅菌法，放射線滅菌法がある．

　化学的滅菌法：エチレンオキサイドガス滅菌法，過酸化水素低温プラズマ滅菌法がある．

　日本薬局方には，①加熱法：火炎・乾熱・高圧蒸気・流通蒸気・煮沸・間歇，②濾過法，③照射法：放射線・紫外線・高周波，④ガス法，⑤薬液法の各方法があげられている．

■**高圧蒸気滅菌法** autoclaving

　一般にオートクレーブといわれ，滅菌効果が高い．病院内で可能な滅菌方法では，最も安全かつ信頼性が高い．真空，滅菌，乾燥の3工程を要し，高圧蒸気の殺菌力を利用して病原体を殺菌する．2～3気圧の高圧下では，圧の上昇とともに100℃以上に温度を上昇させることができるので，常圧下の滅菌と異なり，完全な滅菌が可能である．一般には，115℃（$0.7\,kg/cm^2$）で30分，121℃（$1.0\,kg/cm^2$）で20分，126℃（$1.4\,kg/cm^2$）で15分とされているが，これは中心部の温度であり，乾燥に要する時間も必要である．

　また，有効保存期間は包装形態（保管場所，保管方法な

ど)により異なるが，滅菌バッグ包装で滅菌日から2か月とされる．

■エチレンオキサイドガス滅菌法　gas sterilization

高温に耐えられない器械，器具，手術材料の滅菌に用いられる．

エチレンオキサイドガス ethylens oxide gas(EOG)は可燃性で，空気と混合すると燃焼して爆発するため，炭酸ガスやフレオンガス freon gas などの不活性ガスを混合し，不燃化され，ボンベに挿入されて市販されている．芽胞を含むすべての微生物，ウイルスにも強い殺菌力をもち，油，ワセリンなどの存在下にも強い殺菌力を示す．

一般に，湿度30～60%，温度50～60℃，2気圧以下(1.8 kg/cm²)で，6時間作用させる．

欠点として，EOGは，①人体に毒性(溶血性，催奇性)があり，②滅菌に長時間(6時間)を要し，③費用が高く，また，④残留ガスの問題など(1997年以来，大気汚染防止法の改正により自主規制)がある．

■過酸化水素低温プラズマ滅菌法

内視鏡機器，ディスポーザブル製品などの滅菌に用いられる．過酸化水素を真空環境下でガス状にし，高周波エネルギーを与えてプラズマ状態をつくり，得られたフリーラジカルによって微生物を死滅させる殺菌法である．滅菌温度は45℃，所要時間は75分と短時間で滅菌できる．

長所：①低温・低湿下で滅菌できる，②残留毒性がない，③滅菌後すぐ使用できる，④形状が小型で排気設備がいらない．

欠点：①浸透力が小さい，②内視鏡などの一部塗装などに対し素材侵襲性がある，③液体の滅菌ができない．

本法は上記のような特徴から，エチレンオキサイドガス滅菌やホルマリン消毒に代わり普及する傾向にある．

■放射線滅菌法

^{60}Coから放出されるγ-線を使用する方法で，必要とする設備が大がかりになり，日本ではごく限られた場所でのみ行われている．常温で滅菌できるのが利点である．近年，電子線滅菌法も行われている．

■乾熱滅菌法

試験管，シャーレなどのガラス器具などの滅菌に用いられる．通常，180℃で30分～1時間を要する．高温を必要とするため滅菌の対象は限定される．

病院内における滅菌方法は，高圧蒸気滅菌が最も信頼性が高い．非耐熱性のものがEOガス滅菌，プラズマ滅菌の対象となる．使い捨てディスポーザブル滅菌材料の大部分のものは，放射線滅菌によって供給されている．

消 毒 法　disinfection

■煮沸消毒法　boiling-water disinfection

一般に，シンメルブッシュ Schimmelbusch 煮沸消毒器を用いて沸騰水中で煮沸する方法である．消毒すべき器械，器具を全部水に浸漬した状態で，少なくとも15分間煮沸して消毒する．しかし，この方法では，①芽胞を形成する微生物は殺すことができない，②器材によっては煮沸消毒は不可能であるため，現在は使用されない傾向にある．

■薬液消毒法　chemical disinfection

高圧蒸気滅菌，ガス滅菌，煮沸消毒などの行えない材料，または前述の滅菌法では変質する縫合材料などの消毒に用いられる．薬剤には，グルタールアルデヒド，次亜塩素酸ナトリウム，70%アルコール(消毒用エタノール)，ポビドンヨード，クレゾール石ケン，塩化ベンザルコニウム，クロルヘキシジン，塩化ベンゼトニウムなどが用いられる．

術前の手指消毒法　surgical scrubbing

手術者などの手の皮膚の細菌には，接触により付着した通過菌 transient flora と，毛嚢，皮脂腺，汗腺に常在する常在菌 resident flora とがある．前者は比較的除去しやすいが，後者は困難である．

このため，基本的消毒法として1887年に確立されたFürbringer(フュールブリンゲル)法がある．これは，機械的摩擦法と，薬液として昇汞水を使用するものである．しかし，現在は各種の化学的殺菌剤の開発により，よりよい殺菌効果，洗浄時間の短縮と術者の手指の保護のため，Fürbringer 原法を行っている施設はほとんどない．しかし，化学的殺菌剤に頼って機械的摩擦法をなおざりにすることは厳につつしまなければならない．なお，大病院などでは，薬剤

への過敏反応あるいはアレルギー反応に対処するため，2種以上の薬剤が用意されている．

■現在行われている方法

① 爪を短く切り，爪間の垢をとり，ヤスリで爪尖を円滑にする．
② 予備洗い
- 普通石ケンあるいは消毒性洗剤を使用して行う（ブラシ使用可）．
- 流水にて，石ケンあるいは消毒性洗剤を洗い流す．

③ 本洗い
- 滅菌ブラシと消毒性洗剤を用いて3分間摩擦洗浄を行う．
- 流水にて消毒性洗剤を洗い流す．
- 再度，滅菌ブラシと消毒性洗剤を用いて3分間摩擦洗浄を行う．
- 流水にて消毒性洗剤を洗い流す．

④ 手拭き
- 滅菌タオル，あるいは手拭き用滅菌紙を使用して清拭する．
- ウエルパス®（100 m*l* 中，塩化ベンザルコニウム 0.2 g，エタノール 83 m*l*，そのほか若干）を約2 m*l* 手掌に取り，指先から前腕に乾くまですり込む．

⑤ 滅菌手術衣を着用後，滅菌ゴム手袋を着用する．

消毒液としては，クロルヘキシジン（ヒビスクラブ®），ポビドンヨード（手術用イソジン液），逆性石ケン（塩化ベンゼトニウム：ハイアミン®，塩化ベンザルコニウム：オスバン®）などが用いられる．消毒効果は4時間を超えると著しく低下するため，再度の手洗い，手袋の交換が必要になる．

手術野の消毒法　disinfection of operation field

口腔外（手術野皮膚）の消毒と口腔内の消毒を分けて考える必要がある．

■口腔外（皮膚）の消毒

1908年，Grossich により報告された方法（Grossich のヨードチンキ消毒法：手指の Fürbringer 法に比較すべき基本的な皮膚の消毒法）が基本となっている．薬液による消毒のため，濃度，時間，温度に注意する必要がある．

現在行われている方法

① できれば，患者は手術前日に入浴させ，手術野を十分に摩擦洗浄させておく．有毛部に対しては従来，日本では剃毛が一般的であったが，むしろ剃毛により皮膚損傷を起こし感染を助長するという研究から，術直前にバリカンによる除毛が勧められるようになってきた．
② 手術野をベンジンまたはエーテルで清拭したあと，10％ポビドンヨードをむらなく塗布する．
③ 局所の乾燥後，10％ポビドンヨードをさらにもう1回塗布する．
④ 十分に乾燥を待って，70％アルコールあるいはチオ硫酸アルコールで清拭し，ヨードを除去する．また，ヨードに過敏な反応を認める場合は，クロルヘキシジン（5％ヒビテン液），消毒用アルコールを使用する．

■口腔内の消毒

口腔内は唾液によってつねに湿潤しており，皮膚表面のような消毒は不可能である．そのほか，歯の存在，齲蝕，歯石，歯周炎，補綴物，歯冠修復物，食物残渣などによって不潔になっており，無菌的操作は困難であるが，極力口腔内を清潔に保つようにする．

消毒前処置として齲蝕歯の処置，残根や抜歯適用歯の抜去，歯石，プラークの除去を含めて，歯周炎に対する処置，補綴物の除去などを行っておく．

① H_2O_2 綿球で，歯面を含め口腔内全体をよく清拭し，泡沫を滅菌ガーゼで丹念に除去する．
② 必要に応じて口腔内を1,000倍アクリノール（リバノール）液，0.02％モナフラシン液，2％ホウ酸水などで洗浄する．
③ 口腔内，とくに，手術野およびその周辺に0.01％ハイアミン液または希ヨードチンキを塗布する．
④ 手術開始までのあいだは滅菌ガーゼをかませておき，無菌状態を保つようにする．

口腔粘膜殺菌消毒剤には次のものがある（**表15-1**）．
ポビドンヨード，クロルヘキシジン液，塩化ベンザル

表15-1 口腔粘膜殺菌消毒剤

	一般名(商品名)	希釈倍率または使用濃度
ヨウ素製剤	(局方)ヨードチンキ(ヨードチンキ) 希ヨードチンキ(局方)(希ヨードチンキ) 複方ヨード・グリセリン (複方ヨード・グリセリン) ポビドンヨード (イソジン液，ネオヨジン) プレポダイン・ソリューション (プレポダイン・ソリューション)	5〜10倍 2〜5倍
第4アンモニウム塩	塩化ベンザルコニウム (オスバン液，ヂアミトール) 塩化ベンゼトニウム(ハイアミン)	0.01〜0.025%
両性界面活性剤	塩化アルキルポリアミノエチルグリシン (デコー51，カチノンSS液)	0.01〜0.05%
色素製剤	アクリノール (アクリノール末，アクリノール液)	0.05〜0.1%
過酸化物製剤	3%過酸化水素水(オキシフル) (日局)オキシドール (マルオキシール，オキシドール)	原液または2倍

※日本歯科薬品協議会『日本歯科医薬品集』口腔粘膜殺菌消毒剤参照．

コニウム，塩化ベンゼトニウム，アクリノール，チメロサール，オキシドール．

(2) 切開法

切開に用いられる器具

大部分の手術は切開で始まる．切開は手術刀(メス)で行う．

■手術刀(メス) scalpel

最も鋭利な鋼刃メスが一般に用いられるが，そのほか，電気メス，レーザーメス，超音波メスなどもあり，用途に応じて使いわけられる．

鋼刃メスの種類：差し替え式の替え刃メスが多用されている．使用目的に応じて円刃刀(No. 10, 15)，尖刃刀(No. 11)，彎刃刀(No. 12)が用いられる．

メスの持ち方

バイオリン弓(胡弓)式把持法 violin bow holding：一般には，円刃刀で長い皮膚切開を行うときに応用する．

食刀式把持法 table knife holding：通常の皮膚切開に用いられ，バイオリン弓(胡弓)式把持法と同様の目的に応用される．

執筆式把持法 pen holding：手術野が小さいとき，綿密な技巧を要する切開などに用いられる．口腔内の切開にはほとんどこの方法が応用される．

握手式(拱把式)把持法 grasp holding：四肢切断などに用いられる方法で，口腔外科にはほとんど応用されない．

そのほかのメス

電気メス：高出力の高周波電流を制御して，切開，凝固などを行う．500kHz前後で100〜700Wのものが用いられる．

レーザーメス：炭酸ガス(CO_2)，Nd-YAG (neodymium)，アルゴン，ルビーレーザーが用いられる．炭酸ガス(CO_2)レーザーは切開能がよい．Nd-YAGレーザーは凝固能がよく，光ファイバー内を伝達できる．アルゴンレーザーは熱凝固，止血効果がよい．人工光線のため，光が目に入り障害を起こすことがあるため，安全に注意が必要である．

超音波メス：超音波振動を利用し，切離，吸引除去を行うもので，脂肪組織や比較的やわらかい肝臓，膵臓などの実質臓器の切除に使用される．

方法(皮膚，粘膜，骨)

■皮膚切開

皮膚切開は，Langer皮膚割線または皺線に沿って切開を加える．手指で予定の切開線と直角の方向に皮膚を引っ張り，皮膚に緊張を与えるように押さえて，皮膚面に垂直になるように刃先を十分に活用して切開する．

■粘膜・骨膜切開

粘膜切開は，原則的には皮膚切開と同様である．粘膜下が軟組織の場合には，血管，神経，唾液腺導管，筋などの走行に一致した切開を行う．おもに円刃刀を用いる．

骨膜切開では，刃尖が骨面に達する切開を加える．

(3) 止血法

組織を傷害すれば必ず出血が生じ，止血をはかる必要がある．したがって，止血法は手術操作の基本の1つである．

出血の種類

■動脈性出血
鮮紅色の血液が拍動性に噴出するのが特徴である．

■静脈性出血
暗赤色の血液が持続的に流出する．心臓に近い大きな静脈では陰圧を示して，空気塞栓を生じる危険がある．

■実質性（毛細血管性）出血
小動脈，毛細血管性の出血で，拍動性はなく，内部から少しずつわき出る oozing のような出血である．

止血法の実際

止血法には，外傷などの緊急事態時に行われる応急止血である一時的止血法と，手術器具などを用いて行われる永久的止血法の2つがある．

■一時的止血法

指圧法：損傷された動脈より中枢の部を手指で強く圧迫して血流を遮断し，一時的に止血する方法である．総頸動脈，顔面動脈，口唇動脈などでは本法が応用される．

圧迫包帯法：滅菌ガーゼなどを直接創面に当て，その上から絆創膏や包帯などで強く押さえて圧迫する．口腔内の出血にはオキシセル，スポンゼルなどを出血部に直接当て，レジン床，サージカルパック，モデリングなどで圧迫する．

栓塞法：滅菌ガーゼなどを出血創腔内にかたく詰めて止血する方法で，その代表的なものは Mikulicz（ミクリッツ）タンポンである．

■永久的止血法

創縁縫合法：出血している創縁を緊密に縫合することにより止血をはかる方法で，手術や外傷後の切創などに広く用いられる．大きな血管からの出血でなければ，十分な止血をはかることができる．

結紮法：出血している血管を止血鉗子（Kocher（コッヘル）鉗子，Péan（ペアン）鉗子，Mosquito（モスキート）鉗子など）ではさみ，結紮糸で結紮して止血をはかる方法である．止血法の基本である．

側壁結紮法：比較的大きな血管，とくに，静脈からの出血に際し，無鉤止血鉗子（Péan鉗子など）で破れた血管をはさみ，細い結紮糸でていねいに結紮して止血をはかる．

括約結紮法：出血部の組織がかたいか，もろい場合に用いられる止血法で，通常の結紮では糸が脱落しやすいので，止血鉗子の先端に近い周囲組織の一部に縫合糸を結紮し，その後，糸の両端を鉗子の周りに回して組織とともに血管の結紮を行う．周囲結紮法（縫合法），纏絡結紮法（縫合法）ともよばれる．

捻転（捩）法：小血管からの出血に対して，止血鉗子で出血部をはさんだまま，数回捻じることによって止血をはかる方法である．

挫滅法（圧挫法）：出血部に強圧を加えて，挫滅によって止血をはかる方法で，小血管に用いられる．骨からの出血に対してしばしば応用される．

焼灼法（電気凝固法）：通常は電気メスが利用される．止血鉗子や鑷子で血管をはさみ，その先端近くに電気メスの先端を接触させる．あるいは電気凝固用のメスの先端を直接出血部に当てる．動脈性出血にはあまり効果がないが，実質性出血やび漫性の出血には応用価値が高い．

■薬物（止血剤）による止血法

局所的止血剤による方法と全身的止血剤による方法とがある．口腔外科領域では吸収作用のある酸化セルロース（サージセル，オキシセルなど）とゼラチン（ゼルフォーム，スポンゼルなど）が多用されている．前者は外科的止血法と併用されることが多い．後者は静注，点滴静注などで全身的に応用される．

また，凝固因子様作用薬（トロンビン）や，フィブリノゲン製剤（生体組織接着剤）も使用されることがある．

■骨面からの出血

骨ろう（ボーンワックス）が使用される．

(4) 縫合法

手術のため切開を行った組織は，縫合によって手術が終了する．縫合にあたっては，創縁を正しく密着させ，第一期治癒を営ませ，機能障害や審美的障害を残すこと

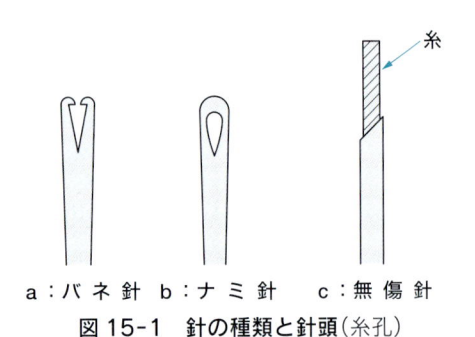

a：バネ針　b：ナミ針　c：無傷針
図15-1　針の種類と針頭（糸孔）
（市川篤二 ほか編：手術の基本，金原出版，1977，p.252）

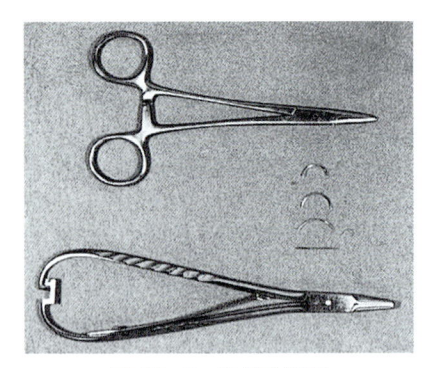

図15-2　持（把）針器

のないよう，創傷治癒を極力すみやかに終わらせる．

材料・器具

■**縫合針** needle

曲（彎）針と直針に大別される．曲針は円周の1/2以上彎曲の強彎針，円周の3/8〜1/3以内彎曲の弱彎針に分けられる．一般の縫合には曲針が用いられる．直針は，口腔外科領域では歯肉の歯間乳頭部を頰舌的に縫合する場合に有用である．針先は，刃を有する角針と，丸くて刃のない丸針とに分けられる．角針は皮膚，かたい粘膜などの縫合に，丸針はやわらかい粘膜，臓器などの縫合に応用される．先端のみ角針で，後方が丸針のものは，歯肉のような比較的かたくて弾力性にとぼしい組織の縫合に適している．

針の後端には糸を通す孔がある．単に孔がついているものを普通孔といい，その針全体をナミ針，孔が二分したバネになって，糸を後方からはさみこむようになっているものを弾機孔，針全体をバネ針，糸を通す孔がなく，針の後端に糸がうめ込まれているものを無傷針といい，おのおのの用途によって使い分けられている（図15-1）．

■**持（把）針器** needle holder

持針器は，用途によりさまざまな形式のものが工夫されているが，手指で把持し操作する把持部の形態からマッチウ型とヘガール型に大別することができる（図15-2）．

マッチウ型は全体を掌部と全指で握るもので，バネによって操作を調節することができる．ヘガール型はコッヘル，ペアン止血鉗子と同様の形態を有しており，一般に，母指と中指を輪に軽くとおし，両柄部の中央に示指を添えて把持する．バネがなく把持の操作は手指によってなされる．無傷針による場合は，一般に，ヘガール型持針器によって器械結びを行う．針は，針頭部より全長1/4〜1/3の部分を針に直角またはやや斜めに持針器で把持する．

■**ハサミ（剪刀）** scissors

剝離剪刀，糸切剪刀，包帯剪刀など多様な種類がある．縫合が終了してからの結紮糸の切断に用いる．ヘガール型持針器と同様の持ち方で行う．基本的には，切る刃の方向と結紮糸の方向がつねに直角に近い角度を保ち，切断点が明確に認識されていなければならない．

■**鑷子（ピンセット）** forceps

組織を把持するための器具である．先端の形によって有鉤鑷子（外科鑷子）と無鉤鑷子（解剖鑷子）に大別される．母指，示指，中指で箸をもつように取り扱うのが基本である．

■**縫合糸** suture thread

縫合糸は，組織内で吸収され一定期間後に消失する吸収性縫合糸と，吸収されない非吸収性縫合糸とに大別される．

吸収性縫合糸

羊腸線 cutgut：ヒツジ，ウシ，ブタ，ウマなどの動物の腸漿膜などを材料にして縫合糸のかたちにしたもので，最も古くから使用されている．柔軟で結紮しやすいが，組織内で吸水膨化して緩みやすいことと，異種タンパクであるため組織反応が強いことが欠点である．加工していないものを plain cutgut と

よび，吸収が早い（約1週間）．

　表面を重クロム酸カリで処理してタンパク分解酵素の作用を弱め，吸収期間を遅延させた（2～4週間）chromic cutgut がある．深部組織縫合によく応用される．ほどけやすいので，結節は3回以上とする．以前よく用いられていたが，BSE（ウシ伝達性海綿状脳症）の発生により販売が中止され，現在は合成糸が用いられている．

　合成性縫合糸：ポリグリコール系 polyglycolic acid suture（PGA 糸，Dexon®）；polyglycolic acid の単繊維を綾織りにした糸で，柔軟で結紮しやすく，抗張力がきわめて強く，ゆるみにくく，加水分解により吸収されるので，組織反応は軽く，優れた縫合糸である．単繊維でないため編み目に滲出液が滞留することが唯一の欠点である．ほどけにくいので2回の結紮で十分である．吸収には30日以上を要し，縫合保持を長くしたいときに非常に有用で，近年多用されている．そのほか，ポリグラクチン系（バイクリル®），ポリビニルアルコール系（PVA），モノフィラメントのポリディオキサノン（PDS）糸などがある．

非吸収性縫合糸
天然性糸
　絹糸：非吸収性縫合糸の代表的なもので，柔軟で結紮しやすく，抗張力が強く，ゆるみにくい特徴をもっている．欠点として，組織反応が強く，より糸のため編み目に滲出液が滞留して感染を起こしやすい．表面の膠質タンパクを除去し，シリコン・コーティングした黒色の軟質絹糸が応用される．ナイロン糸などに徐々に取って代わられているが，口腔粘膜の縫合には，今でも多用されている．

　馬尾毛：単繊維で組織反応が軽いため応用されているが，抗張力が弱く，切れやすいこと，太さが一定にできないなどの欠点がある．現在はほとんど使用されない．

合成糸
　ポリアミド（ナイロン）糸：抗張力が大きく，単繊維のため汚れにくく，組織反応が少なく，表面が滑沢で，抜糸も簡単であるなどの利点を有しているが，弾力があるため結節がゆるみやすいので，三重結びを行う必要がある．皮膚の縫合には，黒色に着色したナイロン糸が一般に用いられるが，無色のものは皮下の埋没縫合にも用いる．

　ポリエステル（テトロン糸：タグロン糸）：柔軟で結びやすいが，すべりやすく，結び目がほどけやすい．組織反応は絹糸よりも弱いが，ナイロン糸には劣る．皮下の埋没縫合に好んで応用される．

　そのほか，ポリフロルエチレン（テフロン），ポリプロピレン（プロリン），ポリプチレンなどがある．
　特別なものでは，銀線，ステンレス線などがある．

縫合の実際
■縫合法の種類
単独縫合
　結節縫合：最も基本的な縫合法で，1糸で1つの結節をつくる縫合法である．創縁の相対する部に糸を通して結紮し，結節をつくる方法である．創縁を正確に合わせることができ，ゆるんだり締めすぎた場合には，その部だけやり直すことができる，時期をずらして抜糸できるなどの利点がある．

　口腔粘膜においても基本的な縫合法である．結紮縫合によって減張縫合，定位縫合，埋没縫合を行うことができる．

　　〈縫合針刺入部位…おのおのの創縁から〉
　　　顔面皮膚：1～2 mm（一般外科では5 mm）
　　　口腔粘膜：3 mm 程度
　　〈縫合間隔〉
　　　顔面皮膚：1～3 mm（一般外科 5～10 mm）
　　　口腔粘膜：5 mm 程度

　マットレス mattress（臥褥）縫合：創縁両側で刺入と刺出を行って，縫合糸を皮面に出す方法である．縫合糸が創縁と平行になるか垂直になるかで，水平マットレス縫合と垂直マットレス縫合とに分けられる（図 15-3-a, b）．いずれも創縁を密着させる働きがあるが，垂直マットレス縫合がより効果的である．結節縫合と組み合わせて応用されることが多い．

a：水平マットレス縫合法

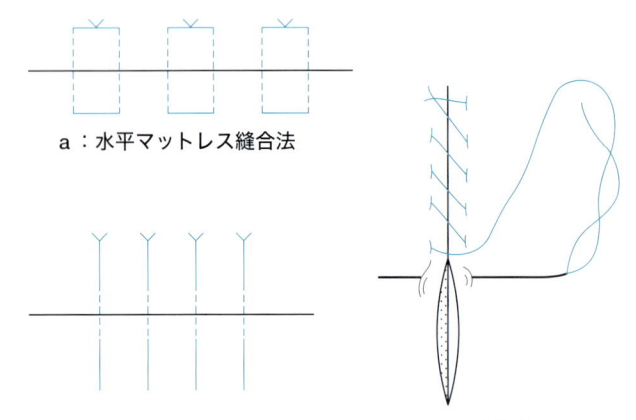

b：垂直マットレス縫合法　　c：連続縫合

図 15-3　縫 合 法

(a, b　市川篤二 ほか編：手術の基本，金原出版，1977)
(c　武藤輝一 ほか編：標準外科学 第2版，医学書院，1980, p.31, 図54)

a：こま結び　　b：立結び　　c：外科結び
square knot　　granny knot　　surgeon's knot

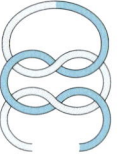

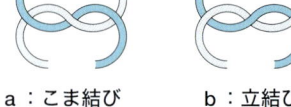

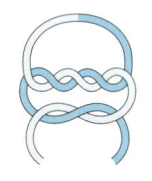

図 15-4　糸結びの種類

連続縫合：創の全長にわたり1本の糸で連続的に縫合する方法で，操作が早く便利である（図 15-3-c）．しかし，糸の部分抜糸が不可能であり，創面が化膿すると創全体が哆開する危険がある．また，糸の緊張を一定に保つことは困難で，顔面の縫合にはほとんど用いられない．口腔粘膜の場合にしばしば応用される．通常の連続縫合のほか，連続かがり縫合，連続マットレス縫合，連続皮内縫合などがある．

■結紮操作

縫合糸を刺通したあと，結紮を行って縫合を終了する．創縁が密着し，締めすぎないように，また，ゆるまないような結び方が望ましい．

こま結び（男結び）：第1結節と第2結節とを異順序に結ぶため，糸の方向が平行になる結び方である．結紮終了時の糸の方向は創に対して直交し，糸がゆるまないので，最も頻繁に利用される（図 15-4-a）．

立結び（女結び）：第1結節と第2結節とを同順序で結ぶため，糸の方向が直交する結び方である．結紮終了時に糸の方向が創と同一方向になり，ゆるみやすい．特殊な縫合の場合に用いられ，通常の縫合には用いない（図 15-4-b）．

外科結び：第1結節をつくるときに，糸のかけ方を二重にする方法である．第2結節をつくる前に第1結節がゆるまない利点がある．組織を確実に縫合することができる．組織に緊張があるときに，とくに応用される（図 15-4-c）．

三重結び：こま結びをしたあと，第3結節をつくる結び方で，ナイロン糸，テトロン糸などのゆるみやすい縫合糸に応用される．

■抜 糸 法

縫合部を消毒し，ピンセットで結節を少し持ち上げ，組織内から抜き出す部分を抜糸剪刀で切離して，糸を引き抜く．抜糸時期は，口腔粘膜では術後4～6日程度，顔面皮膚5～7日程度である．

■口腔外科領域で応用される縫合糸の選択

顔面皮膚の縫合：6-0または7-0ナイロン糸（糸つき無傷針による）．他部の皮膚には5-0ナイロン糸も使用．

皮下縫合（真皮縫合）：5-0または4-0透明ナイロン糸またはテトロン糸．

筋肉・筋膜縫合：3-0または4-0デキソン糸．

口腔粘膜：3号または4号無色あるいは黒色絹糸．糸を自然脱落させる場合はデキソン，バイクリルなどを使用する．

穿刺・切開，ドレナージ

穿刺・切開・排膿：膿瘍 abscess は，細菌性および非細菌性の諸種の誘因により起こる限局性化膿性炎により，局所の組織が融解して，膿 pus, eitel が蓄積したもので，一般に，穿刺・切開が行われる．

ドレナージ：手術後・膿瘍切開後の創内には，血液，膿，分泌物が貯留するなど，死腔を残すと創傷治癒が障害される．膿瘍切開後は閉鎖による膿のさらなる貯留を阻止するために，ラバー，ゴム管，ビニール管，ガーゼ

などのドレーン drain を挿入して分泌物を外部に誘導する必要がある．これをドレナージという．

移　植

骨移植：自家骨移植，同種骨移植，異種骨移植がある．一般には，同種骨移植が用いられる（生着の可能性が高いが，採取部に犠牲が残るとともに，量，形状などに制限がある）．近年，インプラント移植のために，さまざまな部から採取される．口腔内では，とくに，下顎前歯部，口腔外では腸骨（皮質骨，海面骨）からの採取が多い．そのほかに，腫瘍摘出後の再建には遊離骨移植（腸骨，肋骨），血管柄付骨移植（血管吻合を伴い移植直後から血流がある）（腸骨，腓骨，肩甲骨）が用いられる．また，軟骨移植としては，肋軟骨，耳介軟骨が用いられる．

粘膜移植：口腔粘膜，とくに，口唇や口蓋の粘膜の欠損には，周囲の粘膜を皮弁状にして移動が行われることが多いが，粘膜の全層移植も行われる．一般に，頰粘膜から採取され，採取部は縫縮される．そのほか，大腸などが用いられることもある．最近では，人工粘膜なども使用されている．

皮膚移植：遊離皮膚移植，遊離皮弁移植，有茎弁皮膚移植がある．遊離皮膚移植には，分層植皮と全層植皮がある．最近では，培養表皮移植も行われている．

複合移植：2種類以上の組織を移植すること．

人工生体（補塡）材料：形態異常や機能障害に対し，その回復を目的に開発された人工的な材料で，シリコーン，アクリル樹脂，コラーゲン，ヒアルロン酸，セラミック，ヒドロキシアパタイト，ポリ乳酸，チタンなどがある．

歯科では，インプラント，あるいは骨接合材料，歯冠補綴物などとして使用されている．

創傷の治療

縫合創の被覆 dressing には，創の被覆・保護，滲出液の吸収，創の圧迫・固定などの意義がある（創部の保温，体液の漏出防止，不感蒸泄のコントロール，過剰な滲出液のドレナージ，外部からの細菌侵入阻止，創面に存在する細菌の増殖防止，肉芽形成促進，表皮化促進，創部の汚染防止，疼痛緩和）．

一般に，ガーゼが用いられるが，そのほか，シリコーン・ナイロンガーゼ（トレックス®），ソフラチュール®などが使用される．

包交回数は，感染予防の点では少なめにする．術後包交の大きな目的は，消毒ではなく手術創部の確認である．創の治癒には，できるだけ安静をはかる必要がある．

全身管理

手術後の全身管理には，次のようなことが必要になる．
① 全身，局所の安静を保ち，創の良好な治癒を促す．
② 術後の感染をさけるための化学療法を行う（とくに抗菌薬の投与）．
③ 水分および栄養を補給し，創の良好な治癒を促す．
④ 疼痛に対する処置，および発熱に対する治療（鎮痛薬，解熱薬の投与）．

そのほか，長時間の手術では術後の不安定な状態（循環不全，呼吸不全など）に対処するために，血液検査，エックス線検査などを行い適切に対応する必要がある．

3　その他の療法

(1) 理学療法　physical therapy

理学療法とは，物理的な方法を使用する治療法であり，作業療法，言語療法とともにリハビリテーション医学の中核をなしている．物理療法と運動療法が存在し，一般に，歯科領域では物理療法が用いられる．

物理療法

各種物理エネルギーを生体組織に作用させて機能障害の改善をはかろうとする療法．利用されるエネルギーには光，熱，電気，音波，機械力などがあり，疼痛，拘縮，痙性，循環障害などの局所性の機能障害が対象となる．

一般に，熱作用（温熱，寒冷）を利用する温熱療法，赤外線療法，レーザー療法，超短波療法，極超音波療法，超音波療法，寒冷療法と，電気作用を利用する低周波療法，力学的作用を利用するマッサージ，牽引療法がある．

熱作用（温熱・寒冷療法）は生体に対し，充血，鎮痛・鎮静，消炎などの作用を生じさせる．電気作用，力学作用（電気療法，機械力療法）は，同様に筋緊張調整，神経刺激，循環改善，組織伸展作用を生じさせる．

(2) 免疫療法　immunotherapy

免疫療法とは，免疫能の活性化や，抑制をもたらす療法をいう．免疫補充療法，免疫強化療法，免疫抑制療法の3種に分類される．

免疫補充療法

先天性免疫不全症，副腎皮質ステロイド投与時，抗腫瘍薬投与時，悪性腫瘍やネフローゼなどの続発性免疫不全症，抗生物質の効果のみられない重症感染症など，免疫応答の低下に対して用いられる．

γ-グロブリン，高度免疫γ-グロブリン，抗毒素，転移因子，チモシン，インターフェロンなどを使用した治療法．

免疫強化療法

特異的な免疫応答を強化するものと，非特異的に免疫応答を活性化，修復するものとがある．前者にはワクチン接種療法や減感作療法が，後者には非特異的免疫賦活薬とよばれるBCG生菌，リポ多糖体（LPS），クレスチン，ピシバニールなどがある．

免疫抑制療法

臓器移植の拒絶反応の抑制，自己免疫疾患の治療などに用いられる．

(3) レーザー療法

半導体レーザー

低出力半導体レーザー（870 nm・500mW）では，創傷治癒促進，消炎，止痒，神経麻痺，知覚障害の改善に効果があるといわれている．

(4) 温熱療法

熱作用（温熱・寒冷療法）は生体に対し，充血，鎮痛・鎮静，消炎などの作用を生じさせる．

(5) 凍結療法　cryosurgery

局所組織に超低温を作用させ，組織の凍結・破壊を目的とする療法である．液体窒素（沸点：-195.8℃）が多く用いられ，綿球法，銅ディスク法，スプレー法などがある．銅ディスク法，スプレー法は特殊な装置を必要とする．口唇部の良性腫瘍（血管腫など），前癌病変，囊胞などの治療に用いられている（組織の凍結壊死による脱落，出血しやすい組織の処置など）．

(6) 酸素療法

高圧酸素療法

高圧環境のもとでの酸素療法．血液中の酸素含量を異常に増大させる．患者を高圧酸素室（通常2〜3気圧）に入れて行う．局所的な酸素欠乏症（骨髄炎など）の治療に応用されている．

B　口腔外科手術の術式

1　抜　歯　extraction of tooth

抜歯とは，歯槽窩に植立している歯を摘出，抜去することをいい，日常の歯科臨床で行われる小手術では最も頻度の高いものである．そのためか，抜歯は容易で，しかもさほど重要でない処置と考えられる傾向がある．しかし，できるだけ歯の保存をはかる立場にある歯科医師は，安易に抜歯に走ることは厳につつしむべきである．

(1) 適応症

抜歯にあたっては，まず抜歯の適応症を十分に精査し，決定する必要がある．

歯自体の疾患により保存が不可能な場合

① 齲蝕が著しく進行し保存・修復処置が不可能な歯．
② 感染根管治療が不可能で，歯根尖切除術も行えない根尖病巣をもつ歯．歯根の穿孔，根尖の形態異常，囊胞に関連した歯などが含まれる．
③ 高度の歯周疾患により歯槽骨吸収を起こし動揺の著しい歯や，急性炎症症状をたびたび引き起こす歯．
④ 外傷により破折，脱臼した歯．歯の破折では歯根部や歯冠から歯根にかけて斜折している場合．不全脱臼では，歯槽部の損傷の著しい場合．

歯自体には疾患はないが間接的な理由で抜去される場合
① 隣在歯，周囲組織に障害を及ぼしている埋伏歯，過剰歯，転移歯など．
② 補綴物の装着に障害となる挺出歯など．
③ 乳歯の晩期残存で，永久歯の正常萌出を障害している歯．
④ 矯正治療のための便宜抜去．
⑤ 顎骨骨折における骨折線上の歯．
⑥ 悪性腫瘍の放射線治療上，障害となる歯や，腫瘍に接触して刺激を加えている歯（特に対合歯）．

(2) 抜歯にあたり注意すべき疾患

局所的禁忌症

■歯性急性炎症の原因歯の抜去

抜歯の適応となる歯は，多少とも周囲組織に炎症症状をもっている．急性歯周組織炎，急性歯槽骨炎，急性顎骨骨膜炎，急性顎骨骨髄炎，急性智歯周囲炎などの原因歯の抜去にあたっては，全身的・局所的な安静，消炎・化学療法を第一とする．急性期にある原因歯の抜去は，かえって症状を悪化させる危険性がある．

したがって，炎症の拡大を抑制し，病巣が限局化し，慢性期に移行した時期に抜歯を行うことが望ましい．

■悪性腫瘍に関連している歯の抜去

歯周癌などの悪性腫瘍に包囲または腫瘍病巣の中に歯が存在する場合，その歯の抜去は禁忌となる．抜歯操作により腫瘍の増大や転移の危険性が増大する．

■その他

顎骨中心性血管腫に含まれる歯は弛緩，動揺をきたし，歯周炎，囊胞の原因歯との鑑別が困難なことが多い．このような歯を不注意に抜去すると，止血困難となることがある．

真性三叉神経痛では，疼痛発作の原因が歯にあるように感じられ，原因とはまったく関係のない歯が抜去されることがあるので，注意が必要である．

全身的禁忌症

抜歯の適応症をもつ患者のなかには，さまざまな全身疾患を有している場合がある．全身疾患をもつ患者の抜歯は必ずしも禁忌ではないが，抜歯にあたっては，あらかじめそれぞれの専門医の診断を求めるのが望ましい．

■循環器系疾患

不整脈，虚血性心疾患（心筋梗塞，狭心症など），細菌性心内膜炎，先天性心疾患，高血圧症，動脈硬化症などの疾患を有する患者の多くは，すでに専門医により投薬，治療を受けていることが多い．血栓塞栓症の治療および予防のため抗凝固薬（ワルファリンなど）や血栓溶解薬の投与を受けている患者については術後出血に注意する．

このような患者の抜歯にあたっては，術前に専門医と緊密な連絡をとり，抜歯の可否を決定する．

抜歯にあたっては，局所麻酔薬の選択，抜歯の時期，手技の選択などに慎重な配慮を加え，前投薬の投与（マイナートランキライザー，抗生物質），術中のモニタリング（血圧，心電図）などが必要である．

■糖尿病

糖尿病患者は細菌感染に対する抵抗力が減弱しており，創傷治癒が不良なことは一般に知られている．また，本症の合併症として，動脈硬化症，糖尿病性腎症，内分泌障害，電解質・水分の減少などを伴う．

糖尿病患者の抜歯にあたり，術中，術後に継発する可能性のある不快事項としては，糖尿病性昏睡，低血糖性昏睡，抜歯後感染，抜歯創治癒遷延などがある．局所麻酔薬に含有されるアドレナリンも血糖値変化の原因と考えられるので，使用にあたり注意が必要である．

本症を有する患者の抜歯にあたっては，術前の糖尿病コントロールが主治医によりなされているかを確認する必要がある．

■血液疾患

白血病，貧血，紫斑病，血友病，顆粒球減少症などの出血や貧血を伴う血液疾患を有する患者の抜歯には，細心の注意が必要である．

血友病患者の抜歯などの観血処置は，補充療法の進歩によって，術前，術中，術後の出血に対する細心の準備により可能である．

白血病では，長期間緩解期にある患者の抜歯については，専門医との協力のもと可能であるが，急性期出血傾

向のあるときは禁忌である．

■腎疾患

　腎臓疾患で抜歯の際に注意しなければならない疾患は，慢性腎不全，ネフローゼ症候群，慢性糸球体腎炎などの慢性疾患，および長期間透析中の患者である．

　これらの臨床症状は各疾患により異なるが，特徴的な臨床像は高血圧症，心不全，貧血，出血傾向，創傷治癒不全，易感染性などである．抜歯にあたっては，これらの点に注意する．とくに，長期透析患者の抜歯に際しては局所麻酔薬の選択，抜歯侵襲の程度，感染に対する抗生物質の選択などに留意する．

■アレルギー性疾患

　アレルギー性疾患患者の抜歯は，慢性期にはさしあたり問題はない．薬物アレルギーに対する配慮としては，抜歯時の局所麻酔薬，術後の消炎鎮痛薬，抗生物質の投与などがあげられる．アレルギー性疾患の急性期や症状増悪期には抜歯はさけるべきである．

■副腎皮質ステロイドの投与を受けている患者

　副腎皮質ステロイドは，強力な消炎作用，免疫抑制作用により膠原病，腎臓疾患，血液疾患，アレルギー性疾患など多くの疾患に使用されている．本剤の運用中止後の患者は，二次的に副腎皮質の萎縮，予備能の低下をきたしていることが多い．この場合に，副腎皮質ステロイドの再投与を行わないで抜歯を行うと，急性副腎不全ショックを起こすことがある．

■妊娠と月経

　妊娠中の抜歯は，原則として妊娠中のどの時期に行ってもよいとされている．しかし，早・流産の危険性の高い妊娠2〜3か月や，分娩が近づいているときは，歯科治療が中断されることが多い．この点を考えると，一般に，妊娠4〜7か月の比較的安定した時期に抜歯を行う．

　月経中は，精神的不安定，ホルモン分泌などとの関連により血液凝固能不全などが考えられるので，抜歯をさける．このような状態にある数日間は，抜歯を延期しても許容される．

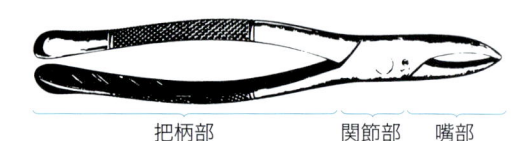

図15-5　抜歯鉗子の構造
把柄部　関節部　嘴部

(3) 抜歯法（単純抜歯）

器械，器具

　抜歯の手技にはいろいろな方法があり，各種の器械，器具が使用されているが，後述する困難な抜歯を除く単純抜歯には，おもに抜歯鉗子 forceps for extraction of tooth と挺子 elevator が使用される．そのほかの使用器具としては，歯鏡 dental mirror，歯科用鑷子 dental pincette，歯科用注射器 dental syring と注射針 needle，探針 explorer，メス surgical knife および鋭匙 sharp curette などがある．

　一般に，正常位置にあり歯冠が比較的健康な歯質よりなっている場合は，抜歯鉗子を用いて抜歯を行うことが原則である．しかし，歯冠の崩壊が著しい場合や，転位歯，低位歯など抜歯鉗子の適合が困難な場合の抜歯には挺子が用いられる．日常臨床では，抜歯鉗子，挺子の両者を併用して抜歯を行うことが多い．

　抜歯鉗子の構造は，歯を鉗取する嘴部，手掌で把握する把柄部，これらを連結する関節部からなっている（図15-5）．抜歯鉗子は図15-6，7に示すように，上下顎別，歯種別により形態が異なる．

　挺子は歯に適合させる嘴部，支柱部，把柄部からなり，使用目的や支柱と嘴部の関係，構造などから図15-8に示すような種類がある．

消毒と麻酔

　口腔内では完全無菌手術は不可能であるが，抜歯前には口腔内の清掃，消毒は念入りに行い，全歯にわたり歯石，プラークの除去，齲蝕歯の治療などをあらかじめ行っておくとよい．外来の一般患者に対しては，局所麻酔で抜歯を行うのが普通であるが，特殊な症例では，全身麻酔，静脈鎮静法や吸入鎮静法を選択することもある．

抜歯手技

　抜歯鉗子や挺子の適合に先立ち，環状靭帯を探針やメ

B 口腔外科手術の術式　335

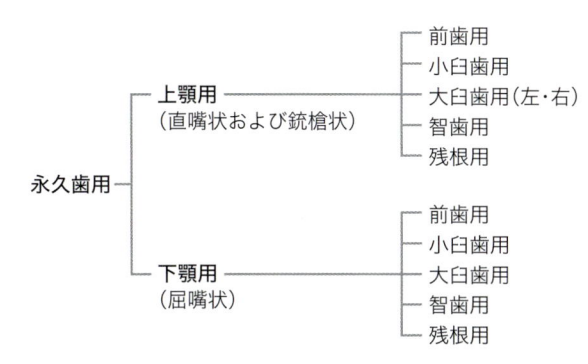

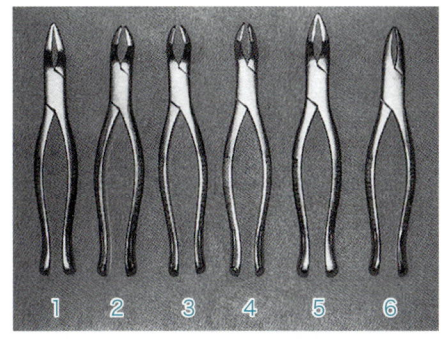

```
永久歯用 ─┬─ 上顎用 ─┬─ 前歯用
         │（直嘴状および銃槍状）├─ 小臼歯用
         │              ├─ 大臼歯用（左・右）
         │              ├─ 智歯用
         │              └─ 残根用
         └─ 下顎用 ─┬─ 前歯用
           （屈嘴状）  ├─ 小臼歯用
                    ├─ 大臼歯用
                    ├─ 智歯用
                    └─ 残根用

乳歯用 ─┬─ 上顎用 ─┬─ 乳前歯用
       │          ├─ 乳臼歯用
       │          └─ 残根用
       └─ 下顎用 ─┬─ 乳前歯用
                 ├─ 乳臼歯用
                 └─ 残根用
```

a：上顎永久歯用抜歯鉗子

1：上顎残根用鉗子　　　2：上顎第三大臼歯用鉗子
3：上顎大臼歯用鉗子（右）　4：上顎大臼歯用鉗子（左）
5：上顎小臼歯用鉗子　　6：上顎前歯用鉗子

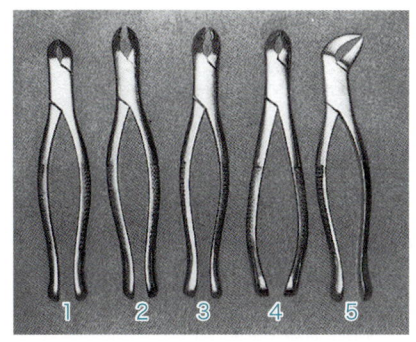

b：下顎永久歯用抜歯鉗子

1：下顎残根用鉗子　　　2：下顎第三大臼歯用鉗子
3：下顎大臼歯用鉗子　　4：下顎小臼歯用鉗子
5：下顎前歯用鉗子

図 15-6　抜歯鉗子の種類

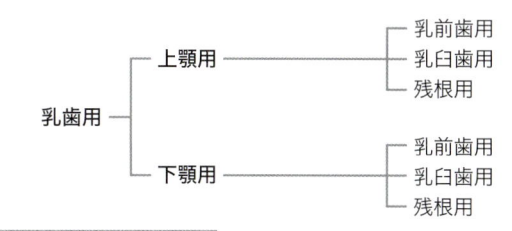

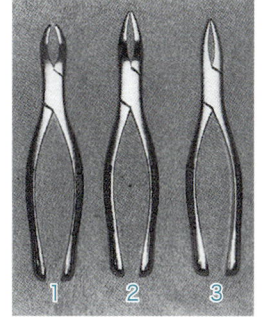

1：上顎乳臼歯用鉗子
2：上顎乳歯残根用鉗子
3：上顎乳前歯用鉗子

c：上顎乳歯用抜歯鉗子

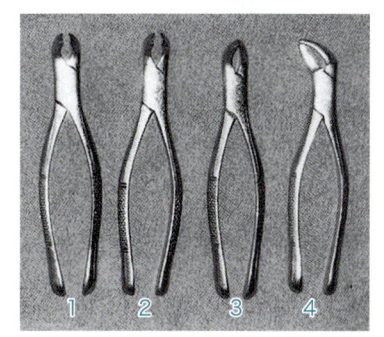

1：下顎乳臼歯用鉗子
2：下顎乳臼歯用鉗子
　（稜状突起あり）
3：下顎乳歯残根用鉗子
4：下顎乳前歯用鉗子

d：下顎乳歯用抜歯鉗子

図 15-6　つづき

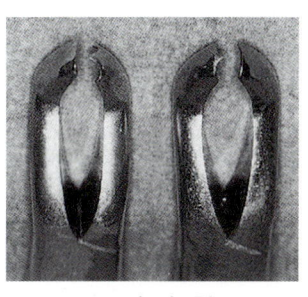

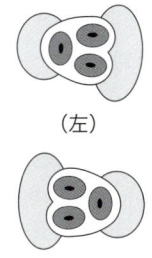

a：左右別

b：左右の歯に抜歯鉗子の
　嘴端突起部を適合

図 15-7　上顎大臼歯用抜歯鉗子

上顎大臼歯の歯根は，頬側は2根，口蓋は1根である．このことから抜歯鉗子は，頬側は稜状の突起のあるものを，口蓋側は突起がないものを用いる．

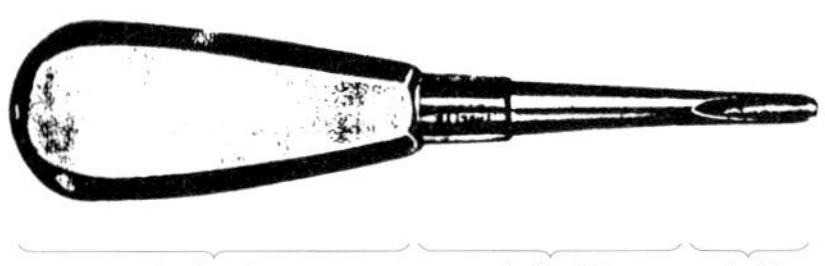

a：構　造

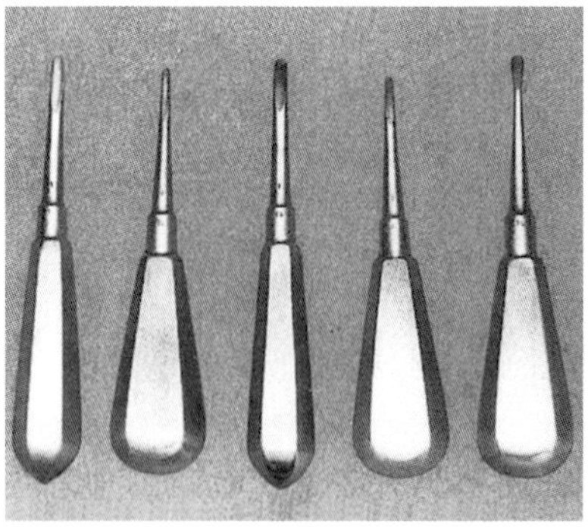

b：直嘴状挺子

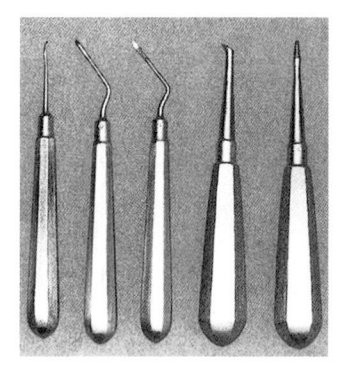

c：そのほかの挺子

図15-8　挺子の構造と種類

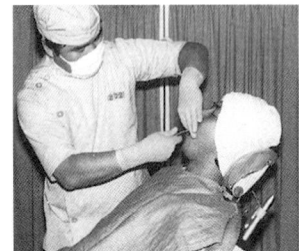

把柄部　支柱部　嘴部

a：前側方型体位 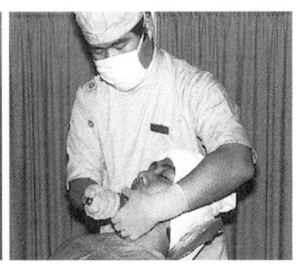　　b：後方型体位

図15-9　抜歯時の術者の体位

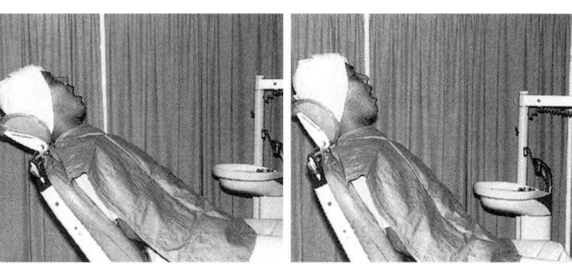

a：上顎歯（開口時側面）　　b：下顎歯（開口時側面）

図15-10　抜歯時の患者の位置

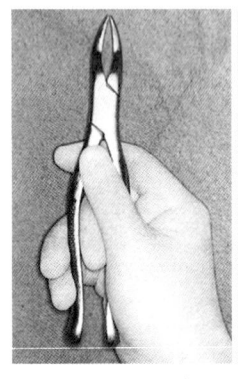

a：Schuetz法 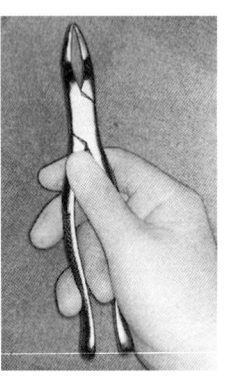　　b：Partsch法

図15-11　抜歯鉗子の把持法

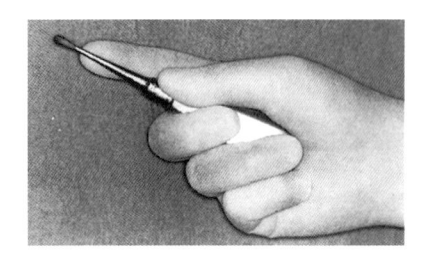

図15-12　挺子の把持法

スなどで完全に切断，剝離しておく．これが不完全であると，抜歯鉗子や挺子の適合が不十分になったり，抜歯の際に歯肉の損傷をまねくことがある．

　抜歯の際の術者の体位は，上顎では側方型か前側方型（図15-9-a）が，下顎では後方型（図15-9-b）か前側方型が多く使用されている．患者の椅子の位置は，上顎の抜歯では上顎咬合平面が床と45〜90度のあいだになるようにし，高さは術者の前腕を軽く上げて患者の歯に指先が触れる位置にする（図15-10-a）．下顎においては，下顎咬合平面が床と平行になるようにし，高さは術者の第6と第7肋骨間付近に椅子を調節する（図15-10-b）．近年は，水平位における抜歯も多くなっている．

　抜歯鉗子や挺子の把持法を，図15-11，12に示した．

　抜歯を行うにあたり，左手の示指あるいは母指で被抜去歯の歯槽部を頰（唇）・舌（口蓋）的にはさむか，固定のために顎を左手でしっかり把持する必要がある．左手の固定が不十分であると挺子や抜歯鉗子などが滑脱し，思

表15-2 複雑抜歯の因子

	歯自体に起因するもの	歯-顎骨の関係に起因するもの
主因子	・根の肥大，根尖肥大（セメント質肥大） ・根の屈曲，彎曲 ・多根歯，根尖細長，扁平根 ・歯根離開強度，分岐開大 ・歯の性状（もろい・軟化，割れやすいなどの異常） ・歯の癒合，歯牙腫	・歯の骨性癒着 ・萌出異常（埋伏，半埋伏，傾斜，捻転，舌側および口蓋転位，叢生，逆生など） ・歯間介在歯萌出異常（半萌出，埋伏など） ・位置異常（下顎管，オトガイ孔，上顎洞，鼻腔，翼突窩，植立部位狭小などの関係）
二次的因子	・歯の破折，歯根の骨内残遺 ・齲蝕による歯の軟化 ・乳歯-永久歯の関連性異常	・歯の迷入，陥入 ・顎裂患者の歯，顎骨骨折部の歯 ・腫瘍性病変部の歯 ・隣在歯植立不良 ・矯正装置装着および充填補綴物不良時の隣在歯

（大橋　靖ほか編：抜歯の臨床，歯界展望別冊，医歯薬出版，1979より改変）

いがけない事故を引き起こすことがある．

　器械をもつ右手の固定も重要となる．右上肢を固定しないで抜歯操作を行うと，脱臼運動は不安定となり，その運動の程度や方向を誤りやすくする．

　抜歯鉗子は通常，舌（口蓋）側より嘴部を歯の歯頸部豊隆下に適合させ，次いで唇（頬）側をしっかり把持する．この際，嘴部は歯軸と平行になるようにする．抜歯鉗子による脱臼運動は頬（唇）・舌（口蓋）的，あるいは回転力により抜歯鉗子を徐々に動かしながら行う．歯の抜去は，頬（唇）側方向へ行う．

　挺子のおもな使用目的は，歯の脱臼である．その作用は，嘴部を歯根膜腔内に徐々に挿入することによる楔作用，槓桿作用および軸回転作用である．挺子の挿入部位は一般に，歯の頬（唇）側の近遠心隅角部であるが，上顎前歯部では口蓋側である．挺子の使用にあたり，暴力的な力を加えると挺子が滑脱し，周囲組織の損傷を引き起こすことがあるので注意が必要である．

（4）複雑抜歯（困難な抜歯）　complicated exodontia

　複雑な抜歯とは，歯それ自体になんらかの原因があり，通常の抜歯操作，すなわち抜歯鉗子あるいは挺子だけでは抜歯が困難な場合をいう．

複雑抜歯になると考えられる場合（表15-2）

　歯自体の異常：歯根の肥大，彎曲，扁平根，多根歯，歯自体がもろくなっている場合．

　歯の萌出方向の異常：埋伏，傾斜，転位，捻転．

　歯根の性状の異常：歯根が骨と癒着している，歯槽縁下にある歯根．

術前の検討と処置

　複雑抜歯は手術侵襲も大きく，手術時間も長い．このため患者の精神的・肉体的負担は大きい．術前には患者の全身的・局所的検討を行うとともに，十分なコミュニケーションをとり，術中・術後の偶発事故を予防する．

　手術方法は，口内から行う開放的抜去法（粘膜骨膜を剥離し，骨を露出する方法）がおもに用いられているが，1つの方法に固執することなく，目的にかなった手術方法へ転換できるゆとりが大切である．

準備すべき器械，器具（図15-13）

- 普通抜歯の抜歯鉗子および挺子
- 歯根用鉗子および挺子
- メス，歯科用骨膜剝離子 raspatory および骨膜起子 periosteal elevator
- 手用ノミ chisel，槌 mallet および鉤
- 歯科用タービンおよび各種バー
- 破骨鉗子および骨ヤスリ

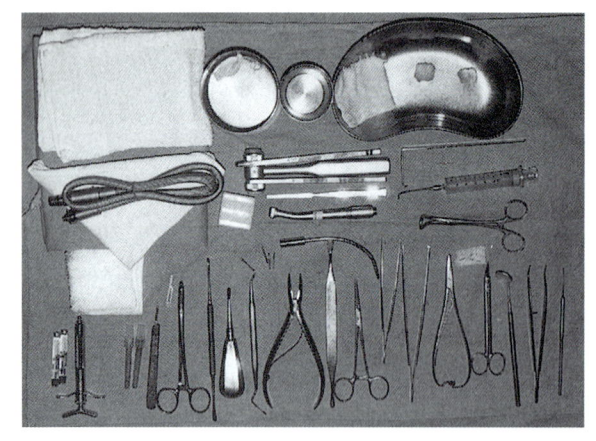

図15-13 準備すべき器械・器具

- 縫合針，持針器，縫合糸およびハサミ

複雑抜歯に必要な基本術式

術前の口腔内・顔面消毒は入念に行い，手術野以外は滅菌布などで被覆する．

処置にあたっては，手術野をなるべく広く明視するように切開を行い，骨の削除はできるだけ少なくし，歯の分割ないしは分離を適宜行う．その際，周囲組織の損傷を起こさないように十分注意する．

■ 術　式

① 麻酔．
② 粘膜および骨膜の切開(図 15-14)：切開にあたっては，メスを骨面に直角に当て，骨膜にいたるまで十分切断するようにする．弁の大きさは，十分な視野が得られ，術後の縫合線が健康な骨面上にくるような程度とする．さらに，弁の形態は基底部を遊離縁部より大きくし，弁への血行をよく保つようにする．
③ 粘膜骨膜弁の形成：骨膜剥離子および骨膜起子を用いて切開した粘膜・骨膜を剥離翻転し，弁を形成する．必要な骨面が十分に露出するように翻転し，鉤にて手術野を確保する．
④ 歯槽骨の削除(図 15-15)：完全埋伏歯，歯槽窩に深く残存している根尖，根尖肥大や屈曲の著しいもの，歯根と骨との癒着の強いもの，歯質が非常に脆弱な場合においてこの方法を用いる．通常，骨ノミ，骨バーが用いられるが，場合によってはエアタービン

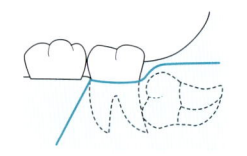

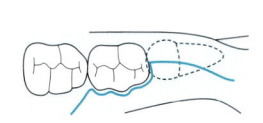

a：下顎智歯

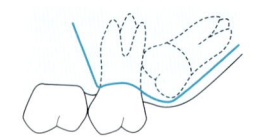

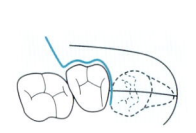

b：上顎智歯

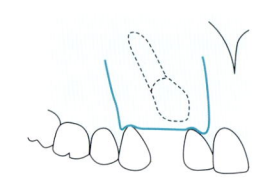

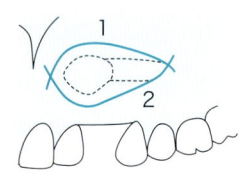

c：上顎犬歯(唇側)
1または2を行う．

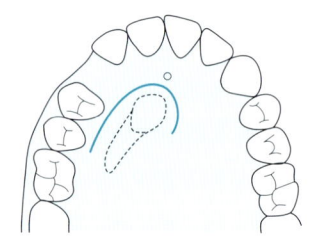

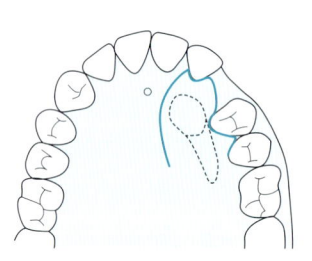

d：上顎犬歯口蓋側
図 15-14 埋伏歯抜去のための切開線

を使用することがある．

⑤ 歯冠，歯根の分離および歯冠の分割．

歯冠と歯根の分離(図 15-16)：歯を歯頸部で切断し歯冠と歯根に分割する．埋伏歯のほか，歯根開大歯，歯間介在低位歯などの抜去に適用される．

歯根の分離(図 15-17)：大臼歯などの複根歯で歯冠部の歯質崩壊が大きく鉗子の適用が困難な場合や，歯根彎曲歯で，とくに，内方彎曲があり根間中隔骨が大きく包みこまれている場合などに適用される．

歯冠の分割：歯冠を中央部で頰・舌的方向に2つに分割し，各歯根を別々に摘出する方法(図 15-18)と，歯冠の近心または遠心を部分的に分割する方法

B 口腔外科手術の術式　339

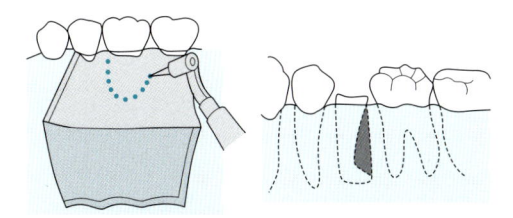

a：バーによる骨穿孔　b：障害骨部の除去
つづいて骨ノミによ
る削除を加える．

図 15-15　困難な抜歯のための骨削除

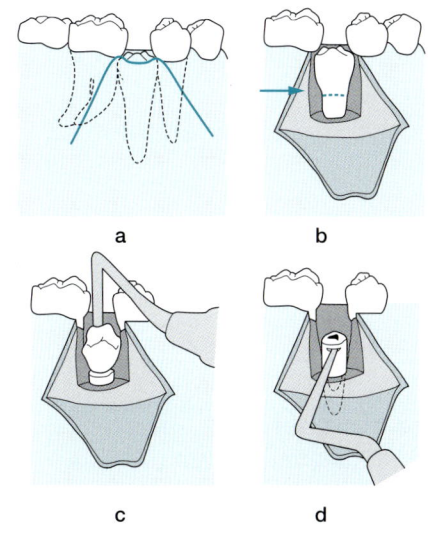

図 15-16　歯冠と歯根の分離

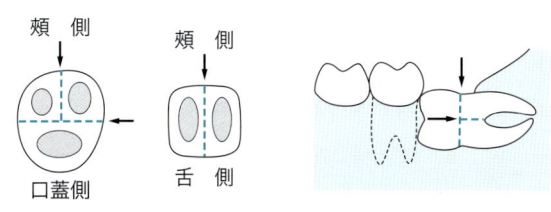

a：上顎第一　b：下顎大臼歯　c：下顎水平智歯
　　大臼歯

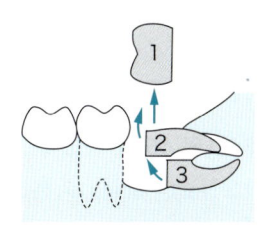

d：摘出方向

図 15-17　歯根の分離
→ 分割方向

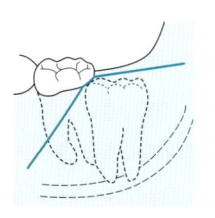

a：切開線　b：粘膜骨膜弁の展開と骨削除

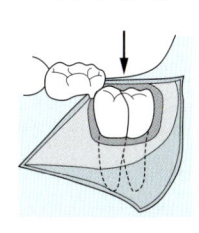

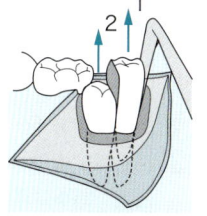

c：分割方向　d：摘出方向

図 15-18　歯冠の分割（下顎垂直埋伏歯）

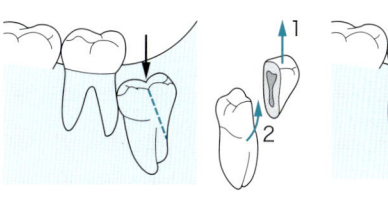

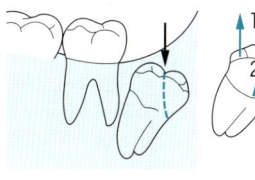

a：近心傾斜　b：遠心傾斜

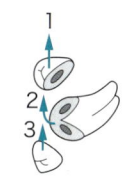

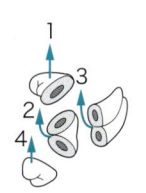

c：水平埋伏

図 15-19　歯冠の分割（下顎埋伏智歯）
← 分割方向　← 摘出方向

とがある（図 15-19）．
⑥ 歯の抜去．
⑦ 粘膜骨膜弁を旧位へ復し縫合．
　術終了後，抜歯窩の掻爬ならびに骨断端部を骨ヤスリあるいは骨鋭匙で滑沢化し，剝離した粘膜骨膜弁を旧位

表 15-3 患者への注意事項

> **ぜひ，おまもりください**
>
> 抜歯後の注意　手術後の注意
> 出血について
> ① 翌日まで唾液に混じってうすく血が出ることがありますが，唾液ににじむ程度の出血は心配いりません．
> ② 出血を気にして何度もうがいをすると，かさぶたが取れて血が止まらなくなります．強くうがいをしたり，強くつばを吐かないようにしましょう．
> ③ もし，後からふたたび出血したときは，清潔なガーゼや脱脂綿を傷口に当て，30分位しっかり咬みしめてください．ほとんどの場合，圧迫すれば止血します．なお，紅茶などのティーバッグには止血作用がありますので，ガーゼの代わりにご使用になると効果的です．
>
> 食事・飲酒・喫煙について
> ① 食事は麻酔のしびれがとれてからにしましょう．食べやすいものから食べて，刺激物や硬いものはなるべく避けてください．
> ② アルコール類は飲まないでください．痛み・出血・腫れの原因になります．
> ③ 喫煙は控えめにしてください．
>
> 運動・入浴・歯磨きについて
> ① 抜歯（手術）当日は激しい運動を避け，入浴はしないでください．
> ② 傷口に歯ブラシを当てないようにすれば，歯みがきをおこなってもけっこうです．なお，歯磨き粉は使用しないでください．
>
> くすり・痛み・腫れについて
> ① 痛いときは痛み止めをお飲み下さい．
> ② 化膿止めなどは，必ず指示どおりにお飲みください．
> 　　もし，何か異常（湿疹・下痢・腹痛など）があったら，飲むのをやめてご連絡下さい．
> ③ 熱っぽい痛みや腫れがあるときは，冷たいタオルなどでかるく冷やすと楽になります．ただし冷やし過ぎは禁物です．
>
> 抜歯（手術）した翌日は必ず消毒にいらしてください．
> 　どうしても来院できない場合は，消毒薬（うがい薬）などで含むように口をおゆすぎください．ただし，何か異常（止血しない，腫れた，非常に痛い，気分が悪いなど）があったら必ずご連絡下さい．

日本大学松戸歯学部付属歯科病院　口腔外科部

へ復し，縫合する．

(5) 抜歯後の処置

抜歯後の処置は，抜歯操作に引き続いて行われる即時処置と，翌日以後から抜歯窩の治癒する期間までにわたる経日処置とに分けられる．

即時処置

まず抜去歯を観察し，完全に抜去されているかをみる．次いで抜歯創の状態を観察し，不良肉芽組織の掻爬除去，抜歯窩の洗浄および消毒，圧迫止血を行う．さらに，完全な止血を行う場合には，止血用ゼラチンスポンジ Spongel，酸化セルロース oxycellulose などを抜歯窩内に挿入し圧迫，必要ならば軟組織の縫合を行う．局所に感染病巣が存在する場合や感染予防を行う場合は，抗生物質を局所に使用する．

患者への注意事項（**表 15-3**）として，処置当日は安静が望ましい．過激な運動，飲酒，入浴は，血行を良好にし，後出血，後疼痛の原因となるので禁止する．

埋伏歯抜去あるいは複雑抜歯の場合の局所冷湿布は腫脹の防止に有効である．とくに，処置後の24時間が有

効である．

　帰宅後に出血が持続する場合には圧迫止血を行わせ，止血しない場合は再受診させる．食事は，局所麻酔覚醒後または数時間後にやわらかいものを摂取するようにし，抜歯が片側ならば反対側を使用するように指導する．

　抗生物質，消炎薬および鎮痛薬は必要に応じて投与するが，含嗽剤の使用は抜歯後 24 時間を経過してからにする．翌日は患者を来院させ，経過観察を行う．

翌日以後の処置

　処置後の経過について，問診を行うと同時に現症を観察する．全身的には，発熱，摂食状況，腫脹状態，服薬の状況，局所的には顔貌所見，開口障害の有無，所属リンパ節の触診，抜歯創の観察などを行う．

　一般には，抜歯創に軽度の発赤，腫脹，圧痛を認めるが，これらは抜歯操作による反応性のものであり，漸次自然消退する．とくに異常がなければ，抜歯創を軽く清掃後，洗浄，消毒を行う．

　抜歯創の感染は，術後 3〜4 日で症状が出現することが多いので，できればこの時期にもう一度来院させる．抜歯創の肉芽組織による閉鎖は，通常約 1 週間後であるため，その時点で再来院させ，診査し，異常がなければ終了する．

（6）抜歯創の治癒

　抜歯創の正常な治癒は，手術侵襲の程度，抜歯された歯の周囲組織の状態，術前の炎症の有無，抜歯部位などの局所的因子，あるいは全身状態によっても異なる．

　抜歯創の正常な治癒状態を肉眼的にみると，抜歯直後に出血があり，これが血餅を形成する．翌日になると血餅上にフィブリン膜様の白苔がみられ，抜歯創の辺縁が内翻してくる．その後，血餅は退縮し，約 1 週間で表面の血餅は肉芽組織に置換される．抜歯創表面の上皮化は約 10 日ほどで終了し，正常な歯肉となるのは抜歯後約 30 日である．

　抜歯窩内での変化は動物実験により組織学的に探索されており，一般に，抜歯窩内組織の状態により，血餅期，肉芽組織期，仮骨期，治癒期の 4 期に分類される．抜歯窩内の血餅が完全に肉芽組織化するのは，前歯部では抜歯後 10〜15 日，臼歯部では 15〜20 日である．肉芽組織が化骨するのは抜歯後 15〜30 日で，脂肪組織を含む骨髄が形成されるのは抜歯後約 50 日である．

　抜歯創周囲の歯槽骨は，抜歯創治癒に伴う骨吸収と，炎症反応による骨吸収により形態変化が生じる．この変化は術後 100 日近くまで少しずつ継続している．

（7）抜歯の偶発症

　抜歯中，抜歯後に思いがけない不快事項が発現することがある．術中の偶発症の多くは術者の不注意によるもので，十分な注意のもとで抜歯操作を行い，不快事項の発生を予防しなければならない．

他歯の損傷

■誤抜歯

　最も恥ずべき行為で，厳につつしまなければならない．左右，上下顎の同名歯の間違い，隣在歯の抜去など，患者の納得が得られないと重大な問題となる．抜歯前に必ず抜歯部位の確認をする習慣をつけ，不幸にして保存可能な歯を抜去した場合は，ただちに再植術を行う．

■歯の破折

　抜歯中，対合歯，隣在歯の歯冠に抜歯鉗子などが作用し，歯冠の破折をまねくことがある．また，隣在歯の充填物や金属冠の脱落をきたすこともある．

■永久歯歯胚の損傷

　乳歯抜去の際には，永久歯歯胚の損傷や抜去に十分な注意が必要である．

周囲軟組織の損傷

　不適当な抜歯鉗子，挺子の操作により，歯肉，頰粘膜，舌，口底に損傷を与えることがある．抜歯の際，環状靱帯の切断・剝離が不十分であると，抜歯鉗子で歯肉をはさんだまま抜歯をし，歯肉の一部を切断することがある．また，挺子の滑脱により，口底部，口腔前庭部に深い創をつくり，思わぬ出血をきたすことがある．

　抜歯にあたっては，器具の使用法を熟知し，周囲軟組織損傷を予防する．

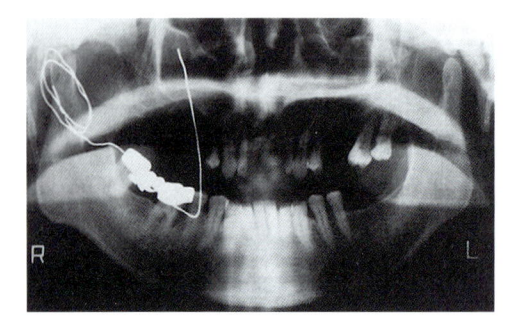

図 15-20　口腔上顎洞瘻孔の形成

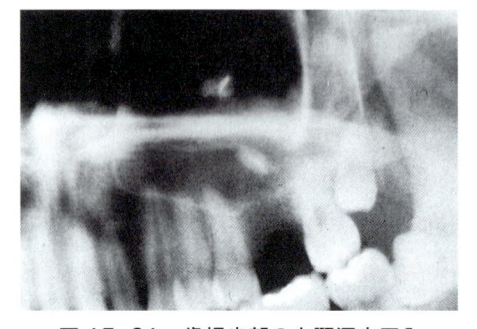

図 15-21　歯根尖部の上顎洞内圧入

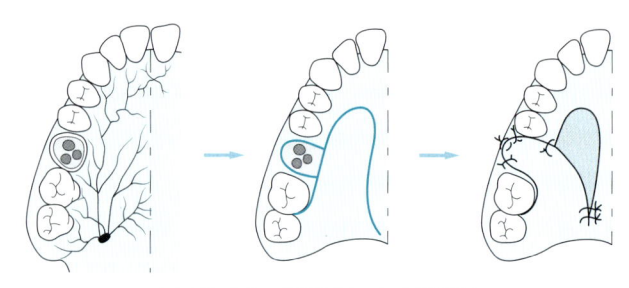

図 15-22　口蓋弁による閉鎖法
口蓋弁には口蓋動脈が含まれるため，弁形成時にやや出血が多い．
口蓋骨露出部には凍結乾燥豚皮などの被覆材を用いる．

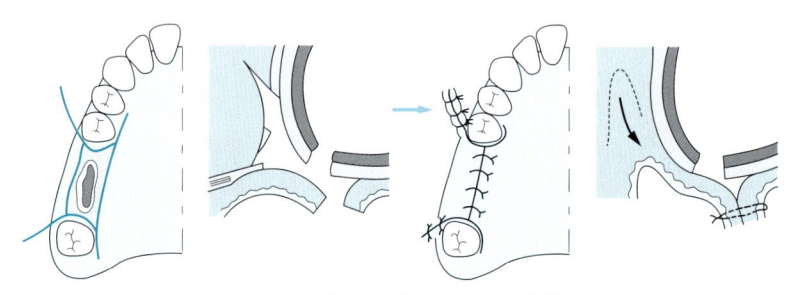

図 15-23　頰側弁による閉鎖法
頰側に十分な減張切開を加えると，頰側弁は1～2 cmほど伸展可能である．
口蓋側粘膜とは面と面でマットレス縫合する．

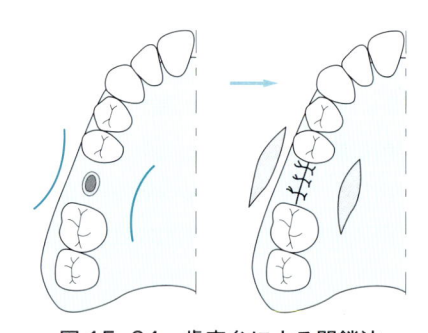

図 15-24　歯肉弁による閉鎖法
適応は限られるが，周囲粘膜に減張切開を加え，トンネル状に剝離し，穿孔部をおおう．

骨の損傷

抜歯の際，上顎前歯部唇側骨壁，上顎智歯遠心骨壁，下顎智歯舌側骨壁などの菲薄な骨に亀裂あるいは骨折を生じることがある．完全に遊離した小骨片は保存不可能であるが，骨折を起こしても骨膜と十分連絡があれば保存可能で，将来，義歯などのため利用価値のあるものは縫合，固定しておくとよい．

大きな囊胞，腐骨，腫瘍が存在したり，全身疾患を併発している患者の抜歯にあたり，まれに顎骨骨体骨折を起こすことがある．

上顎洞への穿孔，歯の迷入

上顎の大臼歯，小臼歯歯根が上顎洞へ露呈していたり（表15-4），根尖病巣などにより上顎洞底の骨が吸収し，根尖部と上顎洞とが交通していることがある．このような歯の抜去により，口腔と上顎洞が交通し，口腔上顎洞瘻 oroantral fistula を形成したり（図15-20），抜歯の際に歯根尖部を上顎洞に圧入させることがある（図15-21）．

口腔上顎洞瘻孔の直径が5 mm以下と小さく，洞底まで骨が十分にあり上顎洞に炎症のみられない場合には，瘻孔は自然閉鎖することが多い．しかし，自然閉鎖を望めない場合は，口蓋，頰側，辺縁歯肉骨膜弁を用いて口腔上顎洞瘻孔閉鎖術を行う（図15-22～24）．上顎洞炎を併発している場合は，上顎洞炎の処置とともに閉鎖術を

表 15-4 上顎洞内に露出する歯根の出現率

歯式 (上顎)	出現率 (%)	歯式 (上顎)		出現率 (%)
C	4	M_1	近心頬側根	8
P_1	4		遠心頬側根	8
P_2	8		口蓋根	24
		M_2	近心頬側根	8
			遠心頬側根	8
			口蓋根	12

(上條雍彦:口腔解剖学 第1巻 骨学,アナトーム社,1982)

行わなければならないことが多い.

上顎洞へ歯を迷入させた場合,エックス線撮影により迷入した歯の位置を確認し,穿孔部の近くにあれば吸引や洗浄により摘出されることもある.多くの場合,上顎洞炎の手術に準じ,犬歯窩より上顎洞を開窓し,迷入した歯を摘出する.穿孔部が閉鎖しない場合は閉鎖術も併用する.

周囲組織への迷入

下顎第三大臼歯が舌側の菲薄な骨を破り,内側翼突筋と下顎枝との内面の間隙や顎下隙に迷入することがある(図15-25).また,上顎第三大臼歯が上顎結節部より軟組織へ迷入することもある.歯根囊胞などの存在に気づかず,歯根を囊胞内に圧入させることもある.これらは術前の十分なエックス線診査と,注意深い抜歯操作により防止できる.

舌根部に落下した歯を誤って気管内に吸引,あるいは食道内,胃内に嚥下してしまうことがある.気管内へ吸引したものは,強い咳嗽とともに排出されることが多いが,排出されないときは専門医の処置を受ける必要がある.食道から胃内へ嚥下された歯は数日後までに糞便とともに排出されるので,さほど問題はない.

神経,血管の損傷

下顎大臼歯,とくに,第三大臼歯の抜去の際に下顎管内へ歯根を圧入させたり,不注意な根尖病巣搔爬などにより下歯槽神経血管束の損傷をまねき,思わぬ出血や,術後,下唇などの知覚麻痺を引き起こすことがある(図15-26).

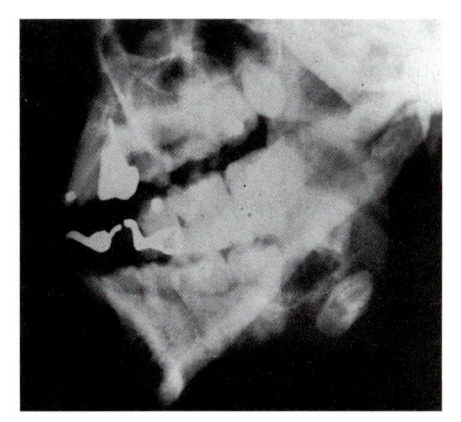

図 15-25 顎下隙への迷入

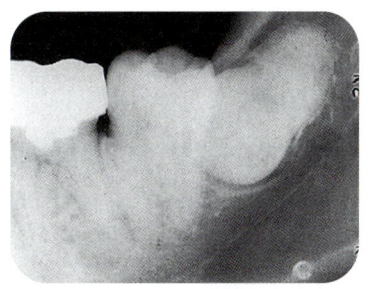

a:術 前

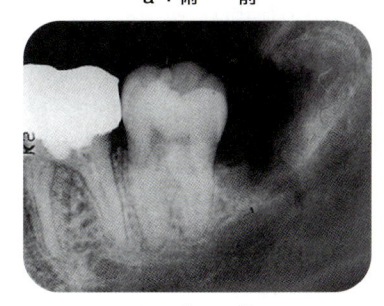

b:術 後

図 15-26 下顎管の損傷

また,高位に埋伏している上顎犬歯,小臼歯の抜去の際には眼窩下孔の,下顎犬歯,小臼歯の抜去ではオトガイ孔の神経血管束の損傷をまねくことがある.いずれの場合も,術前の十分なエックス線診査と注意深い抜歯操作が必要となる.

気　腫

エアタービンを使用して歯の分割などを行っている際,エアタービンの排気が周囲軟組織に圧入され,気腫を形

成することがある．頬部，顎下部，口底部などに握雪感のある腫脹がみられるが，数日で消退する．

顎関節の脱臼

抜歯の際，過度に大きく開口させたり，下顎抜歯にあたり下顎を下方に強く圧迫すると，まれに顎関節の前方脱臼をまねくことがある．

抜歯後の異常疼痛

抜歯後数時間は正常な炎症反応として術後疼痛が起こることが多いが，抜歯後24時間ほど経過すると，一般に疼痛はなくなる．しかし，この時期をすぎても疼痛が持続していたり，いったん疼痛が消退したあと，ふたたび疼痛が起こることがある．

■**異常疼痛の原因**

局所的原因：歯槽突起の損傷，歯槽突起に鋭縁が残っている場合，歯の破折片などの異物の残留，ドライソケット dry socket，周囲軟組織の損傷，抜歯後感染，不適当な麻酔操作など．

全身的原因：全身抵抗力減弱，神経症やヒステリー，特異体質やアレルギーなど．

ドライソケットの症状は，抜歯数日後より抜歯創に著しい自発痛と接触痛がみられるが，局所には発赤，腫脹，排膿などの著明な炎症症状を欠く．抜歯窩内には血餅，肉芽組織の形成が十分ではなく歯槽骨壁が露出しており，ゾンデなどでザラザラした骨を触知する．ドライソケットの本態は骨硬化性の慢性歯槽骨炎と考えられているが，その原因は不明である．

誘因として年齢や局所の炎症による骨硬化，局所麻酔薬中の血管収縮薬，大きな手術侵襲や全身的因子などがあげられる．

処置は，抜歯窩内を微温水にて洗浄，抜歯窩内へ抗生物質，鎮痛薬，局所麻酔薬のパスタを挿入し，感染予防，鎮痛をはかり，サージカルパック，保護床などで創の保護を行う．通常，ドライソケットは数日から2週間ほどで治癒する．

抜歯後異常出血（図15-27）

抜歯後，約10分間ほど圧迫止血を行えば正常な場合止血する．しかし，抜歯後数時間にわたり持続的な出血

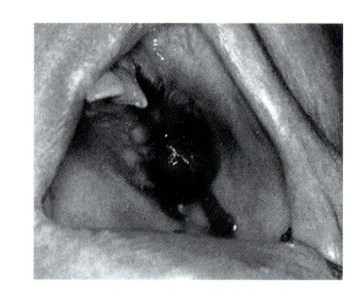

図15-27　異常出血

があったり，いったん止血した創からふたたび出血がみられる場合は異常出血と考えられる．

■**異常出血の原因**

局所的原因：根尖部や辺縁部の幼若病的肉芽組織の残留，抜歯創周囲組織の損傷，隣在歯の脱臼・弛緩動揺，大きな手術侵襲，歯槽部血管の損傷，過度の含嗽による血餅流出など．

全身的原因：出血性素因，抗凝固薬の使用など．

局所的原因による出血では，出血部位を確認し，病的肉芽組織の除去，創縁の縫合，圧迫止血，局所止血薬の使用により止血をはかる．骨からの出血には，骨挫滅法による止血，bone wax の使用により止血を行う．全身的原因による出血は，専門医と相談のうえ，局所的，全身的な止血法を考慮する．

抜歯後感染

抜去を受ける歯は多かれ少なかれ歯周組織に炎症を有していることが多い．抜歯操作，局所麻酔操作，不潔な手指や器具の使用などにより炎症が再燃し増悪することもある．また，抜歯創への二次感染により炎症が発現することもある．抜歯後感染は，術後3～4日で発症することが多く，歯槽骨炎，顎骨炎，顎骨周囲炎へと発展することもあり，重症な例では敗血症を起こす．

症状，治療法　→歯性炎症の項(p.113)参照．

a：粘膜内注射

b：輪状麻酔
1〜8：刺入点

c：菱形麻酔

図15-28　麻酔法

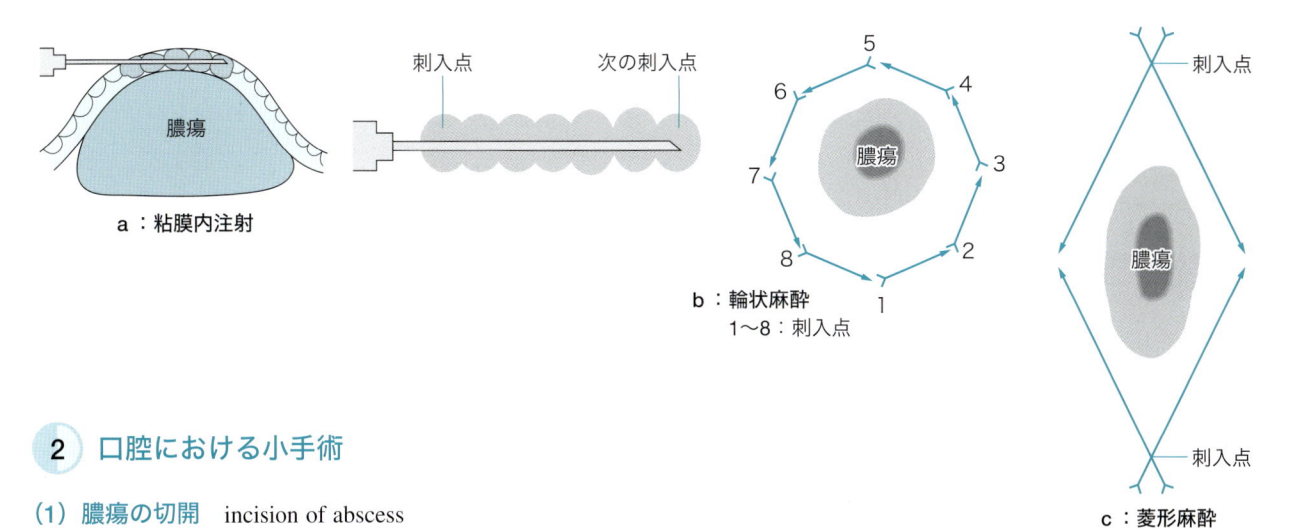

2　口腔における小手術

(1) 膿瘍の切開　incision of abscess

膿瘍の切開は，口腔外科手術のうち抜歯とともに最も多く経験する．簡単な手術法であるが，炎症の経過中に膿瘍が形成されるので，無痛的に行うことがむずかしい．また，切開時期の誤りで排膿の目的を達することができず，局所症状を悪化させることがある．正しい膿瘍の診断と適切な切開が必要である．

膿瘍の診断と切開の時期

口腔の歯性感染巣が主体となり，炎症が拡大していくので，経過の把握が膿瘍の切開時期を決めるうえで重要である．膿瘍の症状である化膿部の半球状膨隆，緊張度，光沢，粘膜のうっ血，皮膚の発赤あるいは暗赤色などを視診し，最終的に，表在性膿瘍では触診による波動を触知したときに切開を行う．深い膿瘍では試験穿刺にて膿汁を確認してから切開を行う．

触診により深部に膿瘍の存在が疑われる場合は，浅部穿刺で得た膿の色調，濃度，においなどを確認して，起因菌の菌種を疑い，抗菌薬の使用を考慮する．

術　式

■麻　酔　法

浸潤麻酔：口腔内では，膿瘍の中に注射液を混入しないように，膿瘍の辺縁から少し離れた周囲2〜3か所に注射する．ときに膿瘍表面粘膜中に注射する方法があるが，膿瘍腔内に麻酔薬を注入する危険がある．口腔外では，輪状麻酔，菱形麻酔法により行う（図15-28）．

伝達麻酔：急性症状が強い部分には，浸潤麻酔よりも伝達麻酔を行うほうが最適である．

全身麻酔：切開に対して不安や恐怖をもつ患者，あるいは小児に対して行う．また，膿瘍が広範囲に存在し，同時に複数の切開排膿処置を必要とする場合にも実施されることがある．

■切開の方法

皮膚および粘膜には割線があり，この方向に従い切開を行う．通常，口腔粘膜では歯列に平行して切開を行う（図15-29，30）．また，扁桃周囲膿瘍では，口蓋弓にほぼ一致する彎曲切開を加える（図15-30-c）．顔面においてはLanger（ランジャー）皮膚割線の走行に一致して切開する（図15-31）．血管，神経は多く割線に一致して走行しているので，切開は，これら血管，神経，導管を損傷しないように心がける．

■切開の長さ

表在性の膿瘍は波動を触れる部分の直径よりやや短い程度，深在性の場合はやや広い程度に行うが，皮膚表面では，審美・機能面から，大きな切開より2〜3cmの長さにとどめている場合が多い．十分な排膿ができるようにすることが大事である．

■切開の深さ

骨膜下では，骨面まで深さは一定であるが，口底，筋肉層，口腔外皮下組織などの軟組織部では，試験穿刺に

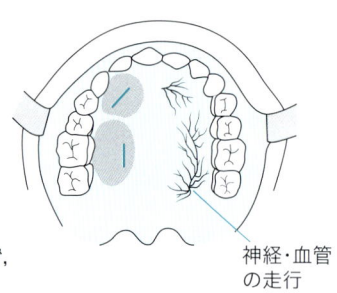

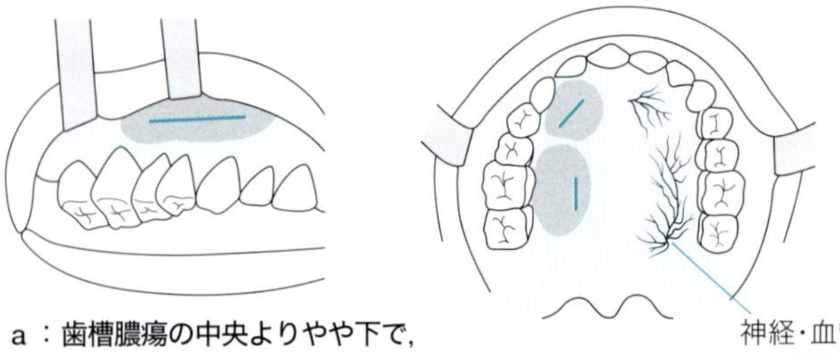

a：歯槽膿瘍の中央よりやや下で，歯列に平行に切開

b：口蓋膿瘍の切開

神経・血管の走行

図15-29　上顎の膿瘍切開

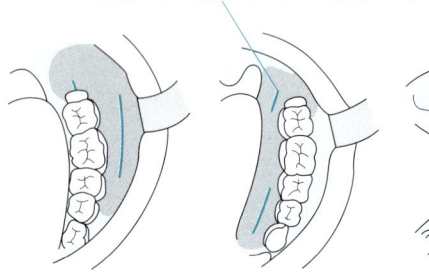

下顎智歯舌側粘膜に限局した膿瘍の切開

a：下顎頰側部の横切開
b：下顎舌側における横切開
c：扁桃周囲膿瘍の切開

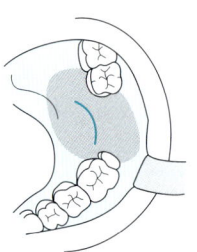

図15-30　下顎の膿瘍切開

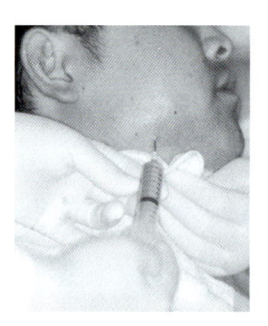

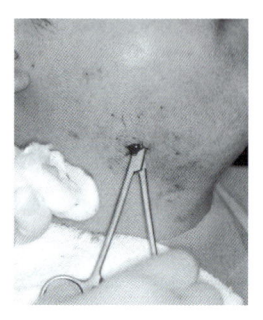

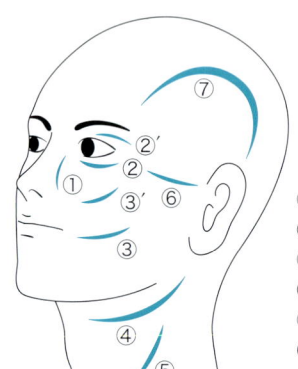

a：試験穿刺
b：皮切後，コッヘル止血鉗子で皮下組織部を鈍的に剝離
c：鈍的に開創した排膿
d：排膿後，創内にドレーンを挿入

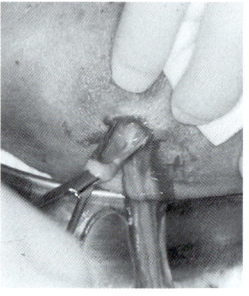

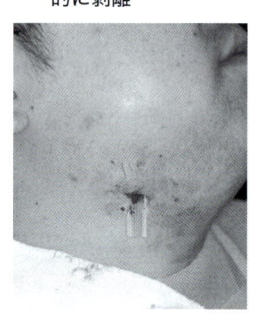

図15-32　顎下部膿瘍の切開

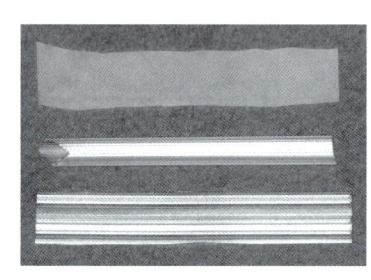

① 内眼角部切開
②，②′眼窩縁部切開
③，③′頰部切開
④ 顎下部切開（角部）
⑤ 頸部切開
⑥ 頰骨弓下切開
⑦ 側頭部切開

図15-31　顔面における切開の部位と方向

ゴムドレーン
シリコンゴムドレーン（筒状）
シリコンゴムドレーン（板状）

図15-33　ドレーン

よる深さの指示に従い，その部まで鈍的に組織を開創して排膿をはかる（図15-32）．

■切開後の処置

　小さい膿瘍の場合，ドレーンを挿入しないこともあるが，通常，膿汁の排出をよくするためにドレーンを挿入する．ドレーンはゴム（ラバーダム），ペンローズ（シリコンゴムチューブ）がおもに用いられている（図15-33）．ラバーダム，ペンローズは挿入したのち，露出部を周囲組織に縫合糸で結紮・固定し，脱出を防ぐ．蜂窩織炎の場合は，長いチューブを挿入し，両端を外部に露出する方法もとられる．膿汁の排出が止まったときにドレーンを除去すると，創面は自然に治癒する．このとき，原因歯は抜去するが，保存的治療において完治しておかないと再切開することになる．

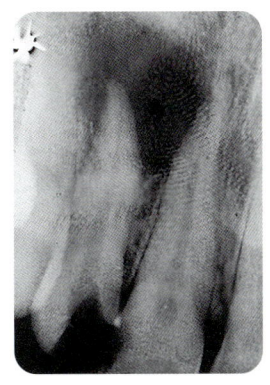

a：歯根嚢胞
b：根尖部で破折したクレンザー 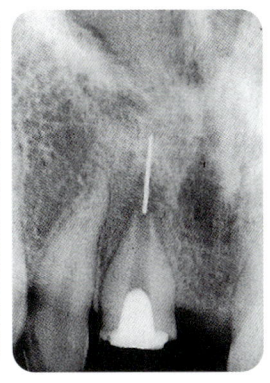
c：根尖孔から逸出した根管充塡材 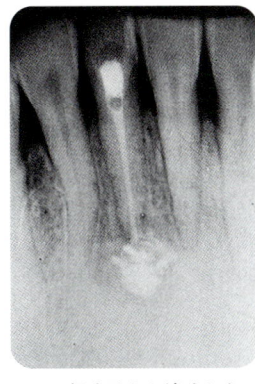
d：顎嚢胞に根尖を含む 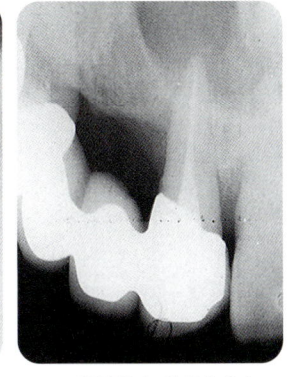
e：歯牙腫に近接した歯根 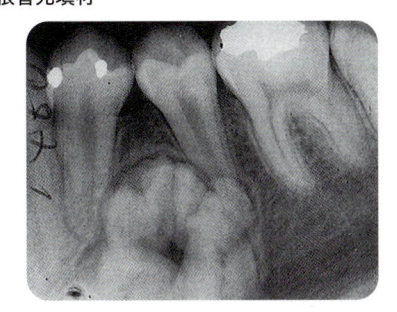

図 15-34　歯根尖切除術の適応症

(2) 歯根尖切除術　apicoectomy

一般に，根管治療では治癒しにくい慢性根尖病巣を有する患歯を保存するために，根尖部に生じた病巣を外科的に除去し，病巣となる根尖の一部を切除するとともに，完全に根管の閉鎖をはかり，将来の感染を防止して歯の機能を営ませる方法である．

適応症

一般に，単根歯に比較的頻繁に行われるが，歯性上顎洞炎や臼歯部に発生した顎嚢胞の場合には，臼歯部にも行われる．

原則として歯根の切除量が1/3以内である．

① 根尖部に歯根嚢胞や歯根肉芽腫が存在し，根管治療では治癒の得られない場合（図 15-34-a）．
② 解剖学的に根尖の彎曲，根管の狭小および継続歯が装着されており根管治療が不可能な場合．
③ 根尖部にリーマー，ブローチ，クレンザーおよびファイルなどが破折し，根管からの除去が困難な場合（図 15-34-b）．
④ 根管充塡剤が根尖孔から逸出し，これが原因となり炎症を起こした場合（図 15-34-c）．
⑤ 顎嚢胞に根尖が含まれている場合（図 15-34-d）．
⑥ 埋伏歯や良性腫瘍などの摘出時に，根尖部を露出させたり，損傷した場合（図 15-34-e）．
⑦ 外傷で根尖部に破折が生じた場合．
⑧ 感染根管で，長期に根管治療を行っても治癒がみられない場合．

禁忌症

全身疾患を有する場合では，出血性素因のある疾患以外は相対的禁忌症と考えられ，術前の専門医との連携が必要となる．絶対的禁忌症は少ない．

局所的なものとして，次のものがある．

① 根尖病巣が大きく，切除する根尖が歯根の1/3以上の場合．
② 歯周疾患があり，歯槽骨の吸収が著しく，歯の動揺が著明な場合．
③ 急性炎症が存在する場合．
④ 歯根の異常により根が短い場合．

前準備

① 術前のエックス線診査では，歯根の位置，形態病巣の大きさ，根管充塡の有無，歯槽骨の状態，隣在歯の状況，下顎管の位置，根尖と上顎洞との関係などについて精査する．
② 歯石除去などを行い，良好な口腔衛生状態とする．

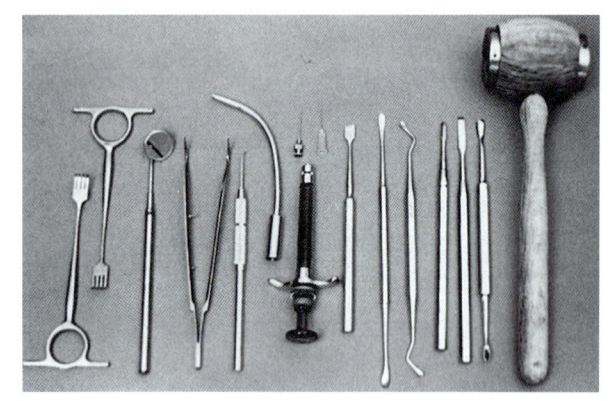

図15-35　器械・器具

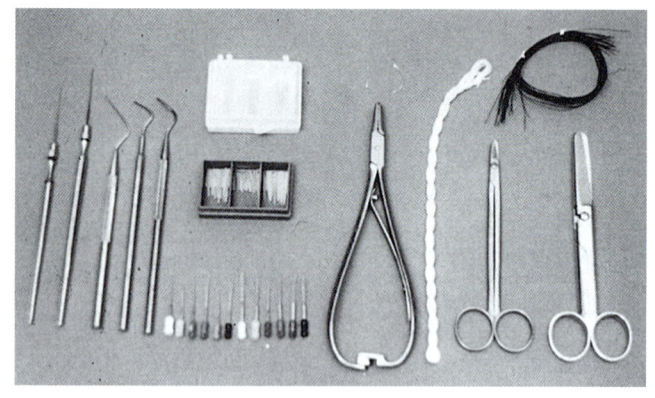

図15-36　根管充塡材および縫合器具

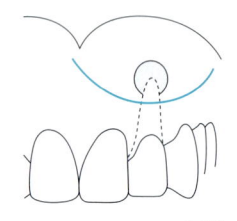

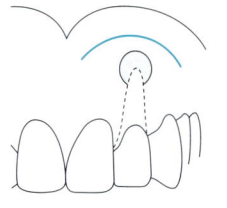

a：Partsch 切開　　b：Pichler 切開　　c：Wassmund 歯肉縁切開　　d：Endo 切開　　e：Reinmöller 切開

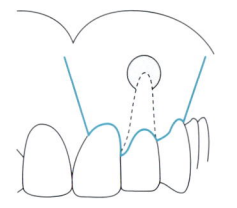

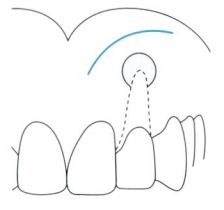

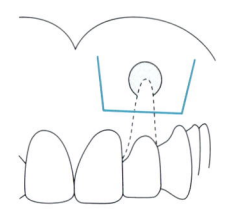

図15-37　切開法および切開線

③ 感染根管の場合には，あらかじめ根管治療を行っておく．
④ 器械，器具は，歯内療法および口腔外科小手術に必要なものを準備する（図 15-35, 36）．

術　式

■麻　酔　法
一般に，手術は局所麻酔で行われる．麻酔範囲は患歯を中心に，両隣在歯 2 歯程度とする．

■切開法の種類および切開線の設定
一般に，本手術法に使用される切開法には，Partsch（パルチ），Pichler（ピヒラー），Wassmund（ワスムンド），Endo および Reinmöller（ラインメラー）などの各切開法がある（図 15-37）．

日常の臨床では Partsch，Pichler および Wassmund の各切開法で本手術の大部分は十分に遂行可能と思われるので，これについて述べる．

Partsch の切開法：患歯の歯肉縁から約 5 mm 上方に頂点をおき，弧を歯肉縁に向けた弓状の切開線である．少数歯，補綴物の装着されている場合や歯周疾患のないときに用いるが，歯肉囊の深い場合には，歯肉縁が壊死に陥るおそれがある．

Pichler の切開法：患歯を中心に弧を根尖に向けた弓状の切開線である．根尖の病巣が大きく副腔形成の場合に用いられる．

Wassmund の切開法：患歯を中心に，両隣在歯の遠心にわたり歯肉縁切開を加え，さらに，両隣在歯の歯肉縁から歯軸に対し約 40 度の縦切開を歯肉唇（頰）移行部に向かって加えた切開線である．

歯肉囊の深い場合や多数歯に行うには有効な切開線である．歯槽膿漏症のない患者や，補綴物の装着されている症例に用いると術後に瘢痕収縮が生じ，ときに知覚過敏や補綴物の歯頸部への適合が不良になることもある．

切開法の選択について決まった見解はないが，切開線を必ず健康な骨面上に設定することが重要である．もし切開線が骨空洞の上にある場合は，粘膜の栄養状態は不良となり，縫合部は癒合せず，創の哆開や瘻孔が生じ，感染しやすくなり，順調な治癒が望めなくなる．

■粘膜骨膜の剝離
　切開には，♯15替刃など円刃のメスを使用し，骨面に達するように粘膜骨膜を切開し，骨膜剝離子で粘膜骨膜を一緒に剝離する．

■骨削除および病巣の除去
　エックス線写真から根長を確認し，骨が菲薄化あるいは消失している部分から骨ノミ，骨バーおよび破骨鉗子などを使用して骨削除を行い，病巣を露出させ，鋭匙で除去する．

■根管充填
　根管充填の時期は術前と術中に分けられるが，原則として術中に行う．術前に行う根管充填では，直視下でないため確実な根管充填は比較的困難で，滲出物が根管内へ侵入することの防止が不確実となる．
　術中に行う場合は，根管充填は直視下での実施が可能となり，滲出物が根管内へ侵入するのを防止できる．
　したがって，根管充填は術中に実施することが望ましい．根管充填剤は，通常，ガッタパーチャポイントが用いられる．

■根尖の切除
　切除には，タービンあるいはエンジンバーを用いて切断面と骨腔面とが平滑になるように行う．切断面が骨面より突出していると，病巣の一部が残存し，再発の原因になることがある．

■骨腔の処置および縫合閉鎖
　骨腔内に病巣や根管充填材の残存，あるいは骨腔の周囲に鋭縁な部分のないことを確認し，骨腔を生理食塩水で洗浄したあと，剝離した粘膜骨膜を旧位に復して，縫合閉鎖する．

■後処置
　術後2〜3日は局所の安静と感染防止に努め，必要に応じて抗生物質あるいは消炎剤を投与する．また，口腔内は極力清潔に保ち，咬合状態にも注意する．
　あまり負担のかかる食事の摂取や，1週間前後刷掃を禁止するように注意を与えることも必要である．
　抜糸は術後約1週間前後で行う．

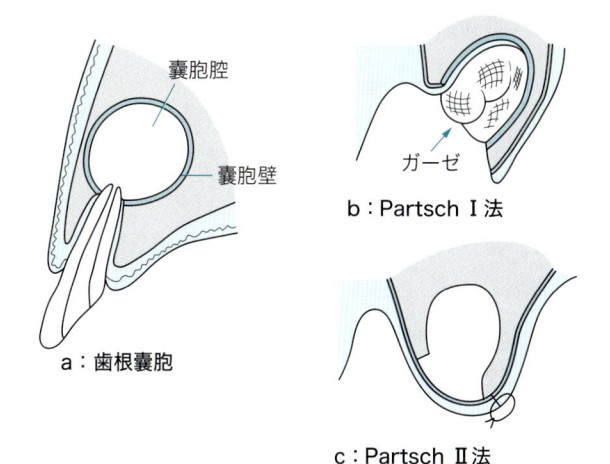

図15-38　歯根囊胞で歯が保存できない場合
a：歯根囊胞
b：Partsch Ⅰ法
c：Partsch Ⅱ法

正規の根管充填が不可能な場合
　歯冠補綴物が装着されている歯に根尖病巣が生じ，根管治療の適応となったにもかかわらず，患者が補綴物の撤去を拒否する一方で，歯の保存を希望する場合がある．このような症例には，ときに逆根管充填法が行われる．
　本法は，根尖の病巣の除去後に根尖を切除し，根管の閉鎖を目的として切断面に窩洞形成後，ガッタパーチャポイント，アマルガム，金箔あるいは複合レジンなどを充填し，歯冠補綴物を温存しつつ患歯を保存する方法である．逆根管充填法は，術後に感染，そのほかの偶発症を招来することもあり，あくまでも特殊な方法である．

(3) 囊胞の手術　operation of cyst of oral cavity
　囊胞の手術は，その発生部位や大小などにより多少の相違がある．基本的には，顎骨に生じた囊胞に対する手術としてのPartsch Ⅰ法，Ⅱ法，Partsch Ⅱ法の原理に基づいた開窓術，および上顎に比較的大きく発育した囊胞に対して行うCaldwell-Luc法（コールドウェル・リュック）に準じた手術に大別される．
　また，軟組織の囊胞に対しては，囊胞摘出手術ないし開窓術が施行される．

顎囊胞の手術　operation of cyst of jaw bone
■Partsch Ⅰ法（副腔形成法，図15-38-b）
　通常，囊胞壁の前部のみを除去し，口腔の副腔を形成する方法で，一般に，大きな囊胞の場合に行われる．

まず，唇頰側歯槽部にPartschの弓状切開を加えて剝離し，粘膜骨膜弁を形成する．この際，鼻腔底や上顎洞底を剝離弁で広くおおう必要があれば歯肉縁切開法を用いたり，あるいは骨膜に横切開を加え，弁の伸展をはかることも考えられる．

また，歯根尖切除術を併用し，その根切断部を被覆する目的があれば，Pichlerの逆弓状切開を用いる．粘膜骨膜弁形成後この部の骨壁を広く除去し，囊胞壁を露出する．次いで，骨開窓に合わせて囊胞腔を開放する．この際，剝離弁を折り込む部位の骨縁は，骨ヤスリなどを用いて平滑にしておく．

囊胞内をよく洗浄，消毒し，剝離弁を囊胞腔内に折り込んで，口腔の副腔とし，ガーゼタンポンを挿入して手術を終了する．最初のタンポン交換は，圧平された弁と囊胞壁との癒着をはかって5～6日後に，次いで数日に1度程度行う．

このような処置により副腔は徐々に縮小し，正常な口腔粘膜上皮によっておおわれ，陥凹を残して治癒する．

■**Partsch Ⅱ法**（図15-38-c）

切開は，骨開窓部をさけて，健康な骨面上に弓状ないし歯肉縁切開を加える．Ⅰ法と同様に，粘膜骨膜の剝離および骨開窓を行い，囊胞を露出する．

剝離子などを用いて，囊胞を鈍的に骨壁より剝離し，囊胞を全摘出する．囊胞の剝離の際，鼻腔および上顎洞粘膜，下歯槽神経血管束などに接しているような例では，これらに損傷を与えないように慎重な操作を要する．

摘出後は骨の鋭縁を平滑にし，剝離した粘膜骨膜弁をもとの位置にもどし，縫合閉鎖する．

術後は，口腔洗浄および抗生物質などの投与を行い，1週間程度で抜糸する．粘膜の切開創は治癒しても，骨腔の骨新生はこれよりはるかに遅れるので，術後の定期的エックス線診査が必要である．

Partsch Ⅰ法，Ⅱ法いずれにおいても通常，囊胞に関係した歯は抜去されるが，保存可能なときは歯根尖切除術を併用する．また，いずれの方法でも唇頰側から手術を施行するのが一般的であるが，上顎骨に生じた囊胞では症例によって口蓋側からの手術も行われる．この際には，

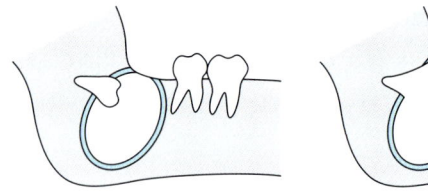

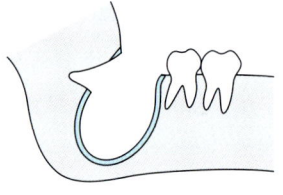

a：濾胞性歯囊胞　　b：歯肉，骨，囊胞壁の一部を除去，抜歯および内容液の排除

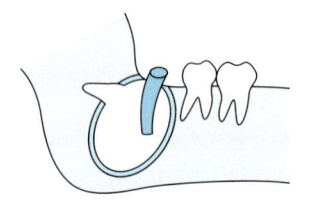

c：ビニールチューブを周囲歯肉に縫合固定

図15-39　開窓法（濾胞性歯囊胞の場合）

あらかじめセルロイド床などを作製し，剝離弁の圧平，ガーゼの保持などを考慮しなくてはならない．

■**開窓法** marsupialization（図15-39）

PartschⅠ法の原理に基づくもので，囊胞による歯槽膨隆部，すなわち歯肉，骨，および囊胞壁の一部を除去し，関連する歯を抜去，この部を拡大して囊胞の内容液を排除し，その内圧による囊胞の拡大を防止するとともに，周囲からの骨新生を促し，囊胞の縮小，消失をはかる．また，必要に応じてその部の埋伏歯を歯列に誘導しようとする方法である．

PartschⅠ法と異なり，被覆粘膜を切開剝離して，これを囊胞腔内に折り込まずに，単に囊胞上にある歯肉，骨および囊胞壁を一部切除（除去）するだけで手術を終了する．

本法は，骨新生の旺盛な20歳前後の若年者に効果が期待できるが，老齢者で全身的原因のため大きな外科的侵襲に耐えられないような例でも本法が施行される．

■**上顎洞ないし鼻腔に近接した囊胞の処置**（図15-40）

上顎に生じた囊胞が比較的小さく，上顎洞ないし鼻腔との間に骨質が介在していれば，前述の手術法のいずれかによって処置される．しかし，大きく発育した囊胞で上顎洞ないし鼻腔粘膜とじかに接している場合は，極力

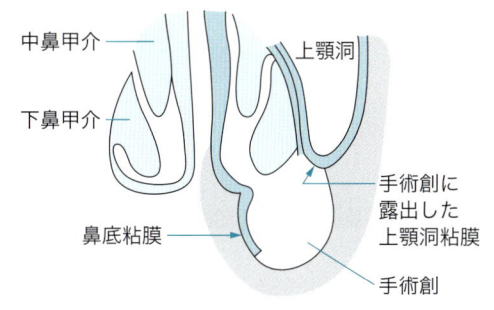

図15-40 鼻腔と交通した囊胞の手術

注意深く囊胞壁の剝離を行わねばならない．

もし損傷しても，小さな穿孔ですめば，感染防止などに努めることで，とくに障害なく治癒することが多い．

術後性上顎囊胞や，大きく発育して上顎洞に拡大しているような囊胞の場合には，Caldwell-Luc 法に準じた手術が行われる．すなわち，歯肉縁部ないし歯肉頬移行部に切開を加えて粘膜骨膜弁を剝離し，骨に開窓を加え，囊胞を口腔内より摘出する．次いで，上方に圧排された上顎洞粘膜を開放し，上顎洞と囊胞摘出後の骨腔とを交通させ，1つの腔洞とする．この際，とくに術後性上顎囊胞などの例では上顎洞炎を合併していることが多く，このような場合は洞粘膜をすべて除去して，単一の骨腔とすることもやむをえないが，正常な洞粘膜を保存できるならば，単に骨腔を広く開放するだけでよい．下鼻道に対孔をつくり，滲出液の排出をはかり，口腔内の切開創は縫合閉鎖する．術後の処置は，上顎洞根治手術の処置に準じて行う．

囊胞摘出に伴い広く鼻腔底と交通した場合には，鼻腔底粘膜を手術骨腔に折り込み，この交通路をとおって外鼻孔からガーゼタンポンを施し，骨腔の縮小，上皮形成を待つ．タンポンは，5〜7日ごとに交換し，出血や滲出液がなければタンポンは除去し，鼻腔内のみに綿球を挿入し，異常がなければ綿球を除去する．口腔内の切開創は一次的に縫合閉鎖する．

軟組織囊胞の手術　operation of cysts of the soft tissue

■**粘液囊胞の手術**　operation of mucous cyst

口唇，頬粘膜，舌下面などに生じた粘液囊胞は，粘膜下に境界明瞭な囊胞として存在するため，膨隆部の粘膜に切開を加え，ていねいに粘膜および周囲軟組織から囊胞を剝離して全摘出する．

切開創は2〜3糸縫合し，閉鎖する．

■**ガマ腫の手術**　operation of ranula

ガマ腫には，舌下型，顎下型および舌下顎下型があるが，多くは舌下型で，口腔内より手術が行われる．全摘出が可能であれば実施する．しかし，本囊胞は囊胞壁が薄く破損しやすいので，一般には，開窓法が選択されることが多い．

囊胞の前壁を切除し，囊胞と口腔粘膜切除縁とを縫合し，口腔の副腔とする．再発を頻回に繰り返す症例では，舌下腺の摘出が行われることもある．

■**類皮囊胞および類表皮囊胞の手術**

operation of dermoid cyst and epidermoid cyst

舌下型の場合は口腔内より，オトガイ下型の場合は口腔外より摘出手術が行われる．

舌下型では，顎舌骨筋の上方に囊胞が存在するため，一般に，囊胞を中心とした舌下部正中に切開を加え，鈍的に周囲軟組織を剝離し，オトガイ舌骨筋などを圧排し，囊胞を摘出する．摘出後は縫合閉鎖する．

オトガイ下型では，顎舌骨筋の下方に囊胞が存在するため，通常，囊胞を中心に皮膚面よりオトガイ下に横切開を加え，鈍的に周囲軟組織を剝離し，顎二腹筋前腹を圧排して囊胞に達したら，これを一塊として摘出する．摘出後は縫合閉鎖する．

■**鼻歯槽囊胞の手術**　operation of nasoalveolar cyst

鼻翼部相当の歯肉唇移行部に比較的境界明瞭な囊胞として触知されるため，一般に，患側上顎の中切歯部より，犬歯部にわたる歯肉唇移行部に横切開を加え，囊胞を周囲組織から注意深く剝離摘出する．摘出後は，粘膜弁を旧位に復し，縫合閉鎖する．

■**先天性頸囊胞の手術**

operation of congenital cervical cyst

先天性頸囊胞の場合には，その発生部位に相当して皮膚切開を加え，囊胞を剝離摘出する．甲状舌管囊胞で瘻孔を伴っている場合は，これも追求し，完全に摘出する．

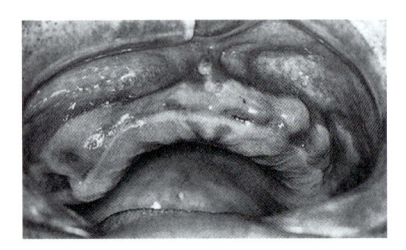

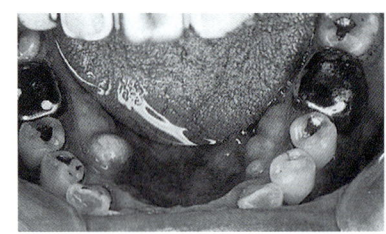

a：抜歯後の骨吸収不全　　b：下顎舌側骨隆起　　c：口蓋骨隆起

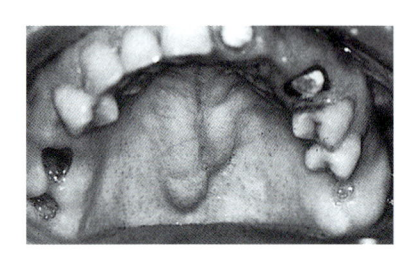

図 15-41　歯槽堤整形術の適応症

（泉　廣次 ほか編：口腔外科学 第 3 版, p.584, 学建書院, 2000）

a：側面図　　b：切開線　　c：骨鋭縁を破骨鉗子で削除　　d：骨ヤスリで骨の平滑化

e：縫合

必要に応じて余剰粘膜をトリミングする．

図 15-42　下顎前歯部ナイフエッジ状歯槽の術式

（Peterson, L. J.：Contemporary Oral and Maxillofacial Surgery, 4th ed., p.257, Mosby, 2003）

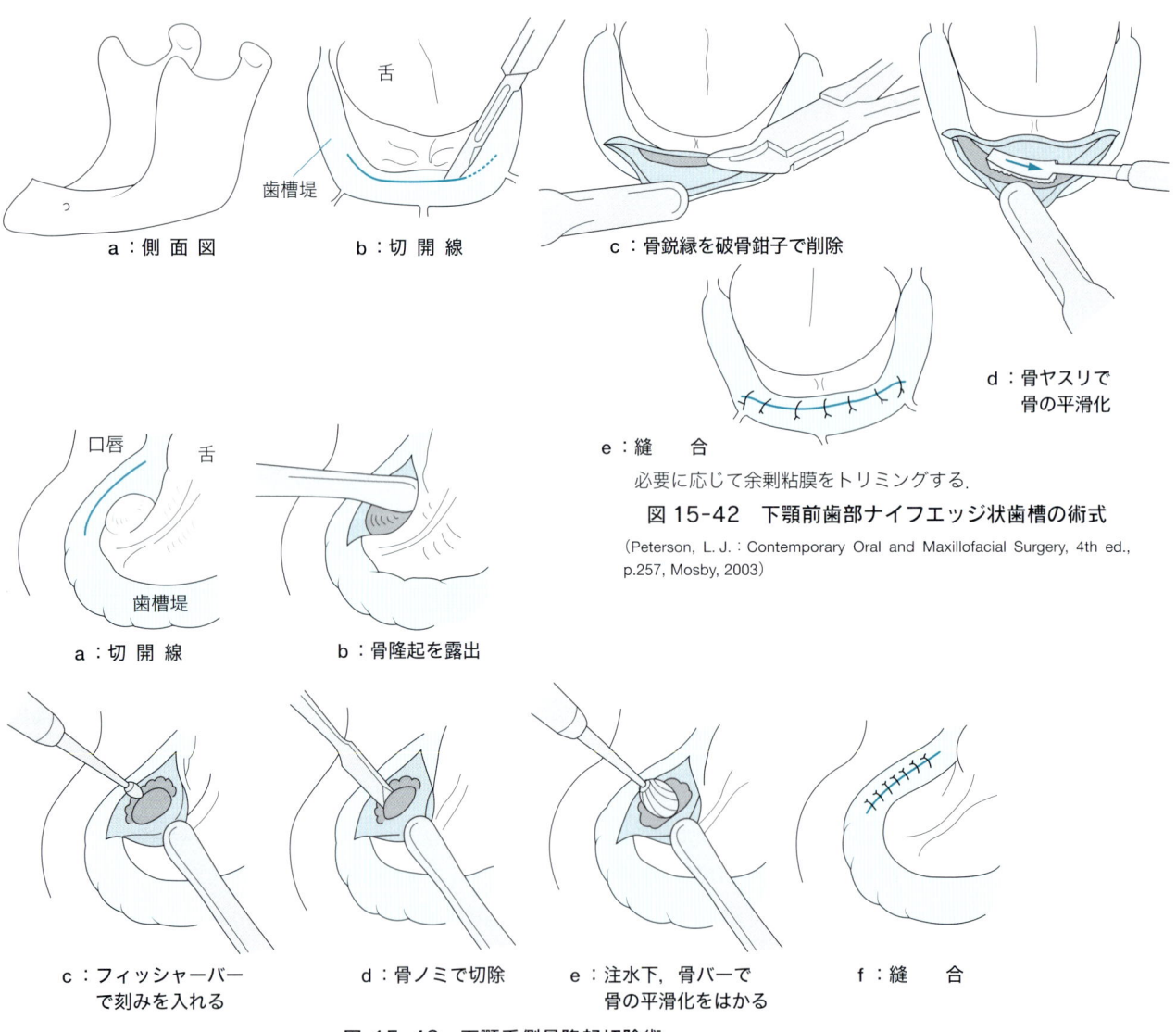

a：切開線　　b：骨隆起を露出　　c：フィッシャーバーで刻みを入れる　　d：骨ノミで切除　　e：注水下，骨バーで骨の平滑化をはかる　　f：縫合

図 15-43　下顎舌側骨隆起切除術

（Peterson, L. J.：Contemporary Oral and Maxillofacial Surgery, 4th ed., p.268-269, Mosby, 2003） a：切 開 線　　b：粘膜を剝離し，フィッシャーバーで刻みを入れる　　c：骨ノミで切除

d：注水下，骨バーで骨の平滑化をはかる　　e：縫 合

図 15-44 口蓋骨隆起切除術

(Peterson, L. J.：Contemporary Oral and Maxillofacial Surgery, 4th ed., p.265-266, Mosby, 2003)

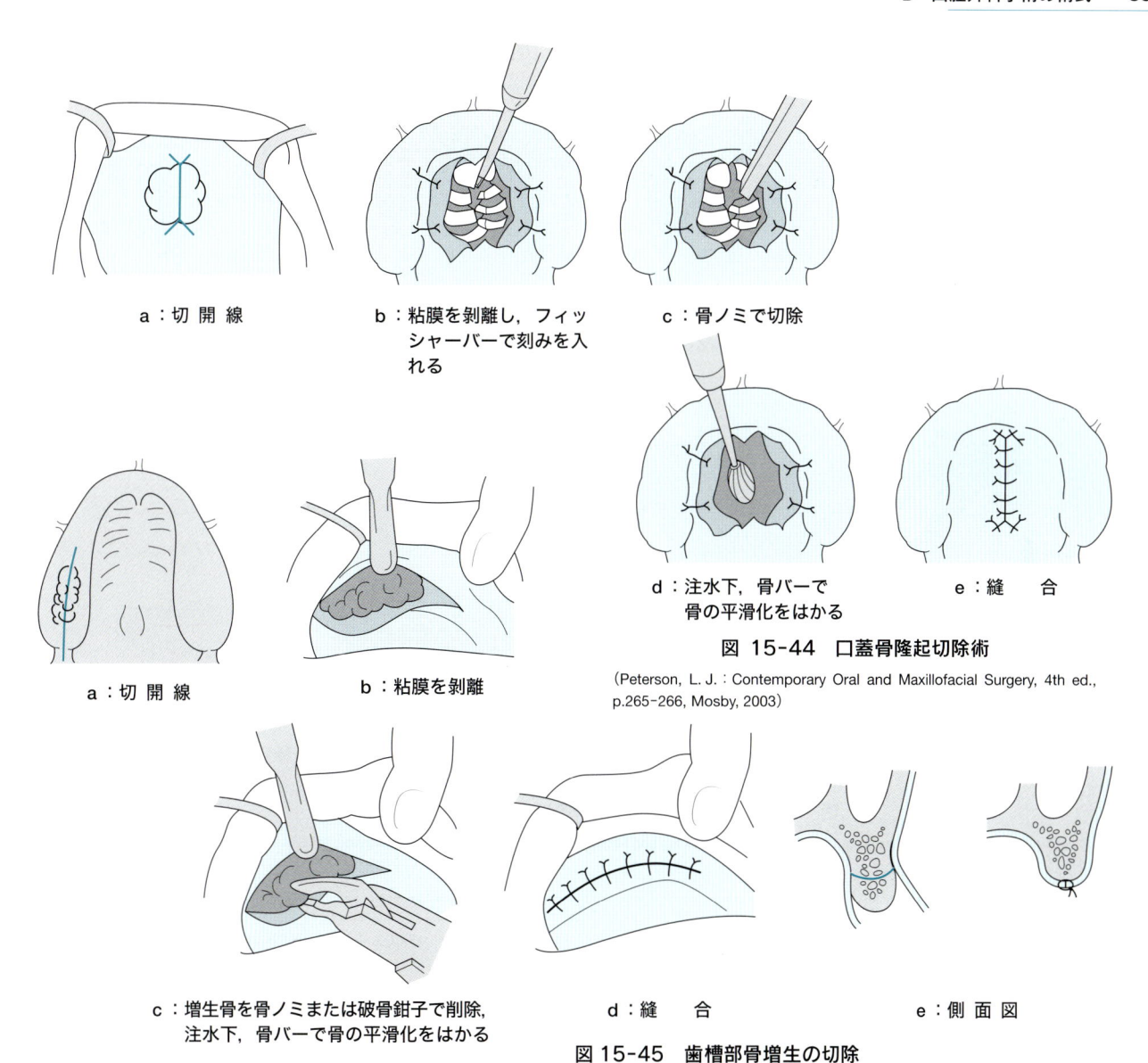

a：切 開 線　　b：粘膜を剝離

c：増生骨を骨ノミまたは破骨鉗子で削除，注水下，骨バーで骨の平滑化をはかる　　d：縫 合　　e：側 面 図

図 15-45 歯槽部骨増生の切除

(Peterson, L. J.：Contemporary Oral and Maxillofacial Surgery, 4th ed., p.260, Mosby, 2003)

(4) 歯槽堤（骨）整形術　alveolectomy

抜歯後に歯槽骨の吸収・添加がスムースに行われず，ときに歯槽部に骨の鋭縁がみられ，その部に圧痛や凹凸不整がみられることがある（図 15-41-a〜c）．これらは義歯装着の妨げとなる．そこで，適切な歯槽堤を得るためには，抜歯と同時に歯槽骨の鋭縁を除去，もしくは二次的に手術を行う必要がある．

適 応 症

- 歯槽突起部に鋭縁が存在する場合（図 15-42）．
- 下顎舌側骨隆起，口蓋骨隆起，多発性外骨腫などが存在する場合（図 15-43〜45）．
- 骨や粘膜の増生により顎間距離が不足し，義歯装着が困難な場合（図 15-46）．
- 連続多数歯を抜去し，即時義歯を装着する場合．
- 上顎前突症があり，抜歯し，義歯を装着する場合（図

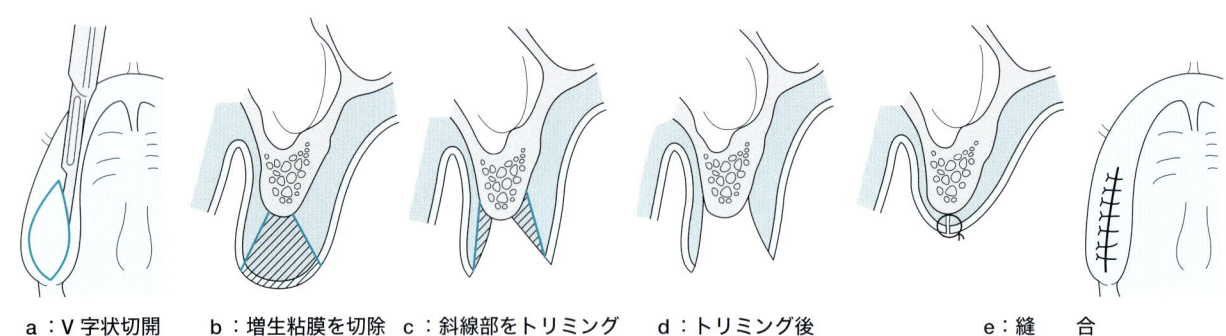

a：V字状切開　b：増生粘膜を切除　c：斜線部をトリミング　d：トリミング後　e：縫　合

図 15-46　上顎臼歯の粘膜増生切除術

(Peterson, L. J.：Contemporary Oral and Maxillofacial Surgery, 4th ed., p.270, Mosby, 2003)

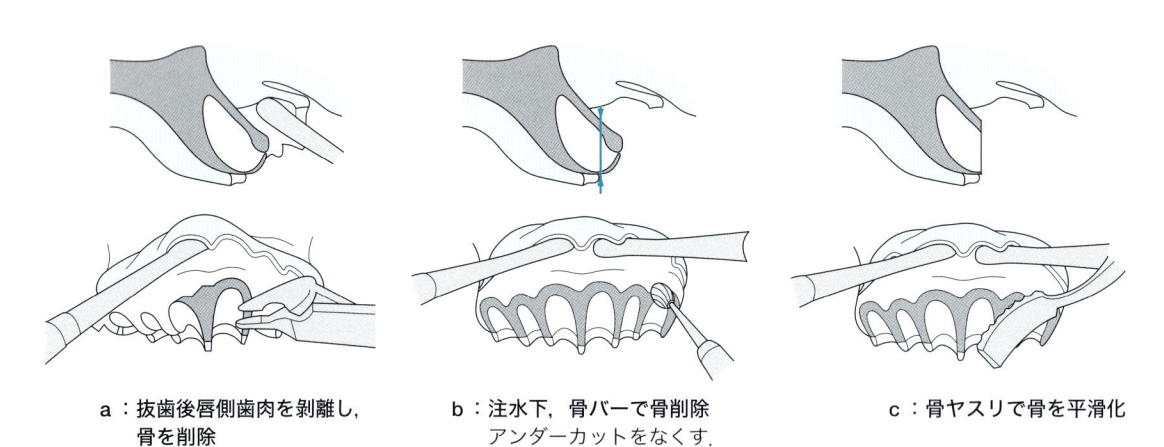

a：抜歯後唇側歯肉を剥離し，骨を削除　　b：注水下，骨バーで骨削除　アンダーカットをなくす．　　c：骨ヤスリで骨を平滑化

図 15-47　上顎前歯部抜歯後のアンダーカットの切除

(Peterson, L. J.：Contemporary Oral and Maxillofacial Surgery, 4th ed., p.265, Mosby, 2003)

15-47)．

術　式
■ 麻 酔 法

抜歯の際の局所麻酔法に準じるが，目的の手術野よりやや広範囲に行う．

■ 粘膜骨膜弁の形成

目的の部位より約1歯分ほど広く，歯槽頂に沿った横切開を加える．前歯部では両端に，臼歯部では近心端に，基底部が広くなるような縦切開を加え，粘膜骨膜を含めて全層剥離する．下顎舌側骨隆起や口蓋骨隆起は図 15-43，44 に示したような切開法を用いる．

■ 骨の削除

粘膜骨膜弁を鉤などで把持し，破骨鉗子や骨ノミで骨の削除を行う．かたい骨隆起の場合は，十分な注水のもと骨バーなどで削除する．削除の途中で粘膜骨膜弁をもどし，その上から手指で骨の鋭縁を触知しながら手術を進める．骨の平滑化は骨ヤスリを用いる．抜歯後，ただちに即時義歯を装着する場合は，あらかじめ骨の突出部を削除した模型をもとに作製したサージカルテンプレートを使用すると，手術が容易に行える（図 15-48）．

■ 縫　合

剥離した粘膜骨膜弁を旧位にもどし，縫合を行う．その際，余剰な粘膜はトリミングし，創縁が無理なく密接するようにする．

(5) 歯槽堤形成術　alveoplasty

歯槽堤が過度に吸収され，歯槽堤が低くなり，床義歯の安定を欠く場合などに行う．

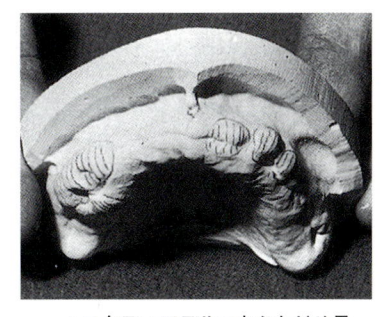

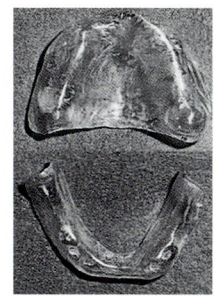

a：スタディモデルであらかじめ骨削除部をマーク　　b：透明レジンでサージカルテンプレートを作製

図 15-48　サージカルテンプレート
（泉　廣次 ほか編：口腔外科学 第3版，p.586，学建書院，2000）

a：正常な歯槽堤　　b：低い歯槽堤　　c：骨移植などにより歯槽堤を高くする
h；歯槽堤の高さ

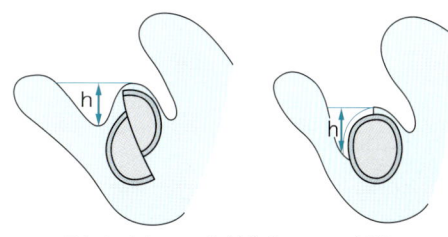

d：骨切りを行い，分割移動や骨延長により歯槽堤を高くする　　e：歯槽堤周囲の軟組織を低下させ相対的に歯槽堤を高くする

図 15-49　歯槽堤形成術の考え方（園山，1971）
（塩田重利，富田喜内 監：最新口腔外科学 各論，医歯薬出版，p.546，1999）

歯槽堤周囲の軟組織を押し下げ，歯槽堤の絶対的位置に変化をきたさない相対的歯槽堤形成術と，骨移植や骨切りなどによって歯槽堤の絶対的高径を高める絶対的歯槽堤形成術とに大別される（図15-49）．

適応症
- 歯槽堤が過度に吸収され，低歯槽の状態となり，床義歯の安定を欠く場合．
- 歯槽堤周囲に付着する筋肉や粘膜軟組織が，顎運動により緊張し，床義歯の安定を欠く場合．また，小帯が幅広く歯槽堤近くに付着している場合．
- 外傷や手術の瘢痕組織が歯槽堤近くにあり，床義歯装着が困難な場合．

相対的歯槽堤形成術
二次的上皮化法の場合（Wassmund法，Trauner法など），露出創面に粘膜移植あるいは皮膚移植を行うか，アテロコラーゲンなどを用いて術後疼痛緩和および後戻り予防をはかることが多い．

■**歯槽堤の唇頰側で行う方法**
唇頰側において歯肉粘膜弁をつくり，その弁を押し下げて歯槽堤を高くする方法でWassmund法（Pichler I 法），Kazanjian法，Obwegeser法などがある（図15-50-a～c）．

■**舌側で行う方法**
舌側において歯肉粘膜弁をつくり，その弁を押し下げて歯槽堤を高くする方法で，Trauner法，Trauner–Obwegeser法などがある（図15-50-d, e）．

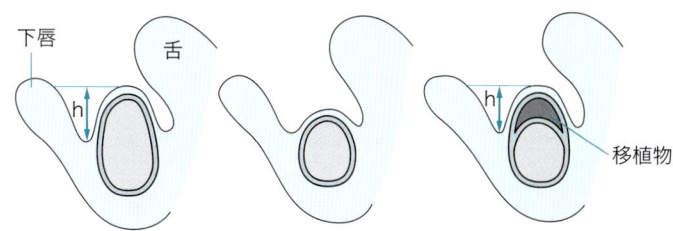

絶対的歯槽堤形成術
■**骨や軟骨移植を行う方法**
■**骨切りを行う方法**
Visor法，Sandwich法，硬口蓋圧迫法，上顎結節形成術，頰骨下稜圧迫術などがある（図15-51-a～e）．
■**骨延長術を行う方法**（図15-51-f）．

(6) 小帯の手術　operation of oral frenulum
口腔内には唇小帯，舌小帯および頰小帯がある．これらが歯槽堤近くに付着していると，義歯装着の妨げになるばかりでなく，歯周炎，歯列不正，歯間離開や歯の位置異常などが起こる．また，舌小帯の異常では哺乳障害，構音障害，舌の形態異常がみられる（図15-52）．下唇小帯による障害はほとんどみられず，おもに上唇小帯の手術が行われる．

術式は，小帯切除術，小帯切離術，Y-V型小帯形成術，Z型小帯形成術などがある（図15-53～56）．

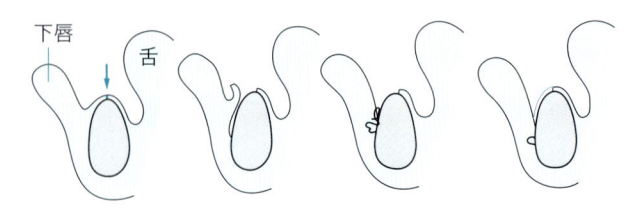

a：Wassmund 法

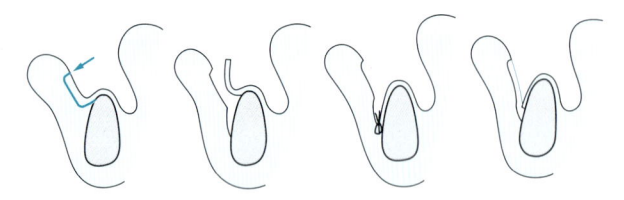

b：Kazanjian 法

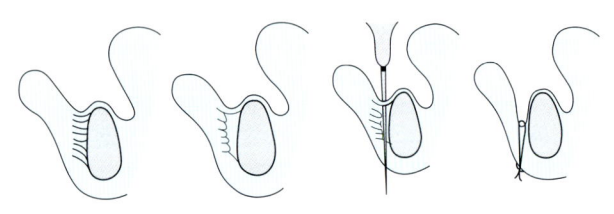

c：Obwegeser 法

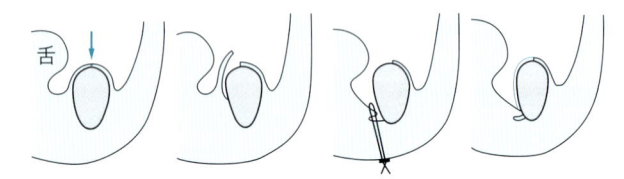

d：Trauner 法

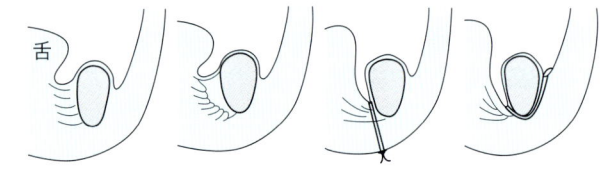

e：Trauner-Obwegeser 法

図 15-50　相対的歯槽堤形成術(園山, 1971)

(塩田重利, 富田喜内 監：最新口腔外科学 各論, 医歯薬出版, p.546, 547, 548, 550, 1999)

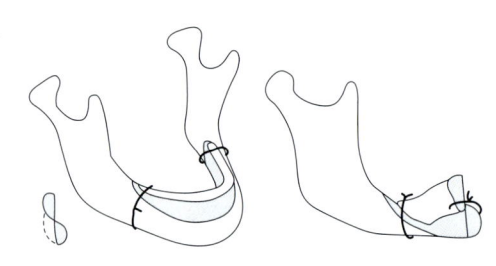

a：Visor 法

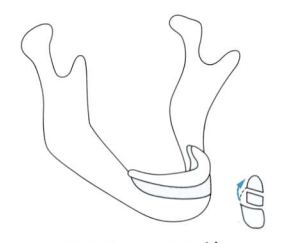

b：Sandwich 法

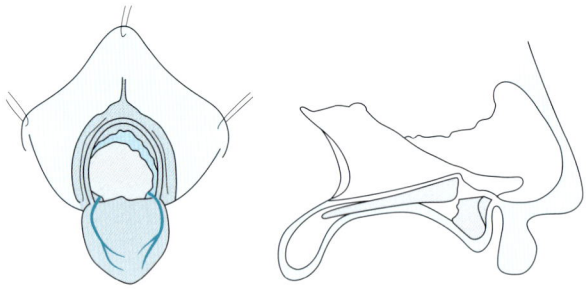

c：硬口蓋圧迫法

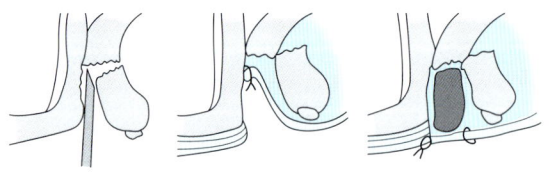

d：上顎結節形成術

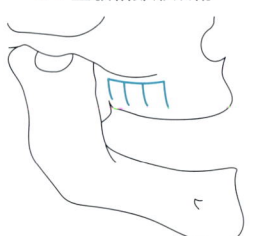

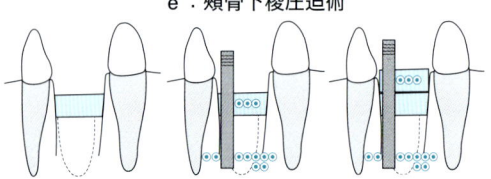

e：頬骨下稜圧迫術

f：骨延長術

図 15-51　絶対的歯槽堤形成術

(野間弘康 ほか編：標準口腔外科学 第 3 版, p.426, 図 13-90-a〜f, 医学書院, 2004)

B 口腔外科手術の術式

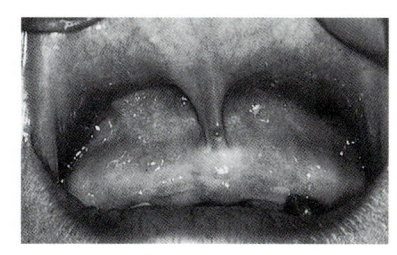

a：上唇小帯が歯槽堤近くに付着し，義歯装着の障害となる

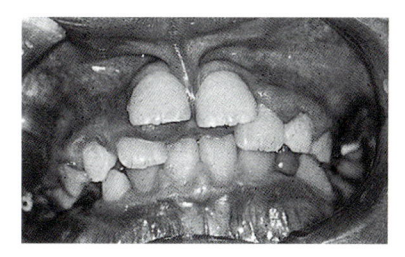

b：上顎中切歯の正中離開の原因となっている上唇小帯

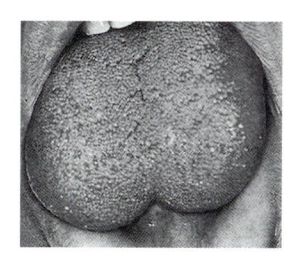

c：舌小帯強直症，舌尖がハート形に変形

図 15-52　小帯の異常

（泉　廣次 ほか編：口腔外科学 第4版，学建書院，2007）

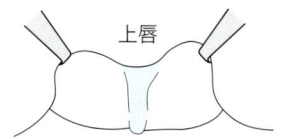

a：歯槽頂近くに付着

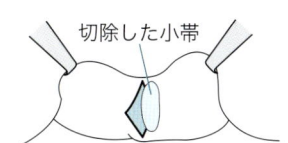

b：小帯の基底部をモスキート鉗子で把持，鉗子に沿って小帯切除

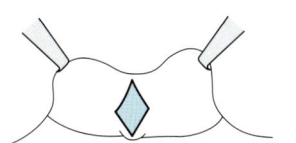

c：菱型の創面，内側を減張する

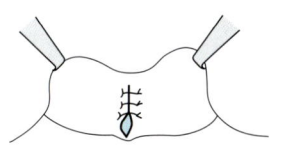

d：縫合

図 15-53　上唇小帯切除術

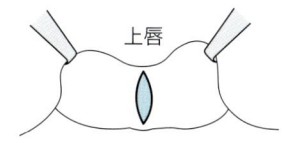

a：小帯を切除

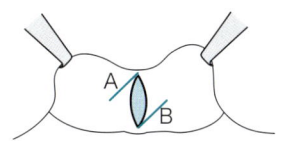

b：A，B 切開を加える

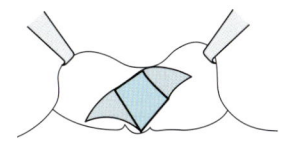

c：3角弁を形成

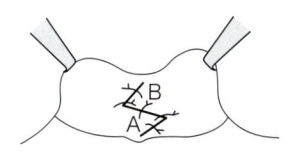

d：3角弁を移動させ，縫合．縫合面が Z 形になる．

図 15-54　Z-Plasty による形成術

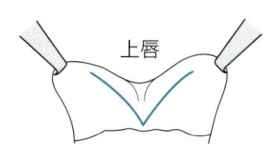

a：小帯を V 字型に切開

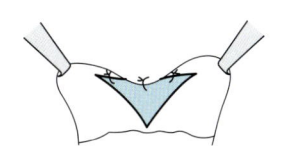

b：縫合．開放創とし，暫間被覆材などで創面を保護

図 15-55　V-Plasty による形成術

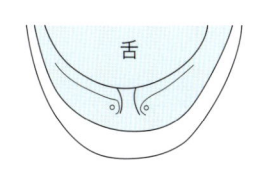

a：肥厚した小帯

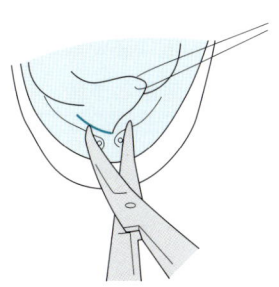

b：舌を前方に牽引し，横切開を加える

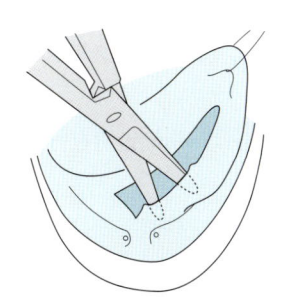

c：切開に沿い，減張を加える

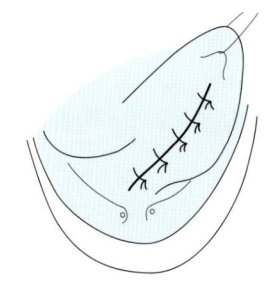

d：縫合

図 15-56　舌小帯切離術

（Peterson, L. J.：Contemporary Oral and Maxillofacial Surgery, 4th ed., p.280-281, Mosby, 2003） a：移植前の第一大臼歯　　b：第一大臼歯を抜去し，移植床を形成　　c：移植歯の抜去と植入

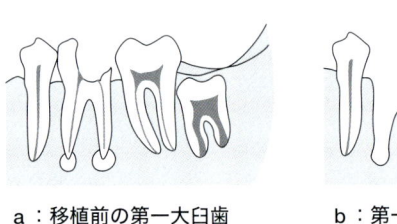

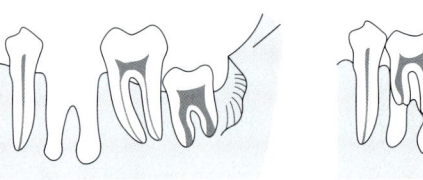

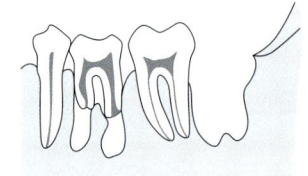

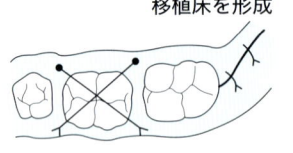

d：移植歯の固定

図15-57　歯の移植術

(7) 歯の移植術

ある歯を，ほかの部位に植え替える方法を，歯の移植術という．供給者と受容体が同一個体である移植を，自家移植 autologous transplantation といい，同一種族間に実施される移植を，他家移植（同種移植）heterologous transplantation という．

移植歯の選択の意義

歯の移植は，おもに自家移植が行われ，移植歯としては第三大臼歯（智歯）を用いることが多い．その理由として，智歯は萌出方向や位置異常が多く，智歯周囲炎を起こしやすく，抜去される例が多いためである．移植される部位（移植床）は，第一大臼歯，第二大臼歯部が多い．

歯牙移植の選択条件

① 移植歯が根未完成歯の場合は，植立位置，方向ならびに神経・血管の再生などを考慮して，歯根の形成が1/3〜2/3の状態のときに行う．ただし，根尖は，移植後に閉鎖する傾向にあるため，短根歯になりやすい．

② 移植歯の根尖が閉鎖している場合は，歯髄処置を行う．

③ 健康な歯根膜とセメント質は保存し，移植手術に際しては，乾燥ならびに損傷しないようにする．

④ 移植床の大きさは，移植歯の大きさ，歯列や咬合などを考慮して，調和のとれたものとする．

⑤ 移植床は，炎症などがなく，移植歯根を骨でとり囲めること．

術　式

■移植床の形成

移植部の歯は，周囲骨組織に損傷を与えないように抜去し，歯槽窩に，移植歯根全体が完全に埋入できる大きさに骨を切除拡大する．このとき，歯槽窩の不良肉芽は完全に掻爬し，炎症性組織が残らないようにする．

■移植歯の抜去

根端部や歯根膜を損傷しないように抜去し，埋入までは，滅菌生理食塩水などで保管し，汚染と乾燥を防ぐ．

■移植歯の植入と固定

移植歯全体を損傷しないように，注意深く移植部歯槽窩に埋入し，咬合面より約1mm下げて固定する．歯冠を頰舌的に縫合し，創面の閉鎖と同時に移植歯が固定される．固定は，移植歯が抜けないようにするだけで，強固な固定は必要ない（図15-57）．

■術後処置と予後

一般に，1〜2か月で骨植がよくなり，そのあいだは感染防止に努める．生活歯の場合には，4〜5か月で生活反応を示すようになり，髄腔は，日時の経過に伴い次第に狭くなることがエックス線写真で観察できる．

表 15-5　インプラントのための関連手術

骨移植	インレーグラフト オンレーグラフト ベニアグラフト サンドイッチグラフト
骨再生誘導法（GBR法）	
上顎洞底挙上術	サイナスリフト（側方アプローチ） ソケットリフト（垂直アプローチ）
スプリットクレスト	
仮骨延長術	
下歯槽神経移動術	
軟組織のマネージメント	小帯切除 歯肉弁根尖側移動術 遊離粘膜移植…遊離歯肉移植 遊離結合組織移植

(8) 歯の再植術

外傷などで脱落，あるいはなんらかの原因で抜去した歯を，ふたたびもとの位置に植えることを再植 replantation という．

適応症
① 外傷により脱落した歯．
② 歯内療法が不可能な，根尖病巣が存在する歯．
③ 慢性疼痛が消退しない，頑固な歯根膜炎（意図的再植術）．
④ 誤抜（抜去操作中に誤って要抜去歯以外の歯を抜去）の歯，または抜去後，時間の経過が短い場合．

術式
■再植歯の保存
　脱落あるいは抜去した歯は，細菌感染や乾燥から歯根膜を保護することに努める．外傷によって脱落した場合の応急処置として，砂などの汚染物質を取り除き，生理食塩水に保存するか，抜けた歯槽窩にもどして，医療機関まで搬送する．

■再植部歯槽窩の処置
　不良肉芽，骨片を掻爬し，歯槽窩を清潔にする．

■再植歯の髄腔の処置
　生活歯でも歯髄処置を行う．誤抜の場合には，歯髄処置を行わず，そのまま再殖することがある．根尖部不良肉芽が存在する場合は，根尖切除する．

■再植歯の歯根膜の処置
　健康な歯根膜は保存する．汚染された歯根膜は除去するが，歯根膜が生存しない歯根は外部吸収を起こし，数年から十数年で自然脱落することが多い．

■固　定
　歯槽窩が健全な場合は，咬合に配慮して，弱い固定で十分であるが，外傷で歯槽骨の破折や欠損が生じた場合は，隣在歯の数歯を固定源にした金属線などでの結紮固定が必要である．

■術後の処置および経過
　感染と咬合性外傷の予防に努める．1〜3か月で骨植は堅固となる．

(9) 骨増生　bone augmentation

目的
　骨増生は，インプラント埋入，補綴処置，歯周処置ならびに審美性の回復のために，外傷，囊胞および歯の喪失後の萎縮などで減少した顎骨を再生する目的で行う（表15-5）．

種類
■骨移植　bone graft
　インレーグラフト：陥凹した欠損部に骨を塡入．
　オンレーグラフト：上下的な骨吸収が進んだ場合に，歯槽骨上にブロック骨を移植する方法．
　ベニアグラフト：頰舌的に骨幅が不足している場合に，唇・頰側にブロック骨を移植する方法（図15-58）．
　サンドイッチグラフト：顎骨の高さを増すために，顎骨を基底部と歯槽部の間に上下に分離し，間にブロック骨を挟む方法．移植骨の供給源を 表15-6 に示した．

■骨再生誘導法　guided bone regeneration（GBR）
　メンブレン（遮断膜，遮蔽膜）を用いて，骨欠損部から骨を形成する能力をもった細胞以外の細胞を機械的に遮断して，隣接する骨髄腔の細胞が欠損部に侵入分化し，

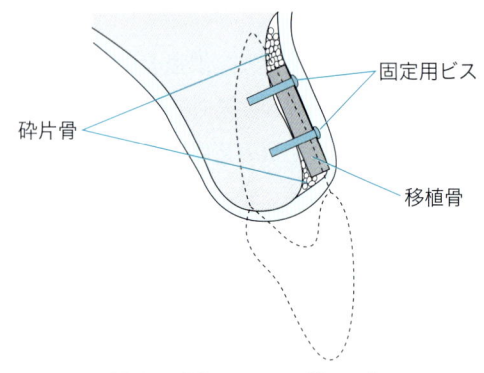

図 15-58 ベニアグラフト
萎縮した唇側の既存骨にブロックの自家骨をビスで固定し，フィクスチャー埋入に適した骨量を確保する．

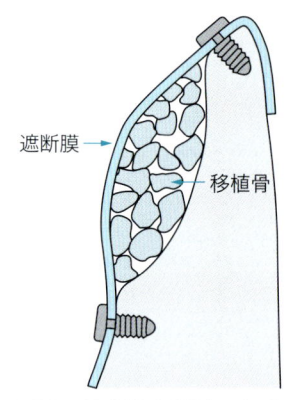

図 15-59 骨移植を併用した GBR 法
既存骨に破片骨を移植し，軟組織の侵入を防ぐために遮断膜で被覆する．

表 15-6 移植骨の供給源

口腔内	口腔外
オトガイ部	腸骨稜
歯槽部（埋入部周囲）	脛骨
	腓骨
下顎枝前縁	胸骨
臼後結節	肩甲骨
頰骨	肋骨
筋突起	
前鼻棘	
骨隆起	

表 15-7 遮断膜の種類

非吸収性膜	e-PTFE 膜（Gore-Tex 膜） チタンホイル チタンメッシュ
吸収性膜	コラーゲン膜 ポリ乳酸膜 ポリグリコール膜

e-PTFE：expanded-polytetrafluoro-ethylene

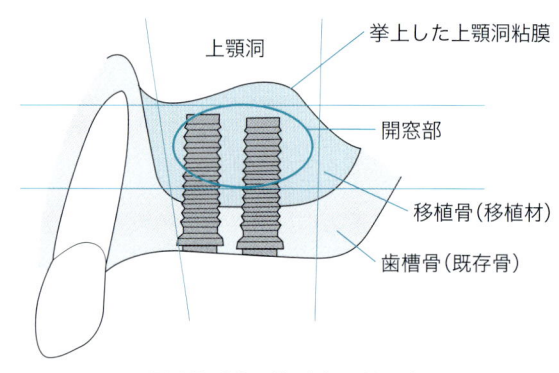

図 15-60 サイナスリフト
上顎洞側壁からアプローチする．
上顎洞粘膜を挙上し，既存骨との間に移植骨を補填する．

骨形成可能な環境を作製すること．

より早く骨組織を再生するには自家砕片骨，β-TCP を骨と遮断膜の間に添加する（表 15-7，図 15-59）．

■**サイナスリフト** sinus lift
（上顎洞底挙上術：側方アプローチ）

上顎洞が歯槽頂に近接している場合に，上顎洞側壁からアプローチして，上顎洞粘膜（シュナイダー膜）と上顎洞底の骨の間にスペースをつくり，フィクスチャー埋入に必要な骨量を確保する方法である．そのスペースには自家骨，β-TCP，人工培養骨を填入する．

初期固定が得られれば，サイナスリフトと同時にフィクスチャーを埋入する方法（1 回法）と，骨増生が確保できてから埋入する方法（2 回法）とがある（図 15-60）．

■**ソケットリフト** socket lift
（上顎洞底挙上術：垂直アプローチ）

サイナスリフトと同様の原理で行われる．アプローチはフィクスチャー埋入窩を利用して行われ，歯槽頂から上顎洞底までの距離が 5 mm 以上ある症例に用いられる．

■**スプリットクレスト** split crest, ridge expansion

狭窄した歯槽骨を，唇・頰舌的に増大させる場合に適用される（図 15-61）．

■**仮骨延長術** distraction osteogenesis

骨折の治癒の原理を利用して骨を増生する方法で，骨を増生したい部分の骨に骨切りを行い，その骨片を毎日少しずつ引き離すことにより，両骨端から新生骨が仮骨してくる．骨延長に伴い，周囲粘膜は同時に伸展する．

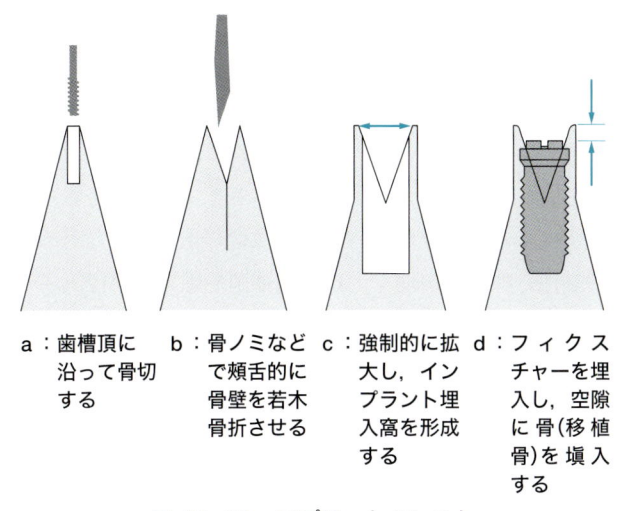

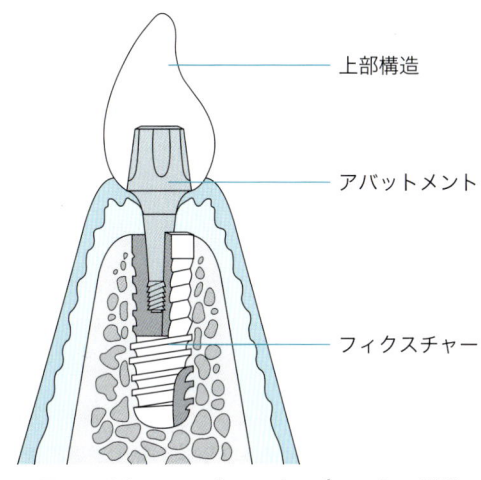

図15-61 スプリットクレスト
a：歯槽頂に沿って骨切する
b：骨ノミなどで頰舌的に骨壁を若木骨折させる
c：強制的に拡大し，インプラント埋入窩を形成する
d：フィクスチャーを埋入し，空隙に骨(移植骨)を塡入する

図15-62 ツーピースインプラントの構造
上部構造
アバットメント
フィクスチャー

(10) インプラント

― 総　論 ―

口腔インプラントの意義と目的

■口腔インプラントとは

　疾病や事故などにより生体の一部分が欠損した場合に，組織や臓器を利用して補塡する修復方法を移植といい，人工材料で形態と機能を回復する治療法をインプラント治療 implant という．そのなかで，歯の回復に用いるものを人工歯根 dental implant というが，近年，人工歯根のことをインプラントとよぶことが多い．

　インプラント治療の目的：インプラント(人工歯根)は上部構造(人工歯，補綴物)の支台部として，咀嚼や発音などの機能回復，審美性の回復，ならびに矯正治療の固定源に使用する．

インプラント(人工歯根)の種類

■埋入位置による分類

　骨内インプラント：歯を喪失した部位の顎骨内に維持を求め，インプラントを支台として，可撤式あるいは固定式の上部構造を装着する方法で，現在は，おもにこの方法を用いている．

　骨膜下インプラント：インプラントの維持を，骨表面と骨膜に求める方法で，顎堤の吸収が著しい場合などに応用される．

　歯内骨内インプラント：金属製のピンを，根管内から骨内に挿入し，歯冠/歯根長比を増大することによって歯を顎骨に固定する方法で，外傷歯や根尖切除後の短根歯に応用される．

■骨内インプラントの種類

　形態による分類：ルートフォームタイプ(歯根形態)とプレートタイプがあり，ルートフォームタイプには，スクリュータイプとシリンダータイプがある．現在では，一次固定が得られ，骨との接触面積が大きく，埋入深度を調整しやすいスクリュータイプが主流になっている．

　構造による分類：ルートフォームタイプには，骨内埋入部(フィクスチャー，インプラント体)と粘膜貫通部(アバットメント)が一体化した1ピースタイプ one-part implant，フィクスチャーとアバットメントを連結させる2ピースタイプ two-part implant とがある(**図15-62**)．

　手術回数による分類：1回の手術で，フィクスチャーのインターフェースを口腔内に露出させる1回法 one-stage implant と，粘膜を被覆させ，オッセオインテグレーションを獲得したのちに，2回目の手術にて粘膜面を開放し，アバットメントを装着する2回法 two-stage implant とがある．

　1回法は手術侵襲が少なく，アバットメントとの接合部が粘膜面上にあるため，マイクログギャップによる感染などのトラブルは防げるが，審美性や暫間補綴物の作製

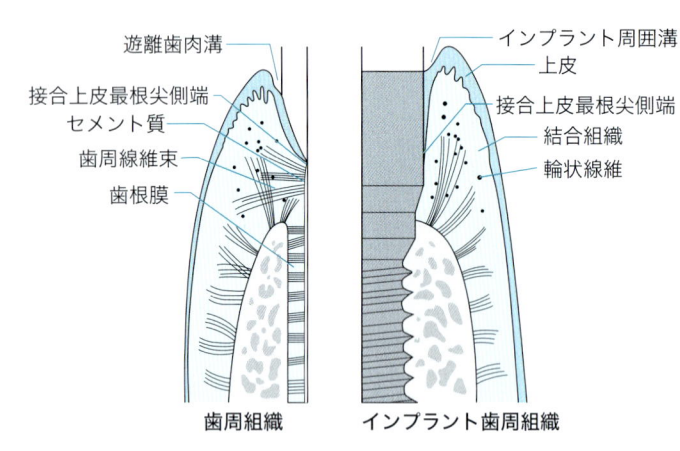

図 15-63 天然歯とインプラント周囲組織の違い

に苦慮することが多い．

埋入時期と咬合負荷の時期による分類

抜歯即時埋入・即時負荷：抜歯と同時にフィクスチャーを埋入し，手術直後に咬合負荷をかける方法．

抜歯即時埋入：抜歯と同時にフィクスチャーを埋入する．

抜歯早期埋入：抜歯後1か月以内にフィクスチャーを埋入する．

抜歯待時埋入：抜歯窩が骨性治癒してからフィクスチャーを埋入する．

インプラントの材料

■インプラント材料に必要な特性

生体力学的適合性：弾性係数は，隣接する生体組織に近いことが望ましいが，咬合力に耐えられる強度が必要である．

界面適合性：インプラント表面への細胞接着では，細胞接着性タンパクおよび体液のぬれと拡散が重要である．これは，インプラント表面構造に影響される．

その他：耐腐蝕性，加工しやすさなどが要求される．

■種　類

過去に臨床応用されたものを含め，多くの種類の材料がある．現在は，表面性状が骨芽細胞の付着や増殖・分化に影響を与えることから，純チタン(Ti)表面をブラスト処理，酸エッチング，チタンプラズマ溶射，陽極酸化処理を単独あるいは併用したもの，またはHAコーティングしたものが多く使用されている．

インプラントと歯周組織

インプラントと天然歯の周囲組織とは，粘膜貫通部と歯根膜の有無で大きく異なる．とくに，インプラント体の粘膜貫通部は，天然歯とくらべると上皮と結合織線維の密度や走行が少ないうえに，血管の走行も疎なため，封鎖性や抵抗性が弱く，口腔内細菌や軟組織が侵入する可能性が高い(図15-63)．

インプラントの適応と禁忌症

インプラントは，1歯欠損から無歯顎まで広範囲に適用される．治療の適否は，全身的，局所的，精神的，口腔衛生，歯科治療やインプラント治療における患者の理解と認識など多くの条件によって決定される．

■全身的要因

手術，骨質・骨代謝，感染に対して配慮しなければならない．また，それぞれに絶対的禁忌症と，コントロールすればインプラント治療が可能な相対的禁忌症とがある(表15-8)．

■局所的要因

部位，解剖学的位置関係(欠損部顎堤の吸収状態・形態，顎舌骨筋線の位置，顎下腺窩の陥凹程度，下顎管の位置，上顎洞と鼻腔の位置)，上部構造の形態，対合歯および咬合力などによりフィクスチャーサイズが選択される．いずれにせよ，インプラント埋入部には，良好な骨質で十分な骨量(幅径，高径)が必要であり，術前にパノラマエックス線診査，CTエックス線診査を行う．骨量が不足している場合は，骨移植などの骨増生法で補う．

― 各　論 ―

検　査

■口腔内診査

歯と歯列の検査

① 齲蝕．
② 歯科治療状態(再治療の必要性と予知性，義歯の使用状況など)．
③ 隣在歯との関係．

表 15-8 全身的禁忌症

			手術に対して	骨質・骨代謝に対して	感染に対して	摘　要
循環器系疾患	先天性心疾患 虚血性心疾患 高血圧症	狭心症，心筋梗塞	△ △ △			
血液疾患	血友病 白血病 貧血		△ △ △	× ×	× ×	貧血の原因がはっきりしており，コントロール可能であれば△
代謝性疾患	糖尿病		△	△	△	コントロールが不可能であれば× 合併疾患に注意
内分泌疾患	甲状腺疾患	甲状腺機能低下症（橋本病）		△		
消化器系疾患	肝疾患 胃・十二指腸疾患 腎臓疾患	急性肝炎，肝硬変，慢性肝炎 人工透析患者	× △ △	× △ ×	× △ ×	
呼吸器疾患	喘息，肺炎		△			
骨疾患	骨粗鬆症 骨硬化症		△	△ △	△	骨粗鬆症の治療薬の影響により顎骨壊死を継発することがある
精神疾患	精神分裂症 うつ病		△ △			
悪性腫瘍	頭頸部腫瘍 ほかの部位		× △	× △	× △	治癒したら△ 放射線治療を受けた場合は× 治療中は×

×：絶対的禁忌症　　△：相対的禁忌症

歯周組織の検査
① 口腔衛生状態．
② 歯周疾患の程度．
③ 治療部位の非可動性粘膜の有無（角化粘膜量，小帯の位置）．

■咬合の検査
咬合接触診査
① 不正咬合の状態．
② 開口障害．
③ 顎関節症症状．
④ ブラキシズム bruxism．
⑤ 咬合平面の異常．
⑥ 対合関係（クリアランス）．

誘導様式の検査：側方滑走運動時の咬合様式（犬歯誘導，バランスドオクルージョン，グループファンクション）．

診　断
　診査と検査結果から，インプラント治療の可否ならびに長期的な予知性を診断する．

治療計画
　インプラントを用いたオーラルリハビリテーションでは，フィクスチャーを埋入できるところに植立して，上部構造を作製するのではなく，残存歯の治療を含め，最終ゴールに立って口腔内全体の治療計画を立案する補綴主導型インプラント治療（トップダウントリートメント）

表15-9 インプラント治療におけるリスクファクター

1	全身状態	① 全身疾患
		② 喫煙
2	年齢	① 若年者
		② 老年
3	欠損を生じた原因	① 齲蝕
		② 歯周疾患
		③ ブラキシズムなどの悪習癖
4	スマイルライン	
5	口腔内の状態	① 開口量
		② 口腔衛生
		③ 歯列の状態
		④ 対合・咬合関係
		⑤ 骨状態（量，質，形態）
		⑥ 欠損部の隣在歯との関係
		⑦ 歯槽粘膜の厚さ

表15-10 インプラント治療順序（2回法）

術前	インプラント治療の説明 問診 術前検査……………………口腔内診査 　　　　　　　　　　　研究用模型作製 　　　　　　　　　　　（診断用ワックスアップ） 　　　　　　　　　　　エックス線検査 　　　　　　　　　　　（パノラマ，CT） 　　　　　　　　　　　臨床検査 インフォームドコンセント…治療方針・計画の決定 術前治療……………………口腔衛生指導 　　　　　　　　　　　ほかの歯科疾患の治療
術直前	手術に対しての説明 手術用ステント作製（サージカルガイド） 手術器具準備
手術当日	全身状態の把握 インプラント体埋入手術 骨増生手術 術後の保健指導 感染防止
術後管理	感染防止 抜糸 暫間補綴物装着
二次手術	ヒーリングキャップ装着
上部構造作製	印象採得 咬合採得 プロビジョナル作製・装着 上部構造装着
メインテナンス	装着直後のメインテナンス法指導 リコール

が望ましい．

リスクファクター

インプラント治療に際して，治療後に経過不良を引き起こすようなリスク因子を十分に考察し，これらを排除することが可能かどうかを検討することが大切である（**表15-9**）．

インプラント治療法

診断からメインテナンス・リコールまで，インプラント治療の順序を**表15-10**に示した．

■埋入手術法

手術準備

① 必要な器具の滅菌．
② 手術台の清掃，消毒．
③ 口腔内消毒：義歯を撤去し，塩化ベンザルコニウムあるいはグルコン酸クロルヘキシジンと歯ブラシにて刷掃する．
④ 顔面消毒：口腔周囲顔面の消毒は，化粧や汚れを落としたのちに，グルコン酸クロルヘキシジンを用いて清拭する．
⑤ 手洗い，手術用ガウンと滅菌手袋の着用．

麻酔

① バイタルサインの測定とモニタリング．
② 短時間のものは局所麻酔のみで十分であるが，不安がある場合や手術時間が1時間半を超すような場合は，精神鎮静法（静脈内鎮静法，吸入鎮静法）を併用する．

インプラント体埋入手術（2回法の例）：一次手術

① 粘膜骨膜切開：切開線は，フィクスチャー埋入部の直上をさけるようにする（**図15-64-a**）．
② 粘膜骨膜弁の形成．

インプラント体埋入窩の形成

① 埋入位置の決定：手術用ステント（外科用ガイドプ

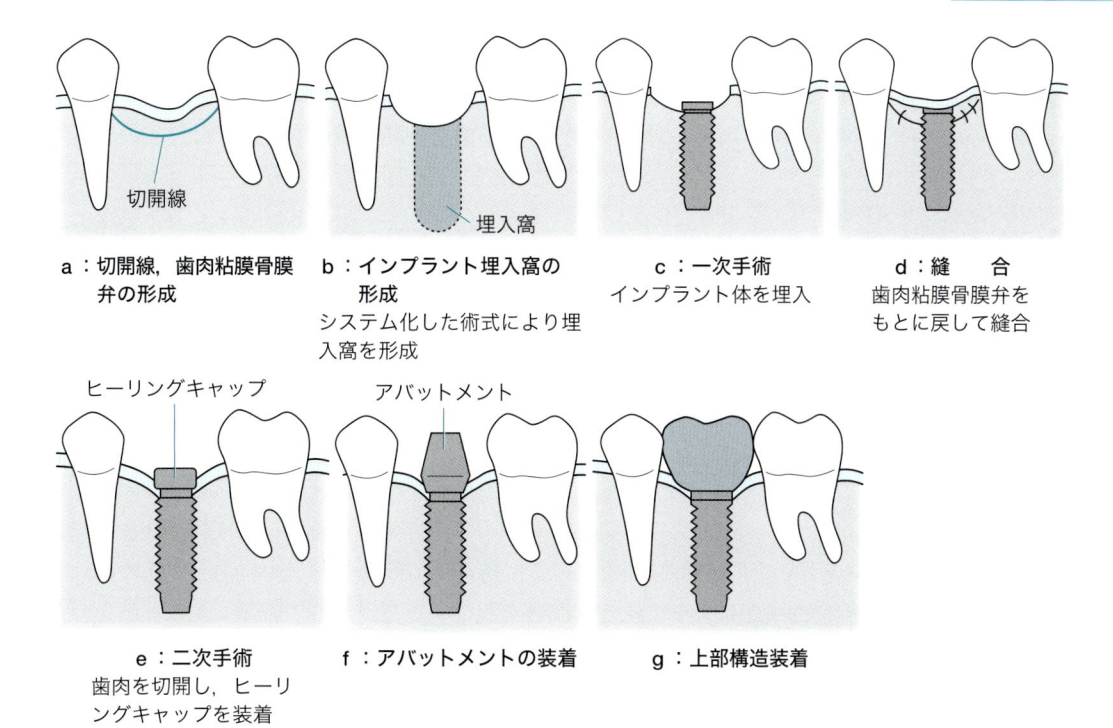

図 15-64　インプラントの治療順序(2 ピースタイプ，2 回法における)

a：切開線，歯肉粘膜骨膜弁の形成
b：インプラント埋入窩の形成　システム化した術式により埋入窩を形成
c：一次手術　インプラント体を埋入
d：縫合　歯肉粘膜骨膜弁をもとに戻して縫合
e：二次手術　歯肉を切開し，ヒーリングキャップを装着
f：アバットメントの装着
g：上部構造装着

レート)に従って，ラウンドバー(直径 1.5〜2 mm)を用いて埋入位置を印字する．
② 埋入方向の決定：直径 2 mm 程度のツイストドリルで埋入方向を印字する．方向指示棒を埋入窩に挿入し，位置および方向を確認する．
③ 埋入窩の拡大：フィクスチャーの径に合わせて，順次バーを太くし，埋入窩を拡大していく．骨の切削に際しては，切削によって生じる発熱による熱傷が危惧される．生食水などで冷却しながら切削する．バーの先端から冷却水を注水できるタイプのものが望ましい．
④ 埋入深度の確認：フィクスチャーの長さに合わせて埋入窩を形成する．
⑤ 埋入窩の最終形成：インプラントシステムのプロトコルに合わせてカウンターシンクやタップを形成する(図 15-64-b)．

フィクスチャーの埋入
① フィクスチャー埋入に際しては，とくに，無菌的操作が必要である．フィクスチャーが最初に接触するものは清潔な骨面か，血液でなければならない．
② 初期固定(一次固定)が得られるようにする(図 15-64-c)．

縫　合
術後管理：創の安静と感染防止に努める(図 15-64-d)．

二次手術
オッセオインテグレーションが得られたら(通常 2〜6 か月)歯槽頂に切開を加え，ヒーリングキャップを装着する(図 15-64-e)．

■補綴物の作製
目的：インプラントにおける印象採得は，天然歯の歯冠補綴と異なり，口腔内におけるインプラント体の位置関係と周囲軟組織の形態を，作業模型上に再現するのが目的である．

上部構造の種類：インプラント支持形式と粘膜支持形式，固定式と可撤式，単独と連結タイプのいずれかを選択するには，患者の主訴と要望，機能性(咀嚼，発音)，

表 15-11 上部構造の種類

| 固定式(インプラント支持形式)…単　　独 |
| 　　　　　　　　　　　　　　　連　　結 |
| 　　　　　　　　　　　　　　　ブリッジ |
| 可撤式…………インプラント支持形式 |
| 　　　　　　　　　　…可撤性ブリッジ |
| 　　　　　　　　　　（テレスコープクラウン） |
| 　　　　　粘膜支持形式(オーバーデンチャー) |
| 　　　　　　　　　　…バーアタッチメント |
| 　　　　　　　　　　　ボールアンドソケット |
| 　　　　　　　　　　　アタッチメント |
| 　　　　　　　　　　　磁性アタッチメント |

審美性，清掃性，埋入できるインプラントの本数，形状，位置，方向，顎堤状態，および経済的条件によって決定される(表 15-11)．

アバットメントを装着し(図 15-64-f)，印象採得と咬合採得を行う．製作した上部構造をスクリュー(あるいはセメント)にてアバットメントと固定する(図 15-64-g)．

臨床経過(メインテナンス・リコール)

一般的に，インプラントは天然歯にくらべて，感染防御能力や感覚受容機能が劣るため，患者の自覚症状だけでトラブルを感じとるのはむずかしい．また，アバットメントや上部構造などの接合部にゆるみが生じたり，歯径部が細いなど，プラークコントロールがむずかしい形態や構造になっている．そのため，患者自身での管理がむずかしく，術者による定期検診とメインテナンスが必要になってくる．

■リコール間隔

患者一人ひとりのプラークコントロールの程度により変動するが，上部構造装着後 1 年間は 2〜3 か月に 1 度，その後は 6 か月ごとに実施する．

■項　目

口腔衛生状態，歯肉の炎症症状，インプラント部の露出状態，咬合状態，接合部のスクリューの適合やゆるみの状態などを確認する．また，インプラント部のみならず，口腔内全体のチェックが大切である．とくに，対合歯や隣接歯にトラブルを生じることが多い．

インプラント治療における合併症

■外科処置に関する合併症

下歯槽神経の損傷：下顎管の位置の診断誤り，埋入手術時のドリル操作の誤り，フィクスチャーの先端の接触などにより，下歯槽神経やオトガイ神経の圧迫や損傷を起こす．神経支配領域の知覚鈍麻，感覚異常を生じ，神経が損傷した場合には完全な回復はむずかしい．

処置は，早期に副腎皮質ステロイド，ATP 製剤およびビタミン B 剤の投与，星状神経節ブロック，レーザー照射を行う．術後 3 週間経過しても症状の回復がみられない場合には，オッセオインテグレーションを起こす前にフィクスチャーを除去しなければならない．

埋入窩の熱傷：ドリルによる形成時に，埋入窩に熱傷を起こすことがある．熱傷による骨壊死のためオッセオインテグレーションを阻害する．十分な注水下での埋入処置が必要である．

上顎洞，鼻腔の穿孔・迷入・感染：ドリリング時に，上顎洞や鼻腔に穿孔させることがある．上顎洞粘膜を穿孔した場合は，出血，感染，フィクスチャーの迷入を起こす可能性が大きくなる．炎症が上顎洞に波及し，上顎洞炎を継発することもある．

下顎下縁の穿孔：下顎骨，顎舌骨筋線，顎下腺窩の位置や形態を考慮しないでドリリングした場合，舌側面を穿孔させてしまうことがある．出血，神経損傷を起こす．

■補綴処置後による合併症

フィクスチャー，アバットメント，上部構造の破損：フィクスチャーには歯根膜が欠如しているため，咬合圧がインプラントの各部に直接作用し，フィクスチャーとアバットメントを固定するスクリューのゆるみや破損が生じ，脱落やインプラント周囲炎の原因になる．

また，上部構造が金属焼付陶材冠の場合などは，陶材部分に破損を生じることがある．

インプラント周囲炎 peri-implantitis：インプラント周囲粘膜と骨の炎症のこと．インプラントは歯根膜や結合組織性付着がないため，天然歯よりも刺激や口腔内細菌に対する抵抗性が弱い．炎症に対する自覚症状に乏しく，周囲組織への侵襲が早いのが特徴である．上顎洞炎や顎

骨炎を継発する．

3 顎の整形手術

世界最初の顎変形症手術は，1849年，アメリカ口腔外科の父とされるHullihenによって行われた．20歳の女性に，無麻酔下で，両側下顎前歯部歯槽部のクサビ状切除が行われた．

患者は，5歳時に頸部火傷を受け，その後遺症として開咬を伴う下顎前突症となったものである．近年の研究では，この手術は，咬合機能の改善より審美性を重要視したものであったとされているが，この点こそが顎変形症の治療の本質を物語っている．すなわち，顎変形症の治療は機能改善を目的としつつ審美性の改善も目的とされることである．

顎変形症（表15-12）の原因には，先天性と後天性があり，前者には奇形と症候群が，後者には腫瘍，外傷，原因不明と内分泌異常があげられる．

側面と正面頭部エックス線規格写真，咬合模型および顔面の生体計測（石膏模型やモアレ分析）などを用いて顎顔面骨のどの部位に変形があるのかを診断する．

下顎前突症や上顎劣成長などの前後的な位置異常があるときは，側面エックス線規格写真によって分析し，変形の状態を知ることができる．

ポリゴン表やプロフィログラムを用いて上下顎骨の前後的あるいは顔面全体の高径の異常を診断する．顔面非対称がみられる症例では，側面エックス線規格写真のみでは診断することができないので，正面エックス線規格写真から，水平方向や垂直方向の左右差を分析して，非対称が顎顔面骨のどの部位に原因しているかを診断する．

顎変形症の治療目的は，個人個性咬合の確立であるが，審美性の改善を得て，精神的負担の除去も重要である．しかし，ここで強調したいのは，治療目的が，単に頭部エックス線規格写真の正常化ではないことを，絶えず認識しておく必要がある．

(1) 手術前の矯正治療（術前矯正治療）

顎骨に変形のある患者は，叢生などの歯列不正がみら

表15-12 代表的な顎変形症

1	上顎劣成長
2	上顎前突症
3	下顎前突症
4	下顎劣成長（小下顎症）
5	上下顎前突症
6	開咬症
7	下顎非対称（顔面非対称）
8	オトガイ劣成長

れる場合が多い．また，下顎前突では上顎の前歯は前方に傾斜し，下顎の前歯は逆に内側に傾斜していることが多い．一方，下顎の後退がみられる骨格性のClass IIの患者の場合では，一般に，上顎の前歯は内方に傾斜し，下顎の前歯は歯軸が前方に傾斜しており，これは少しでも咬合しようとする歯の補償作用によって起こる．

したがって，手術を行う前に，これらの歯列不正と，前歯の歯軸の傾斜を，矯正治療によって改善し，手術後に正しい咬合関係が得られるようにする（術前矯正）．

(2) 手術法

変形が顎骨のどの部位に原因して生じているかによって手術法が選択される（表15-13）．下顎骨に由来する場合には下顎の骨切り術が，上顎骨に変形の主因があれば上顎骨の骨切り術が行われる．

しかし，著しい下顎前突症で，下顎単独の骨切り術によって12 mm以上の後退が予想されるような症例では，上下顎の同時（全）移動術が行われる．

すなわち，上顎骨の前方移動と下顎骨の後方移動によって，内側翼突筋や顎舌骨筋などの舌骨上筋群への筋の過剰な偏位，緊張をさける．

下顎骨に行われる骨切り術

■下顎骨体部骨切り術

mandibular body osteotomy：Dingman法

下顎骨体部の骨を一部分削除し後退させる手術法であり，Dingman法ともよばれている（図15-65）．下顎管保存法が原則であるが，歴史的には下顎管を切断する方法もあった．

表 15-13 顎変形症の手術法

1. 下顎に対して行う手術
   - 下顎枝矢状分割術……………Obwegeser 法
     Obwegeser-Dal Pont 法
   - 下顎枝水平骨切り術…………Kostecka 法
   - 下顎枝垂直骨切り術…………口外法(EVRO)：Robinson 法
     口内法(IVRO)
   - 下顎骨体部骨切り術〈(一部)短縮術〉
     ……………二回法：Dingman 法
   - 前歯部歯槽骨切り術
   - Köle 法……………………下顎骨体一部短縮術＋骨移植
   - 下顎(骨)全歯槽骨切り術
   - 下顎枝逆 L 字骨切り術………Trauner 法
   - オトガイ形成術
2. 上顎に対して行う手術
   - Le Fort 型骨切り術……………Le Fort Ⅰ型骨切り術
     Le Fort Ⅱ型骨切り術
     Le Fort Ⅲ型骨切り術
   - 前歯部歯槽骨切り術…………Wassumund-Wunderer 法
     (up-fracture 法)
     Bell 法(down-fracture 法)
   - 臼歯部歯槽骨切り術…………Schuchardt 法
   - オンレーグラフト

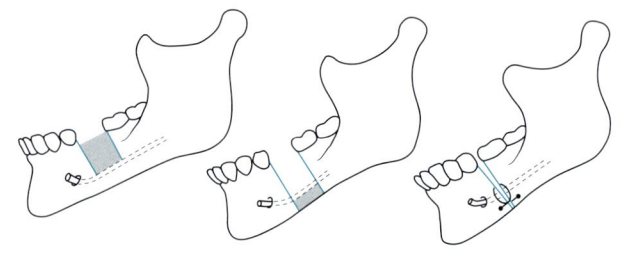

a：臼歯の除去と下顎管までの骨切除　　b：下顎下縁からの骨切除　　c：下歯槽神経・血管の保護と感染予防

図 15-65　下顎骨体部骨切り術(Dingman 法, 2 段階骨切除法)

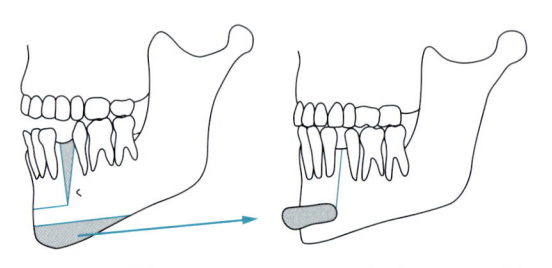

a：骨切り　　b：オトガイ部からの骨移植

図 15-66　下顎前歯部歯槽骨切り術(Köle 法)

　Dingman の原法は 2 段階骨切除法であり, 当初は, 口腔内より臼歯の抜去と下顎管までの骨切除を行い, 2 週間後に, 口外法にて下顎下縁から下歯槽神経血管束を保護しながら, 階段状に骨を除去する方法である.
　本法は, 術後感染予防の点で優れていたが, 現在は口腔内からの 1 回法がおもに行われる.
　本法の利点は, 骨切除部より後方の臼歯列および下顎枝の位置は手術前に保たれ, したがって, 関節頭の偏位を起こすことがないので, 術後に顎関節症状などの不快事項が生じることが少なく, また, 手術侵襲が比較的軽度である. しかし, 後退量に限度があり, あまり大きな移動ができない点や, 開咬が著しい症例では, 下顎の前方部の回転量が多くなり, 適用できないことがある.
　また, 第二小臼歯より後方の骨削除部では, 下歯槽神経血管束の保存が必要なため, 手術操作が比較的むずかしいなどの短所がある. 骨切り線は直線状に行う場合のほかに, Y 字状や階段状に行う場合がある.

■下顎歯槽部骨切り術　subapical mandibular osteotomy
　前歯歯槽骨切り術：下顎犬歯と小臼歯部の間で歯槽骨を垂直方向に切離し, さらに, 根尖の下方で水平方向に骨切りを行う(図 15-66). 水平方向の骨切りは歯髄への血管と神経の損傷をさけるために, 根尖より少なくとも 5 mm 以上離して下方に設定する.
　下顎歯槽部の前突症, 開咬あるいは前方部の非対称などの症例が適応症になる. この方法は, 骨切り部の隣接歯歯根膜などの歯周組織が損傷しやすい欠点がある.
　Köle 法は前歯部開咬症の手術であり, オトガイ部の骨を採取し, 上方移動した小骨片との間隙に移植する方法である.
　後歯歯槽骨切り術：下顎の臼歯部の場合は, 下顎管を保存しなければならないために, 技術的にやや難点がある. この方法は, 臼歯歯槽部の局所的なディスクレパンシー, すなわち, 頰舌的な臼歯列の交叉咬合や開咬などの異常を, 外科的に修正することができる.

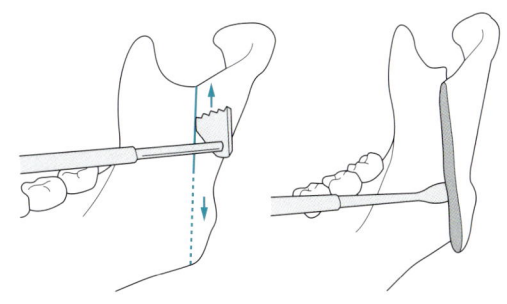

図15-67　口内法による下顎枝垂直骨切り術

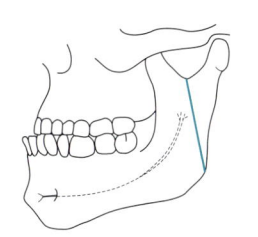

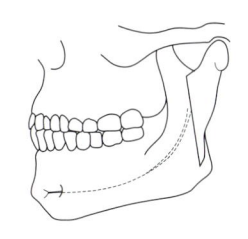

図15-68　下顎枝斜切離術

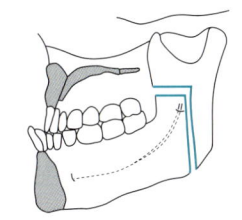

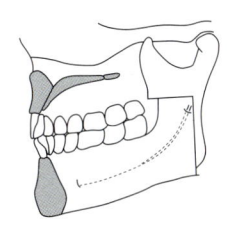

図15-69　下顎枝逆L字骨切り術（Trauner法）

■下顎枝部に行われる骨切り術

下顎枝垂直骨切り術 subcondylar ramus osteotomy：当初は，口外法により下顎枝垂直骨切り術 extra-oral vertical ramus osteotomy（EVRO）が行われてきたが，近年の器具の進歩により，口内法にて行われるようになった intra-oral vertical ramus osteotomy（IVRO）．

本法は，8mm 以内の比較的後方移動量が少ない症例に適用されている．口腔内から下顎枝の外側面を露出させ，下顎孔の後方部で，下顎切痕から垂直方向に骨切りを行う（図15-67）．手術操作が比較的容易で，下歯槽神経血管束への損傷が少ない利点がある．

下顎枝斜切離術 oblique ramus osteotomy は，下顎切痕から下顎角の上方の下顎枝後縁にいたる骨切りを行う方法で Robinson 法とよばれる（図15-68）．

下顎枝逆L字型骨切り術 inverted L osteotomy：下顎の後方移動量が 8mm 以上の場合に適用される．下顎枝垂直骨切り術では，移動量が大きい場合，筋突起に付着している側頭筋の緊張が術後の後戻りの原因になるが，本法は，筋突起部が切離されるので，側頭筋への影響はさけることができる．

しかし，この方法の短所は，骨の接触面が少ないので，骨治癒が遅く，術後の固定期間をやや長めにしなければならない（図15-69）．

下顎枝矢状分割術

sagittal splitting osteotomy：Obwegeser 法

Obwegeser が 1961 年に発表し，現在，世界的に最も使われている手術法である．この方法によって小下顎症では前方移動が，また，下顎前突症では後方移動が可能である．

この方法は，口腔内より下顎大臼歯部の骨体から下顎枝にわたって骨を露出し，下顎孔の上方で，水平に下顎枝内側の皮質骨を切離し，さらに，下顎枝前縁に沿って皮質骨の切離を大臼歯部の頰側にのばし，そこから下顎の下縁まで頰側の皮質骨を切離後，マイセルを用いて矢状方向に分割する（図15-67 参照）．

下歯槽神経血管束は内側骨片に保存され，分割された骨面が大きいので，後方への移動量が 10mm 以上の場合でも十分に骨の接触面を広く保つことができる（図15-70, 71）．

また，小下顎症の場合のように下顎を前方に移動させる場合に，本法は骨片移動後の接触面積が広いので，術後の骨治癒が良好であり，後戻りも少なく，すぐれた手術法である．

オトガイ形成術 mentplasty：下顎骨を移動後，オトガイ部に突出感や陥凹感が著しい場合は，オトガイ形成術を行う．

舌縮小術：舌が大きい，いわゆる巨舌症で，下顎前突症や開咬症の原因になっている症例では，舌の縮小術を行うこともある．

a：Obwegeser 原法

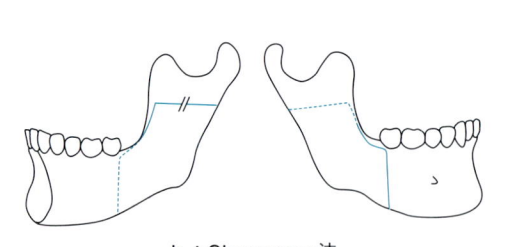

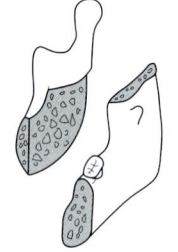

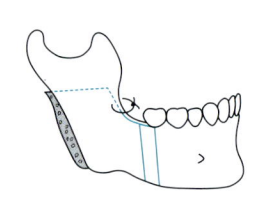

b：Obwegeser 法

c：Obwegeser-Dal Pont 法

図 15-70　下顎枝矢状分割術（Obwegeser I 法）

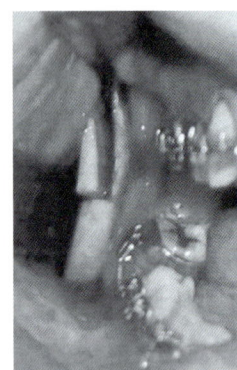

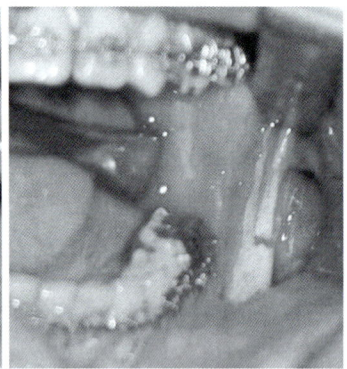

図 15-71　下顎枝矢状分割術

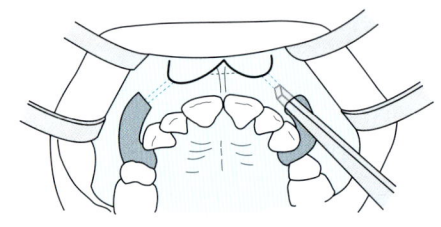

図 15-72　上顎前歯部歯槽骨切り術（Wassmund 法）

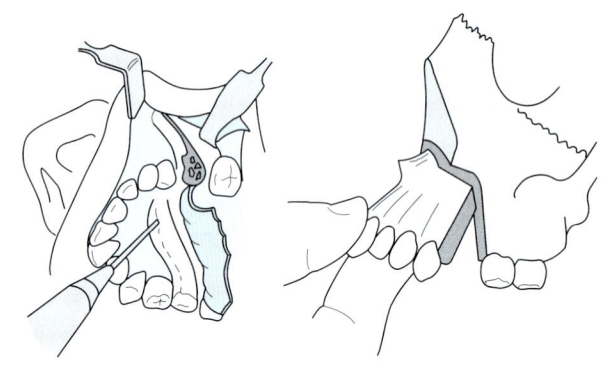

図 15-73　上顎前歯部歯槽骨切り術
（Wassmund-Wunderer 法：up-fracture 法）

上顎骨に行われる手術法

■上顎歯槽骨切り術　maxillary subapical osteotomy

前歯部歯槽骨切り術（図 15-72, 73）：上顎前突症，開咬あるいは過蓋咬合のみられる症例が適応症である．第一小臼歯と第二小臼歯部の間で骨切りを行うか，後方移動させるためいずれかの歯を抜去し，同部を骨削する（p.368 参照）．

Wassmund-Wunderer 法：当初 Wassmund は，骨切り部を中心として，トンネル状に口蓋粘膜骨膜を剝離し，頰側粘膜は骨切り部のやや遠心側に縦切開を入れ，口蓋骨を V 字型に骨削して上顎骨前歯部を後方移動した．この際，鼻腔の粘膜の剝離と鼻中隔の切離を行うために，唇側粘膜の正中部に縦切開を加えた．

その後，Wunderer は，口蓋を切開・剝離し，上顎骨前歯部を上方に骨折させる方法を報告した．この方法は，Wassmund-Wunderer 法（up-fracture 法）とよばれる．

これに対して，唇側粘膜に切開を加え，口蓋粘膜骨膜弁を保存して，上顎骨前歯部を下方に骨折させる方法を Bell 法（down-fracture 法）とよぶ（図 15-74）．この方法には前鼻棘を保存する変法や，鼻腔底を剝離しない変法がある．

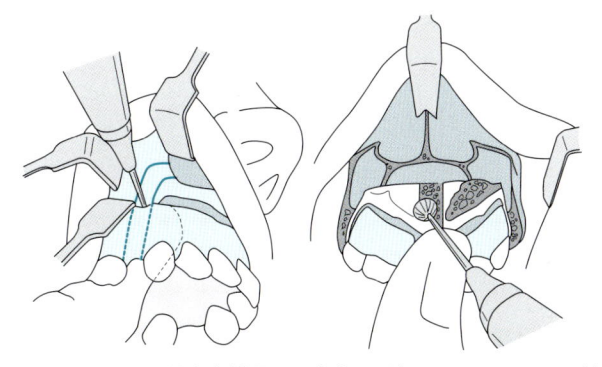

図15-74 上顎前歯歯槽骨切り術(Bell法, down-fracture法)

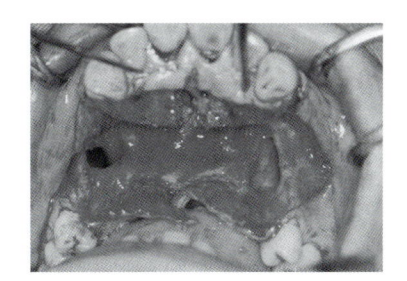

図15-75 Wassmund-Wunderer法

いずれの方法でも上顎前方部の骨片は比較的小さいので，血液供給を少しでも多く維持するため，骨切り部以外はできるかぎり粘膜骨膜の剝離は行わないようにする(図15-75)．

臼歯部歯槽骨切り術(Schuchardt法)：上顎臼歯部の位置異常，すなわち臼歯部開咬や交叉咬合が適応である．

これらの歯槽部の骨切り術は，下顎枝矢状分割法などほかの骨切り術と同時に行われることが多い．また，骨片が比較的小さいので，骨の壊死や歯の損傷に注意する．そのためには，移動骨片への血流の維持確保が絶対条件である．とくに，歯髄は血流の減少によって壊死を起こしやすく，手術時の粘膜切開や骨切りの設計は慎重に行う必要がある．

■上顎骨切り術

Le Fort Ⅰ型骨切り術(図15-76)：上顎骨を，下鼻道のレベルで水平に離断して移動する骨切り術で，上顎を前方，上方，下方あるいは内側，外側方に移動させ，顎骨のさまざまな変形を改善することができる．

本法を，下顎枝矢状分割法などの下顎骨切り術と併用して，顔面領域の変形の治療が行われ，その応用範囲は広い(図15-77)．

Le Fort Ⅰ型骨切り術によって移動される範囲は，上顎骨歯槽突起部と口蓋であり，術後の治癒に最も重要な点は移動骨片の血行の確保である．Le Fort Ⅰ型骨切り術後に，切離骨片で，血行は大口蓋動脈，口蓋の粘膜骨膜，頰側臼歯部の粘膜骨膜で供給される．

適応症
① 上顎骨の劣成長による顎変形症で，唇顎口蓋裂の患者．
② 上顎骨の過成長による変形症で，上顎の高径や幅径の異常がみられる場合．
③ 高度な下顎前突症．
④ 骨格性の開咬症．
⑤ 高度な下顎(顔面)非対称(たとえば第一・第二鰓弓症候群など)．
⑥ 高度な歯・歯槽部の変形症 dento-alveolar deformity など．

術　式

骨切りの位置は，犬歯および第一大臼歯根尖より5 mm上方である．鼻腔側壁の骨切り後に鼻中隔を基部上方で骨切りする．

通常は，翼突上顎縫合部を曲ノミにて分離し上顎骨を可動化するが，最近では，ボーンセパレータを用いて翼突上顎縫合部を分離しない方法もある(図15-78)．後者の方法では，合併症が少ないとされる．

上顎骨を予定の位置へ移動させ，ミニプレートで固定する．分離された鼻中隔の断端部と前鼻棘の基部を鋼線あるいはナイロン糸で固定し，術後に鼻中隔が偏位するのを防ぐ．また，術後の鼻孔の扁平化を防止するために，両側鼻翼基部の筋束を前鼻棘に穿った孔をとおした鋼線あるいはナイロン糸で引き締める．

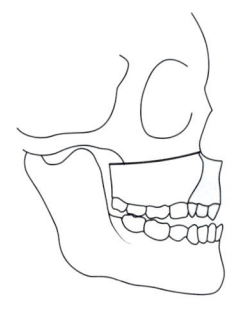

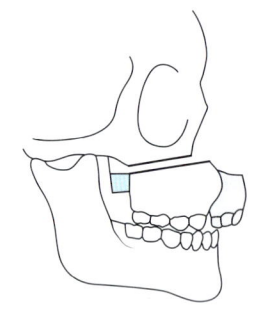

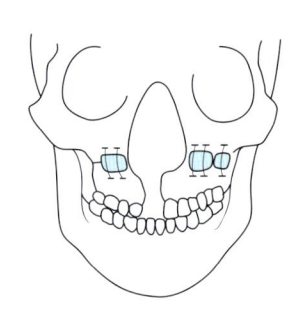

図15-76 Le Fort I 型上顎骨切り術(片側性唇顎口蓋裂に対する)

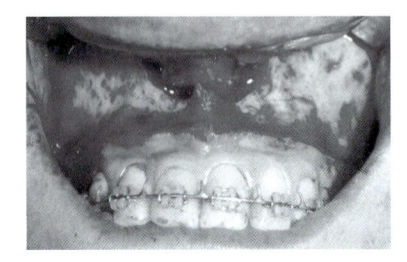

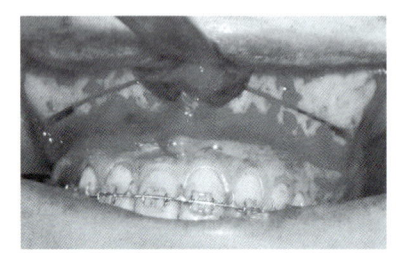

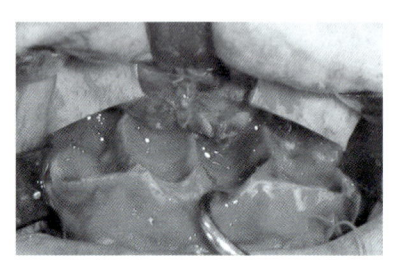

a：梨状口明示　　b：骨切り　　c：down-fracture したところ
図15-77 Le Fort I 型骨切り術

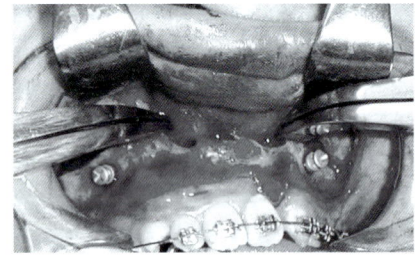

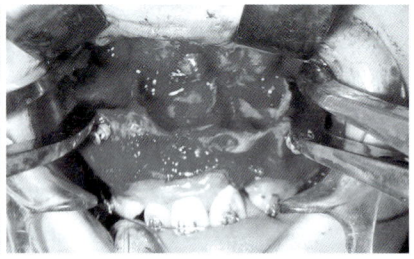

a：ボーンセパレータを挿入　　b：両側を均等に分離したところ　　c：分離終了時
図15-78 Le Fort I 型骨切り術
翼突上顎縫合を分離しない方法(ボーンセパレータの使用)

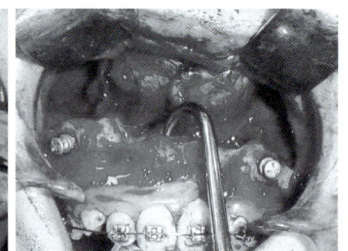

4 口唇・口蓋裂の手術

　口唇・口蓋裂患者の治療には，その破裂部位を外科的に修復することが不可欠であり，手術が最重要点となる．しかし，歯科的配慮や，さまざまな補助療法を伴わない手術は十分な効果を発揮し得ないことは歴史的に明らかである．
　口唇裂では審美的な面を，口蓋裂では完全な鼻咽腔閉鎖機能と正常な言葉を獲得させる機能面を第一とした手術が要求される．このため従来，口唇裂手術は整容的手術，口蓋裂手術は機能的手術とよばれていた．
　しかし近年では，口唇裂手術においても口輪筋形成が重要視され，術後の口唇突出時の口輪筋の運動性と，その際の審美性も評価対象とされるようになり，口唇裂手術も機能的手術の1種とされるようになった．

(1) 口唇形成術
口唇裂初回手術の目標
　左右対称で良好なキューピッド弓形態をもち，かつ機能的な赤唇と白唇および良好な形態の外鼻を形成するこ

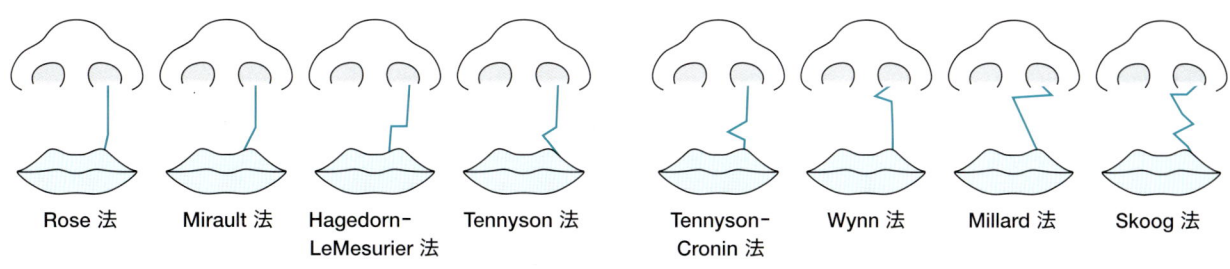

図 15-79 口唇裂の手術におけるさまざまな切開法
縫合線はいくつかに屈曲している．そのようないくつかの別の面における縫合によって口唇縁部が延長され，瘢痕収縮が相殺される．

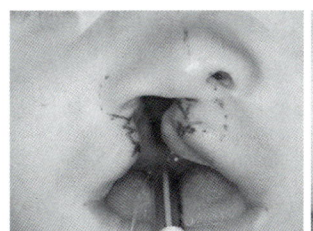

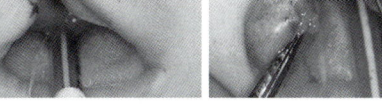

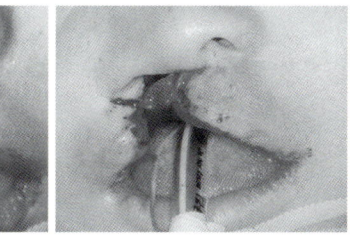

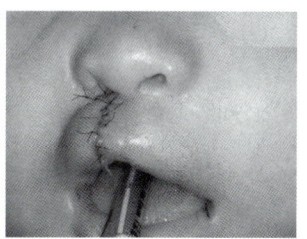

a：切開線　　b：筋の明示　　c：鼻腔底形成・筋層縫合　　d：表皮縫合

図 15-80 Millard 改良法

とである．さらに，瘢痕の少ない白唇や，人中と段差のない赤唇縁をもち，口腔前庭が保全されることである．

手術の時期

口唇裂では，外観にふれることから，両親あるいはその家族ができるだけ早期の手術を希望することがしばしばある．

片側唇裂では，発育状態に応じて生後 3〜6 か月を目安とする．両側唇裂の初回手術は，両側同時に行う一期的手術と，片側ずつ一定期間をおいて行う二期的手術とに分けられる．一期的手術は生後 4 か月から 6 か月ころに，二期的手術は 1 回目を生後 2〜3 か月ころに，2 回目は生後 4〜6 か月ころに行う．

手術法

口唇部の切開は，さまざまな方法が編み出されている（図 15-79）．片側性唇裂では，次の方法がある．

■直線縫合法

Mirault 法，von Langenbeck 法，Rose-Thompson 法．

直線（縫合）法は，口唇裂形成手術法として最初に試みられた方法で，破裂縁を切除して縫合し，その縫合線は直線となる．

本法は，手技操作が容易であるが，上唇の過緊張による上顎骨の発育不全を生じやすい．また，縫合線部の瘢痕収縮により左右非対称を生じる．現在では，ほとんど用いられない．

■四角弁法（方形弁法）

Hagedorn 法，Le Mesurier 法，Wang 法

■三角弁法（下方三角弁法）

① Tennison 法（Stencil 法，型板法）

② Randall 法，Tennison-Randall 法

③ Skoog 法（二重三角弁法）

④ Cronin 法

■回転伸展皮弁法：Millard 法（上方三角弁法）

Z 形成の原理を用いた方法で，「a cut as you go」approach とよばれ，本法の欠点を改良するため，小三角弁を追加し，Millard 改良法（図 15-80）または Millard 法＋小三角弁法とよばれる．最近では，Tennison-Randall-Millard 法ともよばれる（図 15-81）．

通常は，これらの切開に加えて，鼻腔底形成，外鼻形

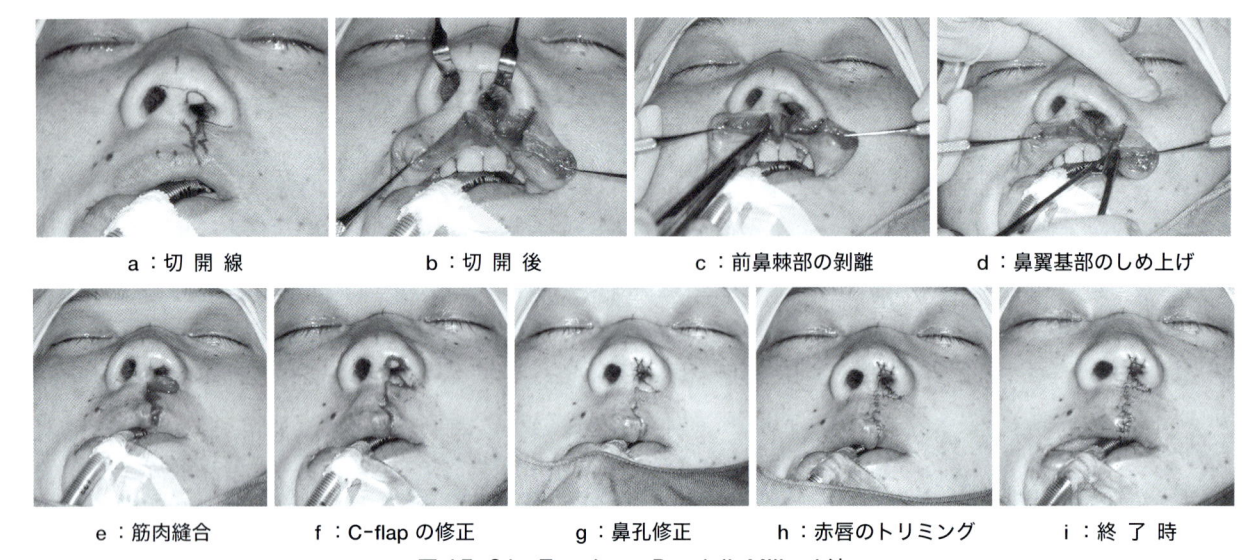

a：切 開 線　　b：切 開 後　　c：前鼻棘部の剝離　　d：鼻翼基部のしめ上げ

e：筋肉縫合　　f：C-flapの修正　　g：鼻孔修正　　h：赤唇のトリミング　　i：終 了 時

図15-81　Tennison-Randall-Millard法

成，赤唇形成を施す．

両側性口唇裂の場合には，一般に，両側性口唇裂で，とくに，顎裂を伴っている場合，顎間骨の前突が著明な例が多いことから，1回の手術で両側の裂を閉鎖することが困難で，まず一側を閉鎖し，3か月程度の間隔をおいてほかの一側を閉鎖する二期的手術（二回分割手術法）が施行される．しかし，前述したような術前の顎矯正が適正に行われていれば，一回手術法で事足りる．

一期的手術の利点
① 左右のバランスがとりやすい．
② 口輪筋の連結が可能である．
③ 上唇結節の形成が可能である．

しかし，血行に対する留意が必要である．また，中間顎の高度突出例では，術前顎矯正を必要とする．

二期的手術の利点と欠点
① 良好な血行を維持できる．
② 手術侵襲が軽度であるものの，左右のバランスをとりにくい，口輪筋の連結が不可能である，Whistle deformityが生じやすい，中間顎部の口腔前庭が狭窄しやすい．

両側性唇裂の手術法としては，一期的手術には，Manchester法，Mulliken法などが，二期的手術にはMillard法，Cronin法などの弁状切開を両側に行う．

両側唇裂初回手術では，基準にすべき反対側が正常でない，中間層が小さい症例がある，中間顎の偏位，突出が高度の症例があるなどの理由で，片側唇裂にくらべて手術が著しく困難である．

術中における口輪筋の連結と上唇結節の形成，術後におけるWhistle deformityの防止，目立たない白唇部の瘢痕，深い口腔前庭の形成などを考慮し，近年は，一期的手術を行う傾向にある．ただし，中間顎の高度突出例や著しい偏位例に対して良好な成績を得るためには，術前顎矯正による中間顎とセグメントの整位が必要となる．

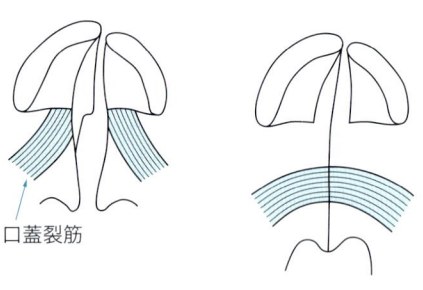

口蓋裂筋

図15-82　口蓋帆挙筋の再構築

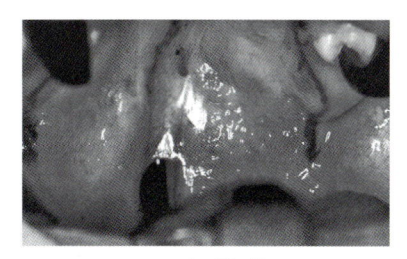

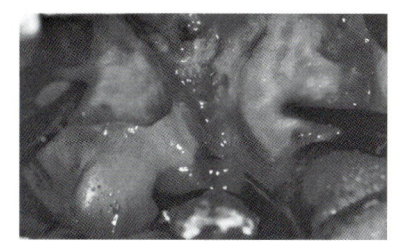

a：切開線　　b：粘膜骨膜弁作成　　c：鼻腔粘膜の横切開

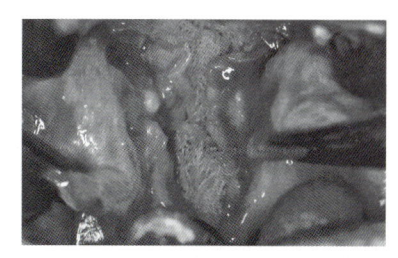

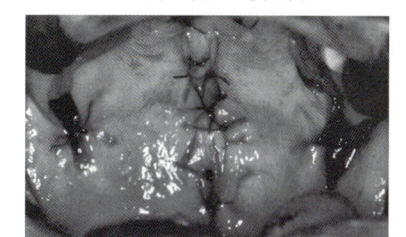

d：縫合

図 15-83　Push-back 法

(2) 口蓋形成術

目　的

■裂の閉鎖

■口蓋帆挙筋の再構築

　口蓋裂筋（口蓋裂児の異常走行している筋肉）を再構築して，muscle sling（筋束）をつくる（図 15-82）．

■鼻咽腔の狭小化

一期法と二期法

　軟口蓋閉鎖と硬口蓋閉鎖を同時に行う一期法と，軟口蓋閉鎖を先行し，一定期間おいて硬口蓋閉鎖を行う二期法とがある．

手術時期

　軟口蓋閉鎖については言語発達を考慮し，遅くとも 2 歳までに終了しておく．硬口蓋閉鎖の時期は 5 歳ころを目安とする．

手術法

　手術法には，Wardill-Kilner 法に準じた Push-back 法（図 15-83）と，その変法（Perko 法などの各種粘膜弁法），Furlow 法（double Z-plasty operation）とその変法（Randall 変法）がある．Push-back 法においては，粘膜骨膜弁を後方に移動させたあとに生じる口蓋骨露出部や，上顎結節後方に生じる創の露出部が瘢痕を形成する．この瘢痕拘縮が，顎発育を劣成長に導く大きな原因である．

　生後できるだけ早期より，口蓋形成術前顎誘導装置（Hotz 床，図 15-84，85）を使用し，良好な顎発育を得るため二期法を行う方法を Zürich system とよぶ．通常，軟口蓋閉鎖には Perko 法などの粘膜弁法を使用する（図 15-86，87）が，最近では，Furlow 法（図 15-88）にて行う場合もある．

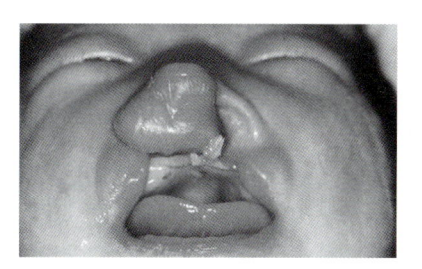

図 15-84　Hotz 床

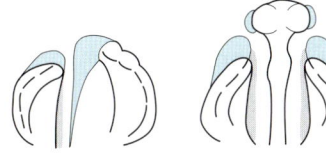

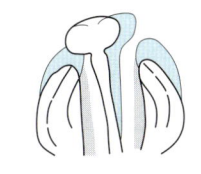

図 15-85　Hotz 床の調整
人工口蓋床の斜線部に対応する部位を徐々に削除する．グレー網かけ部はレリーフする部位．

　術前後に母親に対して離乳食の指導などの栄養指導を行う．口唇裂口蓋裂児は齲蝕羅患率が高いので，乳歯萌出開始前から齲蝕予防について母親に口腔衛生指導を行うとともに，早期からの齲蝕予防処置を行う．始語期になり，ことばの発達がみられるので，この時期から言語聴覚士による言語管理を開始する．

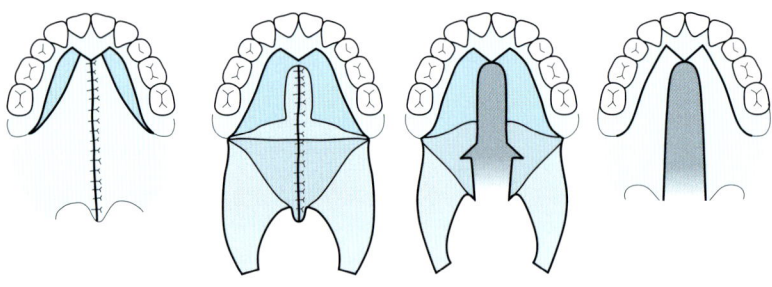

図 15-86 Perko の粘膜弁法

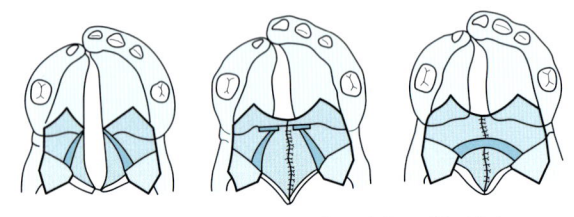

図 15-87 Perko の粘膜弁法(2 段階手術)

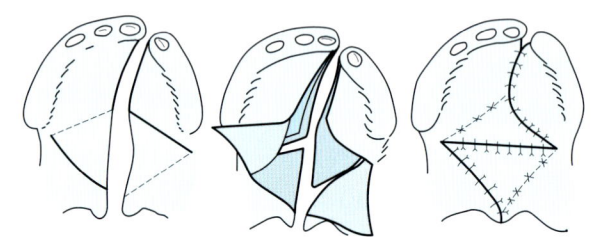

図 15-88 Furlow 法

手術のポイントと問題点

■軟口蓋閉鎖

① 軟口蓋の十分な延長をはかる.

鼻咽腔の狭小化による気道抵抗の増大，乳幼児においては口蓋扁桃やアデノイド肥大が認められる場合や，顎の発達が不十分な場合，末梢性睡眠時無呼吸症の発症に十分注意する.

② 手術時間をできるだけ短縮する.

腫脹による術直後の気道抵抗の増大，長時間の手術は術後の軟口蓋の腫脹をきたし，一時的な気道抵抗の増大につながるため注意する.

③ 口蓋帆挙筋の再構築.

口蓋帆挙筋の再構築については，ていねいな剥離のうえ行う.

④ 顎発育に対する手術の影響の防止.

硬口蓋骨膜に対する過大な手術的侵襲は，顎の発育障害の誘因となるため，手術に際しては十分配慮する.

⑤ 出血に対する配慮.

乳幼児に対する手術においては，とくに，確実な止血に努める.

■硬口蓋閉鎖

瘻孔残留の防止：瘻孔の残留は口腔内圧の上昇を妨げ，言語障害の一因となるため，極力瘻孔が残留しないように努める.

顎発育に対する手術の影響の防止：硬口蓋骨膜に対する過大な手術的侵襲や瘢痕の形成は，顎の発育障害の誘因となるため，手術に際しては十分配慮する.

(3) 顎裂部骨移植術

目　的

① 顎裂隣在歯に骨の支持を提供し，歯の移動を可能にする.

② 顎裂部に歯が萌出するための基盤となる骨を提供する.

③ 上顎骨の連続した歯槽堤を形成する.

④ 上顎骨のセグメントを安定させる.

⑤ 鼻口腔瘻を閉鎖する.

⑥ 鼻翼基部の骨支持により顔面の対称性を修復し，顔貌を改善する.

手術時期

顎裂部に対する骨移植は，1950 年代，唇裂手術と同時

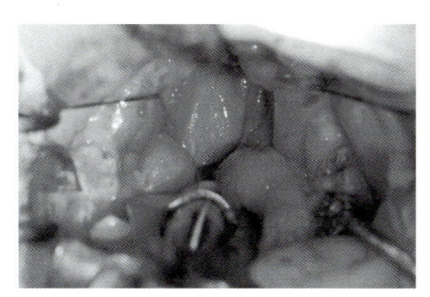

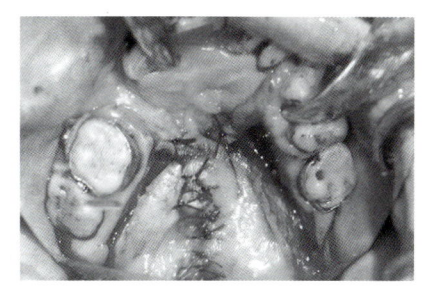

a：上茎・咽頭弁挙上時　　b：口蓋弁再後方移動術終了時

図 15-89　咽頭弁移植＋口蓋弁再後方移動術

に行う一次骨移植 primary bone grafting が報告されたが，上顎骨の発育抑制や不正咬合などの不良な経過をとったため，このあとは積極的には施行されなくなった．

しかし，Boyne(1972)らが，顎裂骨移植部への歯の誘導や移動が可能となり，欠損補綴の必要性が少なくなることを報告したため，二次骨移植 secondary bone grafting が行われるようになった．

症例の体格や，顎裂の骨欠損の形態，口腔内の状況を考慮する．乳歯列期に行った場合，上顎骨の成長抑制が懸念されるため，永久前歯萌出後で，7歳ころから11歳ころまでの患側犬歯萌出前の時期がよいと思われる．

移植床形成術

基本的には顎裂周囲の粘膜を用いて形成するが，裂の大きな場合は，舌弁などを併用する場合もある．

骨移植術

※ここで用いる一期・二期と，一次・二次とを混合しないこと．

顎裂骨移植は裂型，裂幅，年齢により一期的に骨移植する場合，二期的に行う場合，骨延長法を併用する場合など，症例の病態によって手術法を選択する．

一期的骨移植術：顎裂を有するほとんどの症例が適応となる．

二期的骨移植術：両側性顎裂，また，片側顎裂があり，顎裂幅が大きい場合や年齢の高い場合には，移植骨の一部に循環障害を生じ，壊死が起こる可能性があるため，適応となる．

両側性の症例で，片側ずつ時期をずらして骨移植をする方法である．また，顎裂幅が大きい片側性顎裂に対しては，顎裂断端にオンレーグラフトし，顎裂幅を狭くしたのちに骨移植する場合もある．

移植材料

自家骨(腸骨海綿骨細片，腸骨ブロック片，下顎骨など)，人工骨などが移植される．

術後の経過をみた場合，移植骨としては，腸骨ブロック片よりも海綿骨細片を適応したほうがよい．

(4) 口唇裂口蓋裂の二次手術
スピーチに異常のある場合の対処

鼻咽腔閉鎖機能不全の二次手術としては，再口蓋形成術，咽頭弁移植術があり，鼻咽腔閉鎖機能の改善が期待できる(p.84，図 15-89 参照)．

■再口蓋形成術

口蓋形成術を再度行う方法であり，初回口蓋形成術後に鼻咽腔閉鎖機能不全を示す症例のうち，軟口蓋が短い，軟口蓋-咽頭後壁間距離がそれほど大きくない，初回手術で口蓋筋が未処理で軟口蓋の瘢痕化が強くないなどの場合に適応となる．

再口蓋形成術には，re-pushback 法，muscle sling 形成術，Furlow 法などがある．

re-pushback 法(口蓋弁再後方移動術)：初回口蓋形成術と同様の手技により，再度口蓋弁を挙上し，硬軟口蓋を全体に咽頭後壁の方向に移動し，鼻咽腔を狭くし，鼻咽腔閉鎖がしやすい状態をつくる方法である．軟口蓋は短いが，運動性は良好な症例には有効である．

muscle sling 形成術：軟口蓋の筋の走行異常を修正するために，おもに口蓋帆挙筋を分離して，左右の筋を連

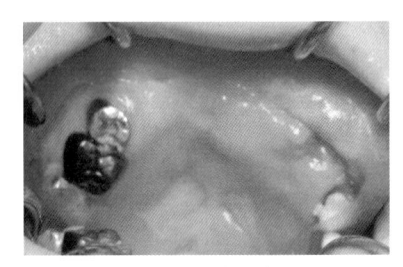

a：口腔内写真 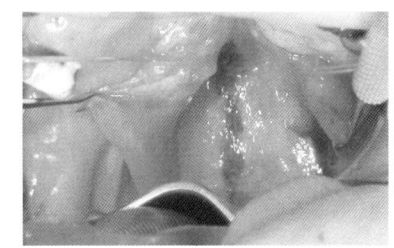　　b：口蓋弁形成

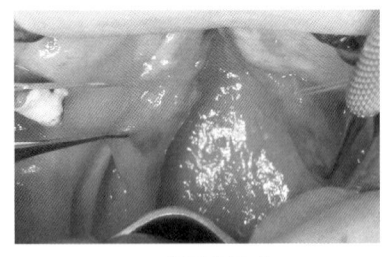

c：咽頭弁形成 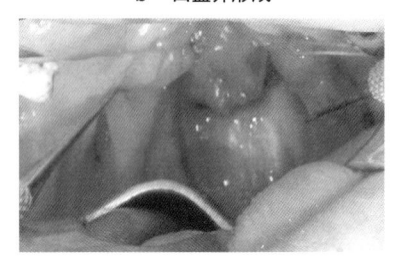　　d：咽頭弁（上茎弁）移植

図15-90　咽頭弁移植術

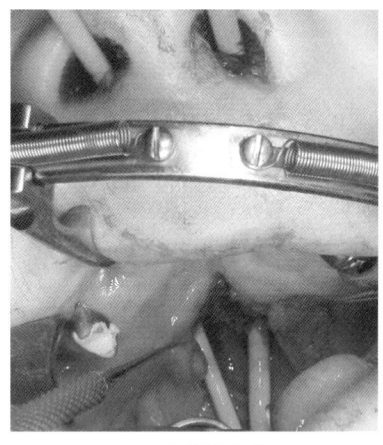

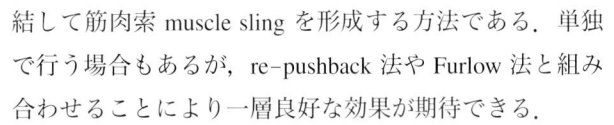

a：口蓋弁形成

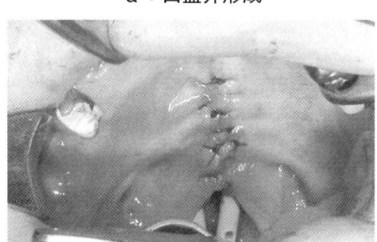

b：縫　合

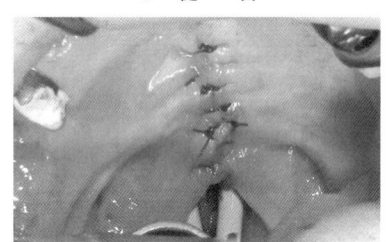

c：完　成

図15-91　口蓋弁後方移動術

結して筋肉索 muscle sling を形成する方法である．単独で行う場合もあるが，re-pushback 法や Furlow 法と組み合わせることにより一層良好な効果が期待できる．

Furlow法：Furlow により提唱された口蓋形成術の術式であり，軟口蓋を鼻腔側と口蓋側に二分し，それぞれに相対する Z 形成術を行う方法である．軟口蓋に含まれる筋（口蓋帆挙筋）は，後方に基部を有する三角弁に含まれるため，手術後は，軟口蓋の延長とともに鼻咽腔閉鎖に重要な口蓋帆挙筋が軟口蓋の後方に移動し，厚い muscle sling ができるのが長所である．

初回口蓋形成手術の方法として発表されたものであるが，軟口蓋の筋の走行異常を伴った症例や，筋の発育不良症例の二次手術に適していると考えられる．

■咽頭弁移植術

咽頭弁移植術は，咽頭後壁から採取した有茎粘膜筋弁を軟口蓋に移植し，鼻咽腔の狭小化をはかり，鼻咽腔閉鎖機能を改善する手術である．初回口蓋形成術および再口蓋形成術後の鼻咽腔閉鎖機能不全に対する外科療法として行われる．

原則として，発音補助装置を使用したあとに行う．発音補助装置により鼻咽腔閉鎖機能が改善された症例は，咽頭弁移植術後には発音補助装置使用時と同等以上の良好な機能を示す．また，発音補助装置により機能が改善されない症例の場合でも，咽頭弁移植術の術式の工夫により機能の改善が期待される．

咽頭弁手術の手術時期については，就学前に行った報告もあるが，4歳時に行い閉塞性睡眠時無呼吸症を生じた症例や，顎発育障害の原因となる可能性も指摘されている．また，将来顎矯正手術を行う可能性のある症例では，経鼻挿管ができなくなる場合があるため，顎矯正手術後に行ったほうがよいとの意見もある．

咽頭弁移植術の手術術式としては，多くの方法が報告

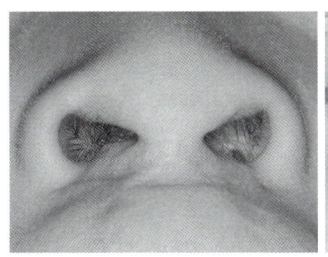

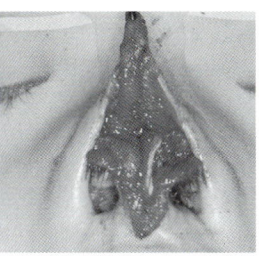

a：術前　　b：軟骨移植による鼻尖の挙上　　c：軟骨移植による鼻尖形態の修正　　d：術後

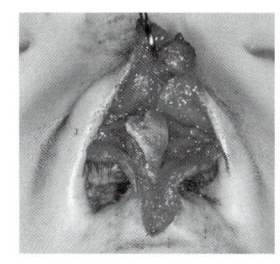

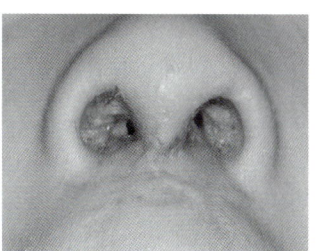

図15-92　唇裂鼻修正術（耳介軟骨移植術）

されているが，日本では折り畳み咽頭弁手術とその変法，および口蓋弁後方移動術を併用した咽頭弁移植術 pharyngeal flap とその変法がよく行われている（図15-90，91）．いずれの方法も的確に行えば良好な結果が得られる．

咽頭弁移植術は，鼻咽腔閉鎖機能不全に対する最終手術ともいえるものである．手術時期については，言語機能のみならず顎発育の面からも慎重に検討して決定すべきであるとともに，適切な術前評価を行って手術術式を選択し，手術を行う必要がある．

口唇・外鼻の二次修正手術

口唇裂一次手術法の進歩によって，その治療成績は著しく向上した．しかし，術前における口唇裂の重症度，採用した手術法の種類，顎顔面の成長発育状態，さらに，技術的巧拙などによっては二次修正手術が必要となる．

■片側唇裂の二次修正手術

手術時期：変形が著しいときには，幼稚園入園前の4歳ころと，小学校へ入学前の6歳ころがよい．変形が軽ければ，思春期になり自己の顔にとくに強い関心をもつまで手術を待つ．

外鼻の変形は顔の発達がほぼ終了する14～18歳に行うことを推奨する意見と，鼻中隔軟骨の成長が6～10歳で最も活発であることから，10～12歳時の形成を推奨する意見がある．

口唇部の二次修正：キューピッドボウの形成を行うと同時に，一次手術の瘢痕は，できるだけ切除する．Millard 法や三角弁法など，複数の方法を併用すると良好な結果が得られることが多い．

一次手術が Millard 法や直線法では患側が短くなりやすい．この場合はZ形成などが用いられるが，キューピッドボウがもち上がったものは菱形切除が行われる．

一方，Le Mesurier 法では，患側が長くなりやすく，左右差の分，吊り上げる手術を行う．また，緊張の強い口唇には Abbe 法を適用する．

外鼻の二次修正：片側唇裂における外鼻変形の特徴として，鼻尖の偏位，鼻背の偏位，患側鼻翼軟骨の下方傾斜，患側鼻翼軟骨内外脚間の開大，患側鼻翼軟骨外脚の彎曲，上顎骨土台の欠損，下方鼻中隔の健側偏位，患側鼻柱の短小化，患側外鼻孔の扁平化，鼻柱基部の健側偏位と患側鼻翼基部の外下方偏位などがあげられる．

鼻翼軟骨の対称性を改善するには，皮膚切開のもとに直視下で行うものと，外鼻孔内切開または口唇部二次手術時の切開創から行うものとがある．

前者では，広い視野が得られ，鼻翼軟骨を鈍的に剥離露出し確実に移動することができる．この場合，内側脚を切断し，上方へもち上げて縫合，固定する方法がとられることもある．

鼻柱延長をはかって形のよい鼻尖を形成するため，両側鼻翼軟骨内脚間に軟骨を移植したり，鼻翼部の低下を修正するため患側鼻翼軟骨上へ軟骨のオンレーグラフトが行われる（図15-92）．

移植軟骨として，健側鼻翼軟骨外脚，耳介軟骨，鼻中隔軟骨を初め，シリコンが用いられることもある．さらに，鼻中隔の彎曲が高度で，鼻呼吸障害を生じている場合には，同時に鼻中隔の整直をはかる手術が行われる．

■両側唇裂の二次修正手術

施行時期は片側唇裂の場合と同様である．両側唇裂に

みられる変形の特徴は，外鼻の形態と口唇の変形とのあいだに密接な関連を有することであり，その修正についても両者を同時に改善する方法がとられることが多い．

両側唇裂の一般的な変形は，正中唇が幅広くなり，鼻柱基部で幅広い逆三角形を呈する．鼻翼は幅広く平坦化，鼻柱は短く，鼻尖は圧平されている．さらに，正中唇の赤唇部が極端に薄く，赤唇が中央で欠損したようにみえる口笛状変形 whistle deformity を呈し，口腔前庭がないか，あってもきわめて浅いなどの症状を呈する．

このような変形を修正するために，鼻柱を延長して鼻柱基部を引き締め，幅広い正中唇を改善する手術法として，V-Y advancement, Millard の forked flap などがある．鼻尖の形成に，軟骨の移植も行われる．

口笛状変形に対しては，口腔粘膜側への V-Y advancement や Z 形成術が一般に行われるが，重症例では Abbe 法が必要なこともある．

両側唇裂の場合には，正中部に下唇弁を移植するのが一般的であり，片側唇裂に比較して良好な結果が得られることが多い．一般には，V 字弁，もしくは逆 M 字弁が用いられるが，逆 M 字弁の場合，鼻柱基部に肥厚性瘢痕を生じる，弁の幅が広くなりすぎるなどの問題があり，上唇の瘢痕を整理して V 字弁を使用したほうがよい結果が得られることが多い．

口蓋部残遺孔（鼻口腔瘻）への対処

口蓋形成術後に残遺した瘻孔（鼻口腔瘻）には，切歯孔を境に前方と後方に区分される．瘻孔周囲の口蓋粘膜が瘢痕組織であることが多く，初回手術の状況により閉鎖手術のための局所の条件はかなり悪いことを念頭において対応すべきである．

■病的意義

食物残渣（瘻孔部の貯留），食物の鼻腔への漏出，構音障害などがあるが，瘻孔の部位，大きさによりその程度は異なる．

■治療態度

障害がどの程度かにより，処置が必要か否か，いつ，どのような処置を行うべきかを含めて検討する．

■処置決定の要件

上記の障害の程度に影響する要因として，大きさ（長径が 3 mm より大きいか 5 mm より大きいか）および部位（硬口蓋前方部か後方部）があげられている．

■処置を行う時期決定の基本的な考え方

若年者では，障害がある場合でも，まずは保存的に床装置を用いる．成長により瘻孔自体が狭小化することもあり，成長発育を考慮し，再評価して最終処置を考える．

■外科的閉鎖に関する基本的な考え方

① 切歯孔の前方にある瘻孔は，顎裂部への骨移植時に閉鎖可能である．
② 切歯孔の後方にある瘻孔では，鼻腔側と口腔側との二層での閉鎖が基本となる．

しかも，可能なかぎり各層の縫合線が重ならないこと，口腔側の縫合線は骨の裏打ちのある位置に置く，などを考えて設計する．

■切歯孔の後方にある瘻孔に対する具体的に報告されている手術方法

鼻腔側は一般的に，口蓋粘膜を反転して形成する（Pichler の hinge flap など）．その結果，生じた口腔側の raw surface をどのように被覆するかにより，次の方法に分けられる．

① 遊離植皮．
② 局所皮弁：口蓋粘膜を側方移動する形で瘻孔部をおおう．
③ 島状粘膜骨膜弁：大口蓋動脈の血管束による栄養を利用して瘻孔部をおおう．
④ 耳介軟骨：瘻孔部に耳介軟骨を置き，周囲を粘膜に縫合することで閉鎖する（本法は二層閉鎖ではなく，瘻孔周囲を切開して軟骨を差し込み固定）．
⑤ 舌弁（有茎弁）：最も有効であるが，弁の血行の点から，raw surface の幅は 15〜30 mm 程度が適応となる．
※注意：②③では，弁形成前にドップラーなどで口蓋粘膜の血流を確認する．

■舌弁について

利点：柔軟で血行のよい（瘢痕組織を含む口蓋粘膜とは異なる）舌粘膜を用いるため，設計に問題がなければ最も

確実性が高い．

欠点：有茎弁が生着するまで2週間の安静が必要であり，年齢的制約をうける．すなわち，舌連動制限のために，顎間固定，経管栄養を行う．厚すぎると口蓋部の形態異常が生じる．

弁の設計：茎の向き（前方・後方）については，どちらからでも弁の血行に大きな差がないので，瘻孔の位置，手術のやりやすさから決定する．

弁の位置は舌尖から10～15 mm離し，舌尖の感覚を残す．幅については，舌幅の1/3（幅20 mm程度）以内とすることで，縫縮による形態や運動の障害を防ぐ．弁の長さについては，主要栄養動脈をもたない有茎弁の原則（幅の2～2.5倍の長さ）に従う．すなわち，幅20 mmの弁であれば，40～50 mmの長さが可能である．

厚さは，舌腱膜と筋層の間で剝離する．薄いため形態異常になりにくく，筋層からの出血も少ないなどの利点がある．

5 良性腫瘍の手術

(1) 手術適応の概要

腫瘍が被膜で明瞭に被覆されているときは腫瘍の摘出が可能である．しかし，腫瘍の被膜が侵されているとき，被膜がないとき，または腫瘍との境界が不明瞭なときなどは，多くの場合，腫瘍は周囲組織とともに切除される．

(2) 適 応 症

摘 出

脂肪腫，線維腫，神経線維腫，神経鞘腫，歯牙腫，良性セメント芽細胞腫，石灰化歯原性囊胞，エナメル上皮線維腫，腺様歯原性腫瘍，エナメル上皮線維歯牙腫，歯原性線維腫．

切 除

乳頭腫，血管腫，リンパ管腫，血管内皮腫，血管周皮腫，多形性腺腫，腺系腫瘍，粘液腫，顆粒細胞腫，エナメル上皮腫，石灰化上皮歯原性腫瘍，歯原性粘液腫，巨大型セメント質腫，セメント質形成性線維腫，軟骨腫，軟骨骨腫．

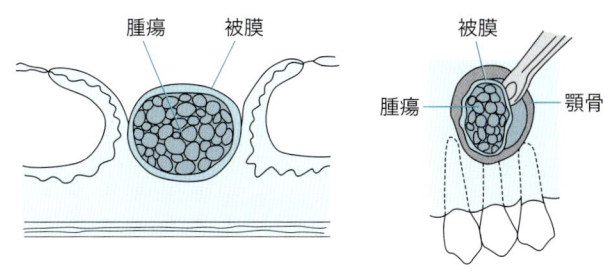

図15-93 良性腫瘍摘出術
a：軟組織腫瘍
b：顎骨腫瘍

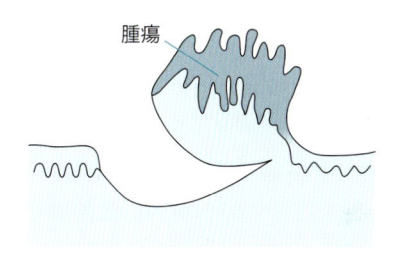

図15-94 良性腫瘍（軟組織）切除術

(3) 術　式

手術に際しては，骨結紮線，金属プレート，持続吸引装置，顎間固定用器具や，必要に応じて線副子，床副子などを準備する．

摘 出 術

■**軟組織の腫瘍**

腫瘍の被膜を破らないよう鈍的に剝離し，全摘出する（図15-93-a）．術後の創は周囲組織をできるだけ縫縮し，閉鎖する．

■**顎骨の腫瘍**

被覆骨を削除し，腫瘍の被膜を破らないように剝離，摘出する（図15-93-b）．術後の創は，小さいときは閉鎖創とするが，大きいときは開放創とし，軟膏ガーゼを塡塞する．その際，ガーゼが脱落しないように創面を縫合するか，あるいは床副子を用いて保定する．

切 除 術

■**軟組織の腫瘍**

腫瘍周囲の健康組織を含めて腫瘍を切除し，一時的に縫合，閉鎖する（図15-94）．

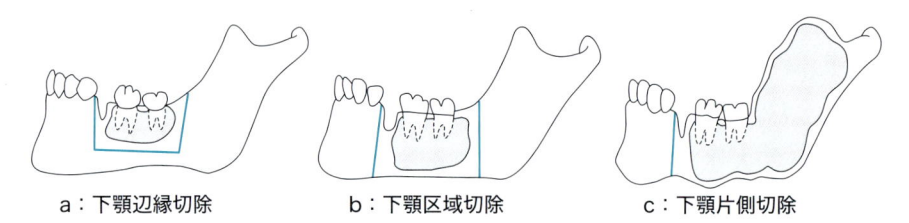

a：下顎辺縁切除　　b：下顎区域切除　　c：下顎片側切除

図 15-95　良性腫瘍（顎骨）切除術

■顎骨の腫瘍

腫瘍の比較的小さいものは口腔内から，大きいものは口腔外から切開，剝離し，周囲の健康骨を切削，削除する．腫瘍が歯槽部に限局している場合はブロック状に辺縁切除（図 15-95-a）するが，腫瘍が増大し，下顎骨下縁に及ぶときは，下顎骨の区域切除（連続離断）を行う（図 15-95-b）．また，下顎関節突起部を侵しているときは下顎骨の片側切除（図 15-95-c）または半側切除を行う．なお，下顎骨欠損部が大きい場合は再建する．手術創は縫合，閉鎖するが，死腔を残さないように，必要に応じて吸引用チューブを留置する．

■唾液腺の腫瘍

小唾液腺腫瘍は，周囲の健康組織を含めて腫瘍を切除し，一時的な縫合，閉鎖に努める．

顎下腺腫瘍は，顎下腺摘出術に準じるが，被膜外摘出術とならないよう，周囲の健康組織を含めて腫瘍を切除する．皮膚切開の際には顔面神経下顎縁枝を，顎下腺内側の剝離の際には舌下神経を，顎下腺切除の最終段階では舌神経を損傷しないよう注意する．とくに，顎下腺に近接する顎下神経節へ節前線維を分布する舌神経については，顎下神経節を十分明示するようにする．また，顎下腺の導管（Wharton 管）は，口底側まで追って結紮し，切断する．

耳下腺腫瘍の約 8 割は浅葉に存在することから，耳下腺浅葉切除術もしくは耳下腺部分切除術が行われることが多い．この際，顔面神経の損傷に注意するが，顔面神経を同定する方法には，その主幹から同定する方法と，末梢から逆行性に同定する方法とがある．顔面神経主幹を求める基準としては，顎二腹筋後腹，Conley のポインター，鼓室乳突裂，茎状突起，Lore の索状物などがある．耳下腺腫瘍切除にあたっては顔面神経麻痺のほか，Frey 症候群＊などの合併症にも注意が必要である．

術後処置および経過

術後は抗生物質を投与し，術後感染の防止に努める．また，留置した吸引チューブは 2～3 日後に抜管する．抜糸は術後 5～6 日ころから始める．創治癒後も経過を観察し，再発時は状況に応じて追加切除する．

6　悪性腫瘍の手術

(1) 治療の原則

口腔悪性腫瘍の治療は，近年，各種画像診断装置の開発と技術の向上，放射線治療技術の進歩，強力な癌化学療法薬の応用，微小血管吻合による再建手術の発展，さらに，各種再建材料の開発などに伴い，個々の症例に適した治療法の選択と組み合わせによる集学的治療として行われるようになった．

治療法は，外科療法，放射線療法，抗腫瘍薬による化学療法に大別され，多くはこれらの治療法の 2 者あるいは 3 者を組み合わせて行う併用療法が行われる．主体は外科療法であるが，治療成績の向上はいうまでもなく，口腔諸機能や形態を極力温存あるいは回復し，患者の QOL の向上に努めなければならない．

＊Frey 症候群 Frey syndrome：耳介側頭神経と顔面神経の吻合枝（分泌神経）が誤って再生し，耳前部皮膚に迷入することに起因する．症状としては，味覚刺激により，耳前部に発赤や熱感，発汗が生じる．予防には，耳下腺浅葉切除に際して極力浅葉組織を残存させ，顔面神経叢を被覆する，胸鎖乳突筋弁を用いて顔面神経を被覆するなどの処置が有効である．

したがって，治療にあたっては，原発巣や転移巣の腫瘍の制御のみならず，全身状態の管理，社会復帰への援助，長期間にわたる定期観察なども考慮し，計画的な治療方針を立てる必要がある．

(2) 治療の概要

口腔癌の治療における併用療法では，現在のところ外科療法ならびに放射線療法のみ根治性が可能なため，それぞれを単独あるいは併用で選択し，さらに，化学療法を組み合わせて行われることが多い．

しかし，放射線療法は，放射線性骨髄炎に代表される重篤な放射線損傷の発生の可能性があり，その適応については限定されることが多い．

さらに，転移リンパ節の放射線感受性は低く，頸部リンパ節転移巣の治療には頸部郭清術が第一選択となる．

併用療法を分類すると，手術前あるいは放射線治療前に初回治療としての化学療法 neo-adjuvant chemotherapy (NAC) ののち，手術および放射線治療を併用し，縮小した手術を行う方法と，各種再建手術を応用した拡大手術を主体に，放射線・化学療法を併用する方法に大別できる．

いずれにしても，外科療法，放射線療法が主体となり，抗腫瘍薬による化学療法を加えた併用療法で，機能保全をはかりながら，原発腫瘍ならびに頸部リンパ節転移の制御，遠隔転移の防止などにより根治性を高めることを目指す必要がある．

このように，治療法の選択肢は広く，さらに，各施設で異なっているのが現状であるが，治療法の別によらず，歯科医師および医師は治療内容と治療法を選択する理由，合併症，治療成績などを患者に説明し，インフォームドコンセントを得ることは必須事項である．

なお，歯原性悪性腫瘍ならびに肉腫については，放射線療法および化学療法の効果は不確定で，手術が治療法として最も重要なものとなる．

一方，悪性リンパ腫では放射線治療は有効で，最近では，多剤併用の化学療法が著しい効果をあげている．

(3) 手術療法

口腔癌における手術の原則は，術後の局所再発を防ぐために腫瘍周囲の健康組織を十分含めた一塊切除 en bloc surgery であり，頸部リンパ節転移に対しては，ほかの療法の効果が少ないため，原発巣の切除と頸部郭清術を同時に行う広範な手術が選択される．

最近では，微小血管吻合を応用した再建手術の進歩，発展により，切除範囲が広く，切除後に大きな組織欠損が生じる進展癌にも手術療法が可能となった．

再建方法を含めた手術術式の立案には，厳重な視診，触診を行い，さらに，CT，MRI，US，FDG-PET などの画像診断により原発巣の進展範囲ならびに転移巣の状態を正確に把握し，これら非侵襲的な診断法により総合的な評価を行う．

また，舌癌など粘膜癌にはヨード生体染色法の併用により切除範囲の参考とすることもある．

生検による病理組織学的診断を得たあとは，治療後の患者の QOL を考慮し，機能障害が最小限になるような腫瘍の完全切除を目指す手術術式を選択する．

なお，バイタルサインのチェック，血液，尿などの一般検査ならびに心臓，肺，肝臓，腎臓などの全身検査を行っておくことはいうまでもない．

(4) 原発巣の手術方法

舌　　癌

原発巣の切除と頸部リンパ節転移巣に対する頸部郭清術が一般的であるが，これに放射線療法や化学療法が併用されることもある．

舌は多くの口腔機能にかかわっており，切除により患者の QOL が著しく低下することがある．その際には再建手術が必要となるが，舌機能の温存のため，放射線の組織内照射や放射線化学療法などの治療法が選択されることも少なくない．

■舌の切除方法（図 15-96）

舌癌（原発巣）の切除の基本は，十分な安全域を設定して切除することである．

舌部分切除術：舌可動部の一部の切除，あるいは半側

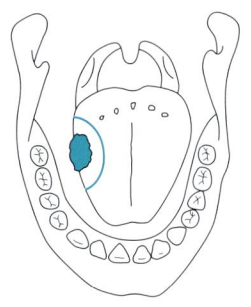

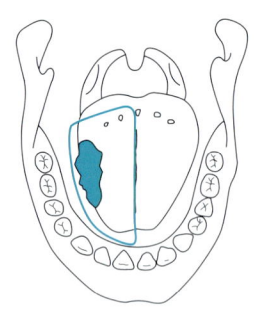

a：舌部分切除　　b：舌可動部半側切除　　c：舌半側切除

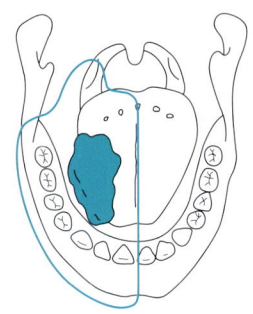

図15-96　舌悪性腫瘍切除術

にみたない切除．

　舌可動部半側切除術：舌可動部のみの半側切除，舌中隔間での切除．

　舌可動部(亜)全摘出術：舌可動部の半側を越えた(亜全摘)，あるいは全部の切除．

　舌半側切除術：舌根部をも含めた半側切除．

　舌(亜)全摘出術：舌根部をも含め半側以上の切除(亜全摘)，あるいは全部の切除．

■腫瘍の大きさ(T分類)と切除方法の原則

　T1：舌部分切除術

　T2：舌部分切除術，ただし，舌正中側に浸潤が深い症例は舌可動部半側切除術，口底への浸潤を認める症例はpull-through operationによる切除を行う．

　T3：表在型では舌部分切除術，腫瘍の深い症例は舌(可動部)半側切除術，さらに深い症例は舌(可動部)亜全摘出を行う．原則としてpull-through operationによる切除を行う．

　T4：原則として，pull-through operationによる舌(可動部)亜全摘出を行う．

■pull-through operation

　前述のen bloc surgeryを完全に遂行する目的で，原発巣の切除と同時に頸部郭清を行うときは，原発巣から頸部転移巣までのリンパ管の走行を考慮して，原発巣の切除組織を頸部郭清組織に連続させて一塊として，口底から顎下部に引き抜く手術法である．

■下顎骨合併切除術

　舌癌で下顎骨あるいは口底に浸潤している例では，安全域の確保のため，下顎骨を同時に切除する．癌が顎舌骨筋に達していなければ下顎骨辺縁切除を行い，越えている場合は下顎骨区域切除を行う．

口底癌

　小さい腫瘍は，口底部の部分切除が行われる．解剖学的な位置関係から周囲臓器，とくに，舌，下顎歯肉部に浸潤することが多いため，口底癌は舌癌とほぼ同様の治療法が行われる．

　しかし，下顎骨に近く，放射線治療では放射線骨髄炎を併発する可能性が多くなるため，外科療法が主体となる．とくに，歯肉部に浸潤あるいは接している場合は，下顎辺縁切除や区域切除を併用した下顎骨合併切除術を行う．正中付近に生じた例では，頸部リンパ節転移が両側性に出現することが多いため，両側頸部郭清術が必要になることもある．

下顎歯肉癌

　顎骨への浸潤の有無とその程度により，次のように分類できる(図15-97)．

　腫瘍の浸潤が歯槽部に限局している場合：下縁部を保存した下顎骨の辺縁切除．

　腫瘍が下顎骨骨体の深部へ浸潤している場合：下顎骨の区域切除．

　下顎枝部や下顎関節突起部へ進展するとき：片側切除または半側切除(顎関節離断術)．

　区域切除後など顎骨の欠損には顎骨再建術を行う．

上顎歯肉癌，硬口蓋癌，上顎洞癌

　腫瘍の大きさによって，上顎部分切除(図15-98-a)，

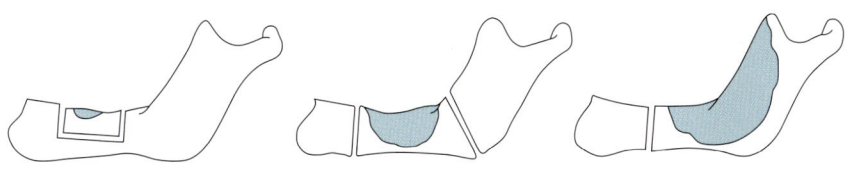

a：下顎辺縁切除　　　b：下顎区域切除　　　c：下顎半側切除

図 15-97　下顎悪性腫瘍切除術

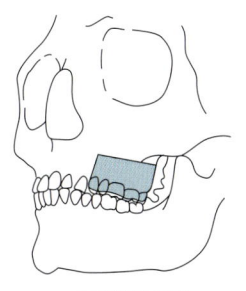

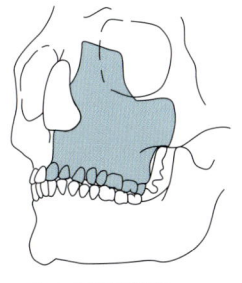

a：上顎部分切除　　　b：上顎全摘出

図 15-98　上顎悪性腫瘍切除術

上顎全摘出（図 15-98-b），眼球を含めた拡大全摘出術などを行う．三者併用療法が行われることが多い．顎骨の欠損には顎補綴を行う．

頰粘膜癌

小さい腫瘍は口腔内から頰粘膜の部分切除を，大きい腫瘍は頰部全層切除を行う．さらに，隣接組織へも進展した腫瘍は上下顎骨，咽頭，軟口蓋，口底などを合併切除することもある．

口唇癌

小さい腫瘍は口唇の部分切除を，大きい腫瘍は口唇全切除を行う．

(5) 気管切開術

手術の切除範囲が広い場合，両側の頸部郭清術を行う場合や，気道閉塞が長期間に及ぶ可能性のある場合などは，気管切開術を行い，気道を確保する．

(6) 頸部郭清術

頸部リンパ節転移の根治治療としては，基本的には，頸部郭清術が行われる．この手術では，口腔癌原発巣の系統的なリンパ節群，すなわち，所属リンパ節（p.183, 図 8-26 参照）を周囲組織とともに一塊として切除することが原則である．

術式の分類はさまざまであるが，手術目的別では，次のように分類できる．

① 治療的頸部郭清術（術前検査により頸部リンパ節転移を疑う場合）．
② 予防的頸部郭清術（臨床所見あるいは病理組織学的所見から頸部郭清術を行ったほうがよいと考えられる場合）．

次に，温存組織の有無や郭清範囲による一般的なものを記す．

全頸部郭清　total neck dissection

上方は顎下部，下方は鎖骨，外側は僧帽筋前縁，内側は正中線に囲まれた領域にあるすべてのリンパ節（オトガイ下リンパ節，顎下リンパ節，深頸リンパ節，鎖骨下リンパ節，副神経リンパ節）ならびに筋肉（胸鎖乳突筋，肩甲舌骨筋，顎二腹筋，茎突舌骨筋），内・外頸静脈を一塊として切除する．

機能的(保存的)頸部郭清
functional (conservative) neck dissection

全頸部郭清のうち，胸鎖乳突筋，内頸静脈，副神経リンパ節のいずれか，あるいはすべてを保存する．

肩甲舌骨筋上頸部郭清　supraomohyoid neck dissection

本法は，全頸部郭清のうち，肩甲舌骨筋上部にあるオトガイ下リンパ節，顎下リンパ節，深頸リンパ節を含めて切除する．

(7) 術中，術後の注意事項

術中は大量出血やショック，術後は気道閉塞の防止に

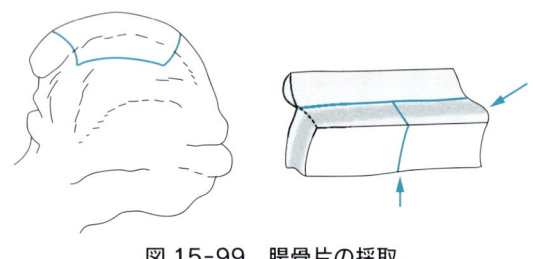

図15-99　腸骨片の採取

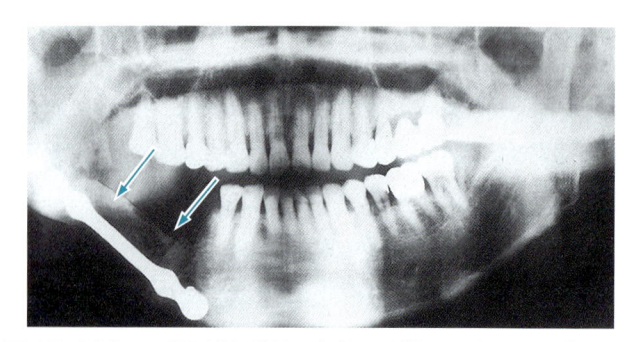

図15-100　下顎区域切除後の架橋骨移植と再建用金属プレート
再建後2年目のエックス線写真.

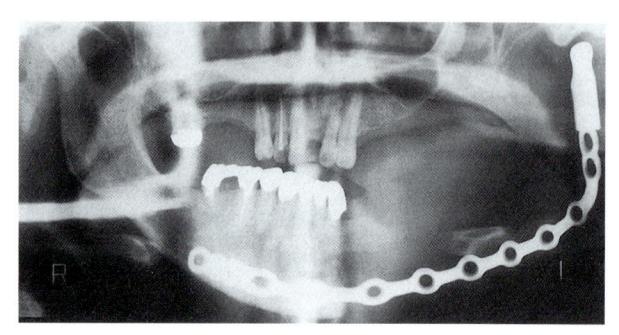

図15-101　下顎半側切除後の下顎頭つき金属プレート
再建後4年目のエックス線写真.

注意する．さらに，腫瘍の再発と転移の可能性に留意し，長期にわたる定期的な経過観察を行う．

7 顎骨再建術

　顎骨再建術とは，顎骨切除後に生じた審美障害や口腔機能障害を回復するために行われる．上顎欠損は，顎義歯による修復が比較的容易であるが，下顎骨切除後の大きな欠損は，骨移植による生物学的補塡，修復によって初めて義歯の装着が可能となる．最近では，骨移植部にデンタルインプラントを応用した修復も行われている．

顎骨欠損様式による骨移植の種類

■**添加骨移植**　onlay bone graft

　下顎骨の歯槽部のみの部分切除，あるいは下顎骨辺縁切除後の骨欠損に対して行われる骨移植．

■**架橋骨移植**　bridge bone graft

　下顎骨区域切除後の骨欠損に対し，切除断端の近心端と遠心端にいたるよう骨移植を行い，下顎骨の連続性を再現する方法．

■**延長骨移植**（遊離端骨移植）

　elongation bone graft（free end bone graft）

　下顎半側切除や下顎亜全摘出術後の欠損に対し，下顎骨の切除断端の一端にのみ骨移植を行う方法．

移植材料の種類と特徴

■**自家骨**

　新鮮自家骨：骨の採取部位としては，腸骨，肋骨，腓骨，肩甲骨，側頭骨などが利用されるが，腸骨の使用頻度が最も高い．

　付）腸骨による移植骨の採取について（術式）

　　移植床の形成：顎下部に皮膚切開を加えて骨膜を剝離し，下顎骨両断端部を骨バーを用いて出血させ，新創面を形成する．その際，口腔創は，密に縫合，閉鎖し，瘢痕組織は除去する．

　　顎間固定：上下顎に装着した副子によって顎間固定を十分に行い，咬合状態の回復をはかる．

　　移植骨の採取：移植骨片は，腸骨稜から骨膜剝離後に必要な長さや彎曲をつけて，骨鋸を用いて採取する．これを，顎骨欠損部に適合するようにトリミングする（図15-99）．

　　移植骨の適合：移植骨を下顎骨断端部に適合させてから，骨バーまたはドリルを用いて適当な大きさに穿孔させ，ワイヤー結紮や金属プレートを使用し，固定する．

　　創の閉鎖：移植骨周囲組織を密に層々縫合する．この際，内側に死腔を残しやすいので，周囲組織を移植骨に密着縫合し，さらに，移植骨と下顎骨の接合部には海綿骨細片を充塡して，死腔の防止をはか

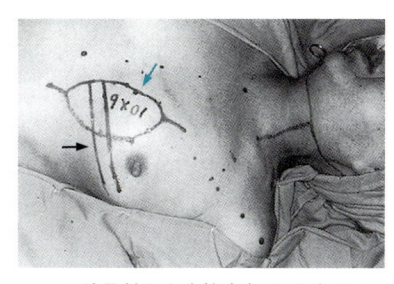

a：肋骨付き大胸筋皮弁のデザイン
→：島状筋皮弁　→：第5肋骨

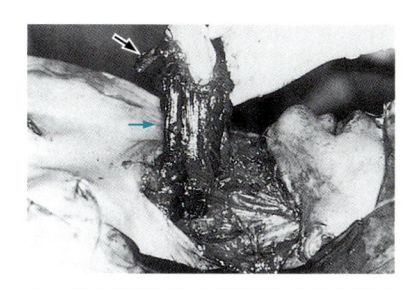

b：第5肋骨付き大胸筋皮弁を前胸部の
トンネルを通し，頸部から下顎部へ
移動　→：第5肋骨　→：筋弁

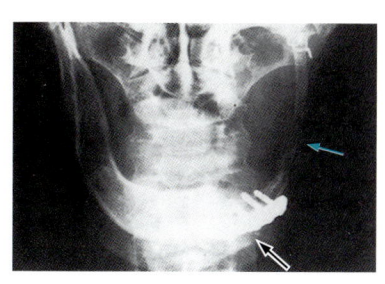

c：移植後3か月目のエックス線写真
→：移植肋骨　→：金属プレート

図15-102　有茎筋骨皮弁移植

る．術後の血腫予防には，吸引チューブを数日間挿入し，留置する．皮膚を4-0ナイロン糸で縫合し，創部を軽く圧迫する．

術後経過（図15-100，101）：術後1〜2週間は，感染予防の目的で，抗生物質を投与しながら経管栄養をつづける．3〜6か月後にエックス線写真により骨性癒合が得られる．

海綿骨骨髄細片（PCBM）：感染に強く，複雑な骨欠損の形態にも対応可能．採取部位としては，腸骨，脛骨，肋骨などから採取されることが多い．採取量に限界があり，大型の骨欠損には適応しない．

血管柄付き骨移植：血行が保たれることにより生着率が高く，骨吸収が少ない．また，大型の欠損に適しており，皮弁と一緒に複合組織移植することが可能である．

骨の採取部位としては，肩甲骨，腸骨，腓骨，橈骨などがあげられる．

　血管柄付き遊離肩甲骨移植：肩甲下動静脈と肩甲回旋動静脈を栄養血管とし，血管柄付き遊離肩甲骨皮弁とともに挙上することが多い．

　血管柄付き遊離腸骨移植：深腸骨回旋動静脈を栄養血管とし，腸骨稜部に付着する外腹斜筋，内腹斜筋，腹横筋，腸骨筋などを腸骨と一体として挙上する．骨採取量が多く，下顎骨の形態に合わせやすい．

　血管柄付き遊離腓骨移植：腓骨動静脈を栄養血管とする．最長の骨を採取可能であるが，下顎骨の形態を再現するにはやや不向きである．

　骨付き有茎筋皮弁の移植：採取した移植骨への血行は，有茎弁を介して行われる．本法は，下顎癌，口底癌，舌癌などの進展した広範な悪性腫瘍切除後の下顎骨欠損部を再建するときに用いる．これには，肋骨または胸骨つき大胸筋，肋骨付き広背筋皮弁などがある．

　本法は，同時に母床軟組織の欠損も筋弁によって修復できる利点がある（図15-102）．

■同種骨

屍体あるいは手術時に採取された骨を，骨銀行として保存する．この骨を凍結し，乾燥させたものを凍結乾燥骨（FDB），これを，さらに脱灰したものを脱灰凍結乾燥骨（DFDB）とよぶ．日本では承認されていない．

■異種骨

ウシの骨を薬品処理後1,000℃以上で焼成したものは，ヒドロキシアパタイトとして利用されている．

■人工骨

合成ヒドロキシアパタイト，β-TCPなどが用いられ，欠損形態に合わせて形態付与を行い使用される．骨との親和性は良好であるが，皮膚や粘膜に対しては感染を起こしやすく，生着率が悪い．

8　口腔・顔面の再建術

外傷や腫瘍の術後に生じた実質欠損部に対し，咀嚼，嚥下，構音などの口腔諸機能，ならびに審美性の回復を目的として，さまざまな方法により口腔・顔面の再建が

行われる．

　軟組織欠損部の範囲が小さく，厚さが薄い場合は皮膚移植，粘膜移植あるいは局所皮弁によって行うが，大きい組織欠損では胸部や前額部の皮弁ないし筋皮弁を用いて再建する．

　最近では，微小血管吻合術 microsurgery を応用して移植する各種の遊離皮弁の利用により，軟組織のみならず，顎骨をも含めた即時再建が広く行われている．

　これら再建手術の進歩・発展に伴い，手術の適応範囲は拡大し，さらに，術後機能の改善によって，進行した悪性腫瘍であっても社会復帰が可能になってきている．

(1) 口腔・顔面の再建方法の種類

皮膚移植(植皮)・粘膜移植

　表在性の比較的小さな組織欠損で，縫縮が困難，あるいは縫縮では何らかの障害が予測される症例に適応され，頰粘膜，舌，口底などが対象となる．

　植皮術は，植皮の厚さにより分層植皮と全層植皮とがある．分層植皮は表皮と真皮層の一部を移植する方法であり，全層植皮は真皮層をすべて含む植皮法である．

■分層植皮

　薄い分層植皮 Ollier-Thiersch：表皮層と真皮乳頭層を含み，厚さは 0.25 mm 以下の薄い植皮である．したがって，皮膚付属器は含まれない．生着率は高いが，欠点として，拘縮や色素沈着を起こしやすい．

　中間の厚みの分層植皮 Blair-Brown：表皮層と真皮層の約 1/2 の厚さで(約 0.3 mm)，薄い分層植皮と同様に生着率が高く，かつ採取した部位の皮膚の術後の瘢痕が少ないが，拘縮を起こしやすい．

　厚めの分層植皮 Padgett：真皮の 3/4 以上の厚さ(約 0.6 mm 以上)で，中間の厚みの分層植皮より小範囲の顔面欠損に使用される．欠点として，採皮部位の創部は上皮化がみられない．

■全層植皮

　全層植皮 Krause-Wolfe：皮膚のほぼ全層を含む(ただし，脂肪組織は極力除去する)植皮で，分層植皮に比較して生着率が低い．したがって，きわめて小範囲の顔面欠損に利用される．

　血管網を含む全層植皮(塚田)：真皮と脂肪組織の間にある血管網を保存した植皮である．移植した皮膚の拘縮が少なく，頸部や可動部に利用される．歯肉，頰粘膜あるいは舌に生じた白板症などの切除後の欠損部や，歯槽堤形成術などの粘膜欠損部に用いられる．

有茎皮弁移植

　有茎皮弁は，周囲の皮膚組織より血液を供給するための茎部を残して，皮膚および皮下組織を含めて弁状に切離する方法である．植皮による移植に比較して血行が保たれているため生着がよいこと，瘢痕による拘縮が少ないことや，大きな欠損にも使用できることなどの利点がある．有茎皮弁は局所皮弁と遠隔皮弁に分類される．

■局所皮弁，局所粘膜弁による再建

　欠損組織の辺縁に皮弁(あるいは粘膜弁)を形成し，皮下を剝離し，創縁を移動して縫縮する直伸皮弁 straight advancement flap，欠損部周囲に側切開を加えて軸方向にずらす伸展皮弁 advanced flap，三角弁を形成して Y 字型に伸ばす三角伸展皮弁(V-Y 法)，そのほか，回転皮弁 rotation flap や横転皮弁 transposition flap などがある．

　口唇癌の手術では，局所伸展皮弁による欠損部の再建を行うことが多い(図 15-103，104)．

　局所粘膜弁の代表的なものに舌弁 tongue flap がある．前述の局所皮弁より伸展性があり，口蓋部や歯槽部の軟組織欠損や瘻孔の閉鎖に利用されるなど，口腔および中咽頭領域の比較的小さな再建の手段として有効である．舌弁は，後述の遠隔皮弁と同様に茎部を有するが，茎部は，欠損部の生着後に必ずしも切離する必要はない．

■遠隔皮弁による再建

　欠損部より離れた場所(胸部や前額部)から皮弁を移植する方法である(表 15-14)．代表的な皮弁に三角筋胸筋部皮弁 deltopectoral flap(あるいは D-P 皮弁)がある．

　微小血管縫合による遊離皮弁あるいは遊離筋皮弁が用いられるまでは，頭頸部や口腔外科領域の大きな欠損部の再建に広く応用され，現在でもなおその利用価値は高い．しかし，欠損部を再建後に，茎部を切離し，元に戻すという 2 段階の手術が必要なことが短所である．

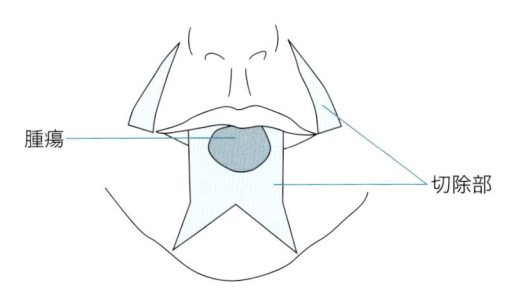

図 15-103　局所伸展皮弁による下口唇癌の再建術

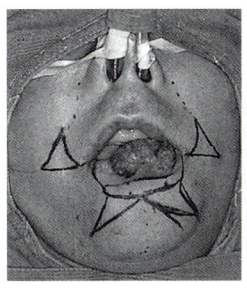

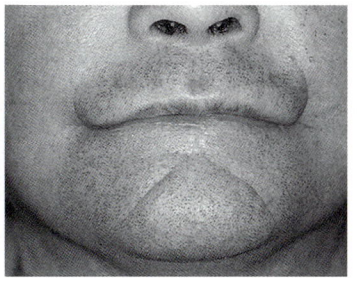

a：伸展皮弁の皮膚切開デザイン　　b：再建後の下口唇

図 15-104　下口唇癌

表 15-14　口腔外科領域の軟組織再建に用いられる有茎皮弁，筋皮弁

有茎皮弁　pedicle-flap
D-P 皮弁　deltopectoral flap
前額皮弁　forehead flap
有茎筋皮弁　pedicled myocutaneous flap
大胸筋皮弁　pectoralis major myocutaneous flap
広背筋皮弁　latissimus dorsi myocutaneous flap
僧帽筋皮弁　trapezius myocutaneous flap
胸鎖乳突筋皮弁　sternocleidomastoid myocutaneous flap

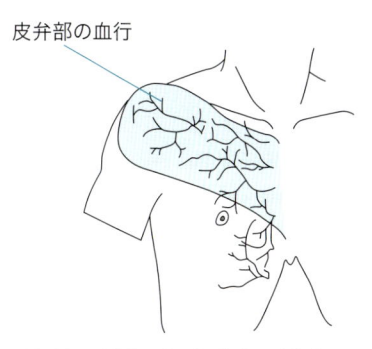

図 15-105　D-P 皮弁デザイン

D-P 皮弁：この皮弁は，1965 年に Bakamjian によって開発された．それ以前までは有茎皮弁の栄養血管について，あまり考慮されていなかったので，皮弁の大きさに限界があり，皮弁の幅径は顔面領域で茎部の幅と皮弁の長さの比が 1：3，そのほかの部位で 1：2 の比が皮弁作製の設定基準とされていた．

D-P 皮弁は，胸部では内胸動脈の貫通枝により，胸肩峰部では胸肩峰動脈の鎖骨枝，また，三角筋部では胸肩峰動脈の三角筋枝によって皮弁部に栄養供給する血行があり，1：3 以上の設計が可能である．

D-P 皮弁の作製（図 15-105）には，胸骨縁から 2 cm 外側を皮弁の基部にし，上方は鎖骨下縁，下方は第 4 ないし第 5 肋骨部に，先端部を三角筋部に設定する．先端部の位置は欠損部の部位や大きさによって決定され，三角筋部の中央を越える場合は delay が必要になる．

皮弁を作製後，先端部を欠損部位に縫合し，約 4 週後に皮弁を切離し，使用しなかった皮弁部は胸部に戻す．図は，舌癌で亜全摘を行ったあとの欠損部に D-P 皮弁による再建を行った症例である（図 15-106）．

■**有茎筋皮弁** pedicled myocutaneous **による再建**

最近は，口腔外科領域の悪性腫瘍の即時再建に，もっぱら微小血管吻合術による遊離筋皮弁や遊離皮弁が用いられているが，欠損部周囲の吻合血管が使用できないような症例では，大胸筋皮弁や広背筋皮弁による有茎筋皮弁は現在でも有力な再建法の 1 つである．

口腔外科で用いられる有茎筋皮弁には，大胸筋皮弁，胸鎖乳突筋皮弁，広背筋皮弁，僧帽筋皮弁などがある（表 15-14）．

大胸筋皮弁　pectoralis major myocutaneous flap：口腔領域の再建に，1970 年後半ころから使用されている皮弁である．利点として，組織量が大きく採取できること，皮弁の回転半径が従来の三角筋胸皮弁などにくらべて大きいことなどがあり，広く利用されている．

舌の部分切除，舌亜全摘出や，頰部の広範な切除を行った場合の再建に，本術式が使用される．

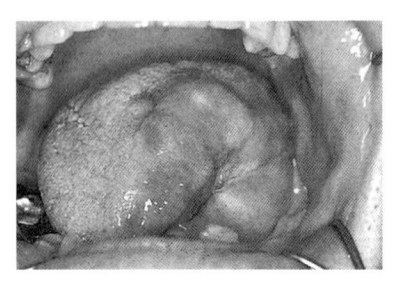

a：口腔内写真
舌左側に膨隆型の腫瘍.

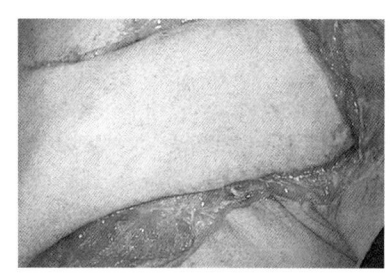

b：D-P皮弁の作成

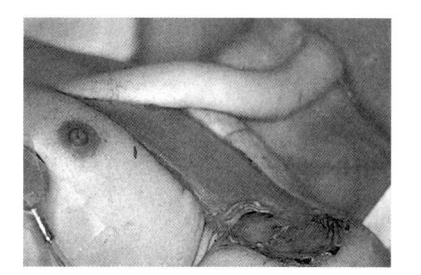

c：D-P皮弁をロール状にして顎下部から口腔へ通す

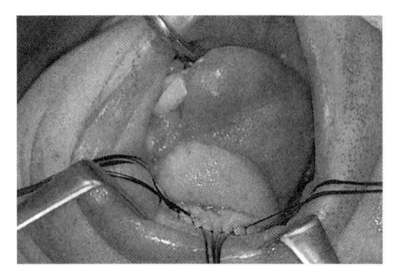

d：舌欠損部の再建

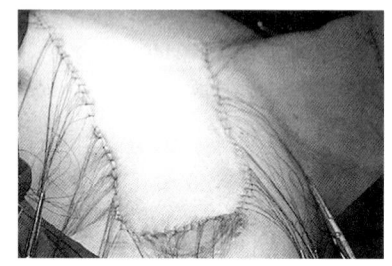

e：3週後，D-P皮弁を胸部の採取部位に戻す

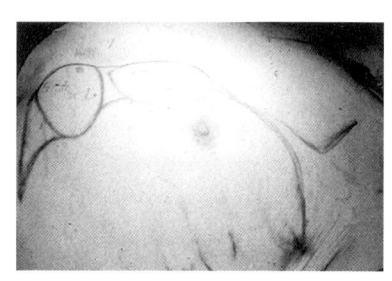

図15-106　舌　癌

図15-107　大胸筋皮弁の皮膚切開デザイン

〈術式〉

皮膚切開のデザインは，前胸部の乳頭内側部に欠損部再建に必要な大きさの皮島skin paddleをピオクタニンで描記する（図15-107）．

筋皮弁の回転中心点pivot pointとなる鎖骨中央部から口腔の組織欠損部までの距離を計測し，緊張のない長さに皮島の設計をする．

この筋皮弁の栄養血管は，内胸動脈，腋窩動脈の第1枝である最上胸動脈，胸肩峰動脈の胸筋枝および外側胸動脈であるが，おもな動脈はあとの2つである．

〈皮膚切開と皮弁の挙上〉

デザイン（図15-108）に沿って皮膚切開し，大胸筋に達したところで外側縁を露出させ，大胸筋の下面から鈍的に剝離し，皮島の遠位側を切離し，上方の大胸筋を鎖骨下までトンネル状に剝離しながら前述の栄養血管を確認，保存後に柄部になる筋組織は，回転させるため極力細くし，頸部皮下をとおして口腔欠損部に皮島を適合させて縫合する（図15-109）．

■遊離筋皮弁 free myocutaneous flapによる再建

微小血管吻合術による遊離皮弁や遊離筋皮弁は，1980年代になって，口腔領域における組織欠損の再建に利用されるようになった．遊離筋皮弁は有茎筋皮弁と比較して，次のような利点がある．

① 欠損部に移植後，筋皮弁側の栄養血管を欠損部周囲の動静脈と顕微鏡下で縫合するので，採取部位が口腔の欠損部と離れていても利用できる．

② 欠損部の大きさや厚みなどの状況に応じて皮弁ないし筋皮弁の部位が選択できる．

③ 皮島部と栄養血管のみ採取するので，手術範囲が小さくてすむ．

しかし，微小血管吻合術による再建術は，血管縫合に時間がかかることや熟練を要することが欠点である．この方法による皮弁ないし筋皮弁は，前腕(筋)皮弁 forearm flap，肩甲(筋)皮弁 scapular flap，鼠径皮弁 groin flap，腹直筋皮弁 musculus rectus abdominis flap，特殊な遊離移植弁として小腸（空腸）などがある（表15-15）．

移植する欠損部位（移植床）の血管（図15-110）は，動脈として，頸横動脈や上甲状腺動脈が多く用いられる．次いで，舌動脈，顔面動脈であり，静脈としては，外頸静脈や顔面静脈が吻合血管として用いられることが多い

B 口腔外科手術の術式

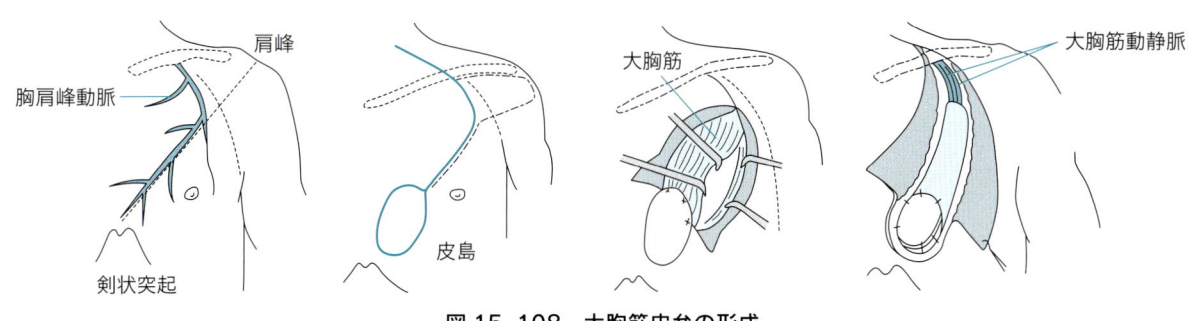

図 15-108 大胸筋皮弁の形成
栄養血管の走行を考慮し，再建に用いる皮島を形成．

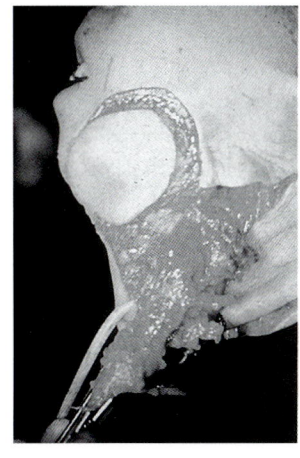

a：頰部皮膚への浸潤があり，口腔粘膜側から皮膚全層にわたり切除

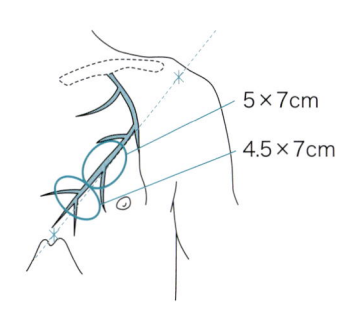

b：大胸筋皮弁に 2 個の皮島形成をデザイン

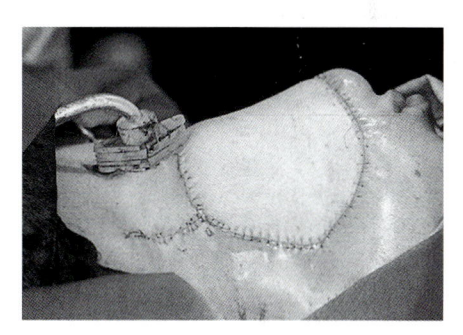

c：大胸筋皮弁による欠損部の再建

図 15-109 下顎歯肉癌

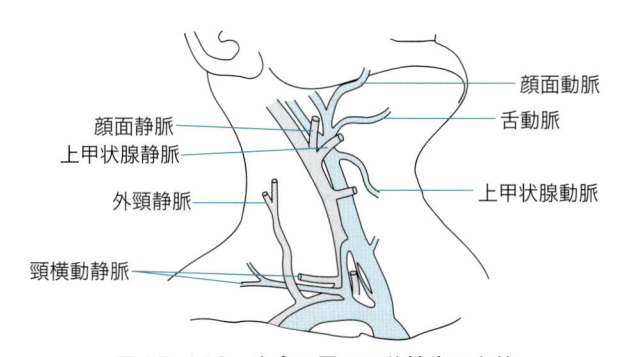

図 15-110 吻合に用いる移植床の血管

表 15-15 口腔外科領域の軟組織再建に用いられる遊離移植弁

皮弁	前腕皮弁	forearm flap
	肩甲皮弁	scapular flap
	鼠径皮弁	groin flap
筋皮弁	腹直筋皮弁	rectus abdominis flap
	広背筋皮弁	latissimus dorsi myocutaneous flap
	前鋸筋皮弁	serratus anterior flap
その他	空腸	jejunum

表 15-16 移植床部位で微小縫合に用いる血管(朝戸ら，1998)

動　脈	%	静　脈	%
頸横動脈	52.3	外頸静脈	38.2
上甲状腺動脈	26.1	顔面静脈	22.5
舌動脈	5.7	頸横静脈	11.3
顔面動脈	3.4	内頸静脈	9.0
その他	12.5	その他	19.0

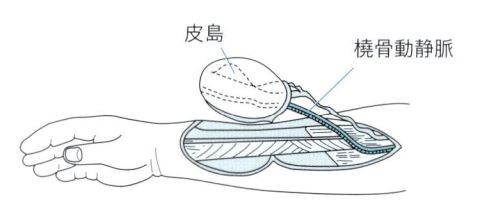

図 15-111 前腕皮弁の作成

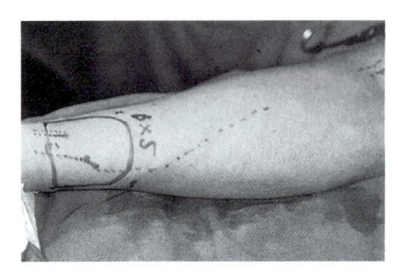

a：前腕皮弁の皮膚切開デザイン　　b：前腕皮弁の作成　　c：再建後の口腔内写真

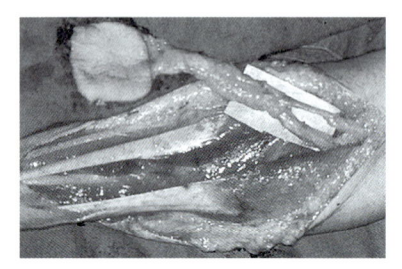

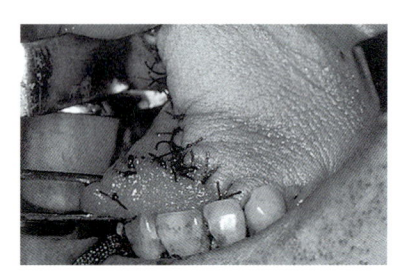

図 15-112 前腕皮弁による舌欠損部の再建

(表 15-16)．

前腕皮弁　forearm flap：遊離前腕皮弁は，橈骨動静脈と橈側皮静脈を栄養血管とする前腕橈側部より採取する皮弁であり，中国の外科医 Yang によって 1981 年に初めて報告されたので，別名 chinese flap ともよばれ，舌や頰部の欠損部再建に利用されることが多い．

特徴として，皮弁が薄く，血管柄を長くとることができる．

〈術式〉

橈骨動脈を含む範囲の前腕に移植する口腔欠損部の大きさの皮弁(皮島)と，必要な長さの橈骨動静脈を作図して(図 15-112-a)，遠位側より血管を剝離しながら皮島とともに採取する(図 15-111，112-b)．

欠損部に採取した前腕皮弁を適合させ，欠損部周囲の組織に縫合固定する(図 15-112-c)．

皮弁の栄養血管である橈骨動脈を上甲状腺動脈あるいは顔面動脈と微小血管縫合する．

橈骨静脈は頸部の使用できる静脈，たとえば，外頸静脈や顔面静脈などと動脈同様に縫合し，吻合させる．

皮弁を採取した前腕の皮膚欠損部は分層植皮を行い，それ以外の部位は一次縫合する．

9 唾液腺の手術

唾液腺疾患には，さまざまな種類があるが，外科療法の対象となるものは少ない．すなわち，慢性唾液腺炎(とくに硬化性顎下腺炎)，唾石症，囊胞(大部分がガマ腫)，良性・悪性腫瘍と腫瘍類似疾患である．

(1) 唾石摘出術

唾石症は，顎下腺，とくに導管内に多く生じる．導管内に生じるものは，開口部付近か，導管と腺体との移行部が多い．

導管内の唾石では，唾石の後方を 1 糸縫合し，操作による後方への移動を防止する．唾石が触知しやすい場合は，口腔粘膜から唾石まで一気に切開を加える．触知しにくい場合は，口腔粘膜の切開後に鈍的に導管を露出し，導管に切開を加える．唾石摘出後は，導管同士は縫合せず，導管から粘膜までを縫合して，唾液の流出をはかる．

移行部唾石で，口腔内から触知しやすい小さな場合は，口内法で摘出する．口腔粘膜の切開後に鈍的に導管を露

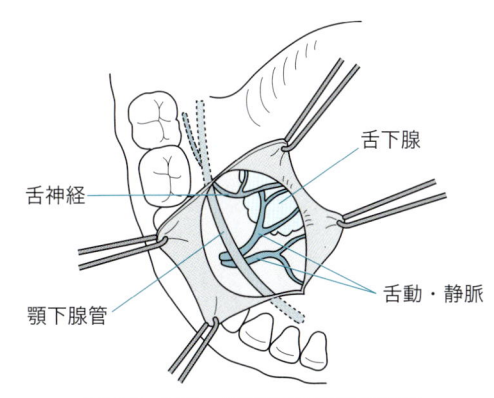

図 15-113 口底部切開時の解剖
(天野 修, 草間 薫 編:口腔生物学各論 唾液腺, 学建書院, 2006)

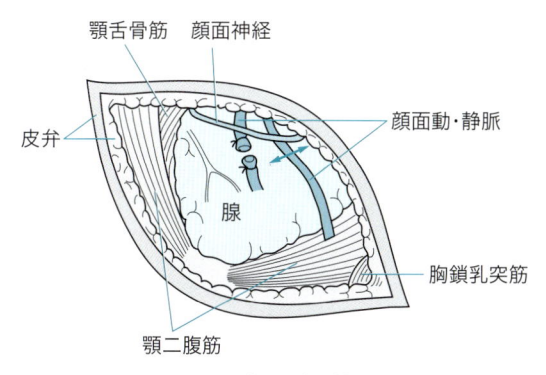

図 15-114 顔面動・静脈の処理
(天野 修, 草間 薫 編:口腔生物学各論 唾液腺, 学建書院, 2006)

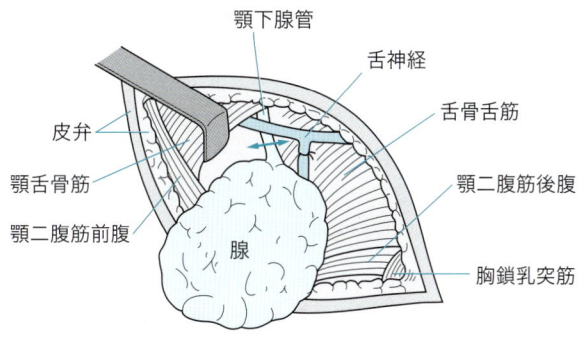

図 15-115 顎下腺摘出術
(天野 修, 草間 薫 編:口腔生物学各論 唾液腺, 学建書院, 2006)

出し,導管に切開を加える.唾石摘出後,ドレーンを挿入して,口腔粘膜を浅く縫合し,唾液の流出をはかる.ドレーンは2日後に除去する.これら口内法では,舌神経の損傷に注意する.

移行部唾石で,口腔内から触知しにくい場合や大きな場合には,顎下腺ごと摘出する(図 15-113).

(2) 顎下腺摘出術

硬化性顎下腺炎,口内法で摘出が困難な導管内唾石症と腺体内唾石症,ガマ腫を除く囊胞,良性・悪性腫瘍および腫瘍類似疾患が適応である.

同じ顎下腺摘出術であっても,硬化性顎下腺炎,唾石症や囊胞では,顎下腺被膜内切除でよいが,良性腫瘍および腫瘍類似疾患では,顎下腺被膜を含んだ顎下腺被膜外切除が必要となる.さらに,低悪性度の悪性腫瘍では,顎下腺摘出術を主体とした顎下部郭清術を行う.

皮膚切開は,顎下部に下顎下縁より,約2.5横指下方のしわ線に沿った直線,またはゆるやかな弧状切開を,約5cmの長さで加える.

次いで,広頸筋直下で皮弁を上方に剝離するが,この際,被膜内切除であれば腺組織を露出しながら剝離する.顎下腺被膜外切除であれば,肥満体の場合には,顎下腺被膜に少し脂肪組織を付着させて剝離する.顎下部郭清術は痩せ型の場合には,広頸筋直下で剝離する.

以後,被膜の処理は同様に行うが,顎下部郭清術や痩せ型の場合には,筋膜下で剝離する.顔面神経下顎縁枝は,広頸筋直下または顔面静脈直上で同定される.

顔面動静脈を同定し,結紮・切断する.顎二腹筋前腹および後腹を確認後,顎下腺下方および内方を剝離する.顎下腺後方で顔面動脈本幹を同定し,結紮・切断する(図 15-114).顎下腺上内方で舌神経を同定し,舌神経と顎下神経節の間で切離する.顎下腺上前方で導管を同定し,顎舌骨筋後縁付近で結紮・切断する(図 15-115).

唾石症の場合には,移行部を十分に触診し,唾石が切除側に含まれていることを確認する.

創部を十分に洗浄し,止血を確認したのち,ドレーンを挿入し,広頸筋断端を縫合する.

(3) 耳下腺の手術

唾液腺腫瘍の約80％は耳下腺に発生する.また,その

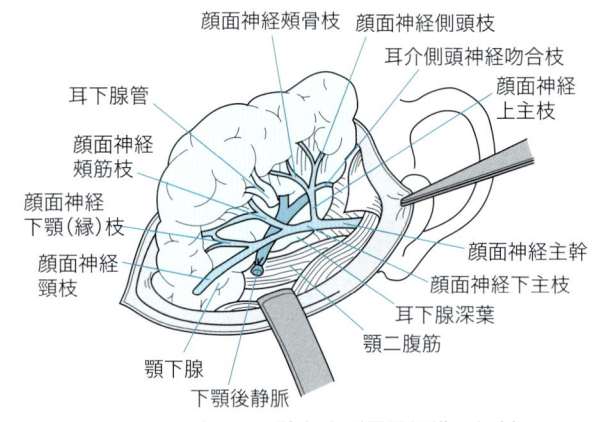

図15-116 耳下腺および周囲組織の解剖
(天野 修, 草間 薫 編：口腔生物学各論 唾液腺, 学建書院, 2006)

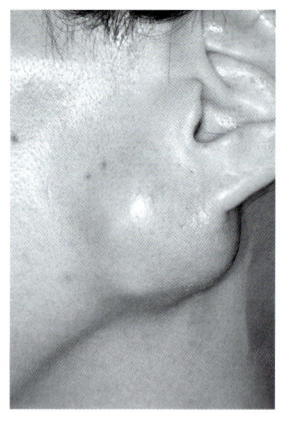

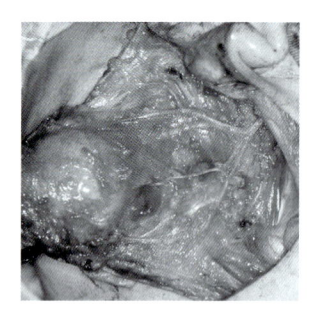

図15-117 耳下腺浅葉腫瘍

約80％が多形腺腫である．本腫瘍は，できるだけ早期に周囲被膜とともに切除する．

切除が不完全なときは再発し，再発を繰り返したり，長期間放置すると悪性化することがある．

かつて耳下腺部は，手術の不可触域とされ，積極的には治療されなかった．このため，多形腺腫であっても，その再発率は高かった．しかし，1940年代，顔面神経本幹を明示して腫瘍を摘出する方法が開発され，耳下腺浅葉切除術が耳下腺手術の基本になると，その後は，耳下腺多形腺腫を中心とする耳下腺良性腫瘍の再発率は著明に低下した．さらに，腫瘍の性格によるための顔面神経切除以外の神経麻痺も激減した．

現在，耳下腺腫瘍手術は，耳下腺部分切除術，耳下腺葉切除術（浅葉，深葉），耳下腺全摘出術，拡大全摘出術に分類される（図15-116）．

耳下腺部分切除術：顔面神経を露出させるが，腫瘍の周囲に最小限の腺組織を付着させ，神経の露出を最小限にする方法で，下極付近の多形腺腫やWarthin腫瘍に適応される．

耳下腺葉切除術：浅葉切除術と深葉切除術とに分けられる．

浅葉切除術：顔面神経を露出し，浅葉組織（顔面神経より皮膚側の耳下腺組織）を付着させ，腫瘍を切除する方法である（図15-117）．

深葉切除術：顔面神経を露出し，浅葉組織を翻転させ，顔面神経の下方の腫瘍を切除する方法である（図15-118）．

耳下腺全摘出術：耳下腺全体を切除する方法で，顔面神経を保存して行う顔面神経保存下耳下腺全摘出術と，顔面神経を保存しない方法とがある．

顔面神経保存下耳下腺全摘出術：浅葉切除術を行い，つづいて深葉切除術を行う．再発性多形腺腫，低悪性度の悪性腫瘍や小さな悪性腫瘍が適応となる．

顔面神経を保存しない方法：本幹から全枝を切断する場合から，分枝の一部を切断する場合まである．また，必要に応じて頸部郭清術を併用し，神経移植を行う場合もある．

拡大全摘出術：耳下腺全摘出術に，皮膚や下顎骨などを同時に合併切除する方法である．必要に応じて頸部郭清術や即時再建術を併用する．腺様囊胞癌などの高悪性度腫瘍では，神経周囲浸潤を制御するために，側頭骨乳様突起を開削して，顔面神経本幹を膝神経節下部の彎曲部で切断する場合もある．

顔面神経の同定方法には，本幹を同定する方法と，末梢枝を同定する方法とがある．

本幹を同定する方法：その基準を，外耳道軟骨の最深前方部の，いわゆるポインター，Loreの索状物，顎二腹筋後腹の付着部，茎状突起に求める方法がある．

著者が行っている方法は，次のようである．すなわち，

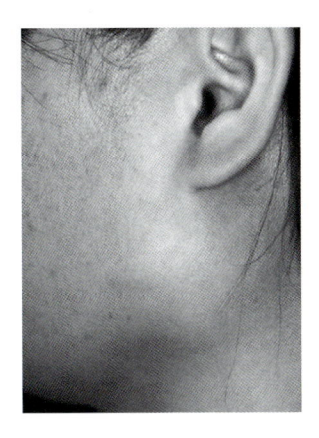

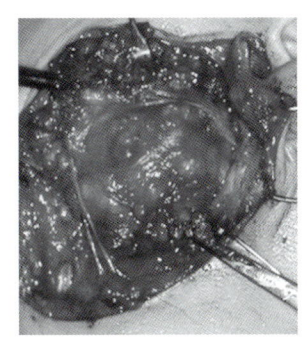

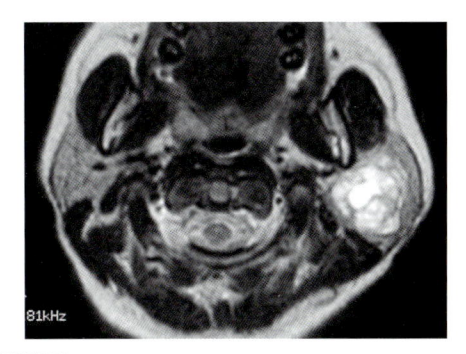

図 15-118 耳下腺深葉腫瘍

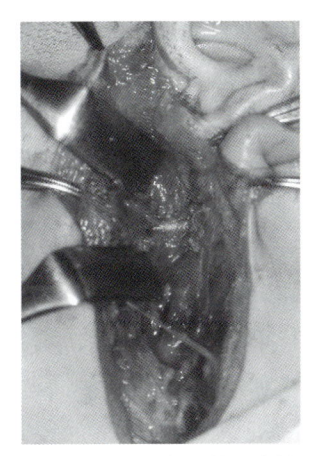

図 15-119 顔面神経本幹

S字状切開を耳前部より頸部に加える．耳前部では外耳道軟骨に沿って剝離する．耳介下部では乳様突起を露出する．頸部では胸鎖乳突筋と大耳介神経を露出し，外頸静脈と大耳介神経を結紮・切断する．胸鎖乳突筋前縁を明示したあとに，顎二腹筋後腹を同定し，顎二腹筋後腹の付着部まで剝離する．

外耳道軟骨の最深前方部のいわゆるポインターを明示し，上下の剝離の間にある強固な結合組織がLoreの索状物である．この索状物を剝離し，後頭動脈の枝である後耳介動脈を同定し，電気凝固後に切断する．この下方で，ポインターの指し示す方向の1 cm前方，深さ5 mm付近で顔面神経本幹が同定される（**図 15-119**）．

末梢枝を同定する方法：下顎縁枝を顔面静脈上で同定する．耳下腺前縁，耳下腺管の上方5 mmにて，頰枝を同定する．頰骨弓上縁で，耳前部より3 cm前方にて，側頭枝を同定するなどの方法がある．

C 顎補綴

東京医科歯科大学口腔外科の中村平蔵教授は，「義顎の準備なき顎外科はない(Keine Kiferchirurgie ohne Prothese.)」とのPichler教授（Wien大学）のことばを日本に紹介したが，このことばは，今日でもなお至言といえる．しかし，今日的には，リハビリテーション（機能回復）とQOLを考慮しない口腔顎顔面外科はないとも理解される．

顎補綴 maxillary prosthetics の定義は，「種々の原因による顎骨骨体の一部あるいは全部の欠損に対し，一時的あるいは永続的に，欠損に基づく種々の障害を緩和あるいは回復せしめるために，その目的に沿った人工補綴物を製作装着せしめる技術をいう」とされている．

顎補綴の目的
① 外貌の改善による審美性の回復．
② 鼻腔と口腔との交通の遮断による食物，分泌物の漏出防止．
③ 気道の回復による呼吸系の正常な状態への改善．
④ 発音障害の改善による機能回復．

図 15-120　顎義歯(天蓋開放型)

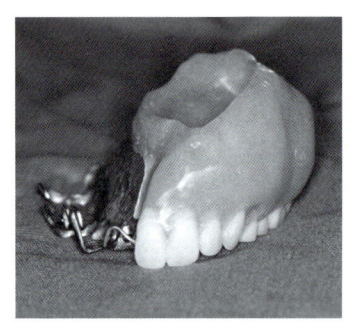

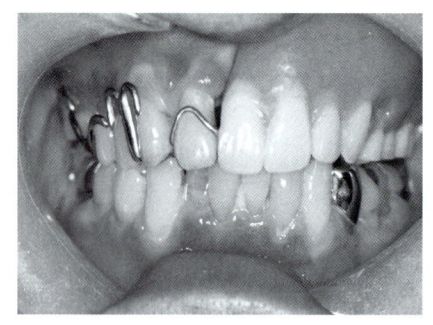

⑤ 咬合と咀嚼機能の回復．
⑥ 嚥下障害の改善．
⑦ 患者の心理的負担と心のひずみの回復．

　顎補綴が必要とされる実質欠損の原因は，そのほとんどが後天性であり，腫瘍の切除，外傷，放射線照射の後遺症などで，先天性では口蓋裂などである．

顎補綴の種類

　即時補綴法：顎切除直後に装着する．手術前に予想模型をつくり，あらかじめ補綴物を作製するもの．

　暫間補綴法：切除部の創面の治癒状態に合わせて，即時補綴物を改良や改善しながら，最終的な永続補綴物を作成する期間に使用するもの．

　二次的永続補綴法：切除部創面が安定したときに，永続義顎として作製されるものであるが，必要に応じて修正や再作製する．

　顎補綴物の維持は，通常は，残存歯，残存部の顎堤，創部のアンダーカット，上顎部の頰部瘢痕(組織)帯などであるが，これらを有効に利用できるのは上顎であり，下顎では，残存顎堤や創部のアンダーカットはほぼ使用できず，残存歯の維持に頼ることが多い．

　これに対して，上顎では頰部瘢痕(組織)帯が重要な役割をはたす．最近ではデンタルインプラントを顎補綴物の維持に使用するようになったが，放射線治療を併用した患者では，放射線性骨髄炎(骨壊死)の発生に注意する．

　上顎顎義歯により，発音・咀嚼機能を回復するためには，口腔と鼻腔との交通を遮断し，機能時の顎義歯の安定を得る必要がある．

　上顎欠損の分類には，欠損，開口域，残存歯数について分類し，上顎欠損の難易度を示す HS 分類がある．この分類は，硬口蓋および歯槽部の欠損「H」，軟口蓋の欠損「S」，開口域「D」，残存する維持歯数「T」の 4 つの因子を，障害の程度により分類する．これらによって，顎義歯作成の難易度と，性能を左右する因子を客観的に評価する．

　上顎欠損は，顎義歯による修復が再建手術より優先される．その理由としては，硬口蓋および歯槽部は咀嚼粘膜におおわれており，骨の欠損は浮動域内に含まれ，顎義歯にて十分な機能回復がはかれるためである．また，咬合機能の改善と歯槽部から眼窩下縁やや下方の側貌改善に有効である．しかし，再建手術により上顎と鼻腔や副鼻腔との交通は遮断すべきとの意見があるが，顎補綴と即時再建との利害得失は，個々の症例ごとに慎重に検討すべきである．

　有歯顎上顎部分欠損では，残存歯に維持を求めることが可能なため，比較的維持安定がよい場合が多い(**図 15-120**)．しかし，通常の部分床義歯より鉤歯にかかる負担が多く，長期的な経過では，鉤歯を抜去せざるを得ないことも多い．

　無歯顎上顎部分欠損では，維持安定が困難な場合が多い．すなわち，残存する健側顎堤と顎欠損周囲の瘢痕帯に求める．とくに，欠損部頰側の瘢痕帯の上縁に維持を求めると，顎義歯側面の離脱を防止できる．また，顎欠損周囲の瘢痕帯のアンダーカットも利用できる．

　上顎顎義歯の作成を困難にする因子としては，軟口蓋への切除範囲の延長があげられる．軟口蓋の広範囲切除は，皮弁による再建が必要である．

下顎骨の切除様式には，辺縁切除術(部分切除術)，区域切除術(連続切除術)，半側切除術がある．辺縁切除術は下顎下縁が保存され，下顎骨の連続性が保たれているが，区域切除術は歯槽部から下顎下縁まで連続的に切除し，半側切除術は下顎骨体から下顎頭を含んで切除する．

　下顎骨は馬蹄形であり，両側に関節をもつ特殊な形態をもち，多くの筋肉が付着している．このため，下顎が連続性を断たれた欠損を生じると，手術側に偏位する．下顎の連続性を絶たれた欠損は，片側のみの欠損，両側にわたる欠損，下顎頭を含む欠損に分類する．

　辺縁切除術で軟組織再建が行われていない場合には，瘢痕によりデンチャースペースが不足し，軟組織の可動性が減少する．軟組織再建が行われている場合には，皮弁の種類によって皮下組織の厚みが異なり，場合によっては皮下組織の厚みの調整が必要な場合がある．

　下顎骨の連続性が絶たれた欠損は，おもに骨移植術にて再建されるが，悪性腫瘍の場合(とくに高齢者)では下顎骨再建に即時補綴物として金属プレートやセラミックなどを使用する．これに対して，全身状態が良好な場合や，予後が良好であると予想される場合には，積極的に血管柄付きの複合皮弁による再建が行われ，living bone にデンタルインプラントを行う症例も増加している．

　また，広範囲な軟組織再建のみが皮弁と筋肉にて行われ，硬組織再建が行われていない場合には，下顎骨の偏位は比較的軽度におさえることが可能になる．

　下顎骨の連続性が絶たれた欠損では，下顎の偏位による咬合と，審美性の崩壊をできるかぎり早期に防止することであり，咬合滑面板を術前に作成する．しかし，この場合，非切除側の上下顎に装置を維持するために必要な骨植良好な残存歯が存在することが適応要件となる．

　下顎欠損無歯顎症例は，顎補綴の維持安定を得ることが非常に困難な場合が多い．このため，デンタルインプラントが応用されるが，コストや放射線治療の有無などを考慮する必要があり，顎義歯による機能改善は考慮に値する方法である．

　腫瘍切除後の欠損のほかに，先天性欠損，すなわち，全身的理由などにより手術ができない口蓋裂や，口蓋裂

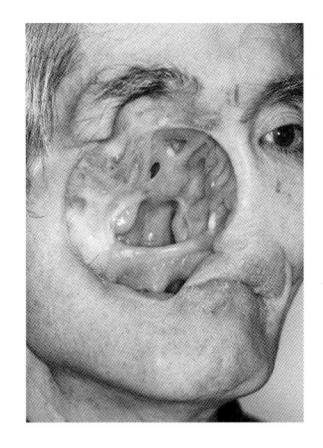

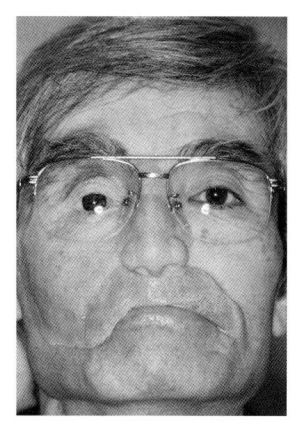

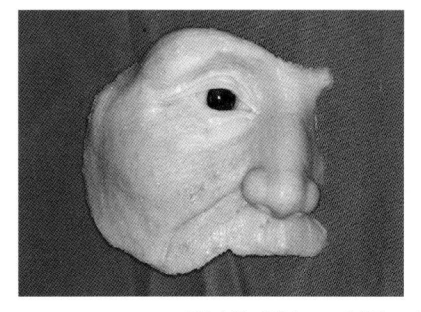

図15-121　エピテーゼ

術後の瘻孔の閉鎖用義顎，および鼻咽腔閉鎖機能の改善を目的とした補綴物も作成される．

　とくに後者はスピーチエイドとよばれる．スピーチエイドは，口蓋の形態の回復，残存する瘻孔部の閉鎖により，鼻咽腔閉鎖を補綴的に改善する栓塞子として作製する．これは，呼吸・嚥下と発音の障害を取り除く機能義顎であると考えられる．

　外傷あるいは悪性腫瘍，放射線照射後の後遺症により，顎顔面領域の実質欠損を生じることがあるが，一般的には，再建外科手術が行われる．症例によっては，人工補填装置(エピテーゼ)が顎補綴と連結して作製されることがある．

　エピテーゼの基材としては，アクリル系，シリコン系およびビニル系が使用されている．とくに，軟性メタクリル樹脂またはポリ塩化ビニル樹脂が採色性にすぐれているので，よく用いられる(**図15-121**)．

　顎補綴(とくにエピテーゼ)を必要とする患者は，口腔顎顔面領域という特殊な部位を背景として，機能的障害

のほかに心理的障害を生じる．すなわち，適合不良や不安定な顎補綴物では，鼻から水が漏れる，咬む力が入らない，咬めない，話が相手に通じない，飲み込めないなどとともに，顔面の陥凹などによる醜形から，人前に出ることを拒むようになる．

結果，術前とは異なる社会的行動パターンをとり，生活域の縮小をきたし，ますます周囲からの孤立や自閉傾向を示すようになる．さらに，本人の好まない離職を余儀なくされる事態や，自殺傾向すら生じるようになる．

さらに，顎補綴とは直接的に関係はなくとも，原疾患が悪性腫瘍である場合には，再発や転移の恐れから，これらの傾向がさらに助長される．

顎補綴を受ける患者は，このような心理状態にあることを理解したうえで，心理的ケアを行う必要があることも理解して接する．また，単に顎補綴物のみにこだわることなく，チームアプローチを行うべきである．

参考文献

1) Farrar, J. N.：Radical and hersic treatment of the roots of teeth. *Dent. Cosm.*, 26：79-81, 1884
2) Thomas, K. H.：Apicoectomy oral surgery. The C. V. Mosby Co., St. Louis, 1952
3) 河野庸雄：歯科外科各論 増補，医歯薬出版，1954
4) 中村平蔵 ほか：顎顔面損傷の外科，医歯薬出版，1957
5) 小宮悦造：臨床血液学，南山堂，1964
6) 佐藤伊吉：顎顔面損傷外科の動向について，歯界展望，23：1183-1193，1964
7) 佐藤伊吉：口腔外科の救急処置，外科治療，19：574-588，1965
8) 田坂定孝 ほか監：症候群事典，金原出版，1965
9) Archer, W. H.：Oral Surgery, A step-by-step atlas of operative techniques. 4th ed., W. B. Saunders Co., Philadelphia & London, 1966
10) 佐藤伊吉：顎の炎症の手術，金原出版，1967
11) 川越 廣：歯根尖切除手術における kielbone 応用に関する研究，日大歯学，43：664-666，1968
12) 瀧川富雄：顎関節授動手術におけるポリエチレンの応用について，歯科月報，22：6-7，1968
13) 大塚貞光：新外科学概説，医歯薬出版，1970
14) 北村 武 編：頭頸部腫瘍，医学書院，1971
15) Monheim, L. M.(笠原 浩 訳)：局所麻酔，歯科無痛法―痛みとその対策，医歯薬出版，1971
16) Pindoborg, J. J. & Kramer, I. R. H.：Histological typing of odontogenic tumors, jow cysts, and allied lesions, W. H. D., Geneva, 1971
17) 上野 正 ほか：新編臨床口腔科学，医歯薬出版，1972
18) 谷津三雄：臨床歯科医師に必要な救急処置と注意事項(その1～31)，歯界展望，34(2)：243-247, 1965；36(6)：1077-1092, 1972
19) 倉田喜一郎：形成外科手術手技シリーズ―遊離植皮術，克誠堂，1973
20) Pindoborg, J. J. & Hjørting-Hansen, E.：Atlas of diseases of the jows. W. B. Saunders. Co., 2 Philadelphia, 1974
21) 中原 爽，古屋英毅 編：図説アナルゲジア 歯科における鎮静法と救急蘇生法，永末書店，1974
22) Archer, W. H.：Oral and maxillofacial surgery. W. B. Saunders Co., Philadelphia, 1975
23) McGregor, I. A.：Fundamental techniques of plastic surgery. Churchill Livingston, Edinburgh, London and New York, 1975
24) 国立がんセンター頭頸部腫瘍グループ 編：頭頸部腫瘍図譜，中山書店，1975
25) 鬼塚卓弥 編：標準形成外科学，医学書院，1975
26) Pruin, E. H.(山根稔夫 訳著)：歯科インプラント学，クインテッセンス出版，1975
27) 佐藤伊吉：実地口腔外科，日本歯科評論社，1975
28) 河田政一 ほか：耳鼻咽喉科手術全書 2 巻，金原出版，1975
29) 沖中重雄 ほか：内科診断学，医学書院，1976
30) 天児民和：整形外科学総論，南山堂，1976
31) 中尾喜久 ほか：内科学書 第 3 巻，中山書店，1976
32) Shear, M.：Cysts of the oral regions. John Wright & Sons, Bristal, 1976
33) 倉田喜一郎：植皮術の実際，中外医学社，1977
34) 市川篤二 ほか編：手術の基本，金原出版，1977
35) 泉 廣次：膿瘍の切開法について，日大口腔科学，3：171-179，1977
36) 泉 廣次 ほか：未完成智歯自家移植の臨床応用，日大口腔科学，3：128-133，1977
37) 上條雍彦：口腔解剖学，アナトーム社，1977
38) 上條雍彦：図説解剖学，アナトーム社，1977
39) 中山恒明：新臨床外科全書，金原出版，1977
40) 長谷川 明：口腔外科手術の基本，医歯薬出版，1977
41) 粟沢靖之：新編口腔病理学，金原出版，1978
42) Linkow, L. I.(新国俊彦 監訳)：リンコー口腔インプラント学，医歯薬出版，1978
43) 森 昌彦：口腔外科の小手術，書林，1978
44) 荻野洋一 ほか：形成外科学入門，南山堂，1978
45) Stell, P. M. & Maran, A. G. D.：Head and neck surgery. William Heinemann Medical Books, London, 1978
46) 上野 正 ほか編：外科学総論，医学書院，1978
47) Harnish, H.(山下一郎 訳)：顎嚢胞の臨床の治療，クインテッセンス出版，1979
48) 石田 恵 ほか：鼻口唇嚢胞の 9 例の臨床的観察，日本口腔外科学会雑誌，25：1422-1426，1979
49) 中村武夫：補綴前処置としての小手術―特に歯槽骨整形術と小帯切除術について，日大口腔科学，5：160-163，1979
50) 大橋 靖 ほか編：抜歯の臨床，歯界展望別冊，1979
51) 堂原義美 ほか：わが教室における過去 10 年間の顎口腔領域悪性腫瘍の臨床統計的観察，日口外誌，25：548，1979
52) 石山俊次 ほか：外科病態生理，南山堂，1980
53) 久野吉雄 ほか編：口腔外科的疾患治療の指針，書林，1980
54) 日本 TNM 分類委員会，頭頸部小委員会：TNM 分類研究頭頸部関係資料，事務局・国立がんセンター頭頸科，1980
55) 大森基夫 ほか：顆粒球減少症における口腔病変について，日本口腔外科学会雑誌，26：816-821，1980
56) Starshak, T. J., et al.：Preprosthetic oral and maxillofacial surgery. The C. V. Mosby Co., St. Louis, 1980
57) 鈴木 勝 監，谷津三雄：歯学史資料図鑑―目で見る歯学史増補改訂版，医歯薬出版，1980
58) 久保田康耶 ほか編：歯科麻酔学 第 3 版，医歯薬出版，1980
59) 伊藤秀夫 ほか：口腔病変診断アトラス，医歯薬出版，1980

60) 麻野弘郎 ほか編：歯科臨床ポイントシリーズ1，患者の診かた．医歯薬出版，1981
61) 森 昌彦 監：抜歯学，国際医書出版，1981
62) 大塚博壽 ほか編：有病者の歯科治療，歯界展望別冊，1981
63) 清水正嗣：口腔腫瘍の診断と処置，永末書店，1981
64) 清水正嗣 編：口腔領域の嚢胞，歯科ジャーナル，13：7-118，1981
65) 清水正嗣 編：口腔領域における腫瘍，歯科ジャーナル，14：545-632，1981
66) 高久 遺：急性化膿性顎関節の例，日本口腔外科学雑誌，27：1006-1012，1981
67) 谷津三雄 編：第一線歯科医療における救急蘇生法の実際と全身管理の基礎知識とその応用，学際企画，1981
68) 正木 正：新編歯科医学概論，医歯薬出版，1981
69) 日本頭頸部腫瘍学会 編：臨床，病理，頭頸部癌取扱い規約，金原出版，1982
70) 長谷川 明：カラーアトラス臨床抜歯学，学建書院，1982
71) 林 進武 ほか編：歯科臨床の実際 第5編 口腔外科学臨床検査法，文京書院，1982
72) 石川梧朗 監：口腔病理学 改訂版，永末書店，1982
73) 小野尊睦：口腔外科学，金芳堂，1982
74) 高橋庄二郎 ほか：新口腔外科学通論，日本医事新社出版局，1982
75) 宇賀春雄，園山 昇：最新口腔外科小手術図説，医歯薬出版，1982
76) 深谷昌彦 ほか編：口腔外科診断学，書林，1983
77) 泉 廣次 ほか：腎臓病と歯科治療，デンタルダイヤモンド社，1983
78) 金井 泉：臨床検査法提要，金原出版，1983
79) 金子賢司 ほか：カラーアトラス歯科臨床講座—小帯切除術，医歯薬出版，1983
80) 河合 幹：歯科小手術の臨床，基本操作，歯界展望別冊，101-116，1983
81) クインテッセンス出版 編：セラミックインプラントの実際，クインテッセンス出版，1983
82) 大森基夫 ほか：両側性にみられた Klippel-Trenaunay-Weber 症候群の1例，日本口腔外科学会雑誌，29：1317-1320，1983
83) 佐々木次郎：歯科小手術の臨床—歯科診療における消毒と感染予防，歯界展望別冊，71-180，1983
84) 末次恒夫 編：特集 歯科インプラント法，歯科ジャーナル，18：257-357，1983
85) 高橋庄二郎：補綴外科における歯槽堤形成術，歯医学誌，2：131-140，1983
86) Bell W. H.：Surgical Correction of Dentofacial Deformities. Vol. 1-3, W. B. Saunders Co., Philadelphia, 1984
87) 野口政宏，星谷昭三：笑気吸入鎮静法のすべて 第1版，デンタルフォーラム，4-43，1985
88) 塩田重利，立花忠夫：がんの臨床 32，口腔癌，1107-1112，1986
89) 中川哲也 監：心身医学・心療内科オリエンテーション・レクチュア，九州大学医学部心療内科，1988
90) 大谷隆俊，園山 昇，高橋庄二郎 編：図説口腔外科手術学(上)，医歯薬出版，1988
91) 清水正嗣，小浜源郁 編：口腔癌，デンタルダイヤモンド社，1989
92) 内田安信 ほか編：口腔心身医学臨床講座，書林，1989
93) 桂 戴作 編：医療心理のための心身医学，医薬ジャーナル社，1991
94) 杉浦正巳：歯科心身症の実際 改訂版，日本歯科評論社，1991
95) 都築正和 監：殺菌・消毒マニュアル，医歯薬出版，1991
96) Kramer, I. R. H., Pindborg, J. J. & Shear, M.：Histological typing of odontogenic tumors；WHO International Histological Classification of Tumors. 2nd ed. Springer Verlag, Heidelberg, 1992
97) 日本大学歯学部学内感染対策委員会 編：特殊感染対策ガイドライン，1992
98) 嶋田甚五郎 ほか編：抗菌薬化学療法—感染症にどう対応するか—，文光堂，1992
99) 佐藤田鶴子 ほか編：消毒の最前線，デンタルダイヤモンド，17，1992
100) 耳鼻咽喉科・頭頸部外科 症候群事典，医学書院，1992
101) 長谷川二郎 ほか編：歯科器材・薬剤選択のすべて，歯界展望別冊，1993
102) 二階宏昌：新しい歯原性腫瘍—WHO 分類についての概説，歯科ジャーナル，37：527-536，1993
103) 溝口秀昭，平井久丸，坂田洋一：別冊 医学のあゆみ 血液疾患 第1版，医歯薬出版，1993
104) 谷津三雄，金山利吉 監訳：カラーアトラス歯科局所麻酔法と精神鎮静法(G. J. Roberts & N. L. Rosenbaum：A Colour Atlas of Dental Analgesia & Sedation)，医歯薬出版，1993
105) 泉 廣次 編：口腔外科マニュアル，南山堂，1994
106) 櫻川信男，池田康夫：臨床血栓止血学 第1版，医歯薬出版，1994
107) 金子 譲 ほか編：歯科臨床と局所麻酔，医歯薬出版，1995
108) 楠川仁悟 ほか：口腔扁平上皮癌一次症例に対する頸部郭清の検討，日口外誌 43：433-439，1997
109) 高杉嘉弘：歯科麻酔学サイドリーダー，学建書院，56-68，1997
110) 松浦英夫 ほか編著：臨床歯科麻酔学新訂版，永末書店，1999
111) 川口 充 ほか編，川口 充：臨床歯科薬理学ビジュアル，学建書院，1999
112) 松浦英夫 ほか編著：臨床歯科麻酔学 新訂版，永末書店，1999
113) 塩田重利，富田喜内 ほか監：最新口腔外科学 第4版，医歯薬出版，1999
114) 池田康夫，押味和夫：標準血液病学 第1版，医学書院，2000
115) 金子 譲：歯科における高齢者の静脈内鎮静法，臨床麻酔，24(8)：1263-1271，2000

116) 宮崎　正 監：口腔外科学 第2版，医歯薬出版，2000
117) 道 健一，野間弘康，工藤逸郎，内田　稔 編：口腔顎顔面外科学 総論・各論，医歯薬出版，2000
118) 大井久美子，小谷順一郎，野口いづみ：歯科研修医のための全身管理・麻酔マニュアル，口腔保健協会，2001
119) 金子　譲，大曽根　洋 編著：最新・歯科局所麻酔ハンドブック，ヒョーロン・パブリッシャーズ，2001
120) 大井久美子，小谷順一郎，野口いづみ：歯科研修医のための全身管理・麻酔マニュアル，口腔保健協会，2001
121) 渋谷　鉱：全身管理と救急蘇生法(歯科医師版)，学際企画，2002
122) 泉　廣次 編：口腔外科学 第3版，学建書院，2003
123) Peterson, L. J.：Contemporary Oral and Maxillofacial Surgery, 4th ed., Mosby, 2003
124) 古屋英毅 ほか編：歯科麻酔学 第6版，医歯薬出版，2003
125) L. H.Sobin, Ch. Wittekind 編，日本TNM分類委員会 訳：UICC TNM 悪性腫瘍の分類 第6版，金原出版，2003
126) 小柳　仁 監，松野正紀，北島政樹，加藤治文 編：標準外科学 第10版，医学書院，2004
127) 野間弘康 ほか編：標準口腔外科学 第3版，医学書院，2004
128) 武藤徹一郎 監訳：医学症候群辞典 初版，朝倉書店，2005
129) 上田陽一：3 自律神経系(佐久間康夫 監訳：カラー図解 よくわかる生理学の基礎，Color Atlas of Physiology)，メディカル・サイエンス・インターナショナル，2005
130) 磯野可一 編：ナースの外科学 改訂4版，中外医学社，2005
131) Leon Barnes, John W. Eveson, Peter Reichart, David Sidransky：Pathology and Genetics of Head and Neck Tumours(World Health Organization Classification of Tumours)，IARC Press, Lyon, 2005
132) 鳥巣岳彦，国分正一 総編集：標準整形外科学 第9版，医学書院，2005
133) 渋谷　鉱，山口秀紀，一戸達也，佐野公人，小谷順一郎，野口いずみ，見崎　徹：静脈内鎮静法の安全運用ガイドラインに関する研究，日歯医学会誌，2006
134) 山口　徹，北原光夫，福井次矢 編：2006 今日の治療指針(Volume 48)，医学書院，2006
135) 日本蘇生協議会 監：AHA 心肺蘇生と救急心血管治療のためのガイドライン2005(日本語版)，㈱バイオメディスインターナショナル，2006
136) 天野　修，草間　薫 編：口腔生物学各論 唾液腺，学建書院，2006
137) 日本救急医療財団心肺蘇生法委員会 監(日本版救急蘇生ガイドライン策定小委員会 編著)：改訂3版 救急蘇生法の指針(市民用・解説編)，へるす出版，2006
138) 武藤徹一郎，幕内雅敏 監：新臨床外科学 第4版，医学書院，2006
139) 住友雅人 ほか編：シナリオで学ぶチュートリアル歯科麻酔，医歯薬出版，2007
140) 内山健志，大関　悟，近藤壽郎，坂下英明 編：カラーアトラス コンサイス口腔外科学，学建書院，2007
141) 松野正紀 監：標準外科学 第11版，医学書院，2007
142) 竹内　宏，草間　薫 編：最新病理学・口腔病理学，医歯薬出版，2007
143) 水島　裕 編：今日の治療薬 2008年版，南江堂，2008

索引

和文索引

あ

アウエル小体·····254
亜急性炎·····111
握手式(拱把式)把持法·····326
悪性黒色腫·····193
悪性腫瘍·····170, 178, 264
悪性貧血·····250
悪性リンパ腫·····193
亜酸化窒素(笑気)·····291, 298
アズール顆粒·····254
圧迫吸収型·····188
アドレナリン·····308
アフタ性小円形潰瘍·····263
アポトーシス·····9
アレルギー·····13, 265
　　　　　4分類·····112
アレルギー検査·····314
アレルギー性炎·····112
アレルギー性疾患·····334
アレルギー性紫斑病·····259, 265

い

医原病·····19
意識·····36
意識下鎮静法·····304
意識障害·····22
萎縮·····9, 34
異種骨·····387
移植·····331
移植材料·····386
移植床形成術·····377
移植床の形成·····386
移植片対宿主病·····261, 265
異所性甲状腺·····88
イソフルラン·····291
一次救命処置·····315
　　　　年齢別比較·····319
一次(期)治癒·····8
一次的骨折治癒·····95
一時的止血法·····327
一過性脳虚血発作·····289
一般精神療法·····245
移転(移転歯)·····66
遺伝子病·····68
遺伝性疾患·····7

遺伝性出血性末梢血管拡張症·····259
遺伝性出血性毛細血管拡張症·····277
遺伝性象牙質形成不全症·····62
遺伝性頭蓋顔面異骨症·····268
遺伝の要因(内因)·····76
医の倫理·····5
医療面接·····35
いわゆる巨細胞腫·····178
インターフェロン療法·····255
咽頭造影法·····52, 378, 379
咽頭弁移植術·····378, 379
院内感染·····18
インフォームドコンセント·····6
インプラント·····86
　　　合併症·····366
　　　材料·····362
　　　全身的禁忌症·····363
　　　治療順序·····365
　　　リスクファクター·····364
インレーグラフト·····359

う

ウイルス感染症·····262
うっ血·····16
うつ病性障害·····290
運動麻痺·····23

え

永久歯·····64
　　　晩期萌出·····64
　　　萌出時の異常·····64
永久的止血法·····327
栄養の障害·····17
エーテル·····291
壊死·····9
壊死性潰瘍性歯肉口内炎·····138
壊死性唾液腺化生·····210
壊疽性炎·····112
壊疽性口内炎·····139
エチレンオキサイドガス滅菌法·····324
エックス線CT検査·····52
エックス線単純撮影·····52
エナメル質形成不全症·····62
エナメル上皮癌·····170
エナメル上皮腫·····160
　　　叢状型·····163
　　　濾胞型·····163
エナメル上皮線維歯牙腫·····166

エナメル上皮線維腫·····165
エナメル上皮線維肉腫·····171
エナメル滴·····61
エプーリス·····197
遠隔皮弁による再建·····388
嚥下障害·····31
炎症·····10
　　　5大徴候·····111
　　　経過·····112
　　　種類，病態·····10
炎症性エプーリス·····197
炎症性傍側囊胞·····148
遠心転位·····66
円錐歯·····60
延長骨移植(遊離端骨移植)·····386
円板状エリテマトーデス·····137

お

横骨折·····100
嘔吐·····21
悪心·····21
オトガイ下隙·····122
オトガイ形成術·····369
オンコサイトーマ·····215
オンコサイト癌·····219
温熱療法·····185, 332
オンレーグラフト·····359, 368

か

開口障害·····264, 311
外傷性骨折·····91
外傷性歯根膜炎·····97
外傷性歯髄壊死·····97
外傷性唾液瘻·····205
外歯瘻·····113
咳嗽·····25
開窓法·····350
介達骨折·····92
回転伸展皮弁法·····373
開放性骨折·····92
海綿骨骨髄細片(PCBM)·····387
海綿状血管腫·····175
潰瘍·····34, 56
外来異物·····207
カウザルギー·····29, 237
下顎窩·····222
下顎角部骨折·····101
下顎関節突起欠損·····74

下顎関節突起発育不全 75
下顎関節突起肥大 75
下顎顔面異骨症 271
下顎後退症 71
下顎骨骨折 100
下顎骨体部一部骨切り術 367
下顎骨体部骨切り術 73
下顎枝逆L字型骨切り術 369
下顎枝骨折 101
下顎枝矢状分割術 73, 369
下顎枝斜断法(Hinds法) 73
下顎枝垂直骨切り術 369
下顎歯槽部骨切り術 368
下顎歯肉癌 384
下顎神経の走向 311
下顎前歯部歯槽骨切り術(Köle法) 73
下顎前歯部二重骨折 101
下顎前突症 72
化学的損傷 91
化学的滅菌法 323
下顎頭 221
下顎の智歯難生症 64
化学療法 182
過換気 17
過換気症候群 26, 244, 312, 313
架橋骨移植 386
核医学検査 53
顎および顎関節の異常 58
顎外固定 103
顎下隙 121
顎下腺 203
顎下腺管 203
顎下腺摘出術 393
角化嚢胞性歯原性腫瘍 164
顎間固定 386
顎関節 221
　　　減形成 223
　　　無形成 223
顎関節腔造影法 52
顎関節強直症 227
顎関節撮影法 52
顎関節症 228
顎関節症型分類 228
　Ⅰ型：咀嚼筋障害 228
　Ⅱ型：関節包・靱帯障害 229
　Ⅲ型：関節円板障害 229
　Ⅲa型：復位性関節円板前方転位
　　　　（クリッキング） 229
　Ⅲb型：非復位性関節円板前方転位
　　　　（クローズドロック） 229
　Ⅳ型：変形性関節症 230
　Ⅴ型 230
顎顔面の骨の発生 67

顎，顔面の裂 58
顎顔面変形症 69
核形移動 43
顎骨形成不全 71
　くる病 71
　クレチン病 71
顎骨骨髄炎 115
顎骨骨折 98
顎骨骨膜炎 115
顎骨再建術 386
殻状歯 63
拡大全摘出術 394
拡張期血圧 16
顎嚢胞の手術 349
顎変形症 367
　分類 69
顎放線菌症 123
顎補綴 395
　目的 395
顎裂の分類 78
顎裂部骨移植術 376
過形成 9, 69
過誤腫 166
仮骨延長術 360
過酸化水素低温プラズマ滅菌法 324
過剰歯 59
過剰歯根(副根) 63
下垂体機能低下症・亢進症 288
ガス麻酔薬 291
化生 10
カタル性炎 112
喀血 25
褐色腫 170
活性化部分トロンボプラスチン時間
　（APTT） 44
割創 91
喀痰 25
合併奇形 77
滑膜軟骨腫症 226
括約結紮法 327
カテコールアミン 308
可動性 56
化膿性炎 112
化膿性顎関節炎 224
化膿性舌炎 142
痂皮 34
下鼻甲介切除術 84
カポジ肉腫 264
ガマ腫 156
カリニ肺嚢胞炎 264
顆粒細胞腫 173
眼窩底骨折(眼窩吹き抜け骨折) 106
換気障害の分類 286

肝機能検査 49
換気補助器具 319
眼球・歯・指趾症候群 273
環境的要因(外因) 77
顔筋痙攣 242
眼筋痙攣 242
観血的固定装置 104
監視下麻酔(鎮静)管理 303
含歯性嚢胞(濾胞性歯嚢胞) 148
眼・耳・脊椎異形成症 273
肝疾患 288
鑷子(ピンセット) 328
癌腫 186
緩徐導入法 296
癌性貧血 252
関節円板 222
　　　組織像 222
関節円板障害 229
関節靱帯 222
関節突起骨折 101
関節突起肥大 223
関節包 222
関節リウマチ 264
関節隆起 221
感染 11
　　経路 12
　　成立 11
完全骨折 92
完全無歯症 58
乾燥症候群 281
間代性痙攣 23, 31, 242
癌肉腫 220
陥入歯(歯内歯) 60
乾熱滅菌法 324
漢方薬 247
顔面栄養神経症 270
顔面神経(第Ⅶ脳神経) 231
　　　支配とその障害部位 240
顔面神経痙攣 31, 242
顔面神経痛 235
顔面神経麻痺 238, 280, 312
顔面チック 242
顔面半側萎縮症 73
顔面半側肥大症 73
関連痛 29

き

期外収縮(早期収縮) 26
機械的損傷 91
気管支ファイバースコープ 297
偽関節 105
気管切開 321
気管切開術 385
気管挿管 296

和文索引

気管麻酔 294
義歯性線維腫 199
気腫 343
基礎代謝検査 51
基底細胞腺癌 219
基底細胞腺腫 215
基底細胞母斑症候群 164, 262, 272
気道確保 320
機能亢進症に伴う Basedow 病 266
機能的(保存的)頸部郭清 385
偽嚢胞 151
逆生 67
逆性導管乳頭腫 216
救急薬品 320
臼後歯 59
臼歯部骨体骨折 101
臼歯部歯槽骨切り術 371
吸収性縫合糸 328
丘疹 33
急性壊死性潰瘍性歯肉口内炎 139
急性炎 111
急性炎症 10
急性化膿性顎骨骨髄炎 115
急性化膿性リンパ節炎 119
急性骨髄性白血病 254
急性歯性上顎洞炎 118
急性唾液腺炎 208
急性智歯周囲炎 114
急性伝染病 262
急性リンパ球性白血病 255
急速導入法 296
吸入麻酔の条件 291
吸入麻酔法 291
吸入麻酔薬 291
キューピッドボウ 79
臼傍歯 59
救命の連鎖 314, 316
胸骨圧迫心臓マッサージ
　(心マッサージ) 316
頬骨弓骨折 105
頬骨骨折 105
頬側傾斜 67
頬側転位 66
胸痛 24
頬粘膜癌 190, 385
強皮症 211
胸部エックス線写真 47
頬部膿瘍 123
頬部蜂窩織炎 123
局所麻酔法 303
局所麻酔薬 303
　アレルギー 313
　具備条件 305

　構造 305
　作用機序 305, 306
　種類と特徴 305, 306
　中毒 313
虚血 16
巨細胞腫 170, 178
巨細胞性エプーリス 199
巨細胞肉芽腫 170
巨唇 87
巨赤芽球性貧血 251
巨舌症 88
巨大歯 60
亀裂 34
亀裂骨折 92
菌血症 127
菌交代現象 13
筋弛緩薬 293
　拮抗 294
筋弛緩薬と拮抗薬 293
筋腫 172
筋上皮癌 219
筋上皮腫 214
近心転位 66
金属アレルギー 265
筋突起骨折 101

く

偶発症 315
口対口人工呼吸 316
口対口鼻人工呼吸 316
口対鼻人工呼吸 316
口対マスク人工呼吸 316
クモ指症候群 270
くる病 266
クレアチニン 52

け

経気管逆行性挿管 297
経気管挿管(気管切開) 297
経口挿管 296
傾斜歯 67
茎状突起過長症 237
形成不全 204
経鼻挿管 296
頸部郭清術 385
頸部リンパ節腫大 264
頸部リンパ節の腫脹 281
痙攣 23
血圧 16, 36
　異常 26
血液学的検査 42
血液型 44
血液凝固時間 44

血液検査 42
血液交差適合試験 45
血液疾患 249, 333
結核 210, 262, 264
結核菌 210
結核性リンパ節 124
血管・骨肥大症候群 278
血管腫 174
血管収縮薬 308, 314
血管腫性エプーリス 198
血管造影法 52
血管柄付き骨移植 387
血管柄付き遊離肩甲骨移植 387
血管柄付き遊離腸骨移植 387
血管柄付き遊離腓骨移植 387
結紮操作 330
血小板機能検査 44
血小板減少性紫斑病 256
血小板無力症 257
欠如歯 58
血清ビリルビン 50
結節 33
血栓性血小板減少性紫斑病 256
血痰 25
血糖コントロール 288
　指標と評価 288
血友病 257, 261
ケミカルメディエーター 11
下痢 27
ケルビズム 170
幻影細胞 167
犬歯部骨体骨折 100
原発性骨内扁平上皮癌 170

こ

高圧蒸気滅菌法 323
高位 66
抗うつ薬 247
抗炎症薬 132
　副作用 132
構音障害 31
口蓋乳頭嚢胞 149
口蓋部残遺孔(鼻口腔瘻) 85
　対処 380
口蓋弁再後方移動術 377
口蓋裂 77, 82
口角炎 143
口渇 22
抗菌薬 130
　副作用 131
口腔インプラント 361
口腔潰瘍 263
口腔顎顔面の発生 75

口腔カンジダ症	140
口腔乾燥	32, 263
口腔乾燥症	205
口腔機能検査	54
口腔結核	124
口腔出血	263
口腔粘膜結核	124
口腔粘膜殺菌消毒剤	326
口腔粘膜の異常	58
口腔梅毒	125
口腔扁平苔癬	139
硬結	55
高血圧の診断基準	287
膠原病	211
硬口蓋	52
硬口蓋癌	191, 384
好酸球肉芽腫	200, 267
口指顔異骨症	268
口臭	32, 36, 264
抗腫瘍薬	183
溝状舌	88
甲状舌管嚢胞(正中頸嚢胞)	155
甲状腺障害	288
口唇・外鼻の二次修正手術	379
口唇癌	192, 385
口唇形成術	372
口唇の異常	58
口唇疱疹	134
口唇裂	77, 79
口唇裂口蓋裂の二次手術	377
溝舌	143
強直性痙攣	23, 31, 242
口底癌	189, 384
口底膿瘍	122
口底の炎症	122
口底蜂窩織炎	122
後天異常	57
後天性免疫不全症候群(エイズ)	264
後天梅毒	125
硬度	55
口内炎	133
紅斑	33
紅板症	196
紅斑性狼瘡(エリテマトーデス)	137, 265
抗不安薬	245
紅変歯	63
交流分析	245
高齢者の診察	38
呼吸	36
異常	25
呼吸器・循環器症候	25
呼吸機能検査	47
呼吸困難	24

呼吸障害	17
コクサッキーウイルス	275
黒色表皮腫	262
黒色表皮症	279
黒毛舌	142
後歯歯槽骨切り術	368
骨移植	331, 359
骨延長術	355
骨化石病	262, 267
骨形成性エプーリス	198
骨形成線維腫	169, 177
骨再生誘導法	359
骨腫	177
骨髄性白血病	254
骨性異形成症	170
骨折の治癒	95
骨増生	359
骨付き有茎筋皮弁の移植	387
骨内インプラント	361
骨軟骨腫	226
骨膜下インプラント	361
後麻痺	311
こま結び(男結び)	330
ゴム腫	126, 262
根尖性嚢胞	146

さ

細管状腺腫	216
再口蓋形成術	377
再植歯	359
再生	9
再生不良性貧血	251
サイトメガロウイルス	210
サイナスリフト	360
鰓嚢胞(側頸嚢胞, リンパ上皮性嚢胞)	155
再発性耳下腺炎	208
細網内皮増殖症	267
鎖骨頭蓋異骨症	71, 269
挫創	91
擦過傷	91
挫滅法(圧挫法)	327
酸塩基平衡異常	17
三角弁法(下方三角弁法)	81, 373
三叉神経(第V脳神経)	231
顔面支配	231
分布	232
三叉神経痙攣	31, 242
三叉神経痛	233
三叉神経麻痺	238
三重結び	330
酸素療法	332
残存性嚢胞	147
サンドイッチグラフト	359

三内式副子	104

し

耳介側頭症候群	280
歯牙エナメル上皮腫	167
四角弁法(方形弁法)	373
歯牙結紮法	103
自家骨	386
歯牙腫	166
耳下腺	203
手術	393
腫脹	281
全摘出術	394
部分切除術	394
耳下腺管	203
耳下腺葉切除術	394
歯科用局所麻酔薬の種類	305
歯科用注射用製剤	307
歯冠周囲炎	114
歯冠の異常	62
エナメル質形成不全	62
象牙質形成不全	62
着色および変色	63
磁気共鳴画像検査(MRI)	52
視器・視能能検査	54
色素性乾皮症	280
色素性母斑	141
色素斑	33
直達骨折	92
軸方向撮影法	52
止血鉗子	327
止血剤	327
止血法	327
歯原性角化嚢胞(原始性嚢胞)	149
歯原性癌腫	170
歯原性幻影細胞癌	171
歯原性腫瘍	159, 160
WHO 組織分類	160
歯原性石灰化上皮腫	163
歯原性線維腫	168
歯原性肉腫	171
歯原性嚢胞	145, 146
歯原性明細胞癌	171
耳・口蓋・指趾症候群	273
自己免疫	14
自己免疫疾患	265
歯根尖切除術	347
歯根の異常	63
歯根嚢胞	146
歯根離開	63
(側方性)歯周嚢胞	148
持(把)針器	328

歯数	循環機能検査 48	自律訓練法 245
異常 57	循環障害 16	自律神経調整薬 247
過剰 59	漿液性炎 112	歯瘻 113
不足(欠如) 58	小オトガイ症 71	心因性疼痛 29
歯性上顎洞炎 117	障害児・者 38	唇顎口蓋裂 71
歯性病巣感染症 128	診察 38	腎機能検査 51
歯性扁桃周囲炎 119	小下顎症 71	心胸郭比 287
脂腺癌 219	上顎骨骨折 99	神経,血管の損傷 343
脂腺腫 216	上顎歯槽骨切り術 370	神経鞘腫 173
脂腺リンパ腺癌 219	上顎歯肉癌 384	神経線維腫 173
刺創 91	上顎前突症 70	神経ブロック療法 240
歯槽骨炎(歯周組織炎) 113	上顎洞癌 189, 384	人工骨 387
歯槽堤形成術 354	上顎洞根治術 118	進行性顔面半側萎縮症 270
歯槽堤(骨)整形術 353	上顎洞の粘液嚢胞 151	進行性病変 9
歯槽突起骨折(歯槽骨骨折) 98	上顎洞への穿孔 342	腎疾患 289, 334
膝結節浮腫症候群 274	上顎洞瘻閉鎖術 118	心室細動 26
実質性角膜炎 272	上顎の大臼歯 63	心室粗動 26
実質性(毛細血管性)出血 327	笑気吸入鎮静法 298, 300, 302, 303	滲出性炎 111
執筆式把持法 326	症候性血小板減少症 256	浸潤麻酔 345
自動体外式除細動器(AED) 315, 318	症候性(仮性)三叉神経痛 235	浸潤麻酔法 309
歯内骨内インプラント 361	症候性(仮性)舌咽神経痛 236	尋常性天疱瘡 135, 263
歯肉癌 187	猩紅熱 262	心身症と神経症の比較 244
歯肉線維腫症 89	小細胞癌 220	心身症の定義 243
歯肉象皮病 89	焼灼法(電気凝固法) 327	真性赤血球増多症(真性多血症) 252
歯肉嚢胞 153	小上顎症 71	新鮮骨折 92
歯肉の病変 263	小水疱 33	心臓マッサージ(心マッサージ) 317
歯肉肥大 263	小舌症 88	唇側傾斜 67
紫斑 33	常染色体優性遺伝性疾患 77	唇側転位 66
紫斑病 261	小帯 89	心電図 48
脂肪腫 172	異常 89	異常 287
若木骨折 92	手術 355	心肺蘇生法 314
煮沸消毒法 324	小唾液腺 204	手順 316
周期性呼吸 17	消毒法 324	心房細動 26
充血 16	小児の診察 37	心房粗動 26
集合性歯牙腫 166	上皮筋上皮癌 218	蕁麻疹 33
縦骨折 99	上皮真珠 88	心理療法 245
収縮期血圧 16	床副子 103	
周術期管理 283	静脈性出血 327	**す**
重症筋無力症 289	静脈内鎮静法 298, 300, 301, 302, 303	水痘 262
重複骨折 92	合併症 304	水疱 33
周辺性エナメル上皮腫 160	静脈麻酔法 292	頭重感 24
手術刀(メス) 326	静脈麻酔薬 292	頭痛 24
手術野の消毒法 325	種類 293	ストレス 18
手術療法 182	特徴 292, 293	生体の反応 243
腫脹および腫瘍の表現法 55	静脈路の確保 302	スパイロメトリー 47
出血 16, 92	褥瘡性潰瘍 138	スピーチエイド 85
出血時間 44	食刀式把持法 326	スプーン状爪 250
出血性炎 112	食欲異常 21	スプリットクレスト 360
術後性上顎嚢胞 150	助産婦様の手 313	すりガラス様所見 267
術前の手指消毒法 324	ショック 16, 23	
腫瘍 14, 159	主要原因 23	**せ**
腫瘍の形状 55	分類 23	生化学検査 45
循環器系疾患 333	徐脈(徐拍) 26	性行為感染症 18

静止性骨空洞······152, 204
精神鎮静法······297
成人の診察······37
生体機能検査······47
正中部骨折······100
正中離開······66
正中菱形舌炎······88, 142
舌······58
　　病変······58
　　異常······263
舌咽神経(第IX脳神経)······232
舌咽神経痛······236
舌咽神経麻痺······241
石灰化嚢胞性歯原性腫瘍······167
切開法······326
舌下隙······121
舌下神経(第XII脳神経)······233
舌下神経麻痺······241
舌下腺······203
舌癌······186, 383
赤血球増多症(多血症)······252
赤血球沈降速度(赤沈)······44
舌甲状腺······88
切歯管嚢胞······149
接触性口唇炎······144
切創······91
舌側傾斜······67
舌側転位······66
絶対的歯槽堤形成術······355
切断神経腫······174
舌乳頭の萎縮······263
舌面の色調変化······263
舌裂······88
セボフルラン······291
セメント芽細胞腫(真性セメント質腫)······169
線維腫······172
線維腫性エプーリス······199
線維性異形成症······170
線維性エプーリス······198
線維性骨異形成症······199
線維素性炎······112
線維素溶解性紫斑病······260
遷延性知覚障害······311
腺癌 NOS······219
前癌病変······194
全頸部郭清······385
全血および血漿の比重······44
穿刺・切開······330
前歯部歯槽骨切り術······368, 370
全静脈麻酔······293
染色体異常······7
全身感染······14
全身倦怠······21

全身性エリテマトーデス(SLE)······137, 211
全身性神経線維腫症······280
全身麻酔······290, 345
　　流れ······296
腺性歯原性嚢胞(唾液腺歯原性嚢胞)······149
全層植皮······388
先天異常······7, 57
先天性エプーリス······199
先天性外胚葉異形成症······270
先天性下口唇瘻······87
先天性血小板減少症······257
先天性口角瘻······87
先天性骨系統疾患······71
先天性歯······64
先天性唾液瘻······204
先天梅毒······126
　　3 徴候······61
尖頭合指症······71
前投薬······294
線副子······103
腺房細胞癌······216
前葉機能亢進症······266
前葉機能低下症に伴う Simmonds 病······266
腺様原性腫瘍······164
腺様嚢胞癌······217
前腕皮弁······392

そ

臓器不全······17
象牙質形成性幻影細胞腫瘍······167
創傷治癒······94
　　治癒過程(真皮の修復)······93
増殖性炎······111
叢生······66
双生歯······61
相対的歯槽堤形成術······355
側咽頭隙······122
続発(症候)性貧血······252
側壁結紮法······327
側方性歯根嚢胞······147
ソケットリフト······360
組織球腫症······200, 262
損傷······8
　　種類······8
　　神経，血管······343
　　治癒······93
　　治癒過程······8

た

第一期(次)治癒······93
第一鰓弓症候群······271
第一・第二鰓弓症候群······223
体温······36

大顎症(巨顎症)······73
胎芽病······7
大胸筋皮弁······389
大細胞癌······220
第三期(次)治癒······93
代謝の障害······17
体重······21
大上顎症······71
帯状疱疹(水痘)······134, 261, 280
大唾液腺······203
大腸ポリープ······272
第二期(次)治癒······93
大理石骨病······262, 267
唾液管炎······208
唾液腺······203
唾液腺炎······208
唾液腺芽腫······220
唾液腺気腫······206
唾液腺症······212
唾液腺造影法······52
唾液腺貯留嚢胞(粘液嚢胞)······156
唾液腺封入体病······210
唾液導管癌······219
多形滲出性紅斑······136, 261
多形滲出性紅斑症候群······275
多形腺腫······213
多形腺腫由来癌······220
多形低悪性度腺癌······218
多骨性線維性骨異形成症······261
多数歯の埋伏······65
唾石症······206
唾石摘出術······392
脱分極性筋弛緩薬······293
立結び(女結び)······330
多尿······28
多発性骨髄腫······262
多発性ポリポーシス······272, 279
単球性白血病······255
短根歯······63
単純性骨嚢胞······151, 170
単純性紫斑病······259
単純性疱疹······261
単疱疹······133
単独骨折······92
単独縫合······329
タンパク尿······41

ち

知覚麻痺······24
智歯周囲炎······114
地図状舌······142
注射針の破折······312
中枢性顔面神経麻痺······238

中毒	18	
超音波検査	53	
直視下挿管	297	
直線縫合法	373	
陳旧性骨折	92	

つ

ツーピースインプラント	361

て

手足口病	135, 261, 275
低位	66
挺子	334
把持法	336
低フィブリノーゲン血症	259
鉄欠乏性貧血	249
テトラサイクリン	63
デブリードマン	93
転位歯	66
転移性悪性エナメル上皮腫	170
転移性多形腺腫	220
添加骨移植	386
てんかん	289
電気メス	326
伝染性単核症	120, 253
伝達麻酔	209, 345
奏効部位	310
天疱瘡	135, 265

と

頭蓋顔面異骨症	71, 268
導管内乳頭腫	216
導管乳頭腫	216
動悸	24
凍結療法	185, 332
統合失調症	290
同種骨	387
洞性不整脈	26
疼痛	29, 55, 93
糖尿病	267, 288, 333
動脈血ガス分析	47
動脈性出血	327
特異性炎	263, 264
特異性唾液腺炎	210
特発性(原発性)血小板減少性紫斑病(ITP)	256, 277
特発性三叉神経痛	233
特発性(真性)舌咽神経痛	236
ドライソケット	114
トリソミー	7
ドレーン	346
ドレナージ	330
トロンビン形成障害	258

トロンボテスト(TT)	44	
トロンボプラスチン形成障害	257	

な

内視鏡検査	53
内耳性聾	272
内出血	311
内歯瘻	113
内分泌・代謝機能検査	50
内分泌の障害	17
軟骨・外胚葉異形成症	273
軟骨腫	178
軟骨無形成症	71
難治性潰瘍	263
軟組織嚢胞の手術	351
軟組織の咬傷	311

に

肉芽腫性エプーリス	197
肉芽腫性口唇炎	143, 276
肉腫	192
二次救命処置	319
二次(期)治癒	8
二次の骨折治癒	95
二重唇	87
乳歯	64
早期萌出	64
萌出遅延	64
乳頭腫	171
乳頭状唾液腺腫	216
尿	39
妊娠性エプーリス	198

ね

猫泣き症候群	68
熱感	30, 56
粘液腫(粘液線維腫)	168
粘液腺癌	219
粘液嚢胞	156
捻転	67
捻転歯	67
捻転(捩)法	327
粘表皮癌	217
粘膜移植	331, 388
粘膜・骨膜切開	326

の

脳下垂体内分泌機能亢進症	282
脳・顔面血管腫症	277
嚢腺癌	219
嚢腺腫	216
脳貧血症状	312
膿疱	33

嚢胞	212	
手術	349	
嚢胞性エナメル上皮腫	162	
膿瘍	34	
切開	345	

は

歯	57
移植術	358
形態の異常	57
再植術	359
脱臼	97
着色	264
疼痛帯	235
破折	98
発育異常	57
迷入	342
パーキンソン病	289
ハート型の透過像	150
敗血症	127
バイタルサイン	36
梅毒	210, 262, 263
梅毒スピロヘータ	210
排尿回数	27
白板症	140, 194
ハサミ(剪刀)	328
橋本病	211
播種性血管内凝固症候群(DIC)	260
破傷風	264
破綻性出血	30
発育異常(成長異常)	22, 57
発音障害	31
発音補助装置	84
バッグマスク人工呼吸	316
白血球ペルオキシダーゼ反応	44
白血病	254, 261
抜歯	332
局所的禁忌症	333
偶発症	341
全身的禁忌症	333
抜歯鉗子	334
把持法	336
抜歯後異常出血	344
抜歯後異常疼痛	344
抜歯後感染	344
抜歯手技	334
抜歯創の治癒	341
抜糸法	330
抜歯法(単純抜歯)	334
発疹	33
発赤	30
発熱	21
パノラマエックス線撮影	52

ハロタン	291	
瘢痕	34	
反射性交感神経萎縮症	237	
斑状歯	62	

ひ

ヒアリン沈着症	267
非吸収性縫合糸	329
ピクノジスオストージス	273
鼻口蓋管嚢胞	149
鼻骨骨折	106
非歯原性腫瘍	159
WHO 組織分類	161
非脂質性細網内皮増殖症	267
鼻歯槽嚢胞（切歯管嚢胞）	154
非上皮性腫瘍	172
肥大	9, 204
非対称性変形	73
非脱分極性筋弛緩薬	293
ビタミン A 異常	266
ビタミン B 欠乏	266
ビタミン C 欠乏	259, 266
ビタミン D 欠乏	266
ビタミン E 欠乏	266
ビタミン K 欠乏	259, 266
非定型顔面痛	236
ヒトパピローマウイルス（HPV）	171
皮膚移植（植皮）	331, 388
皮膚切開	326
皮膚粘膜眼症候群	274
非ホジキンリンパ腫	193
病的骨折	91
表面麻酔法	309
表面麻酔用製剤の種類と性状	307
日和見感染症	12
びらん	34
疲労骨折	91
貧血	249, 261
頻尿	28
頻脈	26

ふ

フィブリノーゲン減少	259
風疹	262
フェニトイン歯肉増殖症	141
笛吹き症候群	273
フェリプレシン	309
不完全骨折	92
複合移植	331
複雑性歯牙腫	166
複雑抜歯（困難な抜歯）	337
副腎皮質機能亢進症	288
副腎皮質機能低下症	288

腹痛	24
副鼻腔	52
腹部膨満	24
浮腫	22
物質代謝障害	9
物理的損傷	91
物理的滅菌法	323
物理療法	331
ブドウ膜炎	281
部分的欠如	58
部分的無歯症	58
プリズム状歯根	63
プロトロンビン時間（PT）	44
分層植皮	388
分葉舌	88

へ

閉鎖性骨折	92
ヘパプラスチンテスト（HPT）	44
ヘルパンギナ	134
変形性(顎)関節症	225
変形性骨炎	261, 267
変質性炎	111
変性	9
片側顔面矮小症	223
片側唇裂の二次修正手術	379
片側性口唇裂	80
胼胝	34
便秘	27
扁平上皮癌	220
扁平苔癬	261

ほ

防御反応	13
縫合糸	328
縫合針	328
縫合法	327, 329
放射線の影響	18
放射線滅菌法	324
放射線療法	184
萌出時期の異常	64
萌出囊胞	153
疱疹性歯肉口内炎	134
放線菌症	210
乏尿	28
ホジキン病	193
ポルフィリン症	267, 288

ま

埋伏歯	65
麻疹	262
麻酔前投薬	294
麻酔前のリスクファクター	286

麻酔中モニター指針	296
麻酔導入法	296
麻酔の薬物	290
麻酔用器具	295
末梢性顔面神経麻痺	239
マットレス（臥褥）縫合	329
麻痺	23
麻痺性兎眼	239
慢性炎	111
慢性炎症	11
慢性顎骨骨髄炎	117
慢性化膿性下顎骨骨髄炎	117
慢性化膿性リンパ節炎	120
慢性硬化性下顎骨骨髄炎	117
慢性硬化性唾液腺炎	209
慢性甲状腺炎	211
慢性骨髄性白血病	255
慢性再発性アフタ	137
慢性歯性上顎洞炎	118
慢性腎不全	289
慢性全身性良性肉芽腫症	275
慢性智歯周囲炎	114
慢性副腎皮質機能不全症	278
慢性リンパ球性白血病	255

み

味覚検査	54
味覚障害	264
脈拍	36
異常	26
脈瘤性骨嚢胞	152, 170

む

無顎症	88
無顆粒球症	252
無菌法	323
無呼吸	17
虫食い型の吸収像	188
無歯症	58
無舌症	87
無フィブリノーゲン血症	259
ムンプスウイルス	209

め

明細胞癌 NOS	219
明細胞歯原性腫瘍	163
滅菌法	323
メトヘモグロビン血症	314
メラニン沈着症	141
免疫異常	13, 263
免疫学的検査	45
免疫強化療法	332
免疫不全	12, 13, 264

免疫補充療法	332
免疫抑制療法	332
免疫療法	184, 332

も

毛細血管腫	175
毛細血管抵抗試験	44
網状赤血球	43
毛舌	263
モザイク様構造	267
モノソミー	7
問診	283

や

薬液消毒法	324
薬物アレルギーの分類と診断法	45
薬物の服用	275

ゆ

有茎筋皮弁	389
有茎皮弁移植	388
融合歯	61
遊離筋皮弁	390
輸液	321
輸血	321
癒着歯	61

よ

溶血性貧血	251
腰背部痛	25
羊皮紙音	55
翼突下顎隙	122

り

リウマチ性顎関節炎	224
リウマチ性関節炎(RA)	211
リウマチ様関節炎	281
理学療法	331
流行性耳下腺炎	209
瘤腫	33
流涎	32
流涎症	205
良性腫瘍	160
良性リンパ上皮性疾患	212
両側唇裂の二次修正手術	379
両側性口唇裂	81
鱗屑	34
リンパ管腫	175
リンパ球性白血病	255
リンパ節	182
リンパ節症症候群期	264
リンパ腺腫	216

る

類澱粉質症	267
類天疱瘡	136, 265
類肉腫症	275
類皮嚢胞	153
類表皮嚢胞	153
類母斑基底細胞癌症候群	164

れ

レーザーメス	326
レーザー療法	332
劣形成	69
下顎	69
中顔面	69
劣性遺伝(男子)	270
裂創	91

ろ

瘻管	113
漏出性出血	31

わ

矮小歯	60
彎曲歯根	63

欧文索引

A

ABO 式血液型	45
abscess of cheek	123
abscess of oral floor	122
acanthosis nigricans	279
acinic cell carcinoma	216
acquired syphilis	123, 125
Actinomyces israelii	123
actinomycosis	210
actinomycosis of jaw	123
acute inflammation	111
acute lymphocytic leukemia	255
acute myelogenous leukemia	254
acute necrotizing ulcerative gingivitis (ANUG)	139
acute odontogenic maxillary sinusitis	118
acute purulent lymphadenitis	119
acute purulent osteomyelitis of jaw	115
acute purulent periostitis of jaw	115
acute sialoadenitis	208
Addison 症候群	278, 282
Addison 病	261, 266, 278
additional root (accessory root)	63
adenocarcinoma	219
adenoid cystic carcinoma	217
adenomatoid odontogenic tumor	164
advanced life support	319
AED	315, 318
操作	318
afibrinogenemia	259
agenesis (missing) of mandibular condyle	74
aglossia	88
agnathia	70
agranulocytosis	252
AIDS 期	264
Albers-Schönberg 症候群(病)	262, 267
Albright 症候群	199, 261, 268, 280
alkaline phosphatase (ALP)	49
allergic inflammation	112
allergic purpura	259
Alport-Epstein-Fecher 症候群	257
alterative inflammation	111
ALT (GTP)	49
alveolar osteitis	113
alveolectomy	353
alveoplasty	354
ameloblastic fibrodentinoma	166
ameloblastic fibroma	165
ameloblastic fibrosarcoma	171
ameloblastoma	160
amelogenesis imperfecta	62
amputation neuroma	174
amyloidosis	267
anemia	249
aneurysmal bone cyst	152, 170
angio-osteo hypertrophy syndrome	278
angular stomatitis	143
ankylosis of the temporomandibular joint	227
anodontia	58
Antoni A 型	173
Antoni B 型	173
Apert 症候群	71, 268
apical cyst	146
apicoectomy	347
aplastic anemia	251
aquired anomaly	57
aquired immunodeficiency syndrome (AIDS)	264
Artusio の分類	300
ASA による Surgical Risk 分類	284
ASA による術前状態の分類	286
Ascher 症候群	276
asepsis sterilization	323

AST（GOT）	49	
asymmetric deformity	73	
atypical facial pain	236	
auriculotemporal syndrome	280	
autoclaving	323	
autogenict training	245	

B

Baader 症候群	276
bacteremia	127
Bartholin 管	203
basal cell adenocarcinoma	219
basal cell adenoma	215
basal cell nevus syndrome	164, 272
Basedow 症候群	282
Basedow 病	282
basic life support	315
Behçet 症候群（病）	137, 138, 261, 274
Bell 症候群（現象）	239
Bell 症候群	280
Bell 法	370
Bell 麻痺	239, 280
benign lymphoepithelial lesion	212
benign tumor	160
Bernard-Soulier 症候群	257
Besnier-Boeck-Schaumann 症候群	275, 281
Biermer-Addison 貧血	250
Biermer 貧血	250
black hairy tongue	142
Blandin-Nuhn 腺	204
Blandin-Nuhn 囊胞	156
bleeding, hemorrhage	92
Bloch-Sulzberger 症候群	273
blood disease	249
Bohn 結節	142, 153
boiling-water disinfection	324
bone augmentation	359
bone graft	359
Borrelia vincentii	138
branchial cyst	155
bridge bone graft	386
brief therapy	245
Brissaud-Sicard 症候群	280
buccal tipping	67
buccoversion	66
BUN	52
Burkitt リンパ腫	193

C

calcifying cystic odontogenic tumor	167
calcifying epithelial odontogenic tumor	163
canalicular adenoma	216
Candida albicans	140
capillary hemangioma	175
carcinoma	186
carcinoma ex pleomorphic adenoma	220
carcinoma of buccal mucosa	190
carcinoma of floor of mouth	189
carcinoma of hard palate	191
carcinoma of gum	187
carcinoma of lip	192
carcinoma of maxillary sinus	189
carcinoma of tongue	186
carcinosarcoma	220
cardiopulmonary resuscitation（CPR）	314
cardiothoracic ratio（CTR）	287
catarrhal inflammation	112
causalgia	29, 237
cavernous hemangioma	175
cellulitis of cheek	123
cellulitis of oral floor	122
cementoblastoma（true cementoma）	169
central paralysis of facial nerve	238
cheilitis granulomatosa	143, 276
chemical disinfection	324
chemical injury	91
cherubism 症	270
cholinesterase（ChE）	49
chondroectodermal dysplasia	273
chondroma	178
Christ-Siemens-Touraine 症候群	270
chronic inflammation	111
chronic lymphocytic leukemia	255
chronic myelogenous leukemia	255
chronic odontogenic maxillary sinusitis	118
chronic osteomyelitis of jaw	117
chronic purulent lymphadenitis	120
chronic sclerosing sialadenitis	209
clear cell carcinoma	219
clear cell odontogenic carcinoma	171
clear cell odontogenic tumor	163
cleft lip	79
cleft palate	82
cleft tongue	88
cleidocranial dysostosis	269
clonic spasm	242
closed fracture	92
complete fracture	92
complex odontoma	166
compound odontoma	166
concrescent teeth	61
conduction anesthesia	309
condylar hyperplasia	223
congenital anomaly	57
congenital ectodermal dysplasia	270
congenital epulis	199
congenital fistula of lip commissure	87
congenital fistula of lower lip	87
congenital salivary fistula	204
congenital syphilis	126
congenital tooth	64
conical tooth	60
contact cheilitis	144
contusion	91
Cornelia de Lange 症候群	273
Costen 症候群	280
cotton wool 所見	267
Coxsackie A4 virus	134
Coxsackie A16 virus	135
craniofacial dysostosis	268
creatinine kinase（CK）	49
creatinine phospho kinase（CPK）	49
Crouzon 症候群（病）	71, 268
crowding	66
cryosurgery	185, 332
curved root	63
Cushing 症候群（病）	266, 282, 288
cut wound	91
cyst	212
cystadenocarcinoma	219
cystadenoma	216
cystic adamantinoma	162
cyst of papilla palatina	149

D

debridement	93
decubital ulcer	138
delayed eruption of deciduous tooth	64
delayed eruption of permanent tooth	64
dens invaginations（dens in dente）	60
dentigerous cyst（follicular dental cyst）	148
dentinogenesis imperfecta hereditaria	62
dentinogenic ghost cell tumor	167
denture fibroma	199
depression	290
dermoid cyst	153
developmental anomaly	57
diabetes	267, 288
difficult dentition of lower wisdom tooth	64
Dingman 法	73, 367
direct fracture	92
discoid lupus erythematosus（DLE）	137
disinfection	323, 324
distomolar	59
distoversion	66
distraction osteogenesis	360
divergent root	63
double fracture	92
double lip	87

double Z-plasty operation	375	
down-fracture 法	370	
Down 症候群	64, 68, 269	
D-P 皮弁	389	
デザイン	389	
dry socket	114	
ductal papillomas	216	

E

Eagle 症候群	237
EBM	38
EB ウイルス	120, 253
ectopic thyroid	88
Ellis-van Creveld 症候群	273
elongated styloid process	237
elongation bone graft (free end bone graft)	386
emphysema in salivary gland	206
enamel droplet	61
encephalofacial angiomatosis	277
Enterovirus 71	135
eosinophilic granuloma	200
epidermoid cyst	153
epilepsy	289
epithelial-myoepithelial carcinoma	218
epithelial pearl	88, 142
Epstein-Barr virus (EBV)	120, 253
Epstein 真珠	142, 153
epulis	197
epulis gravidarum	198
eruption cyst	153
erythema multiforme	136
erythema multiforme exudativum syndrome	275
erythroplakia	196
Evans 症候群	256
external dental fistula	113
extraction of tooth	332
exudative inflammation	111

F

facial nerve neuralgia	235
facial trophoneurosis	270
fatigue fracture	91
fetid odor	36
FGFR2 遺伝子	268
fibrinolytic purpura	260
fibrinous inflammation	112
fibroma	172
fibromatous epulis	199
fibrous dysplasia of bone	170, 199
fibrous epulis	198
Fiessinger-Rendu 症候群	276
first branchial arch syndrome	271
fissured tongue	143
fissure fracture	92
forceps	328
Fordyce 斑	87
forearm flap	392
foreign body	207
Fournier 歯	61, 272
fracture of alveolar process	98
fracture of jaw	98
fracture of mandible	100
fracture of maxilla	99
free myocutaneous flap	390
Frey 症候群	206, 280, 382
Fuchs 症候群	276
functional (conservative) neck dissection	385
Furlow 法	376, 378
furrowed tongue	88
fused teeth	61

G

gangrenous inflammation	112
gangrenous stomatitis	139
Gardner 症候群	262, 271
Garrè の下顎骨骨髄炎	117
gas sterilization	324
Gaucher 症候群 (病)	267, 282
geminated tooth	61
general anesthesia	290
geniculate ganglion edema syndrome	274
geographic tongue	142
Gerber 隆起	146, 149
ghost cell	167
ghost cell odontogenic carcinoma	171
giant cell epulis	199
giant cell tumor	178
giant tooth, macrodontia	60
gingival cyst	153
gingival elephantiasis	89
gingival fibromatosis	89
gingival hyperplasia due to phenytoin	141
glandular odontogenic cyst (sialo odontogenic cyst)	149
Glanzmann's thromboasthenia	257
glossopharyngeal neuralgia	236
Goldenhar 症候群	69, 71, 73, 223, 271, 273
Gorlin-Goltz 症候群	272
granular cell tumor	173
granulomatous epulis	197
Graves 病	282
gravidic epulis	198
green-stick fracture	92
Grob 症候群	271, 273
Guedel の分類	300
Guérin 骨折	100
guided bone regeneration (GBR)	359
Guillain-Barré 症候群	240
GVHD	261

H

haemangiomatous epulis	198
Hallermann-Streiff 症候群	271, 273
Hallermann 症候群	273
hamartoma	166
hand-foot and mouth disease	135, 275
Hand-Schüller-Christian 症候群 (病)	200, 201, 267, 282
Head の疼痛帯	235
Heerfordt 症候群	212, 281
hemangioma	174
hemifacial microsomia	223
hemolytic anemia	251
hemorrhagic inflammation	112
hereditary craniofacial dysostosis	268
hereditary hemorrhagic telangiectasia	259, 277
herpangina	134
herpes labialis	134
herpes simplex	133
herpes simplex virus (HSV)	133
herpes zoster	134
herpetic gingivostomatitis	134
hialinosis	267
histiocytosis X	200, 262, 282
Hodgkin's lymphoma	193
Hotz 床	375
調整	375
Hugh-Jones の呼吸困難の分類	286
Hunter 舌炎	250, 261
Hunt (Ramsay-Hunt) 症候群	240
Hutchinson 歯	61, 126, 262, 272
Hutchinson 症候群	272
Hutchinson の 3 徴候	273
hyperpituitarism	288
hyperplasia of mandibular condyle	75
hyperthermia	185
hypertrophy	204
hypofibrinogenemia	259
hypopituitarism	288
hypoplasia	204
hypoplasia of mandibular condyle	75

I

idiopathic glossopharyngeal neuralgia	236
idiopathic thrombocytopenic purpura (ITP)	256
idiopathic trigeminal neuralgia	233
immunotherapy	332
impacted tooth	65
incisal canal cyst	149

incised wound··91
incisive canal cyst·····································149
inclined tooth··67
incomplete fracture·····································92
indirect fracture···92
infectious mononucleosis(IM)···········120, 253
infiltration anesthesia·································309
inflammation of oral floor···························122
inflammatory collateral cyst·······················148
inflammatory epulis···································197
infraversion···66
inhalation anesthesia·································291
inhalation sedation with
　Nitrous Oxide-oxygen·····························298
internal dental fistula·································113
interventional radiology(IVR)·······················53
intraductal papilloma·································216
intravenous anesthesia·······························292
intravenous sedation··································298
inversion···67
inverted ductal papilloma···························216
inverted L osteotomy·································369
Irido-dental(虹彩・歯)症候群·····················273
iron-deficiency anemia·······························249

K

Kaposi sarcoma···264
Kaposi 病···280
Kasabach-Merritt 症候群····························278
Kausalgia(Kausalgie)·································237
keratocystic odontogenic tumor··················164
Klestadt 囊胞··154
Klinefelter 症候群································22, 68
Klippel-Trenaunay-Weber 症候群······73, 175, 278
Kocher 鉗子···327
Köle 法··73
Kühns の貧血帯··312
Küttner 病··209

L

labial tipping···67
labioversion···66
lacerated wound···91
Langa の分類··300
Langer 皮膚割線································326, 345
large cell carcinoma···································220
lateral radicular cyst··································147
LDH··49
Le Fort Ⅰ型骨切り術·····························87, 371
Le Fort Ⅱ型骨切り術··································368
Le Fort Ⅰ型骨折··100
Le Fort Ⅱ型骨折··100
Le Fort Ⅲ型骨折··100

Le Fort の分類··100
Letterer-Siwe 症候群(病)·········200, 201, 267, 282
leukemia··254
leukoplakia·······································140, 194
lever disease··288
lingual thyroid··88
lingual tipping··67
linguoversion···66
lipoma··172
lobulated tongue···88
local anesthesia··303
local anesthetics·······································303
Ludwig's angina·······································208
Lyell 症候群······································136, 276
lymphadenomas··216
lymphadenopathy syndrome(LAS)················264
lymphangioma··175
lymphocytic leukemia································255

M

Mackenzie, Grant の鎮静度評価法···············300
macrocheilia··87
macroglossia··88
macrognathia···73
major salivary gland··································203
malignant lymphoma··································193
malignant melanoma··································193
malignant tumor································170, 178
malpositioned tooth·····································66
mandibular body ostectomy························367
mandibular prognathism······························72
mandibular retrognathism····························71
mandibulofacial dysostosis·························271
marble bone disease··································267
Marcus-Gunn 症候群··································280
Marfan 症候群··270
maxillary macrognathia·······························71
maxillary micrognathia································71
maxillary prosthetics·································395
maxillary protrusion····································70
maxillary subapical osteotomy····················370
mechanical injury·······································91
median diastema···66
median rhomboid glossitis····················88, 142
megaloblastic anemia································251
melanin pigmentation·································141
Melkersson-Rosenthal 症候群·········143, 274, 281
mentplasty···369
mesioversion··66
Metabolic equivalent··································286
metastasizing malignant ameloblastoma······170
metastasizing pleomorphic adenoma···········220
MET と身体活動·······································286

Meyer-Schwickerath-Weyers 症候群············273
microdont, dwarfed tooth·····························60
microgenia··71
microglossia··88
micromandible···71
Miescher 症候群·······································276
Mikulicz-Gougerot-Sjögren 病·····················209
Mikulicz 症候群(病)······················205, 209, 281
Millard 法(上方三角弁法)··························373
minor salivary gland··································204
Möbius 症候群····································71, 280
Mohr 症候群······································268, 271
Möller-Hunter 症候群································277
monitored anesthesia care(MAC)·················303
monocytic leukemia···································255
Mosquito 鉗子··327
mottled teeth···62
mucinous adenocarcinoma·························219
mucocutaneous ocular syndrome·················274
mucoepidermoid carcinoma·······················217
mucous cyst··156
mumps··209
mumps virus···209
muscle relaxant··293
myasthenia gravis·····································289
Mycobacterium tuberculosis··············124, 210
myelogenous leukemia······························254
myoepithelial carcinoma····························219
myoepithelioma·······································214
myoma···172
myxoma··168

N

Nager-de Reynier 症候群···························271
nasoalveolar cyst(incisal canal cyst)···········154
nasopalatine duct cyst·······························149
necrotizing sialometaplasia························210
necrotizing ulcerative gingivostomatitis·······138
needle holder···328
NEMO 遺伝子···273
neurinoma···173
neurofibroma··173
nevoid basal cell carcinoma syndrome········164
new fracture···92
Niemann-Pick 症候群(病)····················267, 282
Nikolsky 現象····································136, 265
nitrous oxide(laughing gas)························291
non-Hodgkin's lymphoma···························193
nonlipid reticuloendotheliosis······················267
non-odontogenic tumor······························159
NYHA の機能分類······························284, 286

O

Obwegeser 法	73, 369
oculo-auriculo-vertebral dysplasia	273
oculo-dento-digital 症候群	273
odontoameloblastoma	167
odontogenic carcinoma	170
odontogenic cyst	146
odontogenic fibroma	168
odontogenic keratocyst（primordial cyst）	149
odontogenic maxillary sinusitis	117
odontogenic sarcoma	171
odontogenic tumor	159, 160
odontoma	166
old fracture	92
oncocytic carcinoma	219
oncocytoma	215
onlay bone graft	386
open fracture	92
oral candidiasis	140
oral-facial-digital（O-F-D）症候群	268
oral lichen planus（OLP）	139
oral syphilis	125
oral tuberculosis	124
orbital floor fracture	106
orodigitofacial dysostosis	268
Osler 症候群（病）	259, 277
osseous dysplasia	170
ossifying fibroma	169, 177
osteoarthrosis of temporomandibular joint	225
osteochondroma	226
osteolytic 像	267
osteoma	177
osteomyelitis of jaw	115
osteopetrosis	267
osteoplastic epulis	198
osteosclerotic 像	267
ostitis deformans	267
oto-palato-digital 症候群	271, 273

P

Paget 症候群（病）	261, 267
Paget 骨病	261
pain	93
papilloma	171
Papillon-Léage-Psaume 症候群	268, 271
Papillon-Lefèvre 症候群	275
paradental cyst	148
paralysis of facial nerve	238
paralysis of glossopharyngeal nerve	241
paralysis of hypoglossal nerve	241
paramolar	59
parkinsonism	289
parotid gland	203
Parrot 症候群	71
Parrow 症候群	273
Parry-Romberg 症候群（Romberg 病）	73, 270
Partsch の切開法	348
Partsch Ⅰ法（副腔形成法）	147, 349
Partsch Ⅱ法	147, 350
Paterson-Kelly 症候群	277
pathologic fracture	91
Patrick の発痛帯	234
Péan 鉗子	327
pectoralis major myocutaneous flap	389
pedicled myocutaneous	389
pemphigoid	136
pemphigus	135
pemphigus vulgaris	135
pericoronitis	114
pericoronitis of wisdom tooth	114
periostitis of jaw	115
peripheral ameloblastoma	160
peripheral paralysis of facial nerve	239
Perko の粘膜弁法（2 段階手術）	376
Perko 法	375
pernicious anemia	250
Peutz-Jeghers 症候群	262, 279
pharyngeal flap	379
physical injury	91
physical therapy	331
Pichler の切開法	348
Pierre Robin 症候群	71, 270, 271
pigmented nevus	141
Pindborg 腫瘍	163
plastic splint	103
Plaut-Vincent 口峡炎	139
pleomorphic adenoma	213
Plummer-Vinson 症候群	250, 262, 277, 281
pneumocystis carinii	264
polycythemia	252
polycythemia vera	252
polymorphous low-grade adenocarcinoma	218
porphyria	267, 288
Porphyromonas gingivalis	129
postoperative maxillary cyst	150
preanesthetic medication	294
precancerous lesion	194
premature eruption of deciduous tooth	64
Prevotella	138
primary healing	93
primary intraosseous squamous cell carcinoma	170
Pringle 症候群	276
prismshaped root	63
progressive hemifacial atrophy	270
proliferative inflammation	111
pseudoarthrosis	105
pseudocyst	151
psychotherapy	245
psycosedation	297
psyohosomatic disorders	243
pull-through operation	384
puncture wound	91
purpura simplex	259
Push-back 法	375
pycnodysostosis	273

Q

Quincke 症候群	276
Quincke 浮腫	22, 276

R

radicular cyst	146
Ramsay-Hunt 症候群	240, 280
Ramsay の鎮静度評価法	300
Randall 変法	375
ranula	156
rapid induction	296
rate pressure product（RPP）	48
recurrent aphtous stomatitis	137
recurrent parotitis	208
reflex sympathetic dystrophy	237
renal disease	289
Rendu-Osler-Weber 症候群	277
re-pushback 法	377
residual cyst	147
retention cyst（mucous cyst）	156
rheumatoid arthritis of temporomandibular joint	224
Rh 式血液型	45
Riga-Fede 病	64, 138
Rivinus 管	203
rotated tooth	67

S

sagittal splitting osteotomy	369
salivary duct carcinoma	219
salivary glands inclusion disease	210
sarcoidosis	275
sarcoma	192
scalpel	326
Scheuthauer-Marie-Sainton 症候群	269
schizophrenia	290
Schönlein-Henoch 症候群（S-H 紫斑病）	277
Schuchardt 法	371
Schultz 症候群（病）	278
Schwann 細胞	173

schwannoma	173	
scissors	328	
scrapping	91	
sebaceous adenocarcinoma	219	
sebaceous adenoma	216	
sebaceous lymphadenocarcinoma	219	
secondary healing	93	
sepsis	127	
serous inflammation	112	
Serres の上皮真珠	142	
sexually transmitted disease (STD)	18	
Sheehan 病	282	
shell tooth	63	
short rooted tooth	63	
sialadenoma papilliform	216	
sialoadenitis	208	
sialoadenosis	212	
sialoblastoma	220	
sialoductitis	208	
sialolithiasis	206	
sialorrhea	205	
sicca syndrome	281	
Simmonds-Sheehan 症候群	282	
Simmonds 病	282	
Simonart 帯	76	
simple bone cyst	151, 170	
simple fracture	92	
sinus lift	360	
SIRS（全身性炎症反応症候群）	128	
Sjögren 症候群	205, 209, 211, 281	
slow induction	296	
Sluder 症候群	280	
small cell carcinoma	220	
so-called giant-cell tumor	178	
socket lift	360	
spasm of facial nerve	242	
spasm of trigeminal nerve	242	
specific sialadenitis	210	
split crest	360	
squamous cell carcinoma	220	
static bone cavity	152, 204	
Stenon 管（Stensen 管）	203	
Stevens-Johnson 症候群	136, 275	
stomatitis	133	
Streptococcus mitis	127	
Streptococcus sanguis	127	
Sturge-Weber 症候群	73, 277, 281	
styloid-stylohyoid syndrome	237	
subacute inflammation	111	
subapical mandibular osteotomy	368	
subcondylar ramus osteotomy	369	
sublingual gland	203	
submandibular gland	203	
supernumerary tooth	59	
suppretive arthritis of temporomandibular joint	224	
suppurative glossitis	142	
suppurative inflammation	112	
supraversion	66	
suture thread	328	
symptomatic glossopharyngeal neuralgia	236	
symptomatic thrombocytopenic purpura	256	
symptomatic trigeminal neuralgia	235	
synovial chondromatosis of temporomandibular joint	226	
syphilis	210	
systemic inflammatory response syndrome	128	
systemic lupus erythematosus (SLE)	137	

T

temporomandibular disorders	228
temporomandibular joint (TMJ)	221
tertiary healing	93
thrombocytopenic purpura	256
thyloglossal duct cyst (median cervical cyst)	155
thyropathy	288
TNM 分類	180, 189
tonic convulsion	242
tooth fracture	98
tooth luxation	97
tooth rotation	67
tooth wiring	103
topical anesthesia	309
total intravenous anesthesia (TIVA)	293
total neck dissection	385
tracheal anesthesia	294
tracheal intubation	296
transactional analysis	245
transient ischemic attack (TIA)	23, 289
transposition (transposed tooth)	66
traumatic fracture	91
traumatic periodontitis	97
traumatic pulp necrosis	97
traumatic salivary fistura	205
Treacher-Collins 症候群	71, 223, 271
Treponema pallidum	210
trigeminal anesthesia	238
trigeminal neuralgia	233
tuberculosis	210
tuberculosis of oral mucosa	124
tuberculous lymphadenitis	124
tumor	159
Turner 歯	62
Turner 症候群	22, 68

U

ulcer	56
Ullrich-Fremerey-Dohna 症候群	271

V

Valleix の 3 圧痛点	234
van der Woude 症候群	77
Varicella-Zoster virus (VZV)	133, 134
vasoconstrictor drug	308
Verrill のサイン	303
von Recklinghausen 症候群（病）	173, 261, 280
von Willebrand 病	258

W

Wardill-Kilner 法	375
Warthin 腫瘍	215
Wassmund-Wunderer 法	370
Wassmund の切開法	348
Waters 撮影法	52
Weber-Cockayne 症候群	276
Werlhof 症候群（Werlhof 病）	277
Wharton 管	203
whistling face syndrome	273
Willebrand-Jurgens 症候群	278
wire splint	103
Wiskott-Aldrich 症候群	257

X

xeroderma pigmentosum	280
xerostomia	205

Z

Zahorsky 症候群	276
Zinsser-Engman-Cole 症候群	276

口腔外科学　第4版

1984年9月5日　第1版第1刷発行	
1985年7月15日　第1版第2刷発行	
1988年3月20日　第1版第3刷発行	
1991年3月20日　第1版第4刷発行	
1994年4月2日　第2版第1刷発行	
1998年3月20日　第2版第2刷発行	
2000年3月21日　第3版第1刷発行	
2003年3月20日　第3版第2刷発行	
2007年9月5日　第3版第3刷発行	
2008年10月1日　第4版第1刷発行	
2011年3月20日　第4版第2刷発行	

監修者　泉　廣次郎
　　　　工藤　逸郎
　　　　　　　　明
　　　　　　　　芳

編　者　秋元　明郎
　　　　大木　秀壽
　　　　近藤　秀英
　　　　坂下　武夫
　　　　中村　正彦
　　　　三宅

発行者　木村　勝子

発行所　株式会社 学建書院
〒113-0033　東京都文京区本郷2-13-13　本郷七番館1F
TEL(03)3816-3888
FAX(03)3814-6679
http://www.gakkenshoin.co.jp
印刷製本　三報社印刷㈱

©Hirotsugu Izumi et al., 2008 [検印廃止]

JCOPY 〈(社)出版者著作権管理機構　委託出版物〉
本書の無断複写は著作権法上での例外を除き禁じられています．複写される場合は，そのつど事前に，(社)出版者著作権管理機構（電話 03-3513-6969, FAX 03-3513-6979）の許諾を得てください．

ISBN978-4-7624-0666-9